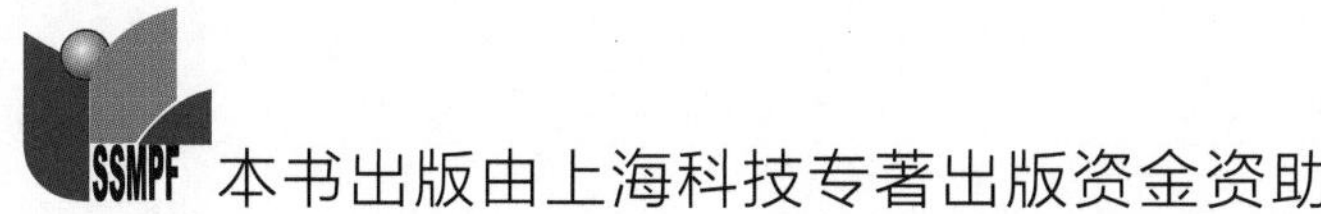

本书出版由上海科技专著出版资金资助

临床肿瘤放射治疗学

主　编　吴开良

復旦大學出版社

编委会名单

主　编　吴开良

编　者（以姓氏笔画为序）

卫海民　马秀梅　马金利　亓　昕　王伟平　王佳舟　王胜资
王　鑫　韦小白　孔　琳　甘家雨　付　杰　白永瑞　冯　炎
伍　钢　任志刚　朱国培　朱晓斐　成宁宁　刘　勇　江　宁
许　浩　孙力宁　吴开良　杨　瑜　李桂超　李燕燕　何　侠
何霞云　邹丽芬　汪　洋　宋婷婷　宋新貌　张火俊　张正华
张利玲　张利嘉　张玺炜　张铁宁　张福泉　陆雪官　陆赛全
陈廷锋　陈俊超　陈星星　陈晓钟　陈　淑　林　原　范兴文
范嘉伟　明　雪　易培强　罗瑞妍　孟　歌　胡伟刚　赵建东
赵　俊　俞晓立　姜　睿　姚伟强　柯桂好　党雪菲　倪春霞
徐美玲　高　晶　高洪元　高献书　曹妤娇　梅　欣　蒋马伟
曾昭冲　谢　耩　窦圣金　缪一冰

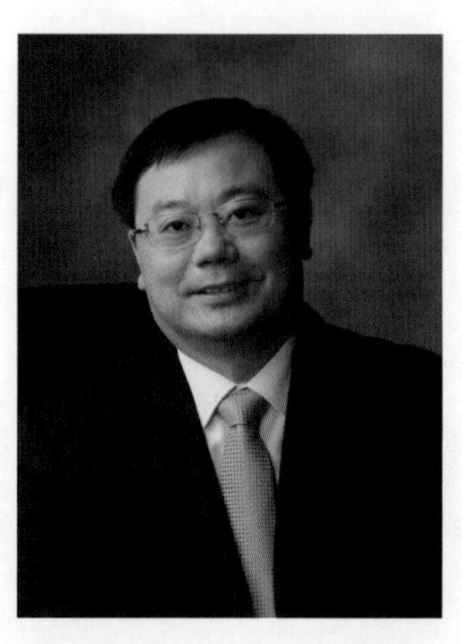

吴开良，复旦大学附属肿瘤医院主任医师，博士生导师。1998年6月毕业于江西医学院，获得肿瘤学硕士学位；2001年7月毕业于复旦大学，获得肿瘤学博士学位。2007年5月至2009年8月，在加拿大多伦多大学做博士后研究。长期从事胸腺肿瘤的临床及基础研究，擅长肺癌、纵隔肿瘤、食管癌等胸部肿瘤的放疗和综合治疗，具有丰富的胸部肿瘤放疗临床经验。发表论文80余篇，其中第一作者或通讯作者的SCI论文23篇。共同主编专著《实用胸部肿瘤放射治疗学》，参与编写专著10部。获得上海市科学技术进步奖二等奖（排名第三，2004）、中华医学科技奖三等奖（排名第三，2005）、上海市医疗成果三等奖（责任完成人，2001）等科研成果奖励6次。获得个人专利3项。承担主持国家自然科学基金项目、教育部及上海市科委等课题。兼任上海市抗癌协会肺癌靶向与免疫治疗专业委员会副主任委员，中国医药教育协会呼吸病康复委员会常委，上海市健康科学促进协会肿瘤专家组常委，上海市抗癌协会胸部肿瘤专业委员会委员；国家自然科学基金评审专家，国家重大“新药创制”专项二审专家，国际胸腺肿瘤合作组(ITMIG)会员，国际神经协会（SfN）会员。还兼任 *Int J Radiat Oncol Biol Physic*、 *Clin Lung Cancer*、*Oncology*、*Cogn Neurodyn*、*Cancer Res Front*、*Acup Med*、 *Asia Pac J Clin Oncol*、*Oncotarget* 等专业期刊审稿人。

前　言

放射治疗在肿瘤治疗中的作用和地位日益突出，是治疗恶性肿瘤的主要手段之一。根据世界卫生组织统计，大约70%的癌症患者在治疗过程中需要采用放射治疗，约有40%的癌症可以通过放射治疗达到根治。近年来，放射治疗技术的发展突飞猛进，我国肿瘤放射治疗设备日渐普及，从事肿瘤放射治疗的医务工作者逐年增加，为此需要实用性较强的放射治疗专业书籍，给予初涉放射治疗工作者以理论上的指导，特别是临床实践上的帮助。本书正是根据这一目的而作。

现代精确放射治疗技术的重点问题在于如何准确勾画照射靶区、合理设计放射治疗计划和规范化综合治疗。本书的主要特点是突出临床实用性，主要介绍了临床常见肿瘤放射治疗的适应证、放射治疗照射野的勾画、放射野的设计和优化，以及放射治疗与手术、化学药物治疗联合应用的顺序和方法；对肿瘤放射治疗相关的放射生物学和放射物理学知识以及正常组织器官的耐受性、临床放射损伤的预防也作了重点介绍；同时，对姑息性减症放射治疗、放射治疗后并发症的处理等问题也作了详细阐述。本书在编写过程中，参考国内外肿瘤放射治疗权威书籍、近年来发表的主要论文、参编作者的临床研究结果、国际会议最新的重要临床研究结果等，以循证医学为基本原则，力求全面反映肿瘤放射治疗的研究现状和研究新进展。

本书是临床肿瘤学医生及放射治疗医生的专业参考书，可以指导在放射治疗工作中规范地实施肿瘤照射靶区的勾画和放射治疗计划的设计，更好地解决临床肿瘤学工作中的重点和难点。参编作者均为在临床一线工作的肿瘤放射治疗方面的著名专家，他们具有丰富的临床经验和理论素养，希望读者能够从中获益。

本书的编写得到上海市科学技术出版专项资金和复旦大学附属肿瘤医院出版基金的资助。同时得到了各位作者的大力支持和帮助，感谢他们在繁忙的临床工作中抽空参加本书的编写工作。

由于时间限制，本书未能包括一些临床少见恶性肿瘤的放射治疗。也由于个人学术水平的限制，难免存在错误，希望读者给予指正。

吴开良

2017年12月

目 录

第一篇 肿瘤放射物理基础

第二篇 临床放射生物学基础

第三篇 临床肿瘤放射治疗

附录

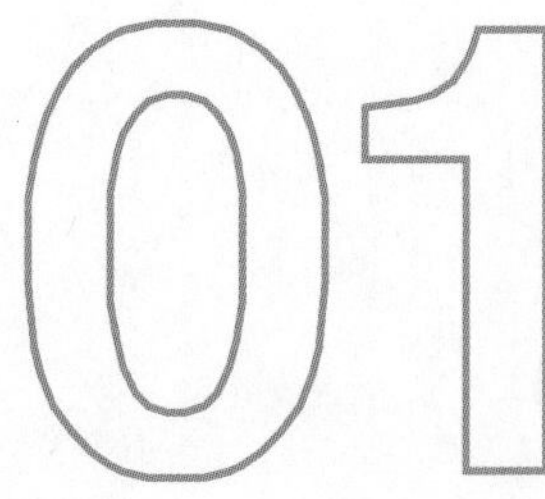

第一篇

肿瘤放射物理基础

第一章 原子结构和放射性衰变

第一节　原子结构

一、原子结构

原子是构成物质的粒子，曾经被认为是构成物质的不可分割的最小单位。1911 年，卢瑟福(Rutherford)用 α 粒子轰击金属薄膜发现了原子核的存在，提出了原子的核式模型，认为原子由原子核和核外的电子组成。1919 年，卢瑟福用 α 粒子轰击氮原子核又发现了质子，随后 1932 年查德威克发现中子。从那时起，原子核被认为是由质子和中子在核力的作用下所组成。原子的直径大约为 10^{-10}m，而其>99.9%的质量都集中在原子核上，其直径大约只有 10^{-14}m 量级。原子并不是一个均匀质量的实心结构，所以比原子自身维度小很多的不带电粒子会很容易穿过物质，而只有很小的比例会发生碰撞等相互作用。

不同的原子核由不同数量的质子和中子组成。质子和中子统称为核子，其质量几乎相等。中子不带电，而整个原子不带电呈电中性。所以，原子核中有多少电荷量的质子，其核外就有相应多少电荷量的电子。每个电子所带的电荷量为 e(1e=1.602 $\times 10^{-19}$C)。一个原子可用$^{A}_{Z}X$表示，其中 X 是元素符号；Z 是原子序数，同样是核外电子数或核内质子数，也是核的电荷数；A 是原子的质量数，也是原子核的核子数。质子数和中子数都相等的原子被认为是同一种核素，质子数相等的原子即被认为是同一种元素。一个原子的质量很小，通常不以 g 和 kg 表示，而是以 u 表示，1u=^{12}C 原子质量/12 = 1.661$\times 10^{-24}$g。

根据 1913 年波尔提出的壳层模型和量子力学理论。在原子中，相对于核外电子处于中心的原子核可以看成点电荷，它的库仑场是有心场，可以近似地认为电子是在原子核和核外其他电子的平均场中各自独立运动，这是一种有心场。根据量子力学理论，电子的运动状态可用 4 个量子数 n, l, m_l, m_s 来标记，其中 n 是主量子数，l 是轨道角动量量子数，m_l，m_s 是轨道磁量子数和自旋磁量子数。n 可取下列正整数：$n = 1, 2, 3, \cdots$

对于确定的 n，l 可取下列整数：$l = 0, 1, 2, \cdots, n-1$，共 n 个值。

对于确定的 l，m_l 可取下列整数：$m_l = l, l-1, \cdots, -l+1, -l$，共 $2l+1$ 个值。

对于每个 m_s：$m_s = \pm\frac{1}{2}$，有 2 个值。

根据泡利不相容原理，原子中不能有≥2 个电子处于同一状态，也就是不能有≥2 个电子 4 个量子数全相同。在原子中，认为具有相同主量子数 n 的电子处于同一壳层；对于 n=1,2,3,4,5,6,7，分别称为 K,L,M,N,O,P,Q 层；对于第 n 个壳层，同壳层内最多可容纳 $2n^2$ 个电子。例如，L 层的主量子数是 2，则 L 层最多可容纳 8 个电子。在同一壳层内，具有相同轨道角动量的量子数 l 构成一个次壳层，每个次壳层可以容纳 $2(2l+1)$个电子；对于 l=0,1,2,3,4,5,6，每个次壳层用 s,p,d,f,g,h,i 来表示；对于 s,p,d,f,g,h,i 各层，它们分别可容纳 2,6,10,14,18,22,26 个电子。

由量子力学可以解得，给定平均场中的电子，能量随量子数 n 和 l 增大而提高。由于内层电子对外层电子的屏蔽作用，实际的有心场与库仑场有所不同。所得的能级次序如表 1-1 所示。能量最低的是 1s，其后是 2s,2p,3s,3p,4s,3d,…。符号中数字表示主量子数 n，字母为轨道角动量量子数 l。

正是这样的能级交错现象，使得每个壳层能容纳的电子并不完全是 $2n^2$。电子填充壳层时按照从低能级到高能级的顺序依次填充，以保证原子处于最低的能量状态，称为基态。

表 1-1 电子的壳层结构

壳层	能级	各能级的电子数	满壳层电子层数
一	1s	2	2
二	2s，2p	2，6	10
三	3s，3p	2，6	18
四	4s，3d，4p	2，10，6	36
五	5s，4d，5p	2，10，6	54
六	6s，4f，5d，6p	2，14，10，6	86
七	7s，5f，6d，…	2，14，10，…	

习惯上规定，当电子距离原子核无穷远时势能为零，因此电子处于某一壳层时的能量为负值。当一个自由电子填充壳层的空位时会以光子的形式释放能量，这个能量为所处空位壳层能级能量的绝对值，也被称为相应壳层的结合能。当原子吸收能量处于激发态、低能级出现空位时，处于高能级的电子会向低能级跃迁释放能量，这也是特征 X 线产生的一种机制。

原子核内部也存在着类似原子的壳层结构和能级，每个壳层只能填充一定数量的中子和质子，核子遵循从低能级到高能级的顺序依次填充。当原子核吸收能量后处于激发态，从激发态向基态跃迁可能会释放 γ 光子。

二、放射性

（一）影响核素稳定性的因素

实验发现的核素已超过 2 000 种，其中稳定的核素只有近 300 种。根据实验研究，有 3 种主要因素会影响核素的稳定性。

1. 中子和质子的数目比例关系（β 稳定线） 对于轻核、中子数和质子数相等的核素比较稳定；对于重核，由于质子数增多会增大库仑力，所以需要更多的中子增加吸引力来增加核素的稳定性。但并不是中子越多越好，有一个狭长的稳定区域。其稳定区域的中心线可由经验公式表示：

$$Z = \frac{A}{1.98 + 0.0155A^{2/3}}$$

式中，Z 是原子序数；A 是原子质量数。

2. 核子数的奇偶 在稳定的核素中，多数的质子数和中子数都为偶数，即是偶偶核。奇奇核只有 5 种，奇偶核的稳定核素介于偶偶核和奇奇核之间。可见中子和质子各自配对有稳定性的优势。

3. 重核的不稳定性 实验发现能发生天然 α 衰变的都是重核，很重的核几乎都有 α 放射性，能自发裂变的都是重核。因为重核其结合能小，核子间结合得较松散。

（二）放射性衰变

放射性衰变是一个统计学现象。虽然不能准确预测某个特定原子在何时会发生衰变，但可以准确地预测大量原子中有多大的比例会发生放射性衰变。

设在 t 时间之后的 dt 时间段内，因为衰变原子数目的变化为 dN，正比于 t 时刻原子数目（N）和时间间隔（dt）为：

$$dN = -\lambda N dt$$

式中，λ 为该核素的衰变常数。如果 $t = 0$，$N = N_0$，代入上式，则：

$$N = N_0 e^{-\lambda t}$$

上式描述的是放射性核素随着时间指数衰减的规律。由于放射性核素的数量测量很不方便，故更感兴趣的是单位时间内发生了多少衰变，即衰变率（$-dN/dt$），又称放射性活度（A）。即：

$$A = \frac{dN}{dt} = \lambda N = \lambda N_0 e^{-\lambda t} = A_0 e^{\lambda t}$$

式中，A_0 是初始时刻的放射性活度，放射性活度的单位为 Bq，即发生一次衰变/每秒。

半衰期的定义是指放射性原子核数衰减到其初始数目一半所经历的时间。由定义可知，将 $N = N_0/2$，代入 $N = N_0 e^{\lambda t}$，即 $N_0/2 = N_0 e^{-\lambda T_{1/2}}$，可得 $T_{1/2} = \ln 2/\lambda$。

第二节 X(γ)线产生的物理过程

X 线的产生机制主要有两种，即韧致辐射和特征辐射。在放射治疗（以下简称“放疗”）中使用的 γ 线产生机制为 γ 跃迁。光子能量并不是区分 X 线和 γ 线的标志，而是从其产生机制判别的。

一、韧致辐射

韧致辐射是指高速运动的带电粒子和原子核之间发生库仑作用的结果。当运动的带电粒子和伴随的电磁场从带正电的原子核附近经过时，由于粒子间相互的库仑作用会产生吸引力或排斥力，而产生加速度偏转原有的方向，其部分能量或全部能量会损失并以电磁辐射的形式在空间传播。这种现象也被 Maxwell 电磁辐射理论所预言。这个产生 X 光子的过程又称为韧致辐射(图 1-1)。

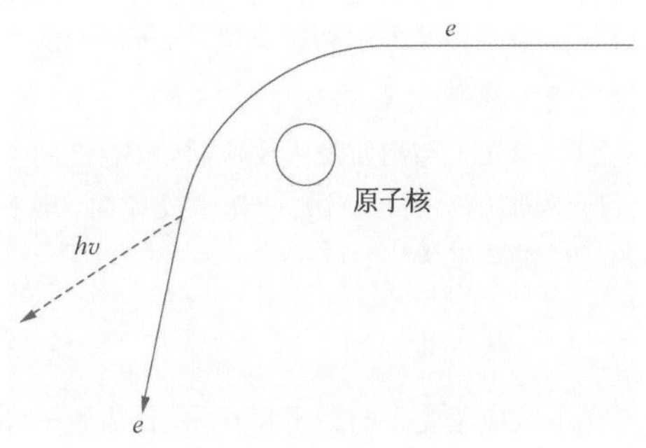

图 1-1 韧致辐射示意图

如果带电粒子刚刚掠过原子核的电场，其发生的作用力很小，只产生较小的偏转，因此 X 线能量也较小；如果发生比较强的相互作用，则损失的能量会更大，产生的 X 线能量也会增大。带电粒子也可能不止一次地和物质发生碰撞产生韧致辐射，并且一次韧致辐射可能损失部分或者全部能量。因此，大量带电粒子产生韧致辐射的能谱是连续性的，光子的最大能量也可能达到带电粒子的最大动能。不光只有电子，其他带电粒子如 α 粒子、质子等都可以产生韧致辐射。

二、特征辐射

根据波尔原子模型，不同电子占据着不同的能量轨道，不同轨道上具有不同的结合能。带动能的电子除了与原子核发生韧致辐射外，还可能与原子的核外电子(如 K，L，M 层电子)发生碰撞，使原子电离。碰撞过程中入射电子将部分能量交给壳层电子，这部分能量克服结合能，剩余的变为出射电子的动能。当低能轨道上形成空位时，高能轨道上的电子会向下跃迁填补这个空位，多余的能量可能会转移到另外的电子上导致其激发出射，形成俄歇电子，也可能会向外辐射一个光子。后一种情况被称为特征辐射，其光子被称为特征 X 线(图 1-2)。

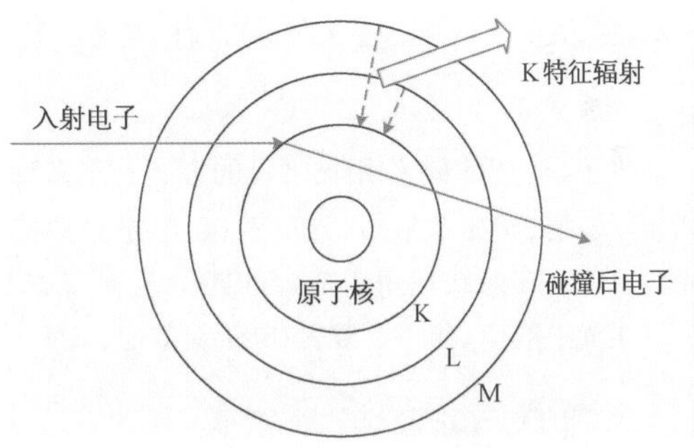

图 1-2 特征辐射示意图

不同于韧致辐射光谱是连续性的，特征 X 线的能量是电子跃迁前、后两个壳层轨道的结合能之差，是一个个分立的值。例如，L 层电子跃迁到 K 层上，向外辐射的光子能量为 $h\upsilon = E_K - E_L$ 。式中 E_K 为 K 层的电子结合能，E_L 为 L 层的电子结合能。由于与电子的结合能有关，所以只有当入射电子大于某一特定阈值时才会发生特定的特征辐射。表 1-2 显示了钨靶 X 线的主要特征辐射。

表 1-2 钨钯的主要特征 X 线

层	级	跃迁	能量(keV)
K 层	$K\beta_2$	$N_{III} \sim K$	69.09
	$K\beta_1$	$M_{III} \sim K$	67.23
	$K\alpha_1$	$L_{III} \sim K$	59.31
	$K\alpha_1$	$L_{II} \sim K$	57.97
L 层	$L\gamma_1$	$N_{IV} \sim L_{II}$	11.28
	$L\beta_2$	$N_V \sim L_{III}$	9.96
	$L\beta_1$	$M_{IV} \sim L_{II}$	9.67
	$L\alpha_1$	$M_V \sim L_{III}$	8.40
	$L\alpha_2$	$M_{IV} \sim L_{III}$	8.33

三、γ 跃迁

在上述提及，不稳定核素会自发的发生衰变，通常发生 α 衰变或者 β 衰变后的子核会处于激发态。激发态是不稳定的，会退激到基态。退激到基态的方式可以发生内转换效应并向外发射电子；也可以发生 γ 跃迁，向外释放出 γ 光子。另外，也有其他的方式可以产生 γ 线，例如正负电子对湮灭也会产生两个 0.511 MeV 的 γ 光子。但这不是放疗应用中 γ 线产生的主要方式。

第三节 X(γ)线与物质相互作用

光子与物质相互作用被吸收的方式有很多种，如相干散射、非相干散射、光电效应、电子对效应、光核反应。在射线应用于放疗的能量范围内主要是发生光电效应、非相干散射、电子对效应。

一、射线在物质中的衰减

当入射粒子轰击靶核时可能发生各种反应，每种反应都有一定的概率，因此希望找到一个通过实验可以测量，理论上能够计算的物理量，以描述射线与物质作用概率大小的量，因此引入了反应截面概念。

设一靶薄层厚度 dx，粒子通过薄层时强度不变，令靶中单位体积的靶核数为 N_V，则单位面积上的靶核数 $N_S = N_V \cdot dx$。假设单位时间内入射粒子的强度为 I，则单位时间内发生的反应数 N' 与 I 和 N_S 成正比，即 $N' \propto IN_S$，令其比例系数为 σ，则：

$$N' = \sigma IN_S$$

σ 称为反应截面或有效截面。变换一下等式，$\sigma = N'/IN_S$，所以 σ 表示一个粒子入射到单位面积内只含一个靶核的靶上发生作用的反应概率。反应截面具有面积的量纲，反应截面的单位通常采用 $10^{-24}\ cm^2$，称为“靶恩”或“靶”，记作 barn 或 b。

设靶物质单位体积内的粒子数为 n，则线性衰减系数 $\mu = \sigma n$。由反应截面的定义可以得到，线性衰减系数 μ 表示 X(γ)光子穿过每单位厚度物质发生相互作用的概率，也可以表示射线穿过靶物质时在单位厚度上减少的百分率，单位是 m^{-1} 或 cm^{-1}。

由 $-dI = \sigma nIdx = \mu Idx$ 可得，单能窄束 X(γ)线射束的衰减符合 Lambert-Beer's 衰减定律，即：

$$I = I_0 e^{-\mu x}$$

式中，I_0 是入射射线的强度；I 是出射射线的强度；x 是射线经过的路径；μ 是物质的线性吸收系数。

实际上，X 线机产生的射束是广谱的，故 X 线在物质中的衰减并不是严格呈指数衰减。上面所提到的线性衰减系数 μ，由光子能量和吸收材料的性质共同决定。

总线性吸收系数又可视为各种作用吸收系数的和，即：

$$\mu = \sum_{i=1}^{n} \mu_i$$

式中，μ_i 是指射线在物质中发生某种作用的线性吸收系数。

为了消除密度变化对射线衰减的影响，许多时候会引入质量衰减系数 μ/ρ，表示光子与单位质量厚度物质发生相互作用的概率，等于线性衰减系数与物质密度的商，单位是 m^2/kg 或 cm^2/g。

当一个光子与物质发生反应时，可能是发生几种反应中的任何一个；当大量光子反应时，几乎所有的反应都会发生。

二、光电效应

光电效应是光子与原子相互作用，从原子外壳层射出光电子的现象。入射光子能量为 E。与原子相互作用，光子被完全吸收，将能量传递给某一壳层的电子(其结合能为 E_b)，射出的电子称为光电子，能量为 $E - E_b$，如果内层轨道形成空位，整个原子处于激发态，外层的电子向下跃迁返回基态，剩余的能量(内、外层轨道电子结合能之差)可能传递给其他电子，导致激发并射出俄歇电子，也可能向外辐射发出特征性 X 线。俄歇电子和特征性 X 线是竞争关系，当材料的原子序数(Z)较低即低 Z 材料时更容易发射俄歇电子，高 Z 材料则更容易发生特征性 X 线，又称为荧光 X 线。

发生光电吸收的概率与入射光子的能量有关，大概成三次方反比关系，即：

$$\frac{\mu_{ph}}{\rho} \propto E^{-3}$$

但不完全严格是按这种规律递减。一般来说，更内层发生光电效应的效率更高，也就是 K 层相比 L 层更容易发生光电效应，但 L 层的结合能更小。因此，当能量大于 L 层结合能并开始递增，光电效应的发生概率大致以 E^{-3} 减少，一直到光子能量和 K 层结合能相同时发生共振，会有一个很强烈的不连续的吸收边沿，之后再按 E^{-3} 的规律减小(图 1-3)。

以铅为例，15 keV 和 88 keV 附近都有一个不连续的吸收边沿，对应的是铅的 L 层和 K 层的结

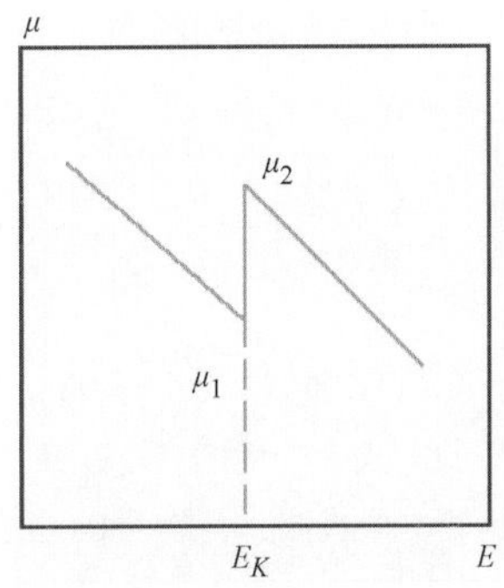

图 1-3　光电效应 K 吸收边沿

合能。此外,发生的概率和物质原子序数也有很强关系,大约成三次方正比,即:

$$\frac{\mu_{ph}}{\rho} \propto Z^3$$

和物质原子序数成三次方正比的关系,导致原子序数相差不大的材料可能发生光电吸收效应的明显差别。

三、非相干散射

非相干散射又叫康普顿散射(图 1-4)。光子和轨道电子发生作用,轨道电子视为自由电子,与光子能量相比轨道电子的结合能可以忽略。非相干散射中光子和"反冲"电子的作用可以用能量和动量守恒来分析。

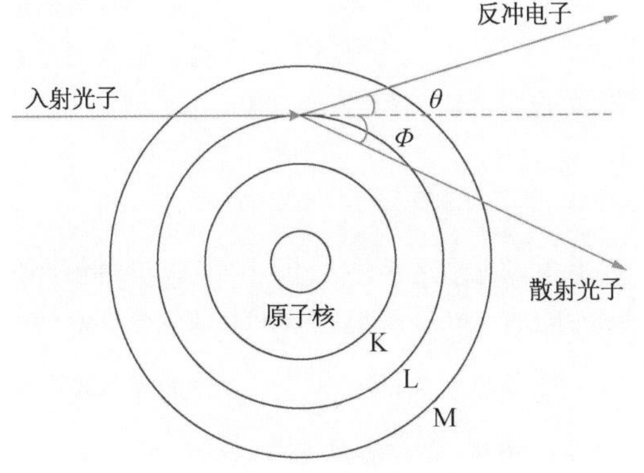

图 1-4　非相干散射效应示意图

可以得到以下关系式:

$$E = h\upsilon_0 \frac{\alpha(1-\cos\phi)}{1+\alpha(1-\cos\phi)}$$

$$h\upsilon' = \frac{h\upsilon_0}{1+\alpha(1-\cos\phi)}$$

$$\cot\theta = (1+\alpha)\tan\frac{\phi}{2}$$

式中,E,$h\upsilon_0$ 和 $h\upsilon'$ 分别为反冲电子、入射光子和散射光子的能量。其中 $\alpha = \frac{h\upsilon_0}{m_0c^2}$,$m_0c^2$ 是静止电子的能量,为 0.511 MeV。

从非相干散射推导分析的假设条件可以看出,只有当电子结合能相比入射光子能量可以忽略的时候才可以视为自由电子。光电效应在光子能量等于或略大于轨道电子结合能时发生的概率较大;而当超过 K 层结合能后会以 E^{-3} 迅速减小,此时非相干散射占据主导。

非相干散射通常认为是光子与核外电子产生的作用,因而线性吸收系数(μ_{inc})与材料的原子序数(Z)无关,只与电子密度有关;对于质量吸收系数(μ_{inc}/ρ)来说,只与每克的电子数有关。除氢以外,原子序数和质量数的比值为 Z/A ≈ 1/2。所以每克电子数也大致相等,可以认为一般物质的(μ_{inc}/ρ)近似相等。

四、电子对效应

电子对效应是指 X(γ)线从原子核旁经过时在电磁场的作用下丢失全部能量,形成一正一负两个电子的情况。电子对效应除涉及入射光子和轨道电子外,还需要原子核的参与。因为一个电子的最小能量即静止能量为 0.511 MeV,原子核因自身的质量大,其获得的能量可以忽略。所以,只有在入射的光子能量>1.022 MeV,即两个静止电子的能量时,电子对效应才会发生作用。即:

$$h\upsilon = E_+ + E_- + 2m_ec^2$$

式中,E_+ 为正电子动能;E_- 为负电子动能;$2m_ec^2$ = 1.022 MeV;正负电子对的动能之和为 $h\upsilon - 1.022$ MeV。动能在正、负电子之间可以任意分配,两个电子有较高的概率获得相近的动能。但是,在极端情况下也可能一个电子几乎得到所有的动能,而另一个电子几乎动能为零。

电子对效应是由光子能量转化为电子质量,另一个相反的过程是正电子穿过物质产生电离激发、韧致辐射等相互作用而减少能量。在接近射程末端时,停下来的正电子会与自由电子作用形成次级湮没光子,称为电子对湮没。根据动量和能量守恒定律,电子对湮没后会释放两个能量各为 0.511

MeV、方向相反的光子。所以，X(γ)线在物质中若发生电子对效应，除了部分能量会变成正、负电子的动能损耗在物质中，还有另一部分能量会经电子对湮没产生两个0.511 MeV的次级光子。

电子对效应发生是光子与原子核电磁场作用的结果，所以原子序数(Z)增加，电子对效应发生的概率也迅速增大，即：

$$\sigma_P \propto Z^2 h\upsilon，当 h\upsilon > 2m_e c^2$$

$$\sigma_P \propto Z^2 \ln(h\upsilon)，当 h\upsilon \gg 2m_e c^2$$

从式中可以看出，电子对效应的反应截面和Z^2成正比。当入射光子能量较低，与光子能量成正比；当入射光子能量较高时，随着光子能量的变化而变缓。

五、相干散射

相干散射又称为瑞利散射。不同于非相干散射，相干散射碰撞电子的结合能不可被忽略，电子不能再被认为是自由电子，而是被束缚在轨道上。入射光子和核外电子发生的碰撞可以看作是弹性碰撞，不使原子发生电离和激发。此外，也可以将这种现象用波粒二象性中的波的特性来解释。入射的电磁波使核外电子发生振荡，振荡的电子又向外辐射与自身振荡频率相同的能量。结果是出射的光子和入射的光子仅仅是方向发生了偏转，其自身并没有将能量转移给物质。

相干散射具有很好的前向性。与电子的结合能相比，入射光子的能量不能被忽略，可以推断主要发生在X线低能段。在材料的原子序数较高的情况下，其反应截面和能量、原子序数的关系大致可以表示为：

$$\sigma_{coh} \propto \frac{Z^2}{E^2}$$

六、光核反应

光子与原子核作用引发核反应称为光核反应，例如(γ,n)、(γ,p)。光核反应是有阈值的反应，反应截面很小，往往在剂量学中忽略光核反应的作用。但在机房设计中，如果射线能量>10 MV，需要考虑(γ,n)。一方面，中子相比光子有不同的防护要求；另一方面，反应后的核素具有短寿期的β^+衰变。

第四节　剂量学的物理量及剂量测量

一、照射量

照射量(X)等于d_Q除以d_m的商。当X(γ)线在质量为d_m的空气中辐射的全部次级电子被空气阻止时，在空气中形成同一种符号的总电荷的绝对值为dQ。

$$X = \frac{d_Q}{d_m}$$

照射量(X)的单位为$C \cdot kg^{-1}$。照射量是用以衡量X(γ)线致空气电离辐射的量，不能用于其他辐射类型和受照物质。在实际测量中，照射量可能不仅限于空气介质(还有如水)，可以理解为将介质中某一体积单元用空气代替后测得的照射量。

二、吸收剂量

照射量的概念只适用于X线和γ线，是衡量射线致空气电离辐射的剂量，且不能应用于能量>3 MV的光子。吸收剂量是度量单位质量受照物质吸收辐射剂量的一个量，在研究辐射生物学效应中也是一个重要的物理量，适用于各种射线类型和任何能量范围。

吸收剂量定义为$d\bar{\varepsilon}$除以d_m的商。$d\bar{\varepsilon}$是电离辐射给予质量d_m介质的平均授予能。吸收剂量的国际单位制(SI)单位是戈瑞(Gy)，$1Gy=1J \cdot kg^{-1}$。

三、比释动能

比释动能(K)定义为dE_{tr}除以d_m的商。dE_{tr}为不带电粒子在质量d_m介质中释放的全部带电粒子的初始动能之和，$K=\frac{dE_{tr}}{d_m}$。K的单位和吸收剂量的单位相同，为戈瑞(Gy)。

从比释动能的定义可以看出，其衡量的是不带电粒子在单位质量物质中转移给次级电子的初始动能的能量。因此，它与吸收剂量的适用范围不同，只适用于间接电离辐射，可适用于所有介质。

四、剂量当量

所谓吸收剂量是指照射产生的物理效应的一

种定量描述。剂量当量(H_T)等于某一组织或器官T所接受的平均吸收剂量($D_{T,R}$),经辐射质(R)加权处理后的吸收剂量。即：

$$H_T = \sum_R w_R \cdot D_{T,R}$$

H_T 的单位为 $J \cdot kg^{-1}$,专用名为希沃特(Sievert),记为 Sv($1Sv = 1J \cdot kg^{-1}$)。2007年,国际辐射防护委员会(ICRP)第103号出版物取代了1990年的第60号出版物(表1-3)。

表1-3 ICRP推荐的 w_R 值

辐射类型	2007年推荐值	1990年推荐值
光子(X,γ)	1	1
电子和μ介子	1	1
质子和带电π介子	2	5(没有π介子)
α粒子、裂变碎片、重离子	20	20
中子	中子能量的连续函数	依据中子能量分为5个区间:5、10、20、10、5

五、照射量、吸收剂量和比释动能之间的关系

对于低原子序数的介质,光子在介质中产生的次级电子,其初始动能大部分被消耗于非弹性碰撞即电离和激发,只有小部分电子动能消耗于韧致辐射。所以,比释动能可分为两个部分:

$$K = K_{col} + K_{rad}$$

式中,K_{col}、K_{rad}分别为比释动能碰撞和辐射。

在空气中每产生一对正、负离子对所消耗的平均电子动能基本是一个常数,即 $\overline{W} = 33.97$ eV/正、负离子对。电子电荷量 $e = 1.602 \times 10^{-19}$ C,产生单位电荷量所需要的平均能量即平均电离能 $\frac{\overline{W}}{e} = 33.97$ J/C,则照射量和比释动能的关系可以用下式表示:

$$X = K_{col,air} \cdot \frac{e}{\overline{W}}$$

X(γ)线入射一均匀介质,在浅表位置其射线产生的次级电子会继续向前行进,所以次级电子的动能并未完全沉积在其产生区域的小体积单元内,此时比释动能会大于吸收剂量。假设X(γ)线在水中的衰减可以忽略,则在次级电子的最大射程会满足电子平衡条件,比释动能和吸收剂量也会相等。而实际情况是,射线在水中会衰减,比释动能会随之减少;而吸收剂量初始很小,次级电子数目在达到其射程前的区域内逐渐增加,吸收剂量也会逐渐增大并在某一点反超且大于比释动能,之后达到最大剂量,然后随着深度逐渐减小。次级电子在某点沉积的能量总是来源于前面某一点产生的次级电子,因为次级电子运动会带有入射方向的前倾性,所以吸收剂量会略大于比释动能。在射线能量较低(<1.25 MV)、次级电子射程较短,且X(γ)线的衰减可以忽略的情况下,在某些介质中,通常认为存在近似的电子平衡。在电子平衡状态,次级电子的韧致辐射可以忽略的情况下,吸收剂量与比释动能在数值上相等。

六、剂量测量

电离室是最早应用的电离辐射探测器,迄今仍广泛使用。它主要是利用测量电离辐射在空气或空气等效壁中产生的次级粒子的电离电荷量来计算吸收剂量。

自由空气电离室一般作为标准现场使用的电离室型剂量仪进行校正,而指形电离室是为便于常规使用而设计。除了采用电离室法测量剂量外,还有一些其他方法如量热法、化学剂量计算法、热释光法、胶片等测量方法。

在临床工作中,对于绝对剂量的测量主要采用指形电离室。有关剂量校准方法可详见《IAEA TRS-398报告》和《AAPM TG-51报告》。

(范嘉伟)

参考文献

[1] 卢希庭. 原子核物理. 北京:原子能出版社,2001.

[2] 胡逸民. 肿瘤放射物理学. 北京:原子能出版社,1999.

[3] Almond PR, Biggs PJ, Coursey BM, et al. AAPM's TG-51 protocol for clinical reference dosimetry of high-energy photon and electron beams. Med Phys, 1999, 26(9): 1847-1870.

[4] Hsieh J. Computed tomography: principles,

design, artifacts, and recent advances. Bellingham: Spie Press, 2003.

[5] IAEA, WHO, PAHO, et al. International Atomic Energy Agency. Technical Reports Series No. 398. Absorbed dose determination in external beam radiotherapy: an international code of practice for dosimetry based on standards of absorbed dose to water. Vienna: IAEA, 2000.

[6] Khan FM, Gibbons JP. The physics of radiation therapy. 5th ed. Philadelphia: Lippincott Williams & Wilkins, 2014.

[7] Pawlicki T. Hendee' radiation therapy physics. 4th ed. Hoboken: Wiley-Blackwell, 2016.

第二章 常用外照射设备及产生射线的剂量学特征

第一节 常用外照射设备

临床放疗中有两种基本的照射方式，即外照射和近距离照射。放射源位于体外一定距离，集中照射人体某一部位，称为外照射。与之相对应的内照射是指将放射源密封直接放入人体的天然空腔内（如宫颈、鼻咽等）或被治疗的组织内进行照射。此外，还有利用人体某种器官对特殊放射性核素的选择性吸收，将该放射性核素通过口服或静脉注射方式进行治疗，此类称为核素治疗，在现代放疗中较少应用。

放疗使用的放射源主要分为两类：①放出 α、β、γ 线的放射性核素；②产生不同能量 X 线治疗机和产生电子束、质子束、中子束、重离子束等各类加速器。采用第一类放射源的外照射设备包括钴-60（^{60}Co）治疗机及伽玛刀等；采用第二类放射源的外照射设备包括 X 线治疗机和医用直线加速器、质子重离子加速器等。

一、X 线治疗机

高速运动电子撞击靶材料时会产生碰撞和辐射两种能量损失，前者主要产生能量，后者主要产生 X 线。对低能 X 线机（250 kV），其辐射损失仅占电子能量损失的 2%，绝大部分能量（98%）以热量形式损失，因此，低能 X 线机需要靶的冷却系统。对于高能 X 线机，由于电子动能很高，损失能量主要用于产生 X 线，仅有小部分产生热能，故一般不需要冷却装置。

临床使用的 X 线机根据其能量的高低分为：临界 X 线（6～10 kV）、接触 X 线（10～60 kV）、浅层 X 线（60～160 kV）、深部 X 线（180～400 kV）、高压 X 线（400 kV～1 MV）。高能 X 线（2～50 MV）主要由各种形式的医用加速器产生。与加速器相比，X 线机由于百分深度剂量低、能量低、散射大、剂量分布差，只能用于较表浅的肿瘤治疗等缺点，现已基本被取代。

二、钴-60 治疗机

20 世纪 50 年代前，外照射所使用的放射性核素源是镭源。1951 年加拿大首次在反应堆轰出钴源，其放射活度为 3.7×10^{13} Bq（1 000 Ci），是镭的 60 倍。自此，^{60}Co 代替了镭，成为当时主要的放射性源。^{60}Co 产生的 γ 线平均能量为 1.25 MeV，相比于当时的低能直线加速器（200～400 kV），具有能量更高、穿透力更强的优点。^{60}Co 最大能量吸收发生在皮肤下 4～5 mm，与低能 X 线相比其皮肤受到的剂量更低。低能 X 线主要以光电吸收为主，因此骨吸收剂量比软组织吸收剂量显著增多。但是，^{60}Co 产生的 γ 线以康普顿吸收为主，因此骨吸收的剂量与软组织吸收剂量相同，可以更好地保护骨组织，以及在骨与软组织交界处，等剂量曲线变化更小、更加平坦，故可以用更小的射野包含整个靶区，剂量也会更精确。^{60}Co 产生的 γ 线的次级射线主要向前散射，可以降低肿瘤旁正常组织的剂量分布。与电子直线加速器相比，^{60}Co 治疗机的缺点也较为明显：钴源具有一定的体积，不是点源，会形成几何半影；^{60}Co 不能产生电子线，其产生的单一 γ 线能量恒定，产生的剂量分布恒定，而 X 线则可以通过调节电压来改变剂量分布；^{60}Co 是放射性核素，存在半衰期短的问题，属于低线性能量传递（LET）射线，相对生物学效应（RBE）较低。此外，与直线加速器不一样，即使关闭钴源，依旧有一定射线会漏出，对防护要求高。由于以上种种缺点，随着医用电子加速器的发展，^{60}Co 治疗机已经不再作为放疗设备。

三、医用电子直线加速器

加速器是指带电粒子在高真空中受磁场控制、电场加速获得高能量的装置。沿直线对带电粒子进行加速，则称为直线加速器。除此之外，还有电子感应加速器及回旋加速器等。在各种医用加速器中，电子直线加速器由于其体积小、重量轻、维护简便等一系列优点，成为现代放疗的主要装置。在放疗设备发展过程中，加速器的应用始于 20 世纪 30 年代，早于^{60}Co 治疗机。目前，临床广泛使用的电子直线加速器于 20 世纪 50 年代在英国首先应用，60 年代引入美国，70 年代在全球广泛应用。

（一）加速原理

电子直线加速器是利用电磁波（微波）形成的电场使电子沿着真空管（波导管）加速，其波导管由一组圆柱形谐振腔组成，在波导管内由微波建立沿轴向分布的电场和沿横向分布的磁场。电子进入波导管后，在电场和磁场的作用下持续加速，加速后达到高能电子束经准直后可以直接用于治疗患者，也可以撞击金属靶产生 X 线射束用于治疗患者。根据电子加速方式的不同，医用电子直线加速器也可以分为行波加速器和驻波加速器。

（二）X 线、电子线能量

现代直线加速器可以产生多档不同能量的电子线和 X 线。为了得到穿透力强，又兼具皮肤保护效应的 X 线，需要产生 MV 级的 X 线。目前市场上主要有两种机型：低能单光子（6 MV）带或不带电子线直线加速器、中高能双光子或三光子带电子线直线加速器。医用直线加速器常用的 X 线能量范围是 4～18 MV，其中 6 MV、10 MV、15 MV 配置率最高，常用的电子线能量范围为 4～22 MeV。

（三）束流的均整、准直及监测

加速器的治疗头主要由以下几个部分组成，即 X 线靶、散射箔、均整器、监测电离室、固定（初级）和可移动（次级）准直器、多叶准直器、光野及光学距离指示器（ODI）。

如图 2-1 所示，在 X 线模式时，靶置于窄电子束前，当电子束经过靶时，通过韧致辐射将其能量转换为 X 线。与诊断用 X 线管不同的是，直线加速器所用的靶材料通常为高 Z 值材料，并需要通过水冷系统降温。韧致辐射产生的 X 线并不均匀，为了得到治疗所需的均匀野，需要使射线束经过均整器。均整器边缘较薄，中间区域较厚，通过精确的设计，可以调整射野范围内剂量的均匀度，使经过均整器的射线平坦度和对称性满足要求。近年来，随着调强放疗技术的普及，为提高加速器效率，主流加速器制造厂商瓦里安和医科达公司均推出新型无均整器医用直线加速器（flattening filter free，FFF）。与传统直线加速器相比，FFF 直线加速器采用了可移除式均整器。为吸收线束中散杂电子线的污染，在 FFF 模式下原均整器位置使用薄金属片代替（瓦里安公司为 0.8 mm 的薄铜片）。由于 FFF 束流未经过均整，其水下离轴剂量分布呈现中间高、两边低对称分布的特点。FFF 加速器的最大剂量率可达 2 400 MU/min，和传统加速 600 MU/min 相比，显著提高了效率。

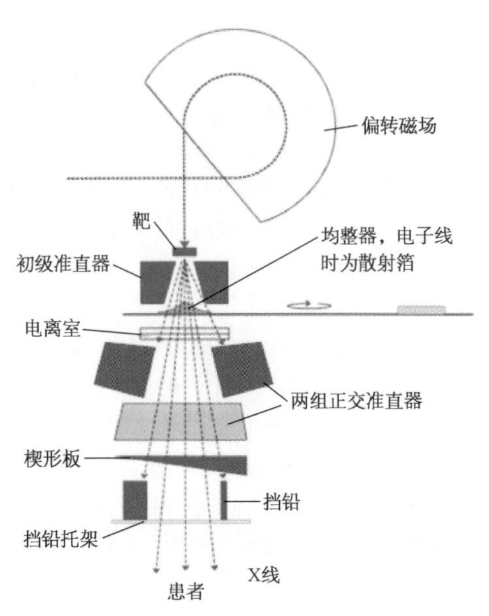

图 2-1 束流均整及准直示意图

在电子线治疗模式下，靶和均整器必须从射线路径上移除。电子束不经过打靶过程直接进入限束系统，加速后的电子束很窄，直径约 3 mm，不能直接用于治疗，因此需要使用散射箔对电子束进行发散。为了防止电子散射在射野外，需要使用限光筒对电子束进行准直。常见的限光筒尺寸有 10 cm×10 cm、15 cm×15 cm（14 cm×14 cm）、20 cm×20 cm 等。

监测电离室的主要作用是提供反馈，使加速器产生一个固定的剂量率；追踪总剂量；监测射线束的平坦度和对称性。

（四）多叶准直器

多叶准直器(MLC)的诞生促进了放疗的发展，从此无需对每名患者专门制作挡块，可以对射野形状直接进行修正和调整，极大提高了放疗的效率，成为调强放疗等新技术的实施基础。

MLC由一系列电机驱动的钨片组成，在电脑控制下自动移动到指定位置。准直器的叶片有52～160片，呈两两相对排列；在射野等中心处的投影宽度为0.4～2 cm，常见投影宽度为1 cm。

医用电子直线加速器治疗系统主要由机架、机架基座、治疗床、治疗控制系统等组成(图2-2)。机架、准直器和治疗床均可进行旋转，三者的旋转轴在空中交于一点，该点称为治疗系统的等中心。治疗床可以在多个方向进行运动，使射线束可以从多个方向入射到患者体内。为了保持治疗床高刚性的要求和减少射线穿过治疗床时受到的影响，常见的治疗床材料为碳纤维，承重范围为200～250 kg。

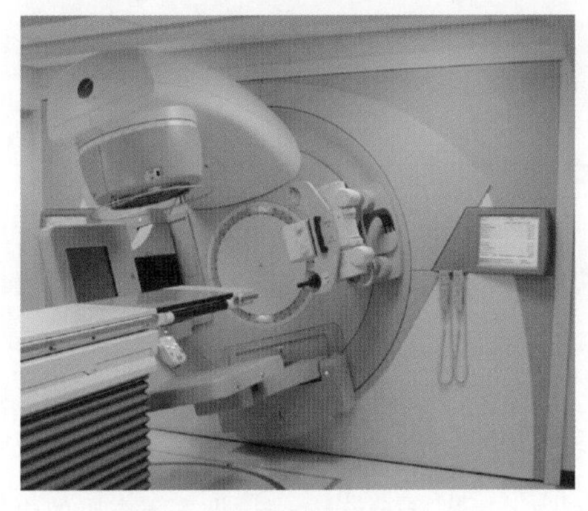

图2-2 加速器治疗系统示意图

四、螺旋断层放疗系统

螺旋断层放疗系统(tomotherapy，TOMO)是目前临床放疗应用较多的一种加速器。它是将6 MV的直线加速器安装在特制的CT环形机架上，于1994年推出第一代产品，由当时美国威斯康星大学医学物理学家Thomas R. Mackie研发制造(图2-3)。

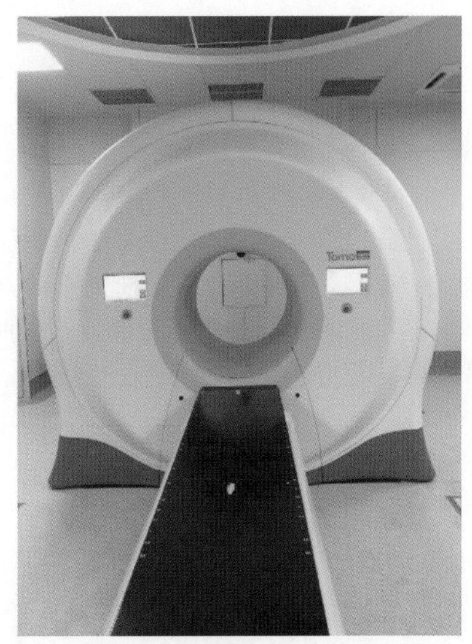

图2-3 螺旋断层放疗系统
（图片来源：重庆市肿瘤医院靳富）

与常规医用直线加速器相比，TOMO的直线加速器安装在直径为85 cm的CT机架上。治疗时，由机头产生的扇形束随机架旋转，从而可实现对人体360°的环形照射，单次照射可达2万多个子野数，提高靶区的适形性和均匀性。治疗时，治疗床缓慢跟进，通过治疗床的连续移动，可以直接实施全身照射。

TOMO产生的治疗X线，首先经过窄条状的初级准直器至窄扇形束，然后在等中心处形成长度40 cm，宽度1 cm、2.5 cm、5 cm不等的照射野。多叶准直器有一组64片的二进制气动叶片(叶片仅为“开”和“合”两种状态)，在等中心处的投影宽度为0.625 cm，快速开合的二进制多叶准直器可实现射线强度的调制。

第二节 X(γ)线剂量学

一、模体

由于很难实现直接测量患者体内的放疗剂量分布，剂量分布计算所需要的数据，常常是通过测量组织等效材料的模体获得。组织替代材料的选择应考虑被替代组织的化学组成和辐射特点，通常采用某一种主要成分近似模拟被替代组织与射线相互作用的材料，其总线性衰减系数和被替代组织相同。为保证等体积的组织替代材料和被替代组织质量相等，两者的物理密度必须近似相等。在商用模体材料中，最常用的是有机玻璃和聚苯乙烯。放疗中常用模体包括标准模体、均匀模体、仿真人体模体(rando phantom)和组织填充物(bolus)等。

二、中心轴百分深度剂量的分布

（一）百分深度剂量

百分深度剂量（PDD）是指射野中心轴某一深度（d）处的吸收剂量（D_d）与参考深度（d_0）处剂量（D_{d0}）的比值。低能射线（≤400 kV）D_{d0} 取模体表面的剂量，高能射线 D_{d0} 取最大剂量点的剂量。图 2-4 为不同能量 X(γ)线的百分深度剂量曲线。由图 2-4 可以看出，射线的百分深度剂量会先随深度增加而增加，达到最大后才会逐渐减少。百分深度剂量上升的这一段又称为建成区。产生建成区的原因有：射线在经过皮肤及皮下组织时会产生高能次级电子，高能次级电子要穿过一定距离后才会耗尽能量并停止。因此在一定范围内，高能次级电子产生的吸收剂量是随深度增加而增加的。从图 2-4 可观察到，穿过建成区后，高能射线的百分深度剂量总是比低能射线的百分深度剂量更高。

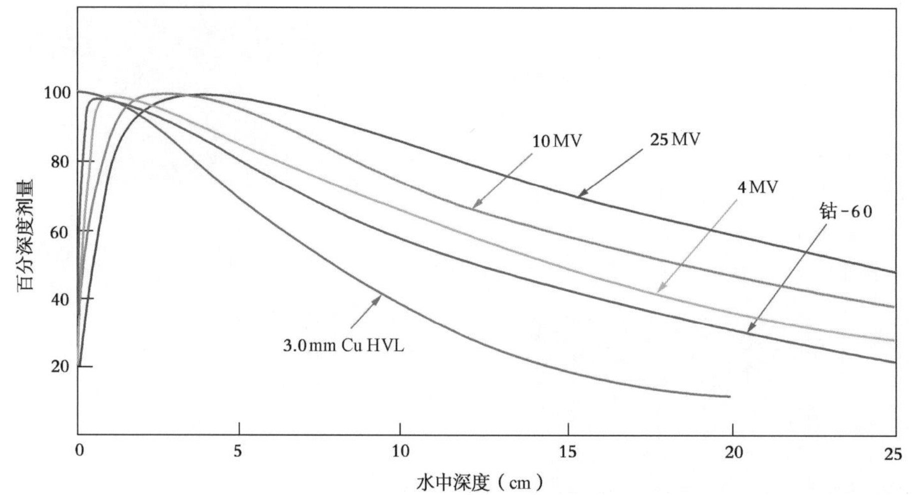

图 2-4　不同能量 X 线在中心轴的百分深度剂量分布

（二）射野面积和形状对百分深度剂量的影响

由于散射的存在，百分深度剂量可随射野的变化而变化。当射野的面积较小时，某一点的剂量几乎是由原射线造成；当射野增大时，由于散射的原因，剂量 D_d 会随射野面积的增大而增大。高能射线的散射主要是向前散射，因此改变射野面积对百分深度剂量的影响不大；而低能射线的散射在各个方向上几乎是均量的，其射野面积的增大会极大影响各个点的剂量，从而影响百分深度剂量。

放疗中用列表的方法表示各个方形射野对射线百分深度剂量的影响。在实际治疗中，采用的往往是不规则射野，因此需要将其与方形射野进行等效变换，即等效方野。其定义为：如果使用的矩形或不规则射野在其射野中心轴上的百分深度剂量与某一方形射野相同时，该方形射野叫做该矩形或是不规则射野的等效射野。

临床上往往采用面积/周长相等作为将矩形射野转为等效射野的方法。设一个矩形射野的长宽分别为 a、b，则：$\frac{a\times b}{2(a+b)}=\frac{S}{4}$，即等效方野的边长 $S=\frac{2ab}{a+b}$。

（三）源皮距对百分深度剂量的影响

根据百分深度剂量特性和距离平方反比定律，百分深度剂量随源皮距增加而增大。

三、组织空气比

固定野照射中，照射野的面积和源皮距固定，因此可以用百分深度剂量来计算固定野照射的剂量分布。但是，旋转治疗中只有放射源中心到肿瘤中心的距离是固定的，随着旋转，照射野面积和源皮距会不断变化，百分深度剂量不能用来表示剂量分布，因此提出了组织空气比（TAR）的概念。

$$TAR(d, r_d) = \frac{D_d}{D_{fs}}$$

式中，D_d 是在模体中某一点的吸收剂量；D_{fs} 是空气中同一点的吸收剂量。

组织空气比移除了源皮距对比值的影响，相当于比较不同散射条件下（模体更换为空气）散射对组织空气比的影响，因此源皮距不会对组织空气比产生影响。射线能量、组织深度、射野面积对组织空气比的影响类似于对百分深度剂量的影响。尤其是对于高能窄束射线而言，由于高能射线主要是向前散射，因此最大剂量深处后的组织空气比随组织深度的变化可近似看作指数衰减。射野面积的变化会增加散射线的效应，组织空气比随深度的变化会变得更加复杂。

四、散射线、组织体模比和组织最大剂量比

百分深度剂量和组织空气比是用于射野内中心轴处剂量计算的两种方法。百分深度剂量随源皮距变化，用于等中心照射时的剂量计算较困难；组织空气比适用于任何源皮距的剂量计算。但TAR的缺点在于必须测量空气中计算点处的吸收剂量。该数据测量困难，且误差大，无法采用。为此，Holt 在 Karzmark 的基础上提出组织最大剂量比（TMR）的概念。

模体中任意一点的剂量为原射线和散射线剂量贡献之和。原射线是指从放射源（或 X 线靶）射出的原始光子，它在空间或模体中任意一点的剂量遵从平方反比定律和指数吸收定律。散射线的部分包括原射线与准直器系统相互作用产生的散射线，原射线及穿过准直器和射野挡块等后的漏射线光子与模体相互作用后产生的散射线。其中，源于一级准直器、均整器、治疗准直器等的散射线射线质比较硬，穿透能力强，对输出剂量有类似于原射线的影响，故这一类散射线归于原射线的范围，称为有效原射线。将模体散射线产生的剂量称为散射线剂量。这样，模体中射野内任意一点的原射线剂量可以理解为模体散射为零时该射野的百分深度剂量。

由于有效原射线的原射线和准直器系统散射线的影响，射野输出剂量随着射野的增大而增加，这里用射野输出因子（OUF）来描述这种变化。

OUF 定义：为射野在空气中的输出剂量与参考射野（10 cm×10 cm）在空气中输出剂量之比。此处定义的射野输出因子就是准直器散射因子（S_c）。

模体散射因子（S_p）定义：射野在模体参考点内（常为最大剂量点）深度处的剂量与准直器开口不变时参考射野（10 cm×10 cm）在同一深度的剂量之比。

组织体模比（TPR）定义：模体中射野中心轴上一点的剂量与空间同一点模体中射野中心轴上参考深度 t_0（通常为 5 cm）处同一射野的剂量之比。TPR 中深度 t_0 的选择原则上取最大剂量深度（d_m）及 d_m 以后任意深度均可。为了便于换算和与临床剂量学中常用的参考深度 d_0 相同，当 $t_0 = d_m$ 时，TPR 变为 TMR。

五、X(γ)线的等剂量分布

前面所述内容只涉及射野中心轴的剂量分布，在实际治疗中往往需要得到模体中射野中心轴以外各点的剂量及分布。将模体中百分深度剂量相同的点连接起来就是等剂量曲线。

等剂量曲线具有 3 个特点：①同一深度处，射野中心轴的剂量最高，向边缘剂量逐渐减少；②在射野边缘附近，剂量随离轴距离增加而逐渐减少，并且能量越高，边缘剂量曲线分布越由弯曲变得平直；③射野几何边缘以外半影区的剂量主要由模体的侧向散射、准直器的漏射线和散射线造成。

射野离轴比（OAR）是指射野等剂量曲线分布的另一种表示方法。OAR 的大小表示与射野中心轴垂直的射野截面内剂量分布情况。射野离轴比反映了射野的平坦度、对称性及半影情况，比等剂量曲线更直观。

六、处方剂量计算

处方剂量是指对已确认的照射野，欲达到一定的靶区（肿瘤）剂量（D_T），换算到标准水模体内每个射野中心轴最大剂量点的剂量（D_m），处方剂量的单位为 cGy。对于直线加速器，一般使用参考射野在标称源轴距处标定为 1cGy＝1MU（MU 为加速器剂量仪的监测跳数）。本节就加速器的简单剂量计算进行说明。

（一）SSD 照射

直线加速器通常的 SSD＝100 cm，模体内射野中心轴上最大剂量点处刻度为 1MU＝1cGy。根据以下公式，由靶区（肿瘤）剂量（D_T）可计算处方剂量（D_m），单位为 MU。

$$D_m=\frac{D_T}{PDD \cdot S_P(FSZ) \cdot OUF(FSZ_0) \cdot (SSD因子)}$$

式中，FSZ为表面射野大小；FSZ_0 为等中心处射野大小；射野输出因子（OUF）在SAD测量时，$FSZ=FSZ_0$，SSD因子$=\left(\frac{SCD}{SSD+d_m}\right)^2$。其中，SCD为校准测量时源到电离室中心的距离；测量在标称源皮距处进行时，SSD因子＝1。

【案例1】 能量为8 MV的X线，加速器剂量仪的SSD＝100 cm，d_m＝2 cm处，10 cm×10 cm射野校准为1MU＝1cGy。若一名患者肿瘤深度为10 cm，用15 cm×15 cm射野治疗，SSD＝100 cm，求每次肿瘤剂量为200cGy时的处方剂量（D_m）。

根据已知条件，查相应表格得：PDD（d，15×15）＝72.65％，OUF（15×15）＝1.025，Sp（15×15）＝1.011。代入以上公式，得：

$$D_m=\frac{200\times100}{72.65\times1.011\times1.025\times1.0}=265.7(MU)$$

（二）SAD照射

等中心照射一般用TMR值计算，若加速器仍然按上述方法校准，则处方剂量（D_m）由以下公式计算：

$$D_m=\frac{D_T}{TMR(d,FSZ_d) \cdot S_P(FSZ_d) \cdot OUF(FSZ_0)(SAD因子)}$$

【案例2】 肿瘤深度为8 cm，等中心照射，射野为6 cm×6 cm，能量8 MV的X线，D_T＝200cGy，求D_m。

查相应表格得：TMR（8，6×6）＝0.862，OUF（6×6）＝0.97，S_P（6×6）＝0.989，SAD因子＝$\left(\frac{102}{100}\right)^2$＝1.04。代入计算公式，得：

$$D_m=\frac{200}{0.862\times0.989\times0.97\times1.04}=232.6(MU)$$

第三节　电子线射野剂量学

自20世纪50年代以来，高能电子线开始应用于肿瘤放疗。放疗用的电子线束主要是由直线加速器产生，电子线束经加速和偏转后用于治疗。由于直接引出的电子线束基本是单能窄束，不能满足治疗需要，因此常利用散射箔（scattering foil）将电子束展宽到临床所需要的最大射野范围。电子线束经散射箔展宽后，先经过X线治疗准直器，再经过限光筒形成治疗用照射野。

对于X线，沿射线入射方向靶体积后方的正常组织会不可避免地受到一定程度的照射。高能电子线由于其射程有限，可以有效地避免靶区后深部组织的照射，且易于散射，皮肤剂量相对较高。临床常用的电子线能量为6～20 MeV。在此能量范围内，电子线可用于治疗深度＜5 cm的肿瘤，主要应用于皮肤表浅肿瘤、唇部肿瘤、头颈部肿瘤、淋巴结和乳腺癌胸壁组织的照射。

在目前的临床放疗中，电子线所占的比例较少，主要由以下原因造成：①不规则射野形成难，需制作特定的模具等；②因电子线照射条件不同，使用多个其他角度电子线或光子学照射时需要对患者重新摆位；③剂量计算偏差较大，尤其是不均匀组织。

本节内容主要介绍电子线束的特性、剂量学和治疗计划等基本信息，所有的讨论都基于6～20 MeV的电子线。

一、电子与吸收介质的相互作用

前面章节提到电子通过介质时会与原子发生作用，在非弹性碰撞中损失的电子动能会引起电离或转化为其他形式的能量；而发生弹性碰撞时没有能量损失，但是可能会出现电子运动方向的改变或能量重新分配。

碰撞相互作用导致的能量损失率取决于电子能量和介质的电子密度，每平方厘米中每克物质产生的能量损失率称为质量阻止本领。低原子序数物质的质量阻止本领大于高原子序数物质。由于辐射相互作用引起的能量损失率与电子能量和吸收物质原子序数的平方近似成正比，即较高能量的电子和较高原子序数的物质在辐射过程中产生的射线更高效。

电子的散射本领和原子序数的平方近似成正比，因此加速器中的散射箔通常选用高原子序数的材料。

二、射野中心轴的百分深度剂量曲线

（一）百分深度剂量曲线

图2-5显示了电子线射野中心轴百分深度剂量的分布。入射或表面剂量为D_s，以离表面下0.5 mm处的剂量表示，R_{50}为50％ D_m剂量的深

度，R_p 为百分深度剂量曲线上 R_{50} 点处的切线与 X 轴的交点，R_p 被定义为电子线的射程。

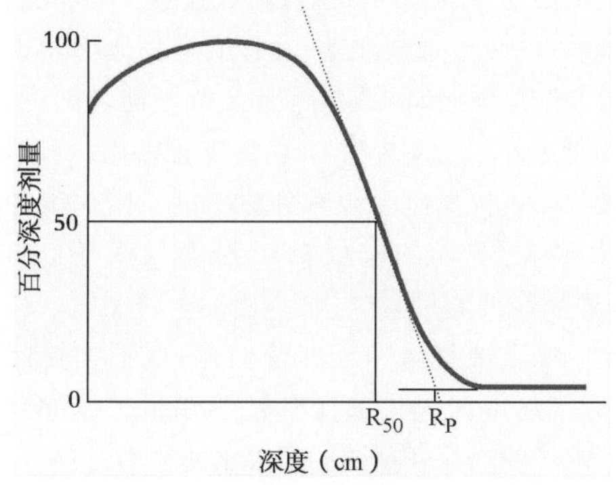

图 2-5　百分深度剂量曲线和 R_{50}、R_p 示意图

高能电子束的百分深度剂量分布大致分为 4 个部分：剂量建成区、高剂量坪区、剂量跌落区和 X 线污染区。由于电子束表面剂量较高并且增长速度较快，因此高能电子束的建成区并不是很明显。达到最高剂量后形成高剂量坪区并快速跌落，往往采用剂量梯度（G）作为剂量跌落的度量：$G=R_p/(R_p-R_q)$。

任何医用加速器产生的电子束都会包含一定的 X 线，在百分深度剂量曲线上会形成一个长长的拖尾。产生的原因是电子束经过散射箔、X 线准直器等时，会与这些物质互相作用产生 X 线。能量越高，光子的污染往往越强。通常，<4 MeV 的电子束污染$<1\%$，<10 MeV 的电子束污染$<2.5\%$，<25 MeV 的电子束污染$<4\%$。

（二）能量、照射野和源皮距对百分深度剂量的影响

电子束随着能量增加及表面剂量的增加，最高剂量深度及高剂量坪区的宽度也会增加，X 线污染会更强，故电子束的优点会随着能量增加而逐渐消失。因此，临床上使用的电子束能量范围通常为 6～25 MeV。

由于电子束散射较多，所以当射野较小时，相当一部分的电子会被散射出去，因此百分深度剂量会随着射野面积的增加而产生较大变化。当射野面积足够大时，射野中心散射出去的电子会被边缘散射回来的电子所补偿，百分深度剂量随着射野面积的增加而逐渐趋于稳定。通常，射野面积>0.5 倍的电子束射程，射野面积对百分深度剂量的影响就较小。

源皮距对电子束百分深度剂量分布的影响主要体现为：当源皮距增加时，表面剂量会变低，最大剂量深度会变深，剂量梯度会变陡，X 线污染会略有增加，并且高能射线较低能射线的变化会更加显著。

（三）有效源皮距

各类加速器产生电子束的位置不同于 X 线以靶的位置表示，避免用散射箔或出口装置替代。电子束并不是由于加速器机头某一个辐射源产生的，而是加速管中的一窄束加速电子经过偏转后，穿过出射窗及散射箔后展宽为宽束电子束，犹如从某一点源处发射出来。这个位置被称作虚源（图 2-6），即射出的电子束反向投影的交点。

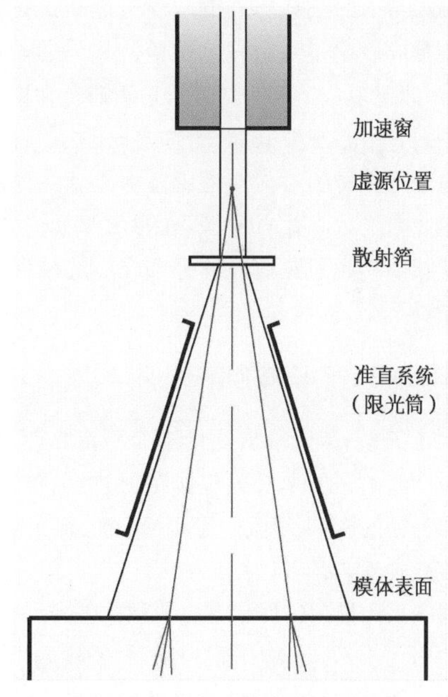

图 2-6　电子线虚源位置示意图

影响虚源位置的因素很多，不能简单地用虚源到模体表面的距离及平方反比定律来矫正源皮距影响百分深度剂量的变化。实际上，平方反比定律仅在较大射野情况下才适用。

测量有效源皮距的方法：将电离室放于水模体射野中心轴最大剂量深度（d_m）处，首先使电子束限光筒接触水表面，测得读数 I_0；然后不断增加限光筒与水表面的距离 g，测得读数 I_g，则有：

$$\frac{I_0}{I_g}=\left(\frac{f+d_m+g}{f+d_m}\right)^2$$

可以解得有效源皮距（f）。

（四）电子线的等剂量分布

高能电子束的等剂量线特点是随着深度增加，低值的等剂量线逐渐向外侧扩张，高值的等剂量曲线逐渐向内收缩，并随着电子束能量的变化而变化。产生的原因是由于电子束易于散射。因此，影响等剂量曲线的因素有很多，如能量、射野，甚至准直系统等都可能会对等剂量曲线产生影响。

（五）电子线射野平坦度、对称性

垂直于电子线射野中心轴平面的剂量用照射野的平坦度、对称性及半影等参数进行描述，电子线的均匀性通常是指某一个固定深度。根据ICRU 31号报告，射野的平坦度由均匀性指数来表示，即在某一个参考平面和参考深度，90％的剂量线所包围的面积与射野在模体表面几何野面积之比。均匀性指数应该超过一个固定数值，对＞100 cm^2 的照射野，此比值应＞0.7。同时，必须避免在该平面内出现超过中心剂量103％的热点。

电子线射野的对称性是比较中心轴一侧和对侧的剂量曲线。AAPM建议，在参考平面内，交叉剂量曲线不能超过任何对称分布在中心轴两侧的点剂量的2％。

三、电子线的输出剂量

对于X线，射野输出剂量随面积增大而增加。高能电子线由于其本身射程较短、易散射等特点，加上限光筒的影响，导致电子线输出剂量随射野面积的变化较复杂。

对于采用散射箔展宽束流的加速器，随机器配置有射野大小不同的电子限光筒，电子线输出剂量也随着射野大小（限光筒）的尺寸而发生变化。由于设计上的区别，不同厂家的加速器会表现出不同特点。因此在临床应用时，需要对所配置的电子限光筒进行实际测量。

四、电子线治疗计划设计

在临床使用电子线时，由于电子线极易受人体曲面、空气间隙的影响。首先，照射时应尽量保持射野中心轴垂直于入射表面，并保持限光筒端面到皮肤的正确距离。其次，电子线的百分深度剂量、输出剂量等重要剂量学参数会随照射条件的改变而发生较大变化，必须进行实际测量，为临床计划的设计提供参考值。

（一）能量和照射野的选择

不同能量的电子线应确定不同的有效治疗深度。由于电子线表面剂量较高，迅速达到最大剂量深度后，其剂量急剧跌落。因此，在临床治疗表浅或偏一侧的肿瘤时，具有高能X线不能及的优点，即单野照射靶区剂量均匀，靶区后正常组织和器官剂量很小。根据电子线百分深度剂量随深度变化的规律，电子线的有效治疗深度约等于1/3～1/4电子线的能量。

临床上选择电子线能量时，需要根据靶区深度、靶区剂量的最小值及危及器官耐受值综合考虑。电子线治疗选择照射野大小的原则，应确保等剂量曲线完全包绕靶区。如果靶区后正常组织耐受较高，可以选择使90％等剂量曲线包绕靶区的能量。

（二）电子线的补偿技术

电子线的补偿技术常用于补偿人体不规则外轮廓、减弱电子线的穿透能力、提高皮肤剂量。临床常用的补偿材料有石蜡、聚苯乙烯、有机玻璃等。

（三）电子线照射野的衔接

在电子线照射野的临床使用中，如果出现毗邻区域采用不同能量电子线束以及治疗区域超出限光筒范围等情况时，通常需要进行射野的衔接。此时需要考虑剂量冷点和剂量过高的热点。电子线射野衔接的基本原则是：根据射线束宽度随深度变化的特点，在皮肤表面留有一定间隙或使两野共线，最终得到50％的等剂量线与所需深度相交，形成较好的剂量分布。

（四）电子线照射野的挡铅

临床中常用限光筒附加铅块实现不规则照射野，以适合靶区性质及保护周围正常组织。铅块可以放置在限光筒的末端或放置患者体表。根据电子线在铅材料衰减的情况可见，厚度的微小变化会对剂量产生很大影响。挡铅厚度过薄，剂量不仅不会减小还会增加，因此一般情况下挡铅厚度略大于最小铅厚度值。

（谢　耩）

参考文献

[1] 胡逸民. 肿瘤放射物理学. 北京：原子能出版社，1999.

[2] Georg D, Knöös T, Mcclean B, et al, Current

status and future perspective of flattening filter free photon beams. Med Phys, 2011, 38:1280.

[3] International Commission on Radiation Units and Measurements. Tissue substitutes in radiation dosimetry and measurement. Report No. 44. Bethesda MD: International Commission on Radiation Units and Measurements, 1989.

[4] Khan FM, Gibbons JP. The physics of radiation therapy. 5th ed. Philadelphia: Lippincott Williams & Wilkins, 2014.

[5] Mackie TR, Holmes T, Swerdloff S, et al. Tomotherapy a new concept for the delivery of dynamic conformal radiotherapy. Med Phys, 1993, 20:1709.

[6] Pawlicki T. Hendee' radiation therapy physics. 4th ed. Hoboken: Wiley-Blackwell, 2016.

第三章 质子重离子系统

第一节　质子重离子基本物理特性概述

与常规光子放疗相比，高能量带电粒子（质子和重离子）放疗对于治疗深部的局部肿瘤非常有优势。首先，带电粒子具有特有的深度剂量分布，其深度剂量曲线为非常小的入射剂量，但在接近射程末端时突然出现剂量释放，然后在射程末端产生尖锐的剂量跌落，形成布拉格峰；其次，带电粒子有固定的射程及较小的散射，如现有的粒子治疗扫描系统的实施精度可在毫米量级。此外，对于质量大于质子的重带电粒子在布拉格峰区域可产生稠密的电离，导致细胞修复的减少和生物学效应的增加。目前，运行中的粒子治疗中心大部分为质子治疗中心，只有中国、德国、意大利、日本拥有碳离子治疗。中国上海的 SPHIC、德国的 HIT、意大利的 CNAO 和日本 HIBMC 同时拥有质子和碳离子治疗。目前，全世界有十几万例的肿瘤患者接受了质子治疗，1 万多例的肿瘤患者接受了碳离子治疗。

一、带电粒子能量沉积和剂量

放疗中使用重带电粒子的主要原因是其深度剂量曲线特性——布拉格曲线。这一特性是 William Henri Bragg 于 1905 年研究 α 粒子在空气中慢化时发现的。1946 年，Wilson 提出使用质子和重离子做精确放疗。图 3-1 显示兆伏级光子线和粒子束流深度剂量曲线的比较。图中高能光子有几厘米的剂量建成区。与光子相比较，质子和重离子的深度剂量曲线在末端呈现一个非常窄的布拉格峰区。通过调节入射粒子的能量来控制布拉格峰落在肿瘤靶区上，可实现给予靶区高剂量的同时在靶区前端和后端只有较小的剂量，以利于更好地保护正常器官。

质子和重离子射线有两大区别：首先，质子与光子有相似的生物学效应，而重离子有更高的生物学效应，即在坪区有较小的相对生物学效应（RBE）值，在布拉格峰有较大的 RBE 值。其次，重离子在布拉格峰后还有很长的剂量拖尾现象，其原因是重离子在入射路径上由于核反应而产生的次级粒子有较长的射程。

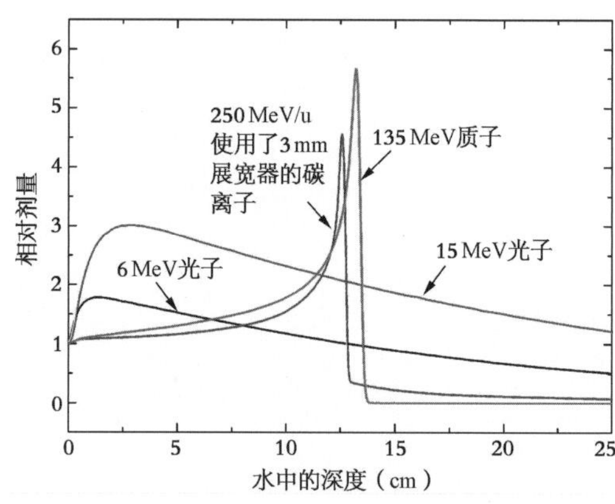

图 3-1　兆伏级光子线和粒子束流深度剂量曲线的比较

对于一束粒子，其剂量的沉积由下列公式计算获得：

$$D\,[\mathrm{Gy}]=1.6\times10^{-9}\times\frac{dE}{dx}\left[\frac{\mathrm{keV}}{\mu\mathrm{m}}\right]\times F\left[\mathrm{cm}^{-2}\right]\times\frac{1}{\rho}\left[\frac{\mathrm{cm}^3}{\mathrm{g}}\right]$$

式中，F 为平行粒子束流通量；ρ 为很薄的一层吸收材料的质量密度。dE/dx 是粒子在单位路径上的能量损失，称为阻止本领。一个类似的量值是线性能量传递(linear energy transfer, LET),其单位是 keV/μm,它代表粒子慢化所沉积到阻止物质中的能量。

对于粒子放疗,临床常用的剂量单位是等效光子剂量,通常是指生物剂量或者格瑞等效剂量,定义为吸收剂量和 RBE 的乘积。这一剂量定义包含了粒子放疗的较大生物杀灭效应,其单位是 CGE 或者 GyE。根据 ICRU(2007)的推荐,质子治疗建议使用剂量单位为 Gy(RBE);重离子治疗在临床使用中普遍采用 GyE,相关的建议也在实施中。

二、高能带电粒子的慢化

临床上往往需要对体内深度达 30 cm 的肿瘤进行粒子放疗,相对而言需要有较高的粒子能量,这对于质子和氦离子需要 220 MeV/u,对于碳离子需要 430 MeV/u,对于氖离子需要 600 MeV/u。在如此大的速度时,入射粒子慢化过程中能量损失率(dE/dx)主要是由于与靶原子核外电子的非弹性碰撞引起的,与入射粒子的速度成反比,即入射粒子的能量损失随着粒子能量的降低而增加。图 3-2 显示了不同带电粒子在水中的射程。

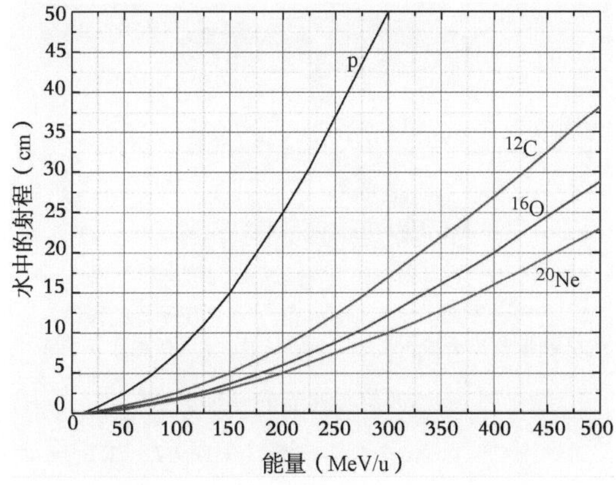

图 3-2　不同能量的粒子在水中的射程

三、能量损失和射程歧离

单个碳离子的能量损失随着深度的变化可形成停止位置处的尖锐布拉格峰。然而,对于包含许多带电粒子的束流,在慢化过程中由于大量碰撞而产生的能量损失存在统计学的波动,导致布拉格峰变宽。在现实中,由于粒子所穿透的物质密度不均匀会导致布拉格峰的宽度更宽。对于扫描束,由于治疗过程中的分层治疗,人为地使用被动系统展宽布拉格峰可以减少治疗时间,反而对于治疗有利。

四、横向束流散射

重离子在穿过吸收体时较小的横向散射是相对于质子的优势,临床中可以更好地保护危及的正常器官。束流的散射主要是由于与靶原子核弹性碰撞引起的,而核外电子电磁作用引起的散射可以被忽略。重带电粒子散射角度很小,但是随着能量的减小迅速增大。对比在水中有相同射程的质子和碳离子(如 150 MeV/u 的质子和 285 MeV/u 的碳离子),质子的散射角度是碳离子的 3 倍多。

实际治疗中散射主要来自患者之前束流所经过的材料引起的散射(如真空窗、束流检测系统、射束成型设备)和患者体内入射点到停止深度之间物质的散射。对于低能束流,第一类散射占主导地位,特别是质子和笔形束扫描系统,因此在患者之前的束流路径上的材料越薄越好,并且不要包含重元素,而且位置要尽量接近于患者的体表。对于高能粒子,第一类散射可以忽略不计,第二类散射由于粒子在组织中的穿透深度较深而增加。Weber 和 Kraft (2009) 的计算结果显示,相比于质子,碳离子有很小的散射。但是必须谨记,即便是很小的散射也可能转换为较大的射程展宽。

五、原子核碎片

当高能粒子穿过吸收体时与核外电子的碰撞在慢化过程中起主要作用,发生核反应的概率非常小。但是,在较大的穿透深度时核反应却会产生不可忽视的作用。对于能量达到数百 MeV/u 的入射粒子,暴力的核散裂反应将会完全分解入射粒子和靶原子核(中心正对碰撞),或者使其部分分解,沿着粒子的穿透路径入射粒子损失 1 个或者数个核子是发生频率最高的核反应。使用高能粒子进行放疗,核碎片会对治疗有一些影响,如核反应会损失原始入射粒子,且产生的次级碎片与入射粒子有相同的速度。由于次级碎片质量较轻,它们的射程较大,因此会在布拉格峰后面产生剂量尾巴。此外,碎片的角分布要远大于原始粒子的横向散射。

在布拉格峰的深度,大部分入射粒子由于核反应会被损失。如 400 MeV/u 氖离子(^{20}Ne)，只有38％的原始粒子到达布拉格峰所在的水中 16 cm 深度，对于碳离子(^{12}C)这一比例为 52％。因此从这方面考虑，碳离子是更好的选择。此外，核反应过程中产生的^{10}C 和^{11}C 可以用来做 PET 影像。通过测量正电子湮灭的位置，可以估测入射粒子停止的位置，实现监测治疗范围的准确性。

六、中子剂量

在所有现代的治疗方式中(光子、质子、重离子)，中子可能在射线成型装置和患者体内由于核反应所产生。比较早期的质子重离子治疗装置中，射线调制装置(射程调节器等)非常接近于患者，因此患者会接受比较高的中子剂量。中子的剂量与束流实施系统的设计有关，通过蒙特卡洛计算显示，被动散射装置产生的中子剂量大约是主动扫描装置的 10 倍。PSI 的一项测量显示，对于 1 Gy 的治疗剂量，在正常组织中测量到 2 mSv 的中子剂量，这么低的剂量是可以忽略不计的。

对于重离子治疗，二次粒子所产生的剂量，特别是在较大深度处的剂量尾巴主要是由带电粒子所产生；产生的二次中子的能量谱在大约入射粒子一半速度的位置产生一个很宽的峰值，发射角度主要向前。如 200 MeV/u 碳离子束在很厚的吸收体中停止，每个入射粒子会产生 0.54 个中子。根据这个数值可以估算，在一个典型的碳离子治疗中，对于 125 cm^3 肿瘤体积采用 1 Gy 的治疗剂量会产生 8 mGy 的中子剂量，即＜1％的治疗剂量。尽管每个碳离子产生的中子要多于每个质子产生的中子，但是治疗中产生相同剂量所需要的质子数量是碳离子数量的 20 多倍，因此它们所产生的中子剂量是同一个量级的。

综上所述，在治疗中次级中子所产生的剂量非常小，即便考虑生物学效应也是如此。布拉格峰型的深度剂量曲线中包含中子的剂量，并且作为离子治疗剂量计算的基础数据。在靠近患者前的束流输运线上尽量避免应用较厚的吸收体材料，以减少中子的产生。例如，在被动束流装置后使用偏转设备，使束流到达患者前去除中子的污染。

第二节 质子重离子放疗系统

一、加速器系统

在粒子治疗中，高能量的带电粒子束流需要使用加速器来产生。目前，所使用的加速器主要可分为两种类型，即回旋加速器和同步加速器(同步回旋加速器属于回旋加速器)。

回旋加速器的原理如图 3-3 所示。在两个磁极中间有两个正对的 D 形盒，D 形盒之间有高频电场。在设备的中心有一个离子源，离子源产生一定初速度的带电粒子，垂直于磁场方向入射到 D 形盒中，在磁场的作用下在盒内旋转。当粒子每次经过 D 形盒间隙时，在高频电场的作用下加速。当高频电场的频率与粒子旋转频率一致时，粒子的旋转半径会随着能量的增加而增大，当粒子加速到最大能量后即被引出。从回旋加速器的原理可以知道，回旋加速器中允许不同能量的粒子同时存在，只是它们在加速器中的旋转半径不同，因此回旋加速器的束流是连续性束流。

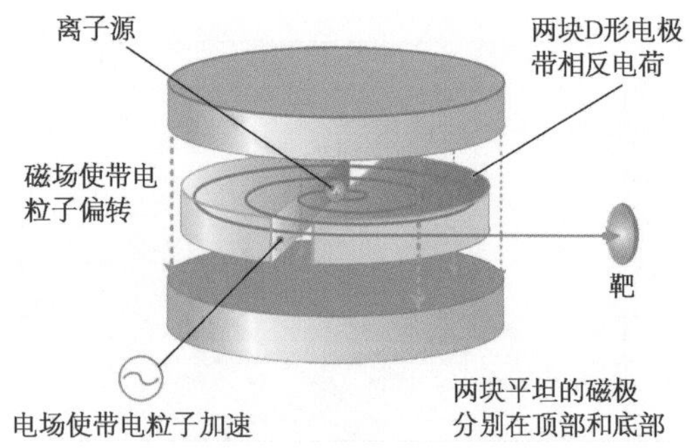

图 3-3 回旋加速器的原理示意图

同步加速器的原理如图 3-4 所示。从定义上说，同步加速器的“同步”是指什么，就是同步加速器的主体是一个半径固定的接近圆形的装置，带电粒子就是在圆环形的管道中进行加速及偏转，由于粒子的运行轨道半径不变，随着能量的增加或减小，偏转磁场需要同步的变大或者变小以维持粒子轨道不变；同时，随着能量的变大或变小，高频加速电场的频率也必须变大或者变小，以保持与粒子运转的频率一致，确保粒子每次通过电场时都可以加速，即粒子在环形轨道中运行时，电磁场必须根据粒子运转的频率"同步"发生改变。因此，这种类型的加速器被称为同步加速器。如图 3-4 所示，同步加速器系统主要由离子源、预加速系统、同步加速器，以及引出系统组成。同步加速器中的二级磁铁起偏转作用，四级磁铁起聚焦作用。由同步加速器的工作原理可以知道，由于粒子的运行半径固定，不能同时存在不同能量的粒子，只能有一个束团在同步加速器中运行。因此，同步加速器的束流为脉冲束。

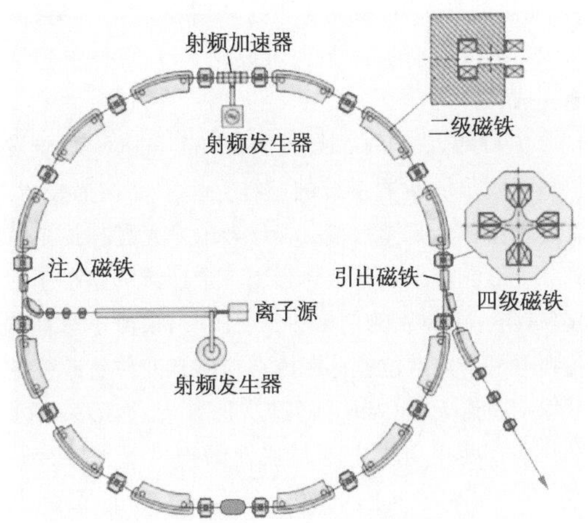

图 3-4　同步加速器的原理示意图

最初的粒子加速器系统的设计都是为粒子物理实验服务的，而不是为临床治疗设计。医用系统需要考虑临床治疗过程中患者的安全，因此设备操作和束流控制的可靠性是非常关键的问题。涉及医用粒子治疗系统中加速器的选择，回旋加速器操作简便，可靠性较高，并且体积非常小，可以提供非常稳定且可以调节的束流强度。但是不能提供可变的束流能量，因此需要使用降能器来改变束流能量。同步加速器可以提供能量迅速改变的粒子束流，但是需要特定设计的粒子注入和引出系统，设计和操作都比回旋加速器复杂。因此，目前所有的重离子治疗系统采用同步加速器设计，质子治疗系统大部分采用回旋加速器设计。

粒子回旋加速器需要比质子回旋加速器有更高的磁场强度，限制了重离子回旋加速器的发展。不过，随着超导磁铁的使用，这一限制在渐渐被克服，用于重离子的回旋加速器也在研制过程中。最新的超导回旋加速器设计研究显示，对于 A/Z=2 粒子的最高加速能量可以达到 250～300 MeV/u。回旋加速器系统最大的缺点是能量不可变，需要用降能器。这种方法适用于质子，但不适用于碳离子。因为碳离子核反应的截面较大，因此很难获得纯净的碳离子。

根据 PTCOG 数据，目前正在运行中的粒子治疗中心有 25 家使用同步加速器，51 家使用回旋加速器。正在建造的粒子治疗中心有 13 家使用同步加速器，23 家使用回旋加速器。目前，使用最广泛的是基于回旋加速器的 IBA 质子治疗系统，以及基于同步加速器的 Optivus 质子治疗系统和日立的质子治疗系统。

二、束流实施系统

束流实施系统可以把粒子传输到治疗位置，并且按照 TPS 计算的要求让粒子精确地覆盖靶区。束流实施系统大体上可分为两种：完全被动散射系统和完全主动扫描系统。完全被动散射系统，即粒子束流在三维方向上通过被动射野成形装置对靶区形成适形剂量分布。完全主动扫描系统，靶区被分为许多小的体素，被精确调节的笔形束流按照相应的剂量精确地填充到各个体素。本节主要讨论这两种有代表性的束流实施系统。

（一）完全被动散射系统

完全被动散射系统的原理是从加速器引出来的窄束首先被一个散射装置散射变宽，一般情况下一个双散射系统对于产生横向平坦的束流是非常有效的。为了覆盖整个瘤体深度，单能的布拉格峰将会被射程调节器（range modulator）沿纵向展宽（spread out bragg peak，SOBP），然后整个展宽的布拉格峰可以通过一块吸收片（range shifter）来改变穿透深度。另外，还有两个装置是根据患者肿瘤的形状位置精确特制的设备，即准直器和补偿块。准直器用来限制束流，使其按照肿瘤在射野方向上最大的外轮廓形成射野，阻止射野外的粒子通过。补偿块的作用是调节射野内束流在体内末端的形状，使得不同位置 SOBP 的末端正好落在瘤体的最大深度处。补偿块的设计也考虑了束流经过路径上的不同组织密度。

完全被动散射系统的最大缺点是 SOBP 的宽度固定，这样将会导致有很多剂量落在靶区外，即落在射野的近端靶区外。目前大部分正在运行的粒子治疗中心中使用的展宽技术，无论是完全散射系统还是结合了其他动态的束流成型装置，所有的这些装置都被精心设计和优化，以达到最好的靶区适形性和保护靶区周围正常组织。如使用的分层照射技术，即靶区沿着束流方向被分为多层，每一层由对应的 mini-SOBP 来照射。每个 SOBP 由可变的吸收片和可变的准直器来产生，以减少高剂量落在靶区外的情况。

对于质子治疗，由于质子的 RBE 值在 SOBP 中可以近似地取固定值 1.1，因此质子束流在 SOBP 中的物理剂量是均匀的。对于碳离子来说，在 SOBP 中不同的位置其 RBE 值变化很大，越靠近远端 RBE 值越大。为了达到在 SOBP 中产生均匀生物学效应，SOBP 中的物理剂量需要随深度增加而下降，因此碳离子的 SOBP 成型装置需要特别的设计。在日本的 HIMAC 和 HIBMC 碳离子治疗装置上也使用了束流展宽技术，考虑到 RBE 值随深度的变化而设计了特别束流展宽器（ridge filter），从而在 SOBP 中可产生恒定的生物学效应。然而在这个设计中，RBE 值的分布是根据一个细胞系的测量得出的，并不完全精确，因此需要更深入的研究。

（二）完全主动扫描系统

对于完全主动扫描系统，靶区被分为许多等能量层，每一层又被分为许多体素，扫描系统按顺序对这些体素进行照射。这种方式有如下优点：①不需要根据患者特制相关硬件装置，原则上任何形状的靶区都可以被精确照射；②剂量可以在体素之间迅速改变；③最大限度地减小了束流路径上的材料，减少了束流的能量损失和次级粒子的产生。但是，主动扫描系统对加速器的稳定性、束流位置的重复性，以及控制和安全系统有严格的要求。

主动扫描粒子束流的设计原理决定了它在射野内可以进行快速强度调节，并且在剂量分布的调节上比被动散射系统更为容易。因此，与光子放疗的调强放疗（IMRT）相对应，调强粒子治疗（intensity-modulated particle therapy，IMPT）的概念被引入粒子放疗。对于多野治疗计划，通过对每一个射野进行优化获得不均匀的粒子通量，当所有的射野都完成照射后可实现满足靶区适形要求的剂量分布。IMRT 只能在垂直于射野的方向上进行强度调节，而 IMPT 可以沿着射野的方向进行调节，通过改变能量来改变布拉格峰的深度。另外，IMPT 靶区的剂量分布也可以由一个射野单独实施完成。

1990 年，美国 Geremed Synthesis Inc（GSI）研发了基于同步加速器系统的三维完全主动扫描技术，该技术被称为光栅扫描（rasterscan）。光栅扫描是将每一个等能量层的各个体素用一个连续的路径串接起来，当一个体素的剂量达到要求时，束流迅速地偏转到下一个体素位置。在体素与体素间位置改变的过程中束流无需中断。通过这种方式，笔形束在水平和垂直两个方向上通过快速的扫描磁铁改变位置；而在深度方向上，靶区被分为许多等能量层，每一层的照射对应一个固定的能量。相邻扫描点之间的距离与束流的横截面直径存在一定的几何关系，可以通过优化使束流强度的波动对剂量分布的影响在允许范围内（图 3-5）。当治疗完成一个等能量层后，加速器抛弃剩余的粒子，并且迅速产生下一个等能量层所需要能量的粒子。扫描控制系统与加速器控制系统可以通讯，并按照每一个能量层所需要的离子参数请求束流。

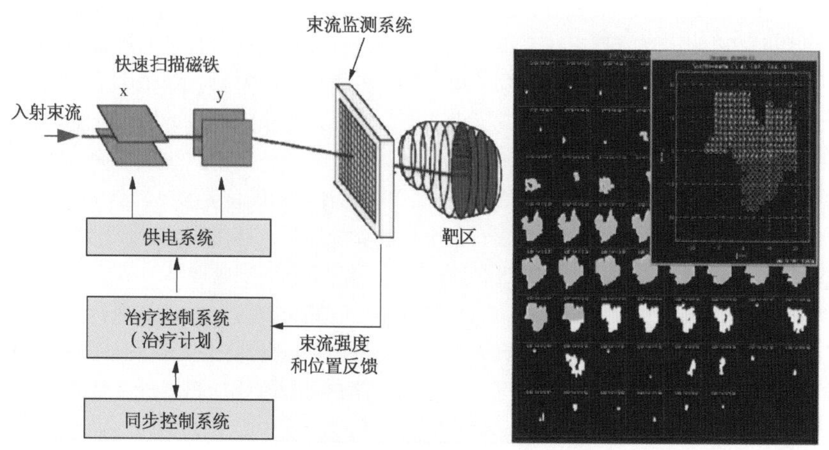

图 3-5 GSI 研制的完全主动扫描系统示意图

对于扫描技术，束流实施监控系统具有非常重要的作用，如控制每个点的剂量，测量并微调每个束流点的位置；当发现位置偏差超过允许误差后，反馈给安全系统停止束流。GSI 的设备从 1997 年开始应用于临床治疗。根据 GSI 的经验，HIT 安装了类似的粒子治疗设备，可以使用质子和碳离子。世界上第一台厂商提供的扫描系统是东芝为美国 MD Anderson 癌症中心提供的质子扫描系统。到目前为止，世界上所有厂商均可提供扫描束流系统。

三、旋转机架

早期的粒子治疗都是基于大型的科研用加速器系统，束流系统的设计并不能满足最优化的治疗，基本上是水平束流，患者主要采取仰卧或者坐姿进行治疗。这一状况直到第一个质子治疗中心开始运用才有所改变。由于旋转机架的使用，使得粒子治疗相比于传统光子放疗深度剂量分布的优势得到了更好的体现。

第一个质子旋转机架系统于 1990 年在美国 Loma Linda 大学医学中心的医用质子治疗系统上使用。截至目前，大部分质子治疗中心拥有一个或者多个旋转机架。对于重离子，束流需要更高的偏转能量，这就导致需要更大的机架直径。在水中，射程为 25 cm 的 380 MeV/u 碳离子的磁刚性是具有相同射程 200 MeV/u 质子的 3 倍多，而磁刚性是影响机架直径的一个重要因素。另外，对于扫描束需高旋转精度。考虑到这些设计难题后，国内外部分临床治疗中心使用了一些替代方法。如在日本 HIMAC，一间治疗室配备 0°和 90°固定束流，另一个房间配备 45°束流，允许患者按顺序使用不同的角度；配合可以旋转的治疗床，以满足大多数临床治疗角度的需求。

世界首个重离子等中心机架系统在 HIT 被安装使用，但目前并不是任何一个角度都可以使用，只有通过临床验收测试的少数角度在使用。该机架有 20 m 长，直径为 13 m，总重量为 670 吨，可偏转的最大束流能量为 430 MeV/u。

目前，日本东芝公司为 NIRS 设计了超导重离子旋转机架系统，重量约 300 吨，为 HIT 机架重量的一半。但是，临床上重离子旋转机架相对于多角度固定束的优势仍需大量临床结果的验证。

四、治疗计划系统

（一）靶区勾画

对于任何治疗计划系统、任何放疗方式，治疗计划设计的第一步都是根据影像信息定义和勾画靶区。光子 CT 检查通过光子衰减的影像可提供一个关于解剖结构定量的信息，CT 检查数据对于计算粒子射程和剂量在组织中的分布非常重要。获取 CT 检查时的所有患者信息必须与治疗时相一致，包括治疗时使用的真空垫、面罩等信息。MRI 和 PET 经常与 CT 检查联合使用，在勾画靶区和正常组织时可以提供更清晰的信息。与光子治疗不同，对于质子或者重离子治疗，由于其深度剂量分布的优势，通常只需要 2～3 个照射野，可以对辐射敏感器官进行较好的保护。

（二）剂量计算

对于质子的剂量计算通常就是对吸收剂量进行优化，然后乘以固定的 RBE 值，通常取 1.1 就可以得出生物等效剂量。而对于重离子，由于不同位置的 RBE 值不同，因此需要对生物等效剂量进行优化。这种算法非常复杂和困难，并且对于被动散射系统和主动扫描系统，其优化的方法也不完全一样。对被动散射系统剂量优化相当于优化一系列束流成型装置（ridge filter），以及根据患者特制的硬件（补偿块等）。

德国的 GSI 开发了针对完全扫描束系统的 TPS TRiP，并且应用了 IMPT 技术。它的任务是优化大量的笔形扫描束最优化的能量、位置、粒子数来达到处方剂量。TPiP 系统包含了束流建模、吸收剂量优化和生物等效剂量优化，TRiP 与 DKFZ 开发的 Voxelplan 一起使用，Voxelplan 包含了标准的计划工具如影像分割、图形用户界面等。TRiP 的束流模型描述了入射粒子与组织的相互作用，并且计算了初级粒子、次级粒子的分布、能谱和深度剂量分布。

为了计算在不均匀组织中的精确剂量分布，需要建立 CT 值与阻止本领之间的关系。水等效路径长度（WEPL）用来表示粒子穿过单位 CT 体素所等效在水中穿过的距离。没有一个简单的函数可以概括 CT 值与阻止本领或者水等效路径长度的关系，但是可以近似地认为由不同段的线性部分组成。

TRiP 的优化分为两步：首先，根据输入的参数（射野、射野权重、扫描分辨率，或者束斑大小等）计算吸收剂量。其次，当计算得到临床可接受的剂量分布后，系统开始对耗费时间的生物等效剂量优化。由于扫描束每个体素的剂量成分不同，因此需要对每个体素计算 RBE 值。直至 2006 年，由于计算能力的限制，一直是对单个射野进行优化，2006 年后可以同时优化多个射野。TRiP 从 1997 年开始采用碳离子治疗至今已经被广泛认可，对于碳离子扫描束治疗是可靠的。

第三节　质子重离子治疗装置

目前有 10 家厂商生产粒子治疗设备，包括 Pronova、Varian、IBA、日立、住友、三菱电机（Mitsubishi electric）、Optivus、Mevion、ProTom、东芝。西门子公司已经停止生产销售粒子治疗设备。表 3-1 列举了目前粒子治疗设备的加速器类型、粒子种类、是否有旋转机架、粒子能量等信息，更详细的信息可以登录厂商主页进行了解。

表 3-1　质子重离子加速器设备简表

厂商	加速器种类	粒子种类	是否有旋转机架	其他信息
Pronova	超导回旋加速器	质子	超导 360°旋转机架	
Varian (ProBeam)	超导回旋加速器	质子	360°旋转机架	70～250 MeV
IBA	回旋加速器	质子	proteus-plus 360°旋转机架，proteus-one 220°旋转机架	70～235 MeV
日立(ProBest)	同步加速器	质子	180°旋转机架	70～250 MeV
住友	超导回旋加速器，直径 2.8 m	质子	旋转机架	70～235 MeV
三菱	同步加速器	碳离子，质子	固定	为日本多家医院特定设计，无销售产品
Optivus (Conforma 3000)	同步加速器	质子	旋转机架	
Mevion (S-250 单室治疗系统)	超导回旋加速器，直径 1.9 m，离子源、加速器与机架一起旋转	质子	旋转机架	250 MeV
ProTom (Radiance 330)	同步加速器	质子	180°旋转机架，机架重 40 吨	30～330 MeV (330 MeV 用于质子照相，250 MeV 用于治疗，同步加速器直径 <4.9 m，扫描束)
东芝	同步加速器	碳离子	超导 360°机架，重 300 吨，为 NIRS 提供	
西门子	同步加速器	质子，碳离子	固定	已停产

（赵　俊　胡伟刚）

参考文献

[1] Elsasser T, Scholz M. Cluster effects within the local effect model. Radiat Res, 2007, 167: 319-329.

[2] Holliday EB, Garden AS, Rosenthal DI, et al. Proton therapy reduces treatment related toxicities for patients with nasopharyngeal cancer: a case-match control study of intensity-modulated proton therapy and intensity-modulated photon therapy. Int J Particle Ther, 2015,2:19-28.

[3] Kanai T, Endo M, Minohara S. Biophysical characteristics of himac clinical irradiation system for heavy-ion radiation therapy. Int J Radiat Oncol Biol Phys, 1999,44(1): 201-210.

[4] Schardt D, Elsässer TH, Schulz-Ertner D. Heavyion tumor therapy: physical and radiobiological benefits. Rev Mod Phys, 2010,82:383.

第四章 放疗辅助设备

第一节 模 拟 机

一、常规X线模拟机

（一）常规模拟机的结构组成

诊断用的二维X线设备无法在拍摄诊断X线影像时让患者保持与放疗时相同的体位。由此诞生了X线模拟机，现在称为常规模拟机。常规X线模拟机融合了放疗机的机械结构与诊断用X线机的功能。就基本结构而言，常规模拟机包含了与放疗机相似的可绕等中心旋转机架、模拟定位床，以及定位参考激光，还包含了与诊断X线机相似的X线球管及影像增强器。

（二）常规模拟机的功能

常规模拟机可以为放疗计划设计提供以下信息。

1. 获取患者体内二维解剖结构 常规模拟机可以在射野方向视图（beam's eye view，BEV）上拍摄二维影像，进行放疗靶区及附近重要器官的定位；根据预计的射束入射角可自由地旋转机架并拍摄X线影像；同时，患者按照实际放疗时进行摆位，其解剖结构的可信度更高。此外，由于影像增强器可以进行实时成像，在需要动态观察放疗靶区或危及器官的运动范围时，相比于CT有显著优势。放疗医师可以直接从射束的入射角度观察靶区与危及器官的相对运动情况，评估靶区的运动范围，极大方便了后续治疗计划中靶区外放大小的确定。

2. 制订二维治疗计划 对部分患者，可直接根据常规模拟机下模拟实际照射角度，获取该角度下肿瘤的大小和深度，采用二维剂量计算方法，快速地进行二维治疗计划设计。

3. 验证患者摆位 常规模拟机的射野影像可对患者的摆位进行确认和验证。在三维治疗计划设计完成后，可在常规模拟机上确认患者的治疗摆位方式，以及射野等中心射野角度。如可获取正交定位片等射野影像，与治疗计划系统中DRR影像进行比较，验证等中心位置的准确性。另外，为了射野适形所添加的射野挡块或多叶准直器等的形状也可以由复位时模拟机的射野影像确认是否正确。

4. 建立患者治疗体位空间坐标系 模拟定位机包含模拟加速器的光野等中心叉丝、光野射野大小井字形叉丝及定位激光等辅助定位设备。因此，在射野等中心及射野角度等初步设计完成后，可沿定位激光线将等中心标记点勾画在患者皮肤表面，方便后续再次摆位时的操作。在计划设计结束及患者复位时，可沿光野叉丝将射野中心、射野范围等辅助线标记在患者皮肤表面，方便实际治疗时确认摆位。

理论上，由于有些放疗机本身就可以产生kV级X线并拍摄X线影像，以上工作可以完全在放疗机上完成。但是，这会在不增加患者治疗效率的情况下，额外增加放疗机的占用时间。相对于放疗机，常规模拟机的造价更便宜，因此适合将这部分工作分配到常规模拟机上完成，减少放疗机的不必要占用，提高患者治疗效率。

二、CT模拟机

常规模拟机的特定角度射野影像可以用于制作二维放疗计划时参考，但很难直接用于制作三维放疗计划。而CT模拟机可以填补这一功能空白。从结构上来说，CT模拟机可以认为是普通CT机加上放疗专用支持床，以及其他辅助定位设备（如等中心激光）等。

（一）CT 模拟机特性

CT 设备仍然是 CT 模拟机的主体之一。相对于诊断 CT 而言，CT 模拟机有以下几个不同点：①孔径较诊断 CT 大。现在常用的 CT 模拟机孔径为 80 cm 或 85 cm，更大的孔径可兼容更多种类的患者固定装置。②成像质量较诊断 CT 低。由于 CT 模拟机直接用于组织不均匀性的修正，对重建后 CT 值(Hu)的可信度要求较高，反而对定期质量保障提出了更高的要求。③几何精度要求高。CT 模拟机提供的 CT 影像是三维治疗计划的基础，因此需要高几何精度三维信息影像。④X 线发生器热负荷更高。由于孔径大，为了维持成像质量，需要更高的 X 线球管输出；由于需要层厚尽量薄来提高几何精度，因此 X 线球管的负荷较诊断 CT 更高。为了延长 X 线球管使用寿命，CT 模拟机也有最小层厚限制。

（二）CT 模拟机的主要功能

1. 获取患者体内解剖结构 重建后的 CT 影像以“对 kV 级 X 线的衰减”为模态来描述患者体内三维信息，分辨率在亚毫米级别，可用于靶区和危及器官的勾画。

2. 用于三维计划设计 CT 图像除获得精细的患者三维信息用于确定靶区和危及器官外，各个组织的 CT 值可通过相关的校准曲线与组织的密度或电子密度逐一对应。CT 影像中的每一个像素或体素可转化为一定的电子密度值，然后通过剂量学相关方法，实现精准的三维剂量计算及剂量分布，并获得临床需要的靶区及正常组织剂量。

3. 患者位置验证 CT 模拟机影像实际上包含患者在 CT 模态下的所有三维空间信息，因此可以使用特定重建方法生成虚拟的重建数字影像(digital reconstructed radiography，DRR)。通过 DRR 与实际治疗的照射野对比，可验证患者摆位。

三、MRI 模拟机

（一）CT 模拟机的局限性

CT 影像可以独立地提供三维放疗计划过程中所需要的必要信息，包含患者体内的三维解剖结构(用于病灶和危及器官的勾画)、患者体内电子密度(用于剂量修正与计算)、模拟射野影像(用于摆位及在线等中心确认)、患者摆位方式(用于连接 TPS 坐标系与治疗的等中心坐标系)。因此，在 CT 模拟机普及后一直作为放疗计划中所使用的主要影像模态。随着精准放疗技术的发展，由于准确的靶区位置确定等临床需求的迫切要求，仅仅 CT 影像已经不能完全满足现在的技术要求。

CT 影像信息的局限性主要是软组织分辨率低、高原子序材料(如金属)附近产生严重伪影等问题，而这些局限性可以通过其他的影像模态来补充。例如，MRI 影像可以提供相比于 CT 更佳的软组织对比度及相关的功能信息，PET 影像可以提供额外的患者代谢信息。

（二）MRI 模拟机的产生与应用

专用于放疗计划的 MRI 模拟机始于 20 世纪 90 年代。1992 年，Thornton 等在结合 MRI 影像后发现，在 MRI 影像上识别的靶区与在 CT 影像上识别的显著不同，由此认识到利用 MRI 影像的必要性。此后，MRI 脑部影像先后用于剂量计算与脑部病灶的自动勾画。在头颈部肿瘤的放疗中，MRI 影像也因其优越的软组织对比度而作为 CT 影像的有效补充。同时，对于口腔或盆腔有高 Z 值材料植入体的患者，CT 影像不可避免地会有金属伪影，而使用 MRI 影像可以对这部分丢失的解剖信息进行补充。在盆腔放疗中，MRI 检查尤其对前列腺的放疗具有显著贡献。Hentschel 等发现，对比 MRI 影像中更精确的前列腺肿瘤病灶勾画而言，CT 影像中的前列腺肿瘤靶区范围平均会被过量估计 35%，从而导致附近的正常组织由于被错误地认为是靶区而受到不必要的照射。Steenbakkers 等发现，使用 MRI 作为主要影像模态勾画前列腺靶区做出的放疗计划中，直肠壁的剂量受量会降低 2～7 Gy。另外，由于 MRI 影像中软组织病灶的高对比度，也增加了临床医生勾画靶区的可信度。

上述 MRI 影像在放疗中的应用主要集中在利用 MRI 影像的高软组织分辨率，然后通过图像配准的技术，将 MRI 与 CT 进行配准，然后可获得 MRI 的轮廓，同时也采用 CT 图像进行精确的剂量计算。配准方法的发展解决了在放疗计划中利用多模态影像问题，但是仍存在局限性。例如，患者在进行 CT 模拟机扫描时使用的是与实际放疗时相同的平坦床板、相同的姿势与相同的摆位辅助装置。而在进行其他影像模态扫描时，摆位方式不可能完全相同。又由于患者进行模拟 CT 与其他影像扫描之间有一定的时间间隔，这使得 CT 模拟机影像与影像中患者的解剖结构不尽相同。虽然有配准工具以尽量减少变形误差，但仍无法完全避免，也没有临床的金标准去评估由此带来的变形误差。这就为计划设计带来了更多的不确定性，在一定程度上反而削弱了其他影像模态的靶区识别精度。

由于考虑到CT-MRI配准进行放疗计划设计的上述局限性，近年来开始使用MRI影像作为放疗计划的主要影像模态，甚至是唯一的影像模态，即直接在MRI影像上勾画软组织靶区。其优势是在高软组织分辨率影像下的靶区勾画更精准，且误差更小，同时避免了CT-MRI两次模拟和配准带来的组织形变误差。

然而，MRI模拟机本身也存在一些功能上的局限性。如现有MRI模拟机的孔径大多为70 cm，继续增大孔径会导致主磁场的不均匀度增加，影响影像质量。相比于CT模拟机常见的80～85 cm孔径配置，某些为CT模拟机设计的体位固定装置无法被MRI模拟机所支持。此外，为了增强MRI信号的信噪比，MRI影像通常使用接触式线圈进行MRI信号的收集。这种线圈可能与现有的体位固定装置不兼容，从而需要为MRI模拟机设计专用的小孔径体位固定装置，导致患者治疗体位受限。

（三）基于MRI影像的剂量计算

Thomas等在2008年提出使用MRI影像进行剂量计算和放疗计划的方法。采用两次超短回波时间(ultrashort time of echo，UTE)序列扫描，以分辨骨骼空气与其他组织的解剖结构信息；然后可另加任意MRI序列对病灶组织进行针对性的扫描，以获取高对比的病灶组织显像来提高靶区勾画的精度。由于数次扫描患者一直处于同一位置，扫描之间的时间间隔也可缩短至数分钟，故可认为数次扫描之间的影像是类似于自动配准的，后续只需作配准上的微调即可。同时，由于UTE序列可以分辨骨组织、其他组织及空气3类材料，使用UTE影像既可重建相对粗糙的DRR影像，并指导验证患者摆位。类似地，组织不均匀度校正方面，UTE可以将患者体内体素简单分为3类，即骨骼、正常组织、空气。因此，可以生成虚拟CT影像(pseudo-CT or bulk-assigned image)，对组织的不均匀度进行简单的剂量修正。

MRI模拟机的应用还应考虑如下两个问题的处理：①MRI影像不能提供患者体内不同组织的电子密度或是密度信息，难以直接对组织不均匀度进行精准的剂量修正；②主磁场与梯度磁场并非完全均匀，不可避免地导致MRI影像发生偏中心几何畸变。

相对于Thomas于2008年提出的简单修正方法，现在对MRI到CT的Hu值转换已经有了许多研究。如依据MRI体素分类分别赋以对应的Hu值，从而生成虚拟CT，已经在与CT模拟机的比较中取得了较高的一致性。这种方法的原理类似于前述的虚拟CT，通过在MRI影像中提取更多的组织类别，从而更加细化地赋予Hu值，缩小与CT影像计算剂量的差异。

图像几何畸变方面，静磁场的不均匀性和梯度磁场的不均匀性会分别带来约4 mm的偏差，经过修正方法后可以压缩至1.3 mm以内，相对于患者摆位和勾画造成的误差而言是可以接受的。即使如此，对于MRI模拟机而言，由于大孔径容易导致磁场均匀度偏差，更需要经常对图像的几何畸变进行定期校准。

第二节 体位固定与摆位装置

一、摆位的重要性

放疗时患者摆位的精确度与可重复性是影响放疗有效性的重要因素，临床上的证据显示肿瘤靶区的局部欠量会导致局部控制率降低。放射生物学相关研究表明，CTV局部区域欠量200 cGy(相当于典型剂量5 000 cGy的4%)会导致局部控制率下降5%～8%。Mijinheer等的研究表明，为使放疗达到预期治疗目标，靶区的剂量不均匀度需控制在7%以内，即相当于97%以上的CTV区域必须落在高剂量区域内。对常规加速器进行质量控制时，通常控制等中心的精度在2 mm以内，输出剂量偏差<2%。但不适当的摆位操作会使等中心最大偏离10 mm，仅此一项，就可以使对加速器质量控制做出的努力付诸东流。而在放疗计划设计时，为了避免因摆位偏差导致的CTV接受较低剂量，在CTV外扩成PTV时，摆位误差是一个重要的考虑因素。外扩边界的处理方法虽然可以减少由于摆位导致的CTV剂量不足，但由此使靶区周围的正常组织受到不必要的照射，尤其在危及器官靠近靶区时不利于保护危及器官，使放疗并发症的发生率

上升。因此,提高患者摆位的可重复性和准确性,使放疗计划设计时可以缩减 CTV 至 PTV 的外扩范围,更好地保护正常组织,从而在保证局部控制率的前提下,降低并发症的发生率。

二、患者固定装置

文献研究表明,在不使用特殊固定装置进行固定时,患者摆位过程中会导致临床难以接受的随机偏差。因此,选择合适的患者固定装置,以辅助患者摆位是不可或缺的。

(一) 临床常用的患者固定装置

1. 头部托架 由可调角度的楔形托架和头枕构成,可以按需要的角度支撑患者头部。常用于脑部肿瘤或全脑照射。

2. 热塑性面罩 这种网状热塑性材料边缘被固定在外框架中,制作时将热塑性材料浸入约74℃(165 ℉)的热水中软化,再覆盖于患者体表弯曲延展,等待 4～5 分钟后即可冷却成型固定。这种面罩常见于固定头颈肩部位。有研究表明,以正交射野影像为标准,头颈肩部位用面罩固定的精度可以达到 2～3 mm。

3. 真空垫(vac-bag) 采用负压技术实现对患者体型的塑模而达到固定的目的。有研究表明,使用这种衬垫对患者盆腔进行固定时,精度在 3～4 mm,相比完全不使用固定装置的 6～8 mm 精度有所提升。

4. 胸部(乳腺)托架 由可调角度的胸部以上托架、头枕和可调手臂托架组成。可以将患者以双手上举的体位进行固定,托架的位置和角度可调节,这样固定不同体型的患者时不会出现显著不适。

5. 脑部立体定向放疗框架 为有创性固定技术,通过螺钉固定在患者颅骨上的固定框架,固定精度很高,理想的情况下可达 1 mm 以内。Laing 等发表的研究结果表明,在计入 CT 成像误差的情况下,使用这种脑部框架进行定向放疗的重复性精度在 0.3～2.3 mm。

(二) 患者固定装置应具备的特点

合适的患者固定装置应具备以下特点:①固定的可重复性好,即固定精度高;②固定流程简单,由此可以提升放疗技师的工作效率,减少工作失误;③固定后患者感受相对比较舒适;④固定装置不会对放疗的计划和实施造成阻碍,包括与模拟机的孔径兼容,在扫描模拟影像时不会导致伪影,以及在治疗时不会遮挡射束等。

AAPM TG 176 报告针对放疗支持床和常见固定装置对射束遮挡造成的照射剂量计算误差进行了详细的讨论。患者固定装置对照射剂量分布的影响受每次摆位的随机性干扰。一般而言,在射束经过的情况下,热塑性面罩和真空垫对射束入射有显著的建成效应,从而提高皮肤剂量。在使用 6 MV、10 mm×10 mm 射野的情况下,使用真空垫会将表面的百分深度剂量从 16%提升至 68%。使用 2.5 cm 和10 cm 的 Alpha Cradle 泡沫塑料垫,会将表面百分深度剂量从 14% 分别提升至 36% 和 57%。热塑性面罩的厚度因定型时的拉伸程度而有所不同。测试表明,在不拉伸、拉伸 125%和拉伸 525%时,表面百分深度剂量分别提高至 61%、48% 和 29%。同时,头部或胸部托架所使用的碳纤维、有机玻璃(PMMA)或聚苯乙烯泡沫材料会对途经的射束产生不可忽视的衰减。测试表明,这些托架的碳纤维基板会产生等效于 1 cm 固体水材料所造成的额外衰减,通常认为在 2%～4%。因此,在放疗计划时应考虑患者固定装置对照射剂量计算的影响。

第三节 呼吸控制装置

一、呼吸运动概述

靶区和危及器官在位置上的不确定性受摆位误差和内在器官移动及形变误差的双重影响。患者固定装置有助于摆位误差的减少及分次间固定的一致性,但对诸如器官移动及形变误差等内部误差并无显著作用。这些内部误差的主要因素有心脏跳动、空腔脏器充盈度、器官蠕动及呼吸运动等。其中呼吸运动会显著地影响肺、食管、肝、肾、胰、乳腺等器官的位置或形态。

目前,已有大量针对呼吸运动幅度及其对重要脏器位置影响的研究,主要研究方式是使用多模态医学影像或者使用体表指示标记等。一般而言,对于肺部肿瘤,其随呼吸运动往往可导致前后、上下、左右 3 个方向上有>10 mm 的位移,而且这种运动带来的位移与肿瘤大小、位置和患者肺功能之间没有显著的相关性。因此需要对每个患者进行精准分析。对于腹部器官，呼吸运动可普遍造成数毫米至数厘米的位移，且这种位移随着呼吸深度的增加而增加。

二、呼吸运动对放疗过程的影响

1. 模拟 CT 阶段　传统多层螺旋 CT 的重建是基于被扫描物体在扫描过程中不变的假设而建立的，如果呼吸运动较大，会在模拟 CT 影像上产生运动伪影。对于某些慢速 MRI 序列及 PET 而言，由于其需要一段时间采集信号，由平均效应可知，呼吸运动会使采集到的影像沿呼吸运动边界模糊。由于 PET 影像本身的空间分辨率就低于 CT 与 MRI，呼吸运动会进一步模糊 PET 影像的高信号区域边界，严重降低影像质量。目前，CT 模拟阶段对呼吸运动的解决手段是采用 4D-CT。

2. 放疗计划　放疗计划中精准的剂量计算依赖准确的组织不均匀性修正，而组织不均匀性修正依赖于 CT 模拟影像数据的准确性及修正方法的准确性。CT 模拟影像中的任何伪影包括运动伪影，都会影响剂量计算的误差。此外，由于呼吸运动的存在，使得计划设计时需对 CTV 外扩较大的区域形成 PTV，从而导致靶区周围正常组织或危及器官的受量增加，增加了放疗并发症的风险。这部分与摆位误差带来的 TCP 降低或 NTCP 增加的原理相似。

3. 放疗实施　运动中的靶区或危及器官也会直接改变治疗时的剂量分布，增大了实际剂量分布与计划中预想剂量分布的误差，而且这种误差无法在计划验证中被发现。呼吸运动在射野边界处产生剂量分布的平均效应，对非调强射野而言等同于增大射野的半影区域，减小剂量平坦区，增大剂量跌落区，从而增大靶区欠量和邻近危及器官过量的风险。由于调强射野数量多、射野小、形状不规则、呼吸运动产生的半影增大等效应对调强射野的影响更为严重。有基于胶片的研究得出结论，MLC 的单次调强射野，呼吸运动带来的剂量误差在平坦区最大可达 20%，在射野边界区更甚。这仅仅是考虑呼吸运动带来的靶区平移的情况，还未将呼吸运动导致的靶区形变考虑进来。

对于某些软组织的靶区，摆位后的 EPID 验证片由于缺乏足够的软组织分辨能力，也不能进行有效的观察，有时只能通过观察附近器官的外轮廓来估计靶区的移动情况。因此，放疗实施过程中的呼吸运动控制是目前研究的一个难点，也是热点，尤其是在质子重离子技术中。

三、呼吸运动管理手段

针对不同阶段的呼吸运动，目前有不同的呼吸运动管理手段进行处理，以减少呼吸运动对放疗精度的影响。

（一）模拟 CT 阶段

1. 慢速 CT 扫描　通过刻意地降低 CT 扫描层面的速度来减少呼吸运动带来的运动伪影，该技术并非直接产生伪影，但会形成靶区边界的模糊效应。但该技术无法减小呼吸运动引起的 CTV 外扩，而且模糊的靶区边界会影响到靶区勾画的精准度。相比于可产生错误的伪影来说，该技术是一种折中，适用于不与胸壁粘连的肺部肿瘤。

2. 4D-CT　采用相关设备对呼吸运动进行测量，然后将患者的整个呼吸运动周期分为数个时相，最后，在 CT 模拟机图像重建中，根据不同的时相重建不同模拟 CT 影像。该技术的缺陷主要是基于患者每次呼吸运动相同的假设来区分时相。虽然可以同时降低呼吸运动带来的伪影和平均效应，但无法彻底消除。

（二）放疗的模拟-计划-实施流程阶段

1. 呼吸门控(gating)　呼吸门控技术采用探测体表放置的标志点来产生患者的呼吸运动曲线，需要在 CT 模拟及治疗室同时安装该设备。CT 模拟时根据呼吸运动曲线进行 4D-CT 采集，获得 4D-CT 各时相与呼吸运动对应起来。在放疗计划设计时，选择特定的一个呼吸时相为基准制作计划；在治疗实施时，只在特定选择的时相内出束治疗，而在其他时相中射束会暂停。这种对射束启停进行干预的技术称为门控。

在实际计划时，需要对选择的呼吸时相进行考虑。一般而言，所选择的呼吸时相越短，则在出束过程中患者呼吸运动的残差越小，越有利于缩小 CTV 外扩范围。但也造成出束时间效率很低、治疗时间长等问题。所以，需要综合评估治疗时间和门控范围。此外，对于 LINAC 来说，由于门控需要束流多次启停，对出束瞬间的剂量率稳定性的要求很高。尤其是调强放疗，束流启停次数更多，射野更小，为了节约时间会尽量增大剂量率，这就对 LINAC 的出束剂量率及剂量率稳定性提出了更高的要求。相对于非门控的三维适形放疗（3D-

CRT),门控的 IMRT 的单次治疗时间通常为 4~15 倍。患者过长的固定时间也有可能反而使患者不自觉地移动,降低了患者固定精度。

2. 呼吸屏气(breath-hold) 呼吸屏气技术是利用外部的呼吸辅助设备,帮助患者在特定的呼吸时相中保持一段时间的屏气并在此时间内出束治疗的技术。该技术要求患者不是自由呼吸,对患者身体状态的要求更高。根据每个患者实际屏气状况,每次屏气需要 10~30 秒。使用屏气技术时,治疗效率相比门控技术更高。

早期研究的呼吸保持将保持位置设定为完全吸入(100% inhale)的时相点。但研究显示,保持在 75%吸入的时相点时患者的保持时间普遍较长。商用主动呼吸控制器(active breath control, ABC)的临床应用往往会采用这个时相点进行屏气。

(甘家雨 胡伟刚)

参考文献

[1] 胡逸民. 肿瘤放射物理学. 北京:原子能出版社,1999.

[2] Boettger T, Nunna C, Celi JC, et al. Radiation therapy planning and simulation with magnetic resonance images. Proc Spie, 2008, 6918:110-119.

[3] Cheng BS, Yakoob R, Enke CA, et al. Immobilization devices for intensity-modulated radiation therapy (IMRT). Med Dosimetry, 2001, 26(1):71-77.

[4] Ezzell GA, Galvin JM, Low D, et al. Guidance document on delivery, treatment planning, and clinical implementation of IMRT: report of the IMRT subcommittee of the AAPM radiation therapy committee. Med Phys, 2003, 30(8):2089.

[5] Hanley J, Debois MM, Mahen D, et al. Deep inspiration breath-hold technique for lung tumors: the potential value of target immobilization and reduced lung density in dose escalation. Int J Radiat Oncol Biol Phys, 1999, 45:603-611.

[6] Hyland M. Quality assurance for computed-tomography simulators and the computedtomography-simulation process: report of the AAPM radiation therapy committee task group No 66. Med Phys, 2003, 30(10):2762.

[7] Kapanen M, Collan J, Beule A, et al. Commissioning of MRI-only based treatment planning procedure for external beam radiotherapy of prostate. Magn Reson Med, 2013, 70(1): 127-135.

[8] Kim J, Glidehurst C, Doemer A, et al. Implementation of a novel algorithm for generating synthetic CT images from magnetic resonance imaging data sets for prostate cancer radiation therapy. Int J Radiat Oncol Biol Phys, 2015, 91(1): 39-47.

[9] Lebel H, Parmentier M. The management of respiratory motion in radiation oncology report of AAPM task group No 76. Med Phys, 2006, 33(10): 3874.

[10] Lightstone AW, Benedict SH, Bova FJ, et al. Intracranial stereotactic positioning systems: report of the American association of physicists in medicine radiation therapy committee task group No 68. Med Phys, 2005, 32(7): 2380.

[11] Paulson ES, Erickson B, Schultz C, et al. Comprehensive MRI simulation methodology using a dedicated MRI scanner in radiation oncology for external beam radiation treatment planning. Med Phys, 2015, 42(1): 28-39.

[12] Rank CM, Nagel AM, Greilich S. MRI-based simulation of treatment plans for ion radiotherapy in the brain region. Radiother Oncol, 2013, 109(3): 414.

[13] Wong JW, Sharpe MB, Jaffray DA, et al. The use of active breathing control (ABC) to reduce margin for breathing motion. Int J Radiat Oncol Biol Phys, 1999, 44(4): 911-919.

第五章 肿瘤放疗剂量学

第一节 照射剂量学基本术语

放疗的理想情况是剂量充分而均匀地覆盖于治疗的区域，但周围正常组织没有辐射。但是，实际情况往往是在治疗靶区内其最大剂量和最小剂量也会有10%～15%，甚至20%的剂量差，而达不到真正的均匀，周围正常组织最高剂量也可能接近处方剂量限制的水平。在ICRU 29号报告中，详细指明了在电子和光子放疗技术下治疗靶区及一系列拓展概念的释义，随后的ICRU 50、ICRU 62及ICRU 83号报告对相关定义进行了更新，以适应新的三维适形及调强放疗技术，其最终目的是帮助放疗医生制订规范的治疗方案，总结经验，不断改进治疗方案，为交流经验和多中心合作提供参考标准。

一、治疗靶区定义与规则

1. 肿瘤区(gross target volume, GTV) 是指肿瘤的临床病灶，为一般的诊断手段(包括CT和MRI等影像学检查)能够诊断出可见的具有一定形状和大小的恶性病变范围，包括转移的淋巴结和其他转移的病变。确定肿瘤区的方法应与TNM、AJCC等肿瘤分期标准一致。

2. 临床靶区(clinical target volume, CTV) 是指包括肿瘤的临床灶(肿瘤区)、亚临床灶，以及肿瘤可能侵犯的范围。CTV的确定并没有考虑器官的运动，并与所采用的照射方式及技术无关。

3. 内靶区(internal target volume, ITV) GTV和CTV一般是根据肿瘤的分布特点和形态在CT、MRI、PET等静态影像上确定的，没有考虑器官的运动。如果以患者坐标系作为参考，则CTV(GTV)的位置是在不断变化的。由于呼吸或器官运动引起的CTV外边界运动的范围，称为内边界(internal margin, IM)。ITV的定义：在患者坐标系中CTV加上IM形成的区域范围，以保证CTV在分次照射中获得最大可能的处方剂量照射。与下述的计划靶区一样，ITV也是一个几何定义范围，虽与肿瘤本身的特性无关，但随CTV在体中的位置不同而有所差别。ITV应在模拟机下或根据CT、MRI、PET等时序影像进行确定。ITV一旦确定，它与患者坐标系的参照物、外标记应保持不变。ITV的确定在适形治疗和X(γ)线立体定向治疗中具有特殊的意义和地位。

4. 计划靶区(planning target volume, PTV) 在设置照射野时，不仅要考虑到靶区和照射野间的相对空间关系，由于呼吸及器官的运动引起临床靶区位置的变化、疗程中肿瘤的缩小等，而且还要考虑到每天治疗摆位过程中患者体位的重复性误差对剂量分布的影响，因此需要提出计划靶区的概念。计划靶区是指包括CTV本身、照射中患者器官运动(用ITV表示)，以及由于日常摆位、治疗中靶位置和形态变化等因素引起的扩大照射范围，以确保CTV得到规定的治疗剂量。其中，每天治疗摆位的不确定性、设备机械的不确定性及CT模拟机到治疗机间的传输误差等引起的外放又称为摆位边界(set up margin, SM)。显然，计划靶区将决定照射野的大小。PTV是联系患者坐标系和机器坐标系的几何概念，专用于治疗计划的设计与执行。因此，医生和治疗计划设计者在确定PTV范围时，一定要考虑到CTV的解剖位置(用ITV表示)和使用的治疗技术。

5. 治疗区(treatment volume, TV) 是指针对某一照射技术及照射野，某个等剂量面所包括的范围。该等剂量面原则上可由医师选定。通常，选择

90%等剂量线作为治疗范围的下限。一个有效的治疗计划，应该使其剂量分布的形状与计划靶区的形状相一致。治疗区的形状、大小及与计划靶区的符合程度，可为临床提供一个计划评估的标准。

6. 照射区（irradiation volume，IV） 是指对某一照射计划的50%等剂量线和面所包括的范围。照射区的大小，直接反映了正常组织受照剂量的大小。

7. 冷剂量区（cold volume） 或称为冷点，是指ITV内接受的剂量低于规定的处方剂量允许的剂量范围。冷剂量区的体积应根据靶区内的剂量分布精确计算。

8. 热剂量区（hot volume） 或称为热点，是指在患者坐标系中，接受的剂量高于临床规定的处方剂量允许水平的照射范围。

二、危及器官定义

1. 危及器官（organ at risk，OAR） 是指可能进入照射野内的重要组织或器官，其放射敏感性（耐受剂量）将显著地影响治疗计划的设计、靶区处方剂量的大小。在确定计划靶区时应充分照顾OAR。与计划靶区PTV一样，在勾画OAR时，也应当充分考虑到器官的运动、治疗摆位误差的影响。扩大后的勾画范围称为计划危及器官区（planning organ at risk volume，PORV）。

2. 危及体积（risk volume，RV） 是指危及器官OAR进入照射野内并受到一定剂量照射的范围。RV的大小和受照剂量水平直接关系到该器官因照射引起损伤的可能性及正常组织并发症概率（normal tissue complication probability，NTCP）。因此，在计划时应当注明RV的范围及相应剂量的大小。

三、剂量描述与要求

（1）靶区最大剂量：计划靶区内的最高剂量。

（2）靶区最小剂量：计划靶区内的最低剂量。

（3）靶区平均剂量（MTD）：计划靶区内均匀分割的剂量矩阵内剂量的平均值。平均剂量是临床治疗中一个很重要的指标，因为它不仅代表组织中局部能量的吸收，而且与生物学效应相关。

（4）靶区中位剂量：计划靶区内最大剂量和最小剂量的平均值剂量。

（5）靶区模剂量：计划靶区内频率出现最多的剂量。

（6）靶区剂量热点：是指靶区内大于规定靶区剂量的热剂量区的范围。

（7）剂量标准偏差：通过精心设计的治疗计划可以做到较好的剂量均匀性，但仍然不是绝对均匀的。剂量标准偏差可用来描述剂量分布的不均匀性。

第二节　肿瘤放疗剂量学原则

为实现高质量临床的治疗，放疗计划应遵守以下几个原则。

（1）肿瘤剂量要求准确：放疗和手术治疗一样，属于一种局部治疗手段。照射野应该针对所需治疗的部位，即肿瘤靶区设计。一般临床检查方法可以确定肿瘤大小及形态。对于肿瘤范围不易确定或手术后的患者，在实施根治性放疗时需将潜在转移区域也包括在内。

（2）剂量分布均匀：治疗的肿瘤区域内剂量分布应尽量均匀。

（3）照射野的设计应最大化治疗区域内剂量，降低照射区正常组织受照范围：因肿瘤形状不规则，靶区也不尽相同，在常规放疗中限制于技术条件，只能做到保障大部分靶区在90%等剂量线内。适形放疗技术特别是调强适形技术及容积调强技术，可以在很大程度上改善治疗区的形状和靶区形状的三维适合度。

（4）保护肿瘤周围重要器官：照射时应避开重要的危及器官，食管癌、肺癌照射野应尽可能避开脊髓，避免超过剂量限制。

第三节　三维适形技术及调强技术的照射野与设计原则

一、单野照射

单野照射技术的剂量分布比较单一，与高能X（γ）线典型的百分深度剂量曲线一致。最大剂量点深度（D_{max}）前后分别为剂量建成区和指数衰减区，剂量建成区内剂量分布的不确定性更大，治疗靶区应置于指数衰减区。如果治疗靶区位置较浅，应使用组织替代物(BOLUS),使最大剂量深度点移向浅层。由于单野照射对剂量的适形性优化空间有限,靶区范围较大时其剂量均匀性较差。除了靶区范围小且深度单一的情况,一般不主张采用单野照射技术。

二、两野照射

1. 两野交角照射 对于偏体位一侧的病变,直接使用两野照射会形成扇形剂量分布,剂量并不均匀。可配合楔形板过滤,使靶区内剂量均匀。

2. 两野对穿照射 对于位于体内中位的靶区,一般采取两野或以上对穿照射,即两野夹角为180°。当两野具有相同权重时,可在体内得到上下、左右对称的剂量分布。两野对穿照射的剂量分布在轴向上剂量变化较小,但随着离轴距增加,射野边缘中位处剂量偏低。为了保证靶区剂量充足,需要适当扩大照射野范围。此外,若采用两对正交的对穿野(即四野照射,俗称箱形野),既可保障剂量分布的对称性,又能保证中位边缘不缺剂量,并具有更好的治疗增益比。

三、三野照射

对穿野的剂量分布不能很好地满足患者实际治疗需要时应设置第三照射野,形成三野照射。由于照射野几何位置关系,剂量必然在第三照射野入射侧偏高。为了达到较为均匀的剂量分布,原对穿野应形成沿第三照射野方向逐渐增大的剂量特征,通过使用楔形板等方式最终合成剂量均匀分布的照射区。

四、三野交角照射

对于胸腔肿瘤如食管癌、中央型肺癌等,涉及正常肺叶和脊髓的保护,照射野不应当水平横穿肺部,也不适合从下方穿过脊髓,不宜使用对穿野或三野照射计划。为了达到最优化治疗增益比,照射野方位应给予更大的自由度。如食管癌,可以设置0°、120°、240°照射野,一个照射野避开脊髓,另外两个射野用于实现最优化肺部剂量,同时又不破坏靶区剂量均匀性。

五、多野照射

现在调强技术已逐渐成为治疗的主流技术。调强技术的布野一般采用多野技术,照射野的选择可以在三维适形技术的基础上进行增加,也可以采用等角度的间隔布野。一般的布野为 5～9 照射野。图 5-1 为鼻咽癌调强放疗的典型布野方式。

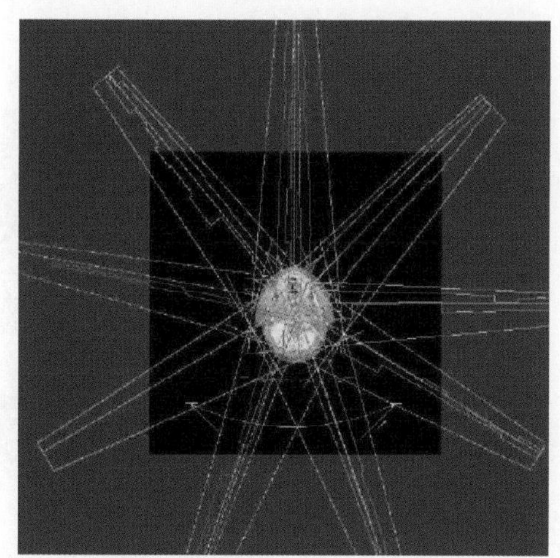

图 5-1 鼻咽癌调强放疗布野方式

六、旋转照射

在高能 X(γ)线普及前,低能射线剂量建成区较浅,皮肤受照剂量高,需要足够多的照射野以缓解皮肤反应。旋转照射时用单野通过中心绕患者旋转一定范围,获得较好的治疗增益比,减轻皮肤反应。近年来随着适形治疗技术的开展,旋转照射技术如 VMAT、Tomo,通过大规模优化各个方向照射野的权重,以实现更好的剂量分布,在获得高度适形剂量分布的同时极大地缩短了计划执行时间,从而提高了治疗的效率。

七、非共面照射野

以患者为参考坐标,如果所有射束轴处于同一平面中,称为共面照射野;如果有一个或一个以上的射束轴处于另一个平面,则称为非共面照射野。合理使用非共面照射野,可降低正常组织照射剂量。

八、接野设计

照射野相邻的情况在外照射治疗中并不罕见,照射野相邻处易出现超剂量或欠剂量,由此带来不必要的放射反应或者因靶区缺少剂量导致肿瘤复发。

处理相接处剂量主要有以下几种方法:①利用两共面相邻照射野彼此沿相邻方向向外倾斜的方

法，克服照射野扩散角的影响；②利用两共面相邻照射野在皮肤隔开，造成一定深度的剂量分布均匀，其照射野间隔按照射野几何扩散度或等剂量线相接方法进行计算；③利用半野挡块或独立准直器将其照射野扩散度消除；④利用“半影产生器”(特殊照射野挡块)使其照射野相邻处的剂量分布均匀。上述方法针对的是二维或三维适形计划的应用。现阶段随着 TPS 的普及，精准的剂量分布可以通过 TPS 获得。因此，可借助 TPS 进行精确的接野设计，确保照射野衔接处的剂量不会过高或过低。如图 5-2 所示，通过上、下两部分照射野的不同结合，达到完美的接野。

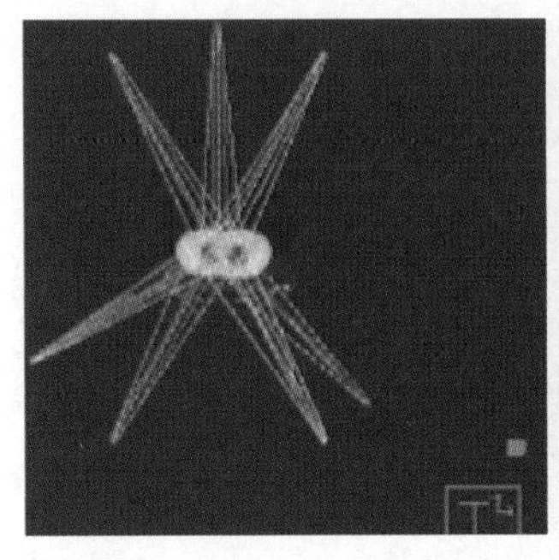

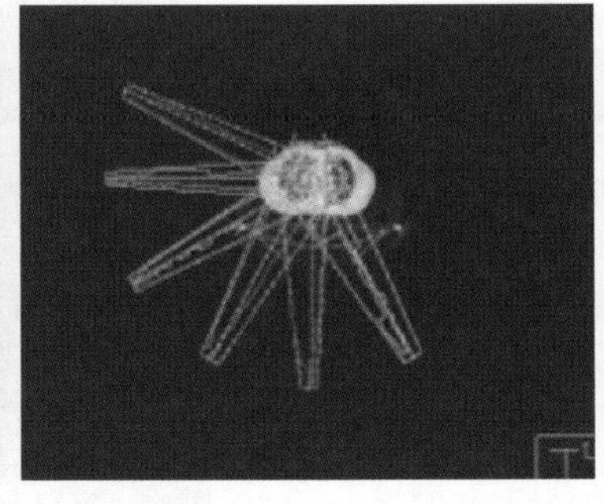

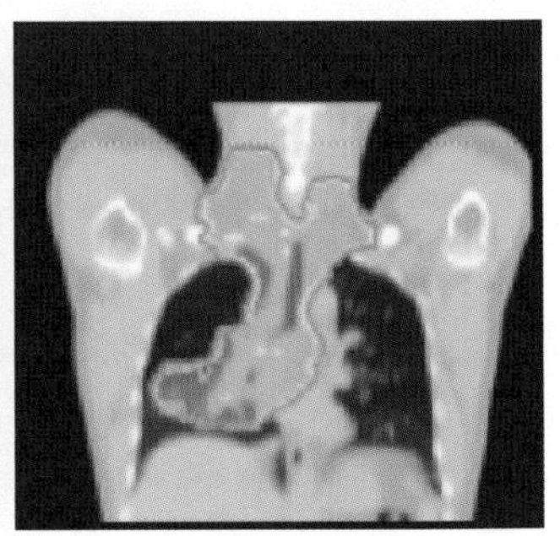

图 5-2 调强技术下剂量分布的接野技术

注：左、中两图为上、下两部分的照射野；右图为等剂量线包绕靶区。

第四节 CT 成像与剂量计算模式

精确剂量的获得需要准确的患者数据信息，包括患者的身体轮廓、外形、相关内部结构的密度、患者定位、肿瘤的范围等。在一般的 TPS 计算中，通常依据患者 CT 图像进行剂量计算。

一、CT 成像

在 CT 成像中，射线源为千伏级 X 线。穿透患者的窄束 X 线信号被探测器同步接受，探测器接受的是通过患者体内不同组织后的信号。这些信号通过特定的方法进行处理，就可以重建患者体内各种组织对 X 线的衰减程度，而重建的图像表示各种结构的衰减特性。

CT 影像的重建是相当复杂的数学程序，通常由计算机来运行。图像重建方法产生所谓的 CT 值，它和衰减系数有关。CT 值的单位为亨氏单位(Hounsfiled unit，Hu)：

$$Hu=\frac{\mu_{tissue}-\mu_{water}}{\mu_{water}}\times 1\,000$$

式中，μ 是线性衰减系数。因此，1 Hu 代表水的衰减系数变化 0.1%。

CT 影像在放疗计划中有很多不同的应用，主要包括：①描绘肿瘤体积和与外部轮廓有关的周围结构；②对组织的不均匀性校准提供定量的数据(以 CT 值的形式)。对表皮轮廓、内部结构和肿瘤体积的描绘不仅对治疗技术的优化起关键作用，也是精确计算剂量分布和显示的基础。

二、剂量计算

在常用的商用 TPS 中，CT 影像是治疗计划设计的一个重要基础。外部轮廓和内部结构都可通过 CT 进行描绘，但与诊断 CT 不同。用于计划设计的 CT 需要额外的附加条件来确保计划设计的准确性和实施的准确性。因此，专门的治疗计划 CT 扫描需要考虑的常见因素如下：①使用平坦的床面；②采用大孔径(80～85 cm)，确保患者的定位和固定装置可以兼容；③确保患者的定位和固定装置不会造成图像伪影；④患者定位时的固定应该与后续的治疗位置相一致；⑤足够的影像质量来勾画靶区或其他结构；⑥影像坐标要精确。

(一) 剂量计算模式——X 线

商用治疗计划系统的软件模块，如 CT 影像录入、靶区勾画、治疗照射野布置、剂量分布和显示等功能都非常接近。但三维的剂量计算方法是 TPS 间存在较大区别的部分，每种方法是特定的，因此剂量计算方法是代表 TPS 优劣能力的关键性技术之一,也是获得剂量分布和 DVH 的基础。

总体而言,剂量计算方法可以分为 3 类:①基于校正的半经验方法;②基于模型的剂量方法;③蒙特卡洛方法。虽然在精度和速度上这 3 类方法各不相同,但是每种方法都能用于三维放疗计划设计的剂量计算。目前而言,基于模型的方法和蒙特卡洛方法为剂量方法的趋势,因此也有更高的精度。

1. 基于校正的半经验方法　这类方法主要依据三维水箱采集的直线加速器射线在水中任意点的剂量及其他数据,如百分深度剂量(PDD)、离轴比、照射野输出因子、模体散射因子等。同时,以 CT 图像的 CT 值为基础,建立靶区和各种邻近正常组织器官轮廓为边界的三维电子密度分布图。各种校正因子以解析函数或修正因子的形式用于计算剂量分布。

常用的校正因子:①不规则皮肤表面轮廓校正;②散射校正,是指散射体积、照射野大小、照射野形状和距离的函数;③照射线距离平方反比校正,修正虚源位置和参考点之间距离的影响;④衰减修正,使用楔形板、铅挡等修饰器时需要进行衰减校正;⑤照射线束经过路径上的组织不均匀校正等。

基于校正的方法有很多种,如简单的百分深度剂量插值方法、复杂的解析式校正方法等。其主要的指导思想是将模体(或人体)任意一点的剂量来源分为原射线和散射线两部分,其中最著名的是 Clarkson 散射求和方法。

Clarkson 方法的普通表达式:

$$DT = DC \times S_C \times F_T \times \frac{1}{TAR_C} \times \left(\frac{SSD + d_m}{SSD + g + d}\right)^2 (P_{OAR} \times TAR_{0,d} + \overline{SAR})$$

式中,DT 是不规则照射野照射模体内任意点的吸收剂量;DC 是中心轴参考点吸收剂量,通常是在标准源皮距 SSD、10 mm × 10 mm 照射野、模体内最大剂量深度条件下确定;S_C 是照射野输出因子;F_T 是铅挡托架的投射系数;TAR_C 是最大深度处、10 mm × 10 mm 射野的组织空气比;P_{OAR} 是原射线离轴比,当计算点在档铅屏蔽时,P 值应包括档铅的投射系数;$TAR_{0,d}$ 是治疗深度 d_m 时的零野组织空气比。

使用基于校正的方法计算计划剂量时,由于假定所有的次级电子能量沉积在作用点,忽略因次级电子的传输对剂量的影响,因此比较适合于有电子平衡的区域。当剂量计算涉及肺等不均匀组织时,这种方法的精度比较差。

2. 基于模型的剂量方法　将模体中某一点的剂量分为原射线与散射线贡献之和的方法,是剂量计算方法的一个重要进步。每个组成部分可以分别修正照射野形状、照射束强度、患者体表曲面和组织密度等。

3. 蒙特卡洛方法　积分函数也可以用蒙特卡洛方法的随机抽样计算。带电粒子穿过组织体素时其能量沉积在体素中,蒙特卡洛方法模拟了大量独立的粒子在组织体素中的运动踪迹。为了使体素的剂量达到统计学上可接受的结果,需要模拟 $10^6 \sim 10^7$ 次。这种方法比基于模型的方法效率差一些。但是,它考虑了大量复杂因素,尤其是在不均匀组织环境下的剂量计算精度非常高。由于蒙特卡洛技术使用越多的模拟粒子,其精度就越高,但是计算时间也就越长。因此,蒙特卡洛方法在放疗计划中的运用,最大的挑战在于如何保证使用尽可能少的粒子样本预测射线束中粒子的行为准确性足够好。

如今,已有 TPS 使用蒙特卡洛方法计算治疗计划的剂量分布。随着计算机技术和剂量计算方法的不断进步,蒙特卡洛方法有机会成为放疗计划的常规方法。

(二) 剂量计算模式——电子线

1. 笔形束方法　目前,TPS 是电子线计算的常用方法。笔形束数据可以通过理论解析、蒙特卡洛模拟和实验测量得到。不均匀组织的修正以 CT 影像数据转换为散射能力数据为基础。

2. 蒙特卡洛方法　采用蒙特卡洛方法进行计算,而且为了获得计算效率,常用体素蒙特卡洛方法进行。该方法是常用蒙特卡洛代码的简化版特定应用在电子束计算中,兼顾效率和精度。

第五节　肿瘤照射剂量和正常组织限制剂量

靶区就是治疗目标,包括肿瘤本身及邻近潜在的受侵犯组织,以及可能扩散的范围,还应包括因解剖部位及内脏运动的临床不确定性而需要考虑照射的边缘区域。靶区剂量就是肿瘤得到控制或消退的致死剂量。在治疗计划系统中,靶区及正常组织的剂量分布均以靶区某一点剂量归一的相对剂量分布的形式,该点称为剂量归一点。

靶区剂量应依据具体的解剖部位、照射技术及其剂量分布来确定,靶区剂量归一点确定后不随疗程中照射野的改变而改变。国际辐射单位与测量委员会(ICRU)先后发表了 29 号(1978 年)、50 号(1993 年)和 62 号(1999 年)报告,推荐了描述、记录和报告放疗所涉及的相关概念和术语,以利于放射肿瘤学工作者更好地按照规定执行治疗计划,便于互相之间的交流和治疗结果的比较(详细内容请参考上述报告)。

一、肿瘤照射剂量

(一) 肿瘤剂量学要求

为了给予肿瘤足够的辐射剂量,同时最大限度地降低正常组织受量。因此,一个符合临床需求的治疗计划应该满足以下要求。

1. 靶区剂量的准确性 放疗作为一种局部治疗手段,靶区所接收的剂量是否准确,会直接影响对肿瘤的控制率和疗效。

2. 瘤体区内剂量均匀 常规分割技术的靶区接收的剂量均匀性会直接影响肿瘤的局部控制率。因此,需要确保靶内的剂量均匀性。

3. 计划设计应尽量提高肿瘤治疗区域剂量,降低周围正常组织受量 在放疗过程中,靶区周围或是射束经过的正常组织不可避免地会受到一定程度的照射。因此,需要通过选择不同的照射技术和照射野设计,在提高靶区剂量的同时尽量减少正常组织的受量。

4. 保护肿瘤周围的重要器官 在计划设计时,应特别注意避免肿瘤周围重要器官的照射,以防引发并发症。

(二) 具体剂量(供物理师参考)

放疗的目的是对肿瘤区域以足够的照射剂量来杀灭肿瘤,同时正常组织所受剂量不会产生严重的并发症。通常采用两条 S 形曲线来说明原理:一条是肿瘤控制率(TCP);另一条是正常组织并发症率(NTCP)。

对肿瘤治疗而言,照射剂量实施技术最优化的选择是 TCP 最大,而 NTCP 最小。典型的优化治疗是 TCP≥0.5,NTCP≤0.5。

1. 头颈部肿瘤

(1) 鼻咽癌:根据鼻咽癌原发病灶、鼻咽亚临床灶、颈部淋巴结和颈部淋巴结引流区的不同,分别给予不同的处方剂量,有利于提高肿瘤的局部照射剂量,减少邻近正常组织的照射剂量。

1) 鼻咽原发灶:PTV-GTV_{nx},DT 68~76 Gy;PTV-CTV_1,DT 60~64 Gy;PTV-CTV_2,DT 50~54 Gy。

2) 颈部淋巴结:PTV GTV_n,DT 60~70 Gy;PTV-CTV_{nd},DT 50~54 Gy。

(2) 口咽癌

1) 单纯根治性放疗:每次 2 Gy,每日 1 次,每周 5 次,DT 66~76 Gy。

2) 颈部照射剂量:颈部根治照射剂量,每次 2 Gy,每日 1 次,每周 5 次,DT 60~70 Gy;颈部预防照射剂量,DT 50Gy。

3) 术前放疗:DT 40~50 Gy。

4) 术后放疗:预防照射剂量,DT 56 Gy;对术后有残余者,则给予局部根治照射剂量。

(3) 下咽癌

1) 单纯根治性放疗:每次 2 Gy,每日 1 次,每周 5 次,DT 66~70 Gy。

2) 颈部照射剂量:颈部根治照射剂量,每次 2 Gy,每日 1 次,每周 5 次,DT 60~70 Gy;颈部预防照射剂量,DT 50 Gy。

3) 术前放疗:DT 40~50 Gy。

4) 术后放疗:预防照射剂量,DT 56 Gy;对术后有残余者,则给予局部根治照射剂量。

(4) 鼻腔与鼻窦恶性肿瘤

1) 单纯根治性放疗:根据不同的病理类型,给予原发灶不同的根治照射剂量。

恶性淋巴瘤和未分化癌:每次 1.8~2 Gy,每日 1 次,每周 5 次,DT 50~60 Gy。

鳞癌和嗅神经母细胞瘤:每次 1.8~2 Gy,每日 1 次,每周 5 次,DT 66~70 Gy。

各种腺癌及腺样囊性癌:每次 1.8~2 Gy,每日 1 次,每周 5 次,DT 70~80 Gy。

恶性黑色素瘤:采用大分割照射技术,每次 3~5 Gy,每日 2~3 次,DT 65~75 Gy。

2) 颈部照射剂量:颈部淋巴结转移灶照射剂量,DT 60~70 Gy;预防照射剂量,DT 50~56 Gy。

(5) 喉癌

1) 单纯根治性放疗:每次 2 Gy,每日 1 次,每周5次,DT 66～76 Gy。

2) 颈部照射剂量:颈部根治照射剂量,每次2 Gy,每日1次,每周5次,DT 60～70 Gy;颈部预防照射剂量,DT 50 Gy。

3) 术前放疗:DT 40～50 Gy。

4) 术后放疗:预防照射剂量,DT 56 Gy;对术后有残余者,则给予局部根治照射剂量。

2. 胸部肿瘤

(1) 食管癌:原发病灶常规照射剂量,每次1.8～2 Gy,每日1次,每周5次,DT 60～70 Gy。

(2) 原发性支气管肺癌:根治照射剂量,DT 60～70 Gy;锁骨上淋巴结转移,DT 60～66 Gy。

3. 消化道肿瘤

(1) 直肠癌

1) 术前放疗剂量:分为3个等级,低剂量照射DT 20～25 Gy,中剂量照射DT 30～45 Gy,高剂量照射DT 50～60 Gy。

2) 术后放疗:亚临床病灶,DT 45～50 Gy;肉眼癌残留病灶,DT 60 Gy。

3) 部分患者也可以采取根治性放疗,DT>50 Gy。

(2) 原发性肝癌

1) 全肝野:全肝野照射应谨慎使用,对于弥漫性或肝内广泛转移的患者,每次1～1.5 Gy。

2) 术前放疗:估计不能切除的肝癌,可给予放疗或介入治疗,能使瘤体内血管减少,肿块缩小,提高手术疗效。放疗的剂量、分割、时长应根据治疗目的而选择不同方案。

3) 术后放疗:若有手术切缘残留或病理阳性者应给予放疗,根据缩野原则,给予常规分割,DT 56 Gy。

(3) 胰腺癌:常规照射剂量,每次1.8～2 Gy,每日1次,每周5次,DT 45～50 Gy。

(4) 胃癌

1) 单纯放疗:根治照射剂量,DT 60 Gy;姑息照射剂量,DT 45～50 Gy。

2) 术前放疗:DT 45～50 Gy。

3) 术后放疗:DT 50 Gy。

4. 泌尿及男性生殖系统肿瘤

(1) 膀胱癌:常规分割,每次1.8～2 Gy,每日1次,每周5次,完成全膀胱照射DT 40～45 Gy,然后对肿瘤区补量至DT 64～66 Gy。

(2) 肾癌:以手术为主,术后放疗,每次1.8～2 Gy,每日1次,每周5次,DT 45～50 Gy。

(3) 前列腺癌:低危者前列腺照射DT 73～79 Gy,中危和高危者前列腺和精囊照射DT 76～80 Gy,高危者还需要盆腔淋巴结照射DT 54～56 Gy。

5. 女性生殖系统肿瘤　宫颈癌的常规照射DT 45～50 Gy,每次1.8～2 Gy,每日1次,每周5次。如有淋巴结转移,局部可加量至DT 60～65 Gy。

6. 乳腺癌　根治术后或改良根治术后,胸壁的预防照射DT 46～50 Gy,每次2 Gy,每日1次,每周5次。如果切缘病理检查为阳性,对原发灶增量DT 10～15 Gy。区域淋巴结预防照射,DT 50 Gy,每次1.8～2 Gy,每日1次,每周5次。

二、正常组织限制剂量

考虑到受照射体积对正常组织耐受性的影响,需要了解什么是结构性组织耐受和功能性耐受。功能性单位于1988年由Withers提出,它的定义是来自克隆源细胞能使组织再生的最大组织体积或细胞单位。结构性组织耐受取决于细胞的放射敏感性,以及在限定体积内使成熟细胞群保持在临界水平以上的干细胞活性。功能性耐受取决于一个整体器官是否能继续行使功能。

如果以器官结构来对体积效应进行分类,并联组织结构的器官如肺、肾与串联组织结构的脊髓是截然不同的。在串联组织结构,一个功能亚单位的失活便可导致整个器官功能的丧失。这种组织的放射性损伤显示了双向效应,有一个阈值剂量,低于阈值剂量保持正常功能,超过阈值剂量则功能丧失,如放射性脊髓病或小肠梗阻。对肾和肺,临床耐受性还取决于受照射体积的大小。当进行全肾或全肺照射时,这两个器官是非常敏感的;而小体积的局部照射却可承受较高的照射剂量。这是因为它们具有很大的功能保持能力,受照射后只要未达到临界水平,功能性损伤就不会出现。也就是说,存在一个照射的阈值体积。小于这个体积就不会出现功能性损伤;超过这个阈值,损伤通常表现为不同程度的反应,即随着照射剂量的增大,功能性损害的严重性也增加。发生并发症的风险取决于整个器官的剂量分布,而不是小热点的存在。

事实上,人体器官的构造没有简单地像一条链状的功能单位,也不存在纯粹的串联结构组织。另外，简单的串联和并联组织结构分类方法并不能说明来自照射区域外的细胞迁徙和再生的影响。当然，以串联和并联组织结构为基础的体积效应模型对解释放射敏感器官是有价值的。如肾和肺，在失去了它们一半以上的总体积时仍能维持不丧失功能，而脊髓受小体积照射后也可能会丧失功能。

此外，许多器官如脑更适合用中间型器官结构来描述，既不是串联的也不是并联的，特定区域的脑组织行使特定的功能。因此对脑的耐受性而言，与所照射的部位关系更大，而不是受照射的总体积，即便是很小区域的照射也会导致其所控制区域特定功能的永久性丧失。

在临床实际应用中，不同剂量分割的正常组织受量是需要进行生物转化后才能实现比较。表 5-1 列举了复旦大学附属肿瘤医院放疗中心采用 IMRT 技术进行计划设计和评估时常用的正常组织受量，供读者参考。

表 5-1　临床常用剂量限制表

正常组织	剂量要求
晶状体	D_{max}<6 Gy
视神经	D_{max}<54 Gy
视交叉	D_{max}<54 Gy
眼球	D_{mean}<35 Gy
脑干	D_{max}<54 Gy
脊髓	D_{max}<45 Gy
颞叶	D_{max}<65 Gy
腮腺	V30<50%
耳	D_{max}<50 Gy
口腔	V35<50%
咽喉	V35<50%
肺（扣除靶区 PTV）	V20<25%，V5<65%，D_{mean}<15 Gy
心脏	D_{mean}<30 Gy
肾	D_{mean}<13 Gy，V15<50%
十二指肠	D_{max}<54 Gy
胃	D_{max}<54 Gy
肝	D_{mean}<21 Gy，V30<30%
膀胱	D_{mean}<50 Gy
股骨头	D_{mean}<30 Gy
直肠	V45～50<50%

第六节　从物理剂量到生物剂量的转换

放疗中有两个主要的剂量参数，即物理剂量和生物剂量。其中，物理剂量包括吸收剂量，生物剂量包括生物学等效剂量和生物学效应剂量。

根据国际原子能委员会第 30 号报告定义，生物剂量是指对生物体辐射响应程度的度量。物理剂量与生物剂量是两个不同的概念，但相互之间又有密切的关系。

一、物理剂量

1. 吸收剂量　是指电离辐射授予单位质量物质的平均能量。国际单位制单位是焦耳每千克，专用名是戈瑞(Gy)，曾用名为拉德(rad)。

2. 放射性射线对生物体的基本作用　放射性射线对生物体的主要作用是电离作用。通过电离，一方面把能量传递给生物体，使生物体内产生有害的自由基，可对肿瘤组织产生损伤或不可逆损伤，从而达到治癌的目的；同时对正常组织也能造成放射性损伤和致癌，造成对生存质量的影响。

3. 物理剂量的本质　物理剂量的本质是对生物体从射线场得到多少剂量的能量场的一种描述。当然，能量越多其生物学效应就越显著。

二、生物学剂量

随着放射生物学的发展，生物学剂量的概念也有一个发展的过程。

1. 生物学等效剂量

(1) 生物学等效剂量计算公式：其计算公式是在 α/β 公式基础上推导得到的。

$$n_2 d_2 = n_1 d_1 \times [(\alpha/\beta + d_1)/(\alpha/\beta + 1)]$$

式中，$n_2 d_2$ 称为治疗方案 $n_1 d_1$ 的等效剂量。

从公式可以看到，等效剂量除了和物理剂量 $n_1 d_1$ 有关外，还与以下因素有关：①组织的 α/β 反映了组织的放射生物学特性。一般来说，早反应组织和肿瘤组织的 α/β 较大，晚反应组织的 α/β 较小。在同样的剂量下，由于两种组织的放射生物学效应不同而造成各自的等效剂量不同。②分割剂量也影响等效剂量，因为两种组织的放射生物学效应对分割剂量的依存关系不同。

(2) 等效剂量与物理剂量的比值：从生物学等效剂量计算公式得到。

$$\eta = n_2 d_2 / n_1 d_1 = [(\alpha/\beta + d_1)/(\alpha/\beta + 1)]$$

式中，η 是等效剂量与物理剂量的比值。等效剂量与物理剂量的转换见表 5-2。

表 5-2　等效剂量与物理剂量的转换

分割剂量(Gy)	α/β(Gy)			
	2	3	10	15
1.0	0.750	0.800	0.917	0.941
1.1	0.775	0.820	0.925	0.947
1.2	0.800	0.840	0.933	0.953
1.5	0.875	0.900	0.958	0.971
2.0	1.000	1.000	1.000	1.000
3.0	1.250	1.200	1.083	1.059
4.0	1.500	1.400	1.167	1.118
5.0	1.750	1.600	1.250	1.176

2. 生物学效应剂量

(1) 生物学效应剂量计算公式：生物学效应剂量也是由 α/β 方程转换而得。只要有 α，就可以得到生物学效应剂量。

$$E/\alpha = n \times (d + \beta d^2/\alpha)$$

$$BED = D \times (1 + d/(\alpha/\beta))$$

式中，BED 是生物学效应剂量；D 是肿瘤治疗物理总剂量；d 是分割剂量。

(2) 生物学效应剂量综合表达式：若进一步考虑放射分割照射期间组织放射性损伤未完全修复和照射治疗期间肿瘤细胞的代偿性增殖两项因素，则生物学效应剂量基本表达式可以拓展为生物学效应剂量综合表达式。

$$BED = D \times \left(1 + \frac{d}{\alpha/\beta}\right) \times \left(1 - \frac{2K(1-K^n)}{n(1-K^2)}\right) - \kappa(T - T_\kappa)$$

式中，T 是治疗总时间；T_κ 是细胞增殖开始时间；$K = e^{-ut}$，是亚临床放射损伤修复因子；t 是两次照射的时间间隔；n 是总照射次数。表 5-3 为常见组织的 T_κ 和 κ 值。

表 5-3　常见组织的 T_κ 和 κ 值

组织	T_κ	κ 值
口腔黏膜	7	
非小细胞肺癌	14	0.66
头颈部鳞癌	21	0.5～0.7
食管癌	28	0.5～0.7
鼻咽癌	28	0.85

由公式可以看出，生物学效应剂量除了和组织的 α/β、分割剂量(d)有关外，还与经照射后组织的再修复及肿瘤(早反应组织)的再增殖能力有关，这涉及不同组织的放射生物学效应。

(缪一冰　张利嘉)

参 考 文 献

[1] 胡逸民. 肿瘤放射物理学. 北京：原子能出版社，2003.

[2] 殷蔚伯. 肿瘤放射治疗学. 第 4 版. 北京：中国协和医科大学出版社，2008.

[3] Aaltonen P, Brahme A, Lax I, et al. Specification of dose delivery in radiation therapy. Recommendation by the Nordic Association of Clinical Physics (NACP). Acta Oncologica, 1997, 36(Suppl 10):1.

[4] Bentel GC, Nelson CE, Noell KT. Treatment planning and dose calculation in radiation oncology. 4th ed. New York: Pergamon Press, 1989.

[5] Bentel GC. Radiation therapy planning. New York: McGraw Hill, 1996.

[6] Hall EJ, Radiobiology for the radiologist. 7th ed. Philadelphia: Lippincott Williams & Wilkins, 2000.

[7] Hsieh J. Computed tomography: principles, design, artifacts, and recent advances. Bellingham: Spie Press, 2003.

[8] IAEA. Radiation oncology physics: a handbook for teachers and students. Vienna: IAEA, 2005.

[9] ICRU. Prescribing, recording and reporting photon beam therapy (supplement to ICRU

report 50). ICRU Report, 1999.
[10] ICRU. Prescribing, recording and reporting photon beam therapy. ICRU Report, 1993.
[11] ICRU. Prescribing, recording, and reporting photon-beam intensity-modulated radiation therapy (IMRT). ICRU Report, 2010.
[12] ICRU. Dose specification for reporting external beam therapy with photons and electrons. ICRU Report, 1978.
[13] Joiner MC, Kogel AVD. Basic clinical radiobiology. 4th ed. London: Hodder Arnold, 2009.
[14] Nias AHW. An introduction to radiobiology. Hoboken: John Wiley & Sons, 1998.

第六章 三维适形放疗和调强放疗的基本原理与实现方式

理想的放疗技术应能根据肿瘤的形状给予肿瘤靶区以极高的致死剂量，使肿瘤细胞被杀死，达到治疗肿瘤的目的；而肿瘤靶区周围的正常组织不受到照射或最大限度地减少照射。因此，在 20 世纪 60 年代就有学者提出了适形放疗的概念。

要使治疗区的形状与靶区形状一致，就必须从三维方向上调控剂量分布。临床经验显示，采用物理方法不但能改善靶区与周围正常组织和器官的剂量分布，而且还能够有效地提高治疗增益。适形放疗（conformal radiation therapy，CRT）就是一种能提高治疗增益的较为有效的物理措施，能使高剂量区的分布形状在三维方向与靶区的形状一致。如果在照射方向上，放射野的形状与靶区的形状一致，称为三维适形放疗（3 dimensional conformal radiation therapy，3D-CRT）。如果在照射方向上，照射野内诸点的输出剂量能按要求的方式进行调整，最终使靶区内及表面的剂量处处相等，则称为调强放疗（intensity modulated radiation therapy，IMRT）。

第一节 三维适形放疗的基本原理与实现方式

一、基本原理

3D-CRT 是一种高精度的放疗，它利用 CT 图像重建三维的肿瘤结构，通过在不同方向设置一系列不同的照射野，并采用与病灶形状一致的适形技术。也就是说，通过调整射线束的角度和形状，在人体组织内形成一个与肿瘤病变区三维空间相对应的照射均匀的射线体积，使得高剂量区的分布形状在三维方向上与靶区形状一致，将放射线有效地集中照射于肿瘤区，杀死肿瘤组织，同时病灶周围正常组织的受量降低，减少对邻近区域正常组织的影响。

二、实现方式

3D-CRT 的实现方式有多种，多叶准直器（multileaf collimator，MLC）和三维治疗计划系统已成为目前 3D-CRT 的主要实现模式，部分设备上还在使用制作挡块的模式实现 3D-CRT。

（一）铅挡块法

特殊制作的挡块被安装在患者和机头限束器之间。在照射野方向上，挡块的形状和在等中心平面的大小与靶区的投影一致。该技术的缺点是繁重复杂的挡块制作以及治疗时对不同的照射野需要反复更换挡块，费力费时。

（二）多叶准直器

针对挡块技术的缺点，MLC 技术应运而生。使用 MLC 时不需挡块，而且是机器自动实现照射野方向上的适形，具有省时、省力、效率高，且不需要在治疗时频繁更换和固定挡块的优点（图 6-1）。此外，MLC 技术还可实现一系列技术复杂、难度高的照射用途，如调强放疗等。

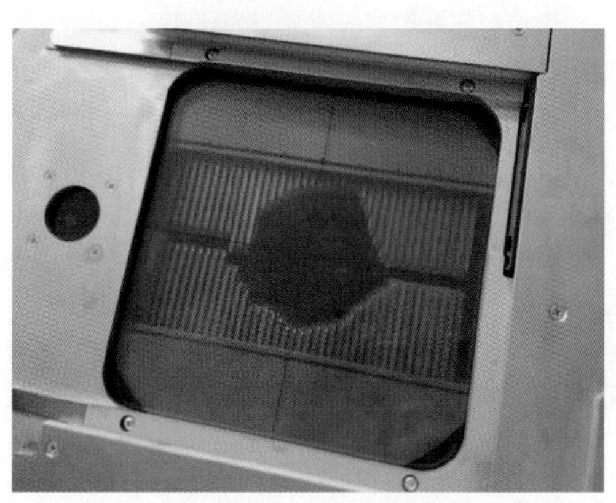

图 6-1 MLC 在加速器机头内的实物图

第二节 调强放疗的基本原理与实现方式

一、基本原理

IMRT是三维适形调强放疗的简称，其技术特点是单个照射野内各点的剂量可按要求进行非均匀的输出（以患者角度观察射出机头的束流），最终所有照射野在患者内的剂量叠加形成临床所需的剂量分布。与常规适形放疗相比，IMRT技术优势主要有以下两个方面。

1. 采用了逆向的计划自动优化 逆向计划（inverse planning），即先确定临床想优化得到的计划结果，包括靶区的照射剂量和靶区周围危及器官的耐受剂量，然后交由计算机进行优化，最终给出可实现或最接近该结果的计划参数，实现治疗计划的自动优化。

2. 采用了精确照射 IMRT能够优化配置照射野内各线束的权重，通过与MLC的配合，可实现单个照射野内不同剂量调制的精准照射。IMRT可以在很大程度上实现：靶区的照射剂量最大，靶区周围正常组织受照射剂量最小，靶区的定位和照射野最准，靶区的剂量分布最均匀。其临床结果是明显提高肿瘤的局部控制率，并减少正常组织的放射性损伤。

二、实现方式

IMRT的主要实现方式有以下两种。

（一）基于补偿器的束流调强放疗

采用制作补偿器的方法进行IMRT，即每个照射野的几何形状用制作铅模方法，或每个照射野的束流调强通过铅滤片来实现，因此在实际应用过程中费时费力。在多叶光栅出现后，几乎没有再用它来进行调强治疗。

（二）多叶准直器束流调强放疗

MLC由成对的叶片组成，不同厂家的多叶光栅叶片对数和叶片厚度不同。通常该设备是置于加速器的机头内，临床上常称为内置式多叶准直器。狭义上讲，采用MLC来实施IMRT主要有静态和动态两种方式；广义上讲，所有照射野强度调制的技术都可称为调强，因此也包括旋转调强技术、容积旋转调强技术。

1. 固定野静态MLC调强技术(step and shoot) 将照射靶区作为中心，设计多个共面或非共面的照射野，每个照射野又被划分为若干子野（subfields或segments）。在照射一个放射野时，依次序照射放射野内的一系列子野；在完成一个子野照射后，射线关闭，停止出束。MLC运动到下一个子野的几何位置，射线开启，再进行照射。如此反复，直至将一个放射野内的所有子野全部照完。就其每个子野来讲，照射剂量是均匀的，但一个放射野内全部子野照射完成后，其野内的照射剂量就不均匀了，以此实现束流调强的目的。

2. 固定野动态MLC调强技术（sliding window） 固定野动态MLC进行调强治疗时，常采用的是“滑动窗技术”（sliding window）。在计算机控制下，MLC叶片形成一个“窗口”，从照射野的一端滑移到另一端，“窗口”的大小与“窗口”滑动的速度都在不断地调节，从而实现对强度的调制。

3. 旋转调强技术（intensity modulated arc therapy, IMAT） 于1995年提出了IMAT。IMAT采用旋转的锥形束射野实现，且旋转过程中，锥形束射野的形状一直在改变。随着IMAT技术的进一步提高，发展为现在商用的容积旋转调强技术（VAMT）。该技术除了照射野形状不断改变外，其剂量率和加速器旋转的速度也可不断改变。

第三节 开展三维适形放疗和调强放疗应具备的基本条件

三维适形放疗和调强放疗的实施主要依靠如下4个方面的技术支持。

1. MLC系统 MLC系统的用途是可代替铅挡块、简化不规则照射野的形成过程、形成调强射野等。

2. 三维放疗计划系统 其主要特点是在CT影像三维重建基础上的剂量计算和治疗显示。如剂量-体积直方图显示（dose volume histogram, DVH）功能，可以显示治疗计划的合理性、等剂量曲线（包括治疗体积状态），以及对整个方案作出评估等。

3. 计算机控制的放疗机 新一代的直线加速器、部分高端的钴-60治疗机和后装治疗机，均由计算机控制。

4. 定位固定和验证系统 主要用于增加重复摆位准确性的体部固定框架、头颈固定架、热塑面膜、真空垫和限制内脏活动的装置、照射野的证实影像和一些验证设备。

（胡伟刚 徐美玲）

参考文献

[1] 胡逸民. 肿瘤放射物理学. 北京：原子能出版社，2003.

[2] 王国民. 肿瘤三维适形与束流调强放疗学. 上海：复旦大学出版社，2005.

[3] 李玉，梁军. 三维适形与调强放疗的基础与临床. 北京：北京科学技术出版社，2010.

[4] 于甬华，田世禹，陈延条. 三维适形调强放疗的历史、现状和未来. 生物医学工程研究，2001，20：27-30.

[5] 蒋国梁. 束流调强的适形立体放疗. 中国癌症杂志，1997，(1)：142-145.

[6] 严玉龙，罗立民. 用多叶准直器实现适形放疗. 国际生物医学工程杂志，1997，(1)：38-46.

[7] 蒋国梁. 三维适形放疗和调强放疗. 肿瘤，2003，23：261-262.

[8] 吴伟章. 三维适形放疗和调强放疗. 国际放射医学核医学杂志，2004，28：185-188.

[9] Hatano K, Narita YH, Sakai M, et al. 3D-CRT and intensity modulated radiation therapy (IMRT). Gan to Kagaku Ryoho Cancer & Chemotherapy, 2003, 30:2050-2055.

[10] Tubiana M, Eschwège F. Conformal radiotherapy and intensity-modulated radiotherapy: clinical data. Acta Oncologica, 2000, 39: 555-567.

第七章 三维适形放疗和调强放疗的计划设计与优化

第一节 三维适形放疗计划设计的基本方法

三维适形放疗是指在三维解剖信息的基础上，使剂量分布尽可能与靶区形状一致。其目的一方面使靶区受到足够照射剂量，即肿瘤控制率(TCP)达到最大；另一方面尽可能减少正常组织的受照剂量，即最大限度降低正常组织并发症率(NTCP)。

要实现剂量适形存在几个主要的困难。首先，是肿瘤临床靶区(CTV)的确定。由于癌变组织具有浸润性，即使在影像学技术发展迅速的今天，医生仍难以仅依靠影像检查确定包含微小转移灶的CTV范围。第二，是潜在不确定性的影响，例如靶区和重要器官的运动、图像采集、模拟透视和治疗时的摆位误差等。这些因素都需要被谨慎考虑并体现在治疗靶区(PTV)中，以确保肿瘤靶区得到足够的照射剂量。第三，是要考虑到靶区和正常组织的生物学效应，在制订计划时必须明确正常组织的耐受剂量，并权衡靶区与正常组织之间的剂量要求。

具体而言，三维适形放疗计划设计主要包含以下步骤：影像采集与三维重建、靶区勾画、计划设计、剂量计算、评估与优化等。

一、影像采集与三维重建

要准确地勾画靶区和正常组织并使剂量适形分布，需要高质量的解剖图像。目前，用于放疗计划设计的图像设备包括CT、MRI、US、SPECT和PET等。其中，CT和MRI是最常用的影像模式。

CT图像是由CT机探测到的相对线性衰减系数矩阵重建而来的。三维放疗计划设计的重要特征之一，是能进行任意角度的二维透视影像重建，而不仅是原始横断面图像重建。任意角度的二维透视影像重建称为数字重建X线射野(DRR)。要获得高质量的DRR图像，需要高对比度和高分辨率的断层图像，且层厚要足够小，一般临床上图像层厚为2～5 mm。

除了高质量CT图像外，放疗计划设计时还需要特别考虑患者的摆位、体位固定和在体表设置标记点。放疗计划设计CT扫描必须采用平板床，患者体位与实际治疗时体位相同，且使用的体位固定装置相同。

除了CT外，近几年MRI正逐渐进入放疗的模拟及计划设计阶段，其代表是MRI模拟定位机。经过处理的MRI可单独用于放疗计划设计，也可与CT影像配合使用。计划设计方面，由于MRI不能提供电子密度信息，无法直接用于放射剂量计算，因此单独使用时需要给相应的组织预设电子密度。一般来说，在软组织的分辨率上MRI优于CT，但MRI对钙化和骨组织不敏感。

二、靶区及危及器官勾画

放疗计划设计中的靶区及危及器官勾画是指逐层勾画感兴趣的解剖结构。如前所述，靶区主要可分成以下3种类型：①GTV，是指影像可见的肿瘤范围，它不仅包括原发病灶，还包括局部转移灶；②CTV，考虑可能存在的组织侵袭，在GTV的基础上进行外扩；③PTV，即放疗计划的目标靶区，根据不同的部位及技术，在CTV的基础上需要进一步外扩0.5～2 cm，以弥补治疗过程中各种不确定性如运动误差、摆位误差等引起的靶区偏移的影响。

危及器官(OAR)是指分布在靶区周围有可能受到照射的正常器官。不同正常器官具有不同的生物学特性，因此对剂量有不同的耐受程度(具体数据参见本章第五节)。

三、照射野设计

3D-CRT 使用 TPS 进行设计，采用正向设计方法。设计的对象包括照射野个数、照射野方向、照射野形状、照射野权重及射束调强(如楔形板、补偿器、动态多叶准直器等)。在正向计划系统中，这些参数需通过反复尝试得到。

1. 照射野个数 3D-CRT 计划设计主张采用多角度照射。根据肿瘤类型、部位及大小的不同，一般设 3～9 个照射野。

2. 照射野角度及形状 计划时根据肿瘤位置及形状设置照射野角度。照射野形状可由计划系统自动设计，或者根据 CTV、PTV 及 OAR 之间的相互关系手动设计。在自动设计时，由 PTV 形状均匀扩大一定范围(margin)即可得到照射野形状。

3. 照射野权重 确定照射野个数、方向及形状后，计划设计者根据经验给出各照射野的权重。权重越大，该野所分配的跳数(MU)越多，反之越少。

4. 射束调强 射束调强是指利用楔形板、补偿器、动态多叶准直器等器件对剂量分布进行调整，从而使剂量分布适形。

四、剂量计算

照射野设计完成后便可利用 TPS 进行剂量计算。具体计算方法如前述，此处不再累述。

五、评估与优化

计划设计完成后，需要对计划进行评估并进一步优化，以获得更高的剂量适形性(具体方法参见本章第三节)。

第二节 调强放疗计划设计的基本方法

调强放疗是三维适形技术的进一步发展。在一般的三维适形中，大多数照射野的强度分布是均匀的，只是偶尔利用楔形板或补偿器等器件来改变照射野内的强度分布。而 IMRT 利用现代计算机控制的调强系统(动态多叶准直器)，可实现照射野内的强度调制，从而达到更佳的靶区适形性和更优的正常组织保护。IMRT 的计划设计原则是用非均匀照射野从不同的方向(或连续旋转)进行治疗，这些照射野经过优化可以使靶区受到高剂量照射，而正常组织的受照剂量仍在剂量限值范围内。

IMRT 计划设计过程中的影像采集与三维重建、靶区及危及器官勾画、剂量计算、评估和优化等与 3D-CRT 类似，两者最显著的区别是照射野设计。3D-CRT 的射野优化过程采用的是正向设计方式，而 IMRT 采取的是逆向设计方式。以下主要介绍逆向设计。

所谓逆向设计是指先设置预期的剂量要求，再利用逆向方法优化各照射野中各子野剂量的权重与强度，以满足剂量分布要求。具体计划设计而言，包括照射野个数及角度设置、初始照射野权重分配、目标函数设置、计算机逆向计算确定子野及其权重等。

1. 照射野个数及角度设置 IMRT 的照射野个数一般较多，根据靶区及危及器官的位置分布在靶区的不同方向。例如头颈部肿瘤一般采用 9 个照射野均匀分布，而盆腔肿瘤常采用 7～9 个照射野均匀分布。

2. 初始照射野权重分配 在照射野开始优化前需要设定一个初始权重。初始权重一般平均分配至各个照射野。在优化过程中，该权重分配会使优化过程发生调整。

3. 目标函数设置 目标函数设置是 IMRT 逆向调强中非常重要的环节。目标函数是指预期达到的剂量要求，TPS 将基于目标函数对照射野中相关参数进行优化。目标函数分成三大类，即靶区目标函数、危及器官目标函数，以及其他辅助类目标函数。目标函数的另一个关键点是各函数的权重分配，即按照各条件的优先级分配权重。权重越大，系统优化时越优先满足。一般靶区的优先级最高，正常器官的优先级因耐受性而异。

4. 计算机逆向计算确定子野及其权重 在照射野初始条件及目标函数设置完成后，计算机通过逆向优化方法，计算出各个方向子野及其权重。这些子野具有不同的权重，即有不同的机器跳数(MU)。因此，若干个子野的剂量叠加即可得到该方向上有着非均匀剂量分布的照射野，这也是 IMRT 与 3D-CRT 的一个本质区别。

第三节　三维适形放疗与调强放疗计划的评估与优化方法

无论是 3D-CRT 还是 IMRT，计划设计的最后一步都是计划评估。计划评估包括放射生物学与放射物理学两个方面，最佳计划定义为能使整个肿瘤区域受到根治剂量照射，而正常组织全能得到保护的计划。当然这是理想状态，现实中不可能达到。基于放射生物学的计划评估，主要有肿瘤控制率(TCP)和正常组织并发症率(NTCP)模型。但目前能用于验证这些模型的临床数据还很少。因此，当前大部分放疗计划的评估是根据放射物理学评估来进行的，也就是以靶区内剂量分布和关键器官受照剂量作为评判的准则。

一、等剂量曲线和等剂量面

计划优劣的比较是通过评估每层 CT 影像上的等剂量分布或正交平面(如横断面、矢状面和冠状面)，或三维等剂量面来进行的。剂量分布通常以处方剂量为归一点，该剂量为 100%，这样等剂量曲线代表具有处方剂量规定的百分率所有剂量相等点的连线。一个放疗计划方案可能还包括一个或多个“补量”计划(在靶区的某些部位增加剂量，通常是在肿瘤区)。因此，需要将多个阶段的放疗计划进行叠加，以便获得在每一横断面和正交平面上的等剂量分布或三维等剂量面最终结果。

二、剂量体积直方图

以等剂量曲线或者等剂量面的形式显示剂量分布非常有价值。它不仅显示相同剂量区域、高剂量区或低剂量区，同样也显示剂量覆盖的解剖位置及其范围。在三维放疗计划设计中，这些等剂量信息是至关重要的，但还应该补充器官的剂量体积直方图(DVH)。一个 DVH 图不仅可提供靶区，或是正常组织多少体积吸收多少剂量的量化信息，而且把每一个感兴趣器官的整个三维剂量分布整合为一条二维曲线。因此，DVH 是评估一个给定计划或者比较两个计划优劣的良好工具。

DVH 有两种不同形式，即积分 DVH 和微分 DVH。①积分 DVH：表示某一器官获得一定剂量或者高于该剂量的体积，即器官体积和剂量的函数。积分 DVH 曲线上的任意一点显示获得所示剂量或者更高剂量的体积。②微分 DVH：表示受到某一剂量间隔照射的靶体积。不同形式的 DVH 表示给定器官的剂量变化程度。例如，均匀照射器官的微分 DVH 图是在 100%体积处的单一柱条。在 DVH 的两种形式中，积分 DVH 比微分 DVH 更实用，临床上使用更为广泛。图 7-1 为积分 DVH 图的一个案例。

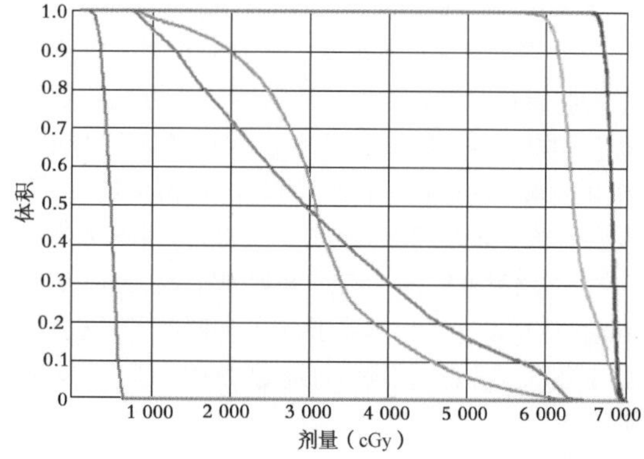

图 7-1　积分 DVH 图

第四节　肿瘤控制率与正常组织并发症率

一、肿瘤控制率

TCP 是消灭肿瘤细胞的概率，随着剂量的变化而变化。达到 95%的肿瘤控制率所需要的剂量，定义为肿瘤致死剂量 TCD_{95}。Deacon 提出，对于多数肿瘤体积变化，若假设：①同种肿瘤细胞在细胞间和患者间的放射敏感性不存在异质性(即放射敏感性相同)；②肿瘤内所有克隆性肿瘤细胞被杀灭，肿瘤才能被控制；③细胞杀灭遵从泊松概率分布；④如分次治疗间隔足够长，允许亚致死损伤细胞完全修复，细胞存活数只取决于单次剂量的大小，则照射后的细胞存活数与肿瘤控制率间的关系可表示为：

$$TCP = exp(-KS^N)$$

式中，K 为肿瘤内克隆源性细胞数，正比于肿瘤体积，即 $K=\rho V$；V 为肿瘤体积，ρ 为其克隆源性细胞的密度。S 为单次剂量照射后的细胞存活数；N 为分次照射数。

从制订放疗计划的角度考虑，如果能够将 TCP 这一生物学指标作为约束项引入调强放疗目标函数进行优化，则可以从提高放疗收益的角度直接提升放疗计划的质量，提高肿瘤控制率。

二、正常组织并发症率

肿瘤放疗引起的正常器官损伤，不仅限制了处方剂量的提升，也直接影响了患者的生存质量和生存率。NTCP 是建立在剂量-体积关系上的一种数学模型，可以通过调整模型参数，描述不同正常器官在接受一定照射剂量后出现放疗并发症的概率，对放疗毒性反应进行预测，也可据此对不同的放疗方案进行生物学效应的量化对比。LKB 模型是应用最为广泛的 NTCP 模型。Lyman 首先提出了 S 形剂量效应（sigmoid dose response，SDR）积分模型，用来描述正常组织全部或部分体积受到均匀剂量(D)照射后的剂量效应，公式如下：

$$\mathrm{NTCP} = \frac{1}{\sqrt{2\pi}} \int_{-\infty}^{e} e^{-x^2/2} dx$$

$$t = [D - TD_{50}(1)] / [mTD_{50}(1)]$$

式中，$TD_{50}(1)$ 为全部体积受照射时引起某种器官出现 50% 并发症率所需的剂量；m 为剂量响应曲线斜率因子。

Burman 于 1991 年应用 Lyman 提出的并发症概率模型，结合 Emami 给出的各器官临床耐受剂量，通过曲线拟合和观察的方法，给出了 27 种正常器官在接受全体及均匀照射的情况下出现 29 种放疗并发症的 NTCP 模型参数[$TD_{50}(1)$，n，m]。这一结果沿用至今，被 Pinnacle 等商业计划系统的生物学评估模块所信用。然而，随着精确放疗技术的发展，多数正常器官受到的是部分体积非均匀照射，继续沿用 Burman 给出的参数来预测放疗并发症，或以此对放疗方案作出量化评估，其准确性必将受到影响。这就要求在临床观察和数据分析的基础上，建立具有群体针对性的 NTCP 模型，即拟合新的模型参数，以充分发挥 NTCP 模型在预测并发症和量化评估放疗计划方面的作用。

从制订放疗计划的角度考虑，如何能够将 NTCP 这一生物学指标作为约束项引入调强放疗目标函数进行优化，则可以从提高放疗收益的角度直接提升放疗计划的质量，降低正常组织并发症率。目前，少数放疗计划系统的最新版本提供了 NTCP 因子参与的生物优化过程，如 Monaco，Eclipse，Pinnacle 等。

第五节　常见肿瘤放疗与正常组织耐受照射剂量的基本要求

放疗的原则是在正常组织耐受的条件下，提高肿瘤区照射剂量以控制肿瘤。因此，在设计放疗计划时，医生及剂量师需要衡量靶区与正常组织所受照射剂量。表 7-1 为来自不同临床研究或指导性文件的照射剂量限值，供参考。

表 7-1　常见肿瘤放疗正常组织耐受照射剂量参考值

中枢神经系统（每次 1.8～2.0 Gy）	
脊髓	<50 Gy(QUANTEC)
脑干	<54 Gy，V59<1～10 ml(QUANTEC)
视交叉	<55 Gy(QUANTEC)
视神经	<55 Gy(QUANTEC)
眼球	<54 Gy，平均剂量<35 Gy(RTOG 0225，RTOG 0615)
晶状体	<7 Gy(RTOG 0539)
泪腺	<40 Gy(Parsons)
内耳	平均剂量<45 Gy(QUANTEC)
脑下垂体	<45 Gy(Emami)
马尾	<60 Gy(Emami)
颞叶	<54～60 Gy
中枢神经系统（单次）	
脊髓	<13 Gy (QUANTEC)
大脑	V12<5～10 ml(QUANTEC)
视神经	<10 Gy(QUANTEC)
视交叉	<10 Gy(QUANTEC)
脑干	<12.5 Gy(QUANTEC)
马尾	V16<0.035 ml，V14<5 ml(RTOG 0631)

续表

头颈部(每次 1.8～2.0 Gy)	
腮腺	平均剂量<25 Gy(QUANTEC),TD_{50}<30～35 Gy
颌下腺	平均剂量<35 Gy(QUANTEC)
咽喉	<66 Gy,平均剂量<44 Gy,V50<27%((QUANTEC))
下颌骨	<70 Gy,V75<1 ml(RTOG 0920)
口腔	口腔癌:<65 Gy,平均剂量<50 Gy,V55<1 ml 非口腔癌:<60 Gy,平均剂量<50 Gy(RTOG 0920)
食管	V45<33%(RTOG 0920)
甲状腺	V26<20%(JHH)
胸部(每次 1.8～2.0 Gy)	
肺(肺癌治疗,双侧肺)	平均剂量<20 Gy,V20<30%～35%(QUANTEC)
肺(乳腺癌治疗,单侧肺)	V25<10%(JHH)
心脏(肺癌治疗)	V45<67%,V60<33%(NCCN 2010)
心脏(乳腺癌治疗)	V25<10%(QUANTEC)
食管	V50<32%(Maguire),V60<33%(Emami)
胸部(大剂量分割)	
脊髓	1 次:14 Gy
	3 次:18 Gy(每次 6 Gy)
	4 次:26 Gy(每次 6.5 Gy)
	5 次:30 Gy(每次 6 Gy)
食管	1 次:15.4 Gy
	3 次:30 Gy(每次 10 Gy)
	4 次:30 Gy(每次 7.5 Gy)
	5 次:32.5 Gy(每次 6.5 Gy)
心脏	1 次:22 Gy
	3 次:30 Gy(每次 10 Gy)
	4 次:34 Gy(每次 8.5 Gy)
	5 次:35 Gy(每次 7 Gy)
气管	1 次:20.2 Gy

续表

	3 次:30 Gy(每次 10 Gy)
	4 次:34.8 Gy(每次 8.7 Gy)
	5 次:40 Gy(每次 8 Gy)
皮肤	1 次:26 Gy
	3 次:30 Gy(每次 10 Gy)
	4 次:36 Gy(每次 9 Gy)
	5 次:40 Gy(每次 8 Gy)
胃	1 次:12.4 Gy
	3 次:27 Gy(每次 9 Gy)
	4 次:30 Gy(每次 7.5 Gy)
	5 次:35 Gy(每次 7 Gy)
胃肠道(每次 1.8～2.0 Gy)	
胃	$TD_{5/5}$全胃:45 Gy(QUANTEC)
小肠	V45<195 ml(QUANTEC)
肝(远处转移灶)	平均剂量<32 Gy(QUANTEC)
肝(原发灶)	平均剂量<28 Gy(QUANTEC)
结肠	<55 Gy(Emami)
肾	平均剂量<18 Gy,V28<20%,V23<30%,V20<32%,V12<55%(QUANTEC)
生殖泌尿系统(每次 1.8～2.0 Gy)	
股骨头	V50<5%(RTOG GU Consensus)
直肠	V75<15%,V70<20%,V65<25%,V60<35%,V50<50%(QUANTEC)
膀胱	V80<15%,V75<25%,V70<35%,V65<50%(QUANTEC)
睾丸	V3<50%(RTOG 0630)

(胡伟刚　罗瑞妍)

参考文献

[1] 刘宜敏,石俊田,主译. 放疗物理学. 北京:人民卫生出版社,2011.

[2] 王若峥,尹勇. 肿瘤精确放疗计划设计学. 北京:科学出版社,2014.

[3] Burman C, Chui CS, Kutcher G, et al. Planning, delivery, and quality assurance of inten-

sity modulated radiotherapy using dynamic multileaf collimator: a strategy for large scale implementation for the treatment of carcinoma of the prostate. Int J Radiat Oncol Biol Phys, 1997,39:863-873.

[4] Chadwick KH, Leenhouts HP. A molecular theory of cell survival. Phys Med Biol, 1973, 18:78-87.

[5] Emami B, Lyman J, Brown A, et al. Tolerance of normal tissue to therapeutic irradiation. Int J Radiat Oncol Biol Phys, 1991, 21: 109-122.

[6] Hunt Ma, Zelefsky MJ, Wolden S, et al. Treatment planning and delivery of intensity modulated radiation therapy for primary nasopharynx cancer. Int J Radiat Oncol Biol Phys,2001,49:623-632.

[7] Jackson A, Kutcher GJ, Yorke ED. Probability of radiation-induced complications for normal tissues with parallel architecture subject to non-uniform irradiation. Med Phys, 1993, 20: 613-625.

[8] Maguire PD, Sibley GS, Zhou SM, et al. Clinical and dosimetric predictors of radiation-induced esophageal toxicity. Int J Radiat Oncol Biol Phys, 1999, 45:97-103.

[9] Mohan R, Wo Q, Manning M, et al. Radiobiological considerations in the design offractionation stratigies for intensity modulated radiation therapy of head and neck cancers. Int J Radiat Oncol Biol Phys, 2000, 46: 619-630.

[10] Sultanem K, Shu HK, Xia P, et al. Three dimensional intensity modulated radiotherapy in the treatment of nasopharyngeal carcinoma: the university of California Sanfrancisco experience. Int J Radiat Oncol Biol Phys, 2000, 48:711-722.

[11] Zelefsky MJ, Fuks Z, Happersett L, et al. Clinical experience with intensity modulated radiation therapy (IMRT) in prostate cancer. Radiother Oncol, 2000,55:241-249.

[12] Zelefsky MJ, Fuks Z, Hunt M, et al. High dose radiation delivered by intensity modulated conformal radiotherapy improves the outcome of localized prostate cancer. J Urol, 2001,166:876-881.

第八章 图像和剂量引导的肿瘤放疗

第一节 图像引导放疗

放疗是一种局部治疗方式，治疗肿瘤的同时需要保护正常器官，治疗过程中有许多误差会引起计划的剂量分布与实际治疗剂量分布之间的差别，其中就包括因患者位置的不确定性所引起的差别。图像引导放疗(IGRT)是指在放疗过程中使用二维或者三维图像，通过匹配图像坐标与计划坐标来确保患者在治疗室中正确的摆位。IGRT 根据实现方式的不同，主要分为两种：利用影像设备实现的图像引导放疗及主要利用呼吸技术实现的图像引导放疗。

一、图像引导放疗的影像设备

(一) 电子射野影像系统

电子射野影像系统(electronic portal imaging device，EPID)是由射野拍片技术发展而来，由射线探测和探测信号的计算机处理单元两个部分组成。当直线加速器发出的射线照射到靶区时，在加速器机头对侧的成像装置可获取数字图像(图 8-1)。EPID 在位置验证方面有 4 种形式，即治疗前校正患者摆位、离线患者摆位评估、治疗前校正照射野、治疗间校正患者摆位，可同时实现离线校正和在线校正。

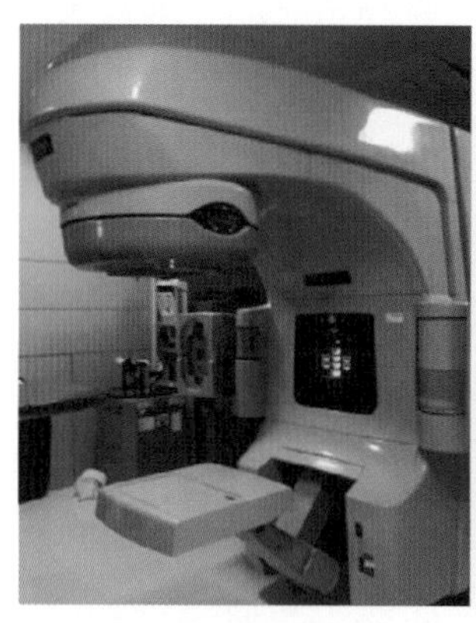

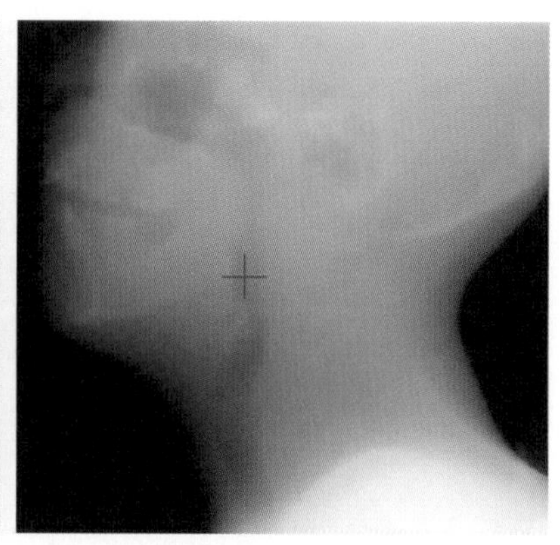

图 8-1 EPID (Varian 设备)及获取的二维图像

(二) kV 级 X 线摄影和透视

kV 级 X 线摄影和透视设备常与治疗设备结合在一起，可以根据人体内的骨性标志或是体内植入的金标实现实时追踪标志物，以监测治疗时肿瘤和周围正常组织的运动情况。kV 级 X 线摄影图像较清晰(针对骨性标志)，但难以检测放疗过程中软组织的相对形态变化。它也是一种二维验证方式，并且与放疗所使用的射线源不同，因此通常还要验证 X 线源的位置。这些设备的有机结合可以满足以下要求：①验证及监测摆位重复性好；②不增加摆位次数；③设备与治疗计划配合度高；④不额外增加治疗时间。

(三) 导轨式 CT

导轨式 CT(CT-on-rail)具有扫描速度快、成像清晰、空间和密度分辨率较高等特点。CT引导放疗与加速器共用一张床，可提供3个旋转和3个平移共6个自由度的摆位误差数据。将kV级CT和直线加速器都安装在治疗室内，三者之间通过滑轨相连接，患者可在一台治疗床上完成三者间的转换，以实现在线校正，其精确度可达1 mm。但该系统不能在治疗时成像，无法对治疗时的肿瘤运动进行实时追踪。

（四）锥形束CT

锥形束CT(cone beam CT，CBCT)是二维大面积非晶硅数字化X线探测板成像设备，具有体积小、重量轻、开放式架构、直接获得三维图像等特点，可直接整合到医用直线加速器上。CBCT的图像是探测采集围绕患者旋转的锥形束射线，经过计算机后台对探测信号的图像重建而获得，与计划CT进行配准后也可在治疗过程中提供3个旋转和3个平移共6个自由度的摆位误差数据。CBCT可获取患者的容积断层图像，利用形变配准技术可实时观察肿瘤及周围组织器官的形状变化，进行在线校正并保证其精确度(图8-2)。CBCT又分为kV级CBCT和MV级CBCT两种。

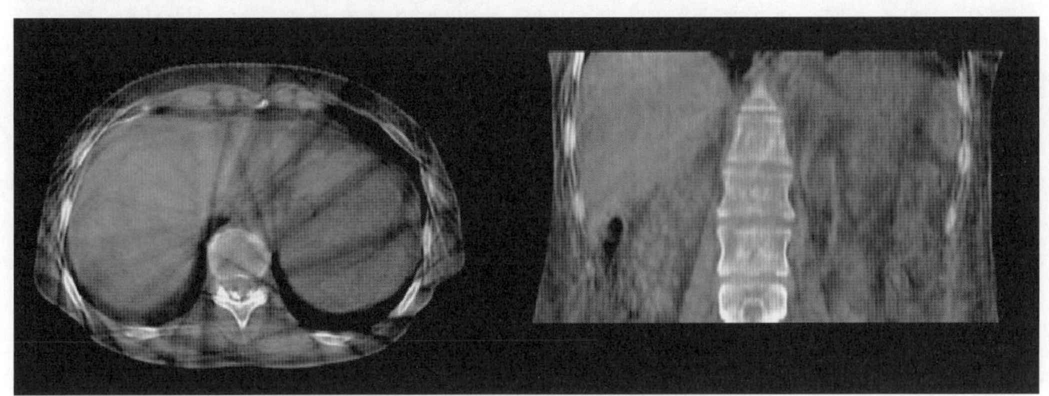

图8-2　腹部kV级CBCT影像(图片来自Varian公司)

MV级CBCT相较于kV级CBCT，其潜在的优势：①较少受金属物体，如髋关节植入物、牙齿填充物，以及手术金属夹的影响；②MV级CBCT的CT值与电子密度直接相关；③与治疗用射线束同源；④无需对已经安装EPID的直线加速器进行大量修正。

kV级CBCT相较于MV级CBCT的优势：①较好的对比度以及空间分辨率；②在更低剂量时有更好的软组织可视度；③在验证以及校正患者摆位方面，与参考治疗计划影像有相容性；④可实现X线摄影透视与CBCT的结合，具有灵活性。

（五）扇形束CT

扇形束CT以螺旋断层放疗系统为代表，它是将定位、MV级CT扫描、治疗计划、剂量计算和螺旋照射治疗功能集为一体的调强放疗系统。该系统应用扇形束CT扫描获得患者治疗前和治疗中照射范围的图像，并提供以下信息：①瘤体及肿瘤周围组织的详尽信息；②治疗前及治疗中患者体位的CT验证；③照射后肿瘤的实际受量重建；④自适应放疗。

（六）三维超声

传统超声扫描通常产生二维图像，其对三维解剖的真实重现比较困难，且高度依赖操作者的技术及专业知识。三维超声图像已经克服了这些限制，例如光学引导三维超声靶区定位系统，其三维超声数据可与CT进行配准，整合超声对软组织显像的优势，可准确确定治疗时的靶区位置。

（七）MRI成像

这里是指将MRI与治疗系统进行整合，使用一个低磁场开放式MRI实时成像，并使用X(γ)线进行放疗，同时动态成像追踪患者的三维解剖(图8-3)。

（八）四维放疗

EPID、X线摄影和透视、扇形束CT及锥形束CT等均未加入时间变量因素，因此不能真正解决靶区实时运动问题(特别是呼吸运动问题)。也就是说，只能减少IGRT的部分误差，而不能解决运动误差问题。如果在CT扫描和加速器照射时加

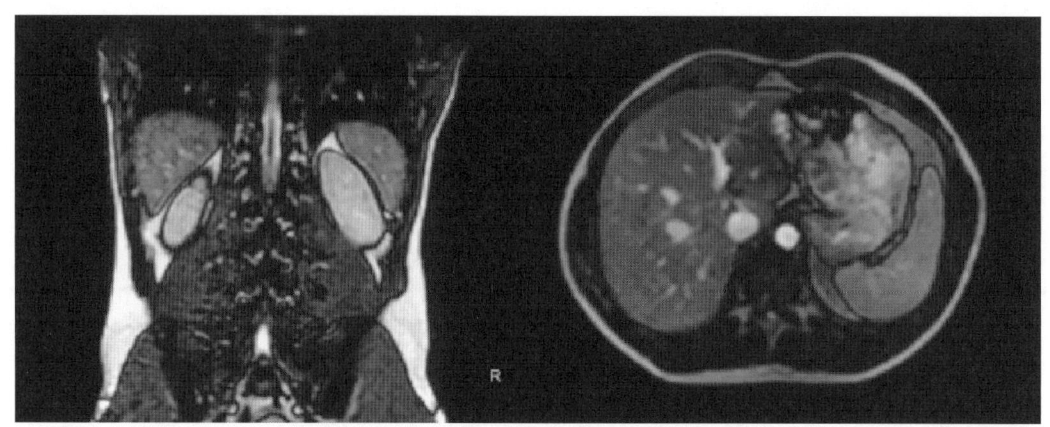

图 8-3 MRI 引导下的直线加速器及其产生的 MRI 图像(图片来自 Elekta 公司)

入时间变量因素，则称为四维放疗(4D-RT)；加进时间变量因素的 CT 扫描，称为四维 CT(4D-CT)。在 2003 年 ASTRO 会议明确提出，影像定位、计划设计、治疗实施阶段均应考虑靶区随时间变化而产生的误差。

四维放疗由四维影像定位、四维计划设计、四维治疗实施 3 个部分构成。四维影像定位是在一个呼吸运动周期或其他运动周期的每个时相采集一组三维图像，所有时相的三维图像构成一个时间序列，即四维图像。现在的商用设备已有提供四维图像的功能。

综上所述，目前 IGRT 常用的影像模式包括：①kV 级 X 线；②MV 级 X 线；③导轨式 CT；④扇形束 CT；⑤锥形束 CT；⑥MRI 成像；⑦PET；⑧三维超声；⑨SPECT。

这些影像技术各有不同的优缺点，在应用这些影像信息时必须事先定义一个共同的几何参考坐标，在多种图像综合使用时保证图像融合的质量。一般而言，选择计划 CT 扫描的坐标系，以便和其他影像进行配准。现有的商用影像引导技术见表 8-1。

表 8-1 现有的商用影像引导技术

IGRT 技术	治疗分次间(减小 SM)	治疗分次内(减小 SM 与 IM)
平面影像，EPID	需要参考标记，难以评估三维信息	无法实现
立体 X 线成像	需要参考标记，可实现 6 个自由度调整	需要参考标记，可实现 6 个自由度调整及靶区位置实时跟踪
三维超声	无需参考标记，仅限于在超声下可现实的病症	无法实现
kV 级 CBCT	无需参考标记，可实现 6 个自由度调整	无法实现
MV 级 CBCT	无需要参考标记，可实现 6 个自由度调整	无法实现
扇形束 CT	无需参考标记，可实现 6 个自由度调整	无法实现
光学跟踪，视频摄像	若采用单机模式，则不能显示靶区体积	若采用单机模式，则不能显示靶区体积

注：SM：摆位边界(set up margin)；IM：内边界(internal margin)。

二、图像配准技术

(一) 图像配准及图像融合技术概述

医学图像配准是指通过寻找某种空间变换，使两幅图像的特征达到空间位置和解剖结构上的完全一致。要求配准的结果能使两幅图像上所有的解剖点或至少是所有具有诊断意义，以及在手术区域内的点都达到匹配。医学图像配准的应用范围极广，主要有疾病诊断、对疾病发展和治疗过程的监控、外科手术导航、放疗和立体定向放射外科治疗计划的制订、医学图像三维重建与可视化等。

图像融合是指将多源信道所采集到的同一目标的图像数据经过图像处理和计算机技术等，最大限度地提取各自信道中的有价值信息，最后综合成高质量的图像，以提高图像信息的利用率，改善计算机解译精度和可靠性，提升原始图像的空间分辨率和光谱分辨率，有利于监测。在放疗中，图像融合技术主要是在相同或是不同影像模态配准的基础下，通过两幅或是多幅影像的叠加显示，以及突出显示靶区等临床关注组织。因此，在目前放疗的实际应用中，基于图像配准的靶区或关键组织勾画、剂量累积等是研究的重点。

图像配准的主要过程为空间变换、插值方法、优化方法和相似性测度。按照坐标变换的性质，图像配准方法可分为刚性配准和非刚性配准。由于人体器官组织的运动和变化，非刚性配准有着更广泛的临床需求。非刚性配准的空间变换包括平移、旋转和变形。非刚性变换的主要方法有基于空间变换和基于物理模型两大类。

基于空间变换的配准方法是采用空间变换来拟合变形，主要有多项式函数、基函数和样条函数等，其中样条函数的应用最为广泛。样条函数的配准方法假设源图像和目标图像间存在对应的控制点，控制点间的对应关系由样条来提供。常用的样条函数有薄板样条和B样条。薄板样条配准中，每一控制点对变换都有全局性影响，适合于单一器官的配准。B样条仅定义在每个控制点的领域，因而变换某一控制点仅影响其局部领域的变形，具有局部支持性，适合于多器官的配准。这种自由形式变形模型(FFD)得到更广泛的应用。

基于物理模型的配准方法是通过构造模型来拟合变形，包括弹性模型、黏性流体模型、光流场模型及生物力学模型等。黏性流体模型比弹性模型允许有较大的局部变形。光流场模型利用源图像和目标图像间的差别作为驱动力，在图像强度梯度方向上产生位移，而且可通过增加其他力来提高配准效率。这种方法已应用于4D-CT中。生物力学模型是基于图像解剖结构的有限元模型，即根据各器官刚性、弹性在相似性测度驱动下进行变形。

在图像配准中，由于坐标变换，需要计算非整数坐标点的灰度值，可以通过插值方法求得。医学图像配准中常用的插值方法有最邻近插值、双线性插值、部分体积插值和样条插值等。最邻近插值虽简单快速，但容易失真；双线性插值像素值连续图像质量好，但计算量稍大；部分体积插值对互信息方法有减少误差的作用；样条插值可以使轮廓更加清晰。何元烈等采用3次样条插值法对PET-CT图像进行层间插值，并恢复层间缺失图像的信息，使融合后的图像更加接近实际的物理断层。

（二）图像配准评估

相似性测度准则可以分为基于特征(feature-based)和基于体素(voxel-based)两大类，基于体素又称为基于强度。

基于体素的方法是目前研究的热点，这种方法利用了图像中的所有体素，且无需对配准图像作分割、特征提取等预处理，非常灵活，已经得到了非常广泛的应用。但不适用于类似直肠充盈与排空这种缺乏体素对应的情况。相关文献比较了基于体素的均方测度、归一化相关测度及互信息测度3种配准方法，结果互信息测度驱动的配准在配准精度和速度上表现得更为稳定。

互信息是目前用得最广泛的多模态配准方法，其精度和敏感性都较令人满意。它容易受到灰度插值的影响，因此产生许多局部极值，导致错误配准。如何更好地与空间信息结合，是提高以互信息作为相似性度量配准性能的关键。图8-4和图8-5所示为放疗临床中常见的CT与MRI和CT与4D-CT配准，其配准方法采用互信息法。当然，如果需要的话会加上额外的手工微调。图8-5为CT与4D-CT的配准。4D-CT一般采集10个时相，标记为0、10%、20%，…90%。图8-5选取的是0和50%时相与平扫CT进行配准，配准结果明显地发现肿瘤随着呼吸而变化，并量化变化为幅度。

（三）图像配准在放疗中的应用

由于多模态影像和影像引导放疗的使用，得到患者不同位置和不同时间的影像序列，而人体非刚性，器官组织在放疗过程中会产生变化。因此，必须通过形变配准，将源图像中的信息如器官轮廓、体素强度值及计算的剂量映射到目标图像中，可以得到治疗时的位置、解剖结构、照射剂量和治疗计划时的定量差异，从而通过自动靶区勾画、在线校位和自适应等实现方式，达到精确放疗的目的。

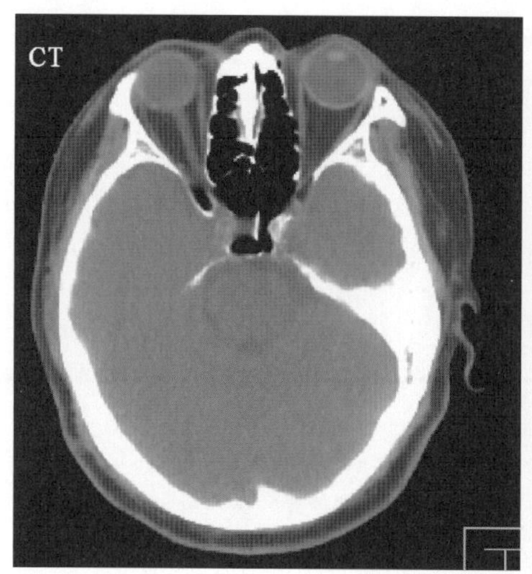

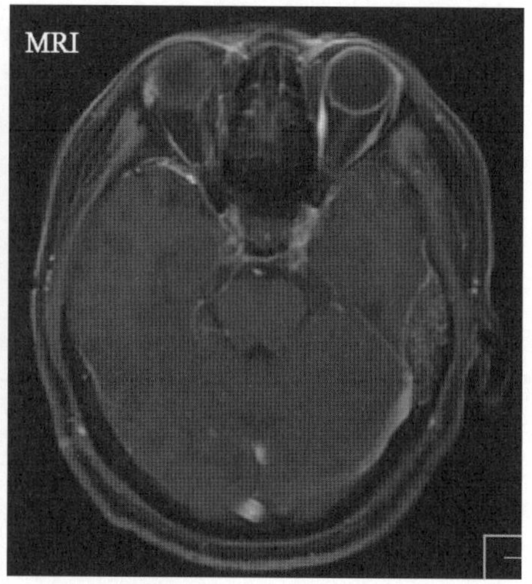

图 8-4 CT 与 MRI 的配准影像图

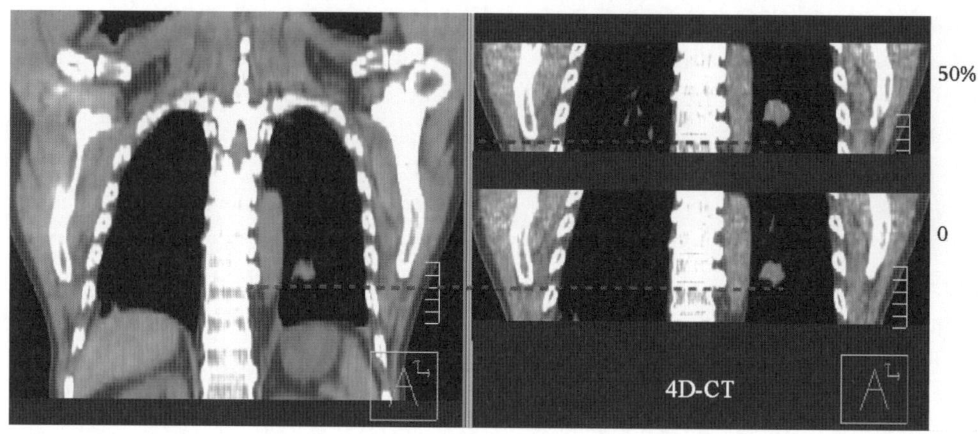

图 8-5 CT 与 4D-CT 的配准(挑选 4D-CT 的 0 和 50%时相进行显示)

1. 图像配准在治疗计划设计中的应用 将 CT 、PET、MRI、SPECT 等多模态图像进行配准,有助于放疗医师制订治疗计划时更准确地勾画靶区和危及器官。图 8-6 所示为 CT 与 PET 配准(上图)和融合(下图)的结果。很明显,融合图像有助于更准确地确定靶区范围,常用于头颈部肿瘤和肺部肿瘤。用体模研究不同配准方法的精度,其选取的特征点精度直径达 0.5～1.5 mm,体积<2 ml。Chang 等采用形变配准来消除前列腺粒子植入的金属伪影。Dam 等对Ⅰ期非小细胞肺癌(NSCLC)中 4D-CT 影像使用 B 样条变形配准(velocity AI),比改进的最大密度投影方法(MIP)提高了内靶区(ITV)定义的准确性。互信息法由于人工干预少,在放疗多模影像配准中已广泛应用。另外,通过形变配准,将医生已勾画好的器官轮廓复制到 2 次、3 次扫描计划的 CT 影像中,可显著缩短制订后续治疗计划所需要的时间。

2. 图像配准在治疗实施中的应用 将治疗体位图像,如 EPID、kV 级或 MV 级 CBCT 等图像与计划 CT 图像变形配准,可进行放疗临床摆位误差的在线分析,并可以提高治疗射线照射的准确性。当使用一种自动配准技术时,应进行位置校准,明确配准过程的模块,以及相关方法的准确性和局限性。表 8-2 为常用的配置计算方法。

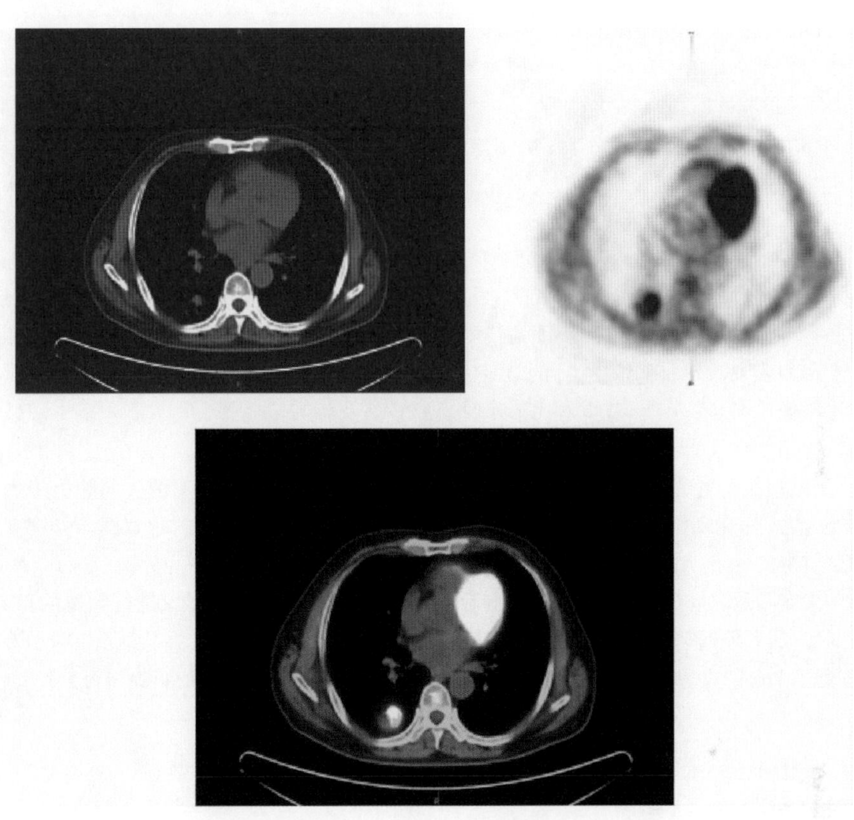

图 8-6　CT 与 PET 的配准(上图)和融合(下图)

表 8-2　放疗常用的配准计算方法

计算方法	优点	缺点	典型适用范围
基于标记点	简单实用,适合于无变形的图像	精度依赖于标记点数目,但不易发现外标记点,精度易受 MRI 图像失真的影响	普遍(评估其他方法的金标准)
互相关	容易操作	不同模态下精度不是很高	普遍
基于框架	CT 图像精确度很高	有创,框架易受 MRI 图像失真的影响	立体定向放疗
基于轮廓	速度快,精确度高	需要勾画并提取轮廓	软组织
倒角匹配(基于自动分割)	速度快,精确度高	自动分割的结果需要人工仔细加以调整	骨(头骨、盆腔、肺)
互信息	几乎不需要预处理,很适合于不同模态图像的配准,精确度高	易受灰度插值影响	普遍

3. 图像配准在放疗评估中的应用　通过形变配准,还可以进行计划叠加和剂量累积,对后续治疗作相应的调整,实现自适应放疗。形变配准使 DVH 和 BED 叠加得以实现,为今后开展剂量引导放疗和生物学引导放疗等更高层次的放疗打下了基础。

医学图像配准现在研究的热点主要是多模态图像配准、四维影像配准、基于 GPU 加速的 3D 图像配准等,但很关键的一点就是如何评估配准结果。尽管目前有各种评估方法,如利用模体、患者数据及人为产生的模拟数据等,但尚不存在金标准。因此,目前需要设备制造商提供较好的图像配准计算方法，同时也需要用户根据自己的实际情况，对不同病例进行图像配准计算的验证。

第二节 剂量引导放疗

剂量引导放疗（dose guided radiotherapy，DGRT）是在IGRT的基础上发展的，是通过剂量评估技术检测计划剂量和实际照射剂量之间的误差。DGRT在对比图像数据的基础上，着重对比治疗时肿瘤及周围正常组织所受剂量与治疗计划中的差异，以便及时调整后续治疗，这些调整包括计划重新设计等。换言之，在图像引导的同时进行实际照射野与计划照射野的形状、剂量的双重验证。即根据患者每个分次实际照射剂量的累积情况，调整后续分次照射剂量，或者根据疗程中肿瘤对治疗的响应情况，调整靶区和（或）处方剂量。

一、CBCT下的DGRT流程

剂量引导下的放疗，其大致流程如下：①治疗前获得患者的一个kV/MV级CBCT图像，用以配准患者摆位与计划位置，同时收集其CBCT值对应密度或是电子密度信息，用于剂量的重建。②获取治疗期间治疗束的信息，该信息可由EPID获取，也可直接采用TPS中的信息，或是治疗记录和验证系统的信息等。③采用剂量相关计算方法直接获得基于CBCT的剂量分布。④剂量分布评估及治疗分割剂量累积，指导后续治疗，实现DGRT。

图8-7所示为1例腹部肿瘤患者采用DGRT进行分割剂量验证的示意图。分别获取治疗过程中的不同分次（图中为分割1、6、13、18次）的CBCT影像，根据CBCT影像进行剂量的重新计算，获得各分割剂量的分布，并与计划剂量分布进行对比来评估实际执行剂量的正确与否。

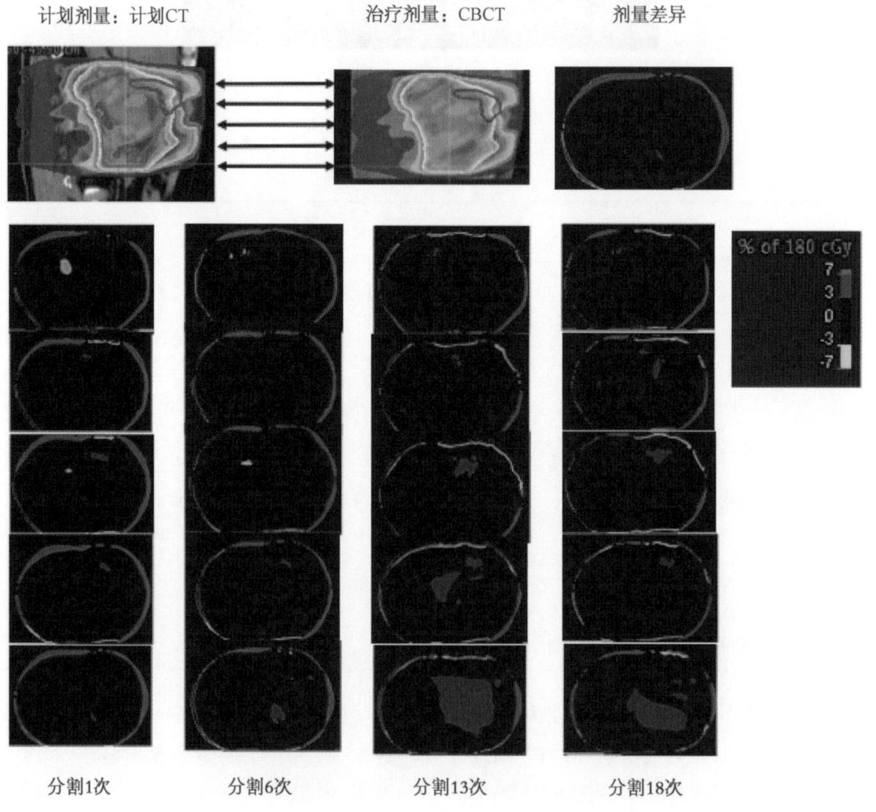

图8-7 剂量引导下基于CBCT分割剂量分布的验证

二、螺旋断层放疗系统中的 DGRT

螺旋断层放疗系统（tomotherapy system，TOMO）是在传统 CT 机 X 线球管的位置换成了一个可以产生双能 6 MV X 线的小型加速器。此加速器可以像传统 CT 一样扫描患者，也可用调强后的射线来治疗癌症患者，其治疗过程相当于逆向 CT 重建，可产生精确、按照肿瘤形状分布的理想剂量分布。在 TOMO 上，每次治疗前的兆伏级 CT 不仅可以校正摆位误差，而且可以计算当天实际照射剂量分布，并用来评估和调整分割治疗的计划是否需要调整，以及如何调整。

螺旋断层放疗系统在 IGRT、IMRT、DGRT 等方面的先进性体现在以下几个方面：①IGRT 功能可实现低剂量的螺旋扇形束兆伏级 CT 图像引导，实现治疗前的精确摆位；②IMRT 功能可实现在三维空间上剂量的高度适形能力；③DGRT 功能可实现真正的实时剂量验证功能，以及剂量引导下的自适应放疗（ART）。

第三节 自适应放疗

近年来，肿瘤放疗技术发展迅猛，由初期的二维（常规照射）治疗模式，发展到三维适形放疗（3D-CRT）、三维调强放疗（IMRT）、多维（如 4D-CT 和图像引导放疗），以及剂量引导放疗，放疗已经进入精确治疗时代。精确治疗意味着在提高肿瘤剂量的同时可有效保护正常组织，从而提高患者的生存质量。

然而，随着放疗方法的成熟和技术的不断进步，放疗趋于照射剂量更精确的方向，患者体内的照射剂量分布优化程度不断被提高，从而得到照射剂量梯度的大幅增加，照射剂量的不均匀性更为显著。临床上应更好地做到靶区照射剂量适形度，可使肿瘤在得到更高照射剂量的同时保证正常组织的低照射剂量。然而，在这种较高照射剂量梯度下，也增加了照射过程中的解剖学变化以及各种误差对治疗效果的影响。

放疗过程中的解剖学变化，包括肿瘤体积缩小、体重减轻、肌肉形状改变、脂肪重新分布，以及体液流动等现象。而这些解剖学变化很可能导致重要器官移入照射高剂量区、肿瘤靶区移出照射高剂量区，使靶区欠量及危机器官超量，最终导致肿瘤局部控制率下降，并发症发生率上升。此外，还有不可避免的临床摆位误差也会造成靶区偏离，都将一定程度地影响治疗计划的实施及治疗效果。

一、自适应放疗概念

目前，对于解剖学变化和临床摆位误差最常用的处理方法是在临床靶区外留有合理的间距，形成内靶区和计划靶区，使得这一间距在有运动和临床摆位误差影响的情况下，足以保证靶区照射剂量不欠缺，正常组织没有超量。然而，这种处理方法虽简单易行，却以更大范围的周围正常组织尤其是危及器官的受照为代价。

当前放疗发展的主要方向之一是如何减小治疗过程中各种不确定因素的变化带来的影响，如照射野中 MLC 偏差、临床摆位误差、优化算法误差，以及治疗中靶区和危及器官的几何变化等。为了修正这些变化，1993 年推出 ICRU 报告，建议在 CTV（临床靶区）外产生一个预定义的均匀或不均匀外放。于是，在制订治疗计划时针对不同病种特点，以及不同治疗方式特点等探索多种外放边界的设计方案。

然而，当前这些放疗计划的修正方案是根据经验总结给出的推荐值，并没有个体化地对应于每个患者各自的变化，也没有体现放疗中各个不同时段变化的照射剂量偏差。这将一定程度地降低治疗计划优化的有效性，削弱了适形调强治疗方式的高剂量梯度的优势。因此，考虑利用更先进的影像获取技术及图像配准技术，可以量化那些在治疗过程中由布野产生的位置变化，实现在治疗过程中对患者施以适应变化的个体化治疗计划进行修正。这种利用对测量值产生的系统反馈来修正的放疗计划方案，就是由 Yan 在 1997 年提出的自适应放疗（ART）。从广义上讲，任何一种通过反馈来调节治疗过程的技术均可纳入 ART 的范畴，例如 IGRT、体积引导放疗、DGRT 及结构引导放疗等。

二、ART 的特点

IGRT 可谓是 ART 的初级阶段，而 DGRT 则是在 IGRT 基础上提出的，DGRT 除了要对比图像数据外，还要将治疗时的肿瘤和周围正常组织实际吸收剂量与治疗计划中计算出来的剂量进行比对，便于及时调整患者的临床摆位误差、治疗计划再优化，甚至在必要时修正处方剂量。换言之，根据患者每个分次实际照射剂量累积情况，调整后续分次照射剂量，或者根据疗程中肿瘤对治疗的响应情况，调整靶区和(或)处方剂量，则可以实现真正的精确放疗——ART。

ART具有以下作用特点：①为闭环的放疗过程；②对治疗过程的各个偏差进行检测；③在治疗前对原始治疗计划根据反馈结果进行再优化；④治疗因人而异。

三、ART技术的种类和实施方案

ART是将放疗的整个过程从医师诊断、处方、计划设计、治疗实施到验证作为一个可自我响应、自我修正的动态闭环系统，在每一环节依据相应的反馈信息修正参数如器官的呼吸运动位移、肿瘤解剖学结构变化、剂量累积等，通过逐一修正来实现准确的放疗效应。根据反馈的不同节点，可将ART方案分为离线ART和在线ART。

(一) 离线ART方案

离线ART是根据之前分次照射的反馈信息决定后续分次照射的计划方案，适用于渐进性系统性变化，例如头颈部、肺部、胸部，以及宫颈肿瘤的放疗。通过分析采集到的各种反馈信息及其累积效果，在必要的节点上对放疗计划进行适当的调整，重新评估计划并予以实施。例如，鼻咽癌患者采用2个疗程的自适应方案，根据第2～3周放疗后的CT图像进行自适应重新计划。这种自适应方案可以减轻因患者体重大幅下降，以及相关器官解剖学结构的形变而导致的剂量影响。

(二) 在线ART方案

在线ART是依据当前已有的各种反馈信息即刻修正治疗计划，并将修正后的治疗计划投入当次的治疗中。它适用于不可预见的、随机性的变化，例如前列腺、胰腺、胸部，以及宫颈部肿瘤的放疗。目前能够应用于临床的在线ART主要为以图像引导为基础的位置修正方案。

综上所述，ART是以实现精确放疗为目的、利用各种技术支持而建立起来的治疗方法。它的理论想法已经得到广泛的关注及认可，但在实际可行性及技术支持方面还需要进一步实践验证。其发展趋势主要是在线图像引导修正辅以离线剂量修正，使离线剂量修正能够向在线修正发展，由单一反馈信息向多种反馈信息相结合的多重反馈发展。该方法的发展不仅需要各种先进设备的引进及充分利用，也需要通过更多的临床实践，使得针对不同特点病种的不同ART方案可以进一步完善。

四、ART技术的发展现状及优势

目前，临床关于ART的研究较多的包括头颈部鼻咽癌，腹部宫颈癌、前列腺癌、膀胱癌，以及部分小细胞肺癌等。其中，针对不同种类的肿瘤放疗特点，已尝试进行相应不同ART方案的研究。

头颈部肿瘤的放疗特点是其复杂的解剖学结构，以及经常处于纠缠状态的肿瘤和正常组织器官。如果对靶区进行过度预防外放，间距将可能使正常组织并发症率(NTCP)升高；若对正常组织进行严格保护，将可能使肿瘤控制率(TCP)下降。因此，控制好靶区与正常组织之间的剂量及剂量梯度显得十分重要。调强放疗相较于普通的常规放疗，以及三维适形放疗有更好的适形度和更高的照射剂量梯度。但是，如何确保这一较高的照射剂量梯度得以精确地实施也是必须解决的问题，而利用ART技术便可以很好地解决这个问题。首先通过在线图像引导方式作位置校正，以保证原计划在一定的精准度下实施。其次，通过离线ART方案，可以补偿头颈部肿瘤因解剖学结构渐进性变化所带来的剂量学影响。多个研究已得出较为积极的结果，虽然采用的设备及具体治疗方案不尽相同，这些结论均证明，采用ART方案的剂量结果明显优于常规调强放疗，可以在很大程度上补偿由于位置不确定及解剖学变化所带来的照射剂量偏差，从而更好地保护正常组织。

腹部肿瘤的放疗特点是，因器官形态和位置受膀胱和小肠充盈程度的影响，其可变动性较大。这些变化在分次照射之间差异较大，无规律可循，且患者的个体化因素也有差异。通常采取对肿瘤靶区和周围正常组织给予一定的外放间距以消除这类变化，但仍然是将群体化的标准施于个体化患者的治疗方式，通过ART的方式便可以改变这一现状。

放疗过程中针对不同阶段获取图像的方式有多种，如治疗前应用的大孔径CT扫描机，用于三维位置验证的如电子照射野影像装置(EPID)、MV级CT，以及目前被广泛应用的kV级CBCT。临床上对于影像装置的期待是能够方便快捷地获取具备较高质量的图像，而在获取图像过程中对患者造成尽可能小的辐射伤害。目前，国外已有很多基于螺旋断层放疗(helical tomotherapy，HT)ART的研究。国内的ART研究主要利用CBCT技术获取图像，目前也已逐渐尝试基于HT每日获取的MV级CT图像的应用。

除了理论方法的完善，ART过程中的图像数据获取及图像配准、剂量分布的评估及剂量叠加，都离不开先进软、硬件技术的支持。随着软、硬件技术的发展，ART的发展方向大致有两个方面：①由离线ART向实时ART发展；②从单一影像反馈向影像、剂量等相结合的多反馈发展。

综上可见，无论是放疗方案还是放疗技术，ART技术的研究已较为广泛，且大部分结果已证明其明显优于常规放疗方案，但仍需要更多的临床实践来形成完整的ART方案。

第四节　生物适形调强放疗

细胞和分子影像技术的发展为实现患者的生物学信息与放疗的融合提供了平台。根据生物学特性及相关的影像技术可获得人体空间的代谢分布，并在厘米级和亚厘米级的空间分辨率上可定制肿瘤靶区的剂量分布，如MRS的生理功能显像和PET的细胞分子代谢显像。这种新型的图像模式可清晰地勾画肿瘤靶区内细胞代谢旺盛的肿瘤活化区，即生物学靶区。通过计算机对治疗计划的优化，可使肿瘤代谢活跃旺盛的细胞接受高剂量照射，形成精确的"剂量绘画"或"剂量雕刻"，实现肿瘤生物学靶区意义上的适形调强放疗。

一、生物适形调强放疗概念

目前，常规IMRT计划的优化都是基于CT-MRI影像，并且假定靶区内的生物学特性是均匀分布的，常规适形放疗的目的只是为了获得空间几何形态上的适形剂量分布。事实上，大部分肿瘤和正常组织内的生物学特性的空间分布是有差异的。随着各种分子和功能影像技术的出现，勾画患者体内的生物学信息分布成为可能，从而出现了生物学靶区(biology target volume，BTV)的概念。BTV是指由一系列肿瘤生物学因素决定的靶区内放射敏感性不同的区域。这些生物学因素包括乏氧及血供、增殖、凋亡及细胞周期调控、癌基因和抑癌基因改变、肿瘤侵袭及转移特性等。它既要考虑肿瘤区的敏感性差异，也应考虑正常组织的敏感性差异，而且可通过分子影像学技术进行显示。

生物适形调强放疗(BIMRT)是指利用先进的物理IMRT技术，给予不同BTV以不同剂量的照射，并最大限度地保护敏感组织的放疗技术。

二、生物适形调强放疗步骤

精确放疗三维计划要求CT、MR、SPECT、PET等多种图像信息数据综合应用，通过图像融合技术更全面地显示肿瘤与正常组织的对比。在目前的研究中还包括了分子型、基因型及表现型图像。

对放疗来说，对影响放射敏感性及治疗结果(如肿瘤乏氧、潜在倍增时间等)的图像被认为是放射生物性图像。它可指导放疗方案的设计和实施，特别是精确放疗计划的靶区勾画，如大体肿瘤(GTV)、临床靶区(CTV)、计划靶区(PTV)、生物靶区(BTV)的确定；对放射线剂量的分布可产生直接的影响，可以使生物代谢活跃的肿瘤细胞选择性接受高剂量的照射，更适用于复杂部位敏感区域的调强放疗计划的实施；不但可以提高肿瘤的局部控制率、降低局部复发率，还可以更有效地保护周围正常组织免受照射，减少放疗并发症的发生率。

三、生物适形逆向调强治疗计划

一般来说，分子/功能影像对目前的放疗过程具有两个方面的影响：①提供一种有效手段，更加精确地勾画靶区轮廓，定义治疗体积；②提供有价值的肿瘤内和敏感器官内的空间代谢信息，并根据治疗体积内的代谢变化，直接修改照射野。因此，需要找到剂量优化和治疗决策的新方法，更好地发挥代谢信息与调强放疗的全部优势。目前，已经出现了三维几何数据加代谢/功能信息的逆向计划设计概念，并对MRSI和IMRT计划相结合的应用情况进行了研究。这种方法的目的就是为了获得生物适形剂量分布，以代替由常规放疗计划生成的几何适形剂量分布。研究结果显示，在MRSI代谢信息的引导下，对放射抗拒或者肿瘤细胞密集区域可以给予更高的照射剂量。同样，采用此技术后，也可以按照功能区域的重要性，尽可能地降低敏感器官的受照剂量。

Yang等在2004年提出了一种在IMRT中定量使用空间生物学数据的理论框架，他们推导出一个剂量计算公式。该公式根据已知的生物学信息分布(集落密度、放射敏感性和增殖率),可计算瘤体内每个体素所需的剂量,计算得到的非均匀剂量分布被用作逆向调强的处方剂量。结合该非均匀的剂量分布,构建使用体素相关处方剂量的目标函数,同时也考虑敏感器官的功能单位密度。图 8-8 显示一个假设的前列腺癌案例的不同生物学区域,以及按照生物学信息优化的剂量分布。

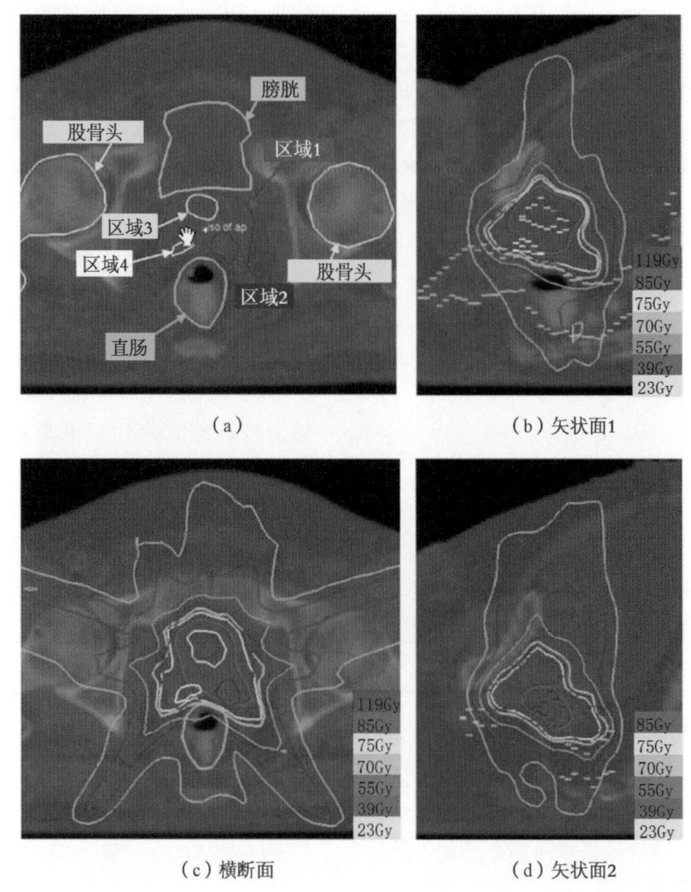

图 8-8 包括 4 个不同生物学区域假设的前列腺癌案例

注:(a)靶区和敏感器官的几何形状及位置。(b)～(d)横断面和两个矢状面的等剂量分布。该等剂量分布是通过使用非均匀剂量的目标函数优化得到(图片来源:Ling CC 等)。

在生物适形逆向调强优化中需要注意以下问题:代谢异常水平和照射剂量之间的关系、在 IMRT 中实现代谢/功能优化、结构体内部的剂量权衡、波谱不确定性、分子/功能影像引导调强放疗的生物模型、计划评估工具等,在此不作赘述。

(胡伟刚 曹好娇)

参 考 文 献

[1] 牛道立,杨波,杨振,主译. 影像引导调强放疗. 天津:天津科技翻译出版公司,2012.

[2] 刘宜敏,石俊田,主译. 放疗物理学. 北京:人民卫生出版社,2011.

[3] 王鑫,朱国培,应红梅. 图像引导的放疗. 国际肿瘤学杂志,2006,33:267-269.

[4] 杨克柽,林意群. 图像引导的放疗技术. 国际肿瘤学杂志,2006,33:864-866.

[5] 倪昕晔,孙苏平,杨建华. 图像引导放疗的研究现状. 南通大学学报(医学版),2007,27:69-71.

[6] 田菲,徐子海,王华峰. 图像引导放疗技术的研究现状与发展. 临床医学工程,2012,19:

833-835.

[7] 李兵，罗立民. 图像引导放疗技术进展. 江苏医药，2010，36：89-92.

[8] 于金明，袁双虎. 图像引导放疗研究及其发展. 中华肿瘤杂志，2006，28：81-83.

[9] 杨荣水，吴华，潘卫民. 功能成像在肿瘤生物适形调强放疗中的应用进展. 国际医学放射学杂志，2010，34：235-239.

[10] 张树平. 动态生物代谢影像（PET/CT/MRI）与肿瘤生物适形调强放疗. 实用医学影像杂志，2005，6：50-52.

[11] 张树平. 肿瘤生物代谢影像与生物适形调强放疗. 实用医技杂志，2011，18：5-7.

[12] 于金明，陈少卿. 生物靶区与生物适形放疗研究进展. 全国临床肿瘤学大会暨 2007 年 CSCO 学术年会，2006：801-803.

[13] Berwouts D, Olteanu LA, Duprez F, et al. Three-phase adaptive dose-painting-by-number for head-and-neck cancer: initial results of the phase I clinical trail. Radiother Oncol, 2013, 107: 310-316.

[14] Birkner M, Yan D, Alber M, et al. Adapting inverse planning topatient and organ geometrical variation algorithm and implementation. Med Phys, 2003, 30: 2822-2831.

[15] Burridge N, Amer A, Marchant T, et al. Online adaptive radiotherapy of the bladder: small bowel irradiated-volume reduction. Int J Radiat Oncol Biol Phys, 2006, 66: 892-897.

[16] Chen J, Morin O, Aubin M, et al. Dose-guided radiation therapy with megavoltage cone-beam CT. Br J Radiol, 2006, 79(1): S87-98.

[17] Cheung J, Aubry JF, Yom SS, et al. Dose recalculation and the dose-guided radiation therapy(DGRT) process using megavoltage cone-beam CT. Int J Radiat Oncol Biol Phys, 2009, 74:583-592.

[18] Dawson LA, Jaffray DA. Advances in image-guided radioation therapy. J Clin Oncl, 2007, 25: 938.

[19] Fung WW, Wu VW, Teo PM. Developing an adaptive radiation therapy strategy for nasopharyngeal carcinoma. J Radiat Res, 2014, 55: 293-304.

[20] Goitein M. The utility of computed tomography in radiation therapy: anestimate of outcome. Radiat Oncol Biol Phys, 1979, 5: 1799-1807.

[21] Kutcher GJ, Burman C. Calculation of complication probability factorsfor non-uniform normal tissue irradiation: the effective volume method gerald. Radiat Oncol Biol Phys, 1989, 16: 1623-1630.

[22] Lee N, Mechalakos J, Puri DR, et al. Choosing an intensity-modulated radiation therapy technique in the treatment of head and neck cancer. Int J Radiat Oncol Biol Phys, 2007, 68 :1299-1309.

[23] Ling CC, Humm J, Larson S, et al. Towards multidimensional radiotherapy (MD-CRT): biological imaging and biological conformality, Int J Radiat Oncol Biol Phys, 2000, 47(3):551-560.

[24] Martinez AA, Yan D, Lockman D, et al. Improvement in dose escalation using the process of adaptive radiotherapy combined withthree-dimensional conformal or intensity-modulated beams for prostate cancer. Int J Radiat Oncol Biol Phys, 2001, 50: 1226-1234.

[25] Nishi T, Nishimura Y, Shibata T, et al. Volume and dosimetric changesand intitial clinical experience of a two-step adaptive intensity modulated radiation therapy (IMRT) scheme for head and neck cancer. Radiother Oncol, 2013, 106: 85-89.

[26] Olivera GH, Mackie TR, Ruchala K, et al. Adaptive radiation therapy(ART) strategies using helical tomotherapy. In: Bortfeld T, Schmidt-Ullrich R, de Neve W, eds. Image-guided IMRT. Heidelberg: Springer Press, 2006:235-245.

[27] Pouliot J, Bani-Hashemi A, Chen J, et al. Low-dose megavoltage cone-beam CT for radiation therapy. Intl J Radiat Oncol Biol Phys, 2005, 61:552-560.

[28] Pouliot J, Xia P, Aubin M, et al. Low-dose megavoltage cone-beam CT for dose-guided radiation therapy. Int J of Radiat Oncol Biol Phys, 2003, 57:S183-S184.

[29] Rietzel E, Chen GT, Doppke KP, et al. 4D computed tomo-graphy for treatment planning. Int J Radiat Oncol Biol Phys, 2003, 57(2):S232-233.

[30] Schwartz DL, Garden AS, Shah SJ, et al. Adaptive radiotherapy for head and neck cancer: dosimetric results from a prospective clinical trial. Radiother Oncol, 2013, 106: 80-84.

[31] Urie MM, Goitein M, Doppke K, et al. The role of uncertainty analysisin treatment planning. Radiat Oncol Biol Phys, 1991, 21: 91-107.

[32] Verallen D. Image guided patient set-up. In: Bortfeld T, Schmidt-Ullrich R, de Neve W, eds. Image-guided IMRT. Heidelberg: Springer Press, 2006:97-116.

[33] Verellen D, Ridder M, Storme G. A(short) history of image-guided radiotherapy. Radiother Oncol, 2008, 86:4-13.

[34] Yan D, Vicini F, Wong J, et al. Adaptive radiation therapy. Phys Med Biol, 1997, 42: 123-132.

[35] Zeidan OA, Langen KM, Meeks SL, et al. Evaluation of image-guidance protocols in the treatment of head and necks cancers. Int J Radiat Oncol Biol Phys, 2007, 67: 670.

第九章 立体定向放疗

第一节 概 述

近年来，随着影像技术和计算机技术的不断发展，对患者体内肿瘤进行精准定位得以实现。

立体定向放射外科(stereotactic radiosurgery, SRS)是由瑞典神经外科学者 Leksell 于 1951 年最先提出的概念。SRS 是指利用立体定向外科的原理，以目标组织(异常或是病变组织)为靶点，以靶点的医学影像(CT、MRI、PET 等)作为诊断依据，通过计算机影像技术对靶区，以及周围器官的 3D 影像重建，实现对靶点的精准定位，同时对目标靶点进行单次大剂量电离辐射照射。在 SRS 实施过程中，射线从不同方向射入体内对靶点进行聚焦性照射。由于靶点位于多个射束的聚焦中心，累积剂量极高，而在靶点以外的区域照射剂量迅速跌落，在靶点产生特定的生物学效应，从而导致靶区组织坏死。由于照射剂量在病灶区和周围组织区界限分明，从而达到“外科手术刀”对病灶进行“切除”的效果。同样，SRS 避免了传统外科手术过程中患者创面大、出血、麻醉危险以及潜在的感染危险，通过非侵入性的射线照射，在完成治疗的同时，降低了对患者造成的痛苦。

立体定向放疗(stereotactic radiotherapy, SRT)，又称立体定向消融放疗(stereotactic ablative radiotherapy, SABR)。SRT 是在 SRS 的技术基础上，以肿瘤组织为照射靶区，并根据肿瘤细胞的放射生物学特性(即放射生物学 4R 原则)，分次给予肿瘤靶区更高剂量的照射。因此，相较于 SRS，SRT 克服了 SRS 实施过程中乏氧细胞对放射线的抵抗，以及细胞周期时相性对放射线的抵抗，能够更好地达到肿瘤组织杀灭的效果。实施于体部的 SRT 称为立体定向体部放疗(stereotactic body radiotherapy, SBRT)。

SRS 和 SRT 的特点：相较于传统的放疗，具有照射次数少，单次剂量高，剂量靶区边界和外部周围组织照射剂量迅速跌落(剂量梯度高)，更高的定位精度要求。

第二节 立体定向放疗的设备及治疗的实施

一、立体定向照射设备

立体定向照射技术是指利用类似神经外科立体定位技术的方法，对欲照射部位进行精确定位，然后利用多个窄射线对靶区进行三维聚焦照射。本章介绍的立体定向照射设备主要是伽玛刀、基于直线加速器基础的立体定向照射系统。

(一) 伽玛刀

伽玛刀一般是指用于头部治疗的装置，由辐射单元、准直器系统、治疗床等装置构成，如瑞典 Elekta 生产的第四代伽玛刀——C 型头部伽玛刀，采用的是 201 个 ^{60}Co 放射源，静态聚焦在等中心处。整个装置由半球形的防护体、1 个固定的初级准直器以及 4 个准直器头盔构成，焦点处于 4 mm、8 mm、14 mm、18 mm 的照射野。治疗时，使用螺丝钉固定的金属头架固定，进入头盔形准直器系统使靶中心与焦点重合，通过将射线几何聚焦达到精准治疗肿瘤的目的。但是，该型号的伽玛刀由于受患者头部以及颅骨大小的限制，不能用于治疗颅底的肿瘤。

2006 年，Elekta 生产的新一代伽玛刀(gamma knife Perfexion)，将 192 个 ^{60}Co 放射源呈同心圆方

式排列分布在 8 个区域，每个区域含有 24 个^{60}Co 放射源。准直器系统也由原来的半球形改为圆柱形。由于空间扩大为 C 型的 3 倍，可以将头部及颈部放入其中，增加了治疗范围。3 种型号的准直器（4 mm、8 mm、16 mm）也分布于 8 个区域中，每个区域包括 72 个准直器（3 种准直器各 24 个），可以通过快速移动区域内的放射源，使其与不同的准直器配对产生不同的射束。Perfexion 型伽玛刀治疗范围从脑部扩大至头颈、鼻咽等（图 9-1），可实现照射剂量的精确分布（图 9-2）。

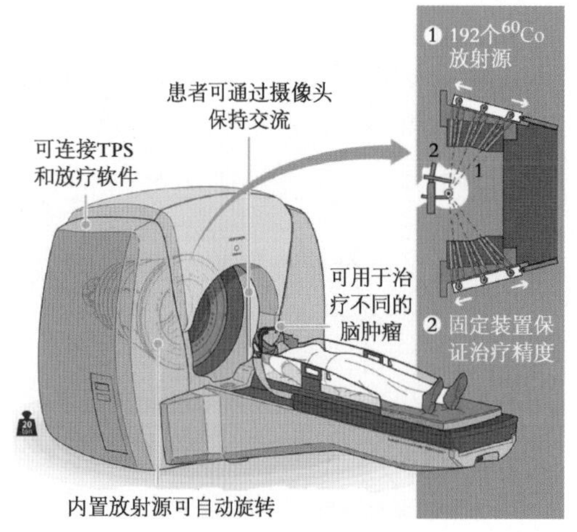

图 9-1 Perfexion 型伽玛刀示意图（图片来自 Elekta 公司）

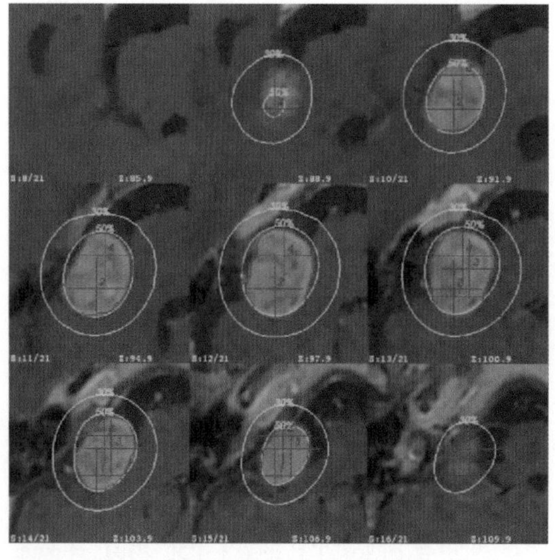

图 9-2 伽玛刀的典型照射剂量分布

体部伽玛刀概念主要是由我国提出来的，利用旋转实现多野集中照射，在焦点处形成高剂量区，以达到摧毁肿瘤的目的，用于治疗胸部、腹部等肿瘤。体部伽玛刀设备存在较大争议，现使用极少。1995 年深圳奥沃（OUR）国际科技有限公司在瑞典静态式伽玛刀的基础上，成功设计生产了国际上第一台旋转式头部伽玛刀，并于 1997 年通过美国 FDA 认证。旋转式头部伽玛刀采用的是旋转聚焦工作原理，将 30 个总放射性活度为 222×10^3 GBg（6 000 Ci）、直径为 2.6 mm 的^{60}Co 放射源螺旋排列成 6 组装载在旋转式源体上，以 SAD＝39.5 cm 围绕靶区做锥面旋转聚焦运动。同时采用 4 组不同尺寸的准直器（直径分别为 4 mm、8 mm、12 mm、18 mm），可以在等中心形成不同尺寸的照射野。由于射线束由非固定路径穿过正常组织，单位体积的正常组织只受到瞬时照射，因此正常组织受到的照射剂量更小，可达到防护目的。

随着伽玛刀技术的不断发展，新的伽玛刀设备不断被研发面世。例如，超级伽玛刀。其原理是采用放射源扇形排布聚焦，整体围绕人体做 360°旋转；月亮神伽玛刀，其原理是 42 个放射源呈扇形排列，通过准直器静态聚焦于等中心，放射源整体沿 C 形臂绕着等中心作同步的圆周运动，实现动态拉弧照射。

（二）基于直线加速器的立体定向放疗

20 世纪 80 年代初，法国、阿根廷、意大利和西班牙的相关学者开始基于直线加速器实施立体定向放疗的研究。1987 年，美国 Winston 和 Lutz 研制出适用于直线加速器的特制准直器，提出旋转机架和治疗床来适应立体定向治疗的方法，并创建了加速器等中心测试标准方法、模体等，建立了基于直线加速器立体定向放疗的理论基础。

基于直线加速器的立体定向放疗主要有两种方法：①对常规直线加速器进行临时改装，通过添加附加的准直器、固定框架等进行立体定向放疗；②是采用专门的直线加速器开展立体定向放疗，如 Accuray 公司的射波刀（cyber knife）。

在利用直线加速器进行立体定向放疗时，机架可围绕等中心 0～360°旋转，治疗床在水平面做 180°旋转，两者相结合，实现对靶区的多个非共面聚焦照射野，使射线集中于靶区。由于立体定向放疗每次分割为大剂量的特点，对患者固定装置也提出了特殊要求。目前，市面上各家产品所采用的辅助设备基本技术相似，细节略有不同。如所用的头部框架，有美国 Radionic 公司的 BRW/CRW 头架，加拿大 Tipal 公司的 Oliver-Bertrand-Tipal 头架，德国 Leibinger/Fischer 公司的头架。近年来应用较多的是德国 BrainLab 公司的外置微型多叶准直器和瑞典医科达公司的 APEX 外置微型多叶准直器。

基于直线加速器的立体定向放疗对质量评估体系(QA)的要求更加严格和苛刻，设备的 QA 主要着重于治疗床、机架的旋转等中心和激光灯的稳定性，对设备的 QA 标准高于常规放疗。

（三）射波刀

1985 年，美国神经外科医生 John 在瑞典医院首次接触了伽玛刀，通过临床使用发现了其局限性：①大肿瘤和靠近放射敏感结构的病变区域需要分次治疗；②其机器结构的特性，导致无法治疗脑边缘的肿瘤；③不可能治疗头部以外的病灶。于是，20 世纪 90 年代开始研发新的放疗设备，并于 2001 年开发出新的放疗设备——射波刀。

1. 射波刀的构成　射波刀主要由 6 个自由度关节的机械臂，以及 6 MV 直线加速器、实时影像追踪定位系统及治疗床等设备构成。6 MV 直线加速器安装在有 6 个活动自由的机械臂上，随着机械臂的移动，可以在不同球面的 100 多个节点上移动，每个节点有 12 个照射方向释放 X 线，其射束大小由 5～60 mm 共 12 种大小的准直器决定。同时在治疗床两侧安装两个标准医用 X 线管，组成实时影像追踪系统，以及由同步追踪照相机、发光二极管组成呼吸追踪系统，可以实时监测体位、呼吸运动等一系列变化。

2. 射波刀的优点

(1) 无框架，影像引导，实时补偿：通过 2 个 X 线机实时拍摄成像，与治疗前的 CT 影像学进行比较，判断因体位移动带来的影响。然后，通过改变机械臂来调节射束的入射方向。其他实时治疗方式的影像学引导系统虽然也能够实时成像，但当体位发生变化时只能通过停止治疗来修正。

(2) 高度适形性，均匀剂量分布：在不同半球面上有约 100 个节点让直线加速器进行照射，每个节点上有 12 个照射方向可供选择，开放性的照射节点和角度不仅可以让射波刀进行等中心照射，还可以进行非等中心照射，可以根据治疗部位进行 65～100 cm 的调整。通过用目标函数对计划进行逆向优化，得到每个节点的射线方向、权重以及与靶点的距离等。由于是通过大量适当角度小野的叠加，往往能达到最佳的剂量分布，克服了以往治疗非球形靶时剂量分布不均匀的问题。

二、治疗的实施

（一）伽玛刀的实施

1. 制作摆位固定器　对于头部伽玛刀，需要进行刚性摆位固定，即所需的摆位固定器是带有钢钉的头盔，需要通过手术固定在患者颅骨上。根据头盔上的标尺确定靶区中心和照射中心是否重合，保证摆位的精度。

2. 立体定位成像　利用 TPS-CT 或者 TPS-MRI 对病灶部位进行成像，并进行三维数据影像重建，确定靶区和附近重要器官的具体范围和位置。

3. 计划设计　根据医学影像勾画靶区和附近重要器官的具体尺寸和位置，设计可实施的剂量及射束照射方式。

4. 重复摆位治疗　根据摆位固定器(头盔)上的标记点进行重复摆位治疗。

（二）SRT 的实施

1. 射波刀　与伽玛刀采用侵入性头盔进行刚性定位不同，射波刀使用人体骨骼作为参考框架，以病灶和人体骨骼的相对位置确定靶区的位置。影像导航追踪系统，是利用天花板上安装的相互垂直的两组 X 线球管发射的 X 线交叉穿过成像部位，并于安装在患者两侧地面上的非晶体硅摄像机获得相应的数字图像，然后将影像资料传输到数据处理系统。计算机与事先 CT 扫描获得的数字重建图像(DDR)比较，确定靶区和骨骼的相对关系，从而获得靶区的坐标，并将位置偏差反馈传输到计算机控制的机械臂进行加速器的方位角度调整。射波刀通过使用影像实时引导技术获得肿瘤的精确位置和尺寸，并以此为基础实施 SRT，以达到实时跟踪治疗靶区的目的。

2. X 刀　X 刀与射波刀相似，使用直线加速器产生的 6 MV 或者 10 MV 的 X 线进行照射，采用不同尺寸的圆形准直器，进行非共面弧小野等中心照射。随着动态 MLC 工艺的发展，也有采用高分辨率的 MLC(≤2.5 mm)进行非共面立体定向照射。目前商用 X 刀的等中心机械精度能做到<1 mm。

X 刀的放射实施过程基本与伽玛刀类似，主要不同点在于 X 刀不使用金属头架进行侵入性刚性固定，而是利用激光定位灯和床的移动来确定靶区中心和照射中心是否重合，避免了固定金属头架对患者造成的侵入性创伤。

三、SRS和SRT系统的特性

(一) SRS和SRT的位置精度

由于SRS和SRT的照射源性质不同，导致两者所能达到的位置精度亦不相同。SRS和SRT的位置精度主要由两个部分决定：给束装置的机械精度，以及靶区的定位摆位精度。由于采用SRS ^{60}Co放射源聚焦给束[一般装置的机械精度最好可以做到(0.2±0.1)mm]，患者采用侵入性头盔进行刚性摆位固定，因此SRS精度可以达到1 mm。在SRT在实施过程中，束流受到加速器等中心精度的约束，机械精度只能做到1 mm；同时X刀采用非侵入性摆位器进行定位摆位，复位中将会产生更大的摆位误差，因此SRT的位置精度为5 mm。

(二) SRS和SRT的区别

1. 两者的生物学效应不同 SRS采用靶区内、外的剂量梯度产生的不同生物学效应对靶区进行切除；SRT采用肿瘤细胞和正常细胞不同的放射生物学效应对肿瘤细胞进行杀灭。

2. 两者的照射方式不同 SRS采用将若干个^{60}Co放射源进行半球面排列，利用^{60}Co放射源衰变发出平均1.25 MeV的γ线聚焦在靶区上进行单次照射；SRT利用直射加速器产生的X线进行同中心非共面多弧面照射，靶区位于射线聚焦的焦点。

3. 两者的适应证及肿瘤的尺寸不同 SRS特别适用于头部重要神经组织富集区域的小肿瘤，以及位置比较深的小肿瘤，如垂体腺瘤、脑膜瘤、脑海绵状血管瘤等。由于SRS多采用单次照射，且SRS杀灭靶区组织的原理是利于靶区内外剂量差异所造成的不同生物学效应，SRS仅适用于直径＜3 cm的小肿瘤。SRT不仅可以适用于中枢神经系统恶性肿瘤的治疗，也可以用于头颈部肿瘤(如鼻咽癌)，以及体部肿瘤的治疗(如肺癌、肝癌等)。同时，由于SRT杀灭靶区组织的原理是利用靶区内肿瘤细胞的放射生物学效应，故SRT可以用于治疗直径＞4 cm的肿瘤。对于早期非小细胞肺癌，SBRT的疗效可以和手术媲美。

第三节 SRS和SRT的剂量学特点

SRS和SRT(SBRT)采用的是小野聚焦的方式照射靶区，其剂量学具有如下特点：①剂量高度集中；②焦点处剂量最大；③周边剂量下降陡峭；④可形成高剂量平台。基于直线加速器的典型案例如图9-3所示。

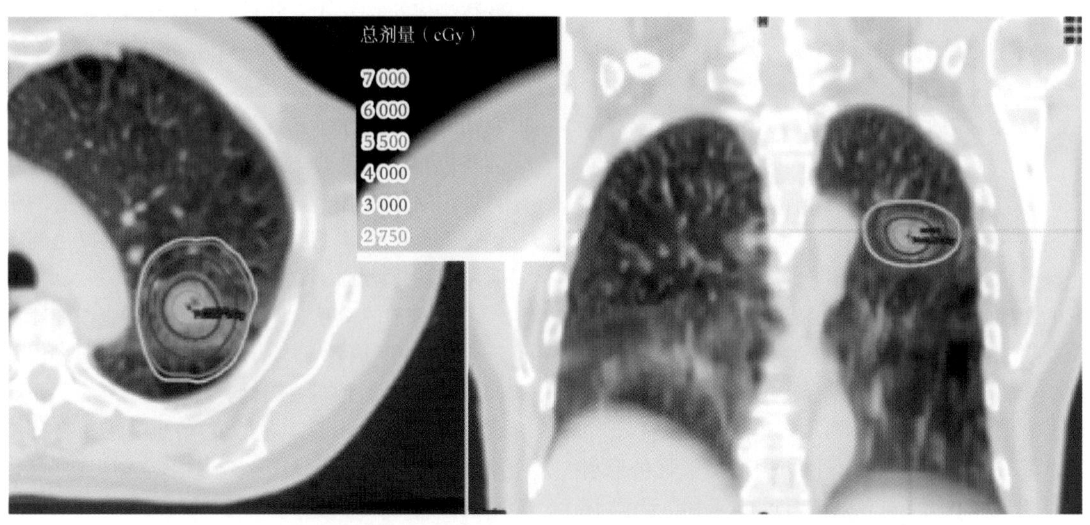

图9-3 由直线加速器产生的6 MV X线从多个方向照射靶区产生的剂量分布

由于SRS和SRT独特的剂量学特性，在剂量分布的测量中通常有3个量需要特别关注，即中心线深度分布(百分深度剂量或是组织最大比)、束流分布(离轴比)和输出因子。

对于中心轴深度剂量的测量，一个必要的原则是探测器的敏感区必须受到剂量均匀的射线照射(如在±0.5%以内)。因为在一个小圆形照射野内，强度一致的中心轴面积的直径不超过数毫米，这对探测器的直径提出了严格的要求。对于离轴比的测量，由于照射野边缘的剂量分布变化很陡，探测器的大小同样重要。在这种情况下，剂量测定仪必须有较高的空间分辨率，从而可以精确地测量照射野半影，这对于SRS和SRT是至关重要的。常用的剂量探测器有电离室、胶片、热释光剂量仪和半导体剂量仪，它们各有优劣。电离室是最为精确和最不依赖能量的系统，但通常有大小的限制；X线摄片有最好的空间分辨率，但具有能量依赖性和更大的统计涨落(±3%)；热释光剂量仪具有较小的能量依赖性，体积较小，但和胶片有同样程度的数据涨落；半导体剂量仪体积较小，但具有能量依赖和方向依赖的可能性。

(胡伟刚　明　雪)

参考文献

[1] 王瑞芝. 放疗技术. 北京：人民卫生出版社，2002.

[2] 胡逸民，杨定宇. 肿瘤放疗技术. 北京：北京医科大学・中国协和医科大学联合出版社，1999.

[3] Atti JM, Friedman WA, Mendenhall WM, et al. The university of florida frameless high-precision stereotactic radiotherapy system. Int J Radiat Oncol Biol Phys, 1997, 38:875-882.

[4] Cervino LI, Detorie N, Taylor M, et al. Initial clinical experience with a frameless and mask-less stereotactic radiosurgery treatment. Pract Radiat Oncol, 2012,2:54-62.

[5] Chang BK, Timmerman RD. Stereotactic body radiation therapy: a comprehensive review. Am J Clin Oncol, 2008, 30:637-644.

[6] Martin A, Gaya A. Stereotactic body radio-therapy: a review. Clin Oncol, 2010, 22:157-172.

[7] Onishi H, Shirato H, Nagata Y, et al. Stereotactic body radiotherapy (SBRT) for operable stage Ⅰ non-small-cell lung cancer: can SBRT be comparable to surgery? Int J Radiat Oncol Biol Phys, 2011,5:1352-1358.

[8] Pan H, Cerviño LI, Pawlicki T, et al. Frameless, real-time, surface imaging-guided radiosurgery: clinical outcomes for brain metastases. Neurosurgery, 2012, 71:844-851.

第十章 近距离放疗

第一节 概　　述

近距离放疗是与远距离放疗相对而言的，主要包括腔内照射、管内照射、组织间插植照射、术中置管后照射和表面施源器照射。自 1898 年居里夫人发现镭以后，1905 年她把镭用铂金封装成管状线源，用于治疗皮肤癌和宫颈癌，开创了敷贴治疗和近距离腔内治疗的先河。随后在 1919 年，Regelled 和 Lacassayme 创造和发展了巴黎系统。1932 年，Paterson 和 Parker 建立了曼彻斯特法则，制定了镭针插植规则。1953 年，Hinschke 描述后装近距离技术时使用了 After loading 这一词，被广泛接受并沿用至今。随后在 20 世纪 60 年代，Chessague Pierguin 及 Duterix 发展了巴黎系统，并出现远距离控制的后装治疗机。80 年代，现代近距离放疗得到了长足发展。

近距离放疗是一种使用密封放射源，通过施源器或者输源管直接植入到患者的肿瘤部位，或其附近进行治疗的方法。其基本特征是放射源靠近肿瘤组织，肿瘤组织得到高剂量，而临近的正常组织受量低。近距离照射一般很少单纯使用，通常作为外照射的辅助治疗方式之一。过去，近距离治疗大多数使用镭或氡放射源，目前使用人工放射性核素如 ^{137}Cs、^{192}Ir、^{198}Au、^{125}I 和 ^{103}Pd。与外照射相比，近距离照射有独特的剂量学特点，在临床应用中要给予充分考虑。

近距离放疗的主要特点：①局部剂量高，达到肿瘤边缘后剂量迅速下降(单管照射时如治疗食管癌，近源处高剂量，而距离稍远后剂量迅速下降)；②照射范围内剂量分布不均一，近源处高；③可一次连续照射或数次照射；④后装技术；⑤单一高活度放射源，由微机控制的步进电机驱动；⑥放射源微型化；⑦剂量分布由计算机进行计算。

由上述特点来看，近距离放疗的后装治疗技术不但安全，而且可以保证治疗更准确，剂量分布更合理。开始治疗时，仅施源器放入体内，施源器内置 X 线定位尺，然后拍 X 线验证片确定其位置并进行剂量分布计算。若剂量分布达不到要求，可调节施源器的位置，重新拍 X 线片及重新计算剂量分布，直至达到要求。单一的高活度放射源，可按照剂量分布要求设置不同的驻留点及驻留的不同时间，放射源的运动由含有步进电机的远程计算机系统操控，保证了驻留点及时间的准确性。高活度放射源治疗时间短，因而确保了治疗的准确性，同时也减少很多护理工作。放射源的微型化可确保施源器进入细管腔内并通过任何角度，计算机的使用保证了剂量的准确性，由此保证整个治疗过程安全、迅速，同时又扩大了适用范围。

近距离放疗剂量率主要分为 3 类：低剂量率(＜2 Gy/h)、中剂量率(2～12 Gy/h)、高剂量率(＞12 Gy/h)。传统使用的低剂量率连续照射已取得丰富的经验及较好的疗效。高剂量率后装治疗具有更大优势，如治疗时间短，往往数分钟至十几分钟即可完成一次治疗，这可减轻患者行动上的不便，甚至门诊即可实施治疗；施源器在短时间内固定方便，在治疗过程中可防止几何位置的改变；医护人员对患者的护理也更加方便，可有效地降低医护人员可能受到的照射；相同的投入，可治疗更多的患者。

第二节 近距离放射源

自1898年居里夫人发现了天然放射性元素镭(^{226}Ra)以来，^{226}Ra一直是近距离放疗最常用的放射性核素，其可产生α、β、γ 3种射线。放疗主要使用β、γ两种射线，而且γ线应用多于β线。除^{226}Ra之外，放疗中使用的放射性核素均为人工核素。除^{60}Co、^{137}Cs外，这些放射性核素只用于近距离照射。表10-1列出了近距离放疗常用的放射源及相关物理特性。

表10-1 近距离放疗使用的放射性核素的物理特性

放射性核素	半衰期	光子能量(MeV)	防护半值厚(mmPb)	照射量率常数($Rcm^2/mCi\text{-}h$)
^{226}Ra	1600年	0.047～2.45(平均0.83)	12.0	8.25[a,b]($Rcm^2/mg\text{-}h$)
^{222}Rn	3.83天	0.047～2.45(平均0.83)	12.0	10.15[a,c]
^{60}Co	5.26年	1.17,1.33	11.0	13.07[c]
^{137}Cs	30.0年	0.662	5.5	3.26[c]
^{192}Ir	73.8天	0.136～1.06(平均0.38)	2.5	4.69[c]
^{198}Au	2.7天	0.412	2.5	2.38[c]
^{125}I	59.4天	平均0.028	0.025	1.46[c]
^{103}Pd	17.0天	平均0.021	0.008	1.48[c]

注：a. 与子核达到平衡状态；b. 经0.5 mm厚铂滤过；c. 未经滤过。

一、^{226}Ra放射源

^{226}Ra放射源是一种天然放射性核素，不断衰变为放射性气体氡，后者继续衰变，经一系列衰变产物最后变成铅的稳定核素。^{226}Ra的半衰期为1600年左右，氡为3.5天，在衰变的过程中释放α、β、γ 3种射线。从^{226}Ra衰变到稳定的铅过程中，至少产生能量在0.184～2.45 MeV范围内(平均能量为0.83 MeV)的49种γ线。来自同其子核达到平衡状态的^{226}Ra，且经0.5 mm厚铂滤过，才足以吸收^{226}Ra及其子核放射的所有α粒子及多数β粒子，只有γ线被用于治疗。临床应用的^{226}Ra主要以硫酸镭或氯化镭的形式提供，并且与一种惰性填料混合后装载进盒状铂(铱)封套内。铂(铱)封套具有密封及滤过α、β线的作用。^{226}Ra放射源被制成不同长度和活度的针形或管形。由于^{226}Ra获得困难，实际应用的镭量很小，放射性活度低，只能作为近距离照射。虽然^{226}Ra的γ线有较强的穿透力，但短距离形成的剂量衰减，使它产生的深部剂量很低，约与接触的X线相似，所以临床上多用来作腔内或组织间照射。

用^{226}Ra作为放射源，在防护方面有四大缺点：①^{226}Ra的能谱复杂，最高能量达3.8 MeV，需要厚的防护层；②半衰期长，遇到战争或者其他意外情况会造成严重污染，且影响时间长；③衰变过程中产生氡气，如操作过程中不小心或发生其他意外情况，^{226}Ra管破坏，氡气逸出，则会造成环境污染；④^{226}Ra的生物半衰期长，体内停留时间长，短时间不能消除，特别是可使骨髓严重损伤。因此，原则上^{226}Ra在医学上应该被禁用。目前已被^{60}Co、^{137}Cs、^{192}Ir等人工放射性核素代替。

二、^{137}Cs放射源

^{137}Cs是发射γ线的放射性核素，它是从原子核反应堆的副产物经化学提纯加工而得到的。^{137}Cs在组织内，具有和^{226}Ra相同的穿透力，同等^{226}Ra当量的^{137}Cs和^{226}Ra具有类似的剂量分布，在组织间插值和腔内照射中都可被用作^{226}Ra的代替品。它以用^{137}Cs放射源标记的不能溶解的粉末或陶瓷微球形式提供，应双重密封在不锈钢针和管里面。^{137}Cs相对于^{226}Ra的优点：它需要较少的防护(防护半值厚度如表10-1)，以微球的形式而具有较小的危险。33年的长半衰期，这些放射源可在临床使用7年左右而无需替换，当然治疗次数必须根据放射性衰变(每年2%)有所调整。

^{137}Cs发射0.662MeV能量的γ线。衰变图显示^{137}Cs经由β^-衰变过程转变为^{137}Ba，但是93.5%的衰变是以^{137}Ba亚稳定状态释放γ线的形式实

现。β粒子和低能特征X线都会被不锈钢吸收，所以临床使用的放射源发射纯γ线。

^{137}Cs的化学提纯主要存在两个问题：①放射性比活度(单位质量的放射性活度)不可能做得太高，^{137}Cs放射源很少用作远距离治疗机的放射源，而多做成柱状或球形的放射源，用于中、低剂量率腔内照射放射源；②^{137}Cs是从原子核反应堆的裂变物中提取的，其中混有^{134}Cs核素。^{134}Cs的能谱比较复杂，且半衰期比^{137}Cs短(2.3年)。

三、^{60}Co放射源

^{60}Co曾被用于近距离治疗，但是现在临床上已经很少应用了。它是由无放射性的金属^{59}Co在原子核反应堆中经过热中子照射轰击而生成不稳定的放射性核素。核内中子不断转变为质子并放出能量为0.31 MeV的β线，核中过剩的能量以γ辐射的形式释出，包括能量为1.17 MeV及1.33 MeV两种γ线。衰变的最终产物是镍的稳定性核素^{60}Ni。^{60}Co的半衰期为5.26年，即每月衰减1.1%，需要频繁替换和复杂的保存系统。距离3.7×10^7 Bq (1 mCi)^{60}Co源1 cm处，每小时照射剂量为33.54×10^{-4} C/kg(13.0 R)。因此，3.7×10^7 Bq (1 mCi)^{60}Co相当于1.6 mg的镭(13.0/8.25=1.6)。

^{60}Co的主要优点是具有高比活性，允许被用于制成小型放射源，适用于一些特殊的施源器。^{60}Co放出的β线能量低，易于被容器吸收；射线平均能量为1.25 MeV，比^{226}Ra略高，因此^{60}Co也可用作镭的代用品。近距离治疗的^{60}Co源通常被制成丝形，包裹在铂、铱或是不锈钢封套内。这些^{60}Co源可被用来代替^{226}Ra，用于腔内照射。

四、^{192}Ir放射源

^{192}Ir(由30%铱和70%铂组成的合金)被制成细而柔韧的丝形，这样可以随意剪成需要的长度。它是由^{191}Ir在原子核反应堆中经热中子轰击而生成的。^{192}Ir具有复杂的γ能谱，其平均能量为0.38 MeV。由于^{192}Ir的γ线能量范围使其在水中的指数衰减恰好被散射建成所补偿，在距离放射源5 cm范围内任意点的剂量率与距离平方的乘积近似不变。另外，^{192}Ir粒状放射源可以做得很小，使其点源的等效性好，便于剂量计算。因为能量低，所以该放射源的防护要求很低。^{192}Ir的缺点是其半衰期很短，只有73.8天。然而，对于平均治疗时间而言，这个半衰期已经足够长了，以致该放射源可以与^{226}Ra、^{137}Cs一样被用于非永久性插值。在平均插值持续时间内，其活性仅有数个百分点的变化。37～370 GBq(1～10 Ci)高活度的^{192}Ir放射源普遍用于高剂量率(HDR)的后装治疗。

五、^{198}Au放射源

由金的放射性核素^{198}Au构成的种子形放射源，如Rn(氡)种子形放射源一样被应用于永久性插值。^{198}Au的半衰期为2.7天，放射出0.412 MeV的单能γ线，也放射最大能量为0.96 MeV的β线，可被围绕放射源0.1 mm厚的铂吸收。一个典型的放射源源长2.5 mm，外径0.8 mm。因为较低的γ线能量，故人员防护问题就比氡容易解决。另外，由于韧致辐射，氡源持续多年呈现低水平的γ线活性，而此韧致辐射来自其长寿命子核放射的高能β粒子，人们怀疑这种慢性照射可能会致癌。由于这些原因，^{198}Au放射源在很多年前就替代了氡，直到^{125}I种子形放射源获得更广泛的接受。

六、^{125}I放射源

^{125}I一般做成粒状源，用于高、低剂量率的临时性或永久性插植治疗。这种核素优于氡和^{198}Au是由于其具有长半衰期(59.4天)，因此便于储存；加上它较低的光子能量，对防护要求较低。^{125}I一直用于眼内黑色素瘤的巩膜外插植和立体定向引导的颅内插植。^{125}I由于γ线能量较低，用于插植具有以下优点：通过粒源间距和粒源活度的调整，改进了靶区内剂量分布，插植体积外剂量下降很快；可用薄于200 μm厚的铅作为屏蔽保护正常组织；大量减少了物理师、护理人员、医生的不必要照射。由于上述原因，^{125}I插值治疗已扩展到包括前列腺在内的腹部肿瘤的超声引导治疗。但与^{192}Ir相比，缺点是：①需要有特定设备制备粒源，花费较多人力；②^{125}I源的价格目前仍然高于^{192}Ir；③剂量分布明显地依赖于被插值组织的结构。

考虑组织不均匀性对^{125}I插值剂量分布的影响，需要处理好下述两个因素：①临床实际应用中会得到治疗增益，充分利用现代影像设备，了解插值部位的组织结构的细节；②要有较好的剂量计算模式，以表达组织边界的剂量分布特性。

七、^{103}Pd放射源

^{103}Pd种子形放射源近来已被用于近距离治

疗。临床应用的和^{125}I类似。^{103}Pd的半衰期17天，比^{125}I的59.4天更短。在永久性插值方面具有生物学优势，因为剂量以快得多的速率释放。

^{103}Pd放射源型号200^{3}是由一个激光焊接的钛管组成，里面含有两个^{103}Pd的石墨托盘。在托盘之间的铅标记提供了X线摄影的识别信息。由于电子俘获，^{103}Pd发生衰变，放射的能量范围在20～23 keV(平均能量20.9 keV)的特征X线和俄歇电子。由于放射源托盘、焊接处和X线铅标记的自吸收，放射源周围光子注量的分布是各向异性。

八、^{90}Sr放射源

上述放射性核素均作为γ线源适用。过去曾用于^{226}Ra制成β线敷贴器，治疗非常表浅如眼部疾病。由于镭有很强的γ线，^{226}Ra作为β线源不理想，后发展了^{90}Sr β线敷贴器。^{90}Sr半衰期为28年，衰变成^{90}Y，^{90}Y半衰期64年，衰变成^{90}Zr。^{90}Sr的β线的最高能量为0.54 MeV，而^{90}Y的穿透力强，最高能量为2.27 MeV的β线。由于β线在组织中具有一定射程，尽管^{90}Sr β线能量不均匀，但是^{90}Sr的β线敷贴器造成的百分深度剂量曲线较镭制β线敷贴器更好，可以治疗表浅病变(如眼角膜)，并对重要器官(如眼球晶状体)的伤害更少。^{90}Sr敷贴器在表面上可放射100 cGy/min左右的剂量。

用高强度^{90}Sr放射源做成类似^{60}Co治疗机的^{90}Sr β线治疗机，可获得高达300～1 500 cm^{2}照射面积，用于治疗如蕈样霉菌病等广泛性表浅的恶性或良性病变。由于^{90}Sr β线的能量特点，造成在0.5 mm深度即表层(包括敏感的基底层)剂量最高(100%)；达2.5 mm左右，其百分深度剂量为50%；到2.5 mm以后的百分深度剂量迅速下降。所以，用^{90}Sr β线治疗表浅病变时，不会影响皮肤的血液供应。因此，^{90}Sr β线剂量特性比表浅X线更好。

九、^{252}Cf中子源

^{252}Cf中子源是目前用于腔内治疗较好的中子放射源。^{252}Cf的半衰期为2.65年；发射裂变中子，中子平均能量为2.35 MeV；同时也发射γ线，剂量计算和测量相对比较复杂。目前已有^{252}Cf后装治疗机在临床试用。

第三节 放射源的封装

近距离治疗应用的光子放射源有多种形状(如针状、管状、籽粒状、丝状和丸状)，一般是将其制成密封式放射源。为了足以屏蔽从放射源辐射的α和β线，以及防止放射性材料的泄漏，通常放射源都有双层密封壳。常见的放射源封装如下。

(1) ^{137}Cs放射源有多种形状，如针状、管状和丸状。

(2) ^{192}Ir放射源为丝状，活性芯为铱-铂合金，外壳是0.1 mm厚的铂材料。该源也使用籽粒状，外有双层不锈钢壳，制成串形像尼龙丝带状。HDR远距离控制后装治疗机使用特殊设计的^{192}Ir源，标准活度为370 GBq(10 Ci)。

(3) ^{125}I、^{103}Pd和^{198}Au放射源只使用籽粒状。通常使用特殊的植入“枪”将该种放射源植入到肿瘤内，实施治疗。

(4) ^{60}Co后装治疗源为丸状，标准活度为18.5 GBq(0.5 Ci)。

第四节 近距离放疗的剂量系统

一、放射源的物理量

(一) γ线源的物理量

γ线源物理量是参考空气比释动能率。国际辐射单位和测量委员会(ICRU)对其定义为：空气中经空气吸收和散射校正，参考距离1 m处的空气比释动能率。

对于针状、管状和其他较小的固态放射源，放射源中心到参考点的方向，应与放射源的长轴成直角。参考空气比释动能率的SI单位为Gy/s。为方便应用，LDR近距离治疗放射源常用单位为μGy/h，而HDR放射源则为μGy/s和mGy/h。

对于一个给定的近距离治疗放射源的显活度定义为：空气中，沿着该放射源中点的垂线，在参考距离处(通常为1 m)产生相同空气比释动能率同一放射性核素的假设未滤过点源的活度。显活度SI单位是Bq，曾用单位是Ci(1 Ci＝3.7×10^{10} Bq)。显活度有时称为等效活度。在一给定位置，准确测量放射性强度(能量注量率)是可行的。因此,目前推荐空气中的参考空气比释动能率和空气比释动能强度等物理量,表示放射源的强度。

(二) β线源的物理量

对于β线源,推荐的物理量是在水中距放射源的参考距离的参考吸收剂量率。不同放射源的参考距离不同,一般是距离放射源 0.5~2 mm。

(三) 放射源描述的常用名词

1. 源的活度 放射性衰变是一种随机现象,放射性活度在数学上定义为单位时间内衰变的原子数,且满足指数衰变规律。

2. 源的强度 源的强度表达为单位活度的放射源在单位距离的剂量率。

3. 放射性核素的质 放射性核素射线的质用所发射的射线的平均能量来表示。

二、剂量校准

为了更加适合临床使用,一种校准方法是各种放射性核素都采用镭的等效质量来校准。这种校准从距离源 1 cm 的地方,等效于镭的质量来产生与替代的源相同的照射。也可通过活度来校准。由于放射源一般都是由某些材料外部包裹,所以使用活度来校准相对比较复杂。

由于商品源的不确定度为 5%~10%,使用前应采用电离室法来现场测量。测量前,电离室和静电计都应当经国家标准实验室校准。测量时要注意:电离室的有效测量点与放射性源活性长度的中点连线应该垂直于放射源的长轴方向;电离室与放射源之间的距离应选择合适;周围散射物体尽量离源和电离室的距离大于源-电离室距离的>2 倍;同一方向上,应该 3 次以上改变距离进行重复测量,求出平均值;为了确定放射源的各向同性,对线性源应该双侧分别测量,对点源至少在 4 个方向上测量。

参考空气比释动能率定义为:

$$K = 8.73 \times 10^3 \times \frac{60M}{t} \times \frac{N_x}{1-g} \times \frac{1}{Z^3} \times K_{tp}$$

式中,M/t 为仪表在测量时间(t)内的累计度数;g 为致电离辐射产生的次级电子,1-g 约为 0.995;Z 为测量距离;K_{tp}是温度气压校正系数。

三、近距离照射剂量学的基本特点

现代近距离治疗使用的放射源都是微型化的,比早期的点状源和线源更小。不管是何种布源方法和剂量计算,以及采取何种照射方式,如腔内照射、管内照射、组织间插值照射等,它们都有一个共同特点,就是近距离照射剂量学最基本的特点——平方反比定律,即放射源周围的剂量分布,是按照与放射源之间距离的平方而下降。近距离放疗中,平方反比定律是影响放射源周围剂量分布的主要因素,基本不受辐射能量的影响。由此可见,近放射源的剂量随距离变化要比离源较远处大的多,如距放射源 1~2 cm,或 3~4 cm,剂量变化分别为 4 倍和 1.8 倍,靶区内剂量相差很大。

基于近距离治疗平方反比定律的特点,它与外照射主要有两个方面的不同。首先是近距离治疗的范围有限,如果选择放射源某一点为剂量参考点,那么与该点相比近放射源点的剂量要比该点高,会形成一个超剂量区。管内照射时通过施源器的使用,可调整剂量的变化,防止局部剂量过高。组织间插值照射,施源器直径趋于零,需要单平面或多平面插植。若只用单一放射源插值照射直径为 4~5 cm 的病变,按照平方反比定律估算,距放射源 1~2 cm 剂量差别为 4 倍。欲使病变边缘剂量达到肿瘤致死剂量,近源处的剂量会高到临床不可能接受的程度。因此,当超剂量的范围为 0.8~1 cm²,且剂量值又较高时,将增加组织坏死的可能性。因此,对于不同体积的病变,只能按照特定的剂量学规则,选用不同的布源方式,以达到在不增加正常组织损伤的前提下,给予肿瘤组织较高剂量的照射。其次是根据以上的特点,近距离治疗不采用剂量均匀性概念。外照射时,计划靶区的剂量变化要求在 95%~107%。而近距离治疗时,剂量按平方反比规律变化,在治疗范围内其剂量不可能均匀。

随着近距离照射技术的发展,相继建立和发展了被广泛采用的一些剂量学系统,如曼彻斯特系统(Manchester system)、巴黎系统(Paris system)等。这里的"系统"指的是,欲在治疗体积内获得适宜的剂量分布,要求必须遵循的一系列放射源分布的规则,如使用放射源的类型、强度、应用的方法和几何设置。同时"系统"也应明确剂量表示和计算方法。若改变了放射源的分布规则,系统所预示的剂量分布也会有所改变。

四、剂量率效应

按照放射生物学原理,肿瘤组织和晚反应正常组织的生物学效应对剂量率(类似外照射时的分次剂量)的响应是不同的。即对给定的总剂量水平,剂量率增加,正常组织晚期效应的增加幅度要大于肿瘤控制率的减少。也就是说,治疗增益比(肿瘤控制率与正常组织并发症发生率之比)随着剂量率的增加而减小。为防止高剂量率治疗可能引起的治疗增益比的下降,主要有两种方式:①改变治疗模式,如利用脉冲式剂量率(pulsed dose rate,PDR)治疗;②采用分割大剂量治疗。两种治疗方式的作用都是使生物学效应能等效于经典低剂量率连续的生物学效应。

五、组织间插植照射剂量学系统

组织间照射或插植照射,是近距离照射中应用较为广泛和灵活的一种治疗方式。其基本做法是根据靶区的形状和范围,将一定规格的多个放射源直接插植在人体组织,对肿瘤组织进行高剂量照射。治疗计划的目的:①确定放射源的分布和类型,以提供最佳剂量分布;②在照射区域提供完整的剂量分布。

在过去的50年,已设计出多种剂量学系统,其中Paterson-Parker系统和Quimby系统获得了广泛使用。这些系统被设计时,尚处于计算机无法应用于常规治疗计划的时代,关于放射源分布的大量表格和详细规则被设计出来,有利于手动治疗计划的执行。之后因有重大的进展,使用数字计算机分别为每一位患者计算等剂量分布。在此对部分系统进行回顾,以说明近距离治疗计划的基本问题和概念。

(一) Paterson-Parker 系统

Paterson-Parker(或曼彻斯特)系统可为一平面或体积提供均匀剂量(±10%内),该系统规定了放射源分布的规则,以达到剂量均匀性。

1. 平面式插植　在平面式插植的情况下,剂量均匀性在距插植平面0.5 cm处的一系列平行平面内实现,而此区域边界由插植平面周边的插植针形放射源的投影界定。从Paterson-Parker表确定的“规定剂量”比最小剂量高10%,最大剂量不能超过“规定剂量”的10%,以满足均匀性标准。但在插植平面内的剂量却不均匀。例如,针形放射源表面的剂量大约是“规定剂量”的5倍。

平面式插植的分布规则:①周边放射源和中心放射源的强度之比取决于插植的面积。例如,面积<25 cm^2 的比值为2/3。②针形放射源彼此之间的距离或交叉端离放射源活性区的距离应<1 cm。③如果交叉端无交叉,则剂量均匀性的有效面积会减少。因此,一端无交叉,其面积减少10%。④在多插植平面的情况下,应按照规则安排针形放射源,且平面应彼此平行。

2. 容积插植　使用三维形状如圆柱形、球形或立方形,部分肿瘤能被更好地植入。对于各种形状,插植的针形放射源总数被分成8份,其分布如下:圆柱形,腰4份,中心2份,每一端两份。球形,外壳6份,中心2份。立方形,每一面1份,每一端1份,中心2份。针形放射源的间隔必须尽可能均匀,彼此相距<1 cm。为达到此要求,至少腰8针,中心4针。如果容积插植一端无交叉,会使有效体积减小7.5%。对于容积插植,规定处方剂量大于容积内最小剂量的10%。

(二) Quimby 系统

组织间插值照射的Quimby系统,以具有等线性活度的放射源均匀分布为特点。因此,这种放射源排列方式导致不均匀剂量分布,治疗中心区域剂量较高。对于平面式照射,Quimby表提供所需的毫克/小时,以在治疗平面内中心产生10 Gy(1 000 rad),直达距插植平面3 cm的距离,因此,规定剂量为治疗平面内最大剂量。对于容积插植,规定剂量为插植容积内的最小剂量。

(三) 巴黎系统

巴黎剂量学系统主要应用于长线形放射源(如^{192}Ir)可移除的插植。这一系统规定更长的放射源和更宽的间距,或更大的治疗容积。巴黎系统基本规则包括:①放射源呈直线排列,相互平行;②各放射源(粒子)之间应等距(15~20 mm);③放射源应与过中心点的平面垂直;④所有放射源的线比释动能率必须相等;⑤放射源断面排列为等边三角形或正方形;⑥中心平面各放射源之间的中点剂量率之和的平均值为基础剂量(参考剂量85%的范围)。

在巴黎系统中,剂量规格基于等剂量面,称为参考剂量。对于实际粒子源分布而言,要求外周密集,中心稀疏,剂量分布更均匀。粒子植入误差应<0.5 cm,通常造成误差的原因有间隔、导针、粒子移动等。一般应用时,粒子源总活度应增加15%~20%,以增加疗效。

(四) 纪念系统

纪念系统是Quimby系统的延续,且具有以下特点：彼此均匀间隔 1 cm 的点状放射源点阵周围具有完整的剂量分布。以计算机产生的剂量分布为基础，纪念表旨在提供毫克/小时，以特定点释放 10 Gy(1 000 rad)。例如，对于平面式插植，特定点为距放射源平面 0.5 cm 的平面上周边最小值和参考最大剂量点。对于容积插植，特定点为插植容积内类似的数据点以及中心线周边剂量点。

（五）计算机系统

由计算机控制还未有正式名称的插植系统已在美国多家机构使用，暂且称为计算机系统。其插植规则非常简单：一致活度的放射源按均匀间距插植且覆盖整个靶区。已证明一致活度的放射源可导致插植中心的强度高于周边。然而这种剂量不均匀性是一般承认的，认为靶区中心部分需要比周边更高的剂量，以达到杀灭肿瘤细胞的目的。

在计算机系统中，靶区可被设计成具有足够的安全边界，使周边放射源可置于靶区边缘而充分覆盖肿瘤。剂量指定在等剂量面描述，其刚好包围靶区或插植。一个重要的原则是：为增加有效治疗区域，宁可选择更大的插植容积而非更低的等剂量曲线。如果靶区被设计成具有足够的安全边界，其周边放射源可插植于靶区表面。而且，线形放射源的放射性有效长度应适当长于靶区长度（约长 40%），因为两端不交叉。

（六）腔内照射剂量学系统

腔内照射主要用于宫颈癌、子宫内膜癌和阴道癌。根据妇科肿瘤放疗学原则及妇科骨盆解剖特定，腔内照射宫颈癌的范围应包括宫颈、宫体及宫旁组织，而盆壁两侧采用外照射。宫颈癌腔内照射，通常采用两组放射源施源器：一个直接植入宫腔内，称为宫腔管；另一个植入阴道内，紧贴在宫颈部，称为阴道容器。

自从 1908 年第一个用于子宫肿瘤治疗的 ^{226}Ra 施源器以来，已有若干新技术得到发展，腔内照射的经典方法基本分为三大剂量学系统，即斯德哥尔摩系统、巴黎系统、曼彻斯特系统。

1. 斯德哥尔摩系统 使用较高强度的放射源，分次照射。宫颈管内为串接放射源，强度为 0.53～0.88 mGy(53～88 mrad)，阴道为平行或弯曲的源盒。典型的治疗模式是共照射 2～3 次，间隔约 3 周，每次治疗时间为 27～30 小时。后经改进，使用更高强度的放射源，每次治疗时间缩短为 10～18 小时。

2. 巴黎系统 采用低强度放射源连续照射。宫颈管内串接放射源，阴道源为 3 个独立的容器，其中两侧阴道源紧贴在两侧穹窿，中间正对着宫颈口，所以放射源的总强度为 0.4～0.7 mGy(40～70 mrad)，且宫颈与阴道源的强度之比平均为 1（变化范围 0.66～1.5），总治疗时间延续 6～8 天。后经改进，治疗持续时间约为 3 天。

3. 曼彻斯特系统 是世界上最老的和最广泛使用的系统之一。该系统强调：阴道放射源的分布要尽量宽，宫颈及阴道放射源强度为不同的比例。其剂量在 4 个特定点上，即 A 点、B 点、膀胱点和直肠点。插植的持续时间是基于 A 点计算得到的剂量率，其他点的剂量被考虑用于评估治疗计划。由于治疗计划通过计算机的应用，大多数曼彻斯特系统的用户除了可获得 4 个特定点的剂量外，还可检测冠状面和矢状面的等剂量分布。A 点仍然是处方剂量点。最初的 A 点被定义在阴道侧穹窿上 2 cm 和宫颈管外侧 2 cm，后来被重新定义为在宫颈外口外部上 2 cm 和宫颈管外侧 2 cm。B 点被定义在 A 点外侧 3 cm。膀胱点和直肠点的最大剂量至少应低于 A 点的剂量（如≤80%的 A 点剂量）。

五、近距离放疗的实施和质量保证

近距离治疗的大部分临床经验是由低剂量率(LDR)插植获得。随着遥控后装技术的引进，高剂量率(HDR)技术也可以实现安全实施，并且比传统 LDR 放疗更加准确。近距离放疗实施需要一系列设备及规章制度。

（一）近距离放疗实施需要的设备

1. 遥控后装治疗机 HDR 治疗中所用的 ^{192}Ir 源是一个小线源，焊接在弹性驱动电缆的一端，另一端附有小线源的电缆，也被称为源线。放射源的尺寸根据 HDR 治疗模式而变化，直径为 0.3～0.6 mm，长度为 3.5～10 mm。在不出放射源时，源线存储在后装治疗机防护罐内（图 10-1）。根据核管理委员会(NRC)条例规定，当源驻留在防护罐内时，在距离治疗机 10 cm 的范围内外泄漏辐射水平 $<10\,\mu$Gy/h(1 mrad/h)。

2. 高剂量率治疗施源器 如 Fletcher 施源器组件、阴道圆柱形施源器、直肠施源器、腔内施源器、鼻咽施源器、间质插植等。

3. 设施设计 后装治疗机必须设在一个充分屏蔽的治疗室。屏蔽核安全防护的要求由核管理

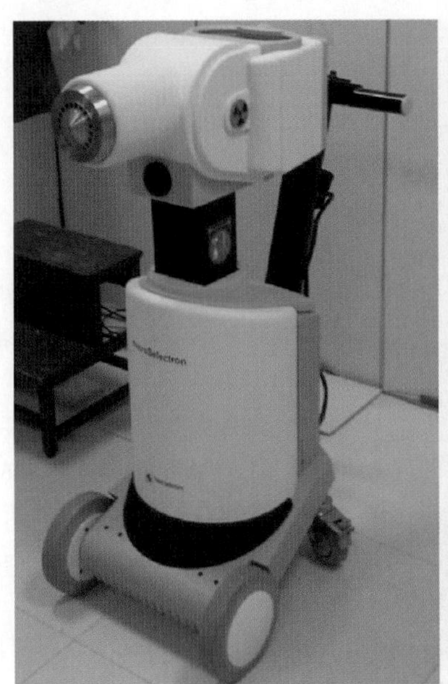
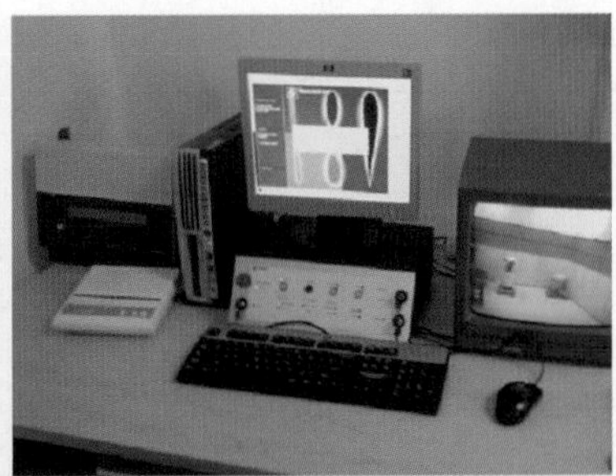
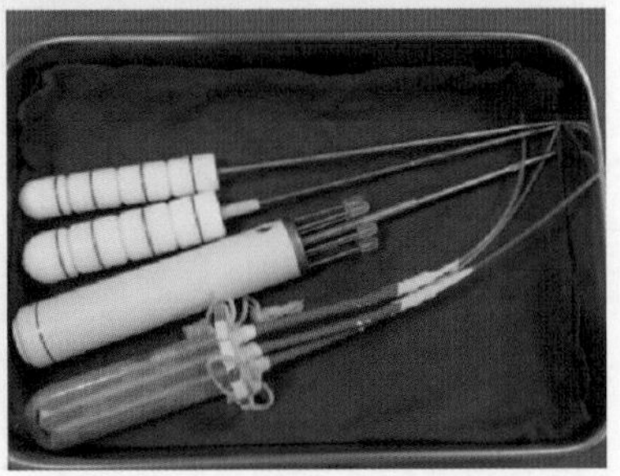

图 10-1　左图为 ELEKTA(Nucletron)后装治疗机；右图为治疗机控制台、辐射监测系统和施源器

委员会(NRC)决定。屏蔽计算所依据的剂量限制源自核管理委员会指定的 10CFR 20.1301 报告(对个别市民)和 10CFR 20.1201 报告(职业人员)。专门设计的 HDR 治疗室或现有的远距离放疗机房所需设备的安全要求由核管理委员会授权。这些措施包括电气连锁系统、控制台密钥未经授权无法获取、可以连续检测放射源状态的永久性辐射监控器、连续观察和对讲系统以及禁区的管制。

(二) 治疗实施

近距离治疗实施的规程要求包括书面处方、患者识别、治疗计划验证、治疗前安全检查、治疗实施、治疗后检查，以及放射源更换、校准检查、记录、监督、医疗事故、定期复审(“授权医师”和“授权物理师”复审近距离治疗病例的时间间隔不超过 12 个月)、高剂量率近距离治疗的操作程序、应急规程等。临床应用主要包括以下几个步骤。

1. 预扫描　医生根据靶区情况，将空载施源器放置在合适的位置并固定。在施源器内置入(假源)定位缆并拍摄 X 线片(可用模拟定位机或模拟定位箱两种方法)，或进行 CT、MRI 扫描。

2. 制订放疗计划　施源器及放射源在三维空间坐标的确定；医生根据病灶情况，给予参考点距离、处方剂量；计算机可根据上述参数进行优化处理，自动制订各驻留点的驻留时间。

3. 剂量优化　利用数学计算方法，根据临床对靶体积剂量分布的要求，设计和调整放射源的配比[位置和(或)强度]，使得剂量分布最大限度地满足临床需求。该方法借助于计算机技术的发展，特别在计算机控制的步进源后装照射技术中得到应用。目前采用的剂量优化主要是基于施源器的剂量优化技术。

4. 治疗计划的实施　将患者送入治疗室，用相匹配的传导管或施源器接头将施源器与治疗机连接好，关闭治疗室门；在控制室利用计算机的治疗控制程序执行制订好的治疗计划。在多管治疗时要注意施源器的排列顺序，必须与治疗计划的施源器排列顺序相一致。

5. 治疗计划的保存　在很多情况下，疾病的性质、类型、患者的解剖情况都相同，此时治疗原则和方案是相同的。若使用标准程序，可提高机器使用率，也可节省患者费用。

(三) 近距离放疗的质量保证

质量评价(QA)程序是保证患者治疗质量的保险措施。尽管 QA 的标准是专家们共同设立的，一个 QA 程序应当尽可能地遵循这些标准，同时减少由于设备操作或人为过失造成的治疗误差。高剂量率近距离照射的QA程序首选就是放射源的许可申请。NRC要求获取许可必须满足特定的要求,如包括个人的教育和培训、操作步骤设备的安全检查、辐射监测、紧急措施、治疗数据的记录保存和不当管理的记载。NRC已经颁布了《高剂量率近距离治疗质量许可指导手册》,为NRC(或协议组织)提供了可接受的质量保证管理模版。

在近距离治疗质量保证方面如AAPM、TG59、TG56和TG40可以作为参考。应当说明的是由于高剂量率后装机设计的广泛性,目前尚无形成通用的QA程序。AAPM推荐的QA测试包含3个频率,即自检、季检和年检。除非每天都有高剂量率照射治疗,否则可在患者治疗日进行日检就足够了。季度QA测试必须包含放射源的校准和设备功能的检测。季度QA间隔和高频率放射源更换频率是一致的。年度QA测试是所有设备、步骤和患者记录的一个综合性检测,接近系统初始的接受测试及调试的整个过程。

现今近距离放疗主要采用后装放射源法。后装技术不仅保护了医护人员不受或少受照射,而且让医生有更多的时间去合理安排和检查放射源的位置(通过X线成像技术)。就这个意义上讲,后装技术本身就是积极有效的质量保证和质量控制措施。目前有手动后装和遥控后装两种,前者主要用于低剂量率照射,后者主要用于高剂量率照射。针对目前常用的放射源,主要的QA内容如下。

1. 放射源检查 ^{60}Co、^{137}Cs等长寿命放射源出厂时必须附有源活度检测证书,对于没有活度检测证书的放射源,必须在相同几何条件下与已知活度的同种放射源比对确定其有效活度。^{192}Ir丝状或粒状源的活度必须单个进行检测。同时在使用前,应检查放射源轴方向的活度均匀性。对带(串)状放射源必须采用X线照相法检查源串的几何分布。放射源自显影也是一种检查源活度均匀性的简便方法。对所有使用的后装放射源必须至少每月进行一次清点,长寿命放射源应定期修正源活度,^{60}Co每月1次,^{137}Cs每年2次。^{192}Ir、^{125}I因半衰期较短,使用前和使用中都必须进行源衰变的修正,并成为计划设计的一部分。

2. 污染检查 如果仍然使用镭源,必须每年检查一次镭源的逸漏情况,因镭针的铂金壁很薄(0.5 mm),容易损坏。一旦发现有镭源逸漏,应立即封存,送有关部门处理。对其他类型的放射源,污染问题不是很严重,^{60}Co、^{137}Cs一般在出厂前由厂家检查表面污染情况,并在其检测证书上加以说明,之后每2年进行一次污染程度的检查。另外,污染检查还应包括贮源器、^{192}Ir丝切割器(针对手动后装)和后装施源器等。

3. 后装机检查

(1) 放射源在施源器中的到位精度:应至少每月一次用假放射源检查驱动机构控制放射源到达施源器的到位精度及其重复性,这种检查应包括所有可能使用的条件。

(2) 放射源在贮源器内的位置:当后装机处于“关闭”位时,放射源应回到贮源器的中心位置。应至少每年2次检查贮源器周围的防护情况,并记录在册。

(3) 计时器:后装机一般配备一道或多道计时系统,控制放射源的到位和照射时间,对计时系统应每月一次检验。

(4) 放射源活度修正:更换新放射源后,应在治疗机上和计划系统内进行放射源活度的修正。

4. 实施治疗计划的质量控制 后装治疗一般分为3步:①将带有定位标记的无源施源器按一定规则送入或插入治疗区域,按一定条件拍摄正、侧位X线片;②根据X线正、侧位片重建施源器,或放射源的几何位置,并根据医生要求,做出治疗计划;③根据治疗计划,通过假源试运行正常后开始正常治疗。

第五节 近距离放疗的新技术进展

近年来,随着治疗技术、影像技术、剂量测量技术的不断发展,基于三维影像的近距离计划系统和逆向优化方法的应用,极大地促进了近距离放疗的进步;同时,更加先进的剂量验证系统的不断应用,也保证了上述新技术在临床中得以准确实施。本节就针对这两个方面进行简单阐述。

现今,近距离放疗随着放射肿瘤学的发展也在不断完善。现代影像学技术推动了体外放疗的发展,同样也促进了近距离放疗的发展,使得CT、MRI等影像技术逐渐代替了传统二维X线正交片,成为设计近距离放疗计划的影像学资料,同时也使得近距离放疗的靶区,以及危及器官勾画、基于三维图像的剂量计算和优化、靶区和正常组织的剂量体积评估成为可能，逐渐达到了与三维外照射相似的计划设计和实际治疗流程。

一、近距离腔内放疗进展

随着计算机和放射影像技术的发展，基于正、侧位X线片的二维后装治疗计划系统逐渐被基于CT、MRI断层影像的三维后装治疗计划系统所取代。三维后装治疗计划系统的逐步应用，使研究腔内后装治疗中靶区和正常组织的相互关系，以及剂量分布变得精确和直观。由于正常组织并发症的主要相关因素，包括受照总剂量、体积和剂量率，其中最重要的因素是受照剂量，因此正常组织受照剂量的研究一直是腔内放疗研究的重点。在三维后装计划系统中，由于等剂量线可以在患者CT影像上直观显示(图10-2)，并且可以应用剂量体积直方图(DVH)对靶区剂量及正常组织受照剂量作出准确评估，对提高临床治疗精确性和准确度有着一定的意义。

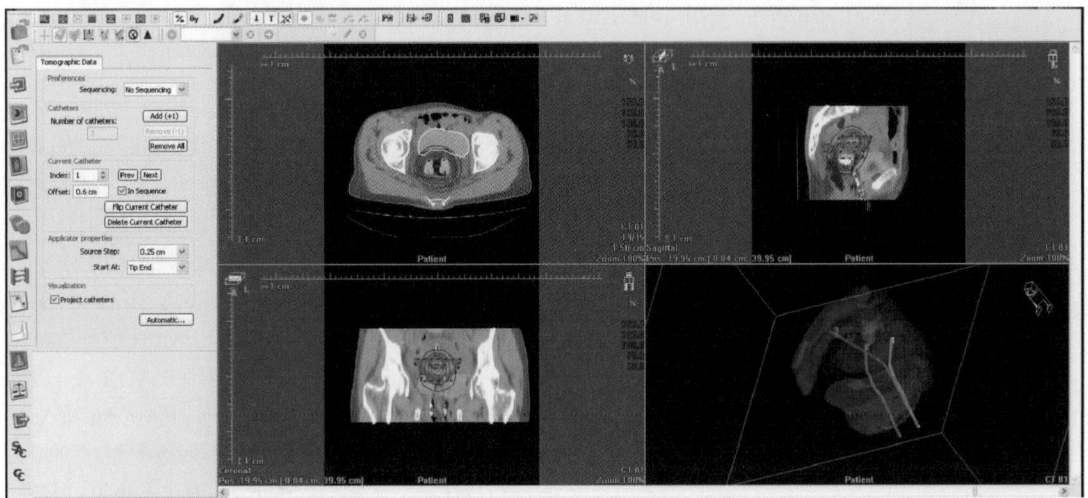

图10-2　基于CT扫描的三维近距离治疗计划

2004年，GEC ESTRO的GYN工作组成员Richard Potter等人就针对基于三维影像的妇科近距离照射治疗计划的图像融合、靶区定义与勾画、处方给予、剂量评估、靶区和正常组织的剂量生物学效应等整个治疗过程，给出了全面的指导规范，这一规范现已基本成为妇科三维腔内后装治疗所参照的标准流程。

随着时代的发展，近距离治疗所应用的技术也在不断提升进步，后装治疗计划系统也由传统的基于X线正交片二维模式向基于CT、MRI等影像的三维模式进行转变；治疗计划的优化方式也由传统的通过手动调整源驻留时间改变剂量分布，进步到了依靠治疗计划系统参照剂量线分布可以直观自动调整剂量分布的模式。另外，对于剂量分布的优化方式，近期又发展了众多的逆向优化计算方法。其中比较有代表性，并且已经应用于临床治疗的有两种，分别为逆向规划模式调整(inverse planning simulated annealing，IPSA)计算方法及逆向治疗计划与优化(hybrid inverse treatment planning and optimisation，HIPO)计算方法。

IPSA法是由UCSF的Lessard等人提出的基于模拟退火计算方法的一种逆向剂量分布优化方法(图10-3)。它的优化过程大体是建立在各个放射源驻留点采用同样的权重和驻留时间的基础上，而后对各个驻留点进行时间权重分配。这样的优化方法可能会在靶区局部产生高剂量的堆积，所以在实际使用时应当注意调整优化参数的数值，避免优化结果出现上述情况。

HIPO法是由Karabis提出的建立在三维剂量优化层面上基于随机模拟退火算法的一种混合优化方法。它的主要内容就是在各个参与优化的单元如靶区和正常组织器官等结构上设置或高或低的剂量限制，并把各个剂量限制抽象成目标函数，应用下列公式进行函数运算(Θ为传递函数)：

$$f_L = \frac{1}{N}\sum_{i=1}^{N}\left[\Theta(D_L - d_i(x))[D_L - d_i(x)]^a\right]$$

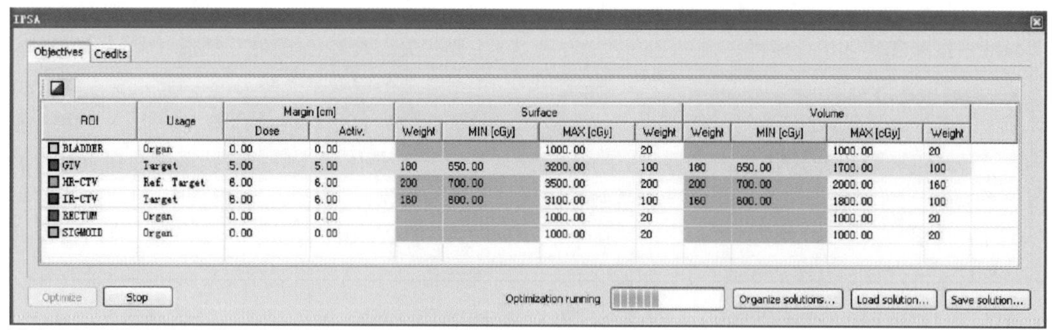

ROI	Usage	Margin [cm]		Surface				Volume			
		Dose	Activ.	Weight	MIN [cGy]	MAX [cGy]	Weight	Weight	MIN [cGy]	MAX [cGy]	Weight
BLADDER	Organ	0.00	0.00			1000.00	20			1000.00	20
GTV	Target	5.00	5.00	180	650.00	3200.00	100	180	650.00	1700.00	100
HR-CTV	Ref. Target	6.00	6.00	200	700.00	3500.00	200	200	700.00	2000.00	160
IR-CTV	Target	6.00	6.00	180	600.00	3100.00	100	160	600.00	1800.00	100
RECTUM	Organ	0.00	0.00			1000.00	20			1000.00	20
SIGMOID	Organ	0.00	0.00			1000.00	20			1000.00	20

图 10-3 近距离治疗计划系统利用 IPSA 进行优化的案例

$$f_H = \frac{1}{N}\sum_{i=1}^{N}\left[\Theta(d_i(x) - D_H)[d_i(x)] - D_H]^a\right]$$

$$f = w_1 f_L^{PTV} + w_2 f_H^{PTV} + w_3 f_H^{NT} + \sum_{j=1}^{OARs} w_j + 3 f_H^{jOAR}$$

这种新型的混合计算方法，应用标准 LBFGS 方法优化设计出放射源在施源器的驻留位置，并且采用 SA(模拟退火)方法推算出放射源在每个驻留位置的最佳驻留时间，经过以上两步运算过程，得出最终优化结果。

经过 Lessard 等人在临床应用中的实际测试，HIPO 方法在主流的 PC 机工作站平台上对普通近距离治疗计划平均优化时间约在 3～5 分钟，结果基本令人满意，可以获得比单纯手动优化计划更好的效果。

二、近距离腔内放疗的剂量验证研究

随着计算机技术和影像学技术的进步，先后出现了基于 X 线片的二维后装治疗计划系统和基于 CT、MRI、PET 图像的三维后装治疗计划系统，实现了后装治疗剂量优化、个体化和可视化。现代后装治疗技术的发展，变革了传统的腔内放疗剂量学概念，使腔内后装治疗剂量学的描述更趋一致，对靶区及危及器官的剂量计算和测试更加精确，各种微型热释光剂量片、慢感光胶片，以及基于 MRI、超声、光束扫描的三维剂量测试技术的应用，使近距离腔内治疗剂量学的研究从点到面、从二维到三维，不断向纵深发展。

在各种剂量验证方法中，后装治疗的体内剂量测试大多是利用人体的天然管腔进行无创监测，也有的通过插植进行有创监测。主要采用的是热释光剂量仪和半导体剂量仪。热释光剂量仪对体内剂量测量比半导体剂量仪更简单、更准确，因而应用较多。

以宫颈癌后装腔内放疗为例，Brezovich 等用 20 粒氟化锂热释光剂量棒(直径 1 mm，长 6 mm)封装在导尿管内，通过尿道对后装治疗进行体内剂量监测，尿道内实测的单次最大剂量、平均剂量与治疗计划系统(TPS)计算值的相符比例分别为 11.7%±6.2%和 10.4%±4.4%。Hood 等，采用更小型的热释光剂量棒 Pinworm (直径 0.6 mm，长 2 mm)放在空心针和软施源管中，在组织等效体模内测量 ^{192}Ir 插植剂量分布，Pinworm 重复性 <2%，剂量测量下限为 10 mGy，所测相对剂量分布与计划系统的计算值符合。有文献报道，用热释光剂量仪 TLD2100 的热释光剂量棒放入 4F 塑料管中，再置于 6F 插植针内，插于尿道附近进行监测，将测量结果与基于 CT 计划系统的计算值进行比较，单次偏差为 8.57%±2.61%，总平均偏差为 6.88%±4.93%。

在体内剂量测试与远期并发症相互关系的研究中，发现直肠出血与否，患者直肠剂量参考点的计算值并无差异，但 TLD 测试值有显著性差异。用微型热释光片(棒)进行体内剂量测试对预测直肠并发症具有指导意义。

ICRU 关于宫颈癌腔内后装治疗的剂量学描述有其方便实用的一面，但它低估了直肠和膀胱受照剂量。随着计算机技术和影像学技术的发展，基于 CT、MRI 等影像的三维可视化腔内后装精确治疗是后装治疗技术的发展方向。精确的三维治疗需要简便、准确的三维剂量验证手段，现有的剂量验证方法需要进一步改进。

(陆赛全　孙力宁)

参考文献

[1] Assenholt MS, Petersen JB, Nielsen SK, et al. A dose planning study on applicator guided stereotactic IMRT boost in combination with 3D-MRI based brachytherapy in locally advanced cervical cancer. Acta Oncol, 2008, 47:1337-1343.

[2] Bol GH, Kotte ANTJ, van der Heide UA, et al. Simultaneous multimodality ROI delineation in clinical practice. Comput Methods Programs Biomed, 2009, 96:133-140.

[3] de Brabandere M, Mousa AG, Nulens A, et al. Potential of dose optimisation in MRI-based PDR brachytherapy of cervix carcinoma. Radiother Oncol, 2008, 88:217-226.

[4] de Leeuw AAC, Moerland MA, Nomden C, et al. Applicator reconstruction and applicator shifts in 3D MR-based PDR brachytherapy of cervical cancer. Radiother Oncol, 2009, 93: 341-346.

[5] Dimopoulos JCA, Lang S, Kirisits C, et al. Dose-volume histogram parameters and local control in magnetic resonance image-guided cervical cancer brachytherapy. Int J Radiat Oncol Biol Phys, 2009, 75:56-63.

[6] Georg P, Kirisits C, Goldner G, et al. Correlation of dose-volume parameters, endoscopic and clinical rectal side effects in cervic cancer patients treated with definitive radiotherapy including MRI-based brachytherapy. Radiother Oncol, 2009, 91:173-180.

[7] Kerkhof EM, Raaymakers BW, van der Heide UA, et al. Online MRI guidance for healthy tissue sparing in patients with cervical cancer: an IMRT planning study. Radiother Oncol, 2008, 88:241-249.

[8] Kerkhof EM, van der Put RW, Raaymakers BW, et al. Intrafraction motion in patients with cervical cancer: the benefit of soft tissue registration using MRI. Radiother Oncol, 2009, 93:115-121.

[9] Kim TH. Dosimetric parameters that predict late rectal complications after curative radiotherapy in patients with uterine cervical carcinoma. Cancer, 2005, 104: 1304-1311.

[10] Kirisits C, Lang S, Dimopoulos J, et al. Uncertainties when using only one MRI-based treatment plan for subsequent high-dose-rate tandem and ring applications in brachytherapy of cervix cancer. Radiother Oncol, 2006, 81: 269-275.

[11] Kiristis C, Lang S, Dimopoulos J, et al. The Vienna applicator for combined intracavitary and interstitial brachytherapy of cervical cancer: design, application, treatment planning, and dosimetric results. Int J Radiat Oncol Biol Phys, 2006, 65:624-630.

[12] Lindegaard JC, Tanderup K, Nielsen SK, et al. MRI-guided 3D optimization significantly improves DVH parameters of pulsed-dose-rate brachytherapy in locally advanced cervical cancer. Int J Radiat Oncol Biol Phys, 2008, 71:756-764.

[13] Pötter R, Dimopoulos J, Georg P, et al. Clinical impact of MRI assisted dose volume adaptation and dose escalation in brachytherapy of locally advancedcervix cancer. Radiother Oncol, 2007, 83:148-155.

[14] Pötter R, Haie-Meder C, van Limbergen E, et al. Recommendations from gynaecological (GYN) GEC ESTRO working group (Ⅱ): concepts and terms in 3D image-based treatment planning in cervix cancer brachytherapy — 3D dose volume parameters and aspects of 3D image-based anatomy, radiation physics, radiobiology. Radiother Oncol, 2006, 78: 67-77.

[15] van de Bunt L, van der Heide UA, Ketelaars M, et al. Conventional, conformal, and intensity-modulated radiation therapytreatment planning of external beam radiotherapy for cervical cancer: theimpact of tumor regression. Int J Radiat Oncol Biol Phys, 2006, 64:189-196.

[16] van de Kamer JB, de Leeuw AAC, Jürgenliemk-Schulz IM. How to determine

DVH parameters for combined external beam and brachytherapy treatment in patients with cervical cancer. Radiother Oncol, 2009, 92: 102-103.

[17] Wang B. Image-guided intracavitary high-dose-rate brachytherapy for cervix cancer: a single institutional experience with three-dimensional CT-based planning. Brachytherapy, 2009, 8: 240-247.

[18] Zwahlen D, Jezioranski J, Chan P, et al. Magnetic resonance imaging-guided intracavitary brachytherapy for cancer of the cervix. Int J Radiat Oncol Biol Phys, 2009, 74:1157-1164.

第十一章 现代放疗信息管理系统

第一节 靶区勾画系统的管理

现代放疗计划系统(TPS),第一个步骤就是在设计治疗计划之前完成靶区勾画工作。首先是患者影像的导入,影像导入模块包含影像的编辑、导入、删除等功能。影像导入模块支持导入不同设备所产生的DICOM影像,包括CT、MRI、PET等图像。影像导入之后可以进行配准融合,配准融合的功能模块支持自动配准和手动配准,医生可以根据自己的判断对图像融合的情况进行微调。

在影像导入后,医生可以进行靶区勾画。现代TPS提供了功能丰富的ROI勾画模块,最基本的就是对于ROI的创建、修改、删除。在创建ROI时,用户可以根据需求定义ROI的名称、颜色、分类等属性。在用户对ROI进行勾画时,除了基本的手动勾画,还有多种辅助勾画方式如旋转、平移、缩放、扩展、叠加、叠减、形变等。最新的勾画模块还提供了自动勾画的功能,用户可以选择软件内置的自动勾画模块,也可以自行创建个性化的自动勾画模块。随着软件的更新,自动勾画模块的精度在逐步提高。在自动勾画的靶区生成后,医生往往只需要进行少许的修改,就能得到与手工勾画几乎一致的结果,从而节省了医务人员的时间。

对TPS进行管理时,靶区勾画功能应该对应于特定的用户。例如医生,该用户只能进行靶区的编辑修改,而不能更改已完成的治疗计划等内容,保证在使用上不存在越权操作的情况。对每个不同的用户,发放个人账户或者口令卡,方便管理者对使用问题进行排查。

第二节 治疗计划系统的管理

TPS是目前放疗工作中最为重要的一环,放疗的照射野方案就是在TPS上进行设计的。TPS系统提供医生和物理师客户端,不同阶段的工作流程在不同的客户端上完成。TPS系统还可提供备份模块,系统管理人员可以把需要的患者计划打包备份,并在日后需要的时候重新导入系统供医生查阅。

TPS系统包括服务器和客户端两种设备。早期的TPS系统,服务器和客户端都是实体计算机,机箱较大,发热量和噪声也较大,但对网络的依赖程度不是很高,同时也存在单机版本的一体机,既是服务器又是客户端。最新的TPS系统,服务器更加强大,客户端则精简变小,计算的任务从客户机转移到完全由服务器来负担。这样的系统对于网络的依赖程度比较高,要求至少是千兆级网络。如果网络速度达不到要求,用户在使用时会出现明显的卡顿现象。

TPS系统在使用前需要导入机器数据及照射野数据。物理师将实地测量的数据输入到TPS系统中并进行验证,只有已经导入并且验证过的治疗机才能用于放疗计划的设计。在计划设计阶段,物理师可以根据机器类型选择光子束、电子束、重离子,或者是后装等方式来设计治疗计划。

TPS计划设计的权限应该只对物理师开放,医生可以勾画靶区和查看计划DVH等,明确的权限有利于整个系统的安全和稳定。TPS的备份功能应该由系统管理员来操作,无论是导入还是导出都由专人负责并详细记录,可以最大限度地保证数据的可靠性。对TPS计划备份存档的设备也需要实行容灾机制，因为患者数据是放疗中心最宝贵的资产，必须得到足够的重视。

第三节　治疗计划单管理系统

TPS治疗计划系统本身并不提供计划分配和物理师排班等功能模块，目前各个放疗中心都会根据自身的情况来设计和使用治疗计划的管理系统。这些高度定制的计划排班系统，有些依附于放疗中心的OIS，以外挂功能的形式存在，有些完全由第三方服务商开发提供。

计划单分为计划申请单和计划治疗单两类。计划申请单的作用是由医生提出靶区治疗处方和危及器官剂量限值，物理师按照医生提出的要求，最大限度地满足申请单上的各项指标。物理师完成计划后，医生确认了治疗方案，将射野参数和DVH等以计划治疗单的形式打印出来，交由技师治疗时进行核对。

一、计划申请单

计划申请单排程系统适用于计划设计时需要排队等候的放疗中心。排程系统设计时，需要考虑物理师工作人数、每天每人工作量、治疗机器的负荷等因素，最大限度地提高工作效率。物理师的人数和每天工作量决定了每天治疗计划产出的数量，治疗机器的负荷决定了每天能够排程治疗的患者数量，而医生每天提交申请单的数量决定了物理师可能的最大工作量。这3个数字是动态变化的，要使三者成为动态稳定的关系，不让其中任何一环成为瓶颈，计划申请单排程系统可以起到调节的作用。计划申请单排程系统规定了每天物理师的工作量，如果申请单的数量超过了物理师工作量的限制，就会自动顺延至未来的某个日期，医生可以根据预计的日期来提醒患者是否接受等待。不同诊疗组别的患者数是不同的，计划申请单排程系统可以根据病种来分别设置排程规则，最大限度地保证患者等待的公平性。计划申请单的模板是可定制的，不同的诊断对应不同的模板，甚至不同的医生对同一个病种的模板也可以自由定制，方便了医生对患者进行个性化治疗。

二、计划治疗单

计划治疗单系统一般依托于放疗中心的OIS，当物理师完成治疗计划并由医生确认后，就可以进行治疗单的打印。治疗单设计的灵活性较高，除了治疗射野信息和DVH图，放疗中心还可以根据需要加入患者信息、患者照片、治疗日期、治疗机房、联系电话等信息。

第四节　放疗实施与治疗控制系统

随着OIS系统的使用，放疗中心的工作流程变得顺畅。在此之前，不同厂商的加速器使用不同的数据库存储患者治疗计划，物理师完成计划后需要给不同的目标传输，而这些不同的数据库分散在不同的主机上，管理困难，安全性也不高。OIS中的放疗实施和治疗控制系统，实现了对不同厂商加速器的整合，使得放疗中心的数据库得到了统一。

在OIS系统还未普遍应用之前，各加速器厂商之间有着各自的记录与验证系统（R&V系统），部分厂商将TPS完成的计划直接传输到治疗机的控制计算机，技师在该计算机上调取治疗计划，完成治疗和记录。也有厂商采用一台计算机主机作为总数据库，TPS传输的计划保存在该数据库里，加速器可以通过这个数据库调取治疗计划并执行治疗。由于R&V系统的使用，放疗中心之前采用的手工输入计划，以及不能执行复杂计划的情况成为历史，同时电子化数据的应用保证了治疗的可靠性和准确性。

OIS系统最大的作用就是把不同厂商的加速器进行了统一管理，通过取得各个厂商的接口权限，与不同的加速器进行通讯，实现了一个数据库管理不同厂商的加速器，治疗数据库的统一给放疗中心的工作打开了全新的篇章。物理师在进行计划传输的时候，不再需要选择不同的目标；技师在实施治疗的时候，使用的是统一的操作界面；IT工程师在维护数据库时更加简洁和高效。放疗中心的工作流程也产生了变化，从护士为患者登记开始，一直到治疗结束，都依托于同一套信息系统，规范的图表得以展开，患者的治疗安全得到了更多的保障。

物理师将治疗计划从 TPS 传输到 OIS 后，医生可以填入相应的疗程和处方，并安排治疗次数及日程。技师根据患者预计的治疗时间，将治疗的日程安排输入 OIS。于是，在机器上技师可以看到当天需要治疗的患者名单列表，患者可以根据时段候诊，对技师来说提高了效率，对患者来说节省了时间。

在治疗过程中，每次治疗结束，治疗控制电脑都会把治疗数据回传到数据库，这样一来患者的治疗情况在 OIS 中有着明确的记录。如果治疗过程当中发生故障等情况导致治疗未能完成，数据库中也能够准确地记录发生的情况。技师可以选择恢复剩余的治疗，也可以手工填写已治疗的记录，使得治疗可以顺利进行，提高了工作的灵活性。

第五节　数据资料备份与存储

随着现代放疗中心规模的扩大及时间的推移，放疗中心的临床电子数据规模也产生了数量级的增长。保证现有软件系统的简洁，同时将历史数据安全保存并随时调取使用，是放疗信息系统管理人员的重要工作。由于各个软件系统产生的数据类型和数量各有不同，需要分别进行备份和存储工作。

1. OIS 类别的系统　以 MOSAIQ 为例，其数据库文件每日的增长幅度较小，并且所有数据需要实时在线，随时由工作人员进行调取。该类系统并不需要经常离线备份，但应该至少进行以天为单位的在线备份。Elekta 公司针对 MOSAIQ 的数据库和服务器，提供了一套在线备份容灾系统。该系统提供了镜像备份的服务器和存储，安装在不同楼层或者是不同建筑的另一处机房，在物理上保证了两套系统的独立性。当一套系统宕机的时候，另一套系统能够迅速切换上线，同时这样的设计在极端情况例如火灾等发生时也能保证系统和资料的安全性。

2. 治疗计划系统　例如 Pinnacle TPS 系统来说，其数据量增加非常快。由于 Pinnacle TPS 系统内的数据库读取内容随着系统文件的增加而增加，当其数据增加到一定的大小时，整个数据库的访问会变得缓慢，从而影响用户的使用。因此必须将其历史数据进行备份导出，保持系统数据库的简洁。而 Pinnacle TPS 系统本身并不提供备份数据的空间，需要额外采用磁带或者其他硬件存储来保存历史数据文件。假设某放疗中心每年治疗患者数达到8 000 人，则在 Pinnacle TPS 中，一年的患者计划备份并压缩后，其压缩文件可达 500 GB，10 年的压缩文件可达 5TB。对于如此巨大的数据文件，必须采用 RAID 5 以上的磁盘阵列来进行存储。该磁盘阵列能够通过网络随时访问并可以调取数据，同时从安全保险的角度出发，建议所有患者的数据备份两处。

放疗科医生在回顾复发患者的既往病史时，一般需要对患者之前的放疗计划进行调取查看。故在对 Pinnacle TPS 的患者进行备份时，应该建立索引系统，以方便快捷地调取患者数据。对单个患者的数据进行备份并存储，之后需要调取数据时有着较高的效率；而对一批患者数据进行备份，可以提高备份的效率，但在调取的过程中需要花费更多的时间来查找以及传输文件。不同的放疗中心可以根据自身的情况，灵活采取备份方式来提高工作的效率。

3. 影像类系统　如 CT 和 MRI 等设备产生的影像数据，影像系统本身可以存储的数据量非常有限，需要将其转存至 PACS 系统。放疗中心内的影像数据，如果与医院本身的 PACS 没有交集，也需要储存至放疗中心自身的 PACS 系统，如 MIM PACS 系统。该系统提供数个 TB 的存储空间，可以储存较长时间的影像数据资料。操作上建议在影像资料产生时，将影像资料传输给计划系统的同时，也传输一份到 PACS 系统。PACS 系统可提供影像的浏览和编辑导出等功能，在未来用户需要的时候可以随时提供历史影像的调取。

第五节　大数据与院内外资源共享

随着信息化的普及，现代的放疗中心积累了大量放疗患者的临床电子数据，这些电子数据就像是一座深埋在地底的矿藏，其中有无数的可能性等待发掘。大数据的发展，揭示了信息时代电子数据资源的重要性，医疗领域的大数据，将发挥越来越大的作用，成为临床科研工作最重要的资料库。同时，网络的高速发展及云存储的兴起，使得不同放疗中心之间数据的分享成为了可能，院内、外的合作将得到前所未有的发展，极大地提升了现代放疗水平。

大数据是对个人或者群体全面的信息揭示，它将个体或群体的行为在未来的可预测性变为可能。众多的商业机构已经在大数据的挖掘中获得了以前无法得到的宝贵信息，并将之转化为利润。对于医疗机构来说，患者的临床数据包括个人信息、影像资料、诊断资料、治疗记录、随访信息等都是大数据的基本组成部分。当患者数达到了一定规模，挖掘这些信息将产生更多有价值的情报，对于医疗水平的提高将起到至关重要的作用。

大数据之所以有价值，其数据规模是最为重要的因素。单个放疗中心的数据往往不足以挖掘有利信息，而当多个放疗中心的数据整合之后，情况将发生巨大改观。如何将不同单位之间的数据进行交换，同时保证患者隐私不泄露，是大数据时代医疗机构所面临的问题。目前的解决方案是，由多中心共同建设一套数据平台，各个中心可将本中心的临床数据上传至该平台，而平台只存储科研和临床需要的信息，患者的身份将匿名化。这样一来，各放疗中心可以分享和获取海量的临床数据，却避免侵犯患者隐私问题，大大提高了信息的利用效率。

第七节　信息系统及网络安全性的保证

放疗信息管理系统就如同现代放疗工作的中枢神经，其安全性与稳定性，决定了放疗临床和科研工作的顺利开展和进行。如何保证其安全性，是每个放疗中心信息管理人员的首要课题。放疗信息管理系统分为硬件和软件两部分，其安全性都需要得到定期的维护。由于放疗科的工作人员流动性大，需要对不同的人员给予不同的系统操作权限及相应的培训，保证工作人员对系统的使用不会造成系统意外损坏。

一、硬件安全

放疗信息系统的中心是服务器所在的机房，机房内一般有如下设备：各个系统的服务器、存储设备、路由器、交换机、防火墙、配线架、光纤、网线等。首先，需要得到保证的就是机房的环境必须稳定，一般要求恒温恒湿、无粉尘，对于电子设备的寿命非常关键。其次，是电源的稳定性，由于设备长期在线，断电将对数据和临床工作带来破坏性的影响。必须采用UPS不间断电源来保证设备在短时间断电的情况下也能继续工作。另外，机房内的清洁也非常重要，不应该存在食物等物品导致老鼠啃咬线缆的情况发生。

二、软件安全

计算机系统和应用软件最容易受到病毒的威胁，当计算机感染病毒后，会造成操作变慢、程序故障、数据丢失、信息泄露，给用户信息安全带来巨大的威胁。而计算机病毒传染性强，破坏性大，不易清除，所以从源头上杜绝病毒的传播，比事后的查杀更为重要。对用户接触到的计算机，应禁止使用USB设备，因为优盘是病毒传播的第一大元凶。对操作系统，应及时更新及安装杀毒软件，防止病毒的肆虐。在网络上还要安装防火墙，有效隔绝外来的病毒攻击。

三、人员管理

对人员流动较大、经常有新人的临床大中心，如何保证新进人员的操作安全性，也是放疗科网络管理工作的重要课题。由于放疗科软件系统的局限性，导致存在误操作的可能性较大，每年对于新进人员的培训就尤为重要。对于软件的操作规范培训要落实到个人，避免发生误操作危及数据安全的情况发生。同时，对于不同人员的分组权限也需要管理人员落实到位，给予每个工作人员相应的操作权限，从根源上进一步杜绝可能产生的问题。

（陈俊超）

参考文献

[1] 陈俊超，王佳舟，徐志勇. 放疗网络与信息系统. 中国医学物理学杂志，2011，28：2.

[2] 吴钦宏，李高峰，钟秋子，等. 基于放疗流程的放疗信息管理系统软件设计与实践. 中华放射肿瘤学杂志，2012，2：160-162.

[3] 邱学军，戴建荣，符贵山，等. 基于IHE-RO框架的一体化放疗信息管理系统构建. 南京航空航天大学学报(英文版)，2010，27：107-111.

[4] 时飞跃,陈成,刘莹,等. 患者身份验证系统在放疗工作中的应用. 中国医疗设备,2013,28:10-11.
[5] 文天才,刘保延,李平,等. 基于 CITRIX 技术的临床研究应用服务解决方案. 中国医院,2006,10:54-56.
[6] 殷一栋,刘昱,吴斌. Citrix 技术实现医院远程医疗. 中国科技纵横,2014,9:17-18.
[7] Boekel P. An experience of the virtualized desktop: a surgical perspective. J Mobi Tech Med, 2012,1:8-10.
[8] Kuwata S, Teramoto K, Matsumura Y, et al. Effective solutions in introducing server-based computing into hospital information system. Stud Health Technol Inform, 2009, 143:435-440.
[9] Samei, E. Performance evaluation of computed radiography systems. Med Phys, 2001, 28:361-371.

第十二章 放疗的质量保证与质量控制

放疗技术融合了医学、物理学、电子科学等多学科的内容，放疗过程涉及医生、物理师、治疗师、工程师的参与。在整个疗程中必须保证各个环节的准确与安全，就需要一套综合的质量评估（quality assurance，QA）和质量控制（quality control，QC）项目。QA 项目是用来控制与维持项目的各项质量标准。在放射肿瘤学中，一个 QA 项目本质上是维持患者照射质量的规章与流程的整合。质量的普通规范或标准通常由专业人士共同设立，在各机构中建立的 QA 项目应该与这些标准相符合。QC 是采取必要的措施，保证 QA 项目的准确执行，以确保放疗的准确实施。放疗过程中存在各种各样的误差，包括系统误差和随机误差。QA 与 QC 的实施可以发现并减少这些误差，排除严重隐患，降低放疗中的相关因素对疗效影响的不确定性，提高治疗的准确性与安全性。

放疗的 QA 包括确保剂量处方与目标体积的一致，以及安全的治疗实施。由于放疗准确照射剂量的重要性，因此需要制订全面的质量保证计划。在某些情况下，放疗的反应曲线相当陡峭。有证据表明，目标体积剂量 7%～10%的变化可能导致肿瘤控制率的显著变化。类似地，这种剂量变化可导致放射并发症的发生和严重性的急剧变化。有关调查表明，治疗系统实现的肿瘤体积照射剂量与规定剂量相差不允许＞5%，ICRU 第 24 号报告也列出一些支持这一结论的研究。放疗中的误差来源包括肿瘤定位及患者固定不足、照射野位置、校准中的人为误差、计算误差、每日患者放疗时摆位和设备相关问题。这些设备和计算错误可以通过定期检查实现最小化。ICRU 第 24 号报告指出：放疗计划制订与实施是一个连续的有反馈回路的过程，每个步骤的 QA 是必须的，这样才能进行可信的治疗结果评估。

第一节 物理与技术方面的质量控制

QA 项目用于系统监测和评估项目，以及服务或设施的各个方面，以确保质量标准得到满足。在放疗部门使用的各种设备都是 QA 项目的对象。放疗设备的功能及性能可能突然或缓慢地发生改变，因此需要定期执行 QA 和预防性维护。QA 项目应基于在接受测试和调试时对基准标准的彻底调查。AAPM 的 TG13、TG40、TG142、TG51、TG53、TG66 报告等都给出了物理方面的 QA 项目范围。

对于外照射设备如直线加速器，那些可能严重影响患者治疗的参数如定位时的激光和光距尺（ODI）、剂量方面的输出恒定性、治疗安全上的装置连锁和声音视频系统等都应该每日进行 QA 项目监测。每个月需要做的 QA 项目大部分是对患者相对影响较小的参数或者随着时间变化缓慢的量，如治疗床指示器、光野/射野变化及射束平坦度。年度 QA 项目与接受测试和调试的项目类似，包括重新收集在调试时收集的许多数据。随着放疗技术的发展，与 TG40 报告相比，在 TG142 报告更新了 QA 内容，包括不对称铅门、动态楔形板、EPID、多叶准直器（MLC）、记录和验证系统、立体定向放疗、IMRT 等方面的 QA。对于近距离治疗的 QA 内容，主要包括放射源、污染检查、遥控后装设备，对于放射源的活度、剂量率、存储安全等都必须进行定期的检查。

传统模拟机和 CT 模拟机同样需要做 QA 监测，每天需要检查 CT 影像值的变化、可重复性及激光等。每月 QA 内容包括床移动的准确性、图像重建的准确性、CT 影像值对应电子密度的修正、图像质量的 QA 等。

在实施 QA 过程中使用的测量仪器本身也需要 QA 的保证，如 TLD、X 线摄片、电离室等。

一、设备的质量控制

放疗设备质量控制中的常见设备主要包括电离室和剂量仪(用于点剂量的测量)，包括诸如绝对剂量的标定、能量的测量等。此外，用于其他剂量参数测量的设备还包括三维水箱、X 线摄片扫描系统、半导体探测器矩阵及热释光系统等。

二、直线加速器的质量控制

绝大多数放疗中心都会配备直线加速器，它也是放疗中最常见、最广泛应用的系统。由于直线加速器的设备工艺不断更新，而且也越来越依赖于计算机技术的控制，这些对减少部分误差是有利因素。但计算机技术的广泛使用也有可能带来潜在的风险，需要日常治疗中加以 QA，完整的 QA 体系有利于减少这些风险因素。加速器的 QA 相关的检测项目和频率可参考 AAPM TG40 和 TG142 报告。

三、治疗室内影像引导设备的质量控制

现代影像引导设备中比较普遍使用的是 kV 级的 X 线成像，包括二维成像和三维锥形束成像。因此，对 X 线成像的辐射要求应该符合 ICRP 建议的要求，如离开 X 线源 1 m 距离的照射量应 $<0.001\,Gy/h(0.1\,rad/h)$。此外，对 X 线出束的连锁装置需确保安全有效。对 X 线成像的影像质量 QA 是保证影像引导技术安全准确实施的关键。影像质量的检测可参考 AAPM TG142。

四、CT 模拟机质量控制

CT 模拟机是现代放疗的关键设备，其 QA 会直接影响放疗计划的精度。具体涉及激光灯、CT 床、影像质量、影像成像方向、CT 影像值与电子密度/密度转换表等。为此，AAPM TG66 报告专门给出了 CT 模拟机的 QA 要求，具体可以参考 AAPM TG66 报告的相关内容。

五、治疗计划系统质量控制

治疗计划系统中可生成治疗计划用于患者治疗，因此治疗计划各个参数的准确与否直接关系到治疗的准确与否。随着现在治疗计划系统的软件复杂性增加，需要强有力的 QA 程序来确保治疗计划系统在临床应用中的安全。相关的 QA 内容包括但不局限于：①治疗计划系统的详尽验收测试；②所有输入加速器数据的准确核实；③剂量计算(MU)及剂量分布的准确性；④软件相关功能的完全；⑤与其他系统接口的通畅无误。具体可参考 AAPM TG53 报告。

第二节　现代放疗新技术的质量控制

一、IMRT 及 VMAT

随着放疗技术的进步及复杂性增加，QA 也起着越来越重要的作用。如调强放疗(IMRT)及容积调强弧形放疗(VMAT)等新技术，以及其他较新的放疗平台(如螺旋断层放疗系统和射波刀)都需要复杂的 QA 和验证方法进行剂量测定。根据这些技术，新的 QA 设备如二维阵列检测器(图 12-1)、三维检测器(图 12-2)、放射免洗胶片和热释光剂量计(TLD)的开发越来越多，放疗的 QA 验证技术也因此相应地得到发展。

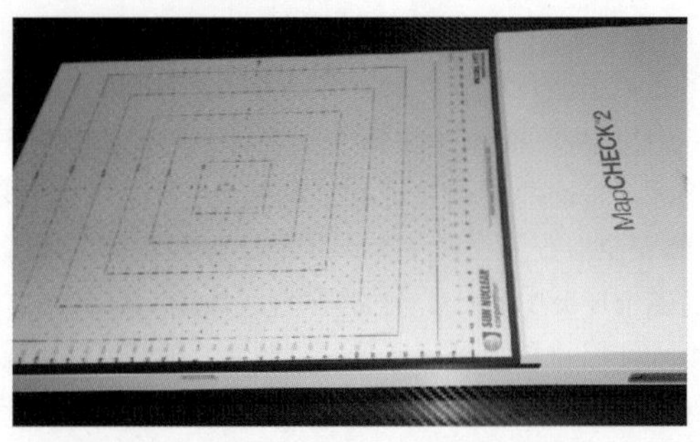

图 12-1　Sun Nuclear 半导体矩阵

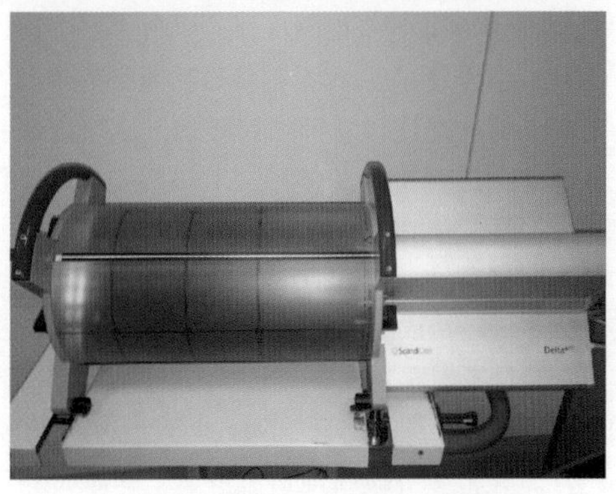

图 12-2　Delta 4 三维剂量验证系统

除上述QA设备和手段外，用于验证剂量的一个直接方法就是通过在治疗患者的同时进行直接测量，即体内剂量测定。体内剂量测定是对治疗实施的准确性和精确性的监测手段。用于体内剂量测定的点检测器是各种固态检测器（如半导体二极管、场效应晶体管、热释光剂量元件）。

二、SRS及SBRT质量控制

SRS及SBRT的特点为肿瘤小、单次大剂量、分割次数少，因此需要高精准的患者靶区位置固定装置及高度适形的剂量分布。SRS主要用于颅内肿瘤，常采用有创性的固定技术，如用头架来达到高精准的定位。SBRT技术则通常采用固定装置结合三维影像引导（如CBCT引导）来实现。整体来说，除了剂量验证外，位置固定的精度和重复性是SBRT和SRS需要重点关注的问题。相关的指南可以参考AAPM TG101报告。

第三节　放疗安全管理

对于放疗部门，在ICRU、国际辐射防护委员会（ICRP）和美国辐射防护委员会（NCRP）公布的许多文献中都有描述如何安全地使用治疗和诊断设备的流程，负责治疗设备的安装计划、调试和维护的医学物理师必须意识到这些指南的存在和重要性，安全检查应在设备操作和治疗计划制订与实施的各个环节中施行。例如，在直线加速器（LINAC）投入使用前必须进行大量的验收和调试测量，可确保机器正常工作，并完全符合治疗建模系统。每天早上，工作人员必须对机器的剂量校准和身体定位特征进行安全检查；每月进行机械和成像设备的更详细检查；每年进行全面测试。

在治疗计划方面，放疗物理师和高级治疗师对所有患者的治疗计划进行独立审查。治疗计划首先在模体上进行验证，以确保LINAC准确地提供计划的治疗。在治疗照射方面，射束的剂量和形状的设置会自动地从治疗计划系统传输到LINAC，避免人工传输错误或通信错误。视频监视器，使工作人员能够查看正在进行的放疗，观察治疗室出现的任何情况。在图表检查（chart checks）方面，患者的医疗图表由医学物理师初步审查。在患者新的疗程期间，所有放疗工作人员需对患者所有的图表和治疗计划进行同行评审。对所有近距离放疗病例进行单独的图表评价，医学物理师需在每周和治疗结束后检查患者图表。医生需在整个治疗过程中评估患者，至少每周一次检查验证X线片，以确认患者的摆位。

在我国，参照《中华人民共和国职业病防治法》《中华人民共和国放射性污染防治法》《中华人民共和国电离辐射防护与辐射源安全基本标准》和《中华人民共和国放射性同位素与射线装置安全与防护条例》等规定，结合医院的具体情况可以制订相关放射安全管理条例，应确保放射工作场所安全、放射工作人员安全、患者安全、放射源与非密封放射源的安全管理，以及对放射事故应有应急处理方案。

一个患者从准备接受放疗到完成治疗需要5～7周的时间，在整个过程中医生、物理师、治疗师和工程师等全程参与。由于放疗疗程时间长，参与人员多，需要一套综合的QA和QC方案来确保放疗的准确实施。

QA是经过周密计划而采取的一系列保证和维持放疗服务质量的标准，该标准应该对不同的地区、不同的部门、不同的设备保持一致，符合国际的统一标准，从而能保证放疗被准确安全地执行。一个综合的QA方案，包括设备方面的QA，以及流程上的QA。如影像系统或CT模拟机、计算机计划系统、外照射设备、近距离治疗设备以及测量使用的仪器都应被包含在QA中；在流程上包括治疗方案的集体讨论、治疗方案的图表检查、差异回顾都要涵盖在流程QA中。

肿瘤放疗领域的QA方案标准已经由专业机构如美国放射学院（ACR）、美国医学物理家协会（AAPM）和美国医学物理学院（ACMP）提出；国际上提出QA标准和准则的机构有国际辐射单位与测量委员会（ICRU）、国际辐射防护委员会（ICRP）和国际电工协会（IEC）。

根据国际标准化组织（ISO），QC是与现有标准相比测量实际质量性能的监管过程，最后采取保持或恢复与标准一致所需的措施。应该强调的是，QC除了控制放疗设备的性能外，还必须控制放疗的过程。如控制的实际参数、如何及何时应该进行，可能是属于国家监管的，也可能有专业组织、国际机构或当地医院规则的建议。在新设备进入临床使用前，必须进行全面的验收、测试和调试程序。

然后应用 QC，以确保设备的相关参数与这些验收、测试和调试测量中的发现一致。关于 QC，原子能机构（IAEA）制订了关于建立国家放疗剂量学的方案（IAEA TECDOC 104）及放疗物理与技术方面的 QA 准则和建议（IAEA TRS 430）。

总的来说，制订的一系列措施，在不同地区和不同部门，甚至不同国家在体模使用、影像获取、计划设计和确认、计划验证和实施过程中应能消除各种误差，以符合共同的 QA 规定的允许范围。QC 应该参与放疗过程的所有步骤，以持续确保患者治疗的质量。

（许　浩　王佳舟）

参考文献

[1] Hrbacek J, Lang S, Klöck S. Commissioning of photon beams of a flattening filter-free linear accelerator and the accuracy of beam modeling using an anisotropic analytical algorithm. Int J Radiat Oncol Biol Phys, 2011, 80(4): 1228-1237.

[2] Khan FM, Gibbons JPJ. Khan's the physics of radiation therapy. Philadelphia: Lippincott Williams & Wilki, 2014.

[3] Klein EC, Hanley J, Bayouth J, et al. Task group 142 report: quality assurance of medical accelerators. Med Phys, 2009, 36 (9): 4197-4212.

[4] Kutcher GJ, Coia L, Gillin M, et al. Comprehensive QA for radiation oncology: report of AAPM radiation therapy committee task group No 40. Med Phys, 1994, 21 (4): 581-618.

[5] Leunens G. Assessment of dose inhomogeneity at target level by in vivo dosimetry: can the recommended 5% accuracy in the dose delivered to the target volume be fulfilled in daily practice? Radiother Oncol, 1992, 25: 245-250.

[6] Mayles P, Nahum A, Rosenwald JC, et al. Handbook of radiotherapy physics: theory and practice. Oxfordshine: Taylor Francis, 2007.

[7] McCullough EC, Earle JD. The selection, acceptance testing, and quality control of radiotherapy treatment simulators. Radiology, 1979, 131: 221-230.

[8] Mutic S, Palta JR, Butker EK, et al. Quality assurance for computed-tomography simulators and the computed tomography-simulation process: report of the AAPM radiation therapy committee task group No 66. Med Phys, 2003, 30(10): 2762-2792.

[9] Pawlicki T, Dunscombe P, Mundt AJ, eds. Quality and safety in radiotherapy. Boca Raton FL: Taylor & Francis, 2011.

[10] Pawlicki T, Scanderbeg DJ, Starkschall G. Hendee's radiation therapy physics. 4th eds. New Jersey: Wiley-Blackwell, 2016.

[11] Vassiliev ON, Titt U, Kry SF, et al. Radiation safety survey on a flattening filter-free medical accelerator. Radiat Protect Dosim, 2007, 124(2): 187-190.

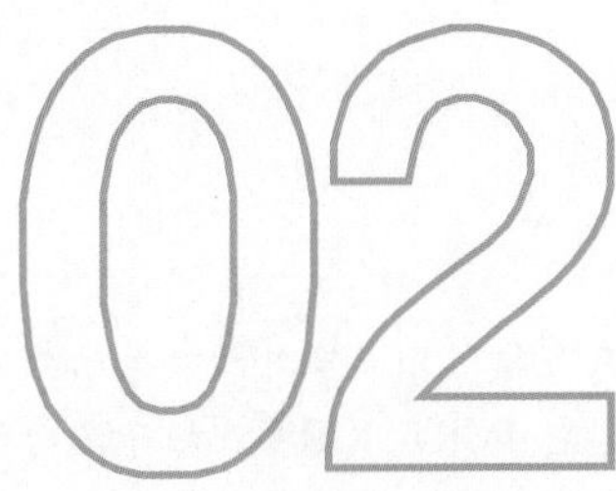

第二篇

临床放射生物学基础

引　言

多年以来，放疗已成为肿瘤治疗的主要方法之一，约70％肿瘤的治疗需涉及包括近距离及外放疗等治疗手段。计算机在医学中的广泛应用，促使医学物理和放疗技术有了革命性的发展；IMRT、IGRT及粒子治疗的广泛应用，使精确物理治疗成为可能，放疗导致的并发症下降，肿瘤局部控制率有所提高，进一步改善了患者的生活质量及生存率。但不可否认的是，在相当一部分肿瘤中及在具有同一组织学类别的肿瘤中，其放疗的疗效存在很大的差异性，由此提出了如何进行个体化治疗。当前个体化治疗可归纳为两大类，即物理意义上的个体化治疗及生物学意义上的个体化治疗。前者，是针对治疗计划的准确性而言，这种准确性必须以肿瘤和正常组织的放射生物学特点作为导向才能真正达到治疗计划的优化；后者，主要从肿瘤和正常组织的基因、蛋白及微环境的角度考虑治疗的设计和优化，最终提高治疗效益。所以，对临床放射生物学的了解并在临床上广泛应用是成功治疗肿瘤的重要基础。

（俞晓立　冯　炎）

第十三章 辐射和生物体的相互作用

第一节　射线作用的靶

射线对细胞产生的损伤包括直接损伤和间接损伤。直接损伤是指射线经过细胞时直接损伤细胞内的细胞核、破坏分子化学键等；间接损伤是指射线照射细胞后发生电离、激发所产生的次级带电粒子和自由基进一步造成的损伤。低LET射线产生的损伤绝大多数属于后者。细胞内所有的分子经电离辐射后都能受到损伤，但大多数分子如蛋白、mRNA和水等大分子由于更新速度快，射线对其产生的损伤较小；而DNA作为细胞最为关键的大分子，具有更新慢、保真度需求高等特点，其受到射线损伤后往往会对细胞产生严重的后果，是射线诱导细胞死亡的主要靶点。1977年，Warters等学者利用小钋源针产生的短程α线照射单个细胞的实验发现，细胞质或细胞膜受到高剂量照射时细胞不会死亡，而细胞核受到1～2个α粒子照射时便会导致细胞死亡。另有其他学者的研究也进一步证实，细胞核内的DNA是射线杀伤细胞的主要靶点。

第二节　辐射后的生物学效应

一、辐射后的DNA损伤应答

DNA是由两条高度保真的脱氧核糖核苷酸链平行盘绕形成的双螺旋体结构，承载了生物体最重要的遗传信息，其稳定性和完整性对细胞功能的正常运作和生物体的存活具有至关重要的作用。射线作用DNA后将产生多种形式的损伤，主要包括碱基损伤、DNA单链断裂（single strand breaks，SSBs）和双链断裂（double strand breaks，DSBs）。细胞受到1 Gy X线照射后可产生约1 000多个碱基损伤、1 000个SSBs和20～40个DSBs，其中最重要的损伤是DSBs。鉴于DNA的重要性，机体衍生了一套高效复杂的DNA损伤修复机制。

DNA受到损伤后细胞随之启动的一系列反应，称为DNA损伤应答（DNA damage response，DDR）。DDR是一个十分复杂且高度协调的过程，由一组密切配合的信号传递途径共同完成。首先，DNA损伤感受器（sensor）感知损伤，由一系列信号传导途径将损伤信号传递给下游的DNA损伤效应器（effector），之后效应器将激活主要的3种效应途径并决定该细胞的最终结果，即细胞周期阻滞、DNA修复或者细胞凋亡。

1. 细胞周期阻滞　射线损伤DNA后将激活细胞周期检测点相关蛋白，使细胞停滞在相应的细胞周期关卡上，这样细胞有更多的时间来修复损伤。DNA损伤检测点主要是G_1期和G_2期检测点，主要产生G_1期和G_2期阻滞，使细胞在进入有丝分裂前能够有充分的时间修复损伤。

2. DNA修复　几乎所有的碱基损伤、大部分SSBs和部分DSBs都能快速完整地被修复，但DSBs的修复较慢，并且容易发生错误连接，导致有丝分裂突变、染色体畸形等，最终细胞分裂永久性停止。未被修复的DSBs是射线致死的主要形式。细胞对DSBs的修复主要包括同源性重组（homologous recombination，HR）和非同源性末端接合（non-homologous end joining，NHEJ）两种途径，两者有很大的不同。HR的修复过程需要完整相同序列的姐妹染色体作为模板，修复速度较慢，因此不易发生错误。由于需要DNA模板，HR主要存在于细胞周期时相的S和G_2期。主要参与的蛋白有 MRN 复合物、RAD51、BRCA1、BRCA2、XRCC2、XRCC3 等。而 NHEJ 存在于所有的细胞周期时相，无需同源 DNA 序列作为模板就能将两个 DNA 断裂末端连接起来，修复速度更快，但容易在断裂部位发生丢失或插入，因此其效率更高，容易发生修复错误(error-prone)，其对细胞争取最大的存活机会相当重要。NHEJ 的主要参与蛋白包括 DNAPKcs、KU70/80、XRCC4、XLF、DNA 连接酶Ⅳ等。

3. 细胞凋亡 详见本章"间期性细胞死亡"。

二、照射后的细胞死亡

细胞死亡是照射后正常组织和肿瘤辐射生物学效应的主要形式之一。细胞水平体现的死亡形式可分为两种，即间期性细胞死亡(或细胞凋亡)和增殖性细胞死亡(或分裂期细胞死亡)。放射生物学范畴的细胞死亡多数指的是后者，即使细胞永久失去增殖能力的增殖性死亡。放射生物学实验中通常用克隆形成实验来检测这一细胞死亡/存活现象。分子水平的死亡机制主要包括细胞凋亡、坏死、自噬、老化等。射线诱导的细胞死亡是个多途径、复杂的过程，与照射剂量及细胞类型有关。

(一) 间期性细胞死亡

间期性细胞死亡即细胞凋亡或程序性细胞死亡，一般发生在照射后的 4～6 小时内，与细胞分裂无明显的关系。细胞凋亡是程序化、主动的死亡形式，它包括一系列生物化学和形态学上的典型改变，如核染色体浓缩、细胞膜紧缩、分解等，细胞质被分解形成凋亡小体，最终被邻近的细胞或巨噬细胞吞噬。照射引起的 DSBs 可激活 ATM 后磷酸化 MDM2 和 p53 蛋白，后者可激活促凋亡蛋白 BAX、PUMA 等，介导细胞发生凋亡。根据感受器的不同，细胞凋亡又可分为由 Caspase-8 激活的外源性凋亡以及由 Caspase-9 激活的内源性凋亡途径，两者最后都通过进一步激活效应器 Caspase-3 将细胞内的一系列蛋白分解，从而破坏细胞。正常情况下，细胞内的促凋亡蛋白和凋亡抑制蛋白是相互平衡的，但这种平衡在不同细胞和不同肿瘤类型中的差异很大。某些细胞的促凋亡蛋白含量高，DDR 本身即可通过凋亡诱导细胞死亡。

约 1/3 的淋巴造血系统肿瘤细胞经照射后的细胞死亡属于间期性细胞死亡，可用凋亡指数来衡量，但在实体性肿瘤的发生率并不高。已证实，在放射增敏作用中，细胞凋亡所起的作用是非常有限的。头颈部肿瘤患者受照射后很快出现的口干即是由于腮腺浆细胞产生细胞凋亡所致。

(二) 增殖性细胞死亡

增殖性细胞死亡又称分裂期细胞死亡，与细胞周期密切相关，指的是细胞经射线作用后并不立即死亡，它可以继续保持形态上的完整性及功能等，直至经过数次细胞分裂后才会最终死亡。临床上可以看到某些肿瘤在照射后不会立即缩小，甚至出现临时性增大的现象，之后随着肿瘤细胞的不断死亡，肿瘤才会缩小。分裂性细胞死亡是细胞经照射后死亡的主要形式，它也体现了不同组织和肿瘤照射后的生物学效应或损伤表达与不同细胞的更新速度密切相关，即细胞更新速度慢的组织或肿瘤出现损伤或退缩的时间也较迟。从分子机制上看，导致细胞发生增殖性死亡的分子机制包括凋亡、坏死、自噬、衰老或有丝分裂死亡等多种方式，它们之间的联系和区别详见表 13-1。

增殖性细胞死亡和间期性细胞死亡均与照射剂量有关，但前者和剂量呈指数性关联，而后者在 1～5 Gy较敏感并在照射后数小时内即可发生。例如唾液腺浆细胞、泪腺、小肠隐窝和毛囊等细胞受照射后的生物学效应是以细胞凋亡为主。

表 13-1 不同类型细胞死亡的特征

死亡类型	形态学变化			生化特征	检测方法
	细胞核	细胞膜	细胞质		
凋亡	染色质浓缩、核破碎、DNA 梯状带	小泡	破碎(形成凋亡小体)	Caspase 依赖性	电子显微镜，TUNEL 染色，Caspase 活性检测，DNA 碎片检测，G_1/G_0 期细胞数量增多的检测，线粒体膜改变的检测

续表

死亡类型	形态学变化			生化特征	检测方法
	细胞核	细胞膜	细胞质		
坏死	核 DNA 成簇、随机降解	肿胀、破裂	空泡增多、细胞器降解，线粒体肿胀	—	电子显微镜，核染色（通常阴性），周围组织验证和损伤检测
自噬	部分染色质浓缩，无 DNA 梯状带	小泡	自噬小泡增加	Caspase 依赖性，溶酶体活性增加	电子显微镜，蛋白降解检测，标记蛋白转移至自噬膜的检测
老化	衰老相关的异染色质焦点	—	扁平、颗粒化	SA-β-gal 活性	电子显微镜，SA-β-gal 染色，生长-停滞实验
有丝分裂死亡	多微核、核破碎、双着丝粒染色体	—	—	Caspase 非依赖性（早期），CDK1/周期蛋白 B 异常激活	电子显微镜，有丝分裂分子（MPM2）检测，TUNEL 染色

第三节　细胞存活曲线——细胞杀灭模型和机制

细胞存活曲线表达的是照射后细胞存活比例与照射剂量的相互关系。按照线性坐标来对细胞存活曲线作图，它们的关系呈 S 形曲线；而若以半对数坐标来描述细胞存活曲线，则基本呈线性状态，由此可能对辐射生物学效应进行定量分析。

一、靶学说

细胞杀灭模型的建立是以假设的“靶学说”为基础的。该学说认为在细胞的 DNA 双链的某一特定区域存在关键位点，即所谓的靶，它受到放射损伤后将直接或间接引起细胞死亡。靶学说由两部分组成，即“单击单靶杀灭”和“单击多靶杀灭”两种概念。

1. 单击单靶模式　假设单次打击细胞内的单个关键靶点即可引起细胞的死亡（又称为 α 型细胞死亡）。其存活曲线如图 13-1（a）所示，通过 Poisson 方法可得出该生存曲线公式：

$$S(\text{存活}) = S(0\text{ 击中}) = \exp(-D/D_0)$$

式中，D_0 为平均每靶被击中一次细胞存活率从 1 降至 0.37（或从 0.1 降至 0.37，斜率的倒数）所需要的剂量（即 e－1）；D/D_0 是靶点被射线击中的平均次数。该假说的存活曲线在对数坐标上为一条直线，呈指数形，即初斜率。单击单靶所致生物学效应主要存在于肩区前应用很低剂量照射时，如分次 0.5 Gy。此时由于不存在细胞修复，故剂量和生物学效应呈线性关系，又称为超敏效应。

2. 单击多靶模式　它认为细胞内有 n 个靶，只有把 n 个靶全部打中，细胞才会死亡（又称 β 型细胞死亡）。该模式的存活曲线如图 13-1(b) 所示，通过 Poisson 法推导的公式：

$$S(0\text{ 击中某特定靶点}) = \exp(-D/D_0)$$

那么，

$$S(\text{特定靶点失活}) = 1 - \exp(-D/D_0)$$

若为 n 个靶，则

$$S(n\text{ 个靶点均失活}) = [1 - \exp(-D/D_0)]^n$$

因此，

$$S(\text{存活}) = 1 - [1 - \exp(-D/D_0)]^n$$

如图 13-1(b) 所示，单击多靶模式存活曲线的初始处存在一个肩区，之后为直线。D_0 表示存活曲线直线部分（终斜率）的倒数，是指细胞存活率从 1 降至 0.37（或从 0.1 降至 0.37）所需的剂量；D_q 表示该存活曲线初始肩区的宽度，是指将存活曲线直线部分反向延长线与存活分数等于 0 的剂量线相交处的剂量。D_q 可表示细胞的放射敏感性，D_q 值越大其修复能力越强。在淋巴造血系统肿瘤中 D_q 值约为 0.67 Gy，而在黑色素瘤中其 D_q 值要 > 4 Gy。了解了肿瘤照射后 D_q 的差异性，就有利于治疗计划的制订。D_q 和 n、D_0 之间的关系如下：

$$D_q = D_0 \log_e n$$

3. 双元素模式 单击多靶模式能够很好地说明高剂量时细胞的辐射生物效应，但在低剂量照射时形成的肩区体现了细胞的修复。在考虑整个辐射生物效应时把单击单靶以及单击多靶综合，形成了双元素模式的二次方程公式，即 TC 模式：

$$S(\text{存活}) = \exp(-D/D_0) = 1 - \{1 - \exp[-D(1/D_0 - 1/D_1)]\}n$$

根据 TC 模式所得到的细胞存活曲线由 3 个部分组成，即低剂量照射形成的初斜率、临床常规剂量照射肩区部分及高剂量照射的线性部分(图 13-1c)。

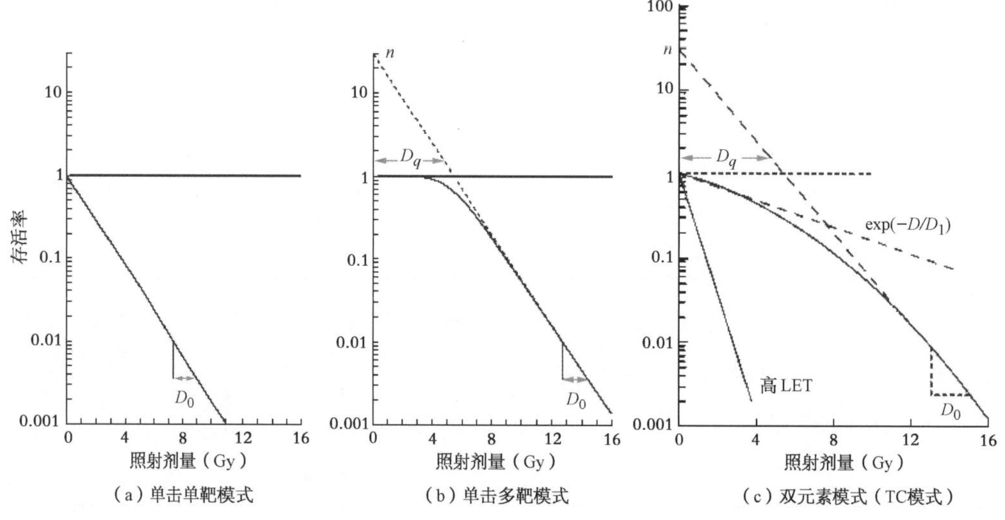

图 13-1 哺乳动物细胞经照射后的细胞存活曲线(靶学说)

二、线性 - 二次模式

至今已发展了多个数学模型，以完善上述细胞杀灭的理论和模式。目前在实验室和临床上应用最广泛的是线性 - 二次模式(linear-quadratic model，L-Q 模式)，其相应的细胞生存方程式如下：

$$-\ln(S) = \alpha D + \beta D^2$$
$$S(\text{存活}) = \exp(-\alpha D - \beta D^2)$$

式中，α 与 β 为常数，α 代表射线单击所致的细胞死亡，与剂量呈线性关系；β 生物学效应则和剂量的平方及细胞修复有关。α/β 代表的是产生相等的 α 型细胞死亡和 β 型细胞死亡时所需的剂量(Gy)，同时也代表了细胞存活曲线的形状。晚反应组织和肿瘤为低 α/β 值，伴有更弯曲的存活曲线；而更新速度快的组织和肿瘤为高 α/β 值，存活曲线弯曲度较小。但该模式的存活曲线呈连续向下弯曲，无直线部分。图 13-2 显示了 L-Q 模式中的哺乳动物细胞经照射后的细胞存活曲线及 α/β 值。L-Q 模式适合描述 2～8 Gy 以内的细胞辐射效应，更高剂量时其存活曲线更接近于直线，需要对公式进行修正。

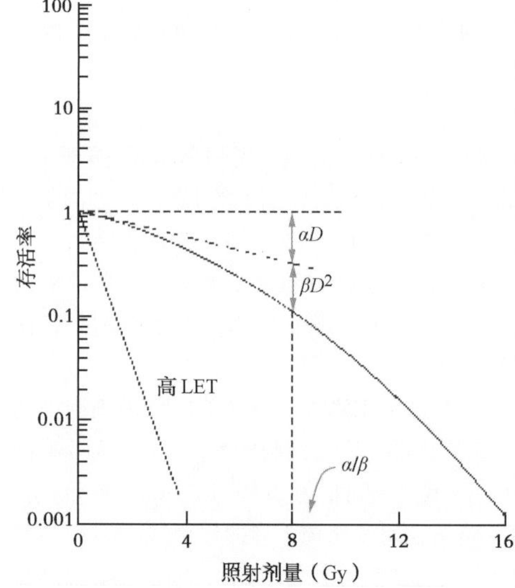

图 13-2 哺乳动物细胞经照射后的细胞存活曲线(L-Q 模式)

注：对于产生“密集电离”的射线，即高 LET 射线，其细胞的剂量-效应曲线基本为一直线。

第四节 放射生物学的基本概念

本节介绍放射生物学的几个基本概念，包括LET、RBE、OER、肿瘤微环境、细胞周期辐射敏感性及低剂量率辐射效应。

一、线性能量传递

线性能量传递(linear energy transfer，LET)被用来描述粒子射线经过生物体时入射轨迹的电离密度，定义为带电粒子在单位长度(μm)上所产生的平均能量(单位 keV)，单位是 keV/μm。对于给定的带电粒子而言，通常能量越高，LET 越低，因此生物学效应越低(图 13-3)。从临床角度考虑界定高 LET 射线和低 LET 射线的区别主要根据不同射线的辐射生物学效应，具有高 LET 射线生物学特点称为高 LET 射线如快中子、重离子等，反之则称低 LET 射线如 X 线、质子、γ 线等。

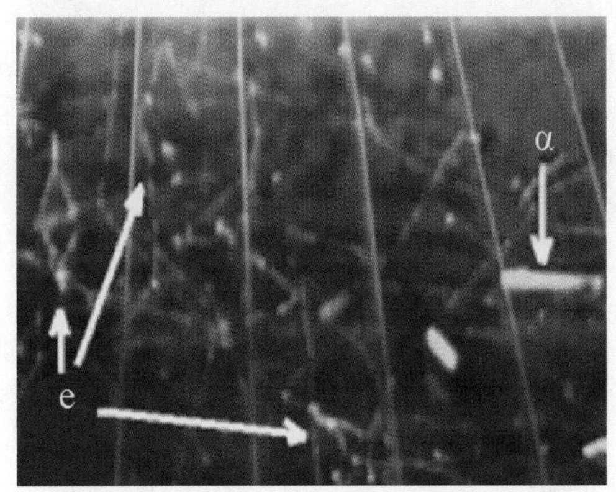

图 13-3 带电粒子在云室中的运动轨迹

注：在威尔逊云室中可见几种带电粒子的轨迹，高能电子产生较细的轨迹，而较低能量的电子产生较粗的轨迹，其中最粗的轨迹为 α 粒子产生。

二、相对生物学效应

相对生物学效应(relative biological effectiveness，RBE)是用来定量比较在产生相同生物学效应时不同射线的剂量差别的参数。其计算公式定义如下：RBE=(相同生物学效应基础上)参考射线的剂量/被测试射线的剂量。

通常作为参考的低 LET 射线是 250 keV X 线或 γ 线。对于某种特定的放射类型而言，RBE 值不是固定的，很多因素能影响 RBE 值的大小，特别是与以下因素有关。

1. LET 当 LET 值增加到约 100 keV/μm 时，RBE 亦随之增加。如果 LET 值超过 100 keV/μm 时，由于细胞的过度杀灭反而导致 RBE 下降(图 13-4)。

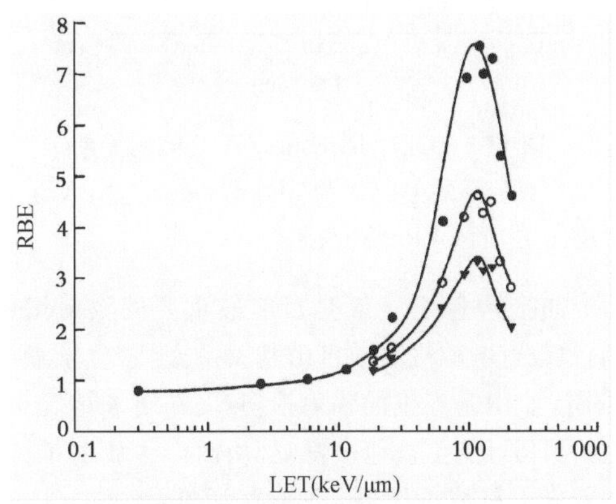

图 13-4 RBE 和 LET 之间的关系

2. 分次剂量 随着分次剂量的减少而 RBE 增加。

三、氧效应

细胞对低 LET 射线照射的反应与组织间含氧量的关系极为密切。富氧情况下，射线对细胞的杀灭远大于乏氧情况。增加氧含量可增强辐射所致的损伤，因此分子氧可充当剂量调节剂，而且是目前最重要的放射增敏剂。用来测量氧的放射增敏作用的参数为氧增强比(oxygen enhancement ratio，OER)。其定义如下：达到某相同生物学效应时，OER=乏氧情况下所需的剂量/含氧情况下所需剂量。

对于低 LET 射线如 γ 线和 X 线而言，绝大多数细胞单次大剂量照射时 OER 为 3.0 左右。但在分次剂量更低时，OER 值会下降。

OER、LET 和 RBE 三者之间的关系密切。产生稀疏电离的低 LET 射线通常 OER 值较大，约 2.5；而产生密集电离的高 LET 射线 OER 值偏小，如中子的 OER 值为 1.6，2.5 MeV α 粒子的 OER 值为 1，意味着在高 LET 射线作用下乏氧细胞放射敏感性接近或相等于富氧细胞。图 13-5 是 OER、LET 和 RBE 三者之间的关系，可以看到最佳 RBE

值和 OER 值迅速跌落区域相对应的 LET 为同一范围，LET 约 100 keV/μm 。

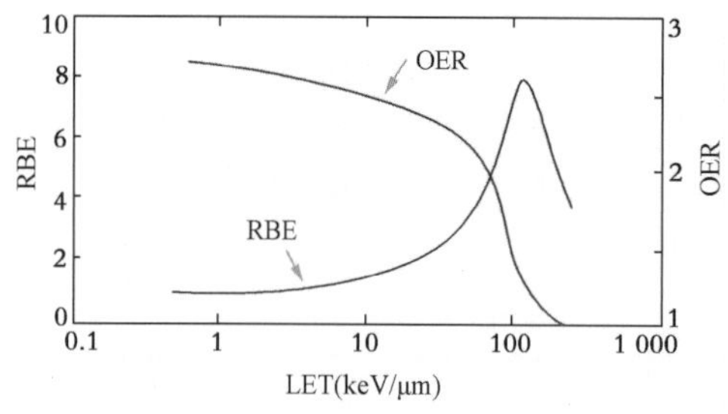

图 13-5 OER、RBE 和 LET 之间的关系

注：可见在 LET 为 100 keV/μm 时，RBE 迅速上升，而 OER 迅速跌落。

如前所述，分子氧是目前最重要的放射增敏剂，其放射增敏机制与自由基关系密切，分子氧可“固定”自由基产生的辐射损伤，而在乏氧情况下，这些损伤可能更快地被修复，从而产生放射抵抗。随着分子氧浓度下降，细胞存活增加，氧分压在 0.5～20 mmHg 时，辐射引起的生物学效应变化最大。

四、肿瘤微环境和乏氧

细胞存在两种乏氧形式，慢性乏氧和急性乏氧，产生机制各异。大多数实体瘤需要生成新血管来形成自身的血供，由于新血管生成的速度往往慢于肿瘤快速增殖的速度，肿瘤的新生血管无论从形态上还是功能上都有缺陷，因此导致肿瘤微环境常常存在营养不良、酸度高、氧缺乏等。1955 年，Thomlinson 和 Gray 对人支气管癌组织切片的研究发现，血管间质周围 100～180 μm 范围内的肿瘤活性较好，超出这个范围的肿瘤组织多发生坏死，即分子氧的弥散范围局限于血管周围一定区域内，在肿瘤厚度超过氧的有效扩散距离时细胞便产生坏死，而坏死周边的细胞仍可存活，被认为是肿瘤的慢性乏氧细胞。另外，近期研究显示肿瘤血管可发生周期性的开放和关闭，导致血管周围肿瘤细胞发生一过性的急性乏氧。在动物肿瘤模型中观察到，由于照射后大量充氧细胞的死亡，乏氧细胞变成富氧细胞，这一过程被称为再充氧（reoxygenation）。动物实验中显示再充氧的过程快慢不一，慢性乏氧的充氧过程较慢，较快的充氧过程与急性乏氧的改善有关。在人类肿瘤中较难检测再充氧这一过程的存在，只有一些间接证据。

来自实验室证据显示肿瘤的乏氧是肿瘤对放疗和化疗药物抵抗的一个预测指标。此外乏氧和肿瘤的恶性进程关系密切，乏氧可诱导基因扩增，使基因组不稳定性增加，同时增加了实体肿瘤潜在转移的机会。

五、细胞周期辐射敏感性差异

哺乳动物细胞的繁殖和分化通过有丝分裂实现，组织中增殖的细胞均需经历完整的细胞周期，即有丝分裂期（M）-G_1 期-DNA 合成期（S）-G_2 期，周而复始，不断进行细胞分裂，其中各个时相的长短取决于不同的研究细胞。如在周期中细胞停止分裂而处于静止或休眠状态，这类细胞被称为进入 G_0 期。

通过对处于不同分裂时相的细胞株进行照射后观察到的不同时相放射敏感性的差别甚大。M 期和接近 M 期的细胞对放疗最为敏感；S 期（尤其是 S 后期）对放射最为抵抗；如果 G_1 期足够长，那么在 G_1 期早期细胞存在放射抵抗，而在 G_1 期后期则转变为放射敏感；通常认为 G_2 期细胞亦对放射敏感。S 期的放射抵抗可能的原因为 DNA 合成期时存在模板链，可以随时进行 DNA 修复和同源重组；而 G_2 期和 M 期的放射敏感则可能由于在分裂启动后细胞无足够时间来修复放射引起的损伤。

六、剂量率效应

多数放射生物学实验研究和临床上使用的剂量率一般为 1～5 Gy/min，照射 2 Gy 只需数分钟内就能完成。而当剂量率降低时完成同样剂量的照射时间相应延长，随之会出现生物学效应降低的现象，这种现象称为剂量率效应。这个过程中损伤的产生和修复是同时进行的。实验研究显示当剂量率从 1 Gy/min 下降至 0.1 cGy/min 时，细胞存活曲线的肩区增宽，曲线偏直线并接近最初的斜率，提示细胞放射敏感性的降低。放射生物学的 4R 可以描述这一过程中发生的生物学效应，分别是修复、再增殖、细胞周期再分布和再充氧。其中修复的发生最快，当剂量率从 1 Gy/min 下降至 0.1 cGy/min 时，修复效应足以增加放疗耐受性；再增殖效应最慢，但当剂量率＜0.1 cGy/min 时再增殖效应也会降低放疗疗效；而再分布和再充氧一般在中等剂量率范围如 2 cGy/min 时会增加放疗疗效。临床上不同组织的最低剂量率是不一样的。一般认为，剂量率 1 Gy/h 是一个导致生物学效应明显改变的较低剂量率。

低剂量率连续照射可以看成相似于分割成许多次、每次剂量较低的超分割放疗。临床上的近距离照射，如组织间插植照射等就是低剂量率治疗。选择此方案的主要原因通常和肿瘤部位及射线的物理剂量分布有关。近距离放疗成功主要归因于：①射野内的正常组织体积小；②总疗程缩短。在物理剂量分布上，靠近放射性核素周围的剂量较高，而旁边的正常组织受照射体积小、剂量低；从生物学上看剂量率的下降对多数正常组织都有很好的保护作用，特别是对 α/β 值低的晚反应正常组织(分次低剂量)，同时低剂量率近距离治疗时总疗程的缩短可极大减少快速增殖肿瘤细胞的再增殖，从而提高疗效。由于照射总疗程较短，肿瘤乏氧细胞可能没有足够的时间发生再氧合，从而对射线抗拒。目前，外照射 IMRT 技术被广泛应用于临床，而 IMRT 的高精度技术通常是通过增加照射的子野来实现。因此，每完成一次照射往往需要比常规放疗更长的时间(如 20～30 min)。实验研究显示，由此所降低的剂量率可能减少 20%的细胞杀灭效应，但这又可能被肿瘤内的再氧合效应抵消。

第五节 分次照射的生物学基础

Withers 和 Steel 根据肿瘤和正常组织分次放疗的生物学效应，总结了下述 5R 概念，它们已成为当代分次放射肿瘤学的理论基础。

一、修复

实验室证据显示并经临床证实，不管是肿瘤细胞还是正常组织的细胞在经放射后能对其受到的绝大部分的 DNA 损伤进行修复(repair)，进而增加受照细胞的存活或降低射线对组织的损伤及功能的恢复(recovery)。前者多用于阐述核酸或蛋白等分子水平的修复，而后者指的是细胞存活或组织水平功能的恢复。细胞存活水平观察到照射后细胞的恢复方式包括亚致死性损伤修复(sublethal damage repair，SLDR)，以及潜在致死性损伤修复(potentially lethal damage recovery，PLDR)。

1. 亚致死性损伤修复(SLDR) 细胞存活曲线主要由两部分组成，即肩区部分，它是由临床相关的剂量如 2～4 Gy 照射后形成的(见图 13-1)。由于存在细胞的修复，此时的细胞存活率与剂量不是线性关系。根据靶的理论假设，细胞内存在若干靶，只有细胞内所有的靶被击中后细胞才会发生死亡，所以这种本身并不能直接导致细胞死亡、必须损伤累积到一定程度才能成为致死性的损伤被称之为亚致死性损伤(sublethal damage)。

在常规的分次放疗中则表现为肩区的不断重复。若给以高剂量照射时，则能一次击中所有的靶而导致细胞死亡，此时剂量和细胞存活率呈线性关系，这就成为存活曲线的线性部分。Elkind 和 Sutton 利用分次照射实验(split-dose)很好地解释了分次放疗中 SLDR 的存在：将一个既定单一剂量的单次照射分为间隔一定时间的两个剂量进行照射后，细胞存活率将有所增加；将细胞存活分数为纵坐标、两次剂量之间的不同间隔时间作为横坐标作图后可发现，细胞存活率在分次照射间隔时间为 2 小时时最大，之后进入平台期。其他实验方法例如肿瘤生长延迟实验也能观察到 SLDR 的存在。Elkind 认为这是由于在分次照射的间期细胞对第一次照射造成的部分损伤产生了修复，并将这种现象定义为 SLDR。大多数 SLDR 发生在首次照射后的 15～60 分钟，大约 6 小时完成。但在一些晚反应组织如脊髓则需较长时间才能完成细胞的修复。SLDR 的程度与细胞存活曲线的肩区都能反映照射后损伤修复的能力。

2. 潜在致死性损伤修复(PLDR) 1966 年，Phillips 和 Tolmach 首次在哺乳细胞中发现另一种修复形式——潜在致死性损伤修复(PLDR)。潜在致死性损伤(PLD)指的是由细胞受照射后所处的环境决定是否是致死性的放疗损伤。有利于其修复的环境包括细胞密度过高(平台期或者接触抑制)、低温、存在代谢抑制剂或平衡盐溶液的培养环境，这些都是不利于细胞生长的条件，"休息"的细胞比持续分裂的细胞有更多的机会修复 DNA 损伤。PLD 修复使存活曲线的 D_0 增加(斜率降低)、肩区增宽。延迟种植实验可观察到这一现象。该实验是将照射后的细胞或肿瘤放置于不利于细胞生长的环境(如融合状态)，不同的时间之后再制备成单细胞悬液并进行克隆形成实验。结果显示，克隆形成实验和照射的时间间隔越长，细胞的存活分数越高。一般间隔 4～6 小时时细胞存活率最高。在临床上肿瘤经照射后，由于肿瘤细胞仍处在致密的环境中，故很有可能产生 PLDR。

SLDR 和 PLDR 均是 DNA 损伤、染色体断裂等分子生物学水平的修复在细胞存活水平的体现，两者的范围和动力学是相似的。SLDR 和 PLDR 都反应了分次放疗后细胞存活率的增加，在临床中可能体现为正常组织耐受性的增加或者肿瘤控制率的降低。值得注意的是，在单次 2 Gy 的放疗时正常组织和肿瘤之间修复能力的差异可能并不大，但在长达 30 次或者更多分次的放疗疗程之后，小差别也可能会变为很大的差异。因此，临床制订分次放疗方案时必须考虑不同组织和肿瘤的再修复能力并以此确定合适的分次间隔时间。细胞的修复动力学以半修复时间（$T_{1/2}$）来衡量，即完成 50％修复所需时间。细胞修复过程为指数性的，而不是线性的。

二、再增殖

放疗造成肿瘤和正常组织干细胞数目的减少将会促使存活干细胞增加增殖速度来弥补细胞的丢失，即产生再增殖（repopulation）。由于放疗引起细胞死亡和数量减少和细胞分裂相关，不同的组织发生再增殖的时间随着其细胞更新速度的不同而各不相同。一般来说，更新快的早反应组织和大部分肿瘤比更新慢的晚反应组织再增殖发生得更早、强度更强，并且在放疗开始的一段时间（多为数周）后体现出来，随着放疗时间的延长愈来愈明显。对于早反应组织来说，再增殖有利于其急性放疗损伤的修复。例如，常规放疗中（每次 2 Gy，每周 5 次）口咽黏膜炎约在放疗开始后的 14～21 天出现，而黏膜的再增殖约在放疗开始后的 10～12 天发生，再增殖增加了黏膜约 1 Gy/d 的放疗耐受性，这与黏膜克隆源性细胞的倍增时间（2 天或者更快）相似。但对于肿瘤来说，再增殖是不利因素，会降低放疗疗效。大部分肿瘤增殖较快，具有再增殖能力，在相同的等效总剂量下，总治疗时间不适当地延长将增加肿瘤克隆源性细胞数，就需要更高的剂量来杀灭这些细胞以达到肿瘤局部控制。因此，制订放疗方案时需考虑总治疗时间对再增殖的影响，增殖快的肿瘤需快速治疗，并尽量避免不必要的治疗中断或者总治疗时间的延长。这是放疗的基本原则。

大量的实验和临床研究已证实分次照射中肿瘤克隆源性细胞再增殖现象的存在，不同肿瘤其再增殖发生的速度、动力学和放射生物学机制各不相同。人鳞癌细胞裸鼠移植瘤分次放疗中发生再增殖速度很快，约需要 1 Gy/d 的剂量才能抵消其再增殖；临床上头颈部肿瘤的常规放疗中需要 0.6 Gy/d的剂量来克服再增殖。在放疗疗程后期增加剂量强度可以克服肿瘤再增殖，但由于晚反应组织不受再增殖的影响，因此不能从此方案中获益，并可能由此产生更严重的晚期并发症，故在临床治疗计划制订中要特别注意晚反应并发症发生率和对机体功能的影响。

另外，由于肿瘤的治疗还涉及化疗和手术治疗。在动物研究中已注意到，若肿瘤经手术或化疗后仍有残余，残余的肿瘤干细胞（特别是更新速度快的肿瘤等）的增殖速度明显加快，这会直接地显著影响后续治疗的疗效。所以，在设计肿瘤的多学科治疗时必须对肿瘤增殖因素加以考虑。

三、细胞周期再分布

不同细胞周期时相的细胞对射线的敏感性不同。研究者在大量的细胞系中进行了研究，利用细胞同步技术和流式细胞仪（FCM）将细胞同步在各个周期时相，结果发现 S 期（尤其是晚 S 期）对射线最抵抗，晚 G_2 期和 M 期对射线最敏感。S 期细胞出现放射抵抗的原因可能有以下几个方面：S 期同时存在 HR 和 NHEJ 两种修复方式，并且具有 HR 修复所需要的姐妹染色体模板。S 期复制过程中产生 DNA 构象的变化使修复复合物更容易结合到 DNA 损伤部位，这些都增加了 S 期细胞对损伤的修复能力。而晚 G_2 和 M 期放射敏感性较高的原因可能是细胞在准备分裂或分裂时的修复等其他功能都有所下降。

经过一次照射后，处于射线敏感周期时相的细胞将优先被杀死，存活下来的大部分是处在相对放射抵抗时相的细胞，如 S 期（同步化）。这些细胞在分次放疗间期经过数个小时后将重新进入到细胞周期中的不同时相，包括放射敏感的细胞周期。因此，分次放疗将产生细胞周期再分布（redistribution）的“自我增敏”效应。这种效应存在于早反应组织和大部分肿瘤中，不存在于不增殖的晚反应组织中，这也是对晚反应组织的肿瘤使用超分割放疗的早期理论基础之一。然而，肿瘤内部存在高度的异质性，不同细胞通过各细胞周期时相的速度存在很大的差异，放疗后部分周期同步化的细胞很快就不同步了，因此临床上很难评估细胞周期再分布对肿瘤放疗反应的影响。

四、再充氧

如前所述，在肿瘤内存在乏氧细胞群，它们对射线具有抵抗性。在分次放疗中，经过一次放射后，由于富氧细胞被大量杀灭，剩余大量放射抗拒的乏氧细胞；而分次放疗间隔期间存活乏氧细胞内的氧供情况将得到改善，如氧的弥散距离缩短等因素可导致乏氧细胞内氧浓度增加，即再充氧（reoxygenation），增加了细胞的放射敏感性。绝大多数正常组织的氧合是很好的，再充氧过程主要存在于肿瘤组织内。由于分次照射中存在再充氧，乏氧细胞增敏剂用于克服乏氧细胞抵抗性的作用有限。

五、细胞内在放射敏感性

上述的4个理论解释了分次放疗对组织产生的放疗反应，其中修复和再增殖将会使细胞对射线更为抵抗，而再分布和再充氧会使细胞对射线更为敏感。但不同肿瘤组织与正常组织对放射的效应在很大程度上取决于细胞内在放射敏感性（radiosensitivity），Steel将这种现象总结为第5个R。例如，血液系统比肾的放疗反应更大，血液系统来源的肿瘤比其他实体瘤对放射线更为敏感。

上述5R概念在临床上具有重要的意义。迄今，根据不同类型组织具有不同细胞修复特点及再增殖的理论设计的非常规放疗计划较大地提高了肿瘤控制率，并一直延续到在调强放疗中应用的分割方法（如SMART及SIB方法等）。此外，对克服肿瘤内乏氧细胞方法的探索也取得了一定的成效，但仍尚有许多问题有待解决。关于细胞周期再分布及放射敏感性影响的调控还停留在理论探索阶段，尚无法在临床上直接应用。

第六节　临床治疗计划设计中的时间-剂量-分割因素

在现代肿瘤治疗中，放疗是肿瘤综合治疗中不可缺少的手段之一。对于放疗而言，其治疗计划的优化均是建立在放射生物学的时间-剂量-分割基本原则之上的。

一、早反应组织和晚反应组织的生物学特点

根据细胞增殖动力学，可把正常组织和肿瘤分成两大类，即增殖快的为早反应组织或肿瘤，如皮肤和小肠上皮细胞等；增殖慢的为晚反应组织或肿瘤，如中枢神经、肺等组织。在临床上直接表现为放射反应出现时间的早晚。

1982年，Thames及其同事发表了在实验室中得到的不同正常组织的剂量-效应曲线，发现早反应组织和晚反应组织对不同分次剂量大小存在不同效应（图13-6）。晚反应组织的剂量-效应曲线比早反应组织更陡峭，提示晚反应组织对分次剂量大小的敏感性远大于早反应组织，即分次剂量的变化会显著性影响晚反应组织或肿瘤耐受性的变化，但对早反应组织或肿瘤却影响甚微；单次低剂量时，晚反应组织的耐受性比早反应组织高。同时期的一系列临床实践经验也显示早反应组织和晚反应组织对不同分次剂量的差异。首先，在产生相似早期效应的基础上如增加每次放疗剂量、减少放疗次数，可观察到更多的严重晚期不良反应；其次，在超分割的临床研究中每天给予2次放疗，总疗程共6～7周，其晚期不良反应明显减少，但早期不良反应则明显增加，肿瘤控制率相似或略为改善。

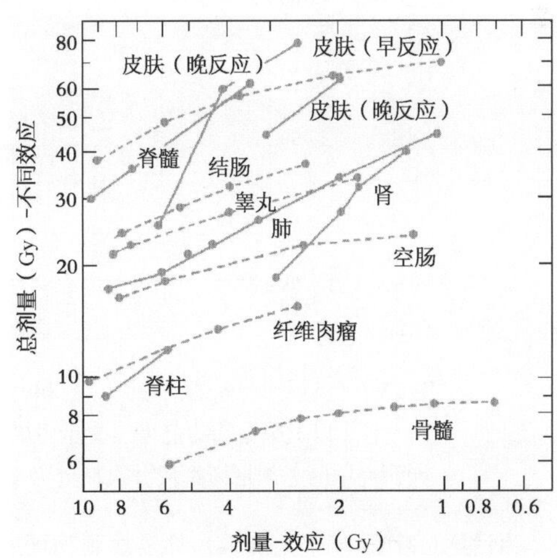

图13-6　早反应组织和晚反应组织对不同分次剂量的效应（资料来源：Meyerd等，1999）

注：图中的虚线代表早反应组织，实线代表晚反应组织，晚反应组织的剂量-效应曲线要比早反应组织的更陡峭。两种组织对不同分次剂量大小存在不同效应，提示晚反应组织对分次剂量大小的敏感性远大于早反应组织。

此外，影响分次放疗反应最关键的生物学因素之一是 SLD 的修复。晚反应组织比早反应组织的修复能力更强，可能的原因之一是早反应组织在放疗间期可发生细胞周期再分布而进入分裂期，从而增加放疗损伤，或是进入更敏感的细胞周期时相而产生自我增敏作用。晚反应组织对 SLD 的修复比早反应组织更完全。

因此，在理解放射生物学的时间、分次剂量因素对治疗的影响时，需考虑到这些因素在早反应组织及晚反应组织中的不同效应。例如，增加单次放疗剂量将增加晚反应组织的损伤；超分割方案中的分次间隔时间必须以晚反应组织完全修复其 SLD 的时间(即半修复期 T½)为基准，至少应>6 小时，对于脊髓而言可能需要更长的时间。

二、分次照射的时间与分次剂量因素

在设计肿瘤放疗时必须协调每次剂量的大小、照射时间的间隔，以及总治疗时间，在变更放疗计划时它们也是首先要考虑的因素。

(一) 总疗程(时间因素)

肿瘤和正常组织细胞在经过细胞毒性药物治疗和射线照射后可产生细胞分裂加速，这一现象称为加速再增殖(accelerated repopulation)。肿瘤一方面表现为肿块退缩；另一方面其内部干细胞增殖加快，与早期反应组织类似。因此，虽然增加总的治疗时间能够减轻正常组织急性反应，却会降低大部分肿瘤控制率，这一现象在动物实验及人类肿瘤中都被观察到(图 13-7)。

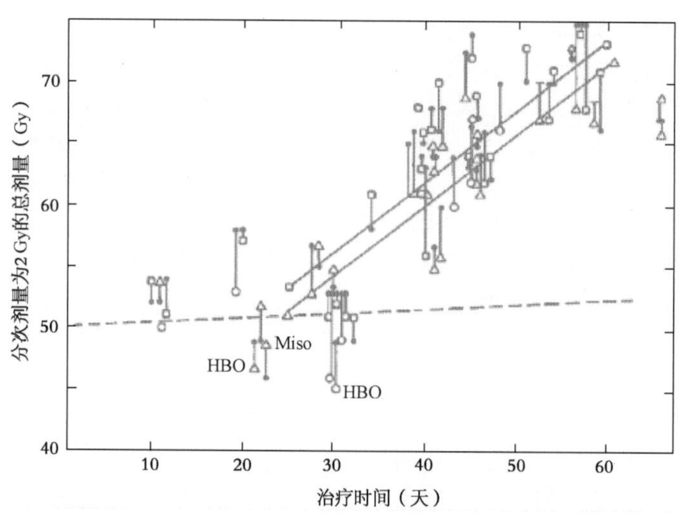

图 13-7 头颈部鳞癌的治疗总疗程和肿瘤控制率之间的关系(资料来源：Withers 等，1988)

注：以上数据均为已发表文献中的实际数据。由于实际分次剂量大小有差异，将不同研究中的总剂量换算成分次剂量为 2 Gy 时的总剂量。

当治疗总疗程>4 周(28 天)，如需达到相同肿瘤控制率，则需增加每天的照射剂量，以克服肿瘤细胞加速再增殖的影响。Withers 等认为在头颈部肿瘤放疗中每天增加 0.6 Gy 以克服再增殖细胞的生长，也有作者认为在头颈部鳞癌的治疗后期每天需补偿的剂量为每天 1 Gy 左右。

短疗程放疗适合增殖比较快或 α/β 值较高的肿瘤，对于潜在倍增时间约为 5 天或放射敏感性中等的肿瘤，必须缩短总的治疗疗程。而总疗程的长短对增殖较慢的肿瘤如前列腺癌、软组织肿瘤等影响不大。

(二) 分次剂量

每次或每日以 1.8～2.0 Gy 的常规照射方法是目前最常见的治疗计划。如前所述，晚反应组织对分次剂量改变的敏感性大于早反应组织，如果降低照射分次剂量，要达到相同的生物学效应，晚反应组织所需增加的总剂量比早反应组织更多，增殖较快的肿瘤组织基本上与早反应组织相仿。因此，在超分割方案中，晚期效应的耐受剂量比早期效应增加更多，即晚反应组织的辐射耐受性增加；相反，给予每次大剂量照射时，晚反应组织可能出现严重的晚期并发症。

综合以上两个方面，早反应组织和大部分肿瘤的 α/β 值较高（8～15 Gy），晚反应组织的 α/β 值较低（1～5 Gy），在晚期效应中起决定性作用的是分次剂量的大小，总疗程对其影响不大；早反应组织和肿瘤生物学效应的主要决定因素是总疗程的长短，分次剂量的大小对两者影响甚微。主要的人类组织和肿瘤的 α/β 值在已发表的文献中有详细表述。

（三）分次照射间隔时间

晚反应组织比早反应组织对 SLD 的修复能力更强、修复更完全，但早反应组织的 $T_{1/2}$ 很短，仅 30 分钟左右，而晚反应组织的 $T_{1/2}$ 可长达数小时。因此，超分割方案中两次照射的间隔时间长短取决于靶区内晚反应组织完全修复其亚致死性损伤的时间，否则会产生严重的晚期并发症。早反应组织如小肠上皮细胞，一般在照射后 3～4 小时就已完成细胞的修复，其 $T_{1/2}$ 为 30 分钟左右。而晚反应组织完成细胞修复的时间比早反应组织要长得多，如脊髓 $T_{1/2}$ 为 2.4 小时左右，完全修复需要 24 小时。不同类型晚反应组织的 $T_{1/2}$ 是不一样的，若以 $T_{1/2}$ = 1.5 小时考虑，那么分次照射间隔时间必须至少间隔 6 小时，才能使约 94%以上的晚反应组织细胞损伤得到修复，又不会增加太多工作人员的负担。若晚反应组织 $T_{1/2}$ 较长，如中枢神经组织，间隔 6 小时尚不能使损伤完全修复，在设计治疗计划时必须作剂量纠正。

三、非常规分割

多年的临床经验和实践证明，目前所应用的每日 1 次、每次 1.8～2 Gy、每周 5 次、总疗程为 6～8 周内完成的常规放疗方法是行之有效的。但是，可能并不适用于一些增殖很慢的肿瘤。

分次剂量的大小和总疗程时间的长短，对早期效应和晚期效应的影响并非各自为政，而是相辅相成的。分次剂量缩小时可能会增加总疗程时间，而总疗程时间的缩短需增加分次剂量或增加分次照射的频率。同时，总疗程时间的延长是“双刃剑”。一方面，治疗时间的延长有利于减少急性反应的发生，为肿瘤的“再充氧”提供足够的时间；另一方面，延长治疗时间并不能降低晚期损伤的发生率，相反使存活的肿瘤干细胞有足够的时间进行增殖，特别是加速再增殖，会导致肿瘤局部控制率下降。

为了更好地保护晚反应组织及克服治疗中肿瘤细胞的加速再增殖问题，在常规分割和放疗的时间-剂量-分割基本原则基础上，产生了几种非常规分割方案对时间-分次剂量因素进行修改，详见表 13-2。

设计非常规分割方案时需要考虑到以下几点放射生物学基础：①不同组织的生物学特点不同，对分次放疗的反应也各不相同，增值快的早反应组织和大部分肿瘤的 α/β 值大于增殖慢的晚反应组织；②早反应组织具有较大的再增殖能力；③大部分肿瘤和早反应组织一样，在治疗开始一段时间之后会发生再增殖，也就是说肿瘤启动再增殖的潜伏期（lag time）更长，其增殖速度更快；④分次间隔期间的细胞周期重新分布对早反应组织和大部分肿瘤具有增敏作用，但并不存在于非增殖性的晚反应组织中；⑤晚反应组织的修复能力比早反应组织更强，速度更慢；⑥任何形式的治疗中断都可能加快正常组织和大部分肿瘤发生再增殖；⑦任何细胞毒性药物都可能加快再增殖的发生；⑧一些肿瘤类似于晚反应组织，具有较低的 α/β 值，其增殖较慢。

表 13-2 非常规分割方案的比较

方案	超分割	加速治疗	连续加速超分割	大分割
分次剂量	低于常规剂量（1.1～1.3 Gy）	与常规基本相似	低于常规剂量（1.4～1.5 Gy）	高于常规剂量
每天放疗次数	2 次，间隔≥6 小时以上	2 次或多次，间隔 6 小时以上	3 次，间隔 6 小时以上	一次或 2～3 天一次
总疗程	不改变或基本相仿	缩短	缩短	不改变或略短

续表

方案	超分割	加速治疗	连续加速超分割	大分割
方案设计目的	降低晚期不良反应，得到相似或更好的肿瘤控制率，早期不良反应相似或略微增加，总剂量增加	克服肿瘤细胞的快速增殖	克服肿瘤细胞增殖，降低晚期不良反应	增加增殖缓慢肿瘤的杀灭，减少治疗次数及治疗时间
晚反应组织效应（晚期毒性）	降低	相似	降低或无明显变化	增加
早反应组织效应（早期毒性）	相似或略增加	增加	增加（通常在治疗结束后达高峰）	增加或相似，决定于如何优化
肿瘤控制率	相似或增加	增加	增加	相似或增加
适用情况	增殖快的肿瘤（高α/β值），肿瘤周围为增殖缓慢的晚反应正常组织	肿瘤增殖速度快	肿瘤增殖速度快，且周围晚反应正常组织增殖较慢	肿瘤增殖速度较慢，α/β值与周围晚反应正常组织相似或低于周围组织

（冯　炎　陈星星）

参考文献

[1] Bewes JM, Suchowerska N, Jackson M, et al. The radiobiological effect of intrafraction dose-rate modulation in intensity modulated radiation therapy (IMRT). Phys Med Biol, 2008, 53: 3567-3578.

[2] Brizel DM, Scully SP, Harrelson JM, et al. Tumor oxygenation predicts for the likelihood of distant metastases in human soft tissue sarcoma. Cancer Res, 1996, 56:941-943.

[3] Brown JM. Evidence for acutely hypoxic cells in mouse tumours, and a possible mechanism of reoxygenation. Br J Radiol, 1979, 52:650-656.

[4] Curtis SB. Lethal and potentially lethal lesions induced by radiation: a unified repair model. Radiat Res, 1986, 106:252-270.

[5] Denekamp J. Physiological hypoxia and its influence on radiotherapy. In: Steel GG, Adams GE, Horwich A, eds. The biological basis of radiotherapy. 2nd edition. Amsterdam: Elsevier Science, 1989.

[6] Edward CH, David EW, Cartos AP, eds. Perez & Brady's principles and practice of radiation oncology. 6th edition. Philadelphion: Lippincott Williams & Wilkins, 2013.

[7] Elkind MM, Sutton H. X-ray damage and recovery in mammalian cells. Nature, 1959, 184: 1293.

[8] Hall EJ, Giaccia AJ. Radiobiology for the radiologist. 6th edition. Philadelphia: Lippincott Williams & Wilkins, 2006.

[9] ILuis FF, Morgan B, Robert EA. Radiation pathology. Oxford: Oxford University Press, 2001.

[10] Joiner M, van der Kogel A. Basic clinical radiobiology. 4th edition. London: Hodder Arnold, 2010.

[11] Steel GG, Deacon JM, Duchesne GM, The dose-rate effect in human tumour cells. Radiother Oncol, 1987, 9: 299-310.

[12] Steel GG, Down JD, Peacock JH, et al. Dose-rate effects and the repair of radiation damage. Radiother Oncol, 1986, 5: 321-331.

[13] Steel GG, McMillan TJ, Peacock JH. The 5Rs of radiobiology. Int J Radiat Biol, 1989, 56:1045-1048.

[14] Thames HD, Withers HR, Peters LJ, et al. Changes in early and late radiation responses with altered dose fractionation: implications for dose survival relationships. Int J Radiat Oncol Biol Phys, 1982, 8: 219-226.
[15] Vaupel P, Mayer A, Hockel M. Tumor hypoxia and malignant progression. Methods Enzymol, 2004, 381: 335-354.
[16] Withers HR, Taylor JMG, Maciejewski B. The hazard of acceletated tumor clonogen repopulation during radiotherapy. Acta Oncol, 1988, 27:131-146.

第十四章 正常组织放射生物学

第一节　亚致死性损伤及潜在致死性损伤的修复

细胞在照射后可以产生死亡、非致死性损伤，或完全未受到射线照射而存活的细胞等情况。细胞存活曲线的肩区在分次照射后可重复出现，提示非致死性损伤是可以被修复的，经修复后可能成为存活的细胞。非致死性损伤的修复无论对肿瘤或正常组织都是至关重要的。表面上看 SLDR 和 PLDR 存在差异，实际上它们具有共同的通路，可以进行共同的考虑。

第二节　组织和器官功能的恢复

除了细胞内的修复以外，功能的恢复也是很重要的。功能的恢复主要决定于细胞的增殖。组织在恢复细胞增殖功能方面的差异性很大，这和组织受照射后产生的急性反应或晚反应无关。如急性反应黏膜组织增殖能力很强，可是急性反应组织睾丸的增殖能力却很差。晚反应组织肝细胞有足够的增殖能力，但成熟的骨组织却缺乏增殖能力。

第三节　急性反应和晚反应的病理学基础

肿瘤放疗中必然会产生正常组织反应和损伤，根据反应出现的不同时间可分为急性反应或早反应和晚反应。前者是指在常规放疗期间出现的反应，后者则是指放疗结束后数月或数年后才出现的反应。表面上看它们都是照射后出现的正常组织反应，但它们作用的靶细胞和组织并不一样。急性反应主要涉及更新速度快的组织如皮肤及黏膜上皮细胞等，而晚反应主要产生于增殖缓慢的组织如肌肉和血管组织等。它们的临床意义也有很大差异。以头颈部肿瘤为例，放疗中所引起的急性反应主要影响更新速度快的上呼吸消化道黏膜组织；皮肤也是急性反应组织，它们均表现为上皮细胞的脱落。急性反应的产生主要是由于射线杀灭了基底细胞中的干细胞。干细胞的死亡并不立即在临床表现出来，而是经过数周后表现为上皮细胞剥脱。上皮细胞剥脱会激发残余存活的干细胞发生增殖，以弥补已死亡的干细胞群。对于正常组织，在大多数情况下，若每周照射 5 次，其增殖速度相当于每周 9～10 Gy。这也是为什么常规治疗中每周照射 5 次之故。

急性反应的严重性取决于照射的容积、部位和剂量。例如，口腔对急性反应的耐受性要比喉部差，而咽喉部的严重反应可导致急性水肿及气管阻塞。容积和剂量与正常组织反应的关系下面再讨论。头颈部肿瘤放疗中不可避免地要照射到腮腺组织。腮腺不是更新快的组织，因而不会产生急性反应，但在临床上却能表现出急性反应症状。这主要是腮腺的浆细胞在照射后很快产生间期性细胞死亡（细胞凋亡），很快引起唾液分泌减少，进而导致味觉敏感性下降、加重黏膜损伤、牙齿破坏及牙周病等反应。与上皮细胞不一样，残余存活的浆细胞不会很快甚至不会发生完全的增殖，所以其功能的恢复很慢，并且不会完全恢复，因此患者会出现长期口干等症状。

头颈部肿瘤放疗后更新慢的正常组织会产生晚反应，包括血管、结缔组织、骨、内分泌腺体及中枢神经系统。由于它们增殖慢，治疗疗程的长短不会对其反应的严重性产生影响。影响它们严重性的主要是分次剂量的大小，即较低的分次剂量能增加它们的耐受性，而较大的分次剂量则降低它们的耐受性，这在临床设计治疗计划时必须加以考虑。例如，在放疗肿瘤时不能每天只用一个单野照射，必须多野及治疗所有的野，分野照射时分次剂量的降低可减轻正常组织的晚反应。

第四节 放疗中产生正常组织并发症的临床相关因素

一、剂量的改变

与肿瘤一样，正常组织也存在相似的剂量-效应曲线。以线性坐标上的剂量和正常组织并发症的相互关系中可以看出，它们之间为S形的曲线。由于正常组织基本是均质的，其曲线的斜率很徒；但随着照射剂量的增加，正常组织并发症发生率和严重程度也不断增加，在过高剂量照射时甚至可产生100%的并发症。所以，从严格意义上看，很难找到所谓正常组织的耐受剂量。从临床角度考虑，只能在肿瘤控制率和正常组织并发症之间找到一个平衡点：在达到较高肿瘤控制率的同时把正常组织并发症发生率控制在可容许的水平，特别要尽可能避免产生严重功能障碍的发生，如放射性脊髓炎等，这种考虑必须建立在个体化的基础上。经过多年来临床经验总结，除了个别情况以外（如存在ATM、BRCA等某些基因的突变），我们已了解了常规放疗中剂量和正常组织并发症的相互关系，并且也认识到如何在急性反应和晚反应并发症之间通过治疗计划优化而预测和减少并发症。但若需要对分次治疗计划进行更改如SBRT等或放疗和化疗联合应用时，那么常规放疗中剂量和正常组织并发症的生物学理念便不再适用，此时必须注意晚反应并发症可能增加。

二、容积效应

组织受到照射的容积是决定器官耐受性的重要因素。不同器官的容积效应是不一样的，这取决于组织排列的结构和靶细胞迁移的速度和距离。如肾和肺，若全肾或全肺受照射时它们是很敏感的（$TD_5=20\,Gy$，$d=2\,Gy$），但若只有部分容积受到照射时它们的耐受剂量明显提高。同时，组织若具有很强的迁移能力如皮肤、黏膜、小肠等，当它们很小的容积接受照射时，周围组织中的未受到照射的干细胞会很快迁移进入和增殖，耐受剂量会很高；但若超出了细胞迁移的距离，那么受到照射容积的中央会产生坏死。

根据放射生物学理论，器官或组织中存在功能性亚单位（functional subunits，FSU），它可以是一个解剖结构或干细胞，能从残留存活的干细胞不断增殖而维持其功能。FSU损伤的临床并发症取决于它的排列顺序，可以是串联或并联形式排列。串联排列的器官如脊髓、小肠及食管等，只要有一个FSU受到照射损伤就会累及整个器官的功能，因此其并发症主要决定于剂量热点不要超过其耐受剂量，而并不存在容积效应；但在照射容积非常小时，由于存在干细胞的迁移，故还存在容积效应，如脊髓等。并联排列的器官如肾、肺组织及肝等，相当数量的FSU的失活也不至于产生整个器官功能衰退，即存在容积效应；在容积效应中存在一个容积阈值，超过它就会产生严重的并发症。但在临床应用中，要把器官组织纯粹地划分为单一的串联或并联等类型是比较困难的。例如在晚反应组织中，其并发症不仅要考虑到容积效应，而且与血管损伤有关，血管却被认为串联组织。另外，脑组织是一个具有多种不同功能的器官，脑内任何部位受到高剂量照射产生的损伤均可导致相应功能的缺失。所以脑损伤与容积效应无法关联，也和串联排列无关，而仅和损伤部位有关。尽管如此，组织和器官排列结构的概念对临床治疗计划设计中考虑的正常组织耐受性有很大帮助，如DVH图的评估。

三、分次剂量

前面已提及，分次剂量的变化会直接影响组织和器官的耐受性。分次剂量加大会产生严重的急性反应和晚期并发症，但所致的晚反应组织并发症严重程度要明显超过急性反应，称为分次照射放射敏感性。在应用大分割或SBRT治疗时尤其要注意晚期并发症的现象。在对放射敏感性高的肿瘤如淋巴造血系统肿瘤和精原细胞瘤等治疗时，可通过减低分次剂量而降低正常组织晚期并发症。必须要注意，在治疗计划更改计算生物剂量时，不仅要考虑急性反应组织和肿瘤，更要考虑晚反应组织的耐受剂量，必须更加合理地计算生物剂量分布及DVH图。

四、治疗疗程中的时间因素

在治疗中，若把整个疗程延长确能减轻急性反应，但会降低肿瘤的局部控制率，为了保证肿瘤得到有效的控制则必须增加照射剂量。由于晚期并发症严重性不受疗程长短的影响，疗程的增长并不会使晚期并发症减轻。也就是说，因疗程延长所需剂量的增加反而会导致晚反应组织并发症更加严重。所以，临床上不宜通过延长疗程来减轻急性反应，无论对肿瘤或正常组织均不宜。

五、射线的质

前述所讨论的主要是应用低 LET 射线治疗的放射生物学特点，而高 LET 射线具有完全独有的生物学特点。例如，细胞的修复在低 LET 射线治疗中有很重要的意义，但在高 LET 射线治疗中基本可以忽略。所以，在应用高 LET 射线治疗时要注意其不同于低 LET 的生物学效应，否则会产生严重的并发症。另外，过去常用的深部 X 线，除了具有不同于高能 X 线的物理特点外，从生物学效应上比较，目前所用的光子电子束的 RBE 值为 0.85～0.9。

六、放疗和药物的联合应用

放疗和药物联合应用时能相互作用，或起增敏作用，或起协同作用，或起相加作用等。由于它们之间作用机制的复杂性，以及作为全身用药后在细胞内浓度的不确定性，很难对其应用后所产生的正常组织反应进行预测。特别是一些酪氨酸激酶抑制剂或单抗类的靶向药和放疗联合应用时的正常组织反应及晚反应并发症，还有待于临床资料的积累。如乳腺癌中 Her-2 过表达亚型术后辅助放疗和靶向药物联合应用中的心脏损伤还需要较长时期的随访。所以，放疗和药物联合应用时具体的计划必须根据不同的药物、部位及经验进行优化。

七、组织的创伤

正常组织和器官经照射后均基本上能保持原有的功能，但照射前存在的创伤如，牙病、手术及一些机械性创伤等能破坏正常组织照射后所维持的功能完整性，并且还有引起感染的可能，最终伤口不易愈合也降低了组织的耐受性。

八、患者情况

与外科手术后一样，若患者体质营养不良，照射后的急性反应创口很难愈合，容易导致感染坏死。

第五节　正常组织和器官再次照射

肿瘤患者经过放疗后，不可避免残留的肿瘤干细胞会导致生长复发；另外，射线本身也可能会产生新的继发性肿瘤。对于这些肿瘤，除了手术以外，放疗是一个重要的，甚至是唯一的局部治疗方法，如鼻咽癌等。由于这些肿瘤已存在对射线的抵抗性及微环境的改变，其疗效一般劣于第一次治疗。再次治疗计划中首先遇到的问题是正常组织耐受性。在临床实践中，必须考虑下面几个因素：首次治疗的剂量（EQD2）和体积，首次和再次治疗中所累及的组织和器官，放疗和手术及化疗的联合应用，首次和再次治疗间隔时间等。实际上，第一次治疗时若某一靶组织或器官已达到甚至超过其耐受剂量或已产生功能丧失，那么已不可能因肿瘤复发等进行再次放疗。

目前，再次放疗中正常组织的耐受剂量参数主要来自于实验动物学的研究。虽然在动物研究中可看到一些组织能耐受第二次放疗，但它们带有很大的特殊性，无法在临床上普遍应用。目前的临床数据很少，主要是回顾性的，并且大部分来自于二维治疗年代，可能有别于三维治疗时代的情况。此外，治疗时所用射线的性质也会影响组织的耐受剂量，所以在参考时需要谨慎。目前再次放疗比较多的是头颈部肿瘤。

总之，目前尚无法得到肯定的再次放疗时正常组织耐受剂量，根据对已有的临床病史、再次放疗资料进行分析，初步考虑如下：①从早期或急性反应角度考虑，经中等剂量照射后，不同的组织经过不同的潜伏期后基本上均可恢复，但在高剂量照射后会有残余性损伤；②对于晚反应组织，其耐受性会部分恢复。如脊髓经单纯照射后，间隔 2 年第二次照射时，其两次总的生物剂量可达 130%。

第六节　正常组织和器官的辐射生物学效应

本节依据单纯放疗中组织和器官的生物学效应及在 d=2 Gy 的常规分次放疗条件下进行讨论，但最终应结合患者及肿瘤情况进行个体化考虑决定耐受剂量。

一、皮肤

自从应用高能射线治疗肿瘤后，皮肤辐射损伤一般均较轻微。但在某些情况下尚存在产生严重并发症的可能性，如颈淋巴结清扫术后、乳腺癌根治术后等。

1. 皮肤损伤的临床表现　其症状的出现是随着照射后不同时间而发生的。除了偶尔情况，一般在开始照射后 2 周内没有明显症状，2 周后开始有上皮脱毛，第 3 周开始渐渐出现红斑反应及水肿。到第 4、5 周开始进入干性及湿性脱皮。放疗结束后 1 周，从照射野的边缘细胞开始恢复和增殖，3 周后可达到基本修复。典型的皮肤晚反应为皮肤萎缩。同时，放疗结束约 1 年后会逐步出现毛细血管扩张，随着时间延长而越发明显。毛细血管扩张的发生率和严重性决定于所用剂量。例如，皮肤受量 50 Gy 和 60 Gy 时其发生率分别为 70%和 90%以上。如果皮肤受到较高剂量照射且受到即使轻微的外伤很容易导致坏死。由于高能射线的应用，目前临床上已很少见（电子束治疗中偶尔会发生）。但可看到另外一种晚反应形式即皮下组织纤维化。随着时间延长，其真皮和皮下纤维化越来越明显。由于皮肤照射后的急性反应和晚反应来自于不同的靶细胞，前者来自皮肤的上皮或表皮细胞，而晚反应来自于皮下的真皮细胞。因此，即使皮肤受到照射后产生严重的急性反应并不能预测有严重的晚期并发症。如果急性反应合并感染或外伤，可能因导致真皮细胞损伤而产生严重的晚期并发症，称为伴发性晚期并发症。皮肤反应的严重程度决定于身体不同的部位。皮肤皱折部位如腋下、腹股沟等为易产生损伤的部位，儿童和老年人群皮肤放射抵抗性较强，成年人皮肤放射敏感性较高。

2. 皮肤放射耐受性与照射野大小的关系　皮肤反应的严重性、急性反应、坏死、晚反应及耐受剂量均与照射野大小有关。较早期的研究来自 Klostermann（1966 年），在应用 X 线皮肤血管瘤治疗中，治疗计划为 d=5 Gy，n=3 次，观察皮肤萎缩的发生率。其中，照射野<1 cm 的 27 个野均未见到皮肤萎缩；照射野 1.5 cm 的有 1/22 野有皮肤萎缩；而照射野 2.5 cm 的有 5/8 野最终出现皮肤萎缩并发症。所以治疗中若出现皮肤剂量，则必须控制在 1 cm 以内范围。这归因于皮肤内干细胞存在迁移功能和距离。在临床工作中，如乳腺癌术后辅助放疗中很可能出现皮肤剂量热点，在制定治疗计划时必须把上皮干细胞的迁移功能考虑在内。

3. L-Q 模式和皮肤反应　由于应用的观察指标不一样及主要来自于动物的研究，α/β 值的确定较为困难。Bentzen 等总结了人乳腺癌根治术后放疗的两组病例，分别为每周 2 次和 5 次照射，皮肤严重纤维化（晚反应）α/β 值为 1.4～2.1 Gy；红斑反应和脱皮（早反应）的 α/β 值为 12.3 Gy。这些数据基本符合放射生物学的理论。

二、眼和附件

1. 泪腺　泪腺损伤易产生眼球干燥。一般而言 50～60 Gy 会导致泪腺萎缩。

2. 结膜　50 Gy 能导致结膜炎，在此基础上可能会并发感染。若损伤累及结膜深层，会形成瘢痕及挛缩。

3. 角膜　角膜损伤包括早反应和晚反应。30～50 Gy/4～5 周可能会产生点状角膜炎，表现为角膜上皮多处小的缺损，一般在治疗结束后数周或数月经处理后会愈合。照射剂量达 60 Gy 或以上，在点状角膜炎基础上可能产生角膜溃疡，甚至角膜穿孔，最终失明。另外，剂量达 50 Gy 或以上可能会导致晚反应即角膜混浊，同时出现角膜血管形成及脂肪浸润，数年后这些晚反应会导致失明。

4. 晶状体　放射性白内障是重要的并发症。白内障的产生还受许多其他因素影响如年龄、糖尿病、家族史、紫外线及药物等因素，所以在评估放射性白内障时必须把这些因素考虑在内。放射性白内障的严重性和潜伏期的长短与剂量有关，剂量越大则潜伏期越短。年轻患者晶状体的放射敏感性高于年老患者，分次放疗有助于减少白内障的发生及延迟发生的时间。但是，至今尚无法确定白内障的最低剂量和潜伏期。Merriam 等对临床资料进行了分析，指出白内障的潜伏期为 6 个月到数年，平均2～3年；接受2 Gy照射后仅有2例发展成静止性白内障，发展成进展性白内障的最低剂量为5 Gy。

5. 视网膜 放射性所致的视网膜病变类似于糖尿病引起的视网膜病变，伴有糖尿病或小血管阻塞的患者会导致放射性视网膜炎发生率增加，但尚未发现放射性视网膜病变与年龄有相关性。至于化疗的应用会不会影响放射性视网膜病变，目前尚不肯定。症状出现一般在受到照射后1.5～3年，其间视力还是正常的。病变可局限于视网膜，但视力会不断恶化。约半数患者可发生充血性虹膜炎，最终转化为青光眼。由于目前的资料不对称，涉及分次剂量、总剂量及夹杂症等情况，故确定放射性视网膜病变的阈值很困难。

6. 视神经 虽然视神经病变可分为两大类，前面和球后视神经病变，但实际上它们临床表现是相同的，仅球后病变在失明后较长时间才能被查出。一般潜伏期为1～5年，个别可达5年后，甚至14年。若以前有小血管阻塞则易出现放射性神经病变，而年龄＞50岁及年轻的患者耐受性较好。放射性视神经病变首先表现为视野缺失，逐渐进展到失明，个别患者也会突然失明。目前，MRI检查是诊断放射性视神经损伤的重要手段。

三、唾液腺

口腔内大的唾液腺均由分散的腺体组织结构所组成，通过许多管道与口腔相通。主要的唾液腺包括腮腺、颌下腺和舌下腺，分泌70%～80%的唾液，其余由小唾液腺分泌，这些小唾液腺分布在上腭、口唇、颊部、舌和扁桃体等部位。全身照射10 Gy可导致暂时性唾液腺功能失调。在头颈部肿瘤放疗中如果没有采取良好的保护措施，会导致永久性的唾液腺损伤。

唾液腺照射后会产生急性损伤的症状，这在颌下腺中表现更显著，如肿胀、疼痛等，以后发展为口腔干燥、吞咽困难及高淀粉酶症等。在常规放疗中可发生在治疗开始后12小时，或1～2周以内，这些急性反应症状可在出现后数天自动减轻。以后出现的主要后遗症即口腔干燥症，最终导致牙病、味觉异常等。全腮腺给予40～60 Gy照射，会产生永久性口腔干燥。应用3D-CRT或IMRT技术治疗头颈部肿瘤对部分腮腺具有一定的保护作用，可减少永久性口腔干燥症状。另外，唾液腺照射还存在容积剂量效应。所以，根据临床资料分析，受到照射的容积为25%、50%和60%的剂量阈值分别为45Gy、30Gy和15Gy。动物实验也证实，腮腺不同部位的放射敏感性不同，腮腺头部的放射敏感性要高于尾部，更易产生损伤，导致唾液减少。在头颈部肿瘤治疗中要尽可能保护一侧腮腺组织和颌下腺，至少一侧腮腺平均剂量＜20 Gy或双侧腮腺平均剂量＜25 Gy。

四、中枢神经系统

虽然中枢神经系统(CNS)的放射敏感性要低于其他晚反应组织如肺、肾等，但若产生了放射性损伤，会造成极其严重的不良后果。

1. 脑 脑组织经照射后首先产生急性反应，包括恶心、呕吐、头痛等症状，但一般是暂时性的，可以通过对症处理而缓解。重要的是晚期反应放射性坏死和认知功能障碍。在常规放疗中，根据其剂量效应曲线，设α/β值为3 Gy(这里仅是假设，或许2 Gy较适宜，有待进一步证实)，计算BED分别为120 Gy和150 Gy时，坏死发生率分别为5%和10%。而目前对SBRT等治疗的剂量和坏死的关系尚不明确，有待进一步探索。

在认知障碍方面，通过儿童白血病患者全脑放疗后，当总剂量达到24 Gy时，其5年后智商明显下降，但给14～18 Gy时对智商影响不大。对于成人，由于在有脑转移的患者基本都实施放疗，故很难做出判断。依据临床资料提示，若分次剂量为2 Gy时，认知障碍发生率会下降。所以，不仅总剂量，分次剂量的大小也是影响认知功能的重要因素。

许多因素会影响脑损伤，包括总剂量、分次剂量、治疗容积、年龄、化疗药物、总的治疗时间以及糖尿病等因素。由于脑组织是一个很复杂的器官，轻微的损伤会产生严重的后果。因此，所谓剂量容积限制因素必须建立在临床资料基础上，在临床治疗计划制订时应谨慎地选择剂量容积因素，这方面我们尚缺乏高级别证据。

实施常规放疗及部分脑组织照射时，其生物学剂量上面已提及。换算成物理剂量，分次剂量为2 Gy时，导致5年的5%脑坏死发生率的总剂量为72 Gy。但从临床工作中知道，给予＜60 Gy已足够，照射剂量增加并不会导致肿瘤控制率的提高。即使1%～5%的脑坏死发生率也无法接受，所以应用较为安全的剂量为宜。特别要指出的是，分次剂量>2 Gy会导致脑耐受性明显下降。

2. 脊髓　脊髓受到照射后，早期可产生Lhermittte症，一般出现在照射后数月，持续数月至1年以上。但它是可逆的，而且并不能预测脊髓的晚反应，甚至在常规放疗时总剂量<35 Gy时也可发生。晚反应包括两种类型过程：①发生在照射后6～8个月，表现为白质脱髓鞘病变和坏死；②在照射后1～4年或更长时间发生的血管病变。影响脊髓耐受的主要是分次剂量大小和总剂量，常规放疗的时间因素并不重要。已经证实，在总的放疗疗程达6～8周内并未见到颈部和胸部脊髓存在细胞增殖，而腰部脊髓在开始照射后2～4周已存在细胞增殖，但其增殖幅度很微小。目前，临床上主要应用L-Q模式来模拟脊髓的修复过程，α/β值为2 Gy，脊髓经分次照射后所产生的细胞修复过程中存在两种修复模式，即快修复和慢修复。前者的T½为0.7小时，后者的T½为4.0小时，故分次照射的间隔时间从24小时缩短后会导致脊髓耐受性下降。经计算，当间隔时间从24小时缩短到6～8小时时，等效剂量分别降低16%和13%，所以在实施涉及脊髓的一日多次放疗时必须对脊髓的耐受剂量进行纠正。虽然脊髓为串联器官，但也存在容积效应。它主要存在于照射长度1 cm内，这归因于未受到损伤的干细胞能向受到损伤部位进行短距离迁移。在常规放疗中，d＝2 Gy，总剂量50 Gy、60 Gy和69 Gy放疗后可分别产生0.2%、6%和50%的放射性脊髓炎晚反应并发症。

3. 周围神经　周围神经损伤是指神经根和神经丛。在常规放疗中，总剂量60Gy可造成5%的神经损伤，表现为血管变性、纤维化和脱髓鞘病变等。臂丛神经损伤可引起感觉和运动障碍。潜伏期可从6个月至数年。

五、肺组织

肺组织是一个很复杂的器官，许多疾病的放疗均可涉及，如全身照射、食管癌、肺癌、乳腺癌等。当前依据临床资料来确定肺组织放射性损伤的阈值剂量依然很困难，这主要是因为所获得的临床数据异质性很大，同时很多因素会影响对肺组织损伤的评估，如评估标准、年龄、基础肺功能、手术和化疗药物、肺内照射部位、剂量时间因素、PTV有否包括在正常肺组织以内，以及放疗中由于肿瘤退缩而导致治疗前受到照射的肺容积和治疗中及结束时的肺容积不一致等。肺组织受放疗后的放射性损伤分为两大类，即早期的放射性肺炎和晚期的纤维化。它们具有不同靶细胞起源，并不是简单地认为纤维化是放射性肺炎发展的结果。但目前临床上多数还是以放射性肺炎作为研究对象，因此其研究数据无法用来判断肺纤维化病变。

肺组织是并列排列的器官，因而肺功能存在明显的容积效应，其容积效应主要依赖于未受到照射肺组织功能的代偿，但肺组织内细胞的放射敏感性却和放射容积无关。目前，临床上常用的分析放射性肺炎的是肺平均剂量模式(mean lung dose，MLD模式)。MLD模式比较简单，且有较好的预测性。依据其剂量效应关系，在MLD下不会产生放射性肺炎。另外，该模式不适用于非常规放疗如SBRT、IMRT及质子治疗。肺组织内不同的部位存在放射敏感性差异，肺下叶的放射敏感性高于肺上叶。所以，在应用MLD模式评估时要把MLD和照射部位结合起来考虑更好。

上面已提及，在临床上要确定一个明确的剂量容积参数较困难。在常规放疗中想达到放射性肺炎发生率<20%，建议其剂量限制在V20≤30%～35%和MLD≤20～23 Gy，同时必须考虑个体化原则。

六、心脏

心脏受到低剂量照射即可看到心电图变化，这种改变是可逆的，与晚反应无关。高剂量照射后可出现心包炎伴心包积液，潜伏期短则6个月，长则2年。主观症状一般不明显，大部分能自行消退。但严重的是放射能引起心肌病变，表现为射血分数下降、传导阻滞等，病变发展可长达10～20年。心肌晚反应主要表现为间质及血管周围纤维化、心肌细胞丢失等，血管放射性损伤会导致心肌梗死。心脏不同亚结构的放射敏感性不一致，冠状动脉近端和心耳有较高的放射敏感性，心脏也存在容积效应。由于乳腺癌治疗技术不断进步，使得心脏受照范围越来越少，放射性心脏损伤发生率也明显下降。在霍奇金淋巴瘤放疗中，由于用铅块保护了部分心脏，使得因心脏创伤而死亡的概率下降。这些提示放射容积的大小与放射性心脏损伤有显著相关性。

目前，所考虑的心脏损伤的耐受剂量很不完整，心脏亚结构的放射敏感性也存在差异，只能从已治疗的肿瘤中了解剂量容积的关系。全心脏照射 30 Gy 患者一般都能耐受，但在淋巴瘤等治疗中常常是放疗和化疗联合应用，全心脏照射剂量不超过 15 Gy。在乳腺癌放疗中，在保证靶区全覆盖的情况下，尽可能减少心脏照射容积。

七、肝

放射性肝损伤可分为两大类：①经典型放射性肝损伤，表现为无黄疸型肝大、腹水和碱性磷酸酶升高，于放疗后 2 周至 3 个月出现。主要由于肝叶中央静脉阻塞、充血及肝坏死，最终可能导致肝衰竭。②非经典型放射性肝损伤，通常发生在放疗后 1 周至 3 个月。涉及转氨酶升高，或相当于 CTCAE 4 级，或整个肝功能衰退，其发生机制不清楚。

肝是典型的并联排列器官。全肝常规放疗（d＝2 Gy），总剂量 30 Gy 放疗能产生 5%～10%放射性肝炎，部分肝放疗能明显提高总剂量。同时，在制订治疗计划时要认真考虑基准肝功能和肝病因素。

1. 全肝放疗 转移性肝癌，肝总剂量＜30 Gy；原发性肝癌，总剂量＜28 Gy。

2. 部分肝放疗 转移性肝癌，正常肝（不包括肿瘤）平均剂量＜32 Gy；原发性肝癌，正常肝（不包括肿瘤）平均剂量＜28 Gy。

八、肾

肾是晚反应组织中较为敏感的重要器官，儿童肾的放射敏感性明显高于成年人。肾放射性损伤发展相当缓慢，其潜伏期有数年之久。最终产生的放射性肾病可表现有蛋白尿、高血压、贫血和尿浓度的损伤。

与其他晚反应组织和器官一样，肾组织存在分次放射敏感性（低 α/β 值），但肾有其自身的特点。肾的耐受剂量并不会随着放疗结束后的时间延长而增加，反而会不断下降。这主要归因于放疗结束后肾放射性损伤不是在修复中而是继续的进展，即使治疗剂量低于放射性肾功能损伤阈值也是如此。所以对于肾而言，不存在进行再次放射的条件和基础。

在放射性肾病发展过程中，首先是肾小球内皮细胞损伤，导致肾小球硬化及肾小管间质纤维化。由于肾小管内皮细胞的破坏，纤维蛋白很容易逸出进入间质而产生肾小管间质纤维化。

在考虑肾放射耐受剂量时，除了考虑全肾（双肾或单肾）和肾容积及剂量外，许多其他因素对肾也有毒性作用而影响肾的放射耐受性，如化疗药物、糖尿病、高血压、肝病、心脏病变、吸烟及肾基础性疾病等均能降低肾对放射的耐受性，所以上述情况在估计肾耐受剂量时必须慎重考虑。

1. 全肾受到照射的剂量-容积关系 主要出现在 TBI 治疗中。分次剂量为 0.5～1.25 Gy，5 年时分别产生 5%和 50%放射性肾病的总剂量为 18～23 Gy 和 28 Gy。

2. 部分肾照射时的剂量-容积关系 目前很难找到基线标准，下面是以 5%的放射性肾病发生率为最终目标所给的参考剂量：双肾照射，平均肾剂量＜18Gy；双肾照射，V28＜20%；双肾照射，V23＜30%；双肾照射，V20＜32%；双肾照射，V12＜55%。如果一侧肾平均剂量达到 18 Gy，残余肾的 V6＜30%。

九、膀胱

膀胱是一个在不同程度充盈时能扩张的器官，其容积会不断变化，即使排空后的残余容积也会改变，而且位置也会随着呼吸、小肠充盈度而发生改变。因而在临床上所获得的 DVH 图并不能完全代表治疗中膀胱的剂量分布，许多患者在治疗中不可能维持固定的照射容积。许多临床研究在治疗期间经过多次 CT 检查证实，膀胱壁和肿瘤移动范围为 1～4 cm，容积变化＜44%。所以要明确肯定地说明放疗容积和毒副作用的关系很困难。

膀胱经照射后所出现的正常组织反应有两种形式。早反应出现在放疗开始后 2～6 周，表现为膀胱黏膜充血、水肿，此时易诱发感染；晚反应需经较长潜伏期后出现。潜伏期长短与放疗剂量有关，剂量高则潜伏期短。潜伏期也可长达 10 年以上，表现为上皮细胞脱落、坏死及形成溃疡，甚至穿孔引发瘘管。另外，膀胱也可出现代偿性增生，血管和局部缺血性改变可导致膀胱纤维化，毛细血管扩张可致间歇性血尿。

早反应和晚反应有明显相关性，所以晚反应是早反应进展的结果，它们均使膀胱容积显著缩小。在 RTOG 0415 研究中，以前列腺癌常规放疗为例，采用的放疗方案为 80 Gy＜15%容积，75 Gy＜25%容积，70 Gy＜35%容积，65 Gy＜50%容积。

十、胃和小肠

胃和小肠都是空腔脏器，腹腔肿瘤和术后辅助放疗时会累及它们。胃的放射性急性反应临床经验不多，并且也无胃照射容积和耐受剂量的关系。但在晚反应方面的基本考虑如下：当大部分胃接受放疗时，导致产生 2%～6%放射性胃溃疡和穿孔等晚反应的总剂量为 50 Gy；全胃照射时，45 Gy 使 5%～7%患者可能产生以溃疡为主的晚反应；65 Gy可导致 50%患者产生上述晚反应。

小肠平时处于位置不断的变动状态。但在术后辅助放疗中，由于手术造成的创伤粘连，小肠常常处在固定的位置，故易受到放射性损伤，可使小肠的放射耐受性下降。照射早期时可看到小肠照射后活动性明显增加，接着肠管会形成弛缓性扩张，伴有隐窝上皮细胞和绒毛的丢失，最后导致患者水、电解质、蛋白质代谢紊乱以及腹泻、感染等。晚反应包括慢性溃疡，纤维化后导致肠腔狭窄及肠梗阻，毛细血管形成可产生小肠出血。

在盆腔肿瘤放疗中，总剂量 15 Gy 范围不超过 120 ml；在小肠能活动的情况下，总剂量 45 Gy 范围不超过 195 ml。

十一、直肠

在盆腔肿瘤放疗中，直肠是很重要的正常组织器官，急性放射性直肠炎一般发生在放疗期间及结束后不久，主要表现为腹泻、腹痛及直肠痉挛等，偶尔黏膜表面可发现浅表性溃疡、出血等。一般经临床处理后能治愈。晚反应一般发生在放疗后 3～4 个月，表现为管腔狭窄、排便次数增加及出血等。这些晚反应和受高剂量照射的容积有关。

在三维常规放疗中，其剂量-容积关系如下：V50＜50%，V60＜35%，V65＜25%，V70＜20%，V75＜15%。但在临床工作中要在不影响肿瘤治疗的情况下，尽可能减少高剂量的容积范围，如V70、V75 的容积。若 V75 减少 5%，会明显降低并发症发生率。应用 IMRT 技术进行治疗会较三维技术更有优势，能进一步减少低剂量和中等剂量照射的容积。

上面推荐了直肠的剂量容积限制因素，但还需要临床上不断的验证。许多因素能影响直肠耐受剂量的选择，如糖尿病、痔疮、肠道炎症、年龄、抗雄激素治疗、直肠大小、先前肠道手术及药物的应用等。所以，必须全面进行评估，依据 DVH 图得出直肠的剂量容积限制因素。

（冯　炎　陈星星）

参考文献

[1] Bentzen SM. Biomarker and surrogate endpoint for normal tissure effects of radiation therapy: the importance of dose-volumes effects. Int J Radiat Oncol Biol Phys, 2010, 76(3), 145-150.

[2] Dawson LA, Kavanagh BD, Paulino AC, et al. Radiation-association kidney Injury. Int J Radiat Oncol Biol Phys, 2010, 76(3): 108-115.

[3] Deasy LO, Moiseenko V, Marks L, et al. Radiation dose-volume effects on salivary gland function. Int J Radiat Oncol Biol Phys, 2010, 76(3): 58-63.

[4] Kirkpatrica JP, Vanderkogal AJ, Schultheiss YE. Radiation dose-volume effects in the spinal cord. Int J Radiat Oncol Biol Phys, 2010, 76(3): 42-49.

[5] Steel GC. Terminology in the description of drug-radiation interations Int J Radiat Oncol Biol Phys,1979, 5(8): 1145-1150.

[6] Yaacov RL, LI XA, Naqa I, et al. Radiation dose-voloume effects in the brain. Int J Radiat Oncolo Biol Phys, 2010, 76(3): 20-25.

第十五章 肿瘤放射生物学

第一节 影响肿瘤放射敏感性的主要因素

一、氧

分子氧是影响辐射生物学效应的主要因素。早在1904年，研究者就观察到减少皮肤血液供应能减轻皮肤红斑反应，但直到1950年才明确只有在照射期间同时存在的分子氧，而不是其代谢产物才是决定放射敏感性的重要因素。分子氧能使放射所致的损伤不能被修复。已证实，氧影响放射敏感性的浓度范围为0～20 mmHg。在此浓度范围内细胞的放射敏感性有很大差异，细胞放射敏感性随着氧浓度的增加而不断增加。氧对放射敏感性的影响常用氧增强比(OER)值表达。低LET射线常规照射时OER值为2.5～3.0，但在低分次剂量或低剂量率照射时，由于存在超敏效应，OER值可能较小。在实体肿瘤中，除了因离血管较远所致的细胞氧供不足外(慢性乏氧)，还存在急性乏氧。急性乏氧是由于肿瘤血管产生闭塞，导致相应细胞群处在乏氧状态，对射线具有抵抗性。因存在乏氧细胞导致肿瘤控制率的下降已在头颈部肿瘤和宫颈鳞状细胞癌(简称“鳞癌”)中得到证实。目前已有许多方法探讨如何克服乏氧细胞的放射抵抗性，最行之有效的是分次放疗中的再氧化。

二、细胞周期中不同时相的放射敏感性

体外研究中证实，细胞经同步化后不同周期时相的放射敏感性有很大差异。最敏感的G_2及M期，其次为G_1及S期中早期，S期中晚期抵抗性最强。但由于在分次照射中存在细胞周期再分布，总体上不同时相放射敏感差异性对辐射生物学效应影响不大。

三、射线的性质

射线性质不同会对生物学效应产生很大的影响，通常采用相对生物学效应(RBE)值说明它们之间的关系。与^{60}Co γ线相比，千伏X线生物学效应要高出10%～15%，质子平均RBE为1.1(0.85～1.55)。目前，临床所用的射线包括低LET射线和高LET射线两大类。X线、γ线、电子束及质子等均属于低LET射线，它们产生稀疏的射线；而中子及重离子等产生致密的射线即高LET射线，它们有较高的RBE值，即较高的生物学效应，在细胞存活曲线上表现为肩区减小或消失，对分子氧和细胞周期中不同时相的依赖性也较小。

四、药物

药物和放疗联合应用不管是序贯或同时应用都是当前治疗肿瘤常用的方法，药物能直接影响生物学效应。根据使用的方法不同，其目的也有差异。药物本身能起到杀灭体内已存在但临床症状不明显的亚临床病变。从放疗角度考虑，作为新辅助治疗其药物的主要作用是减少肿瘤体积，使随后照射的肿瘤靶区缩小，正常组织受照范围也可较小，这样有利于减少正常组织并发症，同时也有助于肿瘤控制率的提高，例如中晚期头颈部肿瘤的新辅助化疗。另外，由于放疗是局部治疗，药物辅助治疗主要起到杀灭体内的亚临床病灶，从而提高患者的生存率。实践证明，同时应用的生物学效应明显大于序贯性应用，其主要机制是药物如铂类(顺铂)起到了放射增敏作用。临床已有许多成功的例子，如头颈部鳞癌的放疗和顺铂为基础药物的同时应用；中晚期直肠癌术前以5-FU为基础的新辅助

放化疗同期应用，其中 5-FU 的作用主要是增加放射敏感性，而不是控制体内其他部位的亚临床病灶，临床研究已证实最终能达到降低临床分期，甚至达到 pCR 的目的。当前正在研究的靶向药物和放疗的联合应用，主要是克服放疗中对射线产生抵抗的靶点，如细胞的修复、增殖等，从而增加辐射生物学效应，但相应的分子生物学机制需进一步探索。此外，某些药物如含巯的化合物和放射联合应用具有保护正常组织的作用。但目前由于放疗技术的发展，这些药物对肿瘤有无保护作用尚存疑问，因此不再应用。

五、肿瘤内干细胞的放射抵抗性

多年来，放射生物学研究证实肿瘤内存在仅占百分之几的干细胞，它们具有不断自我更新分裂的能力并增殖形成肿瘤内不同的细胞群。而非肿瘤干细胞的增殖能力却非常有限，肿瘤中大部分为非肿瘤干细胞。它们对放射的敏感性存在很大差异，干细胞的放射抵抗性明显大于非肿瘤干细胞。所以在临床上所看到经照射后的肿瘤体积缩小并不代表肿瘤的治愈，因为所杀灭的主要是非肿瘤干细胞，残留肿瘤内主要是肿瘤干细胞。实际上，只要存在一个肿瘤干细胞，肿瘤就有复发的可能。因为放疗的目的不是使肿瘤缩小，而是追求达到治愈肿瘤不再复发，要达到这一目的就必须杀灭所有肿瘤干细胞。当前对一些肿瘤干细胞的标志物已有所了解，如 $CD133^+$ 、$CD24^-$/low$CD44^+$ 等，在此基础上应寻找针对肿瘤干细胞靶点的抑制剂，增加肿瘤干细胞的放疗敏感性，联合放疗提高肿瘤的治愈率。

第二节 分割治疗方法

常规放疗是指分次剂量为 1.8～2 Gy、每周 5 次、周剂量 9～10 Gy 的治疗方式，多年实践证明这是一个得到大家认可的计划，但它却没有考虑到肿瘤和正常组织的生物学特点。近 20 年来，根据放射生物学的研究设计了若干非常规放疗的模式，对治疗中的时间-分割-剂量因素进行了优化。研究证实，这些非常规放疗既提高了某些肿瘤的控制率，又不至于产生严重的正常组织并发症。但是由于放疗技术快速发展和临床应用，如 IMRT、IGRT、粒子治疗等方法能达到非常规治疗的同样的要求和目的，所以非常规放疗不再广泛应用，只是在某些肿瘤如乳腺癌和前列腺癌的大分割或部分乳腺癌照射中还在应用。目前非常规治疗可归纳为三大类，其中大分割包括 SBRT 将在后面进行叙述，其余可归纳为两大类：①加速分割放疗（accelerated fractionation，AF）与常规放疗（conventional fractionation，CF）相比，主要是缩短了总的治疗时间，每天照射 2 次，分次剂量相仿于 CF。②超分割放疗（hyperfractionation，HP），总的治疗时间与 CF 相仿，分次剂量小于 CF，每天 2 次，总剂量大于 CF。

AF 治疗计划的生物学基础主要是克服肿瘤细胞在治疗期间的增殖，这常发生在肿瘤干细胞倍增时间很短的肿瘤中如鼻咽癌等。而 HP 的生物学基础主要是利用晚反应组织存在分次照射放射敏感性特点，即分次剂量下降能提高晚反应组织的耐受性，同时在这基础上又能增加总剂量。大部分肿瘤具有细胞更新速度快的特点，所以，分次剂量变小能保护晚反应正常组织，总剂量的增加则有助于肿瘤控制率的提高。

至于在临床上如何选择 CF 或 HP，取定于细胞动力学。越是增殖快的肿瘤就越应采用 AF 治疗计划。而 HP 则不适宜用于增殖缓慢的肿瘤治疗，HP 主要适用于中等增殖速度的、同时其周围存在可能会产生严重并发症的晚反应正常组织。在上面基础上已衍生出其他方案如 CHART 等，但它们都具有相同的生物学基础。

第三节 肿瘤治疗后的退缩

肿瘤细胞群照射后可能还残留形态上存活的细胞，只要不是干细胞，它们会经几个周期分裂后最终死亡。经照射后肿瘤会逐渐退缩，但其速度差异很大，这决定于细胞更新的速度、肿瘤内所含细胞间质和坏死成分多少，以及死亡细胞清除的速度等因素。一般讲，更新速度快的肿瘤退缩快，而更新速度慢的肿瘤退缩慢，后者即所谓放射抵抗性肿瘤。实际上，经照射后较长时间观察，肿瘤体积也会有不同程度的缩小。

治疗结束时若有残余肿瘤存在对预后有一定的影响，这取决于不同的肿瘤类型。大多数上消化道和呼吸道的鳞癌细胞更新速度中等，治疗结束时残余性肿瘤说明局部控制率不高。为此，需要局部加量，甚至手术切除。由于肿瘤治疗后退缩速度存在差异性，细胞照射后死亡与细胞周期有关，我们无法通过残余肿瘤病理学，或 PET-CT 检查来决定存活的细胞是肿瘤干细胞还是即将死亡的细胞，所以只能加强临床随访来判断。

第四节 放疗和外科的联合应用

在放疗和外科联合应用中，放疗可在术前应用或术后应用。在术前放疗时，50 Gy(25 次/5 周)一般能达到杀灭亚临床病灶的要求。但在术后放疗中，由于手术改变了肿瘤瘤床的结构(如头颈部肿瘤)，使残余肿瘤细胞可能会处在乏氧状态，因而需要较高的剂量才能达到杀灭肿瘤细胞的要求。

从放射生物学角度考虑，术前放疗有下列优点：①肿瘤瘤床未受到破坏会有更加好的生物学效应；②肿瘤经放疗后产生退缩有利于手术切除，如直肠癌术前放疗后可达到降期，甚至 pCR 的目的；③可减少由于手术所引起的肿瘤细胞种植。但从另外角度考虑，术前放疗也存在不足之处：①增加外科手术的难度；②影响手术切缘的确定；③影响伤口的愈合。所以，决定应用哪一种模式的治疗必须慎重考虑。

第五节 肿瘤放疗失败的原因

肿瘤经照射后失败的原因很复杂，下面从几个临床角度进行探讨。

一、肿瘤的组织学特点

长期以来，始终认为不同组织来源的肿瘤其放射敏感性是不一样的，如淋巴造血系统来源的肿瘤较敏感，上皮来源的鳞癌为中等敏感，而骨软组织来源的敏感性较差。此外，同样组织学肿瘤在不同部位其敏感性也有差异，如舌鳞癌的放射敏感性要高于颈部淋巴结转移性鳞癌。但在亚临床病灶中，不同组织学类型存在的放射敏感性差异却非常的小，从而显示，可应用相似的治疗计划用于来自不同组织肿瘤的亚临床病变。

二、肿瘤的体积

肿瘤体积大小是影响治愈的重要因素之一。在特定的剂量范围内，肿瘤越大其控制率越低，并且肿瘤体积和控制率的关系也取决于所用的剂量。考虑到肿瘤剂量的同时也要注意正常组织的耐受性。

三、肿瘤内的乏氧细胞

实体性肿瘤中基本都存在乏氧细胞，这是很早已认识到但尚未解决的问题。由于这些细胞存在放射抵抗性，即使分次放疗中存在再氧化，但它们仍是复发的重要原因，特别是肿瘤干细胞潜藏的部位。

四、肿瘤细胞的再增殖

分次放疗中细胞的再增殖已成为治疗失败的重要因素之一。判断增殖速度参数不是体积倍增时间，而应是肿瘤干细胞潜在倍增时间(potential doubling time, Tpot)，即假定在没有细胞丢失的情况下，细胞群增加 1 倍所需的时间。

肿瘤细胞再增殖引起的治疗失败可在头颈部鳞癌治疗中得到明显的表现。若应用同样的总剂量进行治疗，分成两组：一组为无中断的连续放疗；另一组为分段放疗(治疗疗程中中断 2 周)。两组的肿瘤控制率有明显差异，连续放疗组优于分段治疗组。这是由于中断 2 周、总的治疗时间延长，促使细胞发生再增殖，辐射生物学效应和肿瘤控制率下降。所以，头颈部肿瘤治疗后复发大多数发生在放疗结束后 2 年内。一般认为，头颈部鳞癌等更新快的肿瘤于放疗后 28 天细胞开始明显增殖，该细胞增殖效应大约相当于每天 0.5～1.0 Gy 剂量。但遗憾的是，目前尚无法直接精确定量检测干细胞每天的增殖动力学，只能依据治疗前肿瘤的 Tpot 作为参考。

上面所述并不是意味着 28 天以前不存在细胞增殖。实际上，放疗开始后细胞死亡和增殖是共存的，但这时主要以细胞死亡为主，表现为肿瘤体积不断缩小，但随着放疗时间不断增长，细胞的再增殖越来越明显，最终导致控制率下降。同样的，在头颈部肿瘤的术后放疗时，手术和术后放疗间隔时间太长也会导致局部控制率下降。已证实，就局部控制率和生存率考虑，手术及术后辅助放疗在 11

周内完成的明显好于 11 周后完成的疗效；若>13 周，则复发率显著增加。若因伤口未愈合推迟了放疗，那么在治疗疗程后期应实施快速分次放疗缩短疗程来克服干细胞的增殖。

五、细胞周期时相再分布和放射敏感性

前述已提及，不同周期时相存在放射敏感性差异。若肿瘤内存在很多处在非分裂和非生长期的肿瘤干细胞，则对分次放疗具有抵抗性。这归因于这些细胞无法通过细胞周期重新进入到分裂相而增加放射敏感性。

上面初步的分析了肿瘤放疗后治疗失败与临床相关的生物学因素，这些因素可以设法通过优化治疗计划而获得改善。事实上，除上述因素外还存在许多其他因素，如细胞的修复、内在放射敏感性的差异、物理因素（包括靶区存在的低剂量区）及患者因素等，但某些因素目前在临床上还无法判断其实际意义，还需要更多的转化性研究进行探讨。

第六节　剂量-效应曲线

依据肿瘤控制率和总剂量的相互关系，在线性坐标中能得到相应的 S 形曲线称为剂量-效应曲线。即在低剂量照射时，随着剂量不断增加，肿瘤控制率缓慢上升。但是当达到较高剂量时，肿瘤控制率明显增加，更高剂量时控制率随着剂量增加的幅度明显减少。由于射线杀灭细胞呈指数性而不是线性，所以不会达到 100％的控制率。肿瘤呈高度异质性，所以 S 形曲线中的斜率变得更平坦。肿瘤的剂量-效应曲线斜率不同于正常组织，因而在试图通过提高总剂量来提高肿瘤控制率时会导致正常组织并发症增加。

（冯　炎　陈星星）

参考文献

[1] Bernier J, Hall EJ. Radiation oncology: a century achievements. Nat Rev Cancer, 2004, 4(9): 737-747.

[2] Boss MK, Bristow R, Dewhirst MW. Linking the history of radiation biology to the hallmarks of cancer. Radiat Res, 2014, 181(6):561-577.

[3] Dorr W. Three as of repopulation during fractionated trradiation of squamous epithelia asymmetry loss, acceleration stem-cell divisions and abortive division. Int J Radiat Biol, 1997, 72: 635-643.

[4] Field SB. An historical survey of radiobiology and radiotherapy with fast neutrons. Curr Top Radiat Res Q, 1976, 11(1): 1-86.

[5] Jeggo PA, Geuting V, Lobrich M. The role of homologous recombination in radiation-induced double-strand break repair. Radiother Oncol, 2011, 101(1): 7-12.

[6] Julianne M, Richard AG. Clinical radiation sensitivity with DNA repair disorders: an overview. Int J Radiat Oncol Biol Phys, 2009, 74(5): 1323-1331.

[7] Mabert K, Cojoc M, Peitzsch C, et al. Cancer biomarker discovery: current status and future perspectives. Int J Radiat Biol, 2014, 90(8): 659-677.

[8] Marcu LG. Altered fractionation in radiotherapy: from radiobiological rationale to therapeutic gain. Cancer Treat Rev, 2010, 36(8): 606-614.

[9] Pepe MS. Phases of biomarker development for early detection of cancer, J Natl Cancer Inst, 2001, 93(14): 1054-1061.

第十六章 线性平方模式与临床应用

在照射的靶区体积中不仅存在肿瘤(大部分为细胞增殖快的肿瘤如鼻咽癌、直肠癌等,小部分为细胞增殖慢的肿瘤如黑色素瘤、软组织肉瘤等),另外还包括早反应组织和晚反应组织,如上所述,它们各自具有不同的生物学特点。另外,不同的放疗计划也会直接影响最终的生物学效应。例如,超分割和快速放疗、细胞增殖和时间因素、剂量率效应等对呈现不同增殖动力学和修复能力的肿瘤及正常组织的生物效应会产生巨大的影响。为了使不同治疗计划及其生物学效应有可比性,同时希望进一步优化治疗计划及提高治疗比例,放疗治疗学发展了多个生物学数学模式,以计算不同治疗条件下的等效剂量。早期的主要是名义标准剂量(NSD)。但在临床实践中它存在许多缺陷,在工作中已不再使用。多年以来常用的是线性平方模式(L-Q 模式)。经临床实践证实,在一定条件下 L-Q 模式基本符合治疗要求,故在临床上的应用较为普遍。

第一节 L-Q 模式的理论基础

细胞经照射后产生死亡主要是 DNA 双链断裂或染色体的双链损伤所致,可以由于一次射线同时击中 2 个链或 2 次射线分别击中每一个链而相互作用所引起。前者相当于单击单靶,按泊桑分布模式,每个细胞平均击中次数为 αD。细胞存活率为:

$$S=\exp(-\alpha D)$$

式中,α 代表不能修复的损伤。后者由于射线分别作用于不同的链,通过相互作用而造成 DNA 双链断裂,其中产生部分修复。细胞存活率为:

$$S=\exp(-\beta D^2)$$

总的 L-Q 模式由上面两部分组成,其中 S 代表细胞存活率,即

$$S=\exp(-\alpha D-\beta D^2)$$

所以,按照 L-Q 模式拟合的细胞存活曲线有两种类型,即 α 型损伤(不能修复的致死性损伤)及 β 型损伤(能修复的损伤)。当产生 α 型生物学效应和 β 型生物学效应相等时所需剂量为 α/β 值(Gy),即 $\alpha D=\beta D^2$,$D=\alpha/\beta$。α/β 即代表细胞存活曲线的弯曲程度。高 α/β 值,存活曲线较直,说明细胞的修复能力较差,致死性损伤发生率较高,这主要存在于增殖快的肿瘤中,如头颈部鳞癌及急性反应组织等。而低 α/β 值提示致死性损伤发生率低,而修复能力强,这主要是存在增殖慢的肿瘤中,如黑色素瘤及晚反应组织中。研究显示,可以通过肿瘤细胞高 α/β 值及晚反应组织低 α/β 值的差异性,设计不同的治疗方案。如前面所述的超分割放疗(HP 方案),能达到既提高肿瘤的控制率又可保护正常组织。

第二节 L-Q 模式的临床应用

上述 L-Q 模式是建立在单次放疗的基础上,但临床是分次照射。如果设定每次分次照射所产生生物学效应是相同的,那么分次照射(N 次)的模式可以表达如下:

$$S=\exp(-\alpha d-\beta D^2)^N$$

或

$$-\ln S=N(\alpha D+\beta D^2)$$

由于该模式无法用于临床计算,可演变成下列关系:

$$-\ln S/a = BED = Nd(1 + d/(\alpha/\beta))$$

在该模式中仅一个参数 α/β。BED 表示生物等效剂量，剂量单位为 Gy。

（一）应用 L-Q 模式的注意事项

（1）每一次照射的生物学效应是相等的，在整个治疗过程其生物学效应可以相加。

（2）BED 的剂量单位为 Gy，这是生物剂量单位，而不是物理剂量单位。

（3）主要适用于 2～8 Gy 剂量范围。

（4）该模式没有考虑到细胞增殖（即时间因素）、细胞周期、乏氧和剂量率等因素的影响。

（5）该模式是建立在低 LET 射线照射基础上。α/β 值取决于所考虑靶区内拟计算的组织或肿瘤类型。在选择 α/β 值时，若是细胞增殖快的肿瘤和正常组织可以挑选 α/β 值为 10 Gy，那么其差异性不大。若是增殖慢的肿瘤和正常组织，决定其 α/β 值时需非常谨慎。由于其最后计算所得的等效剂量差异性很大，故必须参照临床和动物研究数据才行。如脊髓常选择 α/β 值为 2 Gy。另外，体外细胞水平研究所得到的 α/β 值是无法替代体内研究所得数据而用于临床的。

（6）分割治疗中，每次照射间隔时间内必须保证细胞能得到完全修复。

（7）应用 L-Q 模式计算生物剂量时仅考虑单纯放射因素，而未涉及其他因素如化疗药物、生物治疗等。

（二）临床常用的模式

实际上临床治疗计划很错综复杂的，下面根据不同临床情况介绍常用的模式，模式的数学推导过程可参考相关文章。

1. 不同治疗计划等效生物剂量（d＝2 Gy）的比较

$$EQD_2 = D \cdot \frac{d + (\alpha/\beta)}{2\,Gy + (\alpha/\beta)}$$

例如：一位 T5 胸椎转移性肿瘤进行姑息性治疗，拟用 d＝5 Gy，共照射 4 次。试问：相当于 d＝2 Gy常规照射时脊髓的生物剂量是多少？脊髓的 $\alpha/\beta = 2$ Gy。

$$EQD_2 = 20Gy[5Gy + 2Gy/2Gy + 2Gy] = 35Gy$$

所以，姑息性照射的剂量 20 Gy 相当于常规照射生物剂量 35 Gy。在此基础上，可对不同治疗计划的生物学效应进行比较和计划。

2. L-Q 模式和时间因素　在对肿瘤实施放疗的过程中，一些细胞增殖和更新快的肿瘤在治疗疗程结束前细胞则开始增殖，时间越长，其速度越快。如头颈部鳞癌，它的潜在性倍增时间（Tpot）平均为 4 天左右，因而在照射后 28 天开始增殖。相反，细胞更新慢的肿瘤，可以在整个治疗疗程中无细胞增殖，如前列腺癌、黑色素瘤等。对于正常组织来讲也存在同样情况。这称为时间因素。在对不同的治疗计划进行比较时，若两者的总治疗时间不一致时，对细胞增殖快的肿瘤和正常组织必须进行时间因素纠正，而对细胞增殖慢的肿瘤和正常组织则无需对时间因素进行纠正。在对细胞增殖进行剂量纠正时，由于细胞增殖的速度和时间不是线性关系，因而无法获得一个增殖常数，只能是一个估计值。而且，不同的肿瘤由于治疗时间增长其生物学效应下降程度也不一样。在头颈部鳞癌中，按常规放疗计划考虑（2 Gy/d），由于细胞增殖，相当于每天损失的剂量为 0.5～0.7 Gy。

例如：头颈部鳞癌，原计划从周一开始治疗，共 33 次，每次 2 Gy，每周 5 次，总疗程 45 天。现改为，每周治疗 6 次，总疗程 38 天，其余不变。

试问：上述两个治疗计划生物学效有什么差异？

$$EQD_2.38 = EQD_2.45 - (38 - 45)\text{天} \times 0.7\,Gy/d = 66\,Gy + 4.9\,Gy = 70.9\,Gy$$

因而，在应用 d＝2 Gy 照射时，要达到与更改后计划同样的生物学效应，那么原计划的总剂量必须增加至 70.9 Gy。

必须注意的是，若分次剂量不一致，必须把不同计划均换算成 EQD_2 才能进行时间的纠正。另外，在对肿瘤进行时间纠正后，重要的是要进行晚反应组织生物剂量计算，以了解是否增加晚反应组织并发症。

3. L-Q 模式在低剂量率治疗中的应用　在接受低剂量率照射时其生物学效应明显下降，因而在计算和比较时必须进行纠正。其模式如下：

$$BED = D[1 + gd/(\alpha/\beta)]$$

式中，g 为低剂量照射时的不全修复因子，可从相关文献中查到。

例如：舌癌，肿瘤体积 3.5 cm，治疗计划由两部分组成。先做外放疗，D＝50 Gy，N＝25 次。再做低剂量率间质插植，D＝30 Gy，3 天完成。试问：若按 d＝2 Gy 常规放疗，计算晚反应组织的等效生物学效应。设 $\alpha/\beta=3.5$ Gy。$T_{½}=1.0$ 小时，g 因素(3 天)＝0.04。

PE1(外放疗)＝50×(1＋2/3.5)＝78.6Gy

PE2(间质治疗)＝30×[1＋(0.04×30÷3.5)]＝40.3 Gy

BED＝78.6＋40.3－118.9 Gy

若 d＝2 Gy，BED＝D×(1＋2/3.5)，D＝118.9/1.57＝75.7 Gy。

第三节　对 L-Q 模式的初步评估

依据 L-Q 模式计算的剂量仅是作为临床参考，并不全部正确。在应用 L-Q 模式时，其中最重要的是确定 α/β 值和 $T_{½}$。在早反应组织和大部分肿瘤，其 α/β 值为 5～25 Gy，而晚反应组织和少数肿瘤为 1～3 Gy。虽然 L-Q 模式已经临床证实能符合大部分情况，但应用于临床治疗计算时仍然要慎重。例如分次剂量低于常规剂量时存在超敏现象。在应用 SBRT 过高分割剂量治疗时，特别是放疗和化疗或靶向药物联合应用时，L-Q 模式并没有把这些因素考虑在内。另外，可见肿瘤和手术后的亚临床病灶的 α/β 值不一致性也会对 L-Q 模式的临床应用产生不正确的结论。所以，在现代放疗中对 L-Q模式应根据具体情况进行分析，尚需更多地进行验证。

（冯　炎　陈星星）

参考文献

[1] Bentzen SM, Ritter MA. The alpha/beta ratio for prostate cancer: what is it, really? Radiother Oncol, 2005, 76: 1-3.

[2] Hendry JH, Bentzen SM, Dale RG, et al. A modelled comparison of the effects of using different ways to compensate for missed treatment days in radiotherapy. Clin Oncol, 1996, 8: 297-307.

[3] Joiner MC. A simple alpha/beta-independent method to derive fully isoeffective schedules following changes in dose per fraction. Int J Radiat Oncol Biol Phys, 2004, 58: 871875.

[4] Lee SP, Leu MY, Smathers JB, et al. Biologically effective dose distribution based on the linear quadratic model and its clinical relevance. Int J Radiat Oncol Biol Phys, 1995, 33: 375-389.

[5] Withers HR, Thames HD, Jr Peters LJ. A new isoeffect curve for change in dose per fraction. Radiother Oncol, 1983, 1: 187-191.

第十七章 放疗新技术的生物学基础

第一节 SBRT 治疗的生物学基础

一、大分割放疗及 SBRT 治疗

相对于常规放疗而言，所谓大分割放疗是指分次照射剂量>2 Gy 的非常规治疗计划。目前临床上应用的 SBRT，其分次剂量>10 Gy，经数次照射完成整个治疗疗程，经临床实践证实已取得了一定疗效。从物理学角度上看，大分割剂量照射和 SBRT 治疗似乎无明显差异，但从生物学意义理解却有很大不同。在这里，先将前者分次剂量界定为>2～5 Gy，而 SBRT 至少>8 Gy。依据细胞存活曲线中剂量和细胞存活率的关系（见图 13-1c），大分割照射时的分次剂量位于细胞存活曲线的肩区，其肩区的宽度取决于肿瘤细胞的修复能力，修复能力越强的其肩区越宽，如黑色素瘤其肩区可>4 Gy；而修复能力差的其肩区越窄，如淋巴瘤肩区约为 0.6 Gy。因此，若应用该肩区剂量（大分割剂量）照射时其所产生的生物学效应程度与细胞的修复密切相关，由于存在细胞损伤的修复，会显著降低辐射的生物学效应。然而，当 SBRT 照射时的剂量落在细胞存活曲线的线性部分，表现为细胞对辐射损伤修复的能力很差，细胞照射后存活率的下降和剂量呈线性关系，照射剂量增大可导致细胞存活率呈指数性下降。综上所述，大分割照射和 SBRT 具有明显不同的生物学特点。

二、SBRT 与细胞增殖的关系

肿瘤组织在受到照射后经一段潜伏期后（潜伏期的长短取决于细胞的更新速度，更新速度快者潜伏期短，更新速度慢者潜伏期长），其细胞的增殖速度明显加快，这会导致辐射生物学效应显著下降。所以，在临床可看到治疗疗程越长则肿瘤局部控制率越低。在应用 SBRT 治疗中，完成整个治疗仅数天，肿瘤细胞尚未开始增殖，故不存在由于细胞增殖而导致辐射生物学效应的下降而使局部控制率降低。

三、SBRT 和乏氧细胞的关系

实体性肿瘤基本上由富氧和乏氧细胞组成，其放射敏感性有很大差异，相差 2.5～3.0 倍。在常规的分次照射中，照射分次剂量下降会导致 OER 明显降低。每次照射相隔 24 小时，有利于照射后残留的乏氧细胞重新获取氧而转变成富氧细胞，从而增加其放疗敏感性。目前已证实，与常规放疗相比，SBRT 可使肿瘤内 OER 明显升高，即显著增加乏氧细胞的抵抗性。故在 SBRT 治疗或者同时可应用乏氧细胞增敏剂，或改为每天一次照射为隔天照射一次，以保证有充足的时间让乏氧细胞得到最大限度的再氧化，增加放射的敏感性。

四、SBRT 治疗的肿瘤和正常组织的辐射生物学效应

在照射靶区内同时存在肿瘤和正常组织。毫无疑问，由于存在分次放射的敏感性，照射分次剂量的增加，如大分割或 SBRT 等对于更新速度慢的肿瘤（低 α/β 值）特别有利，能显著地增加辐射生物学效应，这也是 SBRT 优于常规放疗而能提高肿瘤控制率的主要原因。但对细胞更新速度快的肿瘤（高 α/β 值），其辐射生物学效应的增加要低于前者。

若靶区内肿瘤和正常组织均具有更新速度慢的特点，那么两者均能获得较高的生物学效应，包括更多杀灭肿瘤细胞，正常组织损伤尤其是晚期并

发症会增多。例如非小细胞性肺癌的SBRT，若照射范围涉及小支气管，那么在间隔一段时间后，这些小支气管会产生纤维化、闭塞等，导致所支配的下游肺组织不张和炎症。上面所述的并发症主要发生在串联排列的组织和器官，如支气管等。若靶区内由晚反应正常组织及更新快的肿瘤所组成，那么SBRT可能会产生更严重的晚期并发症。例如在食管鳞癌治疗中可能表现为出血、穿孔或溃疡等并发症，而肿瘤的控制率获益并不大。

五、SBRT治疗和L-Q模式

至今为止，该模式已证实基本符合临床应用的要求。但是否能适合于SBRT应用尚无定论。争论焦点主要在于L-Q模式拟合的曲线呈连续弯曲而不是线性的，但高剂量照射后其曲线可能成为指数线性关系。那么，再使用L-Q模式就无法用来预测辐射生物学效应；同时SBRT照射后可能存在其他影响辐射生物学效应的因素，如免疫反应、乏氧细胞增加及血管内皮细胞凋亡等。最后可能导致L-Q模式的计算过高或过低估计实际存在的生物学效应。对这方面的不同意见尚需要进行整体水平的研究。从目前来看，尚不知道在什么剂量照射后细胞存活曲线由弯曲状态变成线性状态，或许是在照射剂量为10～12 Gy时。已有研究证据显示，在19 Gy照射剂量前，该曲线还是弯曲形状，所以在该照射剂量前L-Q模式还是适用的。另外，在应用SBRT治疗，所产生的生物学效应主要来自射线的直接杀灭作用，而其他因素所起的作用很微小。不管怎么样，上述设想需要动物和临床验证。在未找到更可靠的模式前，SBRT治疗中可以使用L-Q模式作为预测辐射生物学效应的手段。

第二节 粒子放疗的生物学基础

多年以来，放射肿瘤学所追求的目标是通过不同方法让照射剂量集中在靶区。目前所用的技术中，粒子治疗（包括质子和重离子）是当前最佳的治疗手段。虽然粒子治疗在肿瘤治疗领域的应用越来越多，特别是质子治疗，但仍有一些问题尚未解决，如剂量异质性和呼吸控制，以及如何把LET生物学效应整合到生物靶区勾画中去等。另外，尚不清楚在不同LET条件下，什么是最佳的分割剂量和最佳次数。

一、质子治疗的生物学特点

众所周知，不同于高能X线、质子射线存在布拉格峰（Bragg peak），其剂量在布拉格峰末端跌落很快，故在物理学上有很大优势，即肿瘤靶区末端的正常组织受到很大保护，因而可以用较高的剂量治疗肿瘤。但在靶区射线入射近端的正常组织还存在一定剂量的照射，可能会产生一些并发症，所以在质子治疗中要采用多野照射，可进一步减少正常组织并发症。另外，特别在儿童肿瘤治疗中，由于减少或避免了射线对正常组织的作用，辐射致癌的可能性显著下降，这是应用质子治疗的主要依据。

临床应用的质子是低LET射线，它所产生的生物学效应基本相似于高能X线。依据ICRU推荐，质子的通用RBE值为1.1。目前，国际上质子治疗中心均在治疗中使用该RBE值。这个数据是建立在对已发表的应用临床相关剂量照射后的体内研究结果进行分析后得出的，它是一个SOBP中点的平均值。在不同的组织和照射剂量之间的确存在生物学效应的不一致性，但这种差异范围很小，对临床应用影响不大，故可应用于不同的组织和器官、不同的剂量等情况。很幸运的是，临床使用RBE值1.1治疗患者并没有严重的并发症。总而言之，质子治疗的重点是保护正常组织，而不是提高肿瘤的局部控制率。

二、碳离子治疗的生物学特点

重离子包括碳离子，是高LET射线，它们具有与高能X线和质子不同的生物学特点。

1. RBE值 碳离子形成的布拉格峰具有高RBE值，即较高的生物学效应，但RBE值不是恒量而是变量。当把布拉格峰在治疗中扩展为不同大小的SOBP时会导致RBE值明显下降。例如当SOBP为10cm时，在人类T1细胞体外培养研究中，经碳离子照射后，于50%细胞存活率处，平段RBE为1.9，SOBP中点的RBE为2.2。这意味着两者之间的生物学效应明显缩小。提示用于临床肿瘤治时不能采用单野，而最好为相对野以增加靶区的生物学效应。

2. OER值 从对布拉格峰的研究中证实，重离子能降低OER值而减少乏氧细胞对射线的抵抗性，这是它最大的特点之一。由于临床治疗时必须把布拉格峰扩展为 SOBP，所以还必须了解由布拉格峰扩展为 SOBP 时 OER 值的改变情况。从对 V79 细胞体外培养的研究证实，于 50%细胞存活率处，10 cm 宽的 SOBP 中点的 OER 值为 2.2，而低 LET 射线照射后其 OER 值为 2.8～3.0。所以，碳离子克服乏氧细胞抵抗性的能力仅为中等程度。根据来自日本千叶的碳离子临床研究资料，头颈部鳞癌应用碳离子治疗并未获益，其原因可能与碳离子无法有效地克服肿瘤中的乏氧细胞抵抗性有关，而临床中已证实肿瘤中的乏氧细胞存在是影响头颈部鳞癌预后的重要因素。

3. 细胞照射后修复能力的消失 与光子不一样，重离子照射后主要产生 DNA 双键断裂，肿瘤细胞壁的修复能力明显下降，生物学效应增加。毫无疑问，同时也增加了正常组织的损伤和并发症。

4. 减少细胞周期中不同时相放射敏感性的差异 在低 LET 射线照射时，细胞周期不同时相的放射敏感性是不一样的。例如，G_2、M 期敏感性较高，S 期的后期抵抗性较强。但在碳离子照射后其差异性明显缩小，提高了辐射生物学效应。

另外，对于碳离子生物学效应的分子生物学机制也正在不断地研究中，已初步了解了一些相应的机制。如在口腔鳞癌中，经碳离子照射后会导致 SPHK1 基因上调和过表达，而 X 线照射后并不会使其过表达。由于 SPHK1 过表达能促使肿瘤细胞增殖，或许这就是碳离子并不适用于头颈部鳞癌治疗的原因之一。

在重离子治疗中，由于靶区内肿瘤和正常组织交叉存在，为了安全起见，照射范围应包括部分周边正常组织。所以治疗中不能仅注意对肿瘤的作用，还应注意正常组织损伤和并发症，特别是晚期的组织损伤。

（冯　炎　陈星星）

参考文献

[1] Ando K, Kase Y. Biological characteristics of carbon-ion therapy. Int J Radiati Biol, 2009, 85:715-728.

[2] Blakely A, Chang PY. Biology of charged particle. Cancer J, 2009, 15(4):271-284.

[3] Hall EJ, Giaccia AJ. Radiobiology for the radiologist. 6th ed. Philadelphia: Lippincott Williams & Wilkins, 2006.

[4] Ford E, Dieterich S. Safety Considerations in stereotactic body radiation therapy. Semin Radiat Oncol, 2017, 27(3):190-196.

[5] Macià I, Garau M. Radiobiology of stereotactic body radiation therapy (SBRT). Rep Pract Oncol Radiother, 2017, 22(2):86-95.

[6] Magnuson WJ, Mahal A1, Yu JB. Emerging technologies and techniques in radiation therapy. Semin Radiat Oncol, 2017, 27(1): 34-42.

[7] Olsen DR, Overgaard J. Leveraging clinical performance by technological excellence — the case of particle therapy. Radiother Oncol, 2010,95(1):1-2.

[8] Durante M, Orecchia R, Loeffler JS. Charged-particle therapy in cancer: clinical uses and future perspectives. Nat Rev Clin Oncol, 2017, 5:14.

[9] Loeffler JS, Durante M. Charged particle therapy — optimization, challenges and future directions. Nat Rev Clin Oncol, 2013, 10(7): 411-424.

[10] Allen C, Borak TB, Tsujii H, et al. Heavy charged particle radiobiology: using enhanced biological effectiveness and improved beam focusing to advance cancer therapy. Mutat Res, 2011, 711(1-2):150-157.

第十八章 转化性研究在放射肿瘤学中的应用

几十年来肿瘤放疗取得了很大发展，临床放射肿瘤学已从传统的经验医学转为循证医学为基础的治疗，治疗手段也从单纯肿瘤接受照射进入到放疗和其他治疗方式的联合应用。最主要目的是增加肿瘤放射的敏感性，保护正常组织。但由于不同人群及肿瘤之间存在很大的异质性，促使我们需要通过转化性研究而进入个体化治疗的时代。目前通过临床及基础研究，已经找到了许多预测和预后参数，这些因子已成为进行治疗分层及个体化治疗的基础。至今，通过放射生物学的研究了解了早反应和晚反应正常组织及相应的肿瘤生物学上的差异性，设计了不同的非常规治疗方案，从而达到提高肿瘤控制率及减少正常组织并发症，可是经过放疗后的肿瘤局部控制率仍不令人满意。在肿瘤放疗中仅靠单纯的物理剂量的变化已无法进一步地解决肿瘤控制率和生存率，至今还没有找到与物理剂量相关的标志物而用以预测物理剂量的变化。因此，依据肿瘤的生物学标志物或靶点来实施联合治疗已成为现代放射肿瘤学研究的方向。

通过放射生物学的研究并且在临床实践中亦得到证实，影响肿瘤放疗疗效的主要生物学因素为肿瘤内乏氧状态、肿瘤内照射后存活细胞的再增殖，以及肿瘤细胞的内在放射抵抗性。另外，必须寻找能减少正常组织并发症的方法和机制。通过这两个方面的研究以达到既增加肿瘤细胞的死亡又减少并发症，在提高肿瘤控制率的同时又保证了患者的生活质量。

第一节 提高肿瘤辐射生物学效应

肿瘤细胞经照射后会产生很复杂的生物学过程。DNA 损伤及修复对保持基因和细胞的完整性是非常重要的，若损伤后的修复过程存在缺失会对肿瘤的存活产生重大影响。抑制细胞照射后的修复过程已成为放射生物学研究的重点。

一、DNA 放射损伤的调控

前面已提及，射线作用于 DNA 后会引起 DNA 的损伤反应（DNA damage response，DDR）。DDR 通过其复杂的蛋白质网络激发和协调 DNA 修复过程，可阻止细胞周期，避免损伤进入到细胞分裂，这样受损伤的 DNA 可以得到修复。细胞可能中止在 G_1 和 S 期之间，或 S 期内，或 G_2 和 M 期之间。因此，了解和利用照射后细胞 DNA 修复和细胞关卡中存在的缺陷，可能成为增加放射敏感性的靶点。细胞经照射后会产生多种损伤，其中主要是碱基损伤、单键断裂（SSB）和双键断裂（DSB）。碱基切除修复（BER）不仅可修复碱基，也可修复 SSB，否则 SSB 经过细胞周期和增殖会转化成 DSB。而 DSB 一般是致死性损伤，它的修复主要通过非同源末端连接（NHEJ）和同源重组（HR）而实现。HR 主要发生在细胞周期的 S 和 G_2 期。NHEJ 主要通过 DNA-PKcs、KU70 及 KU80 而实现。乳腺癌的易感基因 BRCA1 和 BRCA2 就涉及 HR，因而有助于 DSB 的修复。这些损伤若没有修复就会导致细胞死亡，即分裂期细胞死亡和凋亡。基于上述的认识，有可能找到影响细胞修复和 DDR 的药物并与放疗联合应用而增加放射敏感性。已经在细胞和体内证实，抑制 DSB 修复的重要靶点，如 ATM 或 DNA-PK 可显著增加放射敏感性。由于其选择性较差，在增加肿瘤细胞杀灭的同时也增加了正常组织的放射敏感性，从而加重正常组织的损伤。为了避免正常组织并发症的加重，可根据肿瘤和正常组织不同的细胞增殖状态而选择和挑选药物。一般来讲，正常组织处于 G_0 期，即细胞增殖率很低或呈静止状态，而肿瘤细胞往往处在更新速度较快的状态，利用两者增殖动力学的差异就可寻找适宜的放射增敏药物。

二、靶向药物

由于 HR 主要作用于 S 和 G_2 期(增殖期)的细胞而不是 G_0 期细胞，所以抑制 DSB 的 HR 修复，既可提高肿瘤的放射敏感性，又不会增加正常组织的损伤。另外，对于处在增殖期的肿瘤细胞由于抑制其对损伤的修复，在随后的细胞分裂和增殖过程中会导致肿瘤细胞死亡率增加。在 PARP 抑制剂和放射联合应用中看到，射线引起 DNA 产生碱基损伤及单键断裂，PARP1 能促使这些损伤修复。但应用 PARP 抑制剂后，由于这些未修复的损伤通过细胞分裂和复制而进入到不断更新的肿瘤细胞群中，产生更多的 DSB，从而提高了辐射生物学效应。临床前研究已证实，PARP 抑制剂确实具有放射增敏作用。同时也看到，放疗时 DNA 修复蛋白的上调会导致放射抵抗性的产生，如果能够抑制细胞 DNA 损伤的修复，也会使放疗获益。例如，EGFRvⅢ通过激活 DNA-PK 而加速 DNA DSB 的修复，导致放射抵抗性产生。当应用 DNA-PK 抑制剂后，能明显增加 EGFRvⅢ高表达的肿瘤细胞的放射敏感性。从另外一方面说明，调控细胞的修复可以克服经照射后细胞所产生的放射抵抗性。

三、靶向细胞损伤的修复

还有一种可能性，即通过克服 DNA 的修复而使肿瘤患者获益。部分肿瘤的修复蛋白不是上调而是存在某些缺陷，但周围正常组织却具有良好的修复能力。这些修复缺陷的肿瘤细胞受到照射后就会通过激发备用的修复通道，而这些备用通道在正常组织中基本不存在，因此在放疗中有可能选择性地作用于备用修复通道靶点，而增加肿瘤放射敏感性，同时又不加重正常组织并发症。例如，由于 BCRA1 及 BCRA2 突变后无法由 HR 修复 DNA 的双键断裂，造成修复功能缺陷，导致无法激活 PARP1。若要 PARP1 激活，则只能经过 BER 及 SSBR。由于无法激活 PARP1，使得 DNA 损伤明显增加。这种既抑制单键断裂损伤修复(SSBR)，同时又存在同源连接修复缺陷会显著地增加存在双重修复缺陷肿瘤细胞的辐射生物学效应。相反，在已存在 BER 及 SSBR 修复缺陷，但具有 HR 修复能力的肿瘤细胞，联合应用 HR 抑制剂也能增加其辐射敏感性。上面所讨论的通过抑制射线照射后所产生的细胞修复而增加放射敏感性，但细胞的修复过程同样也受到其他因素如微环境的影响。微环境中主要是乏氧因素。乏氧能下调修复蛋白表达及影响同源连接修复，其机制还有待于进一步研究。

四、细胞周期关卡的调控

除了 DNA 修复以外，细胞周期关卡(checkpoint)是 DNA 另一个重要靶点。在肿瘤细胞中，由于 p53 突变或 p53 无法进行调控，因此 DNA 损伤不会引起 G_1/S 细胞周期关卡的激活，此时 p53 缺陷的肿瘤细胞必须依赖于 S 或 G_2 细胞周期关卡的激活才能维持其生存。在 DNA 受到放射性损伤时，正常组织细胞很容易通过细胞周期关卡激活而阻止及无法进入细胞周期，有助于细胞的修复，这样可减少正常组织损伤。然而肿瘤细胞却不一样，在 G_1 细胞周期关卡无法激活，细胞继续不断地进入细胞周期，同时由于 G_2 期阻滞也受到了损害，致使 DNA 损伤加剧，而且把损伤带入子代细胞中，最终导致细胞无法增殖和死亡。这就是细胞周期关卡抑制剂应用的依据。目前，在临床前的体外研究中已证实，Chk1 和 Chk2 抑制剂能增加肿瘤细胞的放射敏感性。在体内移植性肿瘤研究中，采用放射和放疗与化疗联合应用，并同时应用 Chk1 和 Chk2 抑制剂(AZD7762) 时能明显延迟肿瘤生长。总之，细胞周期关卡抑制剂和放疗的联合应用值得进一步探讨。

五、信号传导通路的调控

目前，与放射敏感性相关的主要通路为 PI3k-AkT、NF-κB、MAPK 和 TGFβ。前三者与细胞存活相关，TGFβ 可能通过控制 ATM 的激活而影响放射抵抗性。

AkT 通路在肿瘤细胞内可通过相应的机制而激活，如受体的过表达(EGFR)、PTEN 肿瘤抑制基因的丢失、NRAS 及 KRAs 癌基因畸变等。这些过程均会增加放射抵抗性。至今，在临床最成功的是抑制 EGFR 的 C225 和放疗的联合应用显著地提高了头颈部肿瘤局部控制率和存活率。同样的，也已证实 TKI 和放疗联合应用也能提高放射敏感性。但从临床前的研究中，似乎单抗的增敏作用要大于

TKI。放射也能激活 NF-κB 通路,其机制主要是通过 CHUK 而实现的。CHUK 对放射性损伤具有保护性作用,故抑制 CHUK 则能提高放射敏感性。在细胞水平研究中看到一些小分子抑制剂抑制了通路中的蛋白而提高了放射敏感性。抑制 MAPK 通路后也提高放射敏感性,其主要机制是通过抑制 DSB 的修复。抑制上皮细胞 TGFβ 信号通路后能减弱 ATM 的激活及提高放射敏感性,其机制尚不清楚。

总之,上述所涉及的影响放射敏感性的信号通路的机制尚不清楚,但近来的研究认为或许与 DNA 损伤的修复有关,特别是与 DSB 修复相关的 NR 或 NHEJ 有关联。虽然现已初步了解这些与放射敏感性相关的靶点,但要真正找到相应药物和放疗联合在临床上治疗特定的肿瘤和患者的应用尚有困难。这需要在基因或蛋白水平等分子生物学水平进行高效、快速的检测,以及进一步开展临床前和结合临床的研究。

六、微环境的调控

目前,与放疗密切相关的研究多数是有关乏氧状态和血管形成(vasculature development)。由于正常组织内很少有乏氧细胞,这成为提高肿瘤放射敏感性的有效靶点之一。在临床上如头颈部鳞癌治疗中,已证实肿瘤的乏氧细胞是影响疗效的重要因素。当肿瘤内氧浓度<0.02%(0.15 mmm Hg)时,其放射抵抗性增加 2~3 倍。而其差异与照射剂量有关,剂量越大,放射抵抗性差别越大。一般认为,肿瘤细胞在氧浓度为 1%(8 mm Hg)时即可产生放射抵抗性,这相当于临床肿瘤开始治疗时的状况。与富氧细胞相比,乏氧细胞一般处在非分裂或非增殖状态,因而药物很难渗入,从而导致对化疗药物的抵抗性。乏氧能激活乏氧诱导因子(HIF),肿瘤 HIF 的高表达提示不良的治疗疗效。不同的氧浓度会引起不同的基因上调,会对临床治疗预后产生不同的影响。由于氧弥散障碍而产生慢性乏氧可导致 HR DNA 修复基因 RAD51 的下调,在一定程度上增加了放疗和药物敏感性。目前,可从以下几个方面来探讨如何解决肿瘤内乏氧细胞。

在临床前研究中证实,肿瘤照射前及照射时吸入较高浓度的氧,如 95%氧及 5%二氧化碳,能达到增加血氧浓度、减少肿瘤内乏氧细胞比例、增加放射敏感性。虽然它是一个简单的能起到乏氧细胞增敏剂的作用,但经临床研究证实它并没有获益。估计是治疗前吸氧时间不够而无法达到肿瘤内所需氧的浓度,也有可能是该方法无法解决急性缺氧。

某些类似于氧的电子亲和剂能增加乏氧细胞放射敏感性,但对富氧细胞却无增敏作用,但在以分次剂量为 2Gy 的常规放疗中获益不大,这可能与存在再氧化有关。但在大分割或 SBRT 治疗中存在更高比例的乏氧细胞亚群,放疗联合乏氧细胞增敏剂能得到更大的获益。

已在临床前研究发现某些药物对乏氧细胞有直接的毒性和杀伤作用,而对富氧细胞毒性作用非常低,如当替拉扎明放疗联合应用时可能会起到增敏作用。虽然在Ⅲ期临床研究中,替拉扎明(tirapazamine)和放疗及顺铂联合应用并未获益,但其类似物却可增加乏氧细胞敏感性。另外,设法降低肿瘤细胞对乏氧的耐受性也会导致细胞死亡,这可能要通过抑制相应的与乏氧有关的靶点,如 HIF1a 等通路才能有效,对于这方面目前尚无临床应用的报道。

最后,肿瘤细胞的增殖分裂生长需要血管形成。乏氧能促使血管的建立:一方面,HIF1a 通过上调 VEGFA 及其他生长因子导致肿瘤内新生血管形成(angiogenesis);另一方面,通过骨髓衍生细胞(bone marrow derived cells, BMDC)形成血管管道化(vasculogenesis),与肿瘤放射敏感性及放疗后复发都有非常密切的关系。临床前研究证实,抑制血管管道化后能显著增加放射敏感性,其增强作用要高于抑制肿瘤新生血管所产生的增敏作用。

第二节 减少正常组织损伤的途径

放疗的目的是达到最大限度地杀灭肿瘤细胞,而正常组织受到最小的损伤。但事实上,正常组织损伤是无法避免的,这些并发症可能出现在治疗期间或治疗结束后短期或数月及数年后,因而有必要想办法来减轻及治疗这些损伤和并发症。对正常组织放射并发症的处理可从几个方面考虑:①放射防护剂的应用,一般在接受放疗前及期间应用,如自由基清除剂、抗氧化剂及 p53 所产生细胞凋亡抑制剂等。应用这些药物时必须确定对肿瘤细胞不会产生保护作用。②缓解正常组织损伤及症状。

一般在临床症状出现前即于治疗期间及治疗刚结束后进行处理，包括抗氧化剂、生长因子，以及干细胞等促使细胞增殖存活和未受损伤正常组织细胞的分化，同样也不能促使肿瘤细胞生长。③对正常组织损伤的治疗。一般在照射后出现症状后进行处理，主要目的是对射线所产生纤维化和血管的晚期损伤进行干预。

一、急性反应调控

减轻急性放射反应主要是通过或者减少放射所致细胞死亡或者促使细胞增殖实现的。多年来，已证实自由基清除剂的应用能起到保护作用。临床上正在应用的阿米福汀（amifostine）即属于这一类型，它能在头颈部肿瘤放疗中减轻口干症状，在肺癌放疗中也有报道能减轻放射性肺炎。然而，临床前期体内研究显示，它对肿瘤也具有一定的放射防护作用。造血系统生长因子的应用也有助于缓解射线对造血系统的毒性作用。其他生长因子如角化细胞生长因子（KGF，如 palifermin）能减轻放射引起的口腔黏膜炎、小肠损伤和放射性肺炎等。KGF 的主要作用是使上皮细胞增殖和分化，重要的是尚未看到 KGF 促使肿瘤生长的现象。其他如应用 p53 抑制剂暂时性抑制 p53 基因、减少上皮细胞凋亡等方法的获益至今尚无法证实。

二、晚反应调控

在放射所引起的晚反应中，血管损伤是一个重要因素。经照射后，首先，小血管内皮细胞的损伤产生一系列的炎性反应和凝固效应，由此出现血管渗出、微血栓形成及组织器官缺血等。炎性因子如 TGFβ、凝血酶等的过表达可促使平滑肌细胞增生、成纤维细胞产生胶原，最终发生纤维化。所以，逆转血管病变及抑制放射引起 TGFβ 的激活是预防和治疗晚反应的重要方向。在肺和小肠中，已证实通过阻断 TGFβ 信号通路（SMAD）或降低 TGFβ 在组织内的水平能降低纤维化的发生，或抑制 TGFβ 下游与纤维化有关的结缔组织生长因子（CTGF）也是可行的。为了达到减轻晚反应，许多设想正在临床前研究中，如抗凝治疗、干细胞输入等。

综上所述，许多因素会导致放射抵抗性的产生。在制订具体肿瘤治疗计划和优化时，要了解哪一个靶点和通路可影响治疗疗效，然后应想办法下调这些相关的靶点。目前，已找到很多和肿瘤生物学是相关的靶点，如 EGFR 畸变和肺腺癌、KRAS 和结肠癌、基因表达和乳腺癌等。但是，至今尚未找到与放疗直接有关的信号通路和靶点。即使在临床通常所用的西妥昔单抗（cetuximab）联合放疗并已证实能提高肿瘤控制率，但其作用机制到底与增加放射敏感性、抑制细胞增殖或与增加乏氧细胞放射敏感性中的什么因素有关尚未全部了解。非常幸运的是，分子生物学及技术的快速发展，有助于解释许多信号通路的特点，在此基础上可以广泛进行临床前及临床研究。

第三节 转化性研究的实施

在现代放疗中，靶向药物和放疗联合应用已成为一种常用的治疗方案，其疗效明显优于单纯放疗。这类药物或者是直接作用于肿瘤细胞，或者作用于微环境，也可以仅用于增加放射敏感性，这就需要开展临床前或转化性研究，以对生物靶向药物和放疗的关系及作用进行评估，为临床应用做准备。

一、肿瘤干细胞和放疗

放疗是局部治疗，要达到肿瘤治愈，必须杀灭全部肿瘤干细胞。依据剂量效应曲线来看，它们的关系呈 S 形曲线，也就是说存活的肿瘤干细胞按 Poisson 分布。所以，在放射生物学研究中建议应用肿瘤控制率作为研究终点。按照 Poisson 统计学模式计算，按临床肿瘤治愈所需剂量照射后，残留肿瘤干细胞为 2.3、1.0、0.69 及 0.11 的相应肿瘤局部控制率分别为 10%、37%、50% 及 90%，这提示局部控制率决定于肿瘤干细胞死亡率。

在放射生物学体内研究中，目前大部分还是应用不同剂量照射后的生长延迟（growth delay）作为研究终点。由于肿瘤细胞群中大部分为非肿瘤干细胞，只有百分之几为肿瘤干细胞。但它们两者之间的放射敏感性完全不同，前者的敏感性显著高于后者。因此，在照射后肿瘤体积或重量缩小或减轻仅是由于非肿瘤干细胞大量死亡而致，而部分肿瘤干细胞依然存活，它们还会继续分裂、增殖导致肿瘤复发。所以，观察肿瘤照射后的生长延迟并不代表肿瘤控制率。

另外，放射生物学研究中常用 TCD_{50} 来表示肿瘤控制率,它代表某一特定肿瘤在接受系列剂量照射后达到50%肿瘤控制率所需的剂量。由于肿瘤的异质性较大,而且干细胞数也有较大差异,剂量效应曲线很平坦,因而一般要预测肿瘤的放射敏感性较为困难。但应用 TCD_{50} 概念作为研究终点,就可较容易地预测和判断放射敏感性。

基于对上述对肿瘤干细胞的认识,放疗在局部控制率方面是有效的方法,而在高剂量照射后残存的肿瘤干细胞是肿瘤复发的主要根源。同时,分子靶向药物单独应用尚无法治愈肿瘤。如果这些药物能抑制放射抵抗性的靶点,那么它们和放疗联合应用就可达到提高局部控制率的目的。

二、与肿瘤放疗有关靶点的筛选

目前,关于肿瘤生物学的靶点很多,但对于靶点的选择必须与放射生物学临床相关,并应符合下面的要求:该靶点在实施放疗的肿瘤中要高表达,而周围正常组织中不表达;它的高表达要与肿瘤单纯照射后的局部复发率明显相关。目前,对于产生放射抵抗性的原因和机制已基本了解,在研究新的靶点时,需要证实其与放射抵抗机制的相关性。所以,靶点的挑选必须通过临床前研究,以及从接受过放疗患者的肿瘤组织学标本中进行筛选和验证,从肿瘤中所获得的生物学资料和参数必须与临床治疗资料相比较。在初步确定靶点后,还应在临床进行确认。可把已治疗的病例资料随机分成两组,即测试组(test set)和验证组(validation set),以判断该靶点和治疗结果的相关性。还可研究对该靶点的抑制剂。目前,较为成功的例子是EGFR的基础和临床应用。肿瘤内EGFR过表达提示预后不良,在肿瘤放疗中也获得同样的结果。在RTOG研究中,肿瘤内EGFR高表达的患者经放疗后,其局部控制率要明显低于低表达患者。并且,在动物鳞癌分次照射的研究证实,其高表达和肿瘤干细胞的加速增殖有关;在相应的头颈部肿瘤治疗研究中看到,治疗总疗程延长时其局部控制率下降,EGFR高表达,但采用短疗程放疗时未见差异性。以上研究显示,EGFR是一个重要的靶点。

三、体外细胞层次的研究

在探讨新的分子靶向药物和放疗联合应用时,细胞学的研究是必不可少的,细胞存活曲线是体外研究的黄金标准;研究终点包括细胞增殖、细胞存活率比较、细胞凋亡,以及细胞周期、修复、乏氧及信号通路等;选择适宜研究的细胞株是研究成功的重要因素。若一些分子仅与某一组织学类型的肿瘤相关,那么必须挑选该肿瘤的多个细胞株。若分子靶点与多种肿瘤组织学相关,必须挑选不同组织类型且该分子靶点与疗效也是有密切关系的细胞。另外,必须注意细胞层次的研究结果与动物体内研究并不是一致的,主要是进行研究时的环境条件不一致。例如,在细胞层次研究时药物浓度明显高于体内的肿瘤;由于体内肿瘤存在微环境,因而药物也不可能均匀的分布到动物肿瘤细胞内;在同一个肿瘤内分子靶点的表达也存在异质性,相同的肿瘤其体内和体外的表达也存在差异性。在C225的研究中发现,当d=2 Gy体外照射FaDu、hSCC细胞并联合应用西妥昔单抗时,与单纯放疗相比,其细胞存活率并无显著性差异。但在体内研究中,无论应用单次照射或分次照射,放射和西妥昔单抗联合应用时可明显降低 TCD_{50}。

在研究中,不仅要考虑肿瘤,也要关注正常组织。在靶向药物和放疗中也必须预测和了解正常组织毒性作用,这也有助于优化靶向治疗的药物。但这是一个很困难的问题,主要是因为正常组织细胞株很难在体外培养成功,更不要讲培养和建立细胞存活曲线。若个别体外培养成功,它们和原来的正常组织细胞相比已具有不同的生物学特点。现在常用的MTT法,似乎可用来通过细胞增殖而测试细胞毒性作用,但它们并不能代表干细胞的存活率,无法预测正常组织的急性反应和晚反应。目前,较好的方法是,通过照射后应用rH2AX的残余性损伤来判断DNA的双键断裂修复以预测放射敏感性,该方法不仅在肿瘤细胞而且在正常组织细胞中也能应用。

总而言之,目前没有更好的方法来选择能用于临床的分子靶。但体外研究有助于其作用机制的探索,这些探索会对体内研究及临床研究有很大帮助。例如,肿瘤细胞死亡的机制、富氧和乏氧条件下对它们的影响、信号通路的变化等。

四、体内肿瘤层次的研究

应用动物移植性肿瘤进行的体内研究是转化性研究中很重要的环节,而且是必不可少的组成部分,无论是体外细胞水平或分子生物学的研究均不能替代体内的研究。在体内肿瘤研究中,有若干研究终点可应用。

1. 肿瘤体积缩小　它反映了肿瘤内干细胞和非干细胞及周围正常组织细胞的变化。该方法简单容易操作。缺点是并不能真正反映肿瘤干细胞的变化及放疗肿瘤的治愈性。因此，在评价靶向药物和放疗联合应用时其意义非常小。

2. 肿瘤生长延迟　本研究虽能较快地获得结果，但是其终点只能反映干细胞和非干细胞分裂增殖的共同结果，并不能完全说明它与干细胞群的相互关系。另外，在研究及设计中，尽量避免选择单个剂量点，应选用多个剂量点，这样才能计算靶向药物和放疗联合应用时的增敏比值。增敏比值高时，其增敏作用比较大。

3. 局部肿瘤控制率　它能真正地反映肿瘤干细胞的生物学效应，所建立的剂量效应曲线及 TCD_{50} 能真正反映靶向药物对射线的增敏作用。但也存在不足之处，如无法排除免疫的作用、随访时间长、动物数量多等。无论如何，该方法是目前所有临床前研究靶向药物和放射联合应用的最好手段。

在靶向药物和射线联合应用研究中，靶向药物会对产生放射抵抗性具有影响，如修复、乏氧、肿瘤干细胞、细胞周期分布及增殖等，所以应设计分次照射而不是单次照射，同时配合影像学及组织学检查，观察这些因素在乏氧细胞中的表达及分次照射中靶点表达的变化过程。

在体内研究中，对于研究某一特定组织学类型的肿瘤应至少挑选 2 种不同的细胞株。对于研究某广谱的靶向增敏药物，应挑选临床常见的不同组织学肿瘤细胞株。

放疗中的转化性研究明显不同于其他肿瘤学的研究。在肿瘤学研究中常用的是肿瘤体积缩小、肿瘤生长延迟等，它们与肿瘤临床治疗目标相一致，如 CR、PR、SD 和 PD 等。但放疗是要杀灭肿瘤干细胞而达到治愈的目的，这就是放疗进行临床前转化性研究的根本目的。

（冯　炎　陈星星）

参考文献

[1] Audeh MW, Oralpoly (ADP-ribose) polymerase inhibitor olaparib in patients with brca1 or braca2 mutations and recurrent ovarian cancer: a proof-of-concept trial. Lancet, 2010, 376 (9737): 245-251.

[2] Coleman CN. Of what use is molecular biology to the practicing radiation oncologist? Radiother Oncol, 1998, 46(2):117-125.

[3] Good JS, Harrington KJ. The hallmarks of cancer and the radiation oncologist: updating the 5Rs of radiobiology. Clin Oncol (R Coll Radiol), 2013, 25(10):569-577.

[4] Gordon AT, McMillan TJ. A role for molecular radiobiology in radiotherapy? Clin Oncol (R Coll Radiol), 1997, 9(2):70-78.

[5] Harrington K, Jankowska P, Hingorani M. Molecular biology for the radiation oncologist: the 5Rs of radiobiology meet the hallmarks of cancer. Clin Oncol (R Coll Radiol), 2007, 19 (8):561-571.

[6] Overgaad M, Baumann M. Translational research in radiotherapy-getting closer to the bedside. Radiather Oncol, 2007, 83(3):217-219.

[7] Rodenmann HP, Wouters BG. Frontier in molecular radiation biology/oncology Radiother Oncol, 2011,101(1): 1-6.

[8] Sancwr A, Lindsey-Boltz LA, Unsal-Kacmaz K, et al. Molecular mechanism of mammalian DNA repair and the DNA damage checkpoint. Annual Rev Biochem, 2004, 73: 39-85.

[9] Thompson LH. Evidences that mammalian cells losses homologous recombination repair pathways. Mutat Res, 1996,363:77-88.

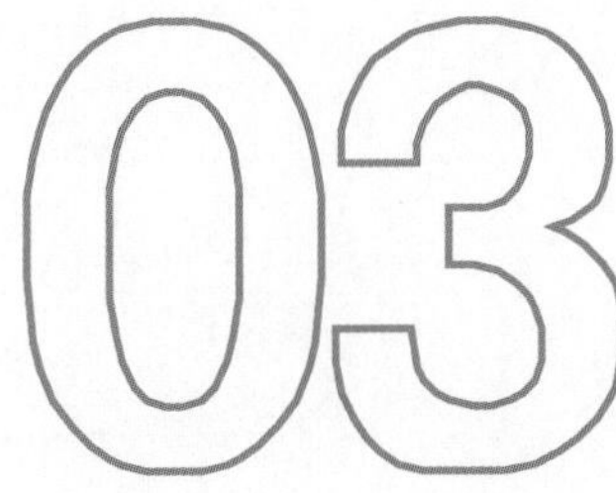

第三篇

临床肿瘤放射治疗

第十九章 鼻咽癌

第一节 概 述

一、流行病学

鼻咽癌(nasopharyngeal carcinoma ,NPC)是指起源于鼻咽部黏膜被覆上皮的恶性肿瘤。鼻咽癌具有明显的种族差异和地域聚集性,好发于黄种人,欧美国家的发病率较低,我国南部及东南亚地区多见,也是我国最常见的恶性肿瘤之一,死亡率占我国全部恶性肿瘤的2.81%。根据《中国2015年肿瘤年鉴》,我国NPC的总发病率为60.6/10万,其中男性43.4/10万,女性17.3/10万。发病年龄高峰为40～60岁,在青少年及儿童中少见。男性患病率较女性明显增高,男女患病比例为(2～3)∶1。

二、病因学

鼻咽癌是由多种因素综合作用的结果,其确切发病原因并不明确。目前认为,Epstein-Barr病毒(EB病毒)感染、化学致癌物和遗传因素等是鼻咽癌发病的重要因素。

(一) EB病毒感染

EB病毒感染与鼻咽癌密切相关。在不同组织类型的鼻咽癌中均可检测到EB病毒基因及相关的表达产物;鼻咽癌患者血清中EB病毒的特异性抗体水平较正常人和其他肿瘤患者明显升高,且会随着疾病的变化而变化;EB病毒与促癌物质协同作用,可以诱发人鼻咽未分化型癌。EB病毒抗体滴度的动态变化被认为是鼻咽癌临床诊断、预后评估和随访监控的重要指标。然而,在我国,发现人群普遍感染EB病毒(无明显地区差异),鼻咽癌的发生却具有明显的地域性,说明EB病毒感染并不是鼻咽癌唯一的致病因素。鼻咽癌的发生可能是EB病毒、环境与遗传因素共同作用的结果。

(二) 化学致癌物

多种化学致癌物与鼻咽癌的发生和发展密切相关。鼻咽癌好发于我国东南沿海地区,这一地区有经常食用咸鱼、鱼干、腊味的饮食习惯,这些食品所包含的致癌物亚硝胺类化合物是发生鼻咽癌的危险因子。但这无法解释已移居海外且无食用咸鱼习惯的移民及其后代仍有较高的鼻咽癌罹患率,且由外地移入东南沿海而有食用咸鱼习惯者的鼻咽癌发病率并无升高。因此,现在认为遗传因素也是鼻咽癌重要的致病因子。此外,长期吸入、接触刺激性物质,如工业石棉、铬、镍等也是鼻咽癌不可忽视的危险因素。

(三) 遗传因素

鼻咽癌的发生与遗传因素关系密切。鼻咽癌患者多有家族聚集现象,家族中若有人罹患鼻咽癌,其一等亲直系亲属的罹病概率也明显增加。分子流行病学研究发现鼻咽癌肿瘤细胞存在多条染色体的变化,多染色体杂合性缺失区(1p、3p、4p、9p、9q、11q、13q、14q和16q),提示鼻咽癌进展过程中存在多个肿瘤抑癌基因的变异。其中,针对广东家族性鼻咽癌的研究已把其易感基因定位于4p15.1-q12区域,而湖南家族性鼻咽癌的遗传易感区定位于3p21.31-21.2区域。

因此,目前关于鼻咽癌的病因学假说认为,遗传因素和机体免疫功能减低是鼻咽癌发生的基础。EB病毒感染在鼻咽癌中起病因作用,并与亚硝胺类化合物等多种化合物起协同作用。

第二节 应用解剖

一、鼻咽结构及毗邻结构

鼻咽部的解剖较为简单，但毗邻结构较为重要且复杂。鼻咽是位于第1～2颈椎椎体前方、蝶骨体前下方的不规则立方体结构（图19-1、图19-2），由前、顶、后、底及左、右侧6个壁组成。前壁为后鼻孔及鼻中隔后缘，与鼻腔相连；顶壁紧贴颅底部，距颅底破裂孔仅1 cm，故鼻咽癌通常循此径侵及颅内；顶后壁为蝶窦底、斜坡；后壁在相当于第1～2颈椎与口咽部后壁相连续，统称为咽后壁；底壁为软腭，连接口咽部；左、右侧壁为对称性的咽鼓管隆突和咽隐窝。鼻咽的左、右两侧下鼻甲后端约1 cm处有对称的漏斗状开口，称为咽鼓管咽口。此口的前、上、后缘由咽鼓管软骨末端形成的唇状隆起，称为咽鼓管隆突（或咽鼓管圆枕）。在咽鼓管隆突后上方有一深窝，称为咽隐窝，为鼻咽癌的好发部位之一。在进展期鼻咽癌，其肿瘤可通过咽鼓管侵袭中耳结构。鼻咽的顶壁与后壁交界处的淋巴组织称为增殖体或咽扁桃体、腺样体，咽鼓管咽口周围有丰富的淋巴组织称为咽鼓管扁桃体。咽扁桃体与咽鼓管扁桃体均为韦氏环的一部分。

鼻咽癌向前可侵犯鼻腔（87%）、破坏翼状板结构（27%），少数病例中也可以侵袭筛窦、上颌窦或浸润眶尖。鼻咽癌向上进展，可直接侵犯颅底结构、蝶窦和斜坡（41%），甚至通过破裂孔侵犯海绵窦（16%）和中颅窝，并导致Ⅲ～Ⅵ脑神经受累。此外，卵圆孔也是肿瘤侵犯中颅窝、颞骨岩部（19%）及海绵窦的途径。鼻咽癌向后侵犯较为少见，主要包括椎前肌（19%）和下咽（21%）。

当肿瘤向两侧进展时，常累及咽旁间隙（68%），可引起Ⅸ～Ⅻ脑神经受损。咽旁间隙为上自颅底下至舌骨小角的倒锥形、前窄后宽的脂肪间隙，内侧围绕咽部筋膜，外侧是翼肌及腮腺深叶。以咽部筋膜、茎突及其附着肌肉为界，咽旁间隙可划分为咽腔外侧的咽侧间隙和咽腔后方的咽后间隙，前者以茎突为界又分为茎突前间隙和茎突后间隙。茎突前间隙内上方与咽隐窝相邻，顶端为中颅窝底、蝶骨大翼、卵圆孔及破裂孔前外侧，三叉神经下颌支自卵圆孔出颅后即在此间隙内穿行。茎突后间隙内侧与咽后间隙相邻，自内而外有颈内动脉、Ⅸ～Ⅻ脑神经、交感神经节、颈内静脉及颈静脉淋巴结。咽后间隙位于咽腔后壁正中，颊咽筋膜和椎前筋膜之间以体中线分为左、右两侧，上自颅底下止于气管分叉平面，Rouviere淋巴结位于此间隙。

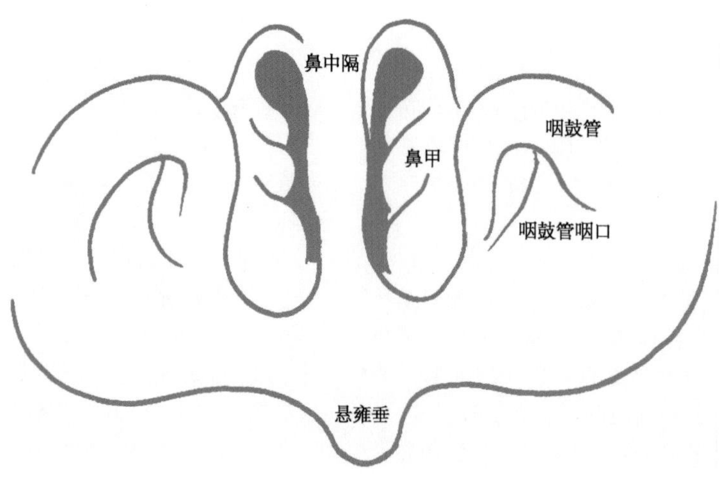

图19-1 鼻咽解剖（冠状位观）

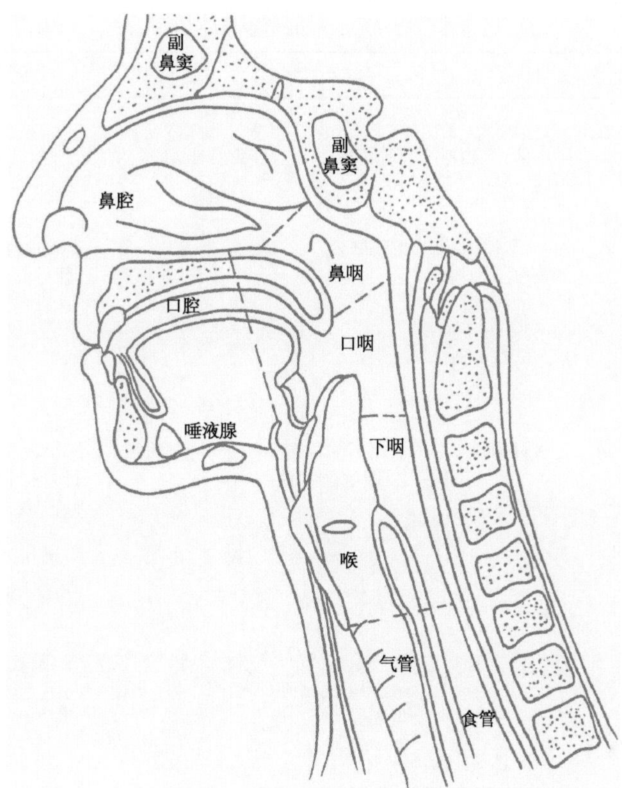

图 19-2　鼻咽解剖(矢状位观)

二、颈部淋巴结引流及分区

鼻咽腔的淋巴管丰富,淋巴引流大致经 3 条途径:①引流至咽旁间隙的咽后淋巴结,位置最上的淋巴结称为 Rouviere 淋巴结(距寰椎水平体中线两侧约 1.5 cm),再引流至颈深上淋巴结;②直接引流至颈深上淋巴结;③引流至脊副链淋巴结。咽后淋巴结与颈深上淋巴结是鼻咽淋巴引流的第一站淋巴结,通常被认为是前哨淋巴结。咽后淋巴结位于咽后间隙内,分为咽后外侧组淋巴结和咽后内侧组淋巴结。咽后外侧组淋巴结(Rouviere 淋巴结)位于鼻咽后外侧,上至颅底,下至口咽后外侧壁的第 1～3 颈椎水平,这些淋巴结在儿童中几乎均可见到,而在成人中可能出现于一侧。在儿童期其直径一般为 10～15 mm,而在青年时期直径为 5～8 mm,年长者一般直径为 3～5 mm。咽后内侧组淋巴结位于外侧组的下方。

鼻咽癌颈部淋巴结转移的发生率约 85%,双侧淋巴结转移近 50%。2003 年由欧洲放射肿瘤协会(European Society of Radiotherapy & Oncology, ESTRO)和肿瘤放射治疗协助组(Radiation Therapy Oncology Group, RTOG)等多个协作小组发布了《颈部淋巴结分区指南》,于 2013 年进行了更新,在原来 Robbins 划分的 6 个亚区的基础上,演变为 10 个分区(表 19-1)。该分区指南与 AJCC/UICC 分期系统(TNM 分期)的颈部淋巴结分区略有不同(表 19-2、图 19-3)。

鼻咽癌最易发生Ⅱ区淋巴结转,ⅠA 区淋巴结阳性率极低,Ⅰ～Ⅴ区颈淋巴结转移阳性率分别达 17%、94%、85%、19%、46%。此外,咽后淋巴结的转移概率也很高,鼻咽癌多发生外侧组淋巴结转移,很少出现内测组淋巴结转移。

淋巴结包膜外侵犯是头颈部鳞癌的重要预后不良因素,是基于手术后的组织病理学特征,而鼻咽癌颈部淋巴结转移并不需要进行手术。最近的第 8 版 AJCC/UICC 分期对淋巴结包膜外侵犯的临床诊断作出了明确的界定,即皮肤受侵、临床检查发现肌肉浸润或与邻近结构固定,伴功能障碍的脑神经、臂丛、交感干或膈神经受侵。在鼻咽癌 TNM 分期中,淋巴结包膜外侵犯的预后不良因素并未纳入。

表 19-1 颈部淋巴结分区的解剖学边界(欧美协作组,2013)

分区	上界(头)	下界(脚)	前界	后界	外界	内界
Ⅰ						
ⅠA	下颌舌骨肌	颈阔肌(二腹肌前腹下缘)	下颌联合	舌骨体、下颌舌骨肌	二腹肌前腹内缘	无
ⅠB	颌下腺上缘、下颌舌骨肌	通过舌骨下缘和下颌骨下缘的平面或颌下腺下缘(最下的层面)、颈阔肌	下颌联合	颌下腺后缘(上)、二腹肌后腹(下)	下颌骨内侧、颈阔肌(下)、翼内肌(后)	二腹肌前腹外侧(下)、二腹肌后腹(上)
Ⅱ						
ⅡA	第1颈椎横突下缘	舌骨体下缘	下颌下腺后缘、二腹肌后腹后缘	颈内静脉后缘	胸锁乳突肌内面、颈阔肌、腮腺、二腹肌后腹	颈内动脉内缘、斜角肌
ⅡB	第1颈椎横突下缘	舌骨体下缘	颈内静脉后缘	胸锁乳突肌后缘	胸锁乳突肌内面、颈阔肌、腮腺、二腹肌后腹	颈内动脉内缘、斜角肌
Ⅲ	舌骨体下缘	环状软骨下缘	胸锁乳突肌前缘、甲状舌骨肌后1/3	胸锁乳突肌后缘	胸锁乳突肌内面	颈总动脉内缘、斜角肌
Ⅳ						
ⅣA	环状软骨下缘	胸骨柄上缘上2 cm	胸锁乳突肌前缘(上)、胸锁乳突肌肉(下)	胸锁乳突肌后缘(上)、中斜角肌(下)	胸锁乳突肌内面(上)、胸锁乳突肌外缘(下)	颈总动脉内缘、甲状腺外侧缘、中斜角肌(上)、胸锁乳突肌内侧(下)
ⅣB	胸骨柄上缘上2 cm	胸骨柄上缘	胸锁乳突肌内面、锁骨内面	中斜角肌前缘(上)、肺尖、头臂静脉、头臂干(右侧)、左颈总动脉、左锁骨下动脉(下)	斜角肌外侧	Ⅵ区外侧界(气管前部分)、颈总动脉内侧缘
Ⅴ						
ⅤA	舌骨体上缘	环状软骨下缘	胸锁乳突肌后缘	斜方肌前缘	颈阔肌、皮肤	肩胛提肌、斜角肌(下)
ⅤB	环状软骨下缘	颈横血管下缘平面	胸锁乳突肌后缘	斜方肌前缘	颈阔肌、皮肤	肩胛提肌、斜角肌(下)
ⅤC	颈横血管下缘平面	胸骨柄上缘上2 cm	皮肤	斜方肌前缘(上)、前锯肌前1 cm(下)	斜方肌(上)、锁骨(下)	斜角肌、胸锁乳突肌外侧、ⅣA区外侧
Ⅵ						
ⅥA	舌骨下缘或颌下腺下缘(以最靠下的层面为准)	胸骨柄上缘	皮肤、颈阔肌	甲状下肌群前缘	双侧胸锁乳突肌前缘	无

续表

分区	上界(头)	下界(脚)	前界	后界	外界	内界
ⅥB	甲状软骨下缘*	胸骨柄上缘	喉表面、甲状腺和气管(喉前和气管前淋巴结)、椎前肌(右侧)/食管(左侧)	双侧颈总动脉	气管、食管(下)侧面	
Ⅶ						
ⅦA	第1颈椎上缘、硬腭	舌骨体上缘	上、中咽缩肌后缘	头长肌、颈长肌	颈内动脉内侧	头长肌外侧平行线
ⅦB	颅底(颈静脉孔)	第1颈椎横突下缘(Ⅱ区上界)	茎突前咽旁间隙后缘	第1颈椎椎体、颅底	茎突、腮腺深叶	颈内动脉内缘
Ⅷ	颧弓、外耳道	下颌角	下颌骨升支后缘、咀嚼肌后缘(外)、二腹肌后腹(内)	胸锁乳突肌前缘(外)、二腹肌后腹(内)	皮下组织的面部浅表肌肉腱膜系统**	茎突、茎突肌
Ⅸ	眼眶下缘	下颌骨下缘	皮下组织的面部浅表肌肉腱膜系统	咀嚼肌前缘、颊质体(Bichat脂肪垫)	皮下组织的面部浅表肌肉腱膜系统	颊肌
Ⅹ						
ⅩA	外耳道上缘	乳突末端	乳突前缘(下)、外耳道后缘(上)	枕淋巴结前缘即胸锁乳突肌后缘	皮下组织	头颊肌(下)、颞骨(头)
ⅩB	枕外隆突	Ⅴ区上界	胸锁乳突肌后缘	斜方肌前外侧缘	皮下组织	头颊肌

注：* 对于口底前部、舌缘和下唇的肿瘤，上界位于舌骨体下缘；** 面部浅表肌肉腱膜系统(superficial musculoaponeurotic system，SMAS)位于皮肤深层，由肌肉、腱膜和脂肪等构成。

表 19-2　AJCC/UICC 分期系统颈部淋巴结分区

分区	上界	下界	前界(内侧)	后界(外侧)
ⅠA	下颌联合	舌骨体	对侧二腹肌前腹	同侧二腹肌前腹
ⅠB	下颌骨体	二腹肌后腹	二腹肌前腹	茎突舌骨肌
ⅡA	颅底	舌骨体下缘	茎突舌骨肌	脊副神经垂直平面
ⅡB	颅底	舌骨体下缘	脊副神经垂直平面	胸锁乳突肌外侧缘
Ⅲ	舌骨体下缘	环状软骨下缘	胸骨舌骨肌外侧缘	胸锁乳突肌或颈丛感觉支外侧缘
Ⅳ	环状软骨下缘	锁骨	胸骨舌骨肌外侧	胸锁乳突肌或颈丛感觉支外侧缘
ⅤA	胸锁乳突肌与斜方肌汇聚的尖部	环状软骨下缘水平	胸锁乳突肌后缘或颈丛感觉支	斜方肌前缘
ⅤB	环状软骨下缘水平	锁骨	胸锁乳突肌后缘	斜方肌前缘
Ⅵ	舌骨	胸骨上切迹	颈总动脉	颈总动脉
Ⅶ	胸骨上切迹	无名动脉	胸骨	气管、食管和椎前筋膜

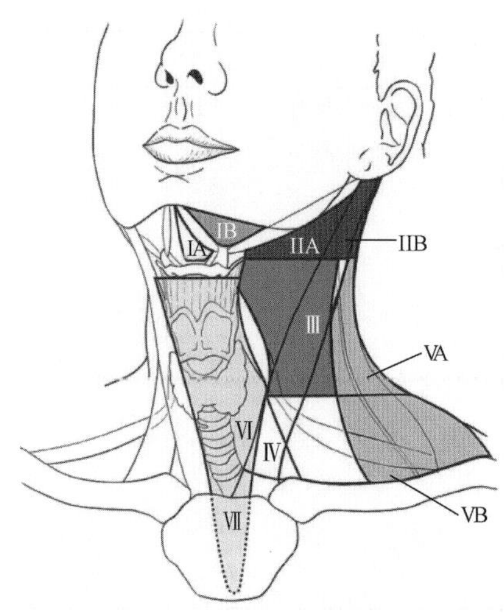

图 19-3 AJCC/UICC 建议的颈部淋巴结分区

第三节 病理学分型及生物学特性

鼻咽癌是指发生在鼻咽黏膜上皮的恶性肿瘤，在光镜和超微结构中被证实具有鳞状上皮分化，包括鳞状细胞癌（简称"鳞癌"）、非角化性鳞癌（分化型或未分化型）和基底样鳞癌。以往也称为淋巴上皮样癌、间变癌、未分化癌、移行细胞癌、泡状核细胞癌、鳞癌、非角化性癌等，不包括腺癌和涎腺来源的恶性肿瘤。

一、大体分型

在鼻咽镜下，鼻咽肿瘤通常较平滑地突出于黏膜表面，呈菜花状、结节状，表面可有或无溃疡形成，或有一个明显浸润的真菌状肿物，或表现为肉眼无明显异常改变的平坦浸润性外观。一般分为以下 4 种类型。

(1) 结节肿块型：鼻咽部结节状新生物隆起，表面高低不平，或弥漫性，容易看出。此型最多见。

(2) 菜花型：肿块较大，表面不平，像花菜一样，血管丰富，触之易出血。

(3) 溃疡型：肿瘤边缘隆起，中间凹陷坏死。临床少见。

(4) 黏膜下型：肿瘤向腔内突起，左右不对称，肿块表面覆盖正常黏膜组织。临床往往咬不到肿瘤组织，采用细针穿刺可明确诊断。

二、镜下分型

(一) WHO 病理分型

2003 年 WHO 将鼻咽癌的病理类型分为 3 型：角化性鳞癌（约占 20%，曾称 WHO Ⅰ型）、非角化性癌（包括分化型癌和未分化型癌）和基底样鳞癌。其中非角化性分化型癌（即 1978 年分类中的Ⅱ型）占 30%～40%，非角化性未分化型癌（既往被称为淋巴上皮样癌或 WHO Ⅲ型）占 40%～50%。鼻咽癌的病理分型随地域不同而分布不一样，美国等非多发区主要为角化性鳞癌，而亚洲等高发地区主要为非角化性癌。

经典鳞癌相当于其他器官的高-中分化型鳞癌，常见于老年人，且有研究证实可能与 EB 病毒感染无关。有研究认为，角化性鳞癌可能是非角化性鼻咽癌放疗数年后出现，与放疗有关的癌。与非角化性癌相比，角化性鳞癌表现出较高比例的局灶性浸润（76%对比 55%）和较低的淋巴结转移率（29%对比 70%）。此亚型对放疗的敏感性差，且预后比非角化性癌差。

非角化性癌光镜下呈巢状或梭状，无明显鳞状分化，癌巢和不同数量的淋巴细胞和浆细胞混在一起。非角化性癌可进一步区分为未分化型和分化型，这是随机性的，因为这种细分在临床或预后方面并无显著性差异，并且同一肿瘤的不同区域或同一患者不同时期的不同活检标本可表现为一种或其他多种亚型。未分化型更为常见，肿瘤细胞呈大的合体细胞样，细胞界限不清，核呈圆形或椭圆形泡状，大核仁位于中央，癌细胞常排列密集甚至重叠。分化型的癌细胞呈复层和铺路石状排列，常呈丛状生长，与膀胱的移行上皮癌相似。在我国鼻咽癌病理类型中，90%以上的鼻咽癌患者属于第Ⅱ～Ⅲ型，由于此两型鼻咽癌的临床预后类似，且均与 EB 病毒感染有关，故多年来基本将鼻咽癌诊断为低分化型癌或未分化型癌。

基底样鳞癌外观上常表现为中央溃疡性肿块，伴有黏膜下广泛的硬结；主要由基底细胞样细胞和鳞状细胞组成，多见粉刺样坏死。其特点是含有 PAS 和阿尔辛蓝阳性物质的小囊状空隙，间质透明样变。基底样鳞癌是一种侵袭性生长迅速的肿瘤，通常预后不良。

(二) 国内分型

国内鼻咽癌病理分型为原位癌和浸润癌。其

中，浸润癌有：①分化好的癌，包括分化好的鳞癌和腺癌。②分化差的癌，包括分化差的鳞癌和腺癌、泡状核细胞癌、未分化癌和其他少见癌，如黏液表皮样癌、基底细胞癌、恶性混合瘤。

目前，鼻咽癌的分期主要采用 WHO 病理分型标准，但仍有少数地区使用国内标准。建议统一使用 WHO 病理分型标准，以利于临床工作和研究。

第四节　临床表现

鼻咽癌具有向周围浸润性生长、易发生颈部淋巴结转移的特性，初诊时远处转移通常＜10%。故鼻咽癌的临床表现主要有以下几种情况：鼻咽原发肿瘤及其周围侵犯，颈部淋巴结肿大，肿瘤（原发肿瘤或颈部淋巴结）压迫或侵犯脑神经，远处转移等。

一、临床症状

（一）早期症状

鼻咽癌早期通常无症状，仅在体检或普查时发现，或表现为不典型的症状。

1. 鼻塞　鼻咽腔内肿瘤组织增大时堵塞内鼻孔，出现单个或双侧鼻堵塞症状，与肿瘤的大小、部位和类型有较大关系。

2. 回缩性鼻涕　为鼻咽癌典型表现，多出现在早晨起床后，系肿瘤血管破裂出血所致。偶尔由于肿瘤生长迅速，出现肿瘤组织大块坏死脱落或深大溃疡，可有口鼻较大量出血。

3. 耳鸣、听力下降　肿瘤组织压迫或阻塞咽鼓管周围组织，或直接向咽鼓管内浸润，或引起咽鼓管周围组织水肿，造成咽鼓管通气及内耳淋巴结循环障碍，鼓室负压，出现同侧耳鸣、听力下降，部分患者甚至可以出现分泌性中耳炎。

4. 头痛　70%的鼻咽癌患者可有头痛病史，早期多为间歇性闷痛，可能系神经血管反射性疼痛。

（二）晚期症状

鼻咽肿瘤向周围组织浸润性生长，出现颈部淋巴结转移，可引发一系列症状而导致患者就诊，故初诊鼻咽癌大多为局部晚期。

1. 颈部淋巴结肿大　鼻咽癌具有淋巴结转移早、转移率高的特点，颈部淋巴结肿大系肿瘤转移至颈部淋巴结所致。肿大的淋巴结多无疼痛、质硬，活动度常较差，病情晚期时淋巴结转移可至锁骨上，甚至腋窝、纵隔等。

2. 头痛　肿瘤晚期时可破坏颅底骨或侵犯脑神经，或者发生肿瘤感染，颈部淋巴结肿大压迫血管与神经，可出现头痛，且多表现为持续性疼痛。另外，鼻咽癌患者放疗后出现的头痛，多与肿瘤复发或放疗后感染相关。

3. 眼眶综合征　肿瘤转移或侵犯至眼眶、眼球的相关神经，可出现视力下降、视野缺损，甚至失明，也可出现复视、眼球突出和活动受限、神经麻痹性角膜炎等。眼底检查可发现视神经萎缩等。

4. 脑神经受损　局部晚期鼻咽癌可导致多组脑神经损伤，但前组脑神经受损较后组脑神经更为多见。鼻咽癌可沿颅底筋膜至岩蝶裂区周围的蝶骨大翼、破裂孔、岩骨等，破坏Ⅱ、Ⅲ、Ⅳ、Ⅴ、Ⅵ等脑神经，尤其是Ⅴ、Ⅵ脑神经；肿瘤压迫或侵犯三叉神经（第Ⅴ对脑神经）导致面部麻木，多表现为额面部蚁爬感，也可表现为触觉过敏或麻木。肿瘤压迫或侵犯展神经（第Ⅵ对脑神经）导致眼球向外活动障碍，表现为复视。值得注意的是，病变发生在海绵窦者，其突眼症状并不多见；肿瘤向上可侵入蝶窦、垂体、视神经等，导致视力障碍、停经等症状。鼻咽癌脑神经侵犯所致症状详见表 19-3。

表 19-3　脑神经出颅部位及鼻咽癌侵犯时的表现

脑神经	出颅部位	症状和体征
Ⅰ	筛孔	嗅觉减退或消失
Ⅱ	视神经孔	视力下降或失明
Ⅲ	眶上裂	眼裂下垂，瞳孔扩大，向外斜射，上下内运动障碍
Ⅳ	眶上裂	眼球向下运动障碍
Ⅴ 1支	眶上裂	上睑、额部皮肤、前鼻腔、眼球黏膜感觉减退或消失
Ⅴ 2支	卵圆孔	眶下、上唇皮肤、上颌齿龈感觉减退或消失

续表

脑神经	出颅部位	症状和体征
Ⅴ 3支	卵圆孔	下唇、颏部、耳前皮肤、舌前2/3、下齿龈感觉减退或消失
Ⅵ	眶上裂	眼球向内斜视，向外看复视
Ⅶ	内耳门	面肌瘫痪，兔眼，鼻唇沟变浅
Ⅷ	内耳门	神经性耳聋
Ⅸ	颈内静脉孔	软腭弓下陷，舌后1/3感觉消失，吞咽障碍
Ⅹ	颈内静脉孔	声带麻痹，耳道、耳屏皮肤感觉障碍
Ⅺ	颈内静脉孔	斜方肌、胸锁乳突肌萎缩，耸肩无力
Ⅻ	舌下神经孔	单侧舌肌萎缩，伸舌偏向患侧
颈交感	交感神经丛	瞳孔缩小，眼球内陷，眼裂缩小，同侧面部无汗

5. Horner综合征 肿大淋巴结或肿瘤侵犯或压迫颈交感神经节，可出现Horner综合征，表现为同侧瞳孔缩小、眼球内陷、眼裂缩小及同侧面部无汗等。

二、体格检查

对怀疑为鼻咽癌的患者均应做全面的体格检查和专科检查，以明确诊断和了解病变范围。

1. 全面体格检查 包括一般情况评估（KPS或ECOG）、身高、体重、生命体征及各个系统检查。

2. 专科检查 对无症状的初诊患者，仔细的专科检查是发现早期肿瘤的重要方法；对已有明显肿瘤的患者，专科检查可以帮助了解肿瘤的侵犯范围，补充影像学检查的不足，如黏膜表面的肿瘤范围；对治疗中的患者，专科检查可以提示肿瘤对治疗的效果，为调整治疗方案提供依据；对治疗后随访患者，专科检查对早期发现肿瘤复发至关重要。

（1）鼻咽原发性肿瘤相关专科检查

1）间接鼻咽镜或纤维鼻咽镜：重点观察鼻咽部黏膜色泽改变，是否有新生物，是否隆起或变形，两侧结构（尤其咽隐窝）是否对称，注意咽隐窝有无浅窄或消失，隆突有无变形增大，咽鼓管开口是否变形或消失，后鼻孔是否被掩盖或堵塞，还要注意口咽后壁、侧壁有无肿物或黏膜下隆起，软腭有无塌陷、肿胀或局限性隆起。还需注意检查鼻腔、眼部、口腔等。

2）经口腔间接鼻咽镜检查：简单、易行且经济，是最基本的检查方法。可观察鼻咽腔内有无肿块及鼻咽黏膜有无糜烂、溃疡、出血、坏死等异常改变，并可在后鼻镜明示下钳取病变处组织送病理检查。

3）经鼻腔纤维鼻咽镜检查：可以清楚观察到鼻腔及鼻咽腔内病变。与间接鼻咽镜相比，纤维鼻咽镜具有下述优点：①不受患者张口大小及咽反射制约；②能更好地发现黏膜表面细微病变，尤其是深藏于隐窝顶、咽鼓管咽口处的小病灶，可以查出并可直接钳取活检；③对侵犯后鼻孔、鼻腔的检出率高于间接鼻咽镜和后鼻镜，也高于CT和MRI检查；④光导纤维镜，在直视下令患者做吞咽动作时的动态检查，易鉴别放疗中或放疗后黏膜下是否有残存肿瘤。在双侧鼻道狭窄或堵塞时，可于口腔、口咽部表面麻醉后，经软腭缘置入纤维鼻咽腔同样能取得上述效果。

4）鼻镜检查：可观察鼻道有无肿块、出血、坏死物等，如发现肿瘤，可行鼻腔鼻咽肿物活检。

5）其他检查：包括观察两眼是否对称、有无突眼、视力、视野缺陷等；检查外耳道有无分泌物或肿物，鼓膜有无内陷、充血、穿孔，有条件的要测听力；观察鼻外形有否异常等；检查口咽侧壁和后壁有无隆起或肿瘤情况。

（2）颈部淋巴结检查：鼻咽癌发生颈部淋巴结转移的概率甚高，可达85%左右。最常见的颈部淋巴结转移部位为颈深上淋巴结，其次为颈后淋巴结和咽后淋巴结。而颏下、颌下淋巴结发生转移较少见（<5%）。如果既往有颈部淋巴结活检、颈部手术史，或曾进行过头颈部放疗，则出现颌下、颏下，甚至耳前淋巴结转移的概率增加。

在行颈部检查时，检查者应站在患者的后方，手法不宜过重，自上而下或自下而上顺序进行，以免遗漏。首先要明确颈部有无肿大的淋巴结；如发现颈部肿大淋巴结，应注意其部位、大小、质地、活动度、是否有皮肤侵犯等。推荐采用WHO的肿瘤测量方法（肿瘤最大径×最大径的垂直径×厚度）来描述淋巴结的大小，采用颈部影像学分区描述淋巴结的部位。若下颈、锁骨上发现有肿大淋巴结，还应常规检查腋窝淋巴区有无肿大淋巴结。

（3）脑神经的检查：鼻咽癌容易侵犯颅底、咽旁间隙（颈动脉鞘区）和颈部淋巴结转移，导致肿瘤直接侵犯或压迫脑神经而引起的相关脑神经麻痹。因此，在鼻咽癌的体格检查中，特别强调脑神经的检查。脑神经受侵是晚期病例的临床表现，可表现为多对脑神经的相继或同时受累，其中以三叉神经、展神经、舌咽神经及舌神经的受累多见，而嗅神经、面神经、听神经则少见。脑神经是否受侵不但是T分期的重要标准，也可作为治疗中和治疗后随访的重要观察指标。

三、鼻咽癌的扩散

鼻咽癌的扩散有其规律性，具有浸润性和外生性生长的特点，可向鼻腔内突出，容易沿黏膜下进展，并向邻近的窦腔、间隙和颅底直接扩散。

1. 直接蔓延　向前可侵犯鼻腔、筛窦，甚至通过筛板达上颌窦或前颅窝；向后穿过鼻咽后壁侵犯颈椎骨及颈段脊髓；向上侵犯眼眶引起一系列眼部症状，或侵犯颅底破坏蝶骨体及斜坡，并沿蝶窦到蝶鞍区、浸润垂体，或通过破裂孔、颈静脉孔侵入颅内损伤脑神经；向下侵犯口咽内的相关结构，如软腭、扁桃体、舌根，甚至蔓延至会厌部及下咽部；向两侧侵犯咽鼓管、内耳、中耳；向外侧侵犯咽旁间隙、茎突前后区、颞下窝、后组脑神经。

2. 淋巴结转移　鼻咽部引流淋巴管丰富，所以肿瘤可较早经淋巴管转移。颈部淋巴结是最早、最经常发生转移的区域，一般是从上至下受累，肿瘤淋巴结转移的发展顺序是肿瘤侵犯咽后淋巴结，之后转移到颈深上淋巴结及其余淋巴结。部分晚期转移淋巴结可达腋下、纵隔后、腹膜后，甚至腹股沟淋巴结。

3. 远处转移　鼻咽癌远处转移与T分期和N分期有关，尤其是N分期，发生锁骨上淋巴结转移及伴多个颈淋巴结转移者易发生远处转移。初诊鼻咽癌的远处转移率约10%，但30%的中晚期鼻咽癌患者最终死于远处转移。常见的远处转移部位为骨、肺、肝，而骨转移中又以脊柱、骨盆、四肢为多见。另外，肾脏、胰腺等腹膜后组织器官也是鼻咽癌远处转移的部位。其中以肺转移的预后相对较好，中位生存期近4年。鼻咽癌发生脑转移较为少见，颅内病灶通常因肿瘤直接向上侵犯或经破裂孔、卵圆孔直接侵犯颅内，而非远处转移所致。

第五节　诊断与鉴别诊断

一、鼻咽癌的诊断

根据患者的病史、体征、影像学检查、组织病理学和（或）细胞学等检查可以对鼻咽癌作出诊断。组织病理学和（或）细胞学诊断是诊断鼻咽癌的金标准。其他诊断方法可帮助判断肿瘤的侵犯范围，确定临床分期。

（一）详细的病史询问

详见本章第四节相关内容。

（二）细致的体格检查

详见本章第四节相关内容。

（三）影像学检查

鼻咽癌的影像学检查有两大作用：一是明确初诊患者的原发肿瘤及颈部淋巴结的侵犯范围，以及排查是否存在远处转移；二是治疗中和治疗后的随访，评估疗效并监测是否出现肿瘤复发或远处转移。以往用于观察鼻咽病灶的鼻咽X线平片已被鼻咽MRI和CT所取代，骨X线平片被骨ECT所取代，胸部正侧位片也基本被胸部CT所取代。

1. 鼻咽和颈部CT　通常需行平扫加增强扫描。CT检查是目前鼻咽癌靶区勾画和设计的基础影像学检查。CT能较好地显示鼻咽占位性病灶及颈部淋巴结肿大，但在判断颅底骨质是否侵犯及区分咽后淋巴结与鼻咽原发灶方面存在不足。CT扫描上界应包括海绵窦，下界包括锁骨头下方。鼻咽癌常见的CT表现如下。

（1）鼻咽部肿块：表现为鼻咽腔变形、左右不对称，以及向腔内突出的软组织影；咽隐窝变钝、变形、闭塞、消失；咽缩肌肿胀；肿瘤浸润腭帆提肌，表现为软组织肿块，并可向腔内突出。

（2）肿瘤深部组织浸润：肿瘤向黏膜下浸润，引起鼻咽腔变形、移位、受压等。有70%～80%的患者出现咽旁间隙侵犯，肿瘤继续向外扩展可侵及翼内肌、翼外肌而进入颞下窝、翼腭窝、上颌窦。向后外侵及茎突前后区及颈动脉鞘区，临床上可有后组脑神经(第Ⅸ～Ⅻ对)受损的症状和体征；向前侵及鼻腔、筛窦、眼眶；向上侵及蝶窦、蝶鞍；向后下侵及鼻咽后壁黏膜及口咽。

(3) 颅底骨质侵犯：表现为骨溶解性破坏或骨增生硬化。常见的部位有蝶窦底、蝶骨大翼、翼板、岩尖、破裂孔、卵圆孔及枕骨斜坡的骨质破坏。

(4) 颅内侵犯：肿瘤侵犯海绵窦表现为海绵窦增宽，脑桥小脑角的侵犯。

(5) 颈部淋巴结肿大：在CT图像上可以较为清楚地看到咽后淋巴结，以及胸锁乳突肌深面的肿大淋巴结。注射造影剂后，很容易与血管区别开来。

(6) 放疗后的改变：鼻咽癌放疗后几乎每个患者均会出现程度不等的鼻腔及鼻旁窦内分泌物增加，易误认为是肿瘤复发；长期生存者可出现吞咽肌、咀嚼肌萎缩；颅底骨稀疏，局部骨质硬化；颞叶底部脑组织手指状分布低密度水肿，甚至有脑坏死。

2. 鼻咽和颈部MRI检查 颅底＋鼻咽＋颈部MRI平扫＋增强扫描是目前鼻咽癌诊断的标准影像学检查方法。大量临床研究已经证明在确定鼻咽原发肿瘤位置和向周围组织(如肌肉、间隙、筋膜、窦腔、骨结构、颅内)侵犯范围及咽后淋巴结的诊断等方面，MRI检查明显优于CT。MRI弥散灌注成像参数与鼻咽癌的分期相关。故2010年《鼻咽癌调强放疗靶区及剂量设计指引专家共识》要求在无MRI检查禁忌证的前提下，鼻咽癌靶区的勾画必须以MRI检查作为基本影像学依据。为确保MRI扫描质量，建议参照《鼻咽癌2008年分期MRI扫描规范和要求》。

(1) MRI检查的主要优点：①肿瘤分期更准确；②鉴别肿瘤复发与纤维化；③观察疗效；④评估颅内病变，特别是放射性脑病、脊髓病变；可以多轴面(横断面、冠状面和矢状面)，多序列(T1加权和T2加权)更清楚地显示软组织、神经通道及脑和脊髓的病变。

(2) MRI表现：同CT检查，但软组织显示更清晰。骨质破坏时主要显示骨髓被肿瘤组织所取代。但对骨皮质的影像比CT检查差一些。在放疗刚结束时，尽管鼻咽部及其周围组织的放射反应尚未完全消退，局部软组织肿胀，不能准确反映鼻咽癌的治疗效果。但仍建议进行MRI或CT检查，以了解肿瘤是否残留，是否需要增加放疗剂量。放疗后3个月进行MRI、CT复查，可以客观地反映治疗效果。

3. 胸部CT检查 鼻咽癌较常出现肺转移，因胸部X线检查发现肺转移的概率较低，为早期发现肺转移，建议行胸部CT检查，筛查肺转移的可能。

4. 腹部超声、CT、MRI检查 主要针对肝、脾、腹膜后淋巴结等检查。检查腹部(尤其是肝脏)是否有肿瘤转移。若已有转移，则不适合行根治性放疗，而以化疗为主。超声因操作方便、费用低且无辐射，被临床广泛使用。也可行腹部CT及MRI检查，排除转移的可能。

5. 放射性核素骨扫描 局部晚期鼻咽癌易发生骨转移，故建议中晚期鼻咽癌患者，若无禁忌证，常规行放射性核素骨扫描检查，排查骨转移。当骨扫描检查提示骨可疑转移时，应对可疑部位进行MRI检查。由于鼻咽癌的骨转移发生率较高，尤其是有淋巴结转移的患者，故对于双侧颈部淋巴结转移及淋巴结位置低(N2期以上)者应进行放射性核素骨扫描，了解骨骼是否有肿瘤转移。

6. PET-CT检查 恶性肿瘤细胞糖代谢异常增加，应用^{18}F-FDG作为示踪剂进行PET显像，可从分子代谢水平显示原发性肿瘤和转移病灶的影像性质，具有比CT和MRI灵敏度高、特异性好等优势。^{18}F-FDG PET-CT比常规的分期检查更加敏感(70%～80%对比30%)和精确(＞90%对比83%～88%)，与骨扫描相比，在评估骨转移方面的特异性更加敏感。

目前，PET在鼻咽癌的主要应用包括：肿瘤良恶性的鉴别；明确临床分期，尤其是对转移淋巴结及远处器官转移(M分期)的判断；放化疗疗效的动态观察和评估；鉴别放疗后纤维化和肿瘤复发；应用不同的示踪剂显像来分析鼻咽肿瘤的组分，如肿瘤乏氧区、增殖区等，并进一步开展生物适形性放疗。

(四) 鼻咽部活检

鼻咽癌的诊断必须有病理学诊断。根据鼻咽癌的临床症状、体格检查和影像学检查，仅能作出临床诊断，确诊还需要病理学证实。鼻咽部取活组织的方法有多种，包括间接鼻咽镜活检、直接鼻咽镜活检、鼻咽细针穿刺及经鼻腔盲穿活检。

1. 间接鼻咽镜活检 这是最常用的一种方法，简单、方便、经济、实用，比较容易操作。首先进行口咽部表面麻醉(常用2%丁卡因),然后在间接鼻咽镜直视下,将活检钳从口腔向上到鼻咽部,对准肿瘤组织,钳下小块肿瘤组织进行检查。

2. 直接鼻咽镜检查　部分患者因咽反射敏感,或者鼻咽腔太小,或者是鼻咽癌放疗后张口困难而无法进行鼻咽部检查,可以行直接鼻咽镜检查并活检。

3. 鼻咽细针穿刺　部分患者因为肿瘤生长在黏膜下,表面不容易取得肿瘤组织,即鼻咽腔内虽然看到隆起,但表面光滑,不像外生性肿瘤活检容易取得,其病理检查大多是阴性结果。此种情况可以通过鼻咽部细针穿刺来取得组织。根据CT或MRI检查来决定鼻咽部病灶的部位,然后使用穿刺针头经软腭或口咽向上穿刺至肿瘤区域,亦可以在超声引导下进行穿刺。

4. 其他方法　还有一些其他的方法如鼻咽部脱落细胞学检查、鼻咽部印片检查。但鼻咽部细胞学诊断的敏感性有限(70%~90%),现在均较少应用。此外,行颈部淋巴结的活检或穿刺,对确定转移性鼻咽癌,尤其对黏膜下型鼻咽癌的协助诊断及分期有一定作用。

(五) 血清学检查

1. VCA-IgA检测　鼻咽癌患者90%以上呈阳性,且其滴度较高,大多在1:40以上。若患者仅有颈部淋巴结肿大,而原发灶不明显时,可行VCA-IgA检测。若其滴度很高,则应再次检查鼻咽部,对可疑的部位进行活检,以确定诊断。对于滴度很高的患者,即使找不到原发灶,亦需要定期随访,部分患者可以在颈部治疗数年后出现原发灶。近年来,EB病毒的外膜蛋白1(latent membrane protein 1 ,LMP1)被认为是高发地区有价值的筛查工具,具有87%的敏感性和98%的特异性,有望取代VCA-IgA检测,成为新的筛查手段及监测EBV阳性患者是否复发。

2. EB病毒-DNA检测　采用PCR方法检测EB病毒的DNA,有96%左右鼻咽癌患者可检测到EB病毒-DNA表达。在早期诊断方面,可以减少IgA检测的假阳性并提高IgA检测的敏感性和特异性。此外,检测EB病毒-DNA可用于提示肿瘤负荷、判断鼻咽癌对治疗的敏感性、协助制订治疗方案、协助个体化分期、判断预后和治疗失败的可能性及疗效监测。

二、鉴别诊断

1. 非肿瘤性疾病

(1) 鼻咽增生性结节:表现为鼻咽顶前壁孤立性结节或者多个结节,结节直径一般<1 cm,表明覆盖淡红色黏膜,好发年龄为40~60岁,病理检查为鼻咽淋巴组织增生。

(2) 鼻咽腺样体增生:表现为鼻咽顶前壁有几条成纵行的脊状隆起,表明光滑,正常色泽,好发于中年人。

(3) 鼻咽结核:检查可见鼻咽顶部黏膜糜烂,伴有肉芽肿样隆起,与癌很难区分,鼻咽活检可明确诊断。

2. 良性肿瘤

(1) 鼻咽血管纤维瘤:常见于青少年,主要症状有鼻塞和反复鼻出血。检查病变主要位于鼻咽顶部和后鼻孔,肿块呈圆形或椭圆形,表面光滑,淡红色或深红色,常侵犯邻近结构,无淋巴结转移。鼻咽镜活检应慎重,动脉血管造影对于诊断有帮助。

(2) 异位垂体腺瘤:可因相应临床症状易与鼻咽癌相混淆,鼻咽腔内检查与CT、MRI检查可明确诊断。

3. 交界性肿瘤　鼻咽癌可因相应临床症状易与颅咽管瘤相混淆,鼻咽腔内检查与CT-MRI检查可明确诊断。

4. 恶性肿瘤　容易与鼻咽癌相混淆的恶性肿瘤有鼻咽淋巴瘤、鼻咽部乳头状腺癌、鼻咽涎腺型癌、鼻咽或颅底脊索瘤等。这些恶性肿瘤有其各自的临床特点,病理检查可明确诊断。

5. 颈部肿块的鉴别　存在颈部淋巴结转移的鼻咽癌应行颈部肿块的鉴别诊断,如颈部淋巴结结核、淋巴瘤、颈部淋巴结慢性炎症、颈部淋巴结非鼻咽癌来源的转移癌等。

第六节　鼻咽癌分期及各期治疗原则

恶性肿瘤的TNM分期系统提出至今已有半个多世纪,经过不断修订、补充与完善,已被广泛接受。准确的分期可以很好地指导治疗方案的制定、判断预后、促进科研交流。

一、鼻咽癌分期的基本检查

鼻咽癌分期的基本检查项目包括：①体格检查。②颅底+鼻咽+颈部MRI平扫+增强扫描，或鼻咽+颈部CT检查+增强扫描，以了解鼻咽及颈部肿瘤侵犯范围。③局部晚期患者，需常规行骨扫描。当骨扫描检查提示骨可疑转移时，可对椎体可疑部位行MRI检查，肋骨等行CT检查。④胸部CT平扫，可用胸部低剂量CT筛查。若发现肺及纵隔淋巴结可疑，追加胸部CT平扫+增强扫描。⑤腹部超声、CT、MRI检查，排除是否肝转移或者腹腔其他器官转移。⑥鼻咽内镜检查，可选择间接鼻咽镜或电子鼻咽纤维镜检查，对内镜下或影像学鼻咽可疑部位行活检。⑦病理学或细胞学检查。⑧EB病毒-DNA、VCA-IgA、EA-IgA（可选项）。⑨有条件的可酌情行PET-CT检查。有学者建议在TNM分期为Ⅱ、ⅣA或ⅣB鼻咽癌者或者EB病毒-DNA拷贝数≥4 000/ml者优先采用MRI和PET分期模式。

二、鼻咽癌的TNM分期

目前鼻咽癌的分期系统，国际上尚无完全统一标准。其中，中国大陆推荐使用我国2008年鼻咽癌分期（表19-4），中国香港、台湾地区及其他国家采用AJCC/UICC的鼻咽癌分期（表19-5、表19-6）。

表19-4 中国鼻咽癌TNM分期(2008)

分期	各期定义
T1	局限于鼻咽腔内
T2	侵犯鼻腔、口咽、咽旁间隙
T3	侵犯颅底、翼内肌
T4	侵犯脑神经、鼻窦、翼外肌，以及咀嚼肌间隙、颅内(海绵窦、脑膜等)
N0	影像学及体检无淋巴结转移证据
N1a	咽后淋巴结转移
N1b	单侧ⅠB、Ⅱ、Ⅲ、ⅤA区淋巴结转移，且直径≤3 cm
N2	双侧ⅠB、Ⅱ、Ⅲ、ⅤA区淋巴结转移，或直径>3 cm，或淋巴结包膜外侵犯
N3	Ⅳ、ⅤB区淋巴结转移
M0	无远处转移
M1	有远处转移(包括颈部以下淋巴结转移)
Ⅰ	T1N0M0
Ⅱ	T1N1M0；T2N 0-1M0
Ⅲ	T3N 0-2M0；T 1-2N2M0
ⅣA	T4N 0-3M0；T 1-3N3M0
ⅣB	任何T任何NM1

表 19-5 AJCC/UICC 鼻咽癌分期系统(第 7 版,2010)

分期	各期定义
T1	肿瘤局限于鼻咽腔,或肿瘤侵犯口咽和(或)鼻腔,且不伴咽旁间隙侵犯
T2	侵犯咽旁间隙
T3	侵犯颅底和(或)鼻旁窦
T4	侵犯颅内和(或)脑神经、颞下窝、下咽、眼眶或咀嚼肌间隙
N0	影像学及体检无淋巴结转移证据
N1	颈部单侧淋巴结转移,直径≤6 cm,锁骨上窝以上区域淋巴结转移,咽后淋巴结转移(无论侧数)
N2	颈部双侧淋巴结转移,直径≥6 cm,锁骨上窝以上区域淋巴结转移
N3a	淋巴结转移直径>6 cm
N3b	锁骨上窝淋巴结转移
M0	无远处转移
M1	有远处转移
Ⅰ	T1N0M0
Ⅱ	T1N1M0; T2N0-1M0
Ⅲ	T3N0-2M0; T1-2N2M0
ⅣA	T4N0-2M0
ⅣB	任何 TN3M0
ⅣC	任何 T 任何 NM1

表 19-6 AJCC/UICC 鼻咽癌分期系统(第 8 版,2017)

分期	各期定义
T1	鼻咽、口咽、鼻腔
T2	咽旁间隙侵犯,邻近软组织侵犯(翼内肌、翼外肌、椎前肌)
T3	颅底骨质(颅底、颈椎)、鼻旁窦
T4	颅内侵犯、脑神经、下咽、眼眶、广泛的软组织侵犯(超过翼外肌的外侧缘)
N0	颈部淋巴结阴性
N1	咽后淋巴结转移(无论侧数),颈部单侧淋巴结转移,直径≤6 cm,环状软骨尾侧缘以上区域淋巴结转移
N2	颈部双侧淋巴结转移,直径≤6 cm,环状软骨尾侧缘以上区域淋巴结转移
N3	淋巴结转移直径>6 cm 和(或)环状软骨尾侧缘以下区域淋巴结转移(无论侧数)
M0	无远处转移
M1	有远处转移
Ⅰ	T1N0M0
Ⅱ	T1N1M0; T2N0-1M0
Ⅲ	T3N0-2M0; T1-2N2M0
ⅣA	T4 或 N3M0
ⅣB	任何 T 任何 NM1

中国 2008 年鼻咽癌分期及第 7 版 AJCC/UICC 鼻咽癌分期存在的几个问题：①咀嚼肌间隙侵犯对预后的作用存在争议；②椎前肌侵犯对预后的意义不明确；③以影像解剖学颈部淋巴结分区替代锁骨上窝淋巴结是否可行；④标准不够简化，存在不确定的亚组；⑤国际分期方法不统一，缺乏分期的临床实践性和全球适用性。

福建省肿瘤医院潘建基团队及中国香港大学深圳医院 Anne WM Lee 团队，回顾性分析中国香港和国内 2 个肿瘤中心收治的 1 609 例接受调强放疗的首诊无转移鼻咽癌患者的临床资料，结合近期的文献报道，对 AJCC/UICC 鼻咽癌分期系统提出了修订建议。如第 8 版 AJCC/UICC 鼻咽癌分期应在第 7 版 AJCC/UICC 分期的基础上，将翼内肌/翼外肌从 T4 降到 T2 期；增加椎前肌为 T2 期（图 19-4A）；采用颈部以下淋巴结转移取代锁骨上窝淋巴结转移（图 19-4B），将淋巴结最大直径 >6 cm合并归为 N3 期；将 T4 至 N3 期统一归为ⅣA 期。经 AJCC/UICC 分期筹备委员会审阅后，接受了其提出的分期建议。

随着目前 EB 病毒-DNA 等研究的深入，新的统计方法如列线图（nomogram）的运用，提示鼻咽癌的预后及疗效不仅与 TNM 分期相关，还应综合考虑 EB 病毒-DNA 等因素，制订更个体化的分期，以便更精确地制订治疗方案及后续随访监测。

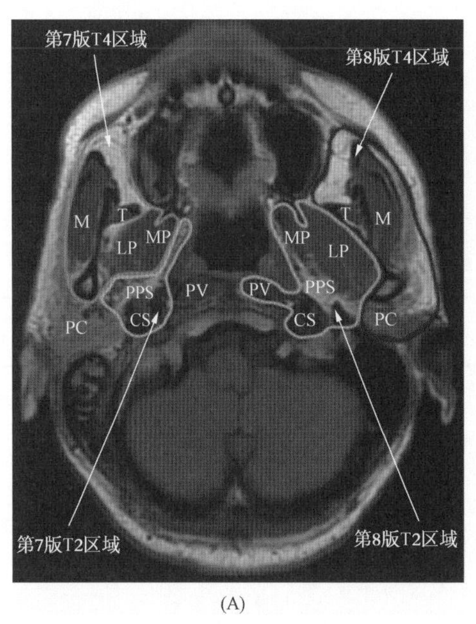

(A)

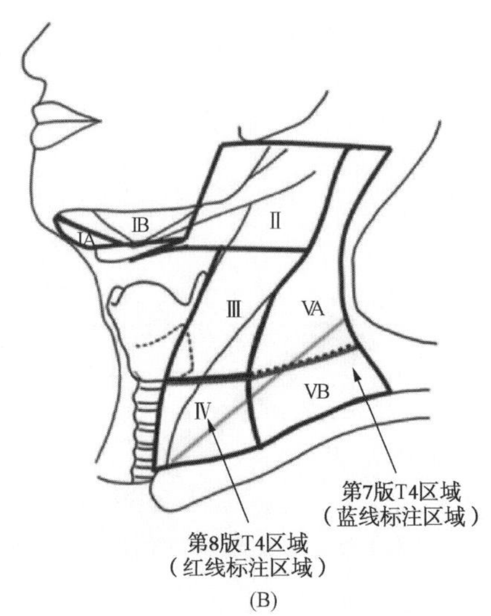

(B)

图 19-4 第 8 版 AJCC/UICC 鼻咽癌分期的修改建议

三、鼻咽癌各期的治疗原则

无远处转移鼻咽癌的治疗原则都是以放疗为主，调强放疗是标准放射技术。在二维放疗年代，外放射联合腔内后装放射对早期表浅的鼻咽病灶具有较好的疗效和更低的后期不良反应。但在调强放射年代，腔内后装放射应用越来越少。治疗目的是有效提高鼻咽原发灶和颈部淋巴结转移灶控制率，减少局部肿瘤的复发率和降低远处转移率，最终提高总生存率及患者的生存质量。

目前，对早期鼻咽癌（Ⅰ期，T1N0M0）采用单纯放疗即可获得很好的疗效，5 年总生存率为 90%以上；局部中晚期鼻咽癌（Ⅱ～ⅣA 期，T2-4N0M0，T1-4N1-3M0）则需采用放疗联合全身化疗的治疗策略，5 年总生存率为 80%以上。一旦出现远处转移（ⅣB 期，T1-4N1-3M1），则疗效明显下降，治疗以全身化疗为主，局部放疗可以使患者获益，中位总生存期约 18 个月。

第七节 放 疗

一、适应证

1. 根治性放疗适应证 ①一般情况较好，KPS评分≥70；②肿瘤无锁骨以下的转移；③无远处转移的证据；④肺、肝、肾、心脏功能无严重损伤。

2. 姑息性放疗适应证 ①一般情况较好，KPS评分≥60；②疼痛剧烈，鼻咽有中量以上出血者；③有单个远处转移或颈部淋巴结转移巨大。经过姑息性放疗如患者一般情况改善，症状减轻或者消失，远处转移灶能够控制者可改为根治性放疗。

二、放疗前准备

1. 诊断要明确 没有特殊的情况下，一定要从鼻咽原发灶取得组织进行病理诊断，以免误诊。临床研究发现，由颈部淋巴结获得的恶性肿瘤诊断，原发灶并非来自鼻咽部，虽然鼻咽部原发灶占了很大的比例。

2. 明确肿瘤侵犯的范围 这对治疗计划的设计具有很大的帮助。同时要检查有无肝、骨、肺等部位的转移。若已有远处转移，则不宜做根治性放疗，而改为姑息性放疗为主。

3. 实验室检查 包括血常规、肝肾功能等。血清VCA-IgA检测主要是协助诊断。若有颈部淋巴结转移，鼻咽部病灶不明显，但VCA-IgA阳性，则要在鼻咽部寻找原发灶。

4. 口腔准备 放疗后唾液分泌减少，口腔清洁作用减弱，极易发生龋齿及感染，容易造成骨髓炎，且较难愈合。故在放疗前需检查牙齿，是否有残根及龋齿。有残根者应给予拔除，龋齿需进行修补，不能修补者应尽量拔除。

5. 合并疾病的治疗 活动性结核病、糖尿病和肝炎患者应先积极治疗。放疗的总疗程约2个月，在治疗过程中，患者的抵抗力下降，进食较少，加上放疗的不良反应，会使结核病、糖尿病加重。故在治疗前，应尽量控制这些基础疾病。另外，值得一提的是，鼻咽癌患者有时伴有结核，需要抗结核和抗肿瘤治疗同时进行。若有活动性肝炎则不宜立即放疗，放疗有可能加重病情。

6. 早期妊娠终止 鼻咽癌合并妊娠可以加速鼻咽癌的发展，增加患者的负担；同时，合并妊娠的患者对放疗的耐受性降低，普通患者所应用的照射剂量，可能不会造成严重的后遗症，但对合并妊娠患者，并发症的危险性增加，故应尽量终止妊娠。

三、放射线的选择

鼻咽部原发病灶及颈部转移淋巴结，目前采用调强放疗或三维适形放疗方法，选用4～6 MV加速器X线治疗。少数单位仍然使用二维放疗，鼻咽部病灶可以采用^{60}Co伽马线或4～6 MV X线，但颈部淋巴结通常需要联合6～15 MeV电子线照射。

四、体位和定位固定技术

无论采取二维放疗或三维适形放疗(包括调强放疗)，均需进行体位固定。患者取仰卧位，选用B形枕或C形枕，C形枕适于二维放射时的颈部切线野。鼻咽癌较常用的固定装置为热塑体模固定装置，一般采用高分子塑料，在加热(70～80℃)时塑料变软，根据患者头面部和颈部轮廓进行塑型，因此每个患者使用个体化的塑料面膜。应用该固定装置后，无需在患者面部画野，从而减轻了患者的心理和精神负担。

常用的有头颈肩和普通面罩两种，经过测定，头颈肩面罩的固定效果优于普通面罩，移动范围在3 mm之内。二维放疗的患者在常规模拟机下进行照射野的设定。三维适形放疗需做定位CT扫描并勾画靶区和正常组织，然后应用计算机治疗计划系统制订放疗计划。

五、常规二维放疗技术

随着加速器的普及，常规二维放疗将被调强放疗所取代。因调强放疗无论对物理师、技术员，还是医师具有较高的要求，需要严格的质量控制才能使疗效得到保障。所以，二维放射技术在一定时期内，仍可能在某些医院使用。

(一) 常用的放射野

常用的放射野包括面颈联合野、小面颈联合野、耳前野、鼻前野、颅底野，以及下颈部锁骨上野、全颈锁骨上野、颈部电子线野。具体范围详见表19-7。

表 19-7 鼻咽癌常用的照射野

照射野	照射靶区	射野边界设置
面颈联合野	鼻咽原发肿瘤、鼻咽亚临床灶和上半颈部淋巴结引流区	上界：前床突（若肿瘤向颅内侵犯，上界相应提高） 下界：第5颈椎上缘 前界：包括上颌窦后1/3或1/2 后界：第2颈椎棘突后1 cm或包括最靠后的颈部淋巴结
小面颈联合野	鼻咽原发肿瘤、鼻咽亚临床灶和部分上半颈部淋巴结引流区	上界：同面颈联合野 下界：同面颈联合野 前界：同面颈联合野 后界：第2颈椎椎体后缘，避开脊髓
耳前野	鼻咽原发肿瘤、鼻咽亚临床灶	上界：同面颈联合野 下界：第2颈椎水平 前界：同面颈联合野 后界：第2颈椎椎体后缘，避开脊髓
鼻前野	鼻咽原发肿瘤、鼻咽亚临床灶	上界：同面颈联合野 下界：第2颈椎水平 左右界：包括咽旁间隙
颈前野	颈部淋巴结引流区	上界：与面颈联合野或耳前野相接 下界：锁骨头下缘 左右界：肱骨头内侧缘

（二）照射野的设置与照射方法

（1）颈部淋巴结阴性者，第一阶段面颈联合野放射36～40 Gy后，第二阶段改为耳前野＋辅助野＋上半颈前野（切线野）照射至总量。

（2）颈部淋巴结阳性者，第一阶段面颈联合野放射36～40 Gy后，第二阶段改为耳前野＋辅助野＋全颈前野（切线野）照射至总量。

（3）若肿瘤侵犯口咽者，第一阶段面颈联合野放射36～40 Gy后口咽肿瘤仍未消退者，则第二阶段仍用小面颈联合野照射至总量，但后界必须避开脊髓。颈后区用电子线照射，下颈区用前野（切线野）照射。

（4）对于鼻腔、颅底和颈动脉鞘区受侵犯者，可分别选用鼻前野、颅底野和耳后野作为辅助野。

（三）照射剂量、时间和分割方法

1. 照射剂量

（1）鼻咽原发灶根治剂量：T1-2者66～70 Gy/6～7周；T3-4者70～76 Gy/7～7.5周。

（2）颈部淋巴结转移灶：60～70 Gy/6～7周。

（3）颈部淋巴结阴性及预防性照射区域：50～56 Gy/5～5.5周。

2. 分割照射方法

（1）常规分割：每次1.8～2 Gy，每天1次，每周5天。

（2）非常规分割：有很多种类和变化，如超分割、加速超分割等，可以根据病情选择使用。

六、三维适形放疗和调强放疗技术

（一）体位固定和定位CT

单纯固定头部的面罩并不能很好地固定颈部和肩部，因此，强烈建议使用头颈肩面罩，以保证调强放疗时每天摆位的准确性。定位CT扫描一般需包括头顶至锁骨头下缘>2 cm的区域，可以使用或不使用造影剂。定位CT扫描用以确定靶区和正常组织，需放疗的区域均应包括在扫描范围内。建议放疗区域内扫描厚度为每层3 mm，治疗区域外为每层5 mm。

（二）靶区与正常组织勾画

1. GTV 是指临床检查和各种影像学技术能够发现的肿瘤，包括原发灶和转移淋巴结（以及远处转移灶），是一个临床解剖学概念。在临床上，不同医疗机构的命名略有不同，一般采用下标来定义原发灶和转移淋巴结，如 GTV_p/GTV_{nx}（$GTV_{primary}$/$GTV_{nasopharynx}$）或GTVt（GTV_{tumor}）来代表原发肿瘤，GTV_{nd1}，GTV_{nd2} 或 GTV_{N1}，GTV_{N2}（GTV_{node}）代表转移淋巴结。

鼻咽癌的GTV包括鼻咽原发肿瘤、咽后淋巴结和所有的颈部转移淋巴结。转移淋巴结的定义是根据临床检查和影像学检查的证据确定的。以下情况可以帮助判断淋巴结转移：①在鼻咽癌的淋巴引流区的淋巴结肿大，经细胞学或病理学证实，或在颈静脉链转移淋巴结>8 mm(中国医学科学院肿瘤医院资料)，咽后外侧组淋巴结最小径≥4 mm，咽后内侧组淋巴结只要发现即可诊断为转移淋巴结；②淋巴结伴有坏死；③在淋巴引流区≥3 个相邻的淋巴结，即使每个淋巴结的最小径为 5～8 mm，也应警惕有转移淋巴结的可能；④淋巴结的包膜外侵犯或融合淋巴结均为判定鼻咽癌颈淋巴结转移的依据。

GTV 的勾画相对较易，且争议较少。目前 GTV 的勾画多数基于 CT 影像学基础。由于 CT 影像学技术本身的软组织密度的分辨率、扫描时相、窗宽窗位、对比剂的使用情况等常常会影响到靶区勾画的准确性，勾画病灶时一般使用软组织窗。但勾画颅底病变时，应在骨窗下进行，以便能够更好地显示病变。由于 MRI 图像的优越性，鼻咽癌的分期诊断必须有 MRI 检查，勾画 GTV 也最好能做定位 MRI 扫描，并将 MRI 导入计划系统，帮助勾画 GTV。有条件者，也可行 PET-CT 检查，并进行多种图像融合，目的是尽量提高靶区勾画的准确性。

2. CTV　根据 GTV 的范围及肿瘤的生物学行为确定，包括 GTV 及亚临床病灶。鼻咽癌的 CTV 包括的亚临床病灶是指 GTV 周围区域及淋巴引流区。确定 CTV 的范围主要基于鼻咽癌侵犯、转移规律和治疗失败形式，并结合传统放疗的经验。然而，目前对靶区的勾画尚未达成共识，国内外各肿瘤治疗中心界定的 CTV 范围大同小异。

RTOG 制定了一个应用于多中心临床研究的靶区勾画指南，将 CTV 分为高危 CTV 和低危 CTV。高危 CTV 包括 GTV 外加一定边界、整个鼻咽腔、斜坡前 1/3～2/3(斜坡受侵犯时，需包括整个斜坡)、颅底、翼板、咽旁间隙、蝶窦下部(T3-4 期病例需包括整个蝶窦)、鼻腔和上颌窦的后 1/4～1/3，以确保包括翼腭窝。T3-4 期及鼻咽顶壁肿瘤需包括筛窦及上颈部淋巴结引流区(咽后淋巴结、Ⅱ区、Ⅲ区、ⅤA 区)，Ⅱ区淋巴结转移时ⅠB 区为高危区，Ⅲ区淋巴结转移时Ⅳ区和锁骨上为高危区。任何转移性淋巴结的淋巴引流区均为高危 CTV。高危 CTV 建议放射剂量为 59.4 Gy($CTV_{59.4}$)，$CTV_{59.4}$ 距离 GTV 需>10 mm。低危 CTV 是指 N0 期或单纯Ⅱ区淋巴结转移时的未受累及的下颈部淋巴结引流区。CTV_{70} 是指 GTV(GTV_P 和 GTV_N)外放>5 mm 的安全边界。在肿瘤邻近重要正常组织时(如脑干)，该边界可减少至 1 mm。

鼻咽癌的 GTV 及 CTV 勾画推荐范围见表 19-8和表 19-9。颈部淋巴结分区的解剖学边界见表 19-1(AJCC/UICC 分期系统淋巴结分区)和表 19-2(欧美协作组，2013)。越来越多的证据表明，鼻咽癌淋巴结转移有其规律性。咽后淋巴结和颈部Ⅱ区最常受累，跳跃性转移并不常见。回顾性和前瞻性研究显示，选择性照射颈部Ⅱ、Ⅲ和ⅤA 区淋巴结是安全的，并不影响淋巴结控制和生存。减少下颈及ⅠB 区淋巴结照射能够避免颌下腺被照射，而减少口干的发生。

表 19-8　肿瘤靶区勾画推荐范围

靶区	靶区勾画范围
GTV_{70}	原发灶：体格检查和影像学检查所显示的可见肿瘤病灶 淋巴结：所有短径≥1 cm 或者坏死、FDG-PET 阳性淋巴结，高度可疑淋巴结也应作为 GTV 范围
CTV_{70}	通常与 GTV_{70} 相同(不需要外扩)；如果大体肿瘤病灶范围不肯定，可以将 GTV_{70} 外扩 5 mm 作为 CTV_{70}。大体肿瘤临近脑干和脊髓时，为了保护重要正常组织，在勾画时可外扩 1 mm。如果肿瘤累及一侧视神经，放疗可能导致患者失明，应在放疗前签署知情同意书，并且限制视交叉的剂量来保护对侧视路。小的阳性淋巴结(如 1 cm 左右)，可以考虑给予 66 Gy 照射，但咽后淋巴结应给予 70 Gy 照射
PTV_{70}	即 CTV_{70} 外扩 3～5 mm，取决于患者的摆位误差；靠近脑干和脊髓的地方，可以只外扩 1 mm

注：推荐照射剂量：每次 2.12 Gy，总剂量 69.96 Gy。表中靶区下标 70 代表照射剂量。

表 19-9 高危亚临床靶区勾画推荐范围

靶区	靶区勾画范围
$CTV_{59.4}$	$CTV_{59.4}$应该包括整个GTV_{70} 原发灶：包括整个鼻咽、软腭、斜坡、颅底（确保三叉神经第3支通过的卵圆孔在靶区内）、翼腭窝、咽旁间隙、蝶窦、上颌窦后1/3（确保三叉神经第2支通过的翼腭窝在靶区内）、鼻腔后1/3，必要时包括后组筛窦（如邻近GTV，防止剂量跌落太快），T3-4期病灶需包括海绵窦和Meckel's腔。勾画靶区应结合骨窗图像，以免遗漏颅底孔道 颈部：包括咽后淋巴结，ⅠB～Ⅴ区淋巴结；N0期的患者可以不包括ⅠB区淋巴结
$PTV_{59.4}$	即$CTV_{59.4}$外扩3～5 mm，取决于患者的摆位误差；如靠近重要正常组织，可以只外扩1 mm

3. PTV 由于日常放疗过程中存在器官运动、靶区或靶器官的形状或位置变化、摆位误差及系统误差等，为保证靶区获得规定的照射剂量，在CTV的基础上均匀地外放一定的安全边界所得到的靶区。对不同的放射设备和治疗计划系统，不同单位的系统误差和摆位误差不尽相同。因此，在开展调强放疗前，应对治疗设备、治疗计划系统和摆位误差进行精确测量和了解，以确定本单位的安全边界。头颈部肿瘤治疗过程中靶器官运动相对较小，通常外放3～5 mm的安全边界即可。

4. 正常组织的勾画 头颈部肿瘤，尤其是鼻咽癌，适于采用IMRT技术的重要原因是IMRT能保护重要正常组织免受高剂量照射。与其他头颈部肿瘤不同的是，鼻咽癌需照射的区域上界更高，高达颞颌关节、脑、垂体、视交叉等。另外，还需照射下至锁骨上的全颈部淋巴结引流区域。其照射范围内的正常组织包括双侧颞叶、视神经、视交叉、眼球、垂体、脑干、腮腺、颞颌关节、中耳、内耳、口腔、下颌骨、喉、臂丛、食管（包括环后区）、靶区内皮肤均需逐一勾画。

CT检查的窗宽窗位对于危及器官的勾画体积差异很大。一般中耳、内耳、颞颌关节采用骨窗勾画（1 400～1 600 Hu/400～600 Hu或3 000～4 500 Hu/600～800 Hu），颞叶（外侧用软组织窗）、脑干用脑窗勾画（80～100 Hu/35～50 Hu），其他器官用软组织窗勾画（300～400 Hu/20～120 Hu）。表19-10详细描述了主要危及器官的标准TPS名称及勾画界限。

表 19-10 危及器官的标准 TPS 名称及勾画界限

器官	标准TPS名称	上界	下界	前界	后界	外界	内界
颞下颌关节	TM joint	关节腔消失	下颌头出现，下颌颈呈C形弯曲的上一层面	颞骨关节结节前缘，咀嚼肌后缘（包括下颌骨髁突）	包括颞骨的关节窝表面	下颌骨髁突外侧关节窝的表面	
脑干	brain stem	视束，大脑后动脉	枕骨大孔	桥前池或基底动脉后缘	中脑水管或第4脑室前缘	大脑后动脉，小脑下前动脉，小脑脚	
视交叉	chiasm	向上1～2层	垂体或鞍上池	视神经孔	漏斗	颈内动脉或大脑中动脉	
舌	tongue	硬腭下缘或软腭	二腹肌前腹	下颌骨后缘或游离	软腭，口咽，扁桃体，舌骨	下颌骨或下牙槽内侧	
喉	larynx	会厌上缘	环状软骨下缘	甲状软骨或环状软骨前缘	包括杓状软骨、甲状软骨上下角和咽缩肌后缘	舌骨内侧，甲状软骨或环状软骨外侧，颈部血管、神经和甲状腺侧叶	

续表

器官	标准 TPS 名称	上界	下界	前界	后界	外界	内界
上咽缩肌	pharyngeal-const-upper	翼板下缘	舌骨上缘	鼻咽或口咽或下咽或舌根	头长肌,颈长肌或颈椎椎体	颈动脉鞘	
中咽缩肌	pharyngeal-const-middle	舌骨上缘	舌骨下缘	舌骨	同上	舌骨	
下咽缩肌	pharyngeal-const-lower	舌骨下缘	环状软骨下缘	下咽,环状软骨	同上	甲状软骨和甲状腺	
气管	气管腔环形外扩 1～2 mm	环状软骨下缘	锁骨头下缘 2 cm	甲状腺或峡部后缘	食管前缘	甲状腺侧叶	
颌下腺	submandibular	翼内肌下缘或第 3 颈椎水平	下颌下三角(下颌下三角:由下颌体下缘及二腹肌前后缘所围成),脂肪间隙出现的层面	下颌舌骨肌和舌骨舌肌的外侧	咽旁间隙,颈部血管和二腹肌前腹,胸锁乳突肌	下颌支,皮下脂肪或颈阔肌	颈部血管,上中咽缩肌,舌骨,二腹肌前腹,下颌舌骨肌,舌骨舌肌
食管	esophagus	环状软骨下缘	锁骨头下缘 2 cm	气管	椎体或颈长肌	脂肪间隙或甲状腺	
甲状腺	thyroid	梨状窝下缘或甲状软骨的中点	第 5～7 颈椎椎体	胸骨舌骨肌或胸锁乳突肌	颈部血管或颈长肌	颈部血管或胸锁乳突肌	甲状软骨或环状软骨或食管或咽缩肌
视神经	optic nerve	下、上直肌以下	上、下直肌以上	眼球中心的后缘	视神经管		
颞叶	temporal lobe	大脑外侧裂的上缘	中颅窝底	颞骨和大脑外侧裂,蝶骨大翼	颞骨岩部和小脑幕,枕前切迹(自枕叶后端向前约 4 cm 处)	颞骨	海绵窦,蝶窦,蝶鞍,大脑外侧裂(包括海马旁回、海马和钩)
腮腺	parotid	外耳道,乳突	下颌下间隙后缘出现的层面	咬肌,下颌骨后缘,翼内肌	胸锁乳突肌前腹,二腹肌后腹外侧,乳突	下颌间隙,颈阔肌	二腹肌后腹,茎突,咽旁间隙,胸锁乳突肌
臂丛	brachial plexus	第 4 颈椎椎体下缘,第 5 颈神经根	神经出椎体的下界是第 1 胸椎,前中斜角肌间隙(神经束),锁骨头下 1～2 层	前斜角肌	中斜角肌	脂肪间隙	脊髓

续表

器官	标准 TPS 名称	上界	下界	前界	后界	外界	内界
脊髓	spinal cord	枕骨孔或小脑消失的一层	锁骨头下 2 cm	不包括蛛网膜下隙			
内耳	ear-middle	分别勾画耳蜗和 IAC					
中耳	ear-inner	分别勾画鼓室和 ET 骨部					
眼	eyes	确保视网膜被完全勾画					
晶状体	lens	晶状体和周围玻璃体的边界清晰					
下颌骨	mandible	下颌骨应该作为一个 OAR,不应分为左右					
垂体	pituitary	垂体、蝶鞍确保勾画完全,在以 3 mm 为层厚的 CT 扫描上可见 1～2 层					

ICRU 62 号报告建议,在正常组织周围均匀地外放一定的安全边界可得到计划危险体积(planning risk volumes,PRV),尤其当这些重要的正常组织(脊髓、脑干、视路)靠近肿瘤靶区且位于剂量突变区时。将脊髓外放 5 mm 作为脊髓的 PRV,视神经和视交叉外放至少 1 mm。

5. 剂量限制参考标准 在制订放疗计划时,应考虑正常组织耐受剂量,确保某些重要组织的剂量不超过限量。需要优先考虑的危及器官包括脑干、脊髓、视神经、视交叉和脑组织。正常组织的剂量限制见表 19-11。

表 19-11 危及器官的剂量限量

正常组织	正常组织的放射限量	PRV 限量
脑干	D_{max} 54 Gy	V60≤1%
脊髓	D_{max} 45 Gy	V50≤1%
视交叉、视神经	D_{max} 50 Gy	D_{max} 54 Gy
下颌骨、颞颌关节	D_{max} 70 Gy;或 V75≤1 cm^3	
臂丛神经	D_{max} 66 Gy	
口腔(PTV 以外)	D_{mean}≤40 Gy	
耳蜗	V55≤5%	
眼	D_{max} 50 Gy	
晶状体	D_{max} 25 Gy	
食管、咽、喉	D_{mean}≤45 Gy	
腮腺	D_{mean}≤26 Gy,或 V20>20 cm^3,或 V30>50%	
颌下腺、舌下腺	剂量尽量低	

七、近距离放疗

与外放射相对应的是近距离放疗,由于调强放疗的普及,近距离放疗的使用趋于减少。鼻咽癌近距离放疗多采用高剂量率的^{192}Ir 源,并采用计算机治疗计划系统设计治疗计划,实现剂量优化和治疗的个体化,高精度计算机控制的步进马达驱动能使放射源精确到位,从而达到既定的治疗目的。

鼻咽癌近距离放疗包括鼻咽腔内近距离照射和咽旁间隙插植近距离照射。由于近距离放疗的剂量衰减是依据距离平方反比定律迅速递减，故在鼻咽癌的治疗中，腔内近距离照射仅适用于局限在鼻咽部的浅表肿瘤。

鼻咽癌近距离放疗适应证：①初程根治性放疗T1-2期的早期病变，可计划性外照射50～60 Gy后加腔内照射；②初程根治性放疗后鼻咽病灶残留；③根治性放疗后局部复发的表浅病灶，可外放射50～60 Gy联合腔内近距离照射。咽旁间隙插植近距离照射适用于咽旁肿瘤残留的患者。但因操作复杂，推广使用有较大难度。

近距离照射的剂量分割方法主要有两种：大分割法，每周1～2次，每次4～8 Gy，共2～4次；超分割法，每天2次，每次3 Gy，间隔6～8小时，共4～5次。

施行高剂量率近距离后装治疗鼻咽癌，应注意其剂量衰减的特点，单次照射剂量不宜过高，以免导致严重的后遗症发生。尤其要注意控制鼻腔及软腭处的剂量，以免造成鼻中隔或软腭黏膜坏死或穿孔。

第八节　放化疗综合治疗和分子靶向治疗

鼻咽癌初诊时至少一半以上的患者为进展期，这些患者单纯放疗的5年生存期<50%，因而在过去的几十年中，Ⅲ～ⅣB期鼻咽癌是临床研究的重点。鼻咽癌对化疗和放疗均具有较高的敏感性。经典的化疗方案为铂类和5-Fu，客观反应率为38%～100%，含铂三药或多药的客观有效率为41%～86%，第二代含铂两药化疗方案的客观有效率为54%～85%。

对局部晚期鼻咽癌，化疗与放疗综合治疗较单纯放疗可提高疗效；对远处转移性鼻咽癌或无法局部治疗的复发性鼻咽癌，全身化疗是主要的治疗手段。分子靶向治疗，尤其抗EGFR单抗在局部晚期鼻咽癌中正在进行大样本的随机临床研究，尚无明确的结果。

局部晚期鼻咽癌的治疗仍以放疗为主，联合化疗提高了疗效。至今为止，至少10个临床试验证实了同期放、化疗较单独放疗可提高生存率，主要是T3-4期患者。在Ⅲ～ⅣB期鼻咽癌中，联合化疗者绝对总生存率5年提高了6%，10年提高了8%（HR=0.79，95% CI=0.72～0.86）。

根据化疗使用的时机不同，放疗与化疗的联合方式分为诱导化疗（放疗前）、同期化疗（放疗中）、辅助化疗（放疗后），以及不同时机的结合使用（如诱导化疗联合同期放化疗、同期放化疗联合辅助化疗）。鼻咽癌化疗研究首先尝试了诱导化疗和辅助化疗的作用。

一、诱导化疗

诱导化疗在20世纪90年代发表的Ⅱ期临床试验显示了良好的疗效，但在Ⅲ期临床试验中尚未证实诱导化疗+放疗较单纯放疗提高了局部晚期鼻咽癌患者的生存率。荟萃分析显示，化疗可明显降低局部区域性复发和远处转移风险。由于降低了局部区域性复发和远处转移，诱导化疗明显提高了5年无复发生存率（50.9%对比42.7%，P=0.014）和疾病相关生存率（63.5%对比58.1%，P=0.029）。但总生存率无提高，两组7年生存率分别为57.2%和48%。在新的调强放射技术年代、更新的化疗方案的使用以及与同期放化疗联合使用，诱导化疗提高了局部晚期鼻咽癌的总生存期。

二、同期放化疗

临床研究结果显示，单纯诱导化疗和辅助化疗均未能提高生存率。然而，Al-Sarraf等报道Ⅲ期随机临床试验结果（INT 0099）显示，同期放化疗较单纯放疗提高了局部晚期鼻咽癌的疗效。该项临床试验共有147例鼻咽癌患者随机给予单纯放疗（对照组）或同期放化疗加辅助化疗（研究组）。两组病例给予相同的放疗剂量（70 Gy）。研究组在放疗的第1、22、43天给予顺铂（100 mg/m^2）单药同期化疗，放疗结束后再给予3个周期的PF方案（顺铂80 mg/m^2，第1天；5-Fu 1 000 mg/m^2，第1～4天）化疗，每4周为一个周期。这项临床试验由于在期中分析中即获得了明显的生存率获益而提前结束，研究组和对照组的3年总生存率分别为76%和46%，5年随访结果仍有生存率获益（67%和37%）。亚洲的5项临床试验进一步验证了同期放化疗加或不加辅助化疗均优于单纯放疗。马骏等开展了一项多中心Ⅲ期临床研究，入组了508例Ⅲ期和ⅣAB期（T3-4N0期除外）鼻咽癌，对照组（251例）为根治性放疗和每周顺铂同期化疗，研究组

(257例)采用相同的同期放化疗联合3个疗程的PF方案辅助化疗。该研究首要的观察终点2年无失败生存率分别为84%和86%,说明加辅助化疗并没有明显降低风险,风险对比为0.74(95% CI=0.49～1.10, P=0.13)。2004年,Langendijk等发表了一项放疗联合化疗治疗鼻咽癌的荟萃分析结果,包括了10项以单纯放疗作为对照组的Ⅲ期临床试验,共计2 450例鼻咽癌患者,联合应用化疗较单纯放疗降低了肿瘤的局部区域性复发风险(HR=0.68,95%CI=0.58～0.73)和远处转移风险(HR=0.72,95%CI=0.62～0.84),从而降低了死亡风险(HR=0.82,95%CI=0.71～0.95)。3种联合方式中,以同期化疗的效应最大。进一步分析显示,只有同期放化疗降低了死亡风险(HR=0.48,95%CI=0.32～0.72),5年后的总生存率较单纯放疗提高20%。

鉴于上述临床试验结果,同期放化疗加或不加辅助化疗已成为局部晚期鼻咽癌的标准治疗方案。但同期放化疗后是否加辅助化疗,以及辅助化疗是否疗效更好尚未明确。

三、诱导化疗联合同期放化疗

诱导化疗仍然是控制亚临床转移性病灶的有效方式,对低T分期、高N分期肿瘤,尤其是淋巴结转移位于Ⅳ区,治疗后的远处转移风险远大于局部区域性复发。局部区域性复发通常可通过局部挽救性治疗控制,且鼻咽癌对化疗敏感,因此很有必要增加全身化疗。对局部的大肿块肿瘤或肿瘤紧贴重要正常组织(如脑干),直接进行放疗通常具有较大难度,给予肿瘤足量的放疗常受到周围正常组织的制约。若在放疗前给予诱导化疗使肿瘤缩小,将有利于放疗计划的设计。在Ⅲ期临床试验中已经证实,诱导化疗具有降低局部区域性复发和远处转移的风险,但未能转化为总生存率的获益,其中的原因可能是化疗药物的强度和效应不够或局部治疗的强度不够。

以顺铂为主的诱导化疗方案仍是目前应用的主要方案,其中以PF方案最为常用。然而,在其他头颈部肿瘤中,多项Ⅲ期临床试验已经证实,作为诱导化疗的TPF(紫杉醇类+PF)方案优于PF方案。因此,改用紫杉醇类为主的诱导化疗方案或与同期放化疗联合有可能改进疗效。

鼻咽癌Ⅱ期临床试验研究显示诱导化疗联合同期放化疗均获得了令人鼓舞结果,3年总生存率达70%以上。来自中国香港的一项随机Ⅱ期临床研究比较了诱导化疗(TP方案)联合同期放化疗与单纯同期放化疗,3年总生存率分别为94.1%和65%(P<0.05)。诱导化疗联合同期放化疗,并采用调强放疗技术,可以使局部晚期鼻咽癌的长期生存率提高至85%以上。复旦大学附属肿瘤医院孔琳等于2007年启动了TPF方案诱导化疗联合同期放化疗局部区域晚期鼻咽癌的Ⅱ期临床研究,共入组了52例Ⅲ期和64例ⅣAB期鼻咽癌。该研究的诱导化疗方案为TPF方案:多西他赛75 mg/m^2,第1天;顺铂75 mg/m^2,第1天;5-Fu 500 mg/m^2。完成3个周期诱导化疗后进行同期放化疗。同期化疗在放疗的第1天同时开始,每周给予顺铂40 mg/m^2,共7次,几乎所有的患者均采用调强放疗技术(GTV 70 Gy/35次),均完成了至少了2个疗程的诱导化疗,约90%的患者完成了3个疗程,2/3的患者完成了200 mg/m^{2}剂量强度的同期化疗。最常见的不良反应是重度骨髓抑制,发生率为55.2%。该研究的最新随访结果显示,5年总生存率(OS)、无进展生存率(PFS)、无局部复发生存率(LPFS)和无远处转移生存率(DMFS)分别为87.0%、74.4%、89.8%和92.9%。

Ⅲ期临床研究验证了诱导化疗联合同期放化疗的优势。有2项广州中山大学肿瘤防治中心牵头的多中心Ⅲ期随机对照研究均证实,在同期放化疗的基础上加用诱导化疗较同期放化疗提高了疗效。其中1项研究采用TPF方案诱导化疗联合同期顺铂放化疗对比同期放化疗,自2011年3月至2013年8月共纳入了480例病理确诊为非角化型鼻咽癌的T3-4N1M0/TxN2-3M0患者。TPF诱导化疗联合同期放化疗将3年无瘤生存率从72%提高至80%(P=0.034),3年总生存率从86%提高至92%(P=0.029),3年无远处转移生存率从83%提高至90%(P=0.031)。

四、辅助化疗

单纯放疗后继以辅助化疗与单纯放疗对局部区域性晚期鼻咽癌的疗效至少进行了2项大样本的临床研究,结果均显示单纯放疗后加用辅助化疗对患者的总生存率及无复发生存率未有显著提高。荟萃分析结果同样显示,辅助化疗对局部区域性中晚期鼻咽癌患者的生存率无显著疗效。然而,目前对同期联合放化疗后是否应加用辅助化疗尚未明朗。来自广州中山大学肿瘤防治中心牵头的多中心临床研究结果显示，在同期放化疗的基础上再加用辅助化疗较同期放化疗未能进一步提高疗效，但同期放化疗后辅助化疗的作用还需进一步临床研究证实。有可能辅助化疗并非对所有的局部晚期患者有获益，目前研究的重点在于区别哪些亚组的患者能够从辅助化疗中获益。

五、Ⅱ期鼻咽癌化疗是否必要

化疗对于Ⅱ期鼻咽癌的作用可用的资料有限。在二维放疗时代，Chen 等对于 230 例Ⅱ期鼻咽癌患者进行随机分组研究，Ⅱ期者占 87%，Ⅲ期者占 13%，随机分组为单独放疗和放化疗，5 年总生存率为 95%对比 86%。但是，在 IMRT 治疗时代，Ⅰ期和Ⅱ期鼻咽癌 5 年疾病特异性生存率有望达到 94%～97%。Sun 等报道，198 例Ⅰ期和Ⅱ期鼻咽癌的 IMRT 治疗结果，T2N0、T1N1 和 T2N1 亚组的 5 年无转移生存率分别达到 98.8%、100%和 93.8%。由于 IMRT 具有如此好的治疗结果，而化疗有不良反应，常规化疗在此类患者中的使用争议较大。将来的研究可能在于确定高危的Ⅱ期(N1/咽旁肿瘤侵犯，或者血浆 EBV-DNA 水平高者)患者是否能从化疗中获益。

六、分子靶向治疗

分子靶向药物在大肠癌、肺癌、乳腺癌、头颈部鳞癌等肿瘤中均进行了大量的研究，但在鼻咽癌中的研究不多。有限的研究结果针对表皮生长因子靶点和血管内皮生长因子靶点，至今尚无大样本的Ⅲ期临床研究结果用于指导临床使用分子靶向药物。

EGFR 在头颈部鳞癌和鼻咽癌中均高表达，并与预后相关。在头颈部鳞癌中，抗 EGFR 单克隆抗体西妥昔单抗、帕尼单抗的研究结果显示，放疗联合西妥昔单抗、帕尼单抗均较单纯放疗提高了疗效，与同期放化疗的疗效相当。但在同期放化疗的基础上加用 EGFR 单抗均未进一步提高疗效。在局部晚期鼻咽癌中，还缺乏足够的临床证据指导临床使用抗 EGFR 单抗。

2008 年，广州中山大学肿瘤防治中心牵头的一项单臂前瞻性Ⅱ期临床研究，探讨在同期放化疗的基础上加用西妥昔单抗的近期疗效和安全性。入组 100 例局部晚期鼻咽癌患者，采用调强放疗技术，鼻咽肿瘤的剂量为 66.0～75.9 Gy，同期化疗方案为顺铂 80 mg/m^2，每 3 周 1 次。西妥昔单抗在放疗前 1 周开始至放疗结束，每周 1 次，首剂量为 400 mg/m^2，其后为 250 mg/m^2。结果显示，患者的耐受性良好，治疗期间主要不良反应为痤疮样皮疹、口腔黏膜炎及放射性皮炎。重度口腔黏膜炎的发生率为 51%，2 级及以上痤疮样皮疹的发生率为 64%。Xia 等从 3 257 例采用同期放化疗的鼻咽癌数据库中，采用意向评分配对方法，同期放化疗和同期放化疗联合西妥昔单抗病例配对成功各 96 例。联合治疗组较同期放化疗组提高了无远处转移生存率(94.1%对比 87.3%，P=0.045)，但总生存率(89.3%对比 87.2%，P=0.920)、无病生存率(83.4%对比 80.5%，P=0.839)、局部区域无进展生存率(92.5%对比 93.2%，P=0.318)均无统计学差异。亚组分析显示，主要是 N2-3 期高危转移患者获益于同期放化疗联合西妥昔单抗。

与西妥昔单抗相比，尼妥珠单抗的皮肤和黏膜反应更轻。来自全国 7 个肿瘤中心的Ⅱ期临床随机研究结果显示，尼妥珠单抗联合放疗治疗晚期鼻咽癌的 3 年生存率达 84.3%，尼妥珠单抗联合放疗治疗晚期鼻咽癌的 3 年生存率达 84.3%，较单纯放疗组的 77.61%明显提高(P<0.05)，但不良反应无明显增加。由福建省肿瘤医院牵头的多中心Ⅲ期随机对照研究比较了尼妥珠单抗联合同期放化疗对比同期放化疗治疗局部晚期鼻咽癌，该研究已完成入组，结果尚未报道。2016 年，在 ASCO 年会上孔琳等报道了一项前瞻性Ⅲ期临床研究的中期结果，该研究比较了诱导化疗(TPF 方案：多西他赛、CDDP、5-Fu)后放疗(IMRT 70 Gy/35 次)并同期化疗(顺铂，每周 40 mg/m^2)与尼妥珠单抗(每周 200 mg，共 8 周)治疗Ⅲ～ⅣB 期鼻咽癌的不良反应和疗效。主要和次要研究终点为重度急性黏膜皮肤毒性反应的发生率、总生存率、无进展生存率。中期分析显示，尼妥珠单抗组和同期化疗组的皮肤黏膜炎的发生率分别为 28.8%和 40.2%(P=0.13)，尼妥珠单抗组 3～4 级消化道毒性反应发生率(4.2%对比 33.7%)，以及 2 级及以上血液毒性反应(9.7%对比 59.0%)远低于顺铂化疗组。两组病例的 3 年总生存期(93.5% 和 94.8%)和无进展生存期(79.8%和 83.5%)相近。因此，在强有力的新辅助化疗和 IMRT 技术的支持下，以毒性反应更低的尼妥珠单抗代替顺铂同期化疗，其疗效相仿。

第九节　鼻咽癌复发和转移的治疗

20 世纪 90 年代以来，放化疗联合治疗策略的应用、影像学诊断技术的提高和调强放疗技术的开展，鼻咽癌的疗效不断提高，但仍有 10%～15%的患者在治疗结束后肿瘤未控制或者复发转移。

转移性鼻咽癌需采用以全身化疗为主的治疗策略；对颈部淋巴结复发，手术是首选的治疗手段，无法手术者可以尝试放疗；对局部复发性鼻咽癌，局部治疗（手术或放疗）是患者获得长期生存的唯一机会。对无法局部治疗或颈部淋巴结区域性复发患者可以姑息性化疗，以延长生存期。

一、鼻咽癌复发和转移的诊断

根据患者的症状、体征，以及影像学检查可以诊断鼻咽癌复发或转移，最好获得病理诊断，但并非所有的患者都需要病理诊断的支持。PET-CT 对鼻咽癌残留和复发的诊断有重要作用，Zhou 等总结了文献发表的 23 项共 1 253 例研究结果，其敏感性、特异性、阳性预计值、阴性预计值、诊断比值对比及 95%可信限分别为 0.93(0.91～0.95)、0.87(0.84～0.89)、5.52(3.96～7.71)、0.12(0.09～0.15)和 55.31(34.94～87.57)。

二、颈部淋巴结复发的局部治疗

对治疗后颈部淋巴结复发的患者，一般首选手术治疗。鼻咽癌放疗后颈部挽救性治疗的手术方式尚有争议。根据转移淋巴结的临床病理学特征和患者的全身情况，通常可选择经典根治性清扫、改良性清扫、择区性清扫术或局部切除。鉴于鼻咽癌放疗后颈部淋巴结病变的恶性度高、侵袭性强，易于侵犯至淋巴结包膜外的组织结构的特点，以往通常建议行根治性颈淋巴结清扫术，以达到彻底根治肿瘤。但由于切除了副神经和颈内静脉，导致肩颈综合征和颜面颈部水肿，可能严重影响患者的生活质量。改良性颈淋巴结清扫术是在完全清除颈部淋巴组织的同时，保留了颈内静脉、副神经和(或)胸锁乳突肌，减少了手术并发症，改善患者生活质量。Lo 等报道 45 例患者中有 17 例行根治性颈淋巴结清扫术，28 例行改良性颈淋巴结清扫术，认为两者均可用于鼻咽癌放疗后的颈部挽救性手术。前者可提高局部控制率，但并不延长生存期。陈杰等认为对临床所见Ⅳ区和 VB 区很少有淋巴结转移者，单个淋巴结残留者仅行局部扩大切除（包括切除受侵的肌肉和神经，甚至切除颈内静脉）；对多个淋巴结残留复发者，则根据肿瘤所处的部位，主要清扫Ⅱ、Ⅲ、VA 区，一般不清扫Ⅳ区和ⅤB 区。目前，能被多数学者接受的观点是：孤立淋巴结、活动度好、肿瘤小的复发淋巴结适用手术治疗。

三、鼻咽癌局部复发的局部治疗

鼻咽癌具有向周围浸润性生长的特性，晚期鼻咽癌通常侵犯颅底骨质、海绵窦等，以及侵犯肿瘤邻近重要器官如脑干、颞叶、视交叉等。在二维放射技术时代，很难保证局部晚期肿瘤受到足够剂量的照射而导致肿瘤复发。调强放疗技术可以在不增加正常组织剂量的前提下，提高肿瘤受照射剂量和靶区覆盖，但仍有 10%左右的复发率，且大多数位于放射野内。其原因可能是因为肿瘤本身固有的放射抵抗性，或首次放疗后鼻咽癌细胞产生了放射抵抗性。

（一）手术治疗

手术并不适用于初诊的鼻咽癌患者，对治疗后颈部淋巴结复发的患者，一般首选手术治疗。但对于复发病灶位于鼻咽的患者，手术仅适用于肿瘤非常局限的患者。

Wei 等总结了 20 年采用手术处理鼻咽癌放疗后复发或残留的治疗经验。1989 年 2 月至 2008 年 12 月，采用挽救性上颌骨翻转入路手术方式治疗了 246 例鼻咽癌放疗后残留（37 例，15%）或复发（209 例，85%）的患者，肿瘤中位长度为 1.5 cm（范围 0.4～3.0 cm），这些都是肿瘤局限于鼻咽腔并具有根治性切除可能、经过高度选择的患者，仅 28 例肿瘤靠近颈内动脉，37 例邻近颅底骨质。即便是经过高度选择，仍有 55 例（22%）患者镜下残留，41 例（17%）患者接受了立体定向放疗、外放疗或化疗。中位随访 38 个月，5 年局部控制率为 74%，无瘤生存率为 56%，局部控制率和生存期与切缘和肿瘤的大小有关。

随着微创技术的发展，鼻内镜作为微创技术的一种，也被应用于复发性鼻咽癌的治疗。采用鼻内镜进路行复发性鼻咽癌切除手术，能够充分暴露鼻咽及咽旁间隙浅部，较为彻底地切除复发病灶，降低复发性鼻咽癌再次手术的局部复发率。Ho 等采用内镜下手术治疗 13 例复发性鼻咽癌患者，平均随访 24.2 个月，患者 2 年局部无病生存率和总生存率分别为 69.2%和 100%，轻度并发症发生率为 52.6%，无严重并发症发生。广州中山大学肿瘤防治中心 Chen 等，报道了该院于 2004 年 10 月至 2008 年 1 月采用鼻内镜下手术治疗 37 例鼻咽复发的患者，35 例分期为 rT1-2N0，仅 2 例患者切缘阳性，但所有患者未进一步治疗。5 例患者再次局部复发，2 年总生存率、局部无复发生存率和无进展生存率分别为 84.2%、86.3%和 82.6%。未观察到严重后遗症的发生。

尽管挽救手术治疗局部复发性鼻咽癌能取得一定的疗效，但手术仅针对高度选择的小病灶的患者才能获得较好的疗效，而放疗仍是复发性鼻咽癌的主要治疗方案。

（二）放疗

放疗是局部复发性鼻咽癌的主要治疗手段。采用 IMRT 治疗局部复发性鼻咽癌，提高了疗效，5 年总生存率约 40%（表 19-12）。Han 等报道采用 IMRT 治疗 239 例局部复发性鼻咽癌的结果，其中 rT1-2 期占 24.7%，rT3-4 期占 75.3%。GTV 受到的平均最小剂量、最大剂量和平均剂量分别为 55.9 Gy（范围 33.1～70.4 Gy）、76.4 Gy（范围 65.2～89.1 Gy）和 69.9 Gy（范围 61.7～78.7 Gy），平均分割剂量为 2.31 Gy（范围 1.98～2.91 Gy），5 年总生存率、局部无复发存活率、无远处转移率、无瘤存活率分别为 44.90%、85.8%、80.6% 及 45.4%。表 19-12 中所列绝大多数为二维放疗后复发的鼻咽癌，初诊即采用 IMRT 治疗的复发性鼻咽癌，即使采用再程 IMRT，其疗效也差强人意。Kong 等总结了 77 例 IMRT 后复发性鼻咽癌再程 IMRT 的结果，再程 IMRT 的中位剂量为 66 Gy（66～70.4 Gy），常规分割。中位总生存期、无进展生存期、局部无进展生存期分别为 37.0 个月（95% CI＝24.4～49.5 个月）、20.5 个月（95% CI＝14.5～26.6 个月）和 59.3 个月（95% CI＝37.1～81.4 个月）；rT3-4 期患者的中位总生存期<2 年，为 23.4 个月（95% CI＝13.5～33.3 个月）。放疗后出现鼻咽/颅底溃疡坏死、放射性脑神经损伤、放射性颞叶损伤的发生率分别为 40.3%、26.0%和 9.1%，这三大后期放射损伤是造成患者死亡的主要原因，占 52.9%（18/34 例）。

表 19-12　IMRT 治疗复发性鼻咽癌的临床结果

作者（年份）	病例数	剂量（Gy）	疗效			后期不良反应（%）
			总生存率（%）	无局部复发生存率（%）	无远处转移生存率（%）	
Kong 等（2016）	77	60～70	51.5（3 年）	66.7（3 年）	77.4（3 年）	黏膜坏死 40 脑神经损伤 26.0 放射损伤死亡 50
Tian 等（2016）	60	60～70	67.2（5 年）	85.7（5 年）	96.1（5 年）	黏膜坏死 65 脑神经损伤 30.0 颞叶坏死 21.6
Xiao 等（2015）	291	60～70	肿瘤<22 mm：OS 63.1（5 年） 肿瘤≥22 mm：OS 20.8（5 年）			
Qiu 等（2012）	70	70	67.4（2 年）	65.8（2 年）		中重度 35.7
Han 等（2012）	239	70.4	45（5 年）	86（5 年）	81（5 年）	放射损伤死亡 69
Chua 等（2005）	31	50～60	63（5 年）	56（5 年）		所有分级 70（1 年）， 3 级 25（1 年）

在放疗中同期使用化疗或靶向药物治疗也可能提高复发鼻咽癌患者的疗效。来自广州中山大学肿瘤防治中心的前瞻性Ⅱ期随机研究入组了69例局部复发性鼻咽癌患者，对照组接受了单纯IMRT治疗，给予60 Gy/27次/37天(23～53天)；研究组接受了相同的放疗，放疗同期每周给予顺铂30 mg/m^2，中位随访期35个月(2～112个月)。结果同期放化疗组和单纯放疗组的3年和5年总生存率有统计学差异，分别为68.7%对比42.2%、41.8%对比27.5%(P<0.05)。亚组分析显示，同期放化疗提高了rT3-4期(33.0%对比13.2%，P=0.009)、总分期Ⅲ～Ⅳ(34.3%对比13.2%，P=0.006)、复发间隔时间>30个月(49.0%对比20.6%，P=0.017)和肿瘤体积>26 cm^3(37.6%对比0，P=0.006)患者的总生存期。该中心在2010年3月至2013年10月采用IMRT同期使用内皮抑素(endostatin)治疗了22例局部晚期复发性鼻咽癌(rⅢ～ⅣB期)，放疗期间给予内皮抑素105 mg/m^2，第1～14天，每21天为一个疗程，患者在放疗前还接受了顺铂为主的诱导化疗，所有患者完成了既定的放疗计划，中位剂量为64 Gy (60～68 Gy)/32次(28～33次)，中位分割剂量为2.10 Gy (1.88～2.29 Gy)，20例患者获得了CR，2例患者PR。经过13个月(4～41个月)的中位随访期，50%(11/22例)的患者发生了3～5级后期不良反应，鼻咽坏死的发生率为31.8%(7/22例)。1年总生存率、局部区域无复发生存率、无远处转移生存率和无进展生存率分别为93.3%、89.3%、90.0%和92.3%，2年结果分别为66.4%、78.1%、78.8%和52.7%。

在某些合适的病例中，由于立体定向放疗的适形性较好，可能较常规放疗能降低正常组织照射剂量，从而减少不良反应的发生。Wu等报道90例复发性鼻咽癌患者分次立体定向放疗情况，其中放疗后6个月内复发34例，放疗6个月后复发56例，均采用8MV光子线照射治疗。结果1、2、3年总生存率分别为82.6%、74.8%、57.5%，局部无进展生存率分别为72.9%、60.4%、54.5%。分次立体定向放疗适用于某些选择性且病灶较小的患者。

近年来，新的放疗技术质子重离子放射的兴起有可能使复发性鼻咽癌获益。质子重离子的剂量集中在射程末端的Bragg峰区，可以在肿瘤区形成高剂量区，并控制周围正常组织的照射剂量。重离子射线是高能LET射线，还具有放射生物学的优势，对光子不敏感的肿瘤具有明确优势。上海市质子重离子医院报道了碳离子调强放疗(IMCT)14例复发性鼻咽癌的初步结果，并与采用再程光子调强放疗(IMXT)的47例患者进行比较。IMCT和IMXT的处方剂量分别为50～60 GyE(每次2.0～2.5 GyE)和54～66 Gy/27～33次(每次2.0～2.1 Gy)。结果两组病例放疗后3个月的完全缓解率(64.3%对比78.7%)差异无统计学意义(P>0.05)，且在6个月内均无局部肿瘤进展，但IMXT组有2例死亡，其中1例死于鼻咽坏死大出血。IMCT组治疗中的急性中重度黏膜炎的发生率为0，明显低于IMXT组的31.9%(P<0.05)。IMXT治疗后6个月内黏膜坏死的发生率为29.8%，明显高于IMCT组(P<0.05)。IMXT组有2例(4.3%)伴症状的颞叶坏死，IMCT组无颞叶坏死。与再程IMXT挽救治疗相比，复发性局部晚期鼻咽癌再程IMCT后近期疗效类似，且未出现2级或以上的近期不良反应，但IMCT的远期疗效尚需更长时间的观察。

采用高剂量再程放疗后，导致患者死亡的首要原因已经由局部复发转化为放射相关的后期不良反应。因此，权衡放射对肿瘤的局部控制和放疗导致的不良反应，寻找最合适的放射剂量是临床上需要迫切解决的问题。

(三) 复发和转移性鼻咽癌的全身化疗和靶向治疗

鼻咽癌对化疗敏感程度高，单药化疗的有效率为15%～50%，其中包括顺铂、卡铂、5-Fu、博来霉素、紫杉醇、多西他赛、吉西他滨、卡培他滨、S-1等，含铂类的2～3种药联合化疗方案的有效率可提高到38%～80%，完全缓解率可达4%～39%。以铂类为主的联合化疗仍是标准化疗方案，无论是采用新药联合化疗还是靶向药物治疗，疗效均不理想，中位PFS半年左右，中位总生存期为1年左右(表19-13)。目前，临床上常用的联合化疗方案为TP/TPF和GP方案，Ⅱ/Ⅲ临床期研究已证实其有效性和安全性。Peng等采用卡培他滨+奈达铂方案治疗了48例复发/转移性鼻咽癌，有效率为41.7%，中位无进展生存期为5.8个月，中位总生存期为12.4个月。

表 19-13　全身化疗和靶向药物治疗局部复发性鼻咽癌的临床研究结果

作者(年份)	病例类型	病例数	治疗方案	有效率 CR/PR(%)	中位 PFS (月)	中位 OS (月)	重度不良反应 (%)
新药联合化疗对复发/转移性鼻咽癌的临床研究结果							
Ngeow J (2011)	复发/转移 (二线治疗)	13	每周多西他赛	37	5.3	12.8	<13
Zhang Y (2012)	复发/转移 (二线治疗)	35	培美曲塞	2.9(PR), 40.0(SD)	1.5	13.3	2.9
Yau TK (2012)	复发/转移	15	培美曲塞+顺铂	20	7.0	NA	≤27
Peng PJ (2013)	复发/转移	48	卡培他滨+奈达铂	41.7	5.8	12.4	<9
Chen C (2013)	复发/转移	95	紫杉醇+PF	78.9	8.6	22.7	<18
Long GX (2014)	复发/转移	39	多西他赛+洛铂	61.5	10	未达到*	<18
靶向药物治疗对复发/转移性鼻咽癌的临床研究结果							
Chan AT (2005)	复发/转移 (二线治疗)	60	西妥昔单抗+卡铂	11.7(PR), 48.3(SD)	81 天	233 天	51.7
Chua DT (2008)	复发/转移 (三线治疗)	19	吉非替尼	0	4	16	0
Lim WT (2011)	复发/转移 (二线治疗)	33	帕唑帕尼	6.1(PR), 48.5(SD)	4.4	10.8	<11
Xue C (2013)	复发/转移	54	索拉非尼+PF+索拉非尼维持	77.8	7.2	11.8	<21
Xu T (2016)	复发/转移	30	铂类为主联合化疗+局部放疗	70	12.2	23.6	C225 相关<22；化疗相关中性粒细胞减少 86.7，其余<27

注：* 中位随访期 10.3 个月。

对于局部复发性鼻咽癌，局部治疗是可能获得疾病长期控制的必要手段。然而，部分患者因局部复发病灶非常广泛或在首程放疗后已经出现了严重的后期不良反应而不宜接受再程放疗，化疗和(或)生物靶向治疗将有助于控制病情，延长生存期。转移性鼻咽癌的治疗以全身治疗为主，酌情进行局部姑息性放疗。然而，对某些预后较好的转移性鼻咽癌，可以采用更积极的治疗方法，以获得长期生存的机会。如单独的肺转移、寡转移、异时复发及肝转移等，除了全身治疗外，还可以配合积极的局部治疗手段，如放疗、手术治疗、消融治疗等。血红蛋白和乳酸脱氢酶对评估预后有价值。

Xue 等在经典 PF 方案的基础联合使用索拉非尼，并采用索拉非尼维持化疗治疗了 54 例复发/转移性鼻咽癌，患者中位无进展生存期为7.2个月，中位总生存期为11.8个月。Ⅱ期研究显示，西妥昔单抗治疗ⅣC期鼻咽癌的反应率为12%，有48%的患者取得SD。临床研究的靶向药物还包括索坦、帕唑帕尼（pazopanib）、法米替尼（famitinib），这些新治疗方法在接受二线化疗的患者中有30%～70%的获得延长3个月的局部控制。考虑VEGF抑制剂的出血风险，在过去照射野内复发和大血管侵犯的患者不包括在临床试验之内。

第十节　放疗的不良反应

由于鼻咽的解剖位置临近放射敏感器官，如腮腺、视神经、视交叉、耳蜗、脑干和额叶等。在放疗过程中和放疗后，不可避免地会出现一些治疗相关的不良反应，包括急性不良反应和晚期不良反应。在二维放疗时代，鼻咽癌放疗后总的并发症为31%～66%，严重并发症为6%～15%，致命并发症为1%～3%。在三维放疗时代，由于能够很好地保护正常组织，调强放疗明显减少了正常组织的晚期并发症。

一、急性不良反应

鼻咽癌患者在放疗中的常见急性不良反应主要包括皮炎、黏膜炎、口干、味觉改变、胃肠道反应等，联合化疗可加重放射性不良反应。大部分急性反应在放疗结束后数周内能明显改善，3～4级放射性损伤持续时间更长，甚至可导致晚期放射性损伤。口干在放疗结束后会持续存在，因此在做放疗计划时需要注意保护腮腺、颌下腺、舌下腺和口底的小唾液腺。IMRT减少了晚期放射性损伤的发生，但对减少急性反应的作用有限。

二、晚期不良反应

鼻咽癌放疗后的后期不良反应包括皮肤反应、肌肉软组织纤维化、口干、龋齿、鼻窦炎、听力下降、张口困难、放射性骨坏死、脑神经损伤、脑脊髓损伤、垂体功能低下、第二原发肿瘤等。

IMRT的一个显著特点是降低正常组织的照射剂量，从而保护正常组织，IMRT使用后，放射性晚期反应的发生率和程度有所下降，尤其在降低口干方面效果显著。放射性口干是涎腺受到放疗后普遍发生的晚期不良反应，只是程度有所不同，尤其与腮腺的照射剂量有关。IMRT对腮腺功能的保护作用已经明确，尤其对早期鼻咽癌。腮腺功能有赖于受到放射的体积和剂量。Eisbruch等提出以腮腺平均剂量26 Gy作为限制剂量。有一项针对头颈部肿瘤三维放疗或调强放疗后的腮腺功能保护的前瞻性试验，Chao等发现放疗后6个月时的涎液流量与腮腺平均剂量呈指数关系，单侧腮腺平均剂量每增加1 Gy，涎液流量将较放疗前下降4%。采用与Eisbruch等相同的涎液流量降低标准，腮腺的限制剂量平均为32 Gy。事实上，在鼻咽癌放疗中，尤其是有咽后或上颈部淋巴结转移的情况下，将腮腺平均剂量限制在26 Gy以下并不容易，目前Ⅱ期临床试验的腮腺平均放射剂量为35～40 Gy。IMRT治疗后2年，UCSF和香港PWH试验组病例发生2级/3级口干反应由3个月时的64%和57%下降至2%和23%。

三、再程放疗的不良反应

再程放疗后患者出现重度口干、张口困难、听力下降的概率明显增加，但这些不良反应并不是致命性的。而再程放疗后出现的鼻咽坏死、脑损伤、脑神经损伤，不但严重影响患者的生活质量，而且危及患者的生命。即使对复发时为早期的鼻咽癌患者，这些不良反应的发生率也并不低。Tian等报道了60例rT1-2期复发性鼻咽癌采用IMRT治疗的疗效和不良反应，重度不良反应的发生率高达65%，其中18例患者死于重度不良反应，鼻咽坏死、颞叶坏死和脑神经损伤的发生率分别高达30.0%、21.6%和25.0%。

1. 鼻咽坏死　是鼻咽癌复发再程放疗后的最常见、最致命的晚期不良反应，尤其是采用再程IMRT后，发生率在30%以上。在Han等报道中，更是高达40.6%。鼻咽坏死后常出现头痛，并且随着坏死灶范围的增大逐渐加重，由坏死组织和感染造成的恶臭严重影响了患者的生活质量。鼻咽坏死逐渐加重，进而累及颈内动脉等血管，发展为颈动脉大出血综合征导致患者死亡。外科清创术和抗感染治疗是主要的治疗手段，但广泛的组织坏死，只能给予支持性对症处理。Hua等回顾性分析了28例放疗后鼻咽坏死的临床特点、治疗和预后，其中14例为再程放疗后，最终有9例患者因坏死导致颈动脉破裂而死亡，还有3例死于恶病质。

Mc Donald等分析了 1 554 例头颈部肿瘤再程放疗后的患者发现，41 例(2.6%)出现颈动脉破裂，一旦出现，死亡率高达 76%。作者认为再程放疗中采取加速超分割的放疗方式(每日剂量>2.5 Gy)使该不良反应的发生率增加。因此，鼻咽坏死是一种进展性、凶险的严重不良反应。

2. 脑坏死　放疗后颞叶坏死在初程放疗后的患者中并不多见。Zhou 等回顾性分析了 1 276 例初诊鼻咽癌采用 IMRT 或 2D-RT 治疗后颞叶损伤的发生情况，中位随访期(生存者)75.8 个月(3.0～97.1 个月)，采用直接计算法，IMRT 治疗后和 2D-RT 治疗后颞叶损伤的发生率分别为 7.5 % 和 10.8 %，中位潜伏期为 36～50 个月。再程放疗后颞叶损伤的发生率为 20%以上。Han 等报道，全组和生存患者的中位随访期分别为 29 个月(5～121 个月)和 43 个月(8～121 个月)，颞叶损伤的发生率高达 28.5%。再程放疗后颞叶坏死与两次放疗的间隔时间、两程放射颞叶收到的总剂量有关。Liu 等分析了 227 例鼻咽癌再程放疗后的患者发现，间隔时间小于或大于 26 个月组的颞叶损伤的 5 年累积发生率分别为 53.7 %和 35.9 %，两程放疗最大总剂量小于和大于 131 Gy(EQD2)组的发生率分别为 22.4%和 87.5%，最大总剂量<125 Gy组的发生率在 5%以下。作者认为，间隔>2 年，且两程放疗后最大总剂量<125 Gy(EQD2)，对于颞叶来说相对安全。大多数颞叶坏死无明显症状，仅表现为 MRI 影像学上的变化，少数有症状的患者可出现局部神经功能缺陷、健忘、严重头痛和其他神经认知功能障碍。对于无症状或轻度颞叶坏死病例可以给予糖皮质激素和观察等保守治疗；而对于病情严重患者，可采取开颅减压和切除坏死组织的方法。如果不能有效缓解颅内压增高，伴有水肿的坏死和炎症会威胁到生命。

第十一节　预后与展望

放疗是鼻咽癌治疗的主要手段，近 20 年来随着放疗技术的进步，三维适形和调强放疗技术的广泛应用，鼻咽癌放疗后长期生存率有了明显的提高，5 年生存率 80%左右，T3 期疾病的 5 年局部控制率 90%，T4 期疾病的 5 年局部控制率 74%～80%。表 19-14 总结了文献报告的大样本资料 IMRT 治疗结果。

表 19-14　IMRT 治疗鼻咽癌 5 年生存结果

研究组	病例数	剂量(Gy)	化疗(%)	局部控制率(%)	T4 期病变局部控制率(%)	远处转移控制率(%)	5 年 OS(%)
Lai 等	512	未报告	81	93	82	84	未报告
Peng 等	306	70	60	91	82	未报告	80
Lin 等	414	66～70.95	81	95	未报告	82	80
Wu 等	249	68～72	100	87	85(T3-4)	78	78
Su 等	868	68	83	92	83	86	未报告
Ng 等	444	70	83	86	74	83	80
Yi 等	271	70～74	52	87	54(化疗)，76(未化疗)	未报告	79

虽然采用了现代 IMRT 放疗技术，仍然有 5%～15%患者出现局部失败，有 15%～30%出现远处转移。尽管在选择性的复发患者中挽救性放疗，或手术治疗取得了较好的治疗结果，但大多数复发的患者显示仅能做姑息性化疗，一线化疗后中位总生存时间为 11～28 个月，中位进展时间为 7.3～10 个月。

分期是鼻咽癌最重要的预后因素。根据分期可将鼻咽癌区分为 4 种不同预后类别：T1-2N0-1 预后良好；T3-4N0-1 治疗失败的模式主要以局部复发为主；T1-2N2-3 主要以淋巴结复发与远处转移为主；T3-4N2-3 既易局部复发，又易淋巴结复发和远处转移。

除分期外，影响鼻咽癌预后的其他因素包括：

咽旁间隙侵犯、肿瘤体积、病理学分型、外周血 EBV-DNA 拷贝数等。咽旁间隙侵犯与局部控制率和远处转移率相关；原发肿瘤的体积与局部控制相关，但对早期尤其是 T2 期鼻咽癌局部控制的影响尚无定论；肿瘤病理分型与预后相关，WHO 分型的Ⅰ型、Ⅱ型、Ⅲ型的 5 年生存率分别为 42%、56%和 69%；外周血 EBV-DNA 拷贝数与分期和预后相关，尤其治疗后拷贝数与肿瘤复发和生存率有关；放疗中贫血的患者预后不佳；颈淋巴结分期与远处转移相关，尤其下颈部和锁骨上淋巴结转移患者远处转移率高。

鼻咽癌基因突变率较其他头颈部鳞癌和其他肿瘤相对较低。9 个驱动基因可能与鼻咽癌的发生相关，包括 TP53、PIK3CA 突变，染色体转录相关基因 BAP1、MLL2 和 TSHZ3，细胞增殖基因 ERBB3、ERBB2、KRAS 和 NRAS，这些基因的突变率在 10%左右。肿瘤免疫治疗是未来治疗肿瘤的发展方向，一些免疫治疗联合放化疗的临床试验正在进行中，期待有好的结果，造福于鼻咽癌患者。

（孔 琳）

参考文献

[1] 黄晓东，易俊林，高黎，等. 抗表皮生长因子受体单克隆抗体 h-R3 联合放疗治疗晚期鼻咽癌的Ⅱ期临床研究。中华肿瘤杂志，2007，29:197-201.

[2] 孔琳，王磊，管西寅，等. 碳离子调强放射治疗复发性局部晚期鼻咽癌的近期疗效及不良反应. 中华放射医学与防护杂志，2016，36:601-606.

[3] Al-Amro A, Al-Rajhi N, Khafaga Y, et al. Neoadjuvant chemotherapy followed by concurrent chemo-radiation therapy in locally advanced nasopharyngeal carcinoma. Int J Radiat Oncol Biol Phys, 2005;62:508-513.

[4] Cao SM, Yang Q, Guo L, et al. Neoadjuvant chemotherapy followed by concurrent chemoradiotherapy versus concurrent chemoradiotherapy alone in locoregionally advanced nasopharyngeal carcinoma: a phase Ⅲ multicentre randomised controlled trial. Eur J Cancer, 2017, 75:14-23.

[5] Chan AT, Leung SF, Ngan RK, et al. Overall survival after concurrent cisplatin-radiotherapy compared with radiotherapy alone in locoregionally advanced nasopharyngeal carcinoma. J Natl Cancer Inst, 2005, 97: 536-539.

[6] Chan AT, Teo PM, Ngan RK, et al. Concurrent chemotherapy — radiotherapy compared with radiotherapy alone in locoregionally advanced nasopharyngeal carcinoma: progression-free survival analysis of a phase Ⅲ randomized trial. J Clin Oncol, 2002, 20: 2038-2044.

[7] Chan AT, Ma BB, Lo YM, et al. Phase Ⅱ study of neoadjuvant carboplatin and paclita xel followed by radiotherapy and concurrent cisplatin in patients with locoregionally advanced nasopharyngeal carcinoma: therapeutic monitoring with plasma Epstein-Barr virus DNA. J Clin Oncol, 2004, 22: 3053-3060.

[8] Chen MY, Wen WP, Guo X, et al. Endoscopic nasopharyngectomy for locally recurrent nasopharyngeal carcinoma. Laryngoscope, 2009, 119: 516-522.

[9] Chen L, Hu CS, Chen XZ, et al. Concurrent chemoradiotherapy plus adjuvant chemotherapy versus concurrent chemoradiotherapy alone in patients with locoregionally advanced nasopharyngeal carcinoma: a phase Ⅲ multicentre randomised controlled trial. Lancet Oncol, 2012, 13:163-171.

[10] Chua DT, Sham JS, Choy D, et al. Preliminary report of the asian-oceanian clinical oncology association randomized trial comparing cisplatin and epirubicin followed by radiotherapy versus radiotherapy alone in the treatment of patients with locoregionally advanced nasopharyngeal carcinoma. Cancer, 1998, 83:2255-2258.

[11] Chua DT, Ma J, Sham JS, et al. Long-term survival after cisplatin-based induction chemotherapy and radiotherapy for nasopharyngeal carcinoma: a pooled data analysis of two

phase Ⅲ trials. J Clin Oncol, 2005, 23: 1118-1124.

[12] Chua DT, Sham JS, Choy DT. Prognostic impact of hemoglobin levels on treatment outcome in patients with nasopharyngeal carcinoma treated with sequential chemoradiotherapy or radiotherapy alone. Cancer, 2004, 101: 307-316.

[13] Guan Y, Liu S, Wang HY, et al. Long-term outcomes of a phase Ⅱ randomized controlled trial comparing intensity-modulated radiotherapy with or without weekly cisplatin for the treatment of locally recurrent nasopharyngeal carcinoma. Chin J Cancer, 2016, 35:20.

[14] Hui EP, Ma BB, Leung SF, et al. Randomized phase Ⅱ trial of concurrent cisplatin-radiotherapy with or without neoadjuvant docetaxel and cisplatin in advanced nasopharyngeal carcinoma. J Clin Oncol, 2009, 27:242-249.

[15] Ho AS, Kaplan MJ, Fee WE Jr, et al. Targeted endoscopic salvage nasopharyngectomy for recurrent nasopharyngeal carcinoma. Int Forum Allergy Rhinol, 2012, 2:166-173.

[16] Johnson FM, Garden AS, Palmer JL, et al. A phase Ⅰ/Ⅱ study of neoadjuvant chemotherapy followed by radiation with boost chemotherapy for advanced T-stage nasopharyngeal carcinoma. Int J Radiat Oncol Biol Phys, 2005, 63: 717-724.

[17] Johnson FM, Garden A, Palmer JL, et al. A phase Ⅱ study of docetaxel and carboplatin as neoadjuvant therapy for nasopharyngeal carcinoma with early T status and advanced N status. Cancer, 2004, 100:991-998.

[18] Kong L, Hu C, Niu X, et al. Neoadjuvant chemotherapy followed by concurrent chemoradiation for locoregionally advancednasopharyngeal carcinoma: interim results from 2 prospective phase Ⅱ clinical trials. Cancer, 2013, 119: 4111-4118.

[19] Kong L, Zhang Y, Hu C, et al. The effects of induction Taxotere, Platinum, and Florouracil (TPF) chemotherapy in patients with stage Ⅲ and Ⅳ A/B nasopharyngeal cancer treated with concurrent chemoradiation therapy: final results of two parallel phase Ⅱ clinical trials. Cancer, 2017, 121: 5001.

[20] Kong L, Lin Q, Hu C, et al. Radiation plus concurrent nimotuzumab versus CDDP in locally advanced nasopharyngeal cancer: results of a phase Ⅲ randomised trial. 2016 ASCO Abstract No:6002.

[21] Kong L, Wang L, Shen C, et al. Salvage intensity-modulated radiation therapy (IMRT) for locally recurrent nasopharyngeal cancer after definitive IMRT: a novel scenario of the modern Era. Sci Rep, 2016, 6: 32883.

[22] Lin JC, Jan JS, Hsu CY, et al. Phase Ⅲ study of concurrent chemoradiotherapy versus radiotherapy alone for advanced nasopharyngeal carcinoma: positive effect on overall and progression-free survival. J Clin Oncol, 2003, 21: 631-637.

[23] Lu T, Zhao C. An open, multicenter clinical study on cetuximab combined with intensity modulated radiotherapy (IMRT) plus concurrent chemotherapy in nasopharyngeal carcinoma (NPC): preliminary report. J Clin Oncol, 2010, 28: 5577.

[24] Ma J, Mai HQ, Hong MH, et al. Results of a prospective randomized trial comparing neoadjuvant chemotherapy plus radiotherapy with radiotherapy alone in patients with locoregionally advanced nasopharyngeal carcinoma. J Clin Oncol, 2001, 19:1350-1357.

[25] Peng PJ, Ou XQ, Chen ZB, et al. Multicenter phase Ⅱ study of capecitabine combined with nedaplatin for recurrent and metastatic nasopharyngeal carcinoma patients after failure of cisplatin-based chemotherapy. Cancer Chemother Pharmacol, 2013, 72:323-328.

[26] Pan JJ, Ng WT, Zong JF, et al. Proposal for the 8th edition of the AJCC/UICC staging system for nasopharyngeal cancer in the era of intensity-modulated radiotherapy. Cancer, 2016, 122: 546-558.

[27] Rischin D, Corry J, Smith J, et al. Excellent disease control and survival in patients with

advanced nasopharyngeal cancer treated with chemoradiation. J Clin Oncol, 2002, 20: 1845-1852.

[28] Sun Y, Li WF, Chen NY, et al. Induction chemotherapy plus concurrent chemoradiotherapy versus concurrent chemoradiotherapy alone in locoregionally advanced nasopharyngeal carcinoma: a phase 3, multicentre, randomised controlled trial. Lancet Oncol, 2016, 17: 1509-1520.

[29] Tan T, Lim WT, Fong KW, et al. Concurrent chemo-radiation with or without induction gemcitabine, Carboplatin, and Paclitaxel: a randomized, phase 2/3 trial in locally advanced nasopharyngeal carcinoma. Int J Radiat Oncol Biol Phys, 2015, 91:952-960.

[30] Wei WI, Chan JY, Ng RW, et al. Surgical salvage of persistent or recurrent nasopharyngeal carcinoma with maxillary swing approach — criticalappraisal after 2 decades. Head Neck, 2011, 33 :969-975.

[31] Wee J, Tai BC, Wong HB, et al. Phase Ⅲ randomized trial of radiotherapy versus concurrent chemo-radiotherapy followed by adjuvant chemotherapy in patients with AJCC/UICC (1997) stage 3 and 4 nasopharyngeal cancer of the endemic variety. Proc Am Soc Clin Oncol, 2004, 23: 487.

[32] Wu SX, Chua DT, Deng ML. Outcome of fractionated stereotactic radiotherapy for 90 patients with locally persistent and recurrent nasopharyngeal carcionma. Radiat Oncol Biol Phys, 2007, 69: 761-769.

[33] Xia WX, Liang H, Lv X, et al. Combining cetuximab with chemoradiotherapy in patients with locally advanced nasopharyngeal carcinoma: a propensity score analysis. Oral Oncol, 2017, 67: 167-174.

[34] Xu T, Ou X, Shen C, et al. Cetuximab in combination with chemoradiotherapy in the treatment of recurrent and/or metastatic nasopharyngeal carcinoma. Anticancer Drugs, 2016, 27: 66-70.

[35] Xue C, Huang Y, Huang PY, et al. Phase Ⅱ study of sorafenib in combination with cisplatin and 5-fluorouracil to treat recurrent or metastatic nasopharyngeal carcinoma. Ann Oncol, 2013, 24:1055-1061.

[36] Zhang L, Zhao C, Peng PJ, et al. Phase Ⅲ study comparing standard radiotherapy with or without weekly oxaliplatin in treatment of locoregionally advanced nasopharyngeal carcinoma: preliminary results. J Clin Oncol, 2005, 23: 8461-8468.

[37] Zhou H, Shen G, Zhang W, et al. ^{18}F-FDG-PET-CT for the diagnosis of residual or recurrent nasopharyngeal carcinoma after radiotherapy: a metaanalysis. J Nucl Med, 2016, 57:342-347.

第二十章 口咽癌

第一节 相关解剖

一、位置与毗邻

整个咽部由上至下被软腭、舌骨分为鼻咽、口咽和喉咽(图 20-1)。其中口咽介于软腭和舌骨之间,是口腔向后的延续,包括软腭、舌根部、扁桃体窝、咽柱,以及鼻咽与喉咽之间的咽侧壁及后壁。口咽上借软腭与鼻咽为界,下借舌会厌谷与喉咽相毗邻,前方借舌腭弓与舌轮廓乳头及口腔为界。口咽的前壁包括舌的后 1/3 和舌会厌谷,舌根后份正中有黏膜皱襞连至会厌,称为舌会厌正中襞,其两侧凹陷称为舌会厌谷。后壁为一层软组织覆盖于颈椎椎体前缘,侧壁从前向后依次为舌腭弓、扁桃体和咽腭弓;舌腭弓与咽腭弓之间是扁桃体窝,容纳扁桃体。

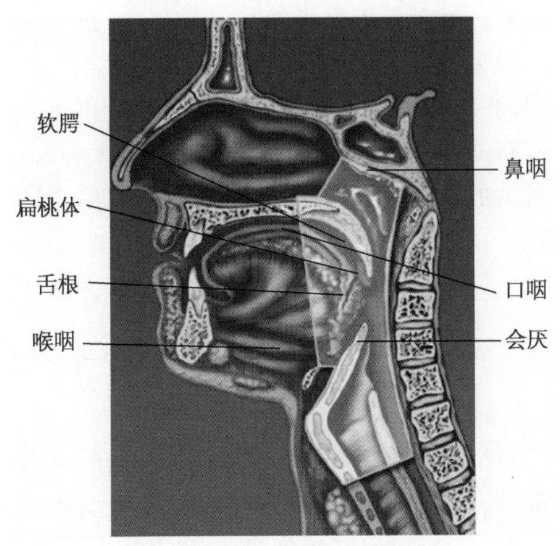

图 20-1 口咽部解剖侧面观

二、淋巴引流

口咽淋巴组织丰富,淋巴引流常交互到对侧。口咽部第一站淋巴引流常至颈部Ⅱ、Ⅲ和Ⅳ区淋巴结:①口咽侧壁与后壁由咽缩肌包裹,与茎突后间隙和咽后间隙相毗邻,该处发生的肿瘤易发生茎突后间隙和咽后间隙淋巴结转移。②前壁淋巴引流主要由侧壁向下,颈静脉二腹肌淋巴结为最常受累的Ⅱ区淋巴结,继而引流至Ⅲ和Ⅳ区淋巴结;③扁桃体淋巴引流多通过咽侧壁至Ⅱ区淋巴结,而咽腭弓淋巴引流多至Ⅴ区;④顶壁软腭淋巴多引流至Ⅱ区和咽后淋巴结。

第二节 口咽癌流行病学与病因

据美国资料统计显示,口咽癌发病率约 1.6/10 万,占全身恶性肿瘤的 0.5%。国内资料统计口咽恶性肿瘤约占全身恶性肿瘤的 0.17%~1.2%,占头颈肿瘤的 7.4%。口咽肿瘤以上皮来源的癌和恶性淋巴瘤最多见。病理类型以鳞癌最常见,占 90%以上,因此是本章讨论的重点。其他常见病理类型为淋巴瘤、小涎腺癌、肉瘤及恶性黑色素瘤。从部位上讲,扁桃体区恶性肿瘤最常见,约占口咽部恶性肿瘤的 60%;舌根和软腭次之,约占 25%和 15%。

吸烟、饮酒和人类乳头状瘤病毒(HPV)感染是口咽癌最主要的危险因素。据报道,有 30%~70%的口咽和口腔癌死亡患者有吸烟史,而饮酒患者为 14%~33%。吸烟和饮酒对口咽癌致病具有协同作用。近年来,HPV 阳性口咽癌发病率呈升高趋势,因此受到学者的关注。据统计,1988~2004 年间,美国 HPV 阳性口咽癌患者发病率增长了 225%，而同期 HPV 阴性患者降低了 50%。因此，有学者预计到 2020 年，HPV 阳性口咽癌患者数量将超过宫颈癌患者数量。HPV 阳性口咽癌患者具有与阴性患者截然不同的临床特征，其生存率较 HPV 阴性患者好，好发于年轻(患者年龄<60 岁)男性。HPV-16 是主要致病亚型，其次是 HPV-18、32 和 33。

第三节　口咽癌的蔓延及扩散

局部蔓延及区域淋巴结侵犯是口咽癌的主要扩散方式。

一、局部蔓延

口咽不同部位肿瘤蔓延范围不同。咽柱肿瘤一般分化较好，易侵犯齿龈和颊黏膜、舌及舌腭沟，也常累及扁桃体或软腭；晚期可侵犯翼内肌、咬肌和下颌骨。扁桃体鳞癌多分化差。软腭恶性肿瘤沿咽弓扩散，可蔓延至扁桃体、舌、臼后三角区或颊黏膜，深部可浸润翼内肌或咬肌。舌根癌向深部侵犯舌肌，向后下侵犯会厌谷及咽会厌襞，向两侧侵犯舌咽沟和扁桃体。咽后壁肿瘤向上蔓延至鼻咽，向下侵犯喉咽，向两侧侵入咽旁间隙，易损伤脑神经(Ⅸ、Ⅹ、Ⅺ、Ⅻ组脑神经及颈交感干)。

二、淋巴结转移

口咽癌的淋巴结转移具有按顺序和可预测性(表 20-1)，最常累及的淋巴结为咽后和Ⅱ～Ⅳ区。口咽癌淋巴结转移率约为 55%。舌根、扁桃体窝的肿瘤因富含淋巴组织而淋巴结转移率较高，舌根、扁桃体、软腭、前腭弓和咽后壁淋巴结转移比例分别为 78%、76%、44%、45%和 37%。以下情况易发生双颈淋巴结转移：舌根与软腭肿瘤、高的 T 或 N 分期、肿瘤接近或侵犯中线、曾接受过手术或放疗的口咽癌。

表 20-1　口咽癌淋巴引流区转移情况

口咽癌	淋巴结引流区转移率(%)				
	Ⅰ区	Ⅱ区	Ⅲ区	Ⅳ区	Ⅴ区
淋巴结阴性	2	25	19	8	2
淋巴结阳性	14	71	42	28	9

三、远处转移

约 20%的口咽癌患者可发生血行远处转移，部位以肺最为多见，其次是骨和肝转移。当口咽癌发现有肺部病灶时，应积极排除肺第二原发肿瘤的可能。

第四节　临床表现

一、症状

早期口咽癌无明显症状，因此极少被发现。扁桃体癌首发症状常为咽喉疼痛、咽下困难、同侧颈部肿块，严重者疼痛可放射至耳部，进食和饮水时加重；当肿瘤侵犯翼内外肌时还可导致张口困难。舌根部缺少痛觉神经纤维，因此舌根癌发病隐匿不易被发现，诊断时已是晚期。本症的临床表现为，无症状的颈部肿物、咽部异物感、神经牵涉性耳痛、咽下困难，以及由于舌固定引起的发音变化。口咽后壁肿瘤主要表现为咽下困难、咽喉疼痛。软腭癌常以咽喉疼痛及不适为主要症状。

二、体征

局部详细检查口咽部，注意舌及软腭活动，以手自下颌角向口咽部推动，观察口咽部软组织活动，以鉴别有无咽旁浸润。舌根部肿瘤需做间接喉镜检查，必要时在表面麻醉下用手指触摸肿瘤范围及质地。对于颈部淋巴结，应根据分区做全面触诊。常见的阳性体征有：外突型或浸润性生长的肿物，侵犯翼内外肌或下颌骨可出现张口困难。另外，应仔细检查双侧颈部各组淋巴结有无肿大，注意肿大的淋巴结的数目、大小、质地、硬度、边界及活动度。

第五节　诊断、鉴别诊断与临床分期

对口咽癌的诊断和治疗应遵循正确的临床思维原则。治疗前对患者进行全面评估，收集患者一般状况、疾病诊断、临床分期、治疗史等资料，进行详细的体格检查及辅助检查，明确诊断和临床分期。

一、诊断

1. 病史采集和体检　详细询问病史，了解患者的首发症状。首发症状的持续时间和进展速度对原发灶具有提示作用。询问有无肿瘤相关家族史及肿瘤相关的不良生活习惯，如抽烟、喝酒等。了解既往的诊治经过，对患者预后有决定性的影响，以及有无并发症也是影响治疗决策制订的因素。重要的阳性和阴性体征往往提示肿瘤侵犯的程度和对功能的影响程度，对临床分期和治疗具有重要意义。在全身检查的基础上应重点检查头颈部，包括应用手指触诊、间接喉镜、鼻咽镜、纤维光导显微、鼻咽喉镜等手段明确原发肿瘤的部位及侵犯范围。此外，详细的颈部淋巴结引流检查也十分重要。值得注意的是，约15%的口腔癌和口咽癌同时合并有上消化道或肺的第二原发癌，在诊断时应注意这些部位的检查。

2. 影像学诊断　X线片对原发灶范围、骨质破坏具有一定的价值，但不能分辨早期骨质破坏。CT检查不仅能清楚显示解剖结构，还可显示临床上未触及的淋巴结，有利于发现隐性淋巴结转移。MRI检查具有较高的软组织分辨率，显示肿瘤的侵犯范围较CT扫描清楚，可辅助放疗靶区的勾画。PET-CT检查有助于确定肿瘤的侵犯范围、远处转移及监测放疗后的复发情况。乏氧显像可以显示肿瘤乏氧区，有利于生物靶区的确定，对肿瘤乏氧区域进行加量放疗。

3. 病理学诊断　是口咽癌开始放疗的前提条件。资料显示，相当多的患者是以颈部肿物为首发症状，细胞学或淋巴结活检证实为淋巴结转移癌。在这种情况下，应进行详细的体检结合影像学检查，寻找原发病灶，获得原发灶的病理学诊断。

二、鉴别诊断

1. 扁桃体炎　典型的扁桃体炎呈双侧性，腺窝常有脓栓，伴有体温升高、咽痛。初诊检查发现扁桃体质软或韧，表明光滑，腺窝明显。必要时做扁桃体切除，明确病理学诊断。

2. 舌根淋巴组织增生　通常为双侧性，呈结节状，有异物感，触诊质地柔软。

3. 咽喉脓肿　成年人大多为结核性脓肿，在咽后壁黏膜下。X线颈椎片可见骨质破坏，穿刺检查可明确诊断。

4. 乳头状瘤　生长于咽弓或软腭处，常为1～2 mm大小，有蒂。

5. 咽旁间隙肿瘤　最常见的为腮腺深层中叶，其次为发生于交感或迷走神经的神经鞘瘤。黏膜常正常，触诊表面光滑。

三、临床分期

最新分期为2010年UICC/AJCC的TNM分期标准(第7版)。

1. 原发肿瘤(T)

Tx：原发肿瘤不能评估。

T0：无原发肿瘤证据。

Tis：原位癌。

T1：肿瘤最大径≤2 cm。

T2：2 cm<肿瘤最大径≤4 cm。

T3：肿瘤最大径>4 cm。

T4a：中晚期局部疾病，肿瘤侵犯喉、舌的外部肌肉，以及翼内肌、硬腭或下颌骨*。

T4b：非常晚期局部疾病，肿瘤侵犯翼外肌、翼板、鼻咽侧壁或颅底或包绕颈动脉。

*：舌根或会厌谷的原发肿瘤侵犯至会厌舌面并不意味着侵犯喉。

2. 区域淋巴结(N)

Nx：区域淋巴结不能评估。

N0：无区域淋巴结转移。

N1：同侧单个淋巴结转移，最大径≤3 cm。

N2：同侧单个淋巴结转移，3 cm<最大径≤6 cm；或同侧多个淋巴结转移，最大径≤6 cm；或双侧或对侧淋巴结转移，无最大径>6 cm者。

N2a：同侧单个淋巴结转移，3 cm<最大径≤6 cm。

N2b：同侧多个淋巴结转移，最大径≤6 cm。

N2c：双侧或对侧淋巴结转移，最大径≤6 cm。

N3：转移淋巴结最大径>6 cm。

3. 远处转移(M)

M0：无远处转移。

M1：有远处转移。

4. 口咽癌的TNM临床分期　见表20-2。

表 20-2 口咽癌的 TNM 临床分期

分期	T	N	M
0	Tis	N0	M0
Ⅰ	T1	N0	M0
Ⅱ	T2	N0	M0
Ⅲ	T3	N0-1	M0
	T1-2	N1	M0
ⅣA	T1-3	N2	M0
	T4a	N0-2	M0
ⅣB	T4b	任何 N	M0
	任何 T	N3	M0
ⅣC	任何 T	任何 N	M1

第六节 治疗策略

口咽连接鼻腔、口咽和下咽，是上呼吸道和消化道的共同通道，具有呼吸、进食、语言等重要功能。因此，在决定治疗手段时，不仅要考虑到生存期的长短，还要尽量保存口咽部的功能，提高患者生活质量。

一、原发灶处理

1. 早期病例(T1-2) 无论是单纯手术或是放疗，局部控制率与总生存率均相仿，因此治疗手段的选择应侧重功能的保留。手术与放疗疗效相同的情况下，多倾向于放疗。早期患者采用放疗，不仅可取得治愈性的效果，而且能有效地保留器官解剖结构的完整性。

2. 晚期口咽癌(Ⅲ～Ⅳ期) 单纯手术或放疗的效果均不理想，采用放疗和手术的综合治疗可提高手术切除率，降低手术局部复发率，改进生存率。因此，晚期口咽癌患者的治疗以手术和放疗的综合治疗为主。

关于手术与放疗的顺序，目前国外主要推荐术后放疗。RTOG 73-03 的研究结果显示，局部控制率术前与术后组差异具有统计学意义。Wennerbery 等人，回顾性分析 1 358 例患者亦得出术后放疗优于术前的结论。这两项研究奠定了推荐术后放疗的基础。RTOG 9501 与 EORTC 22931 的研究结果使得术后同步放、化疗成为局部晚期头颈部肿瘤的标准治疗方案。标准治疗方案为顺铂 100 mg/m^2，第 1、22、43 天给药，放疗方案为 60～66 Gy/30～33 次/6～6.6 周完成。

Bonner 等Ⅲ期临床试验结果表明，局部晚期头颈部鳞癌包括口咽癌，EGFR 单克隆抗体西妥昔单抗联合放疗可显著改善患者总生存。RTOG 0234 进一步探讨了西妥昔单抗联合同期放化疗的疗效，结果表明，西妥昔单抗联合多西他赛疗效要优于其与顺铂的联合。2016 年《NCCN 指南》中，西妥昔单抗联合同期放疗作为一类证据用于头颈部鳞癌包括口咽癌的综合治疗。

二、颈部淋巴结的处理

1. 颈部淋巴结清扫 Mendenhall 等报道在 N2/3 期患者中，颈部淋巴结清扫术能使局部控制率由 60%显著提高到 76%。

2. 同步放、化疗中颈部淋巴结清扫术的作用 Lavertu 等，研究了Ⅲ～Ⅳ期口咽癌对于可手术头颈部鳞癌患者实施同步放化疗后颈部淋巴结清扫的作用，N1 期患者如治疗后 CR，不行颈部淋巴结清扫未提高复发率；3 例未行颈部淋巴结清扫的 PR 患者均出现复发；N2-3 期患者行颈部淋巴结清扫后的复发率明显低于未行颈部淋巴结清扫者。Sanguineti 等，发现 N2a/b、N3 期患者 2 年局部控制率明显降低。因此，对于淋巴结未完全消退的 N1 期患者或 N2～3 期患者，《NCCN 指南》推荐行计划性颈部淋巴结清扫术。

第七节 放疗

一、适应证与禁忌证

1. 根治性放疗适应证 ①Ⅰ～Ⅱ期病灶；②不能手术或拒绝手术的Ⅲ～ⅣB 期患者。

2. 术前放疗适应证 ①肿瘤体积大，手术难以完全切除；②肿瘤侵及周围骨质，预计手术损伤过大者。

3. 术后放疗适应证 ①肿瘤肉眼残留或病理切缘阳性；②手术切缘阳性或安全边界不够(阳性边缘<1 cm)；③肿瘤侵犯骨质及神经；④肿瘤体积较大(T3-4)或肿瘤分化差。

4. 颈部淋巴结阳性者术后放疗 ①单纯淋巴结切除术后；②淋巴结包膜外受侵犯；③淋巴结体

积较大(>N2 期);④淋巴结清扫范围不够(包括阳性淋巴结 1～2 站);⑤转移淋巴结数目较多。

5. 放疗相对禁忌证　①肿瘤或肿瘤周围组织明显水肿者;②肿瘤或肿瘤周围有广泛的坏死或严重感染者;③肿瘤严重阻塞气道,造成严重呼吸困难者。

二、体位固定与 CT 扫描

放疗前准备包括向患者交代放疗的必要性和放疗的急性、晚期并发症,并签署知情同意书。常规就诊口腔科,了解患者有无龋齿。如有龋齿,应予拔除。

口咽癌放疗一般采用仰卧位,头、肩部垫合适角度的头枕、肩枕,并给予热塑面罩固定。一般要求患者后脑枕部与枕头凹陷部位相吻合,不留空隙。头颈肩罩固定时可在 CT 扫描显像的介质上做好标记,并作为定位参考点。行 CT 影像学检查,一般层厚为 3 mm,常规行增强扫描。扫描图像传输至治疗计划系统。

三、三维适形放疗和调强放疗照射靶区

靶区的设计是根据国际辐射单位和计量委员会(International Commission Radiation Units and Measurement, ICRU)相关文件规定,分为以下几个区域进行勾画。

1. 肿瘤靶区(gross tumor volume, GTV)　通过临床检查和影像学检查可见的肿瘤包括原发肿瘤和转移淋巴结。对于术后放疗者,将原发肿瘤及转移淋巴结定义为肿瘤瘤床(tumor bed),命名为 GTVtb。

术前放疗者,应参考多种影像技术合理勾画,MRI 检查对明确肿瘤侵犯范围比 CT 检查有优势。因此,口咽癌患者放疗前应行头颈部 MRI 检查,有条件的中心可采用 CT-MRI 融合来勾画 GTV。术后放疗者,应根据术前影像学检查显示的肿瘤侵犯范围、术中所见、术后病理结果综合考虑来勾画肿瘤瘤床。

2. 临床靶区(clinical target volume, CTV)　即 GTV 加上潜在的肿瘤浸润组织或亚临床病灶。可根据危险程度的不同而设计多个临床靶区,有关具体设计国内、外不同肿瘤治疗中心尚无统一标准。一般而言,高危临床靶区(CTV1)包括潜在的原发肿瘤及转移淋巴结可能侵犯的区域;低危临床靶区(CTV2)是需要预防照射的区域。

3. 计划靶区(planning target volume, PTV)　由 CTV+摆位误差和患者位置的变动所增加的外放边界。在 CTV 基础上外放 3～5 mm 形成 PTV;对于活动度较大的方向,如向上向前,PTV 可相应扩大为 5～10 mm;颈部近皮肤处的 PTV 不应超过相应皮肤。

4. 口咽癌靶区设计与勾画的基本原则

(1) GTV 勾画需要依据体格检查和影像学资料。对于视诊可见,但由于肿瘤太小或受金属伪影影响而不能准确显示的病变范围,MRI 检查能清楚地显示软组织侵犯及咽后淋巴结受累情况,建议 MRI 融合后再勾画靶区。

(2) 口咽部的淋巴引流区虽然较广,但有规律性。最常累及的淋巴结为咽后和Ⅱ～Ⅳ区。虽然ⅠB 区较少累及,但若肿瘤向前侵犯,ⅠB 区也应包括在亚临床靶区内。淋巴结阳性患者勾画Ⅴ区淋巴结,除了早期未达中线、软腭和舌根的扁桃体癌外,都应勾画两侧淋巴引流区。

(3) 在治疗时应考虑 HPV 对患者预后的影响,对于低危 HPV 阳性患者考虑采用低强度的治疗方案。

5. 靶区勾画建议

(1) GTV_{70}

1) 原发灶:体格检查(包括内镜)和影像学检查可见肿瘤病灶。

2) 淋巴结:所有可疑(>1 cm 或多个小淋巴结)但不能确诊阳性的淋巴结应至少接受中等剂量(66Gy/33 次)的照射。

(2) $CTV_{59.4}$

1) 扁桃体癌和软腭癌:包括同侧软腭/硬腭直至中线位置、舌腭弓或磨牙后三角前缘、舌腭弓后界、同侧舌根;同侧咽旁间隙包括可能的局部浸润病灶和咽后/咽旁淋巴结;局部进展的肿瘤靶区,原发灶应包括翼突间隙和双侧咽后淋巴结。

2) 舌根癌:对于局限一侧的原发肿瘤,应包括舌腭弓、舌根黏膜外至少 1 cm。对于局部进展期原发灶,应再向前外扩 1～1.5 cm, GTV 向下外扩 1～1.5 cm至会厌前间隙,咽后壁各个方向外扩至少 1.5 cm。

3) 颈部:高危淋巴结引流区,包括咽后淋巴结、IB～Ⅴ区淋巴结;病灶向前侵犯舌或口腔应包括所有 IA/B 区淋巴结;单侧淋巴结转移可不照射对侧 IB 区,以降低口腔剂量。T1 期和局限于一侧

较小的T2期扁桃体癌(不包括软腭原发)、N0(淋巴结较小的N1)且轻度侵犯或未侵犯软腭或舌根,只包括同侧颈部淋巴结。

四、危及器官勾画及剂量限制

1. 勾画危及器官 包括脑干、脊髓、下颌骨、颞颌关节、中耳、内耳、口腔、腮腺、颌下腺、咽缩肌、喉、气管、食管、口腔、甲状腺等。目前正常组织已有《勾画指南》,可参考《指南》进行勾画。

2. 正常组织限量 ①脊髓最大剂量≤45 Gy;②脑干最大剂量≤54 Gy,外扩的计划危及器官体积(planning organ at risk, PRV)的D1≤60 Gy;③腮腺平均剂量<26 Gy,30 Gy照射的腮腺体积应<50%;④视神经、视交叉最大剂量≤54 Gy,外扩PRV的D1≤60 Gy;⑤下颌下腺平均剂量<35 Gy;⑥甲状腺平均剂量<45 Gy;⑦下颌骨、颞颌关节最大剂量<70 Gy,外扩PRV的D1<75 Gy;⑧咽缩肌平均剂量<50 Gy;⑨口腔平均剂量<40 Gy;⑩气管、食管平均剂量<40 Gy;⑪耳蜗平均剂量<45 Gy。

五、处方剂量给予

预防性放疗剂量50 Gy;术前放疗剂量40~50 Gy;术后放疗剂量50 Gy(若术后有残留,应根据肿瘤情况加量至65~70 Gy);单纯根治放疗剂量为65~70 Gy。

六、放疗的实施

勾画好靶区并设计治疗计划,计划评估通过后,治疗前需拍摄验证片,与模拟定位片进行比较,如果误差较大,需重新摆位。现在多数肿瘤治疗中心都配有电子射野影像系统(EPID),可以实时地观察射野情况,验证比较快捷方便。一般在放疗前、放疗中和放疗结束都需要验证射野,剂量验证由物理师完成。完成以上步骤后,技师根据治疗单的医嘱,在治疗室内完成患者的摆位及体位固定并进行放疗。

七、传统二维照射定位技术

1. 常规放疗定位 采用等中心照射技术,以4~6 MeV高能X线或^{60}Co为首选,后颈部及颈部淋巴结的补量可选择9~12 MeV的电子线或深部X线。

2. 设野原则 常规设野主要采用双侧对穿照射野+下颈部锁骨上垂直照射野。双侧对穿照射野包括原发病灶及上颈部淋巴引流区,通常包括Ⅰb、Ⅱ区及舌骨水平以上Ⅴ区淋巴结,上界包括颈内静脉出颅处的淋巴结,后界包括脊副神经链淋巴结,前界应充分包括原发灶及其亚临床病灶区。另设前野照射下颈部及锁骨上淋巴结区,中间给予2.5~3 cm宽铅块以保护脊髓。当照射至36~40 Gy时应注意缩野保护脊髓。当剂量至50 Gy时,下颈部及锁骨上预防性照射区可以结束,原发灶及上颈部淋巴引流区继续照射至60 Gy。此后再次缩野,仅包括病变区加量至65~70 Gy,达根治剂量。

对于非浸润生长的舌根癌,高剂量率近距离后装组织间插植是一种较有效的手段。常在外照射达45~50 Gy时,休息2周再行插植,T1-2期病变为20~25 Gy,T3-4期病变为30~40 Gy。

八、放疗并发症

1. 急性反应

(1) 口咽部急性黏膜炎:表现为程度不一的充血、水肿、糜烂或溃疡,是口咽癌放疗中最常见的急性反应,常伴中至重度吞咽疼痛和吞咽困难。出现时间多为放疗开始后2周,随着剂量增加逐渐加重,第5~6周后恢复。急性黏膜炎会导致患者进食困难而引起营养不良,绝大多数患者在治疗过程中体重会减轻10%以上。针对急性反应,放疗前应给予口腔护理,拔出残根和修补龋齿。放疗中保持口腔卫生清洁,进食后用漱口水漱口。必要时根据咽拭子培养结果予以含有抗生素、碳酸氢钠或表面麻醉剂的漱口液漱口。严重时可予以抗生素及短期激素治疗,减轻疼痛和急性反应。对于急性黏膜反应导致的营养不良,通常需要给患者放置鼻饲管或行胃造瘘输注营养液。

(2) 唾液腺:首次放疗后4~6小时即可出现照射后腮腺肿胀、疼痛,可给予冷敷,加强含漱,无需其他特殊处理。如症状持续不退,应考虑有感染,予以抗感染治疗。随之出现口干,原因是唾液腺受损,导致口腔感染,龋齿发生率明显增高,应嘱患者注意口腔卫生。

(3) 味觉改变:放疗后3天即可发生,放疗后6个月逐渐恢复。

(4) 皮肤反应:表现为色素沉着、毛囊扩张、皮肤瘙痒、干性和湿性脱皮。对症处理包括保持皮肤干燥清洁，口含维生素 B_{12} 的喷剂(局部使用)。

2. 晚期放射性损伤　喉软骨坏死为放射的远期并发症，只有在剂量很大(大于 85 Gy)时才可能出现。在软骨本身受侵的患者中，放疗后发生软骨坏死的机会相对增多。颈部皮肤纤维化发生率约为 11%。

第八节　疗效与预后

扁桃体癌是一种单纯放疗即可取得较好疗效的恶性肿瘤之一，放疗后 5 年生存率为 32.4%～83%。临床Ⅰ、Ⅱ期患者放疗后 5 年生存率可达 100%和 80%，而病变发展至晚期，仅为 20%～60%。文献报道，软腭癌单纯放疗的 5 年生存率为 30%～60%，舌根癌放疗后 5 年生存率为 40%～60%。

(江　宁　何　侠)

参考文献

[1] 殷蔚伯，谷宪之. 肿瘤放射治疗学. 北京：中国协和医科大学出版社，2002.

[2] Ang KK，Harris J，Wheeler R，et al. Human papilloma virus and survival of patients with oropharyngeal cancer. N Engl J Med，2010，363：24-35.

[3] Bonner J，Giralt J，Harari P，et al. Cetuximab and radiotherapy in laryngeal preservation for cancers of the larynx and hypopharynx：a secondary analysis of a randomized clinical trial. JAMA Otolaryngol Head Neck Surg，2016，142：842.

[4] Bonner JA，Harari PM，Giralt J，et al. Radiotherapy plus cetuximab for locoregionally advanced head and neck cancer：5-year survival data from a phase 3 randomized trial，and relation between cetuximab-induced rash and survival. Lancet Oncol，2010，11，21-28.

[5] Budach W，Bölke E，Kammers K，et al. Induction chemotherapy followed by concurrent radio-chemotherapy versus concurrent radio-chemotherapy alone as treatment of locally advanced squamous cell carcinoma of the head and neck (HNSCC)：a meta-analysis of randomized trials. Radiother Oncol，2016，118：238-243.

[6] Christianen ME，Langendijk JA，Westerlaan HE，et al. Delineation of organs at risk involved in swallowing for radiotherapy treatment planning. Radiother Oncol，2011，101：394-402.

[7] Cooper JS，Pajak TF，Forastiere AA，et al. Postoperative concurrent radiotherapy and chemotherapy for high-risk squamous cell carcinoma of the head and neck. N Engl J Med，2004，350：1937-1944.

[8] Lavertu P，adelstein DJ，Saxton JP，et al. Management of the neck in a randomized trail comparing concurrent chemotherapy and radiotherapy with radiotherapy alone in resectable stage Ⅲ and Ⅳ squamous cell head and neck cancer. Head neck，1997，19：559-566.

[9] Lee NY，Lu JJ. Target volume delineation and field setup：a practical guide for conformal and intensity-modulated radiation therapy. Berlin/Heidelberg：Springer，2012.

[10] Lena W，Amanda BS，Jeppe F，et al. The association between human papillomavirus and oropharyngeal squamous cell carcinoma：reviewed according to the Bradford Hill criteria for causality. Oral Oncology，2016，63:61-65.

[11] Magrini SM，Buglione M，Corvò R，et al. Cetuximab and radiotherapy versus cisplatin and radiotherapy for locally advanced head and neck cancer：a randomized phase Ⅱ trial. J Clin Oncol，2016，34：427-435.

[12] O'sullivan B，Warde P，Grice B，et al. The benefits and pitfalls of ipsilateral radiotherapy in carcinoma of the tonsillar region. Int J Radiat Oncol Biol Phys，2001，51：331-343.

[13] Posner MR，Hershock DM，Blajman CR，et al. Cisplatin and fluorouracil alone or with docetaxel in head and neck cancer. N Engl J

Med, 2007, 357: 1705-1715.

[14] Setton J, Caria N, Romanyshyn J, et al. Intensity-modulted radiotherapy in the treatent of oropharyngeal cancer: an update of the Memorial Sloan-Kettering Cancer Center experience. Int Radiat Oncol Biol Phys, 2012, 82: 291-298.

[15] Sun Y, Yu XL, Luo W, et al. Recommendation for a contouring method and atlas of organs at risk in nasopharyngeal carcinoma patients receiving intensity-modulated radiotherapy. Radiother Oncol, 2014, 110: 390-397.

[16] van de Water TA, Bijl HP, Westerlaan HE, et al. Delineation guidelines for organs at risk involved in radiation-induced salivary dysfunction and xerostomia. Radiother Oncol, 2009, 93: 545-552.

[17] Vermorken JB, Mesia R, Rivera F, et al. Platinum-based chemotherapy plus cetuximab in head and neck cancer. N Engl J Med, 2008, 359: 1116-1127.

第二十一章 下咽癌

第一节 概　　述

下咽癌占头颈部恶性肿瘤的 0.8%～1.5%。美国 NCI 的监测数据显示，2000～2008 年期间，下咽癌人口调整后的年发病率为 0.7/10 万，占上消化道肿瘤发病率的 5.2%。男女发病率之比约为 3∶1，平均发病年龄为 65 岁。

下咽癌的发生是多因素作用的结果，最主要的致病原因是吸烟和饮酒。致癌因素包括：①吸烟和饮酒。有研究发现 90%以上的下咽癌患者有吸烟史。长期酗酒不但能导致患下咽癌的可能性，并且能显著促进吸烟者患下咽癌的概率。职业性接触煤尘、钢铁尘复合物和煤烟气雾等，也是发生下咽癌的危险因素。②上消化道黏膜高级别非典型增生。部分上消化道黏膜高级别非典型增生的患者可以发展为下咽癌和其他部位的原发性肿瘤。研究显示，分别有 7%和 10%～20%的下咽癌患者在确诊时和在随访过程中发现存在第二原发性肿瘤。③Plummer-Vinson 综合征。该综合征也是好发位于环后区下咽癌的高危因素。④HPV感染。近年来，在头颈部肿瘤的诊疗中 HPV 感染状态备受关注。有研究发现有 20%～25%下咽癌患者的 HPV DNA 滴度阳性，且血清 HPV-16 E6 和 E7 抗体阳性与下咽癌发生的高风险有显著相关性。但不同于口咽癌，HPV 在下咽癌中的临床价值尚不明确。

准确的临床分期对临床治疗方案选择和预后判断有重要的指导意义。最佳治疗方案应是最大限度地提高肿瘤局部控制率的同时，尽可能将正常器官功能损伤降到最小(包括呼吸、吞咽和发音功能等)，尽量避免使用永久性假体器官。总的来说，对于可切除的早期下咽癌患者，单纯接受保留发音功能的手术或者根治性放疗都是可行的。然而，对局部晚期患者需要接受多学科治疗，主要考虑的问题是在保证肿瘤治疗疗效的同时，尽可能保护喉的功能。美国国家癌症数据库(National Cancer Data Base，NCDB)的 Benchmark 报告统计分析了 1 210 例下咽癌患者的治疗疗效，结果显示临床Ⅰ、Ⅱ、Ⅲ和Ⅳ期的 5 年生存率分别为 51.5%、34.8%、34.8%和 19.8%。影响其预后的临床因素有临床分期、患者的年龄和肿瘤发生部位等。多学科团队协作是提高下咽癌治疗疗效的关键因素。

第二节 应用解剖与病理

一、下咽及相关淋巴引流应用解剖

(一)下咽部解剖

下咽又称为喉咽，起始于舌骨水平、会厌谷根部和咽会厌襞，终止于食管入口和环状软骨下缘水平的咽缩肌，位于喉的后方及两侧，连接口咽和食管入口(图 21-1、图 21-2)。在临床上下咽被分为 3 个区域，即梨状窝区、环后区和咽后壁区。梨状窝区位于喉的两侧，左右各一个，其内侧壁由杓会厌襞和喉侧壁组成，前壁和外侧壁由甲状软骨板(甲状软骨和甲状舌骨膜)构成。环后区位于喉后方，从杓状软骨向下延伸至环状软骨下缘，外邻梨状窝。咽后壁区为会厌溪的底部至环状软骨下缘之间的咽后壁，与口咽后壁相连续。3 个区域之间无任何屏障，一个区域发生的肿瘤很容易侵犯另外两个区域，以及区域之外的器官。

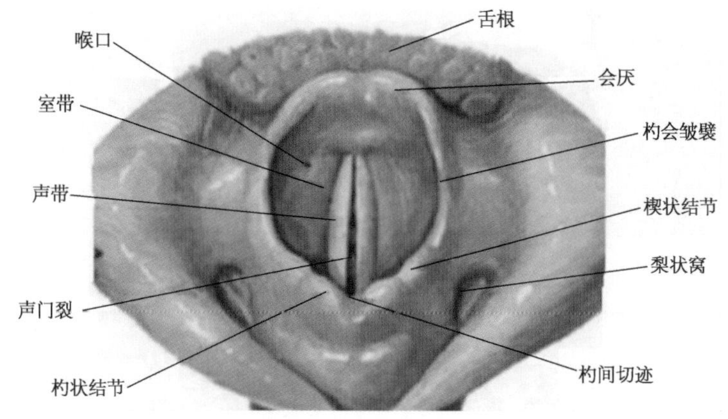

图 21-1　下咽的冠状面解剖图

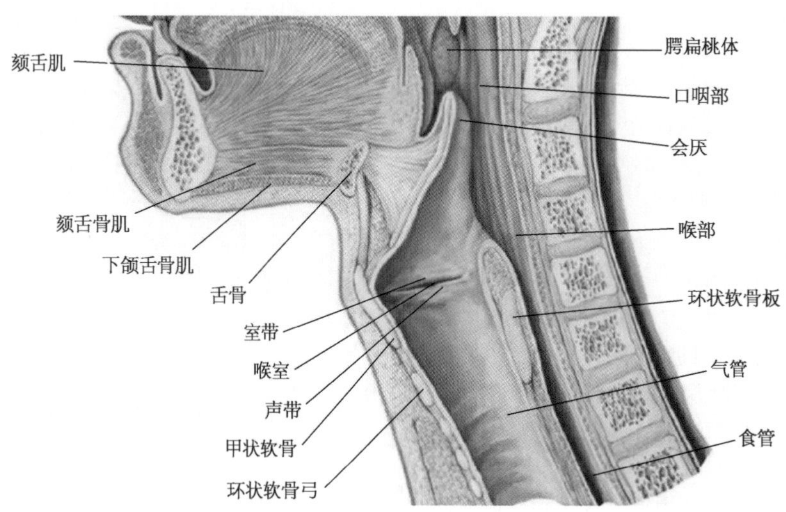

图 21-2　下咽的矢状面解剖图

下咽壁由黏膜(鳞状上皮)、纤维筋膜、肌层和疏松结缔外膜组成。咽后壁及外侧壁黏膜下由两对咽缩肌(咽中缩肌和咽下缩肌)组成,其前端附着于甲状软骨和舌骨,后端相互融合。咽缩肌与椎前肌前的椎前筋膜之间有一间隙,称为咽后间隙,由疏松结缔组织覆盖,是肿瘤局部扩散的潜在途径。

舌咽神经和迷走神经的运动支组成咽神经丛,支配下咽肌运动。部分副神经和交感神经丛也参与支配下咽肌的运动。下咽下部由喉返神经支配,其疼痛传导纤维与喉上神经内支伴行,通过迷走神经耳支(Arnold 神经)分布于同侧耳部,可以引起外耳道上和后壁,以及耳后皮肤出现不能明确定位的钝痛。

下咽的动脉血供来自颈外动脉的分支——咽升动脉、甲状腺上动脉和舌动脉分支。静脉回流通过咽部静脉丛经甲状腺上静脉和甲状腺下静脉引流至颈内静脉。

(二) 下咽的淋巴引流

下咽的淋巴网丰富,其淋巴引流向上通过甲状舌骨膜至颈深上淋巴结,进入颈内静脉二腹肌淋巴结和颈内静脉淋巴链。脊副链淋巴结与咽后间隙淋巴引流相互贯通,最高的淋巴结(Rouviere 淋巴结)可达颅底水平。下咽最下部的淋巴引流可沿喉返神经旁淋巴链至气管旁、食管旁和锁骨上淋巴结。

(三) 肿瘤扩散途径

下咽癌最好发的部位是梨状窝区(占 65%～70%),其次为环后区(占 20%)和咽后壁区(占 10%～15%)。不同部位起源肿瘤的扩散途径有所不同:梨状窝区肿瘤向上容易累及杓会厌襞和杓状软骨，侵犯会厌前和会厌旁间隙。向外侧面常会累及甲状软骨。向内侧面可以侵犯喉，导致声带固定。底部肿瘤向下可侵犯甲状腺。环后区肿瘤常累及环状软骨、杓状软骨间隙和环舌肌后部，以及喉返神经，导致声带固定。环后区肿瘤在临床上被确诊时肿瘤范围往往比较广，多见梨状窝、气管和(或)食管累及。咽后壁区肿瘤向上易侵犯口咽，向下易累及颈段食管，向后易侵犯咽后间隙和椎前筋膜。另外，下咽癌局部扩散的另一个特点是黏膜下浸润，特别是环后区和咽后壁区的肿瘤。有研究发现，约 60%的下咽癌存在黏膜下浸润，在可见肿瘤上缘、下缘、居中间侧和外侧缘可能侵犯的距离分别为 10 mm、20 mm、25 mm 和 20 mm。

由于下咽淋巴引流丰富，初诊下咽癌患者临床发现有颈部淋巴结转移者达 50%以上，且双侧颈部淋巴结转移较多见。外科颈部手术病理观察发现 65%～80%的患者有颈部淋巴结转移，其中 30%～40%的临床 N0 期患者发现存在颈部淋巴结微转移。颈部Ⅱ和Ⅲ区淋巴结，以及咽后淋巴结是下咽癌最多见的淋巴结转移部位，环后区肿瘤的淋巴引流可直接至Ⅵ区淋巴结。

二、病理类型

下咽癌的病理类型中，>90%的病例为鳞状细胞癌(简称“鳞癌”)。美国 SEER 数据库统计了 2000～2008 年期间的所有下咽癌病例，发现 93.9%的病例是鳞癌，其他分别为淋巴瘤、肉瘤、腺癌和腺样囊性癌等，各占 0.5%左右。

第三节 临床表现与诊断

一、下咽癌临床表现

(一) 临床表现

早期下咽癌患者通常有轻度非特异性咽痛或吞咽不适，临床上常按照感染或胃肠疾病治疗。随着肿瘤的进展，可出现颈部肿块、吞咽困难和(或)吞咽痛，同时伴有流涎、颈部僵硬。喉和舌底受侵者可出现声音嘶哑和发音模糊。喉上神经内支受累者可出现同侧耳牵扯痛。晚期患者可出现气道阻塞和体重明显下降等表现。

(二) 体格检查

除了常规体检外，应做完整的头颈部检查，间接喉镜或者局麻下纤维喉镜检查，观察肿瘤的生长部位和大小，以及评估声带的活动度。同时，建议行食管镜/胃镜检查，明确是否存在第二原发上消化道肿瘤。另外，需评估患者口腔和牙齿的健康状况，以及营养、言语及吞咽功能等情况。

二、下咽癌影像学检查

患者的肿瘤范围需要通过不同的影像学检查来评估，包括胸部影像(胸部 X 线摄片或 CT 扫描)、腹部超声检查和放射性核素骨扫描等。下咽原发病灶和颈部需行增强 CT 和(或)MRI 扫描，建议扫描范围从颅底至锁骨下。另外，近年来 PET-CT 的应用日益广泛，是上述影像学检查手段的有益补充。

三、下咽癌的诊断

下咽癌的确诊应通过全面评估来实现。首先需要采集详细病史，包括临床表现、吸烟酗酒史和既往有无上消化道肿瘤病史等，进行全面的体格检查和影像学检查等。病理诊断需通过纤维喉镜或食管镜下活检来明确，一般不主张行颈部肿大淋巴结细针穿刺。

第四节 临床分期与治疗原则

一、下咽癌的临床分期

目前通用的下咽癌临床分期是 2010 年 UICC/AJCCTNM 分期标准(第 7 版)。

(一) 下咽癌的 TNM 分期

1. 原发肿瘤(T)

Tx：原发肿瘤不能评估。

T0：无原发肿瘤证据。

Tis：原位癌。

T1：肿瘤局限在下咽的某一个解剖亚区，且最大径≤ 2 cm。

T2：肿瘤侵犯一个以上下咽解剖亚区，或肿瘤最大径>2 cm 和≤4 cm，无半喉固定。

T3：肿瘤最大径>4 cm 或半喉固定和侵犯食管。

T4a：中晚期局部疾病，肿瘤侵犯甲状/环状软骨、舌骨、甲状腺或中央区软组织（包括喉前带状肌和皮下脂肪）。

T4b：非常晚期局部疾病，肿瘤侵犯椎前筋膜，包绕颈动脉或累及纵隔结构。

2. 区域淋巴结(N)

Nx：区域淋巴结不能评估。

N0：无区域淋巴结转移。

N1：同侧单个淋巴结转移，最大径≤3 cm。

N2：同侧单个淋巴结转移，最大径＞3 cm 和≤6 cm；同侧多个淋巴结转移，最大径≤6 cm；双侧或对侧淋巴结转移，最大径≤ 6 cm。

N2a：同侧单个淋巴结转移，最大径＞3 cm 和≤6 cm。

N2b：同侧多个淋巴结转移，最大径≤6 cm。

N2c：双侧或对侧淋巴结转移，最大径≤6 cm。

N3：转移淋巴结最大径＞6 cm。

（备注：Ⅶ区转移也被认为是区域淋巴结转移）

3. 远处转移(M)

M0：无远处转移。

M1：有远处转移。

（二）下咽癌的 TNM 临床分期

下咽癌的 TNM 临床分期见表 21-1。

表 21-1 下咽癌的 TNM 临床分期

分期	T	N	M
0	Tis	N0	M0
Ⅰ	T1	N0	M0
Ⅱ	T2	N0	M0
Ⅲ	T3	N0-1	M0
	T1-2	N1	M0
ⅣA	T1-3	N2	M0
	T4a	N0-2	M0
ⅣB	T4b	任何 N	M0
	任何 T	N3	M0
ⅣC	任何 T	任何 N	M1

二、治疗原则

下咽癌诊断明确后，需要一个多学科团队对患者进行全面的病情评估和制订治疗计划。根据《NCCN 推荐指南》，不同临床分期患者的治疗原则如下。

（一）临床分期为 T1N0M0 和部分 T2N0M0 的治疗

(1) 直接行根治性放疗。放疗后有肿瘤残留者，经评估有手术指征者，建议行挽救性手术＋颈部淋巴结清扫。

(2) 直接行手术治疗（部分喉咽切除术＋单侧或双侧颈部淋巴结清扫）。术后病理检查有不良预后因素者建议行术后放疗±化疗，切缘阳性的患者需考虑是否有再次手术的机会。

（二）临床分期为 T1N1-3M0 和 T2-3N0-3M0 的治疗

(1) 建议先行诱导化疗。若下咽原发病灶完全缓解(CR)或者部分缓解(PR)，建议行放疗±化疗，而后评估发现颈部淋巴结或者原发病灶有残留者考虑行颈部淋巴结清扫或挽救性手术；若下咽原发病灶没达到 PR，建议手术治疗（全喉切除术＋颈部淋巴结清扫），术后病理检查有不良预后因素者建议行术后放疗±化疗。

(2) 直接行手术治疗（全喉切除术＋颈清扫）。术后病理检查有不良预后因素者建议行术后放疗±化疗。

(3) 直接行同步放化疗。若原发病灶和(或)颈部淋巴结有残留者考虑行挽救性手术和(或)颈部淋巴结清扫。

(4) 对于不宜接受上述 3 种治疗方案的患者，建议参加不同治疗模式的临床试验。

（三）临床分期为 T4aN0-3M0 的治疗

(1) 直接行手术治疗（全喉切除术＋颈部淋巴结清扫），而后建议行术后放疗±化疗。

(2) 建议先行诱导化疗。若下咽原发病灶达到 CR 或 PR，颈部有转移淋巴结，疾病稳定者，建议行放疗±化疗，而后评估发现颈部淋巴结和(或)原发病灶有残留者考虑行颈部淋巴结清扫和(或)挽救性手术；若下咽原发病灶未达到 PR 或者颈部疾病进展，有手术指征者，建议行挽救性手术＋颈部淋巴结清扫。

(3) 直接行同步放化疗，若原发病灶和(或)颈部淋巴结有残留者考虑行挽救性手术和(或)颈部淋巴结清扫。

(4) 对于不宜接受上述 3 种治疗方案的患者，

建议参加不同治疗模式的临床试验。

第五节　下咽癌的放疗

下咽癌放疗根据治疗目的可分为根治性放疗、术后辅助放疗和姑息性放疗等。

一、放疗适应证

1. 根治性放疗适应证　早期下咽癌患者可行单纯放疗。而对局部晚期下咽癌者也可行放疗或者同步放、化疗，也可选择直接行同步放、化疗。

2. 术后辅助放疗适应证　下咽癌患者接受根治性手术后，术后病理检查提示有不良预后因素(包括淋巴结包膜外侵犯、手术切缘阳性或者近切缘(肿瘤距切缘的距离<5 mm)、原发病灶达到T3或T4期、颈部淋巴结分期达到N2或N3期、外周神经侵犯和血管受侵，建议行术后放疗)。其中，有淋巴结包膜外侵犯和(或)手术切缘阳性或者近切缘者，建议行同步放、化疗。

3. 姑息性放疗适应证　对于部分一般状况差、无手术切除机会的局部晚期下咽癌患者，可以考虑行短疗程姑息性放疗。

二、放疗禁忌证

有下列情况之一者不宜行放疗：①局部肿瘤严重水肿、坏死和感染者；②邻近器官、软组织或软骨广泛受侵者；③颈部淋巴结肿大而固定，且有破溃者；④有明显的喉喘鸣、憋气和呼吸困难等呼吸道梗阻症状者。

上述几种情况均非放疗的绝对禁忌证，前两种情况应先争取手术切除，随后根据术后情况决定是否给予术后放疗；第3种情况，建议手术切除或者化疗后给予放疗；第4种情况，应先行气管切开术等解除呼吸道梗阻后，考虑是否给予放疗。

三、放疗前准备和放疗体位固定

(一) 放疗前准备

下咽癌患者在明确诊断和进行多学科讨论后，接受放疗前需要做以下相应的准备工作：①需与患者及其家属积极交流患者的病情，告知放疗实施的过程、可能的疗效，以及治疗相关的毒副反应；②积极处理和控制并发疾病；③口腔健康护理宣教及清洁牙齿，对有疾病的牙齿，建议放疗前10～14天予以拔除；④对有呼吸道梗阻症状者，放疗前应先行气管切开术等措施解除呼吸道梗阻，以保证放疗期间呼吸道通畅。

(二) 放疗体位的固定

放疗体位的固定要求舒适，摆位简单和重复性好。建议采用仰卧位，头颈、肩部给予热塑面膜固定，选用合适型号的头枕使颈椎拉直，肩部尽量压低，以减少对射线的干扰。临床上应用的放疗技术包括常规放疗、三维适形放疗(3D-CRT)和调强放疗(IMRT)。目前，临床上强烈推荐采用IMRT技术治疗下咽癌患者，而对一些不具备IMRT开展条件的基层医院可以考虑采用常规放疗技术。

四、常规放疗技术的实施

采用常规X线模拟机拍摄X线定位片，按照照射野的形状和大小制作整体挡铅后再进行放疗。根据既定计划，在放疗过程中对照射野作相应的调整。常规放疗照射方法主要采用两侧面颈联合野水平对穿照射＋下颈锁骨上野垂直照射。对于施行根治性放疗的下咽癌患者，面颈联合野的上界一般至颅底，下界至环状软骨下缘水平。后界位置根据颈部淋巴结有无转移确定：若颈部无淋巴结转移者，后界置于颈椎棘突后缘；若颈部淋巴结有转移者，则后界应移置包括颈部淋巴结为准。当照射剂量D_T 40 Gy后，后界前移至颈椎中后1/3交界处以避开脊髓，缩野直接推量至D_T 70 Gy左右，或者多次缩野不同剂量梯度照射，推量至D_T 70 Gy左右。对颈后转移淋巴结不能包括在缩野后的面颈联合野内的患者，推荐采用合适能量的电子线补量照射D_T 15～20 Gy。下颈锁骨上区需常规给予预防性照射，建议照射剂量为D_T 50 Gy，有淋巴结转移者也可用合适的电子线补量照射。由于两侧面颈联合野和下颈锁骨上野邻接，可能会引起照射剂量重叠而造成脊髓超量。当两侧面颈联合野照射时，建议在其下界脊髓投影处予以挡铅2 cm×2 cm～3 cm×3 cm。

对于手术治疗后有不良预后因素、存在高危复发可能的下咽癌患者，建议接受术后放疗。照射野应包括整个手术区域，设野时尽可能将全颈部及原发肿瘤区域放在同一照射范围内。一般设两野水平对穿照射，当照射剂量D_T达36～38 Gy后，后界前移至颈椎中后1/3交界处以避开脊髓；缩野后继

续照射至 D_T 50 Gy，然后再缩野至高危区，推量至 D_T 60 Gy。若有肿瘤残留，再次缩野至肿瘤区，推量至 D_T 66～70 Gy；后颈部采用合适能量的电子线补量照射 D_T 10～15 Gy。

五、调强放疗技术的实施

实施过程包括患者体位固定、CT 模拟定位、靶区定义和处方剂量给予、正常危及器官勾画和剂量限制标准确定、治疗计划设计、确认和验证，以及贯穿整个放疗过程的质量保证要求。

（一）模拟定位

模拟建议采用增强定位 CT 扫描（除非有医疗禁忌证者），扫描范围推荐从颅底至气管隆突水平。由于 MRI 影像可以更好地显示原发肿瘤边界、可疑的气管和食管受侵，以及鉴别异常的淋巴结，建议勾画靶区时行 CT-MRI 图像融合。有条件的医疗单位可以直接行 MRI 模拟机定位，然后再用定位 MRI 图像与定位 CT 图像融合，以提高图像配准的精度。另外，PET 可以提供肿瘤的代谢信息，可以在形态正常的淋巴结中区分出可能存在转移的淋巴结，在靶区勾画时可以参考 PET 图像。但一般不推荐作为常规的 PET-CT 图像融合。

（二）下咽癌放疗靶区和正常组织勾画

1. 下咽癌根治性放疗靶区勾画

GTV_p：临床体检和影像学显示的下咽部原发肿瘤。如果放疗前曾行化疗，应该按照化疗前原发肿瘤的侵犯范围勾画。

CTV_p：如果下咽部原发肿瘤的边界尚不确切，建议在 GTV_p 的基础上外放一定的边界，推荐外扩 0.5 cm（在天然解剖屏障处做相应的内收），即 CTV_p。照射剂量同 GTV_p。

PTV_p：根据患者下咽结构的活动度和摆位的精确性，对 GTV_p 或 CTV_p 边界外扩 5～10 mm。

GTV_{ln}：影像学显示颈部和咽旁间隙转移的淋巴结，一般标准为淋巴结短径≥1 cm，或明显异常和可疑的肿大淋巴结。如果放疗前曾行化疗，可以按照化疗后淋巴结的大小勾画。但伴有包膜明显外侵和周围软组织侵犯者，建议按照化疗前的范围勾画。

CTV_{ln}：如果转移淋巴结的边界不确切，尚未确定是否存在包膜外侵。建议在 GTV_{ln} 的基础上外放一定的边界，推荐外扩 0.5 cm，即 CTV_{ln}。照射剂量同 GTV_{ln}。

PTV_{ln}：根据摆位的精确性，对 GTV_{ln} 或 CTV_{ln} 边界外扩 3～5 mm。

CTV_1：高危亚临床原发病灶区域靶区，需包括 GTV_p 或 CTV_p 范围和＞1 cm 的边界、邻近上下结构、喉（从舌骨到环状软骨）、黏膜和黏膜下潜在的浸润性病灶，还有邻近的脂肪间隙，如会厌前脂肪间隙和椎前筋膜。

CTV_2：高危亚临床颈部淋巴引流区域靶区，如果存在颈部或咽后淋巴结转移，除要包括 GTV_{ln} 或 CTV_{ln} 范围和＞3 mm 的边界外，同时需包括同侧颈部Ⅰb～Ⅳ区和咽后淋巴引流区（上界需至颈内动脉入颅底的入口处）；如果Ⅱ～Ⅳ区有淋巴结转移，同侧的Ⅴ区需包括在内。环后区和咽后壁的肿瘤靠近中线区域，如果一侧颈部有淋巴结转移，对侧颈部也属于高危转移区域，需给予相同的照射剂量。另外，由于在原发肿瘤和Ⅲ～Ⅳ区转移淋巴结之间的组织是黏膜下微浸润的高危区域，也需勾画在内。

CTV_3：低危亚临床颈部淋巴引流区域靶区。对于无颈部或咽后淋巴结转移者，需包括两侧颈部Ⅱ～Ⅳ区和咽后淋巴引流区（上界为第 1 颈椎上缘水平）。对于非中线肿瘤如梨状窝区肿瘤，没有累及环后区和（或）咽后壁区者，如仅有一侧颈部淋巴结转移，那么对侧颈部可以视为低危区域，勾画在 CTV_3 内。

PTV_1、PTV_2 和 PTV_3：根据摆位的精确性，分别对 CTV_1、CTV_2 和 CTV_3 边界外扩 3～5 mm。

2. 下咽癌术后辅助放疗靶区勾画

CTV_1：高危亚临床区域靶区，包括肿瘤手术瘤床、毗邻肿瘤但未被直接累及的区域和颈部淋巴结包膜外受侵（ECE）区域。对有颈部淋巴结 ECE 者（特别是有病理学证实者），CTV_1 边缘需更靠近皮肤表面；而 ECE 阴性者，CTV_1 应避开皮肤 2～3 mm，以减轻急性放射性皮肤损伤。组织病理学检查不能提供具体 ECE 阳性的颈淋巴结区域时，建议参考术前 CT 和（或）MRI 扫描，勾画时更贴近皮肤表面。

CTV_2：低危亚临床区域靶区，包括影像学和病理检查未受累的颈淋巴结区域，可认为是选择性颈淋巴结区或者颈部淋巴结预防区域。

PTV_1 和 PTV_2：根据摆位的精确性，分别对 CTV_1 和 CTV_2 边界外扩 3～5 mm。

3. 正常危及器官受照剂量的限制标准

正常危及器官受照剂量的限制标准见表 21-2。

表 21-2 正常危及器官受照剂量的限制标准

正常危及器官	限制剂量标准
一类优先器官	
脑干	D_{max}<54 Gy，$D_{1\%}$<60 Gy
脊髓	D_{max}<45 Gy，$D_{1\%}$<50 Gy
三类优先器官	
下颌骨	V50<30%
颞颌关节	D_{max}<70 Gy
臂丛	D_{max}<66 Gy
四类优先器官	
腮腺	D_{mean}<26 Gy，V30<50%
颌下腺	D_{mean}<26 Gy
口腔	D_{mean}<45 Gy，$D_{1\%}$<70 Gy
耳蜗	D_{mean}<45 Gy
食管	V35<50%
气管	D_{mean}<45 Gy
甲状腺	D_{mean}<45 Gy

（三）放疗剂量

1. 根治性放疗靶区的处方剂量 对于接受同步化疗的患者，PTV_p 和 PTV_{ln} 的推荐剂量为 70 Gy/35次（每次 2 Gy），PTV_1 和 PTV_2 的推荐剂量为 63 Gy/35 次（每次 1.8 Gy），PTV_3 的推荐剂量为 56 Gy/35 次（每次 1.6 Gy）。然而，对未行同步化疗的患者除了可采用上述处方剂量外，还可推荐 PTV_p 和 PTV_{ln} 剂量为 66 Gy/30 次（每次 2.2 Gy/次），PTV_1 和 PTV_2 的推荐剂量为 60 Gy/30 次（每次 2 Gy），PTV_3 的推荐剂量为 54 Gy/30 次（每次 1.8 Gy）。

2. 术后放疗靶区的处方剂量 高危区给予 60～66 Gy/30～33 次（每次 2 Gy），低危区给予44～50 Gy（每次 2 Gy）或者 54～63 Gy（每次 1.6～1.8 Gy）。

3. 姑息性放疗靶区的处方剂量 对部分不能手术切除、一般情况差但无远地转移的患者，可以考虑行局部区域姑息性放疗。可采用短疗程放疗，1～2 周内照射，每次 4～5 Gy，共 5 次；若患者能耐受，可以继续按原计划照射 5 次。也可采用 1 周照射 2 次，总剂量为 50 Gy，共照射 16 次，或者总剂量为 30 Gy，共照射 5 次。RTOG-85-02 研究采用 2～3 周内照射，每次 3.7 Gy，每天两次，连续照射 2 天，共 3 个循环。

（四）治疗计划设计、确认、验证和质量保证要求

1. 下咽癌 IMRT 计划设计 一般采用 7～9 个共面等角度分布照射野，采用同步加量（simultaneous intergrate boost，SIB）技术，即在相同的照射分次内分别给予多个靶区不同的照射剂量。SIB 技术具有缩短患者治疗时间、增加肿瘤区生物学等效剂量、剂量线紧密包绕靶区等优点。

2. 治疗计划评估要求 ①确认每个靶区的处方剂量覆盖，100%处方剂量应覆盖 95%以上的靶区；②检查热点的存在，PTV 接受 110%以上处方剂量的体积应≤20%，接受 115%以上处方剂量的体积应≤5%；③检查正常组织的受量在限制范围内；④在计划影像上逐层检查等剂量分布情况，观察剂量冷、热点的位置。

3. 验证 放疗计划执行前需进行剂量验证，符合要求后方能执行。采用图像引导（IGRT）技术进行误差校正，以提高摆位的精确性。一般要求前 5 次治疗每次进行锥形束 CT（CBCT）扫描误差校正，以后每周 1 次。

六、放疗后随访

放疗后长期随访非常重要，其不但能够及时发现肿瘤复发和（或）转移，以及第二原发肿瘤，而且还能观察肿瘤治疗后出现的毒副反应，并给予患者必要的医疗支持。

1. 随访时机 目前，一般推荐治疗后第 1 年内，每 1～3 月随访 1 次；第 2 年内，每 2～4 个月随访 1 次；第 3～5 年内，每 4～6 月随访 1 次；随后，每 6～12 个月随访 1 次。

2. 随访内容 包括临床检查和纤维喉镜检查外，前 2 年内每 3～6 个月或必要时行颈部 CT 或 MRI 检查。PET-CT 对鉴别组织纤维化和肿瘤残留或复发具有一定的价值。有研究发现，治疗后获得完全缓解的患者发生局部区域的失败率较低，因此建议仅需要行常规临床检查；若临床怀疑有复发可能时，需进行反复的影像学检查。若治疗后患者的病灶有明显残留，则局部失败的可能性非常大，

建议每3～4个月行CT或MRI检查，必要时行PET-CT检查和活检。另外，在随访过程中建议每6～12个月监测血浆TSH水平。

第六节　放疗和化疗和(或)分子靶向药物的联合应用

目前，下咽癌放疗与化疗和(或)分子靶向药物联合应用的模式主要有根治性放疗和(或)分子靶向药物、诱导化放疗或手术治疗、术后辅助放化疗。

一、根治性放疗

一项荟萃分析(MACH-NC)纳入93个随机临床试验共17 346例头颈部癌，采用铂类药物为基础的同步放、化疗较单纯放疗能带来6.5%的生存获益。但对于年龄>70岁的患者，则同步放化疗并不能带来生存获益。

近10多年来，对头颈部癌采用放(化)疗联合分子靶向药物EGFR单抗进行了广泛而深入的研究。Bonner等国际多中心Ⅲ期临床研究比较了放疗同步联合应用C225和单纯放疗治疗局部晚期头颈部鳞癌的疗效，结果发现放疗联合C225组的5年局部控制率和总生存率均提高10%。但在本研究入组的424例患者中下咽癌仅30例，亚组分析并没有发现联合应用C225能获益。RTOG 0522和CONCERT-1研究分别对局部晚期头颈部鳞癌在用单药顺铂同步放化疗的基础上分别联合应用C225和帕尼单抗，结果发现并不能提高局部控制率、肿瘤无进展生存率和总生存率，且照射野内黏膜和皮肤的急性反应有增加的趋势。CONCERT-2研究，比较了单药顺铂同步放化疗和放疗同步联合帕尼单抗的疗效，发现同步放化疗组的颈部区域控制率和肿瘤无进展生存率均优于放疗同步联合帕尼单抗组，且总生存率也有获益的趋势。因此，对于一般情况较好的患者优先推荐采用同步放化疗，而不建议在同步放化疗的基础上联合应用EGFR单抗；而对一般情况差或年龄大的患者(年龄>70岁)可以考虑行单纯放疗或者放疗同步联合EGFR单抗。

二、诱导化放疗或手术治疗

EORTC 24891临床试验随机分为两组：诱导化疗(5-Fu+顺铂)+根治性放疗和根治性手术+术后放疗，结果发现两组的5年和10年的总生存率和无进展生存率均无差异，但诱导化疗组存活的2/3患者均保留了喉功能。在PF方案(5-Fu+顺铂)基础上加用紫杉醇类药物(TPF方案)也得到了较广泛的探讨。EORTC TAX-323临床研究比较了FP或TPF诱导化疗+根治性放疗的疗效，发现用TPF者较PF方案者的死亡风险降低27%，其中位总生存期分别为18.8个月和14.5个月。EORTC TAX-324临床研究比较了FP或TPF诱导化疗+同步放化疗(同步化疗为单药卡铂)的疗效，两组的5年生存率分别为42%和52%。另有一项法国的研究发现应用TPF或PF化疗后，有效率分别为80%和59%。随后对这些化疗有效的患者给予放疗或同步放化疗，无效者则给予喉切除和术后放疗或术后同步放化疗。结果发现TPF组和PF组的3年喉保留率分别为70%和57%，但两组的总生存率无差异。因此，对于一般情况好，无使用紫杉醇类药物禁忌证、原发肿瘤负荷大，或淋巴结分期晚的患者可以考虑应用TPF方案作为诱导化疗。

三、术后辅助放化疗

RTOG 9501 Ⅲ期临床试验亚组分析结果显示，术后放疗同步应用单药顺铂化疗(100 mg/m^2，第1、22、43天)较单纯放疗能显著提高切缘阳性和颈部淋巴结转移患者的局部控制率和无病生存率。目前，尚无足够的循证医学证据推荐术后放疗时同步应用卡铂、多西他赛、紫杉醇和分子靶向药物EGFR单抗等。

第七节　放疗并发症

下咽癌放疗过程中和放疗后不可避免的会出现一些治疗相关的不良反应，包括急性反应和晚期后遗症。

一、急性反应

急性反应包括放射性黏膜反应和皮肤反应、味觉障碍、口干、喉水肿和全身乏力等。大部分急性反应在放疗结束后数周至数月内能够缓解，而口干会持续存在，因此需要在作放疗计划时注意保护腮腺、颌下腺和口底的小唾液腺。部分患者在放疗过程中或放疗结束后的随访过程中出现喉水肿、咽喉黏膜充血，最后出现纤维化。但在放疗结束至随后的2年内，若出现严重的喉水肿或者新出现喉水肿，需要高度怀疑肿瘤残存或复发的可能。

二、晚期后遗症

晚期后遗症包括喉软骨和软组织坏死、吞咽困难和喉水肿等，主要发生在接受高剂量照射的患者，部分患者需要行胃造瘘和气管切开术。

（陆雪官）

参考文献

[1] 殷蔚伯，余子豪，徐国镇等主编. 肿瘤放射治疗学. 第四版. 北京：中国协和医科大学出版社，2008.

[2] 汤钊猷主编. 现代肿瘤学. 第三版. 上海：复旦大学出版社，2011.

[3] Ang KK, Zhang Q, Rosenthal DI, et al. Randomized phase Ⅲ trial of concurrent accelerated radiation plus cisplatin with or without cetuximab for stage Ⅲ to Ⅳ head and neck carcinoma: RTOG 0522. J Clin Oncol, 2014, 32:2940-2950.

[4] Bonner JA, Harari PM, Girlt J, et al. Radiotherapy plus cetuximab for locoregionally advanced head and neck cancer: 5-year survival data from a phase 3 randomised trial, and relation between cetuximab-induced rash and survival. Lancet Oncol, 2010, 11: 21-28.

[5] Cooper JS, Zhang Q, Pajak TF, et al. Long-term follow-up of the? RTOG 9501/intergroup phase Ⅲ trial: postoperative concurrent radiation therapy and chemotherapy in high-risk squamous cell carcinoma of the head and neck. Int J Radiat Oncol Biol Phys, 2012, 84:1198-1205.

[6] Giralt J, Trigo J, Nuyts S, et al. Panitumumab plus radiotherapy versus chemoradiotherapy in patients with unresected, locally advanced squamous-cell carcinoma of the head and neck (CONCERT-2): a randomised, controlled, open-label phase 2 trial. Lancet Oncol, 2015, 16: 221-232.

[7] Gupta GP, Lee NY. Hypopharyngeal carcinoma. In: Lee NY, Lu JJ, eds. Target volume delineation and field setup. New York: Springer-Verlag, 2013, 29-34.

[8] Horowitz DP, Berman M, Wang TJC, et al. Hypopharyngeal and laryngeal carcinoma. In: Chao KSC, Wang TJC, Marinetti T, eds. Practical essentials of intensity modulated radiation therapy. 3rd ed. Amsterdam: Wolters Kluwer, 2014, 193-222.

[9] Kruser TJ, Shah HK, Hoffman HT, et al. Hypopharynx. In: Halperin EC, Wazer DE, Perez CA, et al, eds. Principles and practice of radiation oncology. 6th ed. Philadelphia: Lippincott Williams & Wilkins Companies, 2013, 2162-2195.

[10] Leclerc M, Maingon P, Hamoir M, et al. A dose escalation study with intensity modulated radiation therapy (IMRT) in T2N0、T2N1、T3N0 squamous cell carcinomas (SCC) of the oropharynx, larynx and hypopharynx using a simultaneous integrated boost (SIB) approach. Radiother Oncol, 2013, 106: 333-340.

[11] Liu WS, Hsin CH, Chou YH, et al. Long-term results of intensity-modulated radiotherapy concomitant with chemotherapy for hypopharyngeal carcinoma aimed at laryngeal preservation. BMC Cancer, 2010, 10: 102.

[12] Lorch JH, Goloubeva O, Haddad RI, et al. Induction chemotherapy with cisplatin and fluorouracil alone or in combination with docetaxel in locally advanced squamous-cell cancer of the head and neck: long-term results of the TAX 324 randomised phase 3 trial. Lancet Oncol, 2011, 12: 153-159.

[13] Mesía R, Henke M, Fortin A, et al. Chemoradiotherapy with or without panitumumab in patients with unresected, locally advanced squamous-cell carcinoma of the head and neck (CONCERT-1): a randomised, controlled, open-label phase 2 trial. Lancet Oncol, 2015, 16: 208-220.

[14] National Cancer Data Base. Commission on cancer. American College of Surgeons Benchmark Reports. Available at: http://www. facs. org/cancer/ncdb/. Accessed August 24, 2011.

[15] Pignon JP, le Maitre A, Maillard E, et al. Meta-analysis of chemotherapy in head and neck cancer (MACH-NC): an update on 93 randomised trials and 17, 346 patients. Radiother Oncol, 2009, 4-14.

[16] Pointreau Y, Garaud P, Chapet S, et al. Randomized trial of induction chemotherapy with cisplatin and fluorouracil with or without docetaxel for larynx preservation. J Natl Cancer Inst, 2009, 101: 498-506.

[17] Ribeiro KB, Levi JE, Pawlita M, et al. Low human papillomavirus prevalence in head and neck cancer: results from two large case-control studies in high-incidence regions. Int J Epidemiol, 2011, 40: 489-502.

[18] Vermorken JB, Remenar E, van Herpen C, et al. Cisplatin, fluorouracil, and docetaxel in unresectable head and neck cancer. N Eng J Med, 2007, 357: 1695-1704.

第二十二章 口腔癌

第一节 概 述

口腔包括唇、舌、齿龈、颊黏膜、口底、磨牙后三角、硬腭和牙槽嵴。口腔癌是一种常见的黏膜上皮性肿瘤，发病率约占全身恶性肿瘤的 3.5%。口腔癌构成中，鳞状细胞癌(简称"鳞癌")占 90%以上。2005 年，WHO 在头颈肿瘤病理学和遗传学分类中将口腔鳞癌定义为："一种具有不同分化程度的侵袭性肿瘤，倾向于早期、广泛的淋巴结转移，主要发生于 40～70 岁的烟酒嗜好者"。中国的发病情况，以 2011 年数据为例，来自 28 个省市 177 个癌症注册登记中心的数据显示，2011 全年新发口腔癌病例 39 450 例，包括 26 160 例男性患者和 13 290 名的女性患者。估算的口腔癌粗略发病率为 2.93/10 万，按中国人口年龄标准化后估算的发病率为 2.22/10 万。登记报告的中国 2011 年的口腔癌死亡人数是 16 933 例，整体粗略死亡率估算为 1.26/10万，占所有癌症死亡的 0.80%。口腔癌的发病率和病死率随着年龄增加而增加，具有男性显著高于女性、城市地区高于农村地区的特点。口腔癌是恶性程度较高的肿瘤，虽然经肿瘤学家、外科医师的不断努力，在过去 20 年中口腔癌的病死率略有下降，但其 5 年生存率仍只有 41.0%～79.5%。

第二节 早期口腔癌的放疗

口腔癌治疗中，放疗无论是单用或与外科手术综合应用均起重要作用。对早期病变如能采用外照射配合间质插植治疗，在一些报道中可获得与手术治疗同样的效果，并使患者保持美容与正常咀嚼、吞咽及发音功能，提高了生存质量。镭针组织间插植治疗在 20 世纪前半个世纪中广泛应用于临床，并对舌癌、颊黏膜癌、口底癌等的治疗取得了满意的局部控制效果。随着人工放射性核素 ^{192}Ir、^{125}I、^{198}Au、^{137}Cs 等的出现及后装技术的发展，镭针治疗已被 ^{192}Ir 后装间质治疗所代替。后装治疗技术解决了医务人员的防护问题，同时使用计算机计算放射源周围的等量线，能清楚显示靶区剂量，使放疗计划得到保证。由于该技术需要专门的设备和有经验的医生和物理师，并需要放疗科与口腔外科、麻醉科的紧密配合，目前全国范围内能开展此项技术的单位已经几乎没有。仅仅依赖单纯外照射治疗早期口腔癌的疗效远不如手术治疗，故不推荐作为治疗选项。

口腔鳞癌早期容易发生颈部淋巴结转移，有无颈部淋巴结转移是影响口腔鳞癌预后的重要因素之一。口腔癌患者初诊时约 60%为 T1-2N0，其中有 21%～39%存在隐匿转移(occult metastasis)。各种免疫组化检测及分子检测技术可以发现在常规光学显微镜病理诊断为 pN0 的患者中，约有 20%存在微转移灶。N0 淋巴分期的微转移与肿瘤的原发部位及生物学行为有关，T1 期的舌癌可达 30%。一般口腔癌淋巴结转移率从高至低依次为舌、口底、下牙龈、颊黏膜、上牙龈、硬腭及唇。一旦出现颈部转移灶，患者的 5 年生存率将下降 50%左右。由于目前缺乏特异有效的检查方法能够在术前检测颈部淋巴结内微小的隐匿性转移灶，导致临床诊断和病理诊断符合率较低。如果对所有 cN0 患者实施选择性颈部淋巴结清扫术(elective neck dissection，END)后，约有 70%患者的手术是多余的，故部分学者认为无需为此切除患者大量功能组织，从而破坏了正常颈部淋巴组织的免疫防御功能，给患者带来外形和功能性损伤，降低了术后的生活质量。据统计，有45%的患者术后不能恢复工作或正常生活，手术侧颈部留有相当的后遗症。但如果对cN0的患者采取观察，当出现临床转移征象时再行治疗性颈部淋巴结清扫术（therapeutic neck dissection，TND）的密切随访策略，其治愈率往往又低于同期行联合根治术者。据荟萃分析，颈部复发是影响早期舌癌预后的最显著因素。复发患者的3年及5年生存率为40.7%及25.9%，未复发者3年及5年生存率为87.3%及80.3%，两者有显著的统计学差异。因此，如何掌握cN0的患者行选择性颈部淋巴结清扫术的指征是临床医生面临的难题。目前，尚无较好的方法能够在术前准确地判断临床Ⅰ～Ⅱ期口腔癌的颈部淋巴结转移情况，因此对于临床颈部淋巴结阴性（cN0）的口腔鳞癌患者的颈部处理一直是口腔颌面头颈肿瘤界最具争议的话题之一。

口腔鳞癌最易发生转移的淋巴结群是Ⅰ、Ⅱ和Ⅲ区。但这只是一般规律，在舌癌患者中时常会出现第Ⅱ和Ⅲ区无淋巴结转移，而Ⅳ区淋巴结存在转移情况，称为“跳跃转移”（skip metastasis）。Shah研究了192例口腔鳞癌的选择性颈部淋巴结清扫术标本，发现有4.6%病例在第Ⅰ、Ⅱ、Ⅲ区没出现转移情况下出现第Ⅳ区淋巴结转移。该现象较多发生于舌癌，其发生率可高达15.8%。由于目前对口腔鳞癌的隐匿性转移和跳跃性转移缺乏特异性诊断方法，早期患者的颈部处理存在过度与不足的矛盾。

对于这个争论问题，目前仍没有明确的治疗指南。通常可以采用临床严密观察随访，出现颈部淋巴结转移后再行治疗性颈部淋巴结清扫术（TND），或同期行选择性颈部淋巴结清扫术。美国的《NCCN指南》里同时采纳了上述两种颈部处理方式，但却没有具体指征。对于需要行颈部淋巴结清扫术者，术式的选择也存在一定争议。李思毅等通过对132例早期舌鳞癌患者的临床回顾性研究认为，对于Ⅰ期及<3 cm的高分化Ⅱ期患者可采取随访观察方案，而对于其余Ⅱ期患者均选择同期选择性颈部淋巴结清扫术。Song等认为，对于早期舌鳞癌患者需给予选择性颈部淋巴结清扫术，只有当颈部淋巴转移率低于<17%或术后挽救率>73%时，采用随访观察的策略会更好。由于早期口腔鳞癌淋巴结微转移灶主要形成于Ⅰ～Ⅲ区，约占92.6%；对于颈部淋巴结转移阴性的早期口腔癌患者，颈部淋巴结清扫术选择为肩胛舌骨上淋巴结清扫，通常不支持行Ⅳ和Ⅴ区淋巴结清扫。发表在2015年新英格兰医学杂志的重磅研究，印度塔塔医院的一项前瞻性Ⅲ期随机临床试验（NCT00193765），分析了T1N0M0期或T2N0M0期口腔鳞癌患者初次手术时行经口END对比TND（淋巴结复发时行颈部淋巴结清扫术）的优势，基于肿瘤大小、部位、性别及术前颈部超声对患者进行分层。主要终点为总生存期（OS），次要终点为无病生存期（DFS）。该试验计划END比TND在OS上有10%的优势（单侧 $\alpha=0.05$，$\beta=0.2$），假设TND组的5年OS为60%，计划样本为710例。2004年1月至2014年6月试验最终随机入组596例，有500例可分析患者（TND 255例，END 245例），两组间的肿瘤部位与分期无差异；其中427例舌癌，68例颊黏膜癌，5例口底癌；T1期221例，T2期279例。中位随访时间为39个月，TND组与END组的复发例数分别为146例与81例；END组的3年OS及DFS显著高于TND组，OS（80.0%对比67.5%，HR=0.63，95%CI 0.44～0.89，$P=0.01$），DFS（69.5%对比45.9%，HR=0.44，95%CI 0.34～0.58，$P<0.001$）。使用Cox回归对分层因子进行校正后，END组在OS和DFS上仍较TND组有明显优势。在TND组复发病例每增加15例，死亡病例将增加8例。早期口腔癌患者行选择性颈部淋巴清扫术可以减少37%的死亡率，研究结论应考虑将END作为标准治疗方案。即便支持END的证据多一些，由于不同医生有自己不同的选择标准，印度研究的结论仍很难改变目前的临床实践现状。今后的研究重点将不再聚焦哪种颈部淋巴结清扫术方式更好，而重点在于怎样通过临床、病理及分子生物标记物筛选适合END的患者，不同预后分层的患者如何采取不同的颈部处理策略。

颈部淋巴引流区的预防性照射也是早期cN0口腔癌颈部处理的一个选项，手术相对放疗的优势在于并发症少（大多采用肩胛舌骨肌上颈部淋巴结清扫术），能提供淋巴结转移的病理诊断，为进一步治疗提供依据。相比单一的原发灶广泛切除术和（或）单侧颈部淋巴结清扫术，放疗的优势在于可以遵循口腔癌隐匿性和跳跃性颈部淋巴结转移的特点治疗更广泛的淋巴引流区，且临床上易于操作。

除了对原发灶的肿瘤床和手术床，预防照射范围还可以方便地包括口底及双侧颈部淋巴引流区，并可将上述区域作为一个整体靶区进行照射。由于是预防性照射，放疗剂量可以控制在 50～54 Gy，并不会增加患者过多的急性或晚期的毒性反应。颈部淋巴结清扫术的主要不良反应是给患者带来一定的臂丛神经功能障碍和一些手术并发症，放疗的不良反应是口干和颈部软组织的纤维化，两者的不良反应谱并不相同。颈部淋巴结清扫术与放疗的疗效对比，尚无样本量足够大的随机对照研究显示两者的优劣。回顾性研究显示，两者在控制亚临床转移灶方面是一致的。放疗的局部失败率为 0%～8%，手术为 0%～11.2%，两者的生存率基本一致。Shim 的回顾性研究了 57 例 T1-2N0-1 早期舌癌，44 例未行术后放疗的患者有 13 例出现区域淋巴结转移，而 13 例行术后放疗的患者仅有 2 例发生区域失败。虽然这个结果无统计学意义，但行颈部照射的患者确实较少发生颈部淋巴结的复发，辅助放疗在早期口腔癌局部区域控制方面的作用应得到重视。目前，大多数学者认为对于早期口腔癌放疗并不增加颈部淋巴结清扫术后的疗效；但对部分有不良预后因素（如舌癌原发灶侵及深度>4 mm）而且未行颈部淋巴结清扫术的患者，放疗可以达到类似颈部淋巴结清扫术的局部控制率。针对这个观点，并无前瞻性临床资料能证实。上海交通大学医学院附属第九人民医院于 2015 年开展了相关的临床研究，旨在探索放疗对早期舌癌（T1-2aN0M0）的疗效，提倡根据患者的临床病理特征选择合适的颈部处理方式。具体临床处置规范见图 22-1。

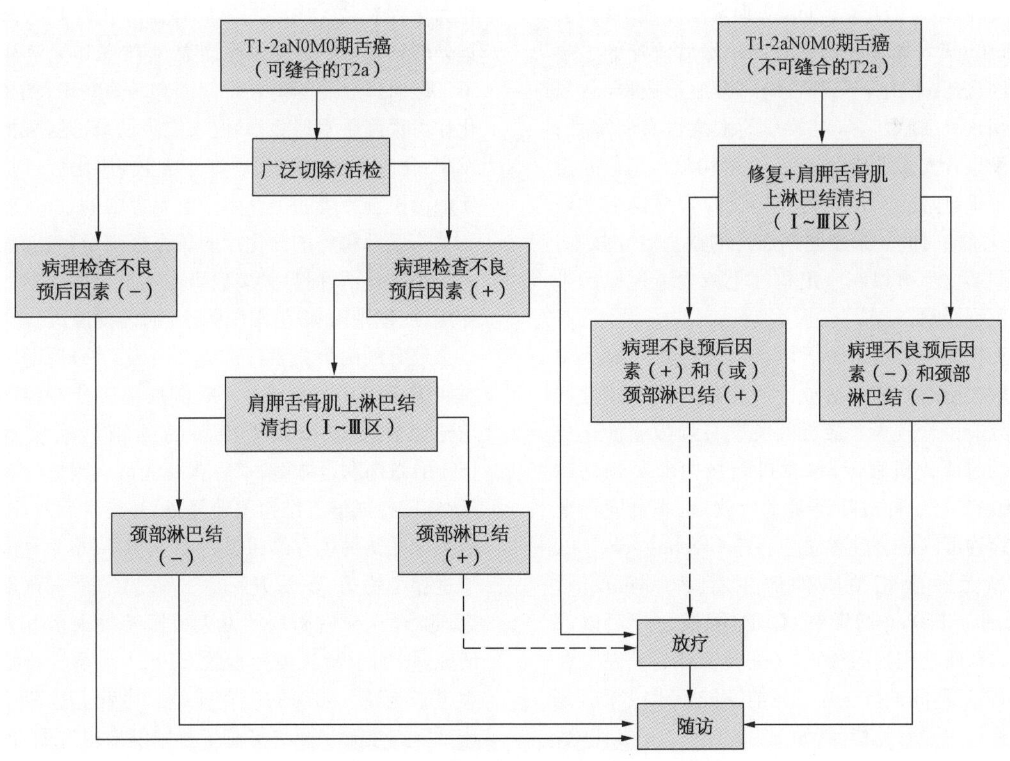

图 22-1　早期舌癌颈部处理流程

注：(1) 病理不良预后因素包括病灶浸润深度≥4 mm、浸润前缘、神经/血管侵犯、切缘阳性。

(2) 虚线：对于选择性颈部淋巴结清扫术后发现有隐匿淋巴结转移（pN^+）的处理，并不是所有病例都适合做术后补充放疗。对于转移淋巴结数目>2 个或有包膜外浸润的病例宜做术后补充放疗。

第三节 局部晚期口腔癌的非手术治疗

对中晚期口腔癌尤其是出现颈部淋巴结转移时单纯放疗疗效较差，放疗的主要作用是术后辅助治疗。术后放疗的目的在于控制或减少亚临床灶的复发，降低局部和区域淋巴结复发率。术后辅助放疗通常根据手术切除的彻底程度（R0，R1，R2）、原发性肿瘤的体积范围（＞T3）和有无淋巴结转移等术后病理检查结果给予不同方案。如手术为根治性切除，对可能潜在病变区行预防性放疗，剂量水平为 54～60 Gy/5～6 周；对手术为姑息性切除者，对肉眼残余病灶可通过缩野技术给病变区追加剂量，使总剂量达 66～70 Gy/6～7 周。有学者报道口腔癌术后放疗，疗效除与病理分期、切缘阳性等有关外，还与治疗总时间（从手术至完成放疗）有关，≤100 天者局部控制率较高。术后放疗的主要不利因素是：①由于手术后局部瘢痕形成，导致局部组织乏氧细胞较多，对放疗的敏感性有所降低；②由于患者大多数年龄较大，手术切除范围广并需要修复重建，使患者术后恢复较慢，容易延迟术后放疗开始的时间。采用同期加量的调强放疗技术，联合同期化疗可以在一定程度上减少上述原因带来的不利影响。

相比其他头颈部肿瘤，以中、高分化鳞癌为主要病理类型的口腔癌对放疗及放化疗的敏感性和退缩效应相差较大。最近的关于头颈鳞癌放化疗联合的荟萃分析显示，包含口腔在内的头颈部鳞癌，无论是根治性放疗还是术后放疗，联合同期全身化疗均可以显著改善总生存率（overall survival，OS）和无肿瘤相关事件的生存率（event free survival，EFS），单药顺铂（DDP）同期化疗可以取得与多药联合相当的约 6.5%的 5 年生存获益。在这种背景下，同期放化疗是目前不能手术或术后伴有不良病理预后的特征（如 R1 或 R0＜5 mm 切除，或淋巴结包膜外侵犯）患者的标准治疗。当然，在临床实践中，这种联合治疗会产生一定的毒性反应，需根据患者个体差异，灵活地运用多学科治疗策略。

术后辅助治疗的进展在于进一步改善具有高危因素患者的预后，RTOG-0234 研究是一项Ⅱ期随机临床试验，试验设计为手术后顺铂联合西妥昔单抗，或多西他赛联合西妥昔单抗同期放疗治疗局部晚期头颈部鳞癌。早期的试验结果与 EORTC 22931/RTOG9501 的术后同期放化疗组的结果相比，西妥昔单抗联合辅助放、化疗是可行的，且耐受性良好。无论对 DFS 还是 OS，两个研究组均有改善，其中多西他赛联合西妥昔单抗组生存获益更为显著。正在进行中的 RTOG1216 和 RTOG0920 临床研究将进一步评估抗 EGFR 的靶向治疗在术后中、高危头颈部鳞癌辅助治疗中的价值。

相比同期放、化疗，诱导/新辅助化疗通过全身性、系统性的细胞毒性作用，可以降低肿瘤负荷，提高手术的可切除率及切缘阴性率，同时又可以及时治疗亚临床转移病灶，降低转移率。Patil 等报道，不可切除的晚期口腔癌行 TPF 或 PF 诱导化疗方案后，TPF 方案的可切除率为 68%，PF 为 37.89%。但是，手术切除率的提高并不一定能转化为生存获益。主要的争议在诱导化疗是否降低远处转移率，以及是否提高总生存率和无瘤生存率。但对口腔癌的诱导化疗也有一些共识，如诱导化疗可提高手术切除率，但未能降低局部区域的复发率，化疗有效者的预后好于无效者，化疗可提高无根治机会患者的生存率。值得提醒的是，在众多有关头颈部鳞癌诱导化疗的研究报道中，口腔癌仅占很小的比例，而且大多数研究不涉及手术治疗的作用，所以理解和运用诱导化疗时需要谨慎。

仅有的两个关于口腔癌诱导化疗的Ⅲ期随机对照临床研究。一个是 195 例局部晚期口腔癌术前随机接受或不接受经典的顺铂与氟尿嘧啶（5-Fu）双药联合方案，术后有高危预后因素的患者（切缘阳性或淋巴结包膜外侵犯）补充术后放疗，两组长期随访的生存结果并没有明显不同，两组的 5 年生存率均为 55%，$P=0.767$。另一个来自上海交通大学医学院附属第九人民医院钟来平等人的研究，增加了紫杉类药物的 TPF 术前诱导化疗方案也未能显示明确的生存获益。尽管上述两个临床试验在主要观察终点总生存率没取得进展，但亚组分析中均显示对诱导化疗应答好的患者，其预后较好。在其他肿瘤如乳腺癌和骨肉瘤的诱导化疗中也观察到此现象，这也提示诱导化疗的应答在一定程度上是预后的预测指标。如何筛选对诱导化疗敏感的患者，例如利用高通量分子基因检测技术和选择更好的化疗药物，应该是未来治疗的发展方向。诱导化疗阶段加入抗 EGFR 的靶向治疗能否增加应答率，进而进一步提高疗效。笔者单位上海交通大学医学院附属第九人民医院正在进行的Ⅲ期随机对照研究已完成243例的入组，包括Ⅲ/Ⅳa期口腔癌、口咽鳞癌(扁桃体癌除外)术前随机接受或不接受西妥昔单抗、多西他赛及顺铂的诱导化疗联合手术和术后放、化疗，期待其最终结果带来的提示。

非手术治疗策略在需要器官保留的部分，局部晚期的喉癌和下咽癌的多学科治疗中取得了成功，无论是同期放、化疗还是根据诱导化疗后的肿瘤退缩情况决定是手术还是放疗，都是临床实践可取的保喉方式。但上述策略能否有效地运用在口腔癌治疗中，还是个很大的挑战。美国密执根大学近期报道的一个Ⅱ期临床试验，针对局部晚期的口腔癌，PF方案诱导化疗后，应答退缩良好的病例采用同期放、化疗的非手术后续治疗，应答退缩不佳的患者则行挽救性手术。试验由于入组缓慢，且2组间疗效相差过大，已提前终止。根据配对分析资料显示，手术组疗效明显好于非手术组，2年局部控制率手术组72%，同步放、化疗组26%，$P=0.001$；疾病相关生存率(DSS)手术组65%，同步放、化疗组32%，$P=0.03$。化疗敏感性并不能筛选适合非手术治疗策略的患者。Gore等回顾性分析了局部晚期口腔癌采用非手术策略(包括同步放、化疗或单纯放疗)的疗效，结果显示5年OS 29%，5年DSS 30%，放射性下颌骨坏死率36%，效果并不理想。另一些小样本的研究同样显示，非手术治疗的局部控制和生存预后仍不如多数手术联合术后放疗的结果。

综上所述，无论在同期放、化疗阶段还是在诱导化疗阶段，非手术治疗策略(化疗、靶向治疗)仍不能取代手术和术后放疗在口腔癌治疗中的地位，手术仍是可切除口腔癌病例的首选治疗。

(朱国培　窦圣金)

参考文献

[1] 左雁，叶茂昌. 125I近距离放射技术在口腔颌面部恶性肿瘤中的应用现状和前景. 口腔医学，2012，32：381-383.

[2] 李思毅，胡永杰，张陈平，等. cN0早期舌体鳞癌的颈部处理探讨. 华西口腔医学杂志，2011，29：596-599.

[3] 苏宇雄，杨小平，韩璐，等. 选择性颈部淋巴结清扫对T1-2N0M0舌癌患者预后影响的荟萃分析. 循证医学，2004，4：72-76.

[4] 宋明，陈福进，曾宗渊，等. 诱导化疗在中晚期舌癌治疗中的价值. 癌症，2002，21：68-70.

[5] Ang KK，Trotti A，Brown BW，et al. Randomized trial addressing risk features and time factors of surgery plus radiotherapy in advanced head and neck cancer. Int J Radiat Oncol Biol Phys，2001，51：571-578.

[6] Barnes L，Eveson JW，Reichart P，et al. Pathology and genetics of head and neck tumours. Lyon：IARC WHO Classification of Tumors Press，2005：168-175.

[7] Blanchard P，Bourhis J，Lacas B，et al. Taxane-cisplatin-fluorouracil as induction chemotherapy in locally advanced head and neck cancers：an individual patient data meta-analysis of the meta-analysis of chemotherapy in head and neck cancer group. J Clin Oncol，2013，31：2854-2860.

[8] Bossi P，Lo Vullo S，Guzzo M，et al. Preoperative chemotherapy in advanced resectable OCSCC：long-term results of a randomized phase Ⅲ trial. Ann Oncol，2014，25：462-466.

[9] Chinn SB，Spector ME，Bellile EL，et al. Efficacy of induction selection chemotherapy vs primary surgery for patients with advanced oral cavity carcinoma. JAMA Otolaryngol Head Neck Surg，2014，140：134-142.

[10] Gore SM，Crombie AK，Batstone MD，et al. Concurrent chemoradiotherapy compared with surgery and adjuvant radiotherapy for oral cavity squamous cell carcinoma. Head Neck，2015，37：518-523.

[11] Grau JJ，Domingo J，Blanch J，et al. Multidisciplinary approach in advanced cancer of the oral cavity：outcome with neoadjuvant chemotherapy according to intention to treat local therapy — a phase Ⅱ study. Oncology，2002，63：338-345.

[12] Hao SP，Tsang NM. The role of supraomohyoid neck dissection in patients of oral cavity carcinoma. Oral Oncol，2002，38：309-312.

[13] Harari PM，Harris J，Kies MS，et al. Post-

operative chemoradiotherapy and cetuximab for high-risk squamous cell carcinoma of the head and neck: radiation therapy oncology group RTOG-0234. J Clin Oncol, 2014, 32: 2486-2495.

[14] Licitra L, Grandi C, Guzzo M, et al. Primary chemotherapy in resectable oral cavity squamous cell cancer: a randomized controlled trial. J Clin Oncol, 2003, 21: 327-333.

[15] Mazeron JJ, Ardiet JM, Haie-Meder C, et al. GEC-ESTRO recommendations for brachytherapy for head and neck squamous cell carcinomas. Radiother Oncol, 2009, 91:150-156.

[16] Pernot M, Malissard L, Aletti P, et al. Iridium-192 brachytherapy in the management of 147 T2N0 oral tongue carcinomas treated with irradiation alone: comparison of two treatment techniques. Radiother Oncol, 1992, 23:223-228.

[17] Pillsbury HC, Clark M. A rationale for therapy of the No neck. Laryngoscope, 1997, 107: 1294-1315.

[18] Pignon JP, Le Maitre A, Maillard E, et al. Meta-analysis of chemotherapy in head and neck cancer (MACH-NC): an update on 93 randomised trials and 17, 346 patients. Radiother Oncolo, 2009, 92: 4-14.

[19] Patil VM, Noronha V, Joshi A, et al. Induction chemotherapy in technically unresectable locally advanced oral cavity cancers: does it make a difference. Indian J Cancer, 2013, 50:1-10.

[20] Pederson AW, Salama JK, Witt ME, et al. Concurrent chemotherapy and intensity-modulated radiotherapy for organ preservation of locoregionally advanced oral cavity cancer. Am J Clin Oncol, 2011, 34: 356-361.

[21] Perrone F, Bossi P, Cortelazzi B, et al. TP53 mutations and pathologic complete response to neoadjuvant cisplatin and fluorouracil chemotherapy in resected oral cavity squamous cell carcinoma. J Clin Oncol, 2010, 28: 761-766.

[22] Ross GL, Soutar DS, MacDonald DG, et al. Improved staging of cervical metastases in clinically node-negative patients with head and neck squamous cell carcinoma. Ann Surg Oncol, 2004, 11: 213-218.

[23] Rugged EM, Carlini P, Pollera CF, et al. Long-term survival in locally advanced oral cavity cancer: an analysis of patients treated with neoadjuvant cisplatin-based chemotherapy followed by surgery. Head Neck, 2005, 27: 452-458.

[24] Shah JP, Andersen PE. Evolving role of modifications in neck dissection for oral squamous carcinoma. Br J Oral Maxillofac Surg, 1995, 33: 3-8.

[25] Shim SJ, Cha J, Koom WS, et al. Clinical outcomes for T1-2N0-1 oral tongue cancer patients underwent surgery with and without postoperative radiotherapy. Radiat Oncol, 2010, 5: 43.

[26] Song T, Bi N, Gui L, et al. Elective neck dissection or "watchful waiting": optimal management strategy for early stage N0 tongue carcinoma using decision analysis techniques. Chin Med J, 2008, 121:1646-1650.

[27] Stenson KM, Kunnavakkam R, Cohen EE, et al. Chemoradiation for patients with advanced oral cavity cancer. Laryngoscope, 2010, 120: 93-99.

[28] Zhang SK, Zheng RS, Chen Q, et al. Oral cancer incidence and mortality in China, 2011. Chin J Cancer Res, 2015, 27: 44-51.

[29] Zhong LP, Zhang CP, Ren GX, et al. Randomized phase Ⅲ trial of induction chemotherapy with docetaxel, cisplatin, and fluorouracil followed by surgery versus up-front surgery in locally advanced resectable oral squamous cell carcinoma. Clin Oncol, 2013, 31: 744-751.

第二十三章 喉癌

第一节　局部解剖

喉是呼吸管道和发音器官，位于颈前正中咽腔的前方，上借喉口与口咽相延续，下接气管，两侧及后方与下咽相连。成人喉的上界正对第4、5颈椎体之间，下界平第6颈椎体下缘。女性喉的位置略高于男性。

解剖上将喉分为3个区域(图23-1)，即声门上区、声门区和声门下区。声门上区由会厌、假声带、喉室、杓会厌皱襞及杓状软骨组成。声门区包括真声带、前后联合和声带游离缘下0.5 cm范围内的区域。声门下区是指声门以下至环状软骨下缘水平。

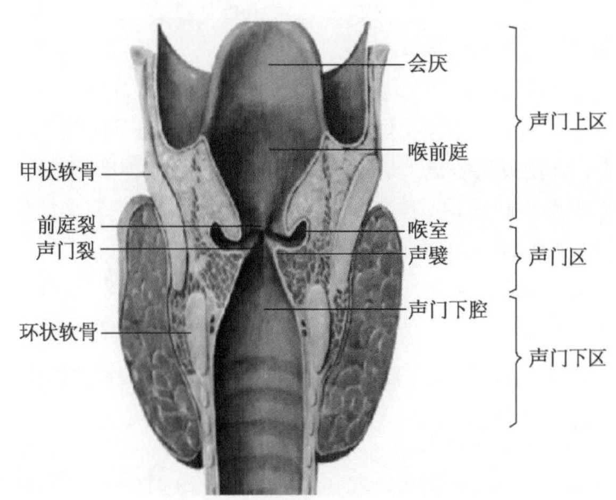

图 23-1　喉癌分区解剖示意图

喉的软骨由3块不成对的会厌软骨、甲状软骨和环状软骨构成支架，另有3块成对的杓状软骨、小角软骨和楔状软骨附着在支架上。

喉的肌肉主要有喉内肌和喉外肌。喉内肌主要控制声带的运动，包括甲杓肌、环杓侧肌和环杓后肌。喉外肌主要与吞咽有关，包括舌骨上肌群(如二腹肌、茎突舌骨肌、下颌舌骨肌等)、舌骨下肌群(如胸骨舌骨肌、胸骨甲状肌、甲状舌骨肌等)和一对环甲肌。

喉的血供由甲状腺上、下动脉各分出喉上、下动脉，分别与喉上神经和喉返神经伴行进入喉内。喉上神经分为内支(感觉支)和外支(运动支)，支配喉内感觉和环甲肌的运动；喉返神经支配喉内各肌肉的运动。

会厌前间隙和声门旁间隙位于甲状软骨和舌骨的外部结构与会厌和喉内肌的内部结构之间，两者相连。在这些间隙中有血管和淋巴结管及神经穿过。由于几乎没有毛细淋巴管起源与该区域，若肿瘤累及这些脂肪间隙都间接与淋巴结转移有关。

第二节 喉癌流行病学与危险因素

喉癌是头颈部肿瘤中常见的恶性肿瘤。据国内各地统计占耳鼻咽喉部位恶性肿瘤的7.9%～35%，居头颈部恶性肿瘤的第3位。喉癌的发病率并不高，据世界癌症报告(GLOBOCAN 2012)的最新数据显示，全世界喉癌年龄调整发病率(标化发病率)为2.1/10万，年龄调整死亡率(标化死亡率)为1.1/10万。我国喉癌标化发病率和标化死亡率分别为1.1/10万和0.7/10万。近年来喉癌的发生有上升趋势。喉癌的发生存在种族和地区差异，在我国华北和东北地区喉癌的发病率明显高于江南各省份。男性喉癌发病率高于女性，男女之比为(7～10)∶1，以40～60岁最多。病理类型中以鳞癌为最多见，占96%～98%。

吸烟是喉癌最主要的危险因素，据统计约95%的喉癌患者有长期吸烟史。吸烟者患喉癌的危险度是非吸烟者的3～39倍。慢性乙醇摄入与喉癌的发生有一定相关性，饮酒者患喉癌的危险度是不饮酒者的1.5～4.4倍。有研究表明，吸烟与饮酒有协同作用。另外，成年型乳头状瘤是人乳头状瘤病毒(HPV)引起的病毒源性肿瘤，是喉癌的癌前病变。高危型人乳头状瘤病毒(HPV-16/18)与喉癌的发生关系密切。此外，环境因素和性激素水平也可能与喉癌发生有关。

第三节 喉癌蔓延与扩散

一、局部侵犯

1. 声门上区癌 原发于会厌喉面的病变容易向前侵犯会厌前间隙，再向会厌舌面、咽侧壁和舌根发展。杓会厌皱襞或杓区的病变容易向旁侵犯声门旁间隙、梨状窝或向后侵犯环后区。室带的病变容易向上侵犯会厌喉面和会厌前间隙，向下侵犯声门区，向前侵犯甲状软骨。

2. 声门区癌 绝大多数声门区癌原发于声带游离缘，且多为一侧声带。其容易向前发展侵犯前联合并累及对侧声带，向下侵及声门下区，晚期病变可侵犯甲状软骨、颈部和甲状腺。声门区癌出现声带活动障碍的主要原因是由于甲杓肌及环杓关节受侵犯所致。

3. 声门下区癌 较少见，就诊时多为晚期病变，常累及声带、气管和甲状腺等。

4. 跨声门癌 原发于喉室黏膜，跨越两个解剖区域即声门上区及声门区。其癌组织在黏膜下浸润扩展，就诊时肿瘤体积多数不大，喉镜检查仅见室带向上膨隆，但表面光滑。常有声门旁间隙侵犯，容易破坏甲状软骨。

二、淋巴结转移

1. 声门上区癌 声门上区癌颈淋巴结转移率很高，约40%。而且，其转移率随术后T分期的升高而增加。其中以Ⅱ、Ⅲ、Ⅳ区为常见转移部位，Ⅳ区转移通常发生在Ⅱ、Ⅲ区转移之后，而Ⅰ、Ⅴ区及咽后淋巴结转移则很少见。

2. 声门区癌 真声带基本没有毛细淋巴管，故早期声带癌甚少发生淋巴结转移，T1病变淋巴结转移率为0，T2病变<5%。但声门癌侵及声门上区或声门下区后，淋巴结转移率则相应增加，发生率可达15%～30%。

3. 声门下区癌 颈淋巴结转移率不如声门上区癌高，为10%～20%，以Ⅳ和Ⅵ区淋巴结为多见。

三、血道转移

喉癌远处转移率为1%～4%，转移部位以肺最多，其次为肝、骨、肾、皮肤等。

第四节 临床表现

一、症状

喉癌常见的症状有：①声音嘶哑，为声门区癌最早症状，进行性加重；②呼吸困难，多见于声门区和声门下区癌，为中、晚期肿瘤表现；③咽喉部异物感或疼痛，为声门上区癌最早症状；④咳嗽咯血，刺激性干咳，痰中带血；⑤颈部肿块，是中、晚期表现，原发灶多为声门上区。

二、体检发现

1. 喉外形改变 早期病变喉外形无变化；晚

期病变由于肿瘤压迫或侵犯甲状软骨，使喉外形增宽和变形，甲状软骨与颈椎间的摩擦音消失。

2. 颈部淋巴结 应仔细检查双侧颈部各组淋巴结有无肿大，注意肿大淋巴结的数目、大小、质地、硬度、边界及活动度。

三、喉镜检查

应常规行间接喉镜和电子喉镜检查，了解肿瘤部位、形态以及侵犯范围，并可做病理学检查。90%以上的患者通过仔细间接喉镜检查可以发现异常。对间接喉镜检查不满意者应该行纤维导光镜检查。

四、食管镜检查

为常规检查，以除外同时合并食管第二原发癌的可能。

五、影像学检查

1. CT CT扫描在喉癌的诊断上已成为一种不可缺少的检查手段，它不仅能清楚显示喉部的解剖结构，对喉部病变的定位和定性有很大帮助。另外，CT扫描可显示临床上未触及的淋巴结，有利于发现隐性淋巴结转移。

2. MRI MRI具有较高的软组织分辨率，显示肿瘤的侵犯范围较CT影像图清晰，可辅助放疗靶区勾画，但显示软骨破坏不如CT。

3. PET-CT 用于检测肿瘤组织的代谢情况，有助于确定肿瘤的侵犯范围、远处转移及监测放疗后的复发情况，乏氧影像可以显示肿瘤乏氧区，有利于生物靶区的确定，对肿瘤乏氧区域进行加量放疗。

六、组织病理学检查

喉癌的病理学检查主要包括细针穿刺细胞学和活检，以取得病理学诊断。

第五节 诊断与分期

一、诊断标准

喉癌的确诊有赖于病理学检查。其病理类型以鳞状细胞癌为最多见，约占90%以上；其次为原位癌和腺癌；肉瘤、乳头状癌则少见。声门型较为多见，约占60%，声门上型占30%，声门下型较为少见。CT及MRI检查有助于了解肿瘤的侵犯范围。

二、鉴别诊断

1. 喉结核 病灶多位于披裂间隙，常表现为覆盖脓性分泌物的浅表溃疡。肺部大多有结核灶存在，可伴有咳嗽、胸痛、午后潮热等表现。

2. 声带小结和息肉 好发于声带的前中1/3交界处，声带息肉的表面光滑，灰白色，常带蒂，随呼吸活动。声带小结常为双侧，对称性，大小如米粒，基底充血。

3. 喉乳头状瘤 可见于儿童或成年人，表现为乳头状突起，可单发或多发。成人乳头状瘤应视为癌前病变。

4. 喉角化症及白斑 临床表现为声音嘶哑和喉内不适。喉镜检查可见声带增厚，呈粉红色或白色斑块。病理学特点为不同程度的上皮增生和出现角化层，黏膜下炎症细胞浸润，可伴有角化不全和乳头瘤样增生。本症需密切观察随访，以警惕癌变。

5. 喉淀粉样变 病因不明，为一种良性病变。主要累及室带和声带，呈黏膜下结节状或斑块状突起，病程长，全身状况良好。经组织病理学检查可确诊。

三、临床分期

最新分期为2010年第7版的UICC/AJCC分期系统。

1. 原发肿瘤(T)

Tx：原发肿瘤不能评估。

T0：无原发肿瘤证据。

Tis：原位癌。

(1) 声门上区癌

T1：肿瘤局限于声门上一个亚区，声带活动正常。

T2：肿瘤累及声门上区一个以上邻近结构的黏膜，或声带受侵犯，或病变超出声门上区(如舌根黏膜、会厌溪、梨状窝内侧壁的受侵)，不伴有喉的固定。

T3：肿瘤限于喉内，声带固定和(或)侵犯以下的任何一个结构：环后区、会厌前间隙、声门旁间隙和(或)甲状软骨的微小浸润(如内侧骨皮质的受侵)。

T4a:中、晚期局部病变,肿瘤侵犯甲状软骨和(或)喉外受侵犯(如气管,颈部软组织包括舌外肌、带状肌、甲状腺或食管)。

T4b:非常晚期局部病变,肿瘤侵犯椎前间隙,包绕颈动脉,或侵犯纵隔结构。

注:声门上区的亚区包括室带(假声带)、披裂、舌骨上会厌、舌骨下会厌、杓会厌皱襞(会厌披裂皱襞)。

(2) 声门癌

T1:肿瘤限于声带,可以累及前、后联合,声带活动正常。

T1a:肿瘤限于一侧声带。

T1b:肿瘤侵犯两侧声带。

T2:肿瘤累及声门上区,和(或)声门下区,和(或)声带活动受限。

T3:肿瘤限于喉内,声带固定,和(或)侵犯声门旁间隙,和(或)甲状软骨的微小浸润(如内侧骨皮质浸润)。

T4a:中、晚期局部病变,肿瘤侵犯甲状软骨和(或)喉外受侵犯(如气管,颈部软组织包括舌外肌、带状肌、甲状腺或食管)。

T4b:非常晚期局部病变,肿瘤侵犯椎前间隙,包绕颈动脉,或侵犯纵隔结构。

(3) 声门下区癌

T1:肿瘤限于声门下区。

T2:肿瘤累及声带,声带活动正常或受限。

T3:肿瘤限于喉内,声带固定。

T4a:中、晚期局部病变,肿瘤侵犯环状软骨或甲状软骨,和(或)喉外受侵犯(如气管,颈部软组织包括舌外肌、带状肌、甲状腺或食管)。

T4b:非常晚期局部病变,肿瘤侵犯椎前间隙,包绕颈动脉,或侵犯纵隔结构。

2. 区域淋巴结(N)

Nx:区域淋巴结不能评估。

N0:无区域淋巴结转移 。

N1:同侧单个淋巴结转移,最大径≤3 cm。

N2:同侧单个淋巴结转移,3 cm<最大径≤6 cm;或同侧多个淋巴结转移,最大径≤6 cm;或双侧或对侧淋巴结转移,最大径≤6 cm者。

N2a:同侧单个淋巴结转移,3 cm<最大径≤6 cm。

N2b:同侧多个淋巴结转移,最大径≤6 cm。

N2c:双侧或对侧淋巴结转移,最大径≤6 cm。

N3:转移淋巴结最大径>6 cm。

注:Ⅶ区转移也被认为是区域淋巴结转移。

3. 远处转移(M)

M0:无远处转移。

M1:有远处转移。

4. 临床分期

0 期:TisN0M0。

Ⅰ期:T1N0M0。

Ⅱ期:T2N0M0。

Ⅲ期:T3N0-1M0;T1-2N1M0 。

ⅣA 期:T4aN0-2M0;T1-3N2M0 。

ⅣB 期:T4b 任何 NM0;任何 TN3M0。

ⅣC 期:任何 T 任何 NM1。

5. 组织学分级(G) Gx,级别无法评估;G1,高分化;G2,中分化;G3,低分化;G4,未分化。

第六节 综合治疗策略

一、综合治疗原则

喉既是呼吸管道,又是发音器官。喉癌的最佳治疗需考虑肿瘤生物学特性、患者意愿及多学科诊疗原则等因素,以最大限度地消除肿瘤,更好地保存喉的功能和提高患者的生活质量为治疗目的。

外科手术和放疗一直是治疗喉癌的两种主要方法,对于Ⅰ、Ⅱ期喉癌,两种方法都可达到满意的肿瘤治愈率。但手术切除对喉发音功能影响较大,因此放疗成为早期喉癌的首选治疗方案,而手术可作为放疗失败后的补救手段。然而,大部分患者就诊时已经是Ⅲ、Ⅳ期病变,手术、放疗和(或)联合同步化疗为标准治疗手段。近年来分子生物学的发展,靶向药物与放化疗的综合治疗在器官功能保留和提高患者生活质量方面也取得了一定的疗效。为了在控制肿瘤的同时最大限度地保全患者的生理功能和生活质量,在治疗前应全面评估患者的一般状况、肿瘤部位、TNM 分期、病理类型,权衡各种治疗手段的利弊,同时还应综合考虑患者的个人意愿、依从性、治疗支出(时间和费用)等,最终选择适合该患者的治疗手段。

（一）声带原位癌

声带原位癌未行治疗者，有60％会转为浸润性病变。治疗手段包括内镜下手术切除、激光治疗和放疗，临床通常首选内镜下切除术。

（二）声门区癌和声门下区癌

1. 早期病变(T1-2N0) 首选根治性放疗。若放疗后肿瘤残留或复发，可予挽救性手术，而且挽救性手术的成功率也很高。

2. 可手术切除的局部晚期喉癌（任何TN1-3M0和T3-4N0M0） 治疗选择：①手术＋放疗；②同步放化疗＋手术（如有残留）；③诱导化疗＋放疗联合或不联合同步化疗；④术后辅助治疗的原则是病理检查提示有淋巴结包膜外侵犯或切缘阳性的病例，推荐采用同步放化疗（铂类单药），其他病例（如T3-4N^{+}，脉管神经侵犯）应以单纯放疗为首选。

3. 局部晚期不可手术切除的病例 推荐同步放化疗（Ⅰ类证据），或诱导化疗＋放疗联合或不联合同步化疗。对不适合行上述治疗的病例可用放疗联合西妥昔单抗（Ⅰ类证据）。"不可切除"是指解剖学上无法切除全部肿瘤，或即使术后放疗/放化疗也不能获得肯定的局部控制者。最典型的不可切除情况为肿瘤侵犯颈椎、臂丛、咀嚼肌群、皮肤。

二、诱导化疗在喉癌中的应用

诱导化疗在喉癌中的应用很多，它可以缩小肿瘤体积，从而增加手术完全切除的概率，消除潜在的远处转移灶和提高保喉率。诱导化疗中最常用的有TPF方案。TAX 323和TAX 324临床试验已经证实TPF方案较PF方案提高了局部晚期头颈部鳞癌的总生存率和无进展生存。Pointreau等研究显示，TPF方案组患者的3年保喉率显著高于PF方案组（70.3％对比57.5％，P＝0.03）。尽管如此，诱导化疗在喉癌中的作用仍需更多的临床证据。

Budach等荟萃分析比较了局部晚期头颈部鳞癌诱导化疗联合同期放化疗与同步放化疗，结果显示加入诱导化疗并没有明显地提高总生存率和无进展生存。另外，法国一项随机Ⅱ期研究纳入116例Ⅲ～Ⅳ期喉癌或下咽癌患者，给予3个周期多西他赛＋顺铂＋5-Fu诱导化疗后将患者随机分为2组，分别接受放疗同步顺铂或放疗同步西妥昔单抗治疗。结果显示，TPF诱导化疗后无论是进行同步放化疗还是放疗同步，西妥昔单抗完成治疗均较困难，两组放疗期间Ⅲ～Ⅳ级急性黏膜毒性反应达43％，同步放化疗组肾毒性反应达15.5％，血液学毒性反应达14％。有57％的患者需要调整方案剂量，而两组保喉率、局部控制率相似。

虽然TPF方案较PF方案取得了更好的疗效，但是其毒副作用不可小觑，提示在临床应用中不仅需要考虑诱导化疗的疗效，更应对毒副作用予以足够重视，并予良好控制。尽管如此，诱导化疗对于部分患者仍然是比较好的治疗选择，如初诊临床症状比较明显、局部复发和转移风险比较高的患者（大T4或N2-3），应尽可能地提高保喉率。临床上对诱导化疗后反应好（完全缓解或部分缓解）的病例推荐同步放化疗（铂类）或放疗同步西妥昔单抗，争取器官保留机会；而对诱导化疗反应差的病例可考虑手术及术后放疗或同步放化疗。

三、靶向治疗在喉癌中的应用

表皮生长因子受体（epidermal growth factor receptor，EGFR）在头颈部鳞癌中表达率高达95％以上，与肿瘤侵袭性、远处转移和放疗/化疗抵抗增加有关，是公认的不良预后因素。研究表明，EGFR单克隆抗体——西妥昔单抗联合放疗，可显著增加放疗的敏感性。长期随访结果还显示，西妥昔单抗联合放疗可使5年总生存率较单纯放疗提高9％（P＝0.018），中位生存期延长近20个月。除痤疮样皮疹及少数过敏反应外，未发生其他严重不良反应，且发生2级或以上皮疹的患者预后较1级的患者好。Bonner等研究显示，在局部晚期喉癌和下咽癌中，西妥昔单抗联合放疗的保喉率高于单纯放疗。

Magrini等的Ⅱ期临床研究比较了同步放化疗与放疗联合西妥昔单抗治疗局部晚期头颈部鳞癌，结果显示放疗联合西妥昔单抗增加了急性毒性反应，降低了治疗耐受性，两组生存相似。而RTOG 0522研究则回答了局部晚期头颈部鳞癌同期放化疗加西妥昔单抗是否能获益的问题，结果显示两组生存无明显差别，但西妥昔单抗组的皮肤黏膜毒性反应明显高于同期放化疗组。综合以上研究结果，对于局部晚期头颈部鳞癌包括喉癌，放疗联合西妥昔单抗仍需谨慎选择。而在复发或转移头颈部鳞癌中，已有Ⅲ期EXTREME研究证实，与铂类/

5-Fu相比，西妥昔单抗联合铂类/5-Fu，可显著提高复发和(或)转移性头颈部鳞癌包括喉癌患者一线治疗的总生存率。

四、复发和(或)转移喉癌的治疗

对于可切除的复发喉癌，应行根治性手术。对于不可切除的复发喉癌，如果以往没有接受过放疗，应进行根治性放疗。对于比较年轻(年龄＜70岁)及行为状态良好(PS评分为0或1)的患者应考虑放疗同步联合化疗(铂类)或靶向药物(如西妥昔单抗)治疗。

对于不适合局部治疗(手术或放疗)的复发及转移喉癌，姑息性化疗联合靶向治疗(Ⅰ类证据)是主要手段，治疗目的在于延长生存和维持生活质量。一线化疗推荐铂类/5-Fu联合西妥昔单抗、铂类/紫杉类联合西妥昔单抗、铂类联合5-Fu/紫杉类。

对于不适合局部治疗(手术或放疗)的复发及转移喉癌，姑息性化疗联合/不联合靶向治疗是主要手段，治疗的目的是延长生存和维持生活质量。

第七节 放 疗

一、放疗指征

1. 根治性放疗适应证 ①声带原位癌和临床Ⅰ、Ⅱ期喉癌；②愿意接受手术治疗或有手术禁忌证的患者；③可手术中晚期喉癌患者经计划性术前放疗后肿瘤消失，可改为根治性放疗。

2. 术后放疗指征 ①肿瘤肉眼残留；②组织病理学检查手术切缘阳性，或安全边界不够(阳性边缘≤5 mm)；③局部晚期病变如T3-4病变；④多发性淋巴结转移(≥N1)或淋巴结包膜外侵犯者；⑤脉管神经侵犯。

3. 姑息性放疗适应证 适合于手术和放疗均难以根治的晚期患者，达到改善症状、减轻痛苦、尽量延长患者寿命的目的。

4. 放疗相对禁忌证 ①肿瘤或肿瘤周围组织明显水肿者；② 肿瘤或肿瘤周围有广泛的坏死或严重感染者；③肿瘤严重阻塞气道，造成严重呼吸困难者。患者上述情况经过相应治疗病情控制好转者，仍然可以考虑放疗。

二、体位固定与CT扫描

1. 放疗前准备 向患者交代放疗的必要性和放疗的急性、晚期并发症，并签署知情同意书。常规就诊口腔科，了解患者有无龋齿，如有龋齿，应给予拔除。

2. 体位固定 目前，对喉癌放疗一般采用“颈直位”或“头颈部后仰过伸位”两种体位。按患者体型选好相应型号头枕，嘱患者躺在治疗床上，头部置于头枕上。一般要求患者后脑枕部与枕头凹陷部位相吻合，不留空隙。用头颈肩罩进行固定，标记定位参考点，行CT扫描。一般层厚为3 mm，常规行增强CT扫描。然后将扫描图像传输至治疗计划系统。

三、三维适形放疗和调强放疗靶区勾画

靶区的设计是根据ICRU相关规定，分为以下几个区域进行勾画。

1. 肿瘤靶区(gross tumor volume，GTV) 是指通过临床检查和影像学检查可见的肿瘤，包括原发肿瘤和转移淋巴结。对于术后放疗者，将原发肿瘤及转移淋巴结定义为肿瘤瘤床(tumor bed)，命名为GTV_{tb}。

术前放疗者，应参考多种影像学技术并合理勾画，MRI对明确喉癌侵犯范围比CT有优势。因此，喉癌患者放疗前应行头颈部MRI检查，有条件的放疗中心可采用CT-MRI融合来勾画GTV。术后放疗者，应根据术前影像显示的肿瘤侵犯范围、术中所见、术后病理检查结果综合考虑来勾画肿瘤瘤床。

2. 临床靶区(clinical target volume，CTV) 即GTV加上潜在的肿瘤浸润组织或亚临床病灶。可根据危险程度的不同而设计多个临床靶区，具体设计国内外放疗中心尚无统一标准。一般而言，高危临床靶区(CTV_1)包括潜在的原发肿瘤及转移的淋巴结可能侵犯区域；低危临床靶区(CTV_2)为需要预防性照射区域。

(1) 国外CTV_1的勾画：一般是在包括原发性肿瘤及转移淋巴结的基础上外放1～2 cm，并根据毗邻危及器官作相应修改。CTV_2一般是指需要预防性照射的范围。T1-2N0喉癌患者CTV_1直接在原发灶基础上外放边界。T3-4N^+喉癌患者CTV_1除了外放边界外，还应包括同侧颈部Ⅱ～Ⅳ

区淋巴结，CTV_2 包括对侧颈部Ⅱ～Ⅳ区淋巴结，声门下区喉癌患者还应包括Ⅵ区淋巴结。

(2) 国内 CTV 的勾画：①T3-4N⁺声门上区癌和声门癌的 CTV_1 应包括 GTV、全部喉结构、梨状窝、声门旁间隙、会厌前间隙、舌会厌溪、部分舌根和整个甲状软骨，以及Ⅱ～Ⅲ区淋巴结，CTV_2 需预防照射至锁骨上淋巴结区；②T1-2N0 声门癌只需包括全喉即可；③T1N0 声门上区癌需包括 GTV 和Ⅱ～Ⅲ区淋巴结，T2N0 声门上区癌需包括 GTV 和Ⅱ～Ⅳ区淋巴结，T1-2N1 声门上区癌需包括Ⅱ～Ⅳ区淋巴结；④声门下区癌应在声门上区癌 CTV_1 的基础上，包括双侧颈部Ⅳ、Ⅵ、Ⅶ区淋巴结；⑤术后放疗者除包括高危淋巴结引流区外，气管造瘘口在以下情况必须包括在照射野内，即病变侵犯声门下区、术前行紧急气管切开术者、颈部软组织受侵犯(包括淋巴结包膜外受侵犯)、气管切缘阳性或切缘安全边界不够、手术切痕通过造瘘口。

3. 计划靶区(planning target volume, PTV) 由 CTV+摆位误差和患者位置的变动所增加的外放边界，即在 CTV 基础上外放 3～5mm 形成 PTV。对于活动度较大的方向，如向上、向前，PTV 可相应扩大为 5～10 mm。颈部近皮肤处 PTV 不应超过相应皮肤。

4. 内靶区(internal target volume, ITV) CTV+考虑器官运动所引起的 CTV 内边界位置变化。喉癌患者较少有器官的相对运动，靶区设计一般不考虑 ITV，只需考虑 PTV 即可。

三、危及器官勾画与剂量限制

(1) 喉癌放疗需勾画的危及器官：包括脑干、脊髓、下颌骨、颞颌关节、中耳、内耳、口腔、腮腺、颌下腺、咽缩肌、喉、气管、食管、口腔、甲状腺等。目前正常组织已有勾画指南，可参考指南进行勾画。

(2) 正常组织限量：①脊髓最大剂量≤45 Gy；②脑干最大剂量≤54 Gy，外扩的计划危及器官体积(PRV) 的 D_1≤60 Gy；③腮腺平均剂量<26 Gy，30 Gy 照射的腮腺体积<50%；④视神经、视交叉最大剂量≤54 Gy，外扩的 PRV D_1≤60 Gy；⑤下颌下腺平均剂量<35 Gy；⑥甲状腺平均剂量<45 Gy；⑦下颌骨、颞颌关节最大剂量<70 Gy，外扩的 PRV D_1<75 Gy；⑧咽缩肌平均剂量<50 Gy；⑨口腔平均剂量<40 Gy；⑩气管、食管平均剂量<40 Gy，耳蜗平均剂量<45 Gy。

四、处方剂量

(1) 根治性放疗：PGTV 70 Gy/30～33 次，PTV_1 60 Gy/30～33 次，PTV_2 54 Gy/30～33 次 。

(2) 术后放疗：有切缘阳性或肉眼残留、淋巴结包膜外侵者 $PGTV_{tb}$ 66～70 Gy/30～33 次，PTV_1 60 Gy/30～33 次，PTV_2 54 Gy/30～33 次。无以上危险因素者，$PGTV_{tb}$ 60 Gy/30 次，PTV 54 Gy/30 次。

五、放疗的实施

勾画好靶区并设计治疗计划。通过计划评估后，治疗前需拍摄 X 线验证片，与模拟定位 X 线片进行比较。如果误差较大，需重新摆位。现在大部分放疗中心都配有电子照射野影像系统(EPID)，可以实时地观察照射野的情况，验证比较快捷方便。照射野验证一般在放疗前、放疗中和放疗结束都需要验证，剂量验证由物理师完成。完成以上步骤后，技师根据治疗单的医嘱，在治疗室内完成患者的摆位及体位固定，然后进行放疗。

(一) 传统二维照射定位技术

常规放疗定位采用等中心照射技术，以 4～6 MV高能 X 线或 ^{60}Co 为首选，放疗剂量采用常规分割方式。

1. 声门区喉癌(原位癌和 T1-2N0 病变) 发生颈部淋巴结转移概率较小，仅照射原发灶即可。常规治疗一般设两个侧颈相对照射野，其大小为 5 cm×5 cm 或 6 cm×6 cm。射野以喉结下 0.5 cm 为中心，上界平甲状软骨上缘，下界平环状软骨下缘，前界超过皮肤，后界在颈椎椎体前缘。

2. 声门区喉癌(T3-4N⁺病变) 照射范围包括原发灶及Ⅱ～Ⅴ区淋巴结。若有声门下侵犯，应加包括Ⅵ区淋巴结。通常设双侧面颈照射野和下颈锁骨上照射野。面颈照射野的上界平下颌角上 1 cm并向后上延至颅底，然后包括颅底上 1 cm 折向后，后界至颈椎横突后缘，下界平环状软骨下缘，前界至颈前缘。下颈锁骨上照射野的上界与面颈照射野下界相接，下界至锁骨下缘，双侧外界至肩头关节内侧缘。不需照射Ⅵ区淋巴结时，可在照射野的中线用 2 cm 铅块阻挡气管。当照射至 40～45 Gy时应予以缩野并避开脊髓，针对原发灶和颈淋巴结所在区继续加量照射。

3. 声门上区喉癌 同声门区喉癌的照射野。

但对 T1-2 期病变，应包括原发灶和Ⅱ～Ⅳ区淋巴结。

4. 声门下区喉癌 照射范围包括原发灶及Ⅱ～Ⅵ区淋巴结。面颈照射野下界应在原发灶下缘下 2 cm，下颈锁骨上照射野的中线不用铅块阻挡，以照射Ⅵ区淋巴结。

（二）典型喉癌调强放疗病例

男性，56 岁，因"声音嘶哑 2 个月余"入院。入院查喉镜提示：左侧声带见隆起新生物，黏膜粗糙，遮挡左侧声带。声门闭合尚可。喉部 CT 增强扫描提示：左侧声带占位，符合喉癌，伴声门上、左侧杓状软骨局部受累可能。病理活检提示：喉高-中分化鳞状细胞癌。临床分期为 T2N0M0。患者拒绝手术，选择根治性放化疗。

1. 治疗方案 3 个疗程 TPF 诱导化疗＋根治性放疗＋同步 1 个疗程铂类化疗（后因体质下降未行第 2 个疗程同步化疗）。

2. 放疗技术 全程采用 IMRT。GTV 包括左侧声门区肿瘤和累及的左侧声门上区，GTVnd 包括双侧颈部淋巴结。CTV1 包括全喉、喉旁间隙、喉周软骨，CTV2 包括双侧颈部Ⅱ、Ⅲ、Ⅳ区淋巴结（图 23-2）。

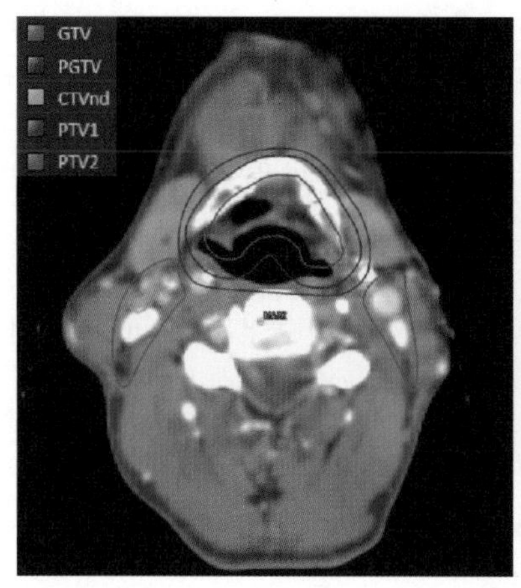

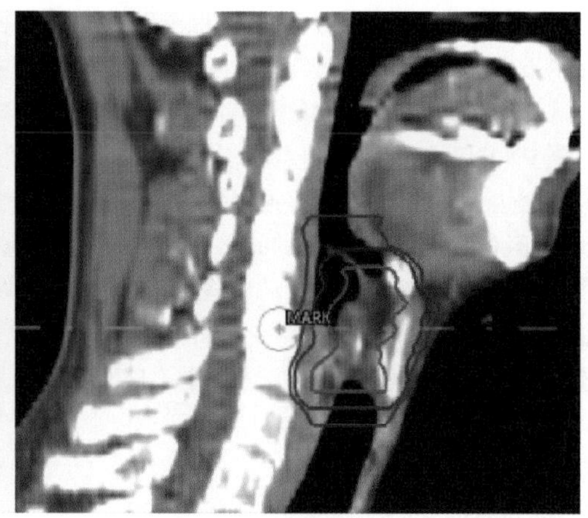

图 23-2 T2N0M0 声门型喉癌的调强放疗靶区勾画

3. 放疗处方剂量 PGTV 70.4 Gy/32 次，CTVnd 64 Gy/32 次，PTV1 60.8 Gy/32 次，PTV2 54.4 Gy/32 次。

六、放疗并发症

1. 喉头水肿 是声门癌和声门上区癌放疗中和放疗后常见的并发症，需 6～12 个月才能消退。水肿的清除率与放疗剂量、照射体积、颈清扫、原发灶大小和范围，以及持续的抽烟喝酒有关。治疗上可使用类固醇激素（如地塞米松）；若伴有溃疡和疼痛，可使用抗生素。

2. 咽喉痛、声嘶、口干 咽喉痛为放疗期间常发生的急性反应，可持续至放疗后 3～4 周。声音嘶哑较常发生于放疗过程中，治疗结束后 3 周左右声音会逐渐好转，直至 2～3 个月。局部广泛侵犯的肿瘤治疗后也可以恢复正常发声，但比例会少于肿瘤小的患者。放疗中腮腺、颌下腺和口腔内小唾液腺受到照射，患者会出现口干、味觉丧失和喉部异物感，这些急性反应放疗后也会不同程度的恢复。

3. 喉软骨坏死 为放疗的远期并发症，只有在剂量很高（>85 Gy）时才可能出现。在软骨本身受侵的患者中，放疗后发生软骨坏死的机会相对增多。

4. 甲状腺功能减退 一般认为放疗在较短时间内对甲状腺功能影响不大，约有 5%患者在放疗后 1 年内出现甲状腺功能减退症。但对放疗结合手术的患者，在喉切除术的同时行甲状腺半切除，治疗后甲状腺功能减退症的发生率可达 54%。甲状腺功能减退症表现为促甲状腺素释放激素（TSH）升高、甲状腺素（T4）及三碘甲状腺原氨酸（T3）降低，处理上可用甲状腺素（如优甲乐）行替代治疗。

第八节 疗效与预后

早期声门型喉癌预后较好，放疗的疗效与外科手术相当。T1 期和 T2 期病变单纯放疗的 5 年局部控制率分别为 80%～90%和 70%～85%，放疗失败后挽救性手术后的 5 年局部控制率分别为 90%～98%和 85%～95%，5 年总生存率分别为 80%～90%和 75%～85%。T1 期和 T2 期声门上区喉癌的放疗疗效不如声门区喉癌，单纯放疗后的 5 年局部控制率分别为 70%～80%和 60%～70%，挽救性手术后的 5 年局部控制率分别为 70%～90%和 70%～85%，5 年总生存率分别为 75%～85%和 60%～80%。

局部晚期喉癌预后较差，既往报道的可手术患者的 5 年总生存率为 28%～55%，5 年的局部控制率为 35%～75%。不可手术喉癌患者的 2～3 年总生存为 20%～35%，2～3 年局部控制率为 30%～50%。

TNM 分期是影响喉癌预后的最重要因素之一，局部控制率和总生存率随着分期的升高而下降，其他因素如性别、肿瘤代谢体积、放疗剂量、分割方式也与喉癌的预后相关。

（陈晓钟）

参考文献

[1] 黄兆选，汪吉宝，孔维佳，等. 实用耳鼻咽喉头颈外科学. 北京：人民卫生出版社，2008：488-493.

[2] 孔维佳，周梁，许庚，等. 耳鼻咽喉头颈外科学. 北京：人民卫生出版社，2010：460-464.

[3] 王超，李秋影，王宇，等. 黑龙江省喉癌发病危险因素的病例对照研究. 临床耳鼻咽喉头颈外科杂志，2011，25：1117-1119.

[4] NCCN Clinical Practice Guidelines in Oncology. Head and neck cancer. V1. 2016. www.nccn.org/professionals/physician_gls/f_guidelines.asp.

[5] Altieri A, Garavello W, Bosetti C, et al. Alcohol consumption and risk of laryngeal cancer. Oral Oncol, 2005, 41: 956-965.

[6] Ang KK, Zhang Q, Rosenthal DI, et al. Randomized phase Ⅲ trial of concurrent accelerated radiation plus cisplatin with or without cetuximab for stage iii to Ⅳ head and neck carcinoma: RTOG 0522. J Clin Oncol, 2014, 32: 2940-2950.

[7] Bonner J, Giralt J, Harari P, et al. Cetuximab and radiotherapy in laryngeal preservation for cancers of the larynx and hypopharynx: a secondary analysis of a randomized clinical trial. JAMA Otolaryngol Head Neck Surg, 2016, 142: 842-849.

[8] Bonner JA, Harari PM, Giralt J, et al. Radiotherapy plus cetuximab for locoregionally advanced head and neck cancer: 5-year survival data from a phase 3 randomized trial, and relation between cetuximab-induced rash and survival. Lancet Oncol, 2010, 11: 21-28.

[9] Budach W, Bölke E, Kammers K, et al. Induction chemotherapy followed by concurrent radio-chemotherapy versus concurrent radio-chemotherapy alone as treatment of locally advanced squamous cell carcinoma of the head and neck (HNSCC): a meta-analysis of randomized trials. Radiother Oncol, 2016, 118: 238-243.

[10] Christianen ME, Langendijk JA, Westerlaan HE, et al. Delineation of organs at risk involved in swallowing for radiotherapy treatment planning. Radiother Oncol, 2011, 101: 394-402.

[11] Gil Z, Fliss DM. Contemporary management of head and neck cancers. Isr Med Assoc J, 2009, 11: 296-300.

[12] Herbst RS, Shin DM. Monoclonal antibodies to target epidermal growth factor receptor positive tumors: a new paradigm for cancer therapy. Cancer, 2002, 94: 1593-1611.

[13] Jahansen LV, Grau C, Overgaard J, et al. Glottic carcinoma patterns of failure and salvage treatment after curative radiotherapy in 861 consecutive patients. Radiother Oncol, 2002, 63: 257-267.

[14] Jahansen LV, Grau C, Overgaard J, et al. Supraglottic carcinoma: patterns of failure and

salvage treatment after curatively intended radiotherapy in 410 consecutive patients. Int J Radiat Oncol Biol Phys, 2002, 53:948-958.

[15] Kadish SP. Can I treat this small larynx lesion with radiation alone? Update on the radiation management of early (T1 and T2) glottic cancer. Otolaryngol Clin North Am, 2005, 38:1-9.

[16] Hinerman RW, Mendenhall WM, Amdur RJ, et al. Carcinoma of the supraglottic larynx: treatment results with radiotherapy alone or with planned neck dissection. Head Neck, 2002, 24: 456-467.

[17] Lefebvre JL, Pointreau Y, Rolland F, et al. Induction chemotherapy followed by either chemoradiotherapy or bioradiotherapy for larynx preservation: the TREMPLIN randomized phase Ⅱ study. J Clin Oncol, 2013, 31: 853-859.

[18] Magrini SM, Buglione M, Corvò R, et al. Cetuximab and radiotherapy versus cisplatin and radiotherapy for locally advanced head and neck cancer: a randomized phase Ⅱ trial. J Clin Oncol, 2016, 34:427-435.

[19] Pointreau Y, Garaud P, Chapet S, et al. Randomized trial of induction chemotherapy with cisplatin and 5-fluorouracil with or without docetaxel for larynx preservation. J Natl Cancer Inst, 2009, 101: 498-506.

[20] Posner MR, Hershock DM, Blajman CR, et al. Cisplatin and fluorouracil alone or with docetaxel in head and neck cancer. N Engl J Med, 2007, 357: 1705-1715.

[21] Sun Y, Yu XL, Luo W, et al. Recommendation for a contouring method and atlas of organs at risk in nasopharyngeal carcinoma patients receiving intensity-modulated radiotherapy. Radiother Oncol, 2014, 110: 390-397.

[22] Trotti A, Zhang Q, Bentzen SM, et al. Randomized trial of hyperfractionation versus conventional fractionation in T2 squamous cell carcinoma of the vocal cord (RTOG 9512). Int J Radiat Oncol Biol Phys, 2014, 89: 958-963.

[23] van de Water TA, Bijl HP, Westerlaan HE, et al. Delineation guidelines for organs at risk involved in radiation-induced salivary dysfunction and xerostomia. Radiother Oncol, 2009, 93: 545-552.

[24] Vermorken JB, Mesia R, Rivera F, et al. Platinum-based chemotherapy plus cetuximab in head and neck cancer. N Engl J Med, 2008, 359: 1116-1127.

[25] Vermorken JB, Remenar E. Cisplatin, fluorouracil, and docetaxel in unresectable head and neck cancer. N Engl J Med, 2007, 357: 1695-1704.

[26] Yabuki K, Shiono O, Komatsu M, et al. Predictive and prognostic value of metabolic tumor volume (MTV) in patients with laryngeal carcinoma treated by radiotherapy (RT) / concurrent chemoradiotherapy (CCRT). PLoS One, 2015, 10:e0117924.

第二十四章 鼻腔鼻窦恶性肿瘤

第一节 概　　述

鼻腔鼻窦恶性肿瘤临床发病率低，约占头颈肿瘤的3%～5%，占全身恶性肿瘤的0.5%～2%。病理类型主要有鳞癌（squamous cell carcinoma，SCC）、腺癌、腺样囊性癌和恶性黑色素瘤等，以鳞癌最常见，占35%～58%。鼻窦恶性肿瘤中鳞癌的比例更高，占60%～70%，其中以鼻腔筛窦癌最多见，约占62.5%；其次是上颌窦癌，约占32.1%。鼻腔鼻窦恶性肿瘤的高发年龄为50～60岁，男女比例约为1.18∶1。据Saurin等报道，鼻腔鼻窦恶性肿瘤白种人的患病比例为82.50%，明显高于黑种人(8.77%)和其他肤色人种(8.73%)。

一、鼻腔鼻窦局部解剖

鼻分为外鼻、鼻腔、鼻窦3个部分。外鼻位于面正中间，内为鼻腔。鼻腔由鼻中隔分为左右各一，每侧鼻腔为一前后开放的狭长空隙，前起于前鼻孔，后止于后鼻孔。每侧鼻腔分为鼻前庭和固有鼻腔两部分。鼻前庭位于鼻前孔内的三角形间隔，由外侧的鼻翼、内侧的膜性间隔以及邻近鼻腔底壁围成。有包含毛发和皮脂腺的皮肤覆盖，因此该部位的肿瘤常来源于皮肤，通常为鳞状上皮细胞癌。鼻腔的上方、上后方和两侧共有4对鼻窦，分别为筛窦、额窦、蝶窦和上颌窦。

鼻腔下起硬腭上至颅底，位于鼻前庭的后上方，每侧鼻腔都含有嗅区和呼吸区。嗅区由上鼻甲和与其相对的鼻中隔部分组成，呼吸区由鼻腔余下部分组成。在嗅区里，分布于上鼻甲和上1/3鼻中隔的嗅觉神经穿入鼻腔顶部并从筛板向上穿出。呼吸区，由鼻腔余下部分组成并包含连接各个鼻旁窦的开口。鼻腔分别通过上鼻道与后组筛窦相通，中鼻道与前组、中间组筛窦、额窦和上颌窦相通，下鼻道与鼻泪管相通。蝶窦通过前壁的开口通入鼻腔。筛窦由若干个小的空腔(筛骨气房)组成，位于颅前窝下、鼻腔和眼眶之间的筛骨迷路内，通过薄的多孔骨即纸样板与眼眶隔开，通过额骨的一部分即筛凹与颅前窝相邻，它们与外侧的视神经、后面的视交叉关系密切。筛窦被分成前组、中间组和后组气房：中间组筛窦直接开口于中鼻道，前组筛窦可经有筛漏斗间接通入中鼻道，后组筛窦直接开口于上鼻道。上颌窦是最大的鼻旁窦，是位于上颌骨体内呈锥形的空腔，以鼻腔外侧壁为基底，顶壁相当于含眶下沟的眶底，底壁由牙槽突组成。上颌窦顶向颧骨延伸，常突入其中，其分泌物通过黏膜纤毛运动经近上颌窦顶壁的半月裂孔引流入中鼻道。Ohngren线是将每侧上颌窦分成上部结构和下部结构的一个假设平面，由通过下颌角至同侧内眦的连线确定。蝶骨形成一个位于中线的内部空腔，经其前壁的开口与鼻腔相通，其上与垂体腺和视交叉直接相邻，外邻海绵窦，前邻筛窦和鼻腔，下邻鼻咽。不对称的额窦位于额骨的内外板之间，位于颅前窝的前方，筛窦和蝶窦的上方，眼眶的上内侧，通常与鼻腔的中鼻道相通。

二、病因与发病机制

鼻腔鼻窦恶性肿瘤的发病机制至今尚未明确，可能与免疫功能低下、长期慢性化脓性鼻窦炎、鼻息肉等相关，也可能与长期接触高危致癌因素包括化工粉尘、皮革、重金属、木屑、黄曲霉素等有关。不良生活方式，如吸烟与鼻腔鼻窦鳞癌的发生有一定的联系。有学者通过二代测序发现在内翻性乳头状瘤引发的鼻窦鳞癌患者中检测到EGFR突变。

三、病理类型

鼻腔鼻窦恶性肿瘤按组织来源分为癌和肉瘤，其中有80%～85%是源自黏膜的癌，在癌性病变中又以鳞癌多见，其次是腺癌、腺样囊性癌、未分化癌、移行上皮癌、乳头状瘤癌变、基底细胞癌、恶性黑色素瘤、横纹肌肉瘤。癌多发生于50～70岁人群，肉瘤多见于青年人。

鳞癌是最常见的鼻腔鼻窦癌，占70%～80%。部分内翻性乳头状瘤经多次复发有恶变倾向，可转变为癌。绝大部分鼻腔鼻窦癌发现时为晚期，尤其是原发部位为上颌窦的肿瘤。有10%～20%的病例伴有淋巴结转移。一旦有颈部淋巴结转移，其预后较差。

腺癌是第二大鼻腔鼻窦原发肿瘤，约占20%，好发于鼻腔的上部分。筛窦恶性肿瘤约50%为腺癌，有血行转移和颅内转移的倾向。

来源于小唾液腺的恶性肿瘤有黏液表皮样癌和腺样囊性癌，约占小唾液腺肿瘤的15%。腺样囊性癌具有比较特殊的临床生物学行为。鼻腔鼻窦腺样囊性癌生长缓慢，但容易出现神经浸润的现象，特别是容易侵犯周围神经，并可沿神经束侵犯至较远部位；尽管扩大手术切除，仍可出现阳性切缘和跳跃性转移灶。但淋巴结转移相对少见，远处转移主要为肺转移。

神经内分泌肿瘤是起源鼻腔神经外胚层的一类肿瘤，WHO(2017版)头颈部肿瘤分类将其分为大细胞神经内分泌癌和小细胞神经内分泌癌。其预后与组织病理学类型密切相关。

嗅神经母细胞瘤起源于鼻腔鼻窦上方嗅上皮中的神经嵴细胞，预后较好。

横纹肌肉瘤是一种高度恶性的软组织肿瘤，来源于原始的间充质细胞或胚胎肌肉组织。早期局部肿瘤病灶的生长与肿瘤细胞的远处播散共存。横纹肌肉瘤可以发生于身体的任何部位，头颈部发病率低。横纹肌肉瘤是儿童软组织肿瘤中最常见的，发病年龄分布呈双峰趋势，分别是2～7岁和青春期(15～19岁)。横纹肌肉瘤区域淋巴结转移率较高，头颈部横纹肌肉瘤区域淋巴结转移率高达28%～46%，血行转移率则≥50%，主要转移部位为肺，其次为骨、肝、胸膜和皮肤。

原发于黏膜上皮组织的恶性黑色素瘤又称黏膜恶性黑色素瘤。近半数黏膜恶性黑色素瘤发生在头颈部。鼻腔恶性黑色素瘤罕见，在所有黑色素瘤中占<1%，约占所有鼻腔恶性肿瘤的5%。鼻腔鼻窦黑色素瘤是头颈部黏膜黑色素瘤最常见的发病部位，主要见于鼻中隔和中下鼻甲，其预后较差。鼻腔黑色素瘤组织学复杂多样，有些肿瘤细胞似原始的小圆细胞，无色素，极易与其他恶性小圆细胞肿瘤混淆。小圆细胞性恶性黑色素瘤的免疫组化标记Vimentin、S-100、HMB-45和Melan-A阳性，其中HMB-45和Melan-A特异性强。

鼻腔鼻窦未分化癌是一种独特的肿瘤，具有全部恶性肿瘤的行为特点，包括易于局部复发和远处转移，总生存率差。

第二节　肿瘤局部扩散与转移

一、局部扩散

鼻腔鼻窦肿瘤的局部扩散为常见的播散形式。肿瘤向邻近结构扩散形式取决于多种因素，包括原发病的部位、已存在的通道和组织病理学分型，如起源于鼻前庭和鼻腔的肿瘤会浸润鼻腔软组织、鼻腔外侧壁、鼻中隔及通过鼻底进入颌骨；小涎腺肿瘤特别是腺样囊性癌有沿神经转移的倾向。原发于上颌窦的肿瘤转移形式较为多变，可累及周围任何结构。分隔面部软组织的上颌窦前壁很薄，易于被直接破坏。向下可直接破坏骨质或是侵犯牙根，均会引起口腔及牙齿的临床症状。向上可经眶下管或直接破坏眶底进入眼眶。上颌窦自然口区域可允许肿瘤无障碍扩散至鼻腔及筛窦，到达筛窦后就如同原发筛窦肿瘤一样，更进一步转移至颅内。最后，可向外侧和后方扩散，直接破坏相应骨质，即可进入颞下窝和翼腭窝。

二、淋巴转移

鼻腔前部的淋巴管与外鼻淋巴管相连，汇入耳前淋巴结、腮腺淋巴结、颌下淋巴结，鼻腔后部的淋巴汇入咽后淋巴结和颈部深淋巴结上群。因此，鼻腔鼻窦恶性肿瘤的淋巴引流取决于其原发部位。原发于前部鼻腔黏膜及鼻前庭的恶性肿瘤，经同侧面部淋巴引流至下颌角淋巴结、腮腺淋巴结，最后至颈内静脉淋巴结；大部分鼻腔鼻窦淋巴液向后引流至咽后淋巴结，至颈深上淋巴结。部分恶性肿瘤破坏上牙槽突、鼻窦骨壁、面颊部皮肤后，可直接向耳前、颌下淋巴结转移。鼻腔鼻窦鳞癌患者有10%～20%的病例伴有淋巴结转移，淋巴转移部位多为同侧颌下淋巴结；横纹肌肉瘤区域淋巴结转移率高，达28%～46%；腺样囊性癌、黑色素瘤、嗅神经母细胞瘤的淋巴结转移相对少见。

三、远处转移

鼻腔鼻窦鳞癌远处转移较少，多见于晚期肿瘤，可转移至肺、肝、骨、盆腔等部位。晚期鼻腔腺癌有血性转移倾向。鼻腔恶性黑色素瘤较容易发生远处转移，最常见的转移部位为肺和脑。发生远处转移时，中位生存时间为7.1个月，多数患者死于全身转移。横纹肌肉瘤血行转移率则>50%，主要转移部位为肺，其次为骨、肝、胸膜和皮肤，远处转移是横纹肌肉瘤的主要死因。鼻腔鼻窦腺样囊性癌肺转移为其常见的远处转移部位，其次是骨、肝、皮肤和乳腺，大脑很少受累。有报道认为，鼻腔鼻窦腺样囊性癌的远处转移是影响无瘤生存率的显著危险因素。嗅神经母细胞瘤患者约1/5的病例有远处转移，常见的是骨和肺，乳腺、大动脉、脾、前列腺等。

第三节　临床表现

临床表现主要取决于肿瘤的大小、侵袭范围和位置，鼻腔鼻窦恶性肿瘤患者的临床症状一般出现较晚，原发于鼻窦内的患者在相当长的时间内表现为无特征性症状，或者表现为类似鼻窦炎的表现，如鼻塞、流涕、嗅觉减退等，也可出现涕血、恶臭脓涕或肉水样涕。一旦肿瘤突破至窦腔之外，侵入邻近重要器官和组织如眼、视神经、视交叉、泪腺、额颞叶、脑干、垂体，则表现出相应的临床症状。

1. 眼部症状　肿瘤压迫泪腺或鼻泪管出现流泪；肿瘤侵犯眶底或眶内导致眼球突出、眼球活动受限、复视；肿瘤侵犯眶尖或累及视神经可引起视力下降，甚至失明。

2. 面部症状　面颊部疼痛和麻木，面颊部隆起。若侵犯软组织，可导致皮肤红肿、溃疡或者瘘管形成。

3. 肿瘤侵犯颅底骨质　可引起头疼，侵及颅内诱发脑水肿可出现恶心、呕吐等症状。

4. 硬腭和牙槽骨受累症状　腭部塌陷、溃疡、坏死、牙痛、牙齿松动和脱落等。

5. 颈部肿块　颈部淋巴结转移多发生在肿瘤晚期，且多见于同侧下颌下淋巴结肿大。

第四节　分　　期

一、TNM分期

AJCC（2010年，第7版）针对鼻腔鼻窦鳞癌的TNM分期按照解剖部位分为上颌窦癌和鼻腔、筛窦癌。

1. 原发肿瘤(T)

Tx：原发肿瘤不能评估。

T0：无原发肿瘤证据。

Tis：原位癌。

(1) 上颌窦癌

T1：肿瘤局限在上颌窦的黏膜，无骨质的破坏或侵蚀。

T2：肿瘤导致骨质的破坏或侵蚀，包括侵犯至硬腭和（或）中鼻道，除外侵犯至上颌窦的后壁和翼板。

T3：肿瘤侵犯以下任何一处：上颌窦后壁骨质、皮下组织、眼眶底壁或内侧壁、翼腭窝、筛窦。

T4a（中等晚期局部疾病）：肿瘤侵犯眼眶内容前部、颊部皮肤、翼板、颞下窝、筛板、蝶窦或额窦。

T4b（非常晚期局部疾病）：肿瘤侵犯下列任何一个部位：眶尖、硬脑膜、脑组织、中颅窝、脑神经（除外三叉神经上颌支）、鼻咽或斜坡。

(2) 鼻腔、筛窦癌

T1：肿瘤局限在任何一个亚区，有或无骨质破坏。

T2：肿瘤侵犯一个区域内的两个亚区或侵犯至鼻筛复合体内的一个相邻区域，伴或不伴骨质破坏。

T3：肿瘤侵犯眼眶底壁或内侧壁、上颌窦、腭部或筛板。

T4a（中等晚期局部疾病）：肿瘤侵犯以下任何一处：眼眶内容物前部、鼻部或颊部皮肤、微小侵犯至前颅窝、翼板、蝶窦或额窦。

T4b（非常晚期局部疾病）：肿瘤侵犯以下任何一处：眶尖、硬脑膜、脑组织、中颅窝、脑神经（除外三叉神经上颌支)、鼻咽或斜坡。

2. 区域淋巴结(N)

Nx:区域淋巴结不能评估。

N0:无区域淋巴结转移。

N1:同侧单个淋巴结转移,最大径≤3 cm。

N2:同侧单个淋巴结转移,最大径>3 cm、≤6 cm;或同侧多个淋巴结转移,最大径≤6 cm;或双侧或对侧淋巴结转移,最大径≤6 cm。

N2a:同侧单个淋巴结转移,最大径>3 cm、≤6 cm。

N2b:同侧多个淋巴结转移,最大径≤6 cm。

N2c:双侧或对侧淋巴结转移,最大径≤6 cm。

N3:转移淋巴结最大径>6 cm。

3. 远处转移(M)

M0:无远处转移。

M1:有远处转移。

4. 解剖分期/预后分组

0 期:Tis N0 M0。

Ⅰ期:T1 N0 M0。

Ⅱ期:T2 N0 M0 。

Ⅲ期:T3 N0 M0;T1 N1 M0;T2 N1 M0;T3 N1 M0。

ⅣA 期:T4a N0 M0;T4a N1 M0;T1 N2 M0;T2 N2 M0;T3 N2 M0;T4a N2 M0。

ⅣB 期:T4b 任何 N M0;任何 T N3 M0。

ⅣC 期:任何 T 任何 N M1。

5. 组织学分级(G) Gx 级别无法评估;G1 高分化;G2 中分化;G3 低分化;G4 未分化。

二、鼻腔嗅神经母细胞瘤的分期

1. Kadish 分期

A 期:局限于鼻腔。

B 期:肿瘤侵及鼻窦。

C 期:肿瘤超出鼻腔和鼻窦范围,包括侵及眼眶、颅内。

2. Foote 分期 基于 Kadish 分期,并增加 D 期——出现淋巴结转移或远处转移。

3. Dulguerov 分期

T1:肿瘤侵及鼻腔和(或)鼻窦(蝶窦除外)。

T2:肿瘤侵及鼻腔和(或)鼻窦(包括蝶窦)并破坏筛板。

T3:肿瘤侵入眶内或前颅窝,但没有破坏硬脑膜。

T4:肿瘤侵入颅内。

N0:无颈部淋巴结转移。

N1:有颈部淋巴结转移。

M0:无远处转移。

M1:有远处转移。

三、头颈部黏膜黑色素瘤 TNM 分期

1. 原发肿瘤(T)

T3:黏膜肿瘤。

T4a(中等晚期局部疾病):肿瘤侵犯深层软组织、骨、软骨或表面皮肤。

T4b(非常晚期局部疾病):肿瘤侵犯脑、硬膜、颅底、后组脑神经(Ⅸ、Ⅹ、Ⅺ、Ⅻ)、咬肌间隙、颈内动脉、椎前间隙或纵隔结构。

2. 区域淋巴结(N)

Nx:区域淋巴结不能评估。

N0:无淋巴结转移。

N1:有淋巴结转移。

3. 远处转移(M)

M0:无远处转移。

M1:有远处转移。

4. 解剖分期/预后分组(AJCC,第 7 版)

Ⅲ期:T3 N0 M0。

ⅣA 期:T4a N0 M0;T3-4a N1 M0。

ⅣB 期:T4b 任何 N M0。

ⅣC 期:任何 T 任何 N M1。

第五节 治疗原则

鼻腔鼻窦癌的治疗方式可分为手术、放疗、化疗、生物学治疗。应根据肿瘤的大小、侵犯范围,以及患者体质承受能力决定,选择单一或者联合治疗。首次治疗是治疗成败的关键,多数患者需要以手术为主的多学科综合治疗。

一、手术治疗

肉眼可见肿瘤完整切除是首选的治疗目标,手术涉及头颈外科、神经外科、眼科,甚至整形外科。传统的鼻腔、鼻窦手术方式有鼻侧切块术、上颌骨切除术、鼻根部 T 形肿瘤切除术、额窦鼻外切口肿瘤切除术、唇下切口肿瘤切除术、面正中掀翻切口术和面颅联合切口术等。这类手术在根治性切除

肿瘤的同时多数对患者正常面容及面部功能破坏较大。

近年来，随着鼻内镜显微外科在治疗鼻腔鼻窦恶性肿瘤中应用的进展，尤其是放疗技术的日新月异，对鼻腔鼻窦恶性肿瘤患者的面容、器官功能的保留有了很大改善。

二、综合治疗

对那些内科或外科因素不能手术的患者，可考虑放疗联合或不联合化疗。早先的常规 2D 放疗技术，因要求达到根治的放射剂量显著超过邻近组织的耐受剂量，而产生较为严重的放射损伤，已基本不再应用于鼻腔鼻窦恶性肿瘤的临床治疗。近些年，包括 3D-CRT、IMRT、VMAT、TOMO 和质子放疗技术的应用，为鼻腔鼻窦恶性肿瘤的临床治疗提供更多选择。因其有更好的剂量适形性和均匀性，在保证肿瘤靶区剂量的同时，显著降低了周围正常组织的受照射剂量，最大限度地保护了正常组织。对于鼻腔鼻窦恶性肿瘤患者，IMRT 放疗技术比3D-CRT能够显著降低重要组织的照射剂量。目前，IMRT 技术已广泛应用于临床治疗鼻窦鳞癌。

对于鼻腔鼻窦恶性肿瘤患者，还需根据不同的病理类型采取各种序贯综合治疗模式。

第六节　放　　疗

一、放疗原则

根据放疗和手术的序贯方式不同，可分为术前放疗、术后放疗和单纯放疗。

（一）术前放疗

术前放疗可使肿瘤周围血管与淋巴管闭塞、肿瘤缩小，减少播散机会。对肿瘤范围广、手术难以彻底切除的（T4b 期），宜采用术前放疗。对分化差的鳞癌，放化疗综合治疗效果更佳。放疗中密切监视肿瘤退缩情况，如果病灶给予 50 Gy 照射剂量后消退不满意或肿瘤仍有进展，应及时将根治性放疗改为术前放疗，并安排后续手术治疗，或行姑息性治疗。一般术前放疗后 4 周左右考虑手术，此时肿瘤的退变已达最大限度，放射反应在正常组织内也会消退，不会引起正常组织继发性病变。

（二）术后放疗

目前 NCCN 主张，鼻窦鳞癌总的治疗原则是基于肿瘤完整切除的术后放疗的多学科综合治疗。对于手术后未能完整切除、手术后切缘阳性或者安全切缘边界不够的患者，均需要行术后放疗。术后放疗建议在术后 4 周内进行。

（三）单纯放疗

可分为根治性和姑息性两种。根治性和姑息性治疗也是相对而言，在治疗过程中可根据疗效和病情变化而相互转化。组织分化差、范围小的早期鼻窦鳞癌采用根治性放疗，可达到与手术相同的治疗效果。对晚期鼻窦鳞癌，由于各种原因不能手术或患者拒绝手术的情况下，可行姑息性根治剂量的放疗。T1、T2 期筛窦鳞癌，尤其是低分化鳞癌可考虑根治性放疗。筛窦鳞癌通常分化程度较差，且侵犯眼球者多见，诱导化疗对保留眼球的作用极大，尤其在化疗后获得部分缓解及降期者。放疗过程中需要注意对周围重要组织如视神经、视交叉、泪腺等的保护。

（四）颈部照射的处理

对颈部是否实施放疗，应根据肿瘤的组织病理学类型、分期、颈部淋巴结转移情况而定。在早期、组织学分化好的鼻窦鳞癌，因颈部淋巴结转移概率较低，无需行常规颈部淋巴结引流区预防性照射。对局部晚期鼻窦鳞癌、腺样囊性癌等，建议常规行同侧上颈部预防性照射，特别是肿瘤向后侵犯鼻咽、向前累及面部皮肤的病例。对 N1 期以上的鼻窦鳞癌患者，或术后病理证实淋巴结转移或包膜外受侵、神经受侵的病例，除照射同侧上颈部外，对同侧下一站的颈部淋巴结引流区也应行预防性照射。

由于晚期嗅神经母细胞瘤及横纹肌肉瘤颈部淋巴结转移发生率较高，建议行病灶同侧上颈部预防性照射；已有颈部淋巴结转移者，放疗原则同鳞癌。

二、放疗的实施

（一）放疗前准备

（1）放疗前增强 CT 或 MRI 检查，确定肿瘤范围，排除肿瘤全身转移。

（2）血常规、肝肾功能、血糖、心电图检查。

（3）伴上颌窦阻塞性炎症者可经下鼻道穿刺引流脓液。

（4）口腔处理，包括拔除残根、龋齿充填等。

（二）放疗技术

可采用3D-CRT或IMRT。IMRT技术适宜于头颈部肿瘤的治疗，尤其是鼻腔鼻窦癌。由于周围重要器官和组织多，采用IMRT技术，有利于保护眼眶、视神经、脑干、腮腺、泪腺等重要器官和组织。由于腺样囊性癌具有沿视神经、视交叉等组织生长的特点，放疗需包括可能侵犯的神经通路，IMRT对正常组织的保护更显优势。

1. 体位固定 患者一般采用仰卧位。IMRT对体位的重复性、准确性要求极高。选择合适角度的头枕，采用头颈肩面罩固定头部、颈部与肩部，以期达到可靠的固定效果。利用常规模拟机校正体位的偏移，从而确定患者的最终体位。

2. CT扫描要求 CT扫描范围包括整个头颈，一般从头顶到颈根部；需放射的区域应包括在扫描范围内；放射区域内扫描层厚为每层3 mm，放射区域外为每层5 mm。

3. 定位注意事项

（1）由于鼻腔鼻窦与眼眶、视路及脑干等危重器官紧邻，合理的体位可改善剂量分布。

（2）如果眼眶受累，则仰卧时下颌稍内收，可适当减少脑干的受照范围。眼眶未受累，则仰卧时下颌稍上仰，双眼可上视，充分照射包括上颌窦顶壁的同时，可更多地避开眼球，减少眼球尤其是角膜受量。

（3）术腔补充等效填充物，以期获取相对均匀剂量。

（4）张口不受影响的病例，可口含硅塑模下压舌体，以利舌体远离照射野，起到保护作用。

4. 正常组织和靶区的勾画

（1）靶区的概念及勾画

GTV：是指在术后临床和影像学检查所能发现的肿瘤范围。

CTV：根据GTV的范围及肿瘤的生物学行为而定。对肿瘤相关淋巴引流区域连续勾画，采用IMRT技术，可避免肿瘤原发灶和颈部照射野的重叠高剂量照射，预防正常组织的放射性损伤。

PTV：是指在CTV的基础上，均匀地外放一定的安全边界所形成的靶区。外扩数据往往根据器官运动、靶区的位置变化、摆位误差及机器系统误差而定，以确保靶区获得制订的放射剂量。头颈部肿瘤治疗过程中器官位移相对较小，通常外放3～5 mm的安全边界。

（2）颈部淋巴结引流区的照射：对于早期及组织学分化较好的SNSCC，因颈部淋巴结转移概率较低，无需行常规颈部淋巴结引流区照射；对于T3、T4分期、组织学分化较差的SNSCC，即使未发现颈部淋巴结转移，也需行同侧上颈部淋巴结引流区预防性照射；出现咽后淋巴结转移的患者，需行同侧上颈部淋巴结引流区预防性照射；明确有颈部淋巴结转移者，应采取原发灶和转移灶同时治疗，且行同侧下一站的颈部淋巴结引流区预防性照射。其他鼻腔鼻窦恶性肿瘤，根据病理类型及淋巴结转移概率、分期来决定是否需行颈部淋巴结引流区预防性照射。

（3）正常组织靶区勾画：靶区邻近组织和危重器官都需要完整勾画，包括眼眶、视神经、视交叉，脑干、脊髓、角膜、晶状体、腮腺、泪腺等。

5. 放疗剂量

（1）术前或术后放疗的处方剂量：高危区域（如肿瘤切缘阳性）60～66 Gy（单次分割剂量1.8～2.0 Gy），每周5次，共6～6.5周；中、低危区域44～50 Gy（每次1.8～2.0 Gy）至54～63 Gy（每次1.6～1.8 Gy），每周5次，共6～6.5周。

（2）单纯放疗的处方剂量：高危区域66 Gy（每次2.2 Gy）至70～70.2 Gy（每次1.8～2.0 Gy），每周5次，共6～7周的常规分隔模式；或者采用66～70 Gy（每次2.0 Gy），每周6次的加速分割模式；或者采用81.6 Gy（每次1.2 Gy），每日2次，每周5次的超分割模式。中-低危区域44～50 Gy（每次2.0 Gy）至54～63 Gy（每次1.6～1.8 Gy），每周5次，共6～6.5周。

6. 放疗注意事项

（1）在照射技术上应尽量保护角膜和晶状体，还应注意眼睛的护理，视情况使用眼药水和眼药膏。

（2）鼻腔使用油性滴剂，减少鼻腔黏膜干燥、糜烂所致的出血。

（3）嘱患者放疗后3年内尽量不宜拔牙；如需拔牙者，应将放疗史告知牙科医生，积极应用抗生素，预防颌骨骨髓炎的发生。

7. 放疗并发症 鼻腔鼻窦癌由于发生部位毗邻视路、中枢神经系统及颅底，对靶区进行高剂量照射时，周围敏感的正常组织也接受了相应的照射剂量。放疗可诱发并发症，如视力下降甚至失明，脑损伤，放射性骨坏死，听力下降等。角膜和结膜的放射损伤不仅可直接由射线引起，也可由泪腺的放射性损伤而继发。临床发现，当放射剂量<50 Gy时，极少发生放射性角膜损伤。有研究报道，放疗后放射性视网膜病的发生率为25%。当分割剂量<2 Gy、最大点剂量(D_{max})≤55 Gy 时，发生视神经损伤是非常罕见的；当 D_{max} 为 55～60 Gy时，视神经损伤的发生率为 3%～7%；当 D_{max} >60 Gy 时，视神经损伤发生率为 7%～20%。

在临床上，放射性眼损伤重在预防，如在放疗中应避免和减少不必要的眼部照射，同时采用铅挡和 MLC 等手段尽可能保护正常组织；避免整个角膜受到射线的损伤，保护角膜缘的干细胞，有利于角膜损伤的愈合。对视神经及视交叉的剂量限制应该从严，即最大限度地避免严重并发症(失明)的发生。

关于放疗并发症，大部分数据是基于常规放射技术。由于放射技术的发展，三维适形放疗和调强放疗技术在鼻腔鼻窦癌治疗中的广泛应用，已明显减少放疗相关并发症。例如，UCSF 临床试验比较了常规放射技术、三维适形放疗和调强放疗技术，≥3 级的迟发性并发症发生率有显著差异。调强放疗只有 13%的病例出现≥3 级的迟发性并发症，而三维适形放疗和传统放疗，≥3 级的迟发性并发症的发生率分别为 22%和 54%。

随着以影像学为基础的放疗技术的不断进步，放疗相关并发症将会不断减少，由于垂体、脑组织、颅底之间解剖相邻，在长期生存的患者中，垂体的功能评估、眼科学、听力学、认知功能等方面的研究值得关注。

第七节　化　　疗

除手术和放疗外，化疗作为综合治疗的一部分，在鼻腔鼻窦恶性肿瘤治疗中也发挥重要作用。化疗可提高局部控制率，降低远处复发率，对于不可手术切除的患者也可提供生存上的获益。相关文献中关于鼻腔鼻窦癌的化疗研究也多是单机构、回顾性、病例较少的资料。尽管如此，鼻腔鼻窦癌作为头颈部鳞癌的一部分，仍应该参考临床试验中头颈部癌治疗积累的经验。

在头颈部鳞癌综合治疗中，化疗对于生存获益的作用已经得到明确。MACH-NC 荟萃分析表明，63 项临床试验共 10 741 例患者Ⅲ期临床试验分析局部治疗的基础上加用化疗，危害比是 0.81 (P<0.0001)，5 年绝对获益率是 6.5%，其中同步化疗的获益显著大于诱导化疗的获益。随后，2009 年更新了荟萃分析，共收集 93 项临床试验，共 17 346例患者的临床资料，再次明确同步放化疗相比单纯放疗 5 年生存率增加了 4.5%。

根据化疗的时机主要分为诱导化疗、同步化疗和辅助化疗。诱导化疗对于降低肿瘤负荷、清除微小转移灶、提高肿瘤放疗敏感性等具有优势，多项以铂类为基础，联合 5-Fu、紫衫醇、异环磷酰胺和长春新碱的诱导化疗方案，联合放疗和(或)手术在治疗鼻窦鳞癌方面取得不错的局部控制率和生存率。Lee 等对 19 例Ⅲ和Ⅳ期鼻窦鳞癌患者行羟基尿和 5-Fu 3 个疗程诱导化疗后，有 87%的患者获得组织病理学的完全缓解。Hanna 等进行的一项回顾性分析，46 例初治鼻窦鳞癌，8%为Ⅳ期，67%有眼眶侵犯，26%有淋巴结转移。为做到眼眶保留，患者接受诱导化疗，其中 37 例化疗方案为铂类和紫杉烷类，9 例为紫杉烷类联合 5-Fu，诱导化疗后或进行手术联合术后放疗，或直接进行根治性放疗或放、化疗，如有残余接受挽救性手术。结果表明局部控制率高达 87%，2 年生存率达 67%。诱导化疗的反应率满意，67%病情达到部分缓解，9%维持稳定，24%为肿瘤进展，并显示与预后密切相关。国内有学者通过 1～2 个疗程诱导化疗后同步放疗联合放、化疗综合治疗 26 例 T4b 期鼻窦鳞癌患者，3 年的总生存率、局部控制率、实际眼功能保留率分别为 56.7%、79.5%、80.0%，避免了眼球摘除，提高了患者治疗后的生活质量。头颈部恶性肿瘤的同步化疗还可提高局部控制率，降低放射野外的微小转移灶，增加放疗敏感性。Hoppe 等分析 39 例不可切除的ⅣB 鼻窦癌患者，35 例给予以铂类为基础的同期放化疗，中位随访 9 个月，5 年局部 PFS、区域 PFS、DFS 和 OS 分别为 21%、61%、14%和 15%。Kim 等回顾性分析 30 例Ⅲ和Ⅳ期鼻窦鳞癌患者资料，分为两组：15 例术后放疗与 15 例同期放化疗(同期顺铂 100 mg/m^2 2 个疗程以上)，两组的 5 年 LRFS、DFS、DSS 和 OS 分别为 58.2%对比 54.5%、58.2%对比 45.7%、78.8%对比 58.3%、55.2%对比 52.5%，两组之间的急性和慢性毒性反应无差异，但是同期放化疗组能够完整保留器官及其功能。

由于辅助化疗因毒性反应和疗效的局限性，临床较少应用于鼻窦鳞癌的治疗。另外，生物靶向治疗和免疫治疗已应用于其他多种头颈部恶性肿瘤，但目前在鼻窦鳞癌中仅有少量文献报道，其作用尚存争议。

由于腺样囊性癌细胞具有惰性生物学行为的特点，化疗是否能使腺样囊性癌患者获益一直存在争议，文献报道化疗对腺样囊性癌的治疗效果各不相同。Ross 等报道了一组进展期腺样囊性癌患者使用 ECF 方案化疗的结果，表柔比星 50 mg/m^2，顺铂 50 mg/m^2，5-Fu 200 mg/m^2，3 周为 1 个周期，根据患者的化疗耐受情况，最多化疗 6 个周期。在 8 例患者中，部分缓解 1 例，病灶稳定 5 例，肿瘤进展 2 例，认为其疗效基本与顺铂联合 5-Fu 方案或表柔比星单药方案基本相仿。van Herpen 等进行了一个以吉西他滨单药静脉注射治疗复发，或转移性头颈部腺样囊性癌患者的临床Ⅱ期试验，结果显示吉西他滨化疗耐受良好，但效果不明显。笔者对 104 例鼻腔鼻窦腺样囊性癌回顾性分析，其中 29.8%的患者在手术和放疗基础上联合了化疗。中位随访时间为 5.1 年，结果 3、5 和 10 年的 OS 分别为 84.6%、77.0%和 67.8% 。

对于嗅神经母细胞瘤，尚未有大宗的临床试验积累化疗于该病的应用证据。目前，化疗主要被用于局部晚期、复发或者转移的病例。普遍认为，诱导化疗可降低局部晚期病例的肿瘤负荷，有助于提高长期生存。化疗方案主要使用以铂类为基础的化疗方案，通常与依托泊苷结合应用，也有学者尝试应用伊立替康、多西他赛、异环磷酰胺等药物结合的方案治疗该病，亦得到了较高的反应率。

目前，对于非转移性儿童横纹肌肉瘤(中等风险或高风险)，VAC 方案(VCR+ACD/ADM+CTX)仍然为标准治疗。D9803 研究表明，在中、高危患者中拓扑替康(TPT)加入 VAC/VTC 交替方案较 VAC 方案的 4 年 DFS 没有差异。4～5 种药物，甚至 6 药联合化疗方案均未能显著改善患者的生存期。D9602 研究低危患者给予 VA 方案，可以取得与 VAC 方案同样的生存，从而降低了治疗并发症。目前，成人 RMS 尚无最佳化疗方案，系统治疗方案仍参照儿童 RMS。《NCCN 指南》中推荐可选择以下系统治疗方案：VA 或 VAC、VDC(VCR+ADM+CTX)或 VDC/IE 交替、VAI 等。

有关鼻腔鼻窦黑色素瘤化疗，对合并远处转移的晚期患者，化疗可使少数患者获得暂时性缓解，但总体生存改善不明显。寻找更加有效、敏感的药物是研究方向。大剂量干扰素生物治疗老年患者预后更差，这与老年患者本身肿瘤恶性程度高有关，还是与老年患者免疫力下降、治疗耐受性低有关尚不清楚。如果与免疫力低下有关，大剂量干扰素生物治疗是否适合老年患者还有待研究。

总之，晚期鼻腔鼻窦癌的治疗需要采取综合手段，循证医学证实头颈部癌的联合化疗已使得生存获益，但晚期鼻腔鼻窦癌的化疗缺乏大宗多中心的临床资料。在强调疗效和生活质量兼顾的背景下，诱导化疗对眼器官保留已经显示一定优势，化疗如何适应内镜手术的发展，以及放疗技术的发展，如何更好地综合和序贯治疗是今后的研究方向

第八节　预　　后

Dulguerov，自 1975 年至 1994 年对 200 例患者进行至少 4 年的随访发现，5 年生存率为 40%，局部控制率为 59%。影响长期生存的预后主要因素为：①病理类型，导管腺癌为 79%，腺癌为 78%，鳞癌为 60%，未分化癌<40%；②其次为 T 分期，T1、T2、T3、T4 期分别为 91%、64%、72%、49%；③发病部位，鼻腔为 77%，上颌窦为 66%，筛窦为 48%。之后的一系列研究都提示在十几年间这项数值并无明显改变，晚期鼻腔鼻窦癌 5 年生存率基本为 34%～56%，5 年局部复发率高达 36%～56%。

Birgi 等报道 43 例放疗和术后辅助放疗联合化疗的鼻窦鳞癌 2 年的 LC、LRC、DFS、PFS 和 OS 分别为 81%、90%、95%、71%、84% 和 80%。Saurin 等报道，对 SEER 数据库中 1973 年至 2009 年 4 994 例鼻窦鳞癌患者的治疗资料分析，其 5、10、20 年的生存率分别为 52.95%、44.67%、29.37%。Benjamin 等分析 2 553 例鼻窦鳞癌的长期随访资料发现，手术或者手术+放疗的治疗效果明显优于单纯放疗，但手术+放疗，较手术治疗并无生存获益；5、10 年的 OS 仅为 30.2% (95% CI=28.1% ～ 32.2%) 和 21% (95% CI = 19% ～ 23%)。Pariket 等报道 854 例上颌窦鳞癌患者的 5 年 OS 为 23.4%，但有 64.3%的患者就诊时已经是肿瘤Ⅳ期。另外，T1、T3 患者中未发现肿瘤远处转移，有 6.8%T4 患者有肿瘤远处转移。Yan 等研究

发现，源于内翻性乳头状瘤的鼻窦鳞癌较新发的鳞癌有更高疾病相关存活率，提示内翻性乳头状瘤来源的鼻窦鳞癌预后相对较好。

尽管手术、放疗和综合治疗的不断改进，鼻窦鳞癌的预后依然较差，5 年生存率为 40%～50%，局部复发是主要的死亡原因。因此，寻找提高晚期鼻腔鼻窦恶性肿瘤患者生存率和改善其生活质量的治疗方案仍是临床不断追求的目标，需要深入的临床和基础研究。

（宋新貌　邹丽芬　王胜资）

参 考 文 献

[1] 李丽，王谨，石磊. 鼻咽癌放疗后视神经损伤研究现状. 肿瘤学杂志，2015，9：4.

[2] 朱奕，宋新貌，燕丽，等. 104 例鼻腔鼻窦腺样囊性癌临床分析. 中国癌症杂志，2016，26(3)：7.

[3] 陈南翔，张欣欣，陈雷，等. 综合治疗保护 T4b 期鼻腔鼻窦鳞状细胞癌患者眼器官的临床分析. 中华耳鼻咽喉头颈外科杂志，2016，51(7)：7.

[4] 王胜资，陈浮，李骥，等. 现代放疗技术下鼻腔鼻窦恶性肿瘤转归分析. 临床耳鼻咽喉头颈外科杂志，2011，25(14)：636-644.

[5] Ansa B, Goodman M, Ward K, et al. Paranasal sinus squamous cell carcinoma incidence and survival based on surveillance, epidemiology, and end results data, 1973 to 2009. Cancer, 2013，119(14)：2602-2610.

[6] Arndt CA, Stoner JA, Hawkins DS, et al. Vincristine, actinomycin, and cyclophosphamide compared with vincristine. J Clin Oncol, 2009, 27(31)：5182-5188.

[7] Askoxylakis V, Hegenbarth P, Timke C, et al. Intensity modulated radiation therapy (IMRT) for sinonasal tumors：a single center long-term clinical analysis. Radiat Oncol, 2016，11：17.

[8] Bossi P, Saba N F, Vermorken JB, et al. The role of systemic therapy in the management of sinonasal cancer：a critical review. Cancer Treat Rev, 2015, 41(10)：836-843.

[9] Brigi D, Teo SM, Dyker KE, et al. Definitive and adjuvant radiotherapy for sinonasal squamous cell carcinomas：a single institutional experience. Radiat Oncol, 2015，10：190.

[10] Crist WM, Anderson JR, Meza JL, et al. Intergroup rhabdomyosarcoma study-Ⅳ：results for patients with nonmetastatic. J Clin Oncol, 2001，19(12)：3091-3102.

[11] de Almeida JR, Su SY, Koutourousiou M, et al. Endonasal endoscopic surgery for squamous cell carcinoma of the sinonasal cavities and skull base：oncologic outcomes based on treatment strategy and tumor etiology. Head Neck, 2015, 37(8)：1163-1169.

[12] de Bonnecaze G, Lepage B, Rimmer J, et al. Long-term carcinologic results of advanced esthesioneuroblastoma：a systematic. Eur Arch Otorhinolaryngol, 2016, 273(1)：21-26.

[13] Dubal PM, Bhojwani A, Patel TD, et al. Squamous cell carcinoma of the maxillary sinus：a population-based analysis. Laryngoscope, 2016，126(2)：399-404.

[14] Dulguerov P, Jacobsen MS, Allal AS, et al. Nasal and paranasal sinus carcinoma：are we making progress? A series of 220. Cancer, 2001, 92(12)：3012-3029.

[15] Hanna EY, Cardenas AD, DeMonte F, et al. Induction chemotherapy for advanced squamous cell carcinoma of the paranasal. Arch Otolaryngol Head Neck Surg, 2011, 137(1)：78-81.

[16] Hoppe BS, Nelson CJ, Gomez DR, et al. Unresectable carcinoma of the paranasal sinuses：outcomes and toxicities. Int J Radiat Oncol Biol Phys, 2008，72(3)：763-769.

[17] Guan X, Wang X, Liu Y, et al. Lymph node metastasis in sinonasal squamous cell carcinoma treated with IMRT/3D-CRT. Oral Oncol, 2013，49(1)：60-65.

[18] Lee MM, Vokes EE, Rosen A, et al. Multimodality therapy in advanced paranasal sinus carcinoma：superior long-term results. Cancer J Sci Am, 1999，5(4)：219-223.

[19] Kane AJ, Sughrue ME, Rutkowski MJ, et al. Posttreatment prognosis of patients with esthesioneuroblastoma. J Neurosurg, 2010, 113(2): 340-351.

[20] Kim JH, Lee YS, Chung YS, et al. Treatment outcomes of concurrent chemoradiotherapy for locally advanced sinonasal squamous cell carcinoma: a single-institution study. Acta Otolaryngol, 2015, 135(11): 1189-1195.

[21] Pignon JP, Maitre A, Maillard E, et al. Meta-analysis of chemotherapy in head and neck cancer (MACH-NC): an update on 93. Radiother Oncol, 2009,92(1): 4-14.

[22] Ross PJ, Teoh EM, Ahern RP, et al. Epirubicin, cisplatin and protracted venous infusion 5-fluorouracil chemotherapy. Clin Oncol, 2009, 21(4): 311-314.

[23] Russo AL, Adams J A, Weyman EA, et al. Long-term outcomes after proton beam therapy for sinonasal squamous cell carcinoma. Int J Radiat Oncol Biol Phys, 2016, 95(1): 368-376.

[24] Sanghvi S, Khan MN, Patel NR, et al. Epidemiology of sinonasal squamous cell carcinoma: a comprehensive analysis of 4994 patients. Laryngoscope, 2014, 124(1): 76-83.

[25] Tojima I, Ogawa T, Kouzaki H, et al. Endoscopic resection of malignant sinonasal tumours with or without chemotherapy and radiotherapy. J Laryngol Otol, 2012, 126(10): 1027-1032.

[26] Udager AM, Rolland DC, McHugh JB, et al. High-frequency targetable EGFR mutations in sinonasal squamous cell carcinomas arising from inverted sinonasal papilloma. Cancer Res, 2015,75(13): 2600-2606.

[27] van Herpen CM, Locati LD, Buter J, et al. Phase Ⅱ study on gemcitabine in recurrent and/or metastatic adenoid cystic. Eur J Cancer, 2008,44(17): 2542-2545.

[28] Walterhouse DO, Pappo AS, Meza JL, et al. Shorter-duration therapy using vincristine, dactinomycin, and lower-dose. J Clin Oncol, 2014,32(31): 3547-3552.

第二十五章 甲状腺癌

第一节 概 述

一、流行病学

甲状腺癌大部分发生于滤泡上皮，少数发生于滤泡旁细胞，极少数发生于甲状腺间质。甲状腺癌是头颈部最常见的恶性肿瘤之一，根据中国国家癌症中心的统计，发病率为4.12/10万，占全部恶性肿瘤发病例数的1.75%，男女比例为1∶3.2。死亡率为0.34/10万，占全部恶性肿瘤死亡例数的0.23%。

二、病因

甲状腺癌的发生是多因素作用的结果，最常见的乳头状癌可能因素包括电离辐射、遗传因素、基因突变、激素水平、饮食中碘含量等因素。

三、甲状腺应用解剖

甲状腺由左、右侧叶和峡叶组成。一般侧叶的上极位于甲状软骨后缘中下1/3，侧叶下极位于第5～6气管环，侧叶内侧面与喉、咽、气管、食管相邻，侧叶后外面与颈总动脉贴近。甲状腺血供丰富，来源于甲状腺上动脉和甲状腺下动脉。上部静脉与动脉伴行，且恒定；而中下部不与动脉伴行，且变异多。喉返神经从迷走神经发出，左侧绕主动脉弓，行于气管食管沟；右侧绕锁骨下动脉上行，一半以上行于气管食管沟；最终两侧喉返神经均紧贴甲状腺侧叶背面，在环甲关节处进入喉。

四、病理类型

甲状腺癌临床分期和病理诊断具有重要的临床指导意义，不同病理类型和不同期别的甲状腺癌其预后及治疗原则差异很大。

甲状腺癌病理分为乳头状癌(papillary thyroid carcinoma，PTC)、滤泡状癌(follicular thyroid carcinoma，FTC)、髓样癌(mudullary thyroid carcinoma，MTC)、低分化癌(poorly differentiated thyroid carcinoma，PDTC)、未分化癌(anaplastic thyroid carcinoma，ATC)。分化型甲状腺癌若及时治疗，大部分可治愈；未分化癌恶性程度高，中位生存时间4～8个月。乳头状癌、滤泡状癌恶性程度较低，未分化癌恶性程度较高，髓样癌、低分化癌介于两者之间。

第二节 诊断和分期

一、临床表现

体检时B超发现的微小甲状腺癌病灶可以没有任何症状。大多数甲状腺癌就诊时可以发现甲状腺肿块，部分患者有颈部淋巴结肿大。当病灶侵犯周围器官或转移时，则出现相关的症状，如侵犯气管、喉返神经、食管时，可以出现呼吸急促、声音嘶哑、吞咽困难。甲状腺髓样癌可同时伴有腹泻、面部潮红等内分泌症状。

二、辅助检查

(一) X线表现

颈部正侧位片可观察肿瘤是否有钙化，显影较淡的散在钙化常常提示恶性可能，并可观察是否向胸骨后、气管发展。胸片、骨骼片可观察是否有肺转移、骨转移。

(二) 超声检查

超声检查对甲状腺、颈部淋巴结的定性与定位有重要的作用，特别是对 2～3 mm 微小甲状腺癌的发现有独到的优势，对可疑的病灶可在超声引导下穿刺行细胞学检查。TI-RAD 是通过总结甲状腺声像图特征，对甲状腺结节进行分级的一种诊断方式，它明显提高了甲状腺癌的准确率。需要指出的是，超声检查的准确率与检测医生的经验密切相关。

（三）细针抽吸细胞学检查

细针抽吸细胞学检查是一项较成熟的诊断技术，其操作简单、损伤小、诊断率高、价格低廉。

（四）CT、MRI 表现

CT 检查可以显示病灶范围，淋巴结是否转移，肿瘤对邻近的肌肉组织、气管、食管、颈部血管是否侵犯，为制订治疗方案提供依据。MRI 扫描有较好的软组织分辨力，且无射线辐射、无骨伪影，在患者体位不变的情况下，可立体观察病变。

（五）放射性核素检查

甲状腺组织能特异性摄取^{131}I 及$^{99m}TcO_4$，根据 SPECT 采集的平片，可发现异位甲状腺、甲状腺癌转移灶。根据其功能状态，成像可分为热结节、温结节、冷结节。冷结节成像图的结节组织放射性明显低于邻近的正常甲状腺组织，常见于甲状腺癌。但甲状腺囊肿、腺瘤等良性病灶也可显示冷结节。甲状腺功能成像的原理是基于甲状腺癌组织中血管增多、血流加快。

（六）PET-CT

PET-CT 能了解机体的功能、代谢状况，同时能清楚显示解剖结构。在了解原发病灶的同时明确区域淋巴结和远处转移，对制订合理的治疗计划具有重要作用。

（七）甲状腺球蛋白放射免疫测定

甲状腺球蛋白在甲状腺滤泡内合成。储存于胶质中，供给酪氨酸生成 T_3 和 T_4。在甲状腺癌全切除术后，或虽然甲状腺残存但已行^{131}I 内切除后，若测得甲状腺球蛋白升高，表明甲状腺癌复发或转移。因此，它可以作为特异性肿瘤标记物用于评估疗效和预后。

三、诊断

甲状腺癌的诊断依据细胞学或组织学诊断，结合临床表现及局部检查所见诊断。

四、分期

2012 年 AJCC 对甲状腺癌的分期进行了修订。由于甲状腺未分化癌恶性程度高，根据 AJCC/UICC 分期，甲状腺未分化癌一经确诊，均为Ⅳ期。其中，ⅣA 期肿瘤局限于腺体内；ⅣB 期肿瘤超出腺体，无远处转移；ⅣC 期伴有远处转移。

（一）2012 年 AJCC 甲状腺癌 TNM 分期

1. 原发肿瘤(T)

Tx：原发肿瘤无法评估。

T0：无原发肿瘤依据。

T1：肿瘤最大直径≤2 cm，局限于甲状腺内。

T1a：肿瘤最大直径≤1 cm，局限于甲状腺内。

T1b：肿瘤最大直径＞1 cm，但≤2 cm，局限于甲状腺内。

T2：肿瘤最大直径＞2 cm，但≤4 cm，局限于甲状腺内。

T3：肿瘤最大直径＞4 cm，局限于甲状腺内或任何肿瘤伴有最小限度的甲状腺外侵。

T4a：任何大小的肿瘤扩展至甲状腺包膜外并侵犯皮下软组织、喉、气管、食管或喉返神经。

T4b：肿瘤侵犯椎前筋膜或包绕颈动脉或纵隔血管。

2. 淋巴结转移(N)

Nx：区域淋巴结无法评估。

N0：无区域淋巴结转移。

N1a：Ⅵ区淋巴结转移。

N1b：转移至单侧、双侧、对侧颈部或上纵隔淋巴结。

3. 远处转移(M)

Mx：远处转移无法评估。

M0：无远处转移。

M1：有远处转移。

（二）甲状腺乳头状癌、滤泡癌、髓样癌、未分化癌的分期

1. 乳头状癌或滤泡癌(＜45 岁)

Ⅰ期：任何T任何NM0。

Ⅱ期：任何T任何NM1。

2. 乳头状癌或滤泡癌(≥45 岁)

Ⅰ期：T1N0M0。

Ⅱ期：T2N0M0。

Ⅲ期：T3N0M0；T1-3N1aM0。

ⅣA 期：T4aN0-1aM0；T1-4aN1bM0。

ⅣB 期：T4b 任何NM0。

ⅣC 期：任何T任何NM1。

3. 髓样癌

Ⅰ期：T1N0M0。

Ⅱ期：T2-3N0M0。

Ⅲ期：T1-3N1aM0。

ⅣA期：T4N0-1aM0；T1-4aN1bM0。

ⅣB期：T4b任何NM0。

ⅣC期：任何T任何NM1。

4. 未分化癌

ⅣA期：T4a任何NM0。

ⅣB期：T4b任何NM0。

ⅣC期：任何T任何NM1。

第三节　治疗原则

甲状腺癌的治疗原则基于病理和临床分期。治疗方法包括手术、放疗及药物治疗的多学科联合。特别是近年来不少作者在部分难治性甲状腺癌中探索靶向治疗并取得了初步疗效。手术是治疗甲状腺癌的主要治疗方法。

一、分化型甲状腺癌

1. 手术治疗　甲状腺乳头状癌以外科治疗为主，原发灶的切除方式包括近全甲状腺切除术和甲状腺腺叶＋峡部切除术。在选择手术方式时需考虑：肿瘤大小、单发或多发、邻近组织侵犯、淋巴结转移、童年期放射性接触史、甲状腺癌家族史、性别、病理诊断等。

2. 颈部淋巴结的处理　在明确甲状腺乳头状癌时，有20%～90%的患者已出现淋巴结转移，最常见部位是Ⅵ区；还有约1/3的患者颈部淋巴结转移在预防性淋巴结清扫术后才明确。故建议在切除原发灶的同时行患侧中央区淋巴结清扫术。

3. 外照射和放射性核素内照射　是甲状腺乳头状癌术后重要的治疗方法。

4. 内分泌抑制治疗　为在甲状腺切除后补充甲状腺素反馈抑制和降低TSH水平，同时防止出现术后甲状腺功能低下。定期随访甲状腺功能，调整药物剂量，使TSH水平控制在正常值的下限。

5. 甲状腺滤泡癌的治疗原则　与甲状腺乳头状癌相同，因滤泡癌较少出现淋巴结转移，所以一般不行选择性颈部淋巴结清扫术。

二、甲状腺髓样癌

对伴有嗜铬细胞瘤的甲状腺髓样癌，术前首先处理嗜铬细胞瘤，否则在行甲状腺癌手术时会激发严重的血压升高，危及生命。在无明确家族史、术前影像学检查考虑单侧较小病变的散发型患者，建议行单侧腺叶加峡叶切除。对已发病的遗传型、双侧发病的散发型甲状腺髓样癌行全甲状腺切除术。确诊后无论淋巴结是否转移，都行选择性颈部淋巴结清扫术。需要指出的是，由于甲状腺髓样癌易向上纵隔转移，故手术时应注意Ⅶ区淋巴结的清除。

三、甲状腺未分化癌

甲状腺未分化癌发展迅速、预后较差，治疗采用手术＋放疗＋化疗的综合治疗。ⅣA患者可行完整手术切除；ⅣB在不能完整切除时行部分切除；ⅣC患者在取得病理诊断后行放疗＋化疗。对气管压迫有呼吸困难、拟行放疗的患者，可考虑行气管切开并放置塑料气管套管。

第四节　放　　疗

一、分化型甲状腺癌

对大部分患者而言，原发灶切除、^{131}I治疗、促甲状腺素抑制和替代治疗是主要的手段，部分患者需术后补充放疗。

（一）术后放疗

1. 术后放疗指征　①手术切缘不净或残留者，尤其不摄取^{131}I者；②术后残存病灶较大，虽然吸收^{131}I，但不足以达到治疗剂量者；③无法手术切除患者。

2. 靶区勾画　应根据肿瘤病理类型、病变范围、淋巴结受侵等具体情况而定。是采用小野还是大野照射仍然存在争议。小野照射主要包括残存或可能残存的肿瘤区；大野照射包括甲状腺瘤床区和区域淋巴引流区。临床实际工作中也可根据患者情况进行适当调整。

3. 外照射技术的选择　根据患者一般情况、治疗单位的具体情况而定。但已有多项随机研究证明头颈部肿瘤放疗时，使用调强放疗技术可以明显降低放疗后的不良反应，改善生活质量。因此，如果条件允许，应该尽可能选择三维的放疗技术，以期能更好地实现和提高靶区治疗剂量，保护正常组织器官。

4. 术后放疗外照射剂量 应根据患者一般情况、外照射技术的选择、治疗耐受等因素综合考虑。剂量范围 50～70 Gy。以下照射剂量可参考：①选择性治疗区或低危区 50～54 Gy；②高度可疑受累区 59.4～63 Gy；③病理切缘阳性区 63～66 Gy（图 25-1）；④肉眼残存区域 66～70 Gy。

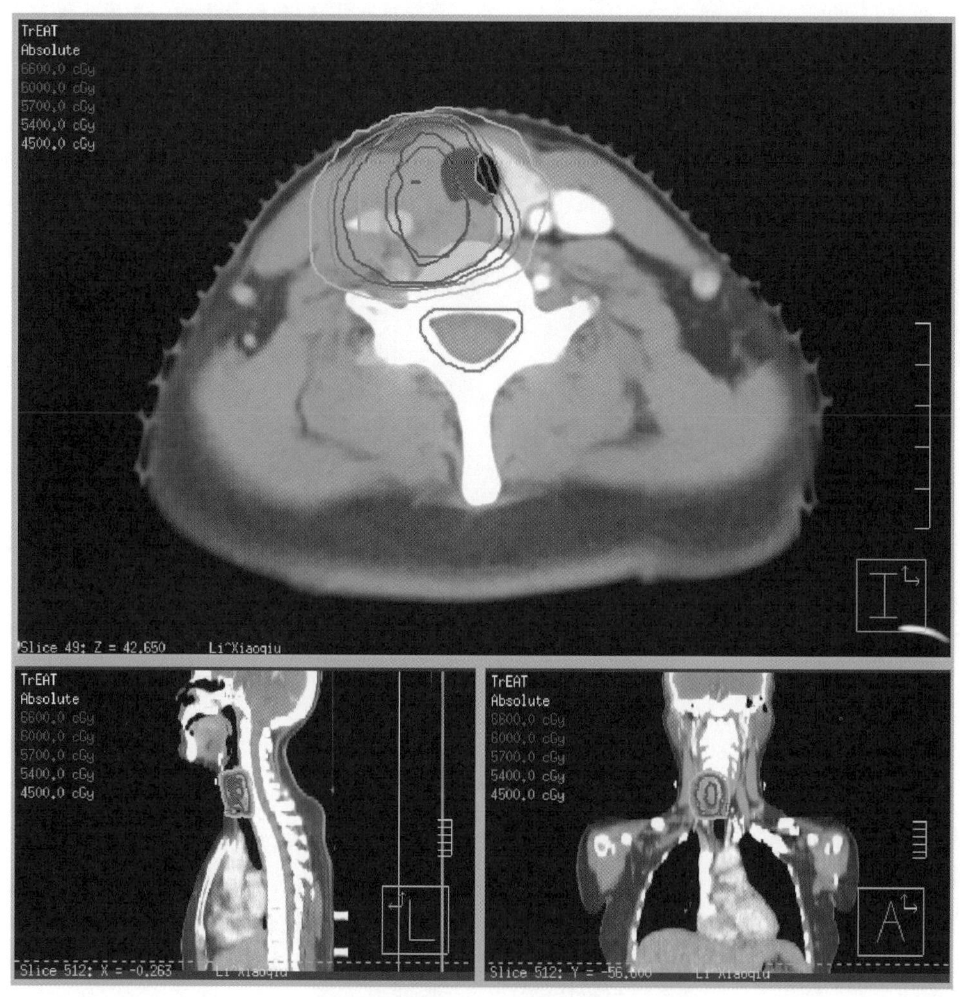

图 25-1 甲状腺乳头状癌术后放疗三维计划

5. 邻近重要组织器官剂量限量 脊髓最高剂量≤45 Gy，喉最高剂量≤70 Gy（喉区域不应有剂量热点出现）。

6. 外照射的不良反应 常见的有急性黏膜和皮肤反应、喉水肿、吞咽困难、颈部纤维化等。可通过积极的护理及支持治疗、合理缩小照射范围、使用三维外照射技术等尽可能降低放疗不良反应的发生率。再程放疗需慎重选择，必须考虑首程放疗的范围、邻近重要组织器官的受量等因素。

（二）转移灶放疗

分化型甲状腺癌（DTC）占甲状腺癌中 90%，其中 10%～15%发生远处转移。远处转移最常见的部位是肺，其次是骨，少见的部位包括脑、肝、纵隔、肾上腺、皮肤等。DTC 的远处转移需要多学科的诊断和治疗。CT、MRI、ECT 可分别了解肺部、脑部、骨转移等情况。PET-CT 在判断预后、指导治疗方面具有重要作用。对摄碘的小病灶存在治愈的可能性，而对大多数患者治疗目的是改善生存、减轻症状。

1. 全身治疗 包括 ^{131}I 治疗、促甲状腺素抑制治疗、化疗、靶向治疗。对大部分患者而言，原发灶切除、^{131}I 治疗是主要手段。对无症状、稳定、不摄碘的病灶给予单纯促甲状腺素抑制治疗，同时密切观察。在分化型甲状腺癌转移灶不摄碘时，外放疗对转移灶具有控制肿瘤生长、缓解疼痛等作用。

2. 局部治疗　包括外放疗、手术、肿瘤血管栓塞。

（1）外放疗适应证：①骨转移；②脑转移，肿瘤出血；③疼痛；④转移灶引起的支气管阻塞、上腔静脉压迫、吞咽困难等。在椎体转移时，外放疗可作为手术后的辅助治疗，或单纯外放疗。

（2）外放疗的剂量与分割：无统一意见，可以采用大分割短疗程，也可以采用常规分割。如果放疗的目的是为了控制肿瘤生长，剂量可达 45～60 Gy，分割剂量每次 1.8～2.0 Gy。如果为了减轻疼痛等症状，剂量可采用 30 Gy，分割剂量每次 3 Gy。

二、甲状腺未分化癌

甲状腺未分化癌是甲状腺癌中罕见但预后最差的病理类型，发病率仅占所有甲状腺癌的 2%～5%，好发于中老年女性。确诊时患者一般情况较差，约 50%的患者已发生远处转移，肺为最常见的转移部位。目前临床上缺乏大型Ⅲ期研究，根据近几年来的回顾性分析报道，手术、放疗及化疗联合的多学科治疗作用已被认同。

放疗对肿瘤的局部控制具有重要作用，能降低甲状腺未分化癌的死亡率和局部进展的并发症，无论患者是否能行手术，都可考虑放疗。放疗剂量的高低影响肿瘤的局部控制。若肿瘤不能得以控制，患者常因呼吸困难等症状而行气管切开术或窒息。

三维适形放疗及调强适形放疗照射靶区包括肿瘤区＋淋巴结引流区（Ⅱ～Ⅵ区＋上纵隔）。肿瘤区剂量 66 Gy，高危区 60 Gy，低危区 54 Gy（图 25-2）。该调强放疗计划等剂量曲线显示靶区剂量能达到计划要求，同时能明显降低脊髓、食管、肺等周围正常组织的剂量。Foote 等报道了一组运

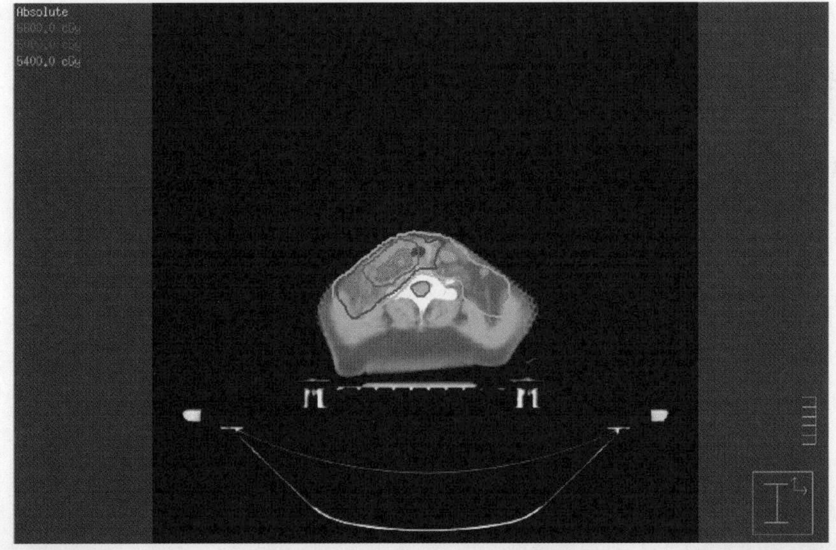

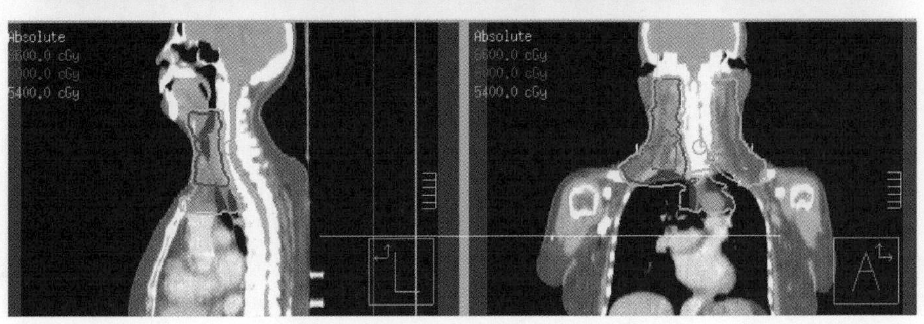

图 25-2　甲状腺未分化癌放疗三维计划

用调强放疗治疗甲状腺未分化癌的资料，10 例无远处转移的患者行手术治疗，4 例切除后无残留，3 例切除后镜下残留，3 例切除后肉眼残留。3 例常规分割，总剂量为 59.4～70 Gy；4 例同期加量，总剂量为 61.8～66 Gy；3 例行超分割，每日 2 次，总剂量 57.6～64 Gy。10 例患者放疗中均行同期化疗，方案为多柔比星单药或多柔比星、紫杉醇联合化疗。中位随访 36 个月(4～89 个月)，1、2 年生存率分别为 70%和 60%。甲状腺未分化癌是全身性疾病，即使初诊时病变局限于颈部且被控制，但多数患者都会出现远处转移。

第五节 药 物 治 疗

许多学者对甲状腺癌的化疗药物进行了探索，由于其化疗敏感性较低，可选择的化疗药物较少。多柔比星、顺铂、米托蒽醌、紫杉醇、吉西他滨等药物用于甲状腺癌的治疗中，但肿瘤缓解率并不理想。

甲状腺癌分子生物学研究是靶向治疗的基础，甲状腺相关基因改变包括 BRAF 突变、RAS 突变、RET/PTC 重排等。在Ⅲ期临床研究基础上，索拉非尼(sorafenib)、乐伐替尼(lenvatinib)分别被美国 FDA 批准用于进展期、^{131}I 耐受的分化型甲状腺癌的靶向治疗。卡博替尼(cabozantinib)、凡得他尼(vandetanib)被批准用于甲状腺髓样癌。尽管有相关的临床研究，但目前为止尚无被 FDA 批准用于治疗未分化型甲状腺癌的靶向治疗药物。

NCCN 指南强调，选择靶向治疗应该注意：①靶向治疗可改善患者的无进展生存时间，但不能治愈疾病；②靶向治疗不可避免会产生影响患者生存质量的并发症；③对于无症状且进展缓慢的分化型甲状腺癌和甲状腺髓样癌患者，不推荐使用靶向治疗。

(何霞云)

参 考 文 献

[1] 高明主编. 头颈肿瘤学. 第 3 版. 北京：科学技术文献出版社，2014：867-955.

[2] 殷蔚伯，余子豪，徐国镇，等. 肿瘤放射治疗学. 第四版. 北京：中国协和医科大学出版社，2008：485-493.

[3] 郭晔. 晚期分化型甲状腺癌的分子靶向治疗. 中国癌症杂志，2016，26(1)：31-34.

[4] 侯利民，徐德全，代文杰. 甲状腺癌的靶向治疗. 中华肿瘤杂志，2015，37：801-803.

[5] 杨雷，郑荣寿，王宁，等. 2010 年中国甲状腺癌发病与死亡情况. 中华预防医学杂志，2014，48：663-668.

[6] Cabanillas ME, Zafereo M, Gunn GB, et, al. Anaplastic thyroid carcinoma: treatment in the age of molecular targeted therapy. J Oncol Pract, 2016, 12:511-518.

[7] Chen W, Zheng R, Baade PD, et al. Cancer statistics in China 2015. CA Cancer J Clin, 2016, 66:115-132.

[8] Foote RL, Molina JR, Kasperbauer JL, et al. Enhanced survival in locoregionally confined anaplastic thyroid carcinoma: a single-institution experience using aggressive multimodal therapy. Thyroid, 2011, 21:25-30.

[9] Haugen BR, Kane MA. Approach to the thyroid cancer patient with extracervical metastases. J Clin Endocrinol Metab, 2010, 95:987-993.

[10] He X, Li D, Hu C, et, al. Outcome after intensity modulated radiotherapy for anaplastic thyroid carcinoma. BMC Cancer, 2014, 14:235.

[11] Kim BH, Kim IJ. Recent updates on the management of medullary thyroid carcinoma. Endocrinol Metab (Seoul), 2016, 31: 392-399.

[12] Kim TH, Chung KW, Lee YJ, et al. The effect of external beam radiotherapy volume on locoregional control in patients with locoregionally advanced or recurrent nonanaplastic thyroid cancer. Radiat Oncol, 2010, 5:69.

[13] Lee EK, Lee YJ, Jung YS, et al. Postoperative simultaneous integrated boost-intensity modulated radiation therapy for patients with locoregionally advanced papillary thyroid carcinoma: preliminary results of a phase Ⅱ trial and propensity score analysis. J Clin Endocrinol Metab, 2015, 100: 1009-1017.

[14] O'Neill CJ, Oucharek J, Learoyd D, et al. Standard and emerging therapies for metastatic differentiated thyroid cancer. Oncologist, 2010, 15:146-156.

[15] O'Neill JP, Shaha AR. Anaplastic thyroid cancer. Oral Oncol, 2013,49:702-706.

[16] Powell C, Newbold K, Harrington KJ, et al. External beam radiotherapy for differentiated thyroid cancer. Clin Oncol (R Coll Radiol), 2010,22:456-463.

[17] Romesser PB, Sherman EJ, Shaha AR, et al. External beam radiotherapy with or without concurrent chemotherapy in advanced or recurrent non-anaplastic non-medullary thyroid cancer. J Surg Oncol, 2014,110:375-382.

[18] Schoenfeld JD, Odejide OO, Wirth LJ, et al. Survival of a patient with anaplastic thyroid cancer following intensity-modulated radiotherapy and sunitinib — a case report. Anticancer Res, 2012, 32:1743-1736.

[19] Sun XS, Sun SR, Guevara N, et al. Chemoradiation in anaplastic thyroid carcinomas. Crit Rev Oncol Hematol, 2013,86:290-301.

[20] Liu TR, Xiao ZW, Xu HN, et al. Treatment and prognosis of anaplastic thyroid carcinoma: a clinical study of 50 cases. PLoS One, 2016, 11: 64-84.

[21] Vrachimis A, Gerss J, Stoyke M, et al. N0 significant difference in the prognostic value of the 5th and 7th editions of AJCC staging for differentiated thyroid cancer. Clin Endocrinol (Oxf), 2014,80:911-917.

第二十六章 原发灶不明的颈部转移性癌

第一节 概　述

原发灶不明的转移性癌(cancer of unknown primary, CUP)的诊断和治疗至今仍是困扰医生的一大难题。原发灶不明的转移性癌是一类异质性疾病,约占人类所有恶性肿瘤的3%～5%,据报道排在常见恶性肿瘤的第7～8位,肿瘤病死率的第4位。据美国相关报道,此病的年龄标准化发病率为7/100万～12/100万,我国目前还缺乏此方面的数据。中位发病年龄在50～65岁,男性发病率稍高于女性。近年来,随着影像诊断技术的发展,特别是PET/CT的应用逐渐增多,以及免疫组化等分子诊断水平的进步和医生对此类疾病认识水平的逐渐提高,其发病率呈逐渐下降趋势。

原发灶不明的颈部转移性癌(head-and-neck cancer of unknown primary, HNCUP)的发病率相对较低,约占所有头颈部恶性肿瘤的5%。可分为鳞癌、腺癌、低分化癌、未分化癌等病理类型,其中鳞癌最为常见,且预后相对较好,约占所有HNCUP的53%～77%;绝大多数患者以单侧无痛性颈部肿块为首发症状,最易累及单侧颈部Ⅱ区淋巴结,其次是Ⅲ区,累及双侧颈部的概率<10%。

一般认为,除淋巴瘤外,淋巴结的肿瘤多由邻近部位的肿瘤浸润或者由相关淋巴引流区原发肿瘤转移而来。原发灶不明的颈部转移性癌是一种排除性诊断,即经过一系列全面、详细、细致的检查后,仍然缺乏原发部位肿瘤证据时所提出的。"原发灶不明"这一诊断最好经过各学科专家会诊后得出。最早于1957年,由Comes等人提出原发灶不明的颈部转移性癌这一定义,包括以下要点:①一个或多个颈部淋巴结经组织学或细胞学检查诊断为癌;②没有相关恶性肿瘤病史或不明病灶手术史;③无明确的某器官部位相关症状;④无原发肿瘤的临床证据和实验检查证据。

第二节 诊　断

HNCUP的传统诊断方法强调以下几点:①根据颈部转移癌的部位,按淋巴引流的一般规律寻找原发灶。鼻咽癌易累及的淋巴引流区域为Ⅱb区和咽后淋巴结(retropharyngeal lymph node, RPN),一般为自上而下的转移;口咽癌易累及Ⅱa区淋巴结;喉和下咽癌易累及Ⅱ、Ⅲ、Ⅳ区淋巴结;口腔癌易累及Ⅰ区及Ⅱa区淋巴结;鼻腔与鼻窦癌则易累及咽后及Ⅱ区淋巴结。单独锁骨上转移的患者则更倾向来源于头颈部以下的原发部位。②根据转移灶的病理类型,结合某些特异性生化指标,判断原发灶的可能来源部位。③颈部转移性低分化鳞癌或低分化癌尤其应注意鼻咽癌的可能,特别是鼻咽癌高发地区或有家族史的患者。

对于以颈部肿块为主诉就诊的患者,详细的病史采集及细致的临床体格检查是必不可少的,其中应包括详细的口腔、口咽检查及间接鼻咽镜和间接喉镜检查。头颈部的增强MRI扫描是重要的检查之一,可以判断颈部淋巴结的大小、位置、数目,有无液化坏死,以及有无包膜外侵犯(extracapsular extension, ECE),而且可以同时检出头颈部的原发灶及有无RPN肿大。结合形态学、不同序列的信号特点及MRI功能成像(如ADC值、动态增强曲线、有无胆碱峰等),需要排除淋巴瘤的可能。对于不能做MRI检查者或有禁忌的患者,可行头颈部的增强CT扫描。但是,CT扫描时软组织分辨率较MRI低,可能会漏检部分原发灶。对上述体格检查与影像学检查怀疑的部位均建议做进一步活检。

若在详细的临床、影像及内镜检查后仍未发现原发灶，则建议先明确颈部淋巴结的组织病理学检查，细针穿刺活检为首选。对于囊性淋巴结，细针穿刺会有较高的假阴性率，超声引导下的细针穿刺活检则有利于其确定取材位置(囊壁)及提高活检阳性率。对于伴有 RPN 肿大的患者，经软腭超声引导下的 RPN 穿刺活检有助于获取明确的组织病理学诊断。空芯针穿刺可获得较多的组织，必要时可使用，以提高病理学诊断的正确率。另外，在怀疑淋巴瘤时也可以采用。手术切除活检不被常规推荐，除非多次细针及空芯针活检均为阴性及临床高度怀疑淋巴瘤。需要注意的是，切取活检后应尽快开始规范的治疗。空芯针及切取穿刺标本建议行免疫组化检查，以明确 EBV 及 HPV 情况。另外，免疫组化对于明确低分化癌和未分化癌的可能原发部位有一定帮助。

近年来，PET-CT 在寻找原发灶方面的应用逐渐增多，Rusthoven 等报道其原发灶检出率为 25%。但是，由于 PET-CT 的空间分辨率低于 MRI。若是能够完善 MRI、内镜等检查后仍未发现原发灶，此时应用 PET-CT 的价值还值得商榷。

第三节　治　　疗

一、HNCUP 的治疗策略

HNCUP 的治疗目前仍存在较大争议。对于转移性鳞癌、低分化癌和未分化癌，《NCCN 指南》仍将手术作为ⅡA 类推荐。手术方式为颈部淋巴结清扫，术后可以辅助放化疗。放疗范围可根据淋巴结的部位、HPV 及 EBV 状态来制订。其他可选的治疗方式还包括单纯放疗(N2a 期以下的病例，ⅡB 类推荐)、化疗与放疗的联合应用(N2a 期及以上病例，ⅡB 类推荐)、诱导化疗与单纯放疗，或放、化疗的联合应用(Ⅲ类推荐)。面对这样的推荐，临床医生或许会存在这样的疑惑：对于一位 HNCUP 患者来说，是应该选择手术、放疗，还是化疗，或者换个角度考虑，对于 HNCUP 这类异质性的群体来说，哪些患者应该首选手术，而哪些患者应该首选放疗？从理论上 HNCUP 可来源于头颈的任何部位。但是对于头颈部肿瘤来说，除了鼻咽癌以外，手术为非鼻咽癌的主要治疗方法。鼻咽癌在中国相对高发，有 40%～50%的鼻咽癌患者以颈部肿块为主诉就诊。根据国内报道的以颈部转移性癌就诊的患者中，鼻咽部原发灶检出率最高。所以，应当从 HNCUP 首先筛选可疑的鼻咽癌患者。

王卓颖等回顾性分析原上海医科大学附属肿瘤医院 1988～1998 年收治的 30 例原发不明的颈部转移性鳞癌资料显示，针对不同的原发来源可以采取相应的治疗方法：鼻咽来源者首选放疗；非鼻咽来源者主张先行患侧颈部淋巴结清扫术，术后行可疑原发部位及双侧颈部在内的放疗。初步形成对原发灶不明颈部转移性癌的诊疗策略。之后经与朱国培教授合作并不断完善下，共同提出两步治疗决策(图 26-1)：原发灶不明的颈部转移性癌的治疗应结合患者淋巴结的位置、咽后淋巴结情况、EBV 病毒等情况进行具体分析。首先，应区分是否为鼻咽原发的可能性较大，如颈部淋巴结位于Ⅱ区或Ⅴ区，尤其Ⅱb 区、Ⅴa 区；咽后淋巴结阳性；EBV CA-IgA 阳性。若可排除鼻咽原发灶，则应先行患侧颈部淋巴结清扫和(或)可疑原发灶的切除(up-front neck dissection)，术后行可疑原发灶放疗(依据淋巴结位置、单侧或双侧、病理分级等行口咽、喉和下咽部放疗)，或单纯颈部放疗(无任何可疑原发灶提示，有淋巴结包膜外侵犯或淋巴结阳性比例大等高危因素)，或随访(无高危因素)。

由此可以看出，关于颈部转移性癌的治疗策略有两个重要决策点：第一，区分是否存在鼻咽原发的可能，决定是选择以放疗为主的综合治疗，还是以手术为主的综合治疗；第二，术后是否行放疗(化疗)，放疗范围是否包括可疑的原发灶。

上述研究曾对 77 例患者进行了分析。这些患者中，82%有Ⅱ区淋巴结转移。经过中位 34 个月的随访，3 年的总生存率、黏膜控制率、颈部控制率、无远处转移生存率、无病生存率分别为 84.5%、80.9%、76.2%、92.0%、59.4%。其中，有 24 例患者按照假定鼻咽原发灶进行放疗，治疗后均未出现鼻咽复发或者其他部位的原发病灶，说明对于 HNCUP 中可疑鼻咽癌的筛选是非常重要的。

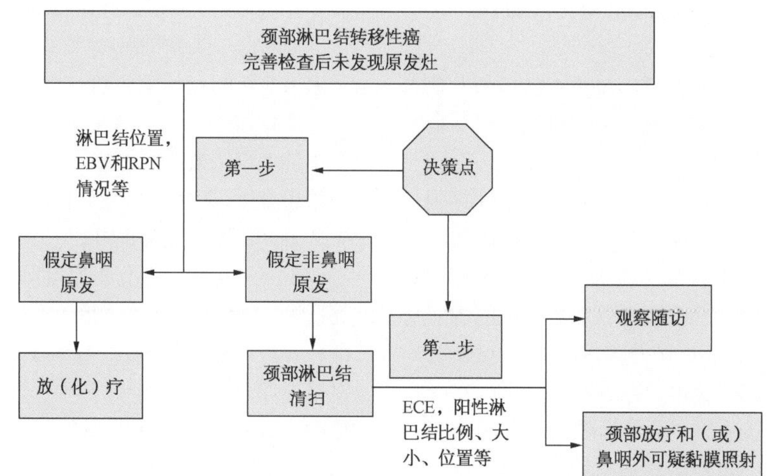

图 26-1　原发灶不明的颈部转移性癌两步治疗决策

但是，在 46 例(组 C 和组 D)只接受了颈部淋巴结清扫和(或)术后颈部放疗的患者中，有 14 例发生颈部淋巴结复发，14 例患者出现原发灶，而 31 例接受假定原发灶放疗的患者均未出现原发灶(3 年黏膜控制率为 100%和 67.9%，$P=0.01$)。而且，未接受假定原发灶放疗患者的颈部控制率显著较低(3 年颈部控制率为 91.4% 和 65.8%，$P=0.010$)，其中 6 例出现在对侧颈部，说明颈部复发可能与原发灶未控制有关。因此，笔者认为所有 HNCUP 患者均应接受预防性黏膜腔照射。

二、HNCUP 的选择性黏膜腔照射

放疗在原发灶不明的颈部转移性癌的治疗中占有重要地位，关于是否行预防性黏膜腔照射一直存在争议。由于发病率较低，前瞻性随机对照临床试验难以实施，所以一直缺乏有力的证据阐明预防性黏膜腔照射对原发不明的颈部转移性癌的作用。EORTC 曾于 2002 年发起了一项Ⅲ期临床试验(编号:NCT00047125)，对比单侧颈部(Ⅰ～Ⅴ区)放疗与全黏膜腔(喉、下咽、口咽、鼻咽)＋ 双侧颈部淋巴引流区(Ⅰ～Ⅴ区)放疗的疗效与毒性，但因入组困难而终止。所以，现有治疗方案的证据支持皆来源于单中心、回顾性的临床研究。Nieder 回顾了 2000 年前的研究(二维放疗时代)，并对颈部照射与颈部照射＋预防性黏膜腔照射进行对比，预防性黏膜腔照射取得了相对好的黏膜控制率、颈部控制率及总生存率。但是，这种大范围的照射也显著影响了患者的生活质量。

预防性黏膜腔照射虽然可以带来更多获益，但为了避免对患者的生活质量带来较大影响，应减少照射范围，采用选择性黏膜腔照射(elective mucosal irradiation，EMI)，而不是全黏膜腔照射(total mucosal irradiation，TMI)。表 26-1 总结了 IMRT 时代预防性黏膜腔照射的研究，EMI 取得了较 TMI 相似的黏膜控制率、局部控制率及总生存率。而且，EMI 由于照射范围较 TMI 小，所以治疗时毒性反应也较低。目前，上海交通大学医学院附属第九人民医院发起的一项前瞻性临床研究，拟进一步验证了 EMI 的疗效与安全性(注册号:NCT02764216)。

选择性黏膜腔照射的靶区建议:①可疑鼻咽癌患者参考鼻咽癌靶区;②其他排除鼻咽癌的 HNCUP，靶区范围包括单侧口咽、单侧声门上喉及下咽及单侧颈部淋巴引流区，靶区在中线结构应稍过中线，避开口腔黏膜及声带。颈部阳性淋巴结给予照射剂量为 66 Gy，黏膜腔及高危颈部淋巴结引流区给予照射剂量为 60 Gy，低危淋巴引流区给予 54 Gy×30 次分割(图 26-2)。

其实无论对于任何部位肿瘤的任何治疗来讲，都是在寻求生存获益与治疗毒性反应之间的最佳平衡点，EMI 可以较好地平衡生存获益与相关的治疗毒性，所以值得进一步推广。但是，EMI 必须在一定的指导下实施。这些指导来源于患者的临床特征(颈部淋巴结位置、RPN 情况，以及 EBV、HPV 状态)、其他检查的提示，以及将来可能应用到的基因表达谱或其他分子标记物。

表 26-1 TMI 与 EMI 的临床研究结果

照射范围	作者	病例数	时间段	黏膜腔剂量(Gy)	食管狭窄率(%)	黏膜控制率(%)	局部控制率(%)	总生存率(%)
TMI[咽轴(部分不包括咽)+双颈]	Ricgard 等	36	2007～2012	54	1/36(5)	2 年 97.1	2 年 89.8	2 年 81.2
TMI (23/24)	Sher 等	24	2004～2009	60	13/24(54)	2 年 100	2 年 100	2 年 92
TMI(咽轴 +双颈)	Chen 等	51(IMRT 27)	2001～2009	56～70	4/27(15)	NA	2 年 92	2 年 87
TMI(咽轴 +双颈)	Klem 等	21	2000～2005	54～56	3/21(14)	NA	2 年 90	2 年 85
TMI(咽轴 +双颈)	Frank 等	52	1998～2005	54	1/52(2)	5 年 98.1	5 年 94.2	5 年 81
TMI(咽轴 +双颈，部分包括喉)	Madani 等	51(IMRT 23)	1994～2006	66	0	2 年 100	NA	2 年 74.8
EMI(选择性咽黏膜+双颈)	Lu 等	18	2000～2006	60～64	0	2 年 100	2 年 88.5	2 年 74.2
EMI(韦氏环，不包括喉)	Shoushatari 等	27	2002～2008	50～61	NA	5 年 100	5 年 88.5	5 年 70.9
EMI(单侧鼻咽、口咽、下咽声门上喉)	Villeneuve 等	25	2005～2008	50.4	0	3 年 100	3 年 100	3 年 100
EMI(个体化)	Janssen 等	28	2006～2012	66～70	0	3 年 100	3 年 93	3 年 76

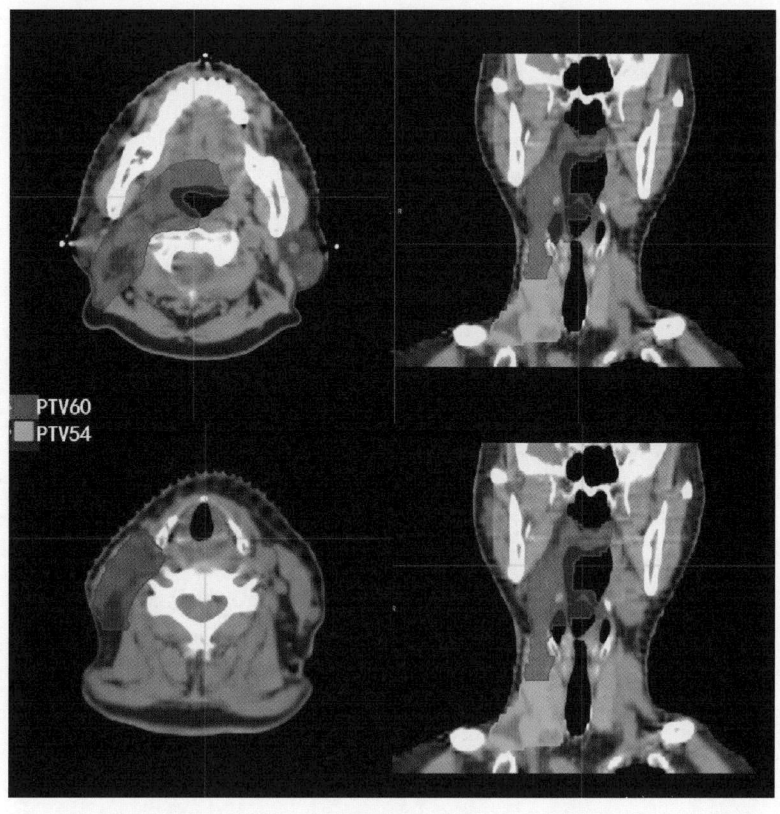

图 26-2 EMI 参考靶区(排除鼻咽癌的 HNCUP)

第四节　原发灶不明的颈部转移性癌的诊疗进展

近年来，基因表达谱分析的发展似乎为原发灶不明的转移性癌的治疗带来了新的曙光。组织起源分子表达谱分析［tissue-of-origin （ToO） molecular profiling］可以在判定转移性癌的组织起源上发挥重要作用。若转移灶的分子特征可以与某个原发灶的特征匹配，则可以假定其组织来源而采取相应的治疗。Mark 等报道，应用 qPCR 方法对 92 个基因的分子表达谱进行分析，最终确定 30 种肿瘤类型及 54 种组织亚型，其敏感性和特异性分别达到 87%和 85%。Monzon 等进行了一项包括 1 550 个基因表达谱的多中心验证，以验证此模型在预测组织来源上的敏感性及特异性。共选取 547 例冰冻标本，病理类型均为Ⅲ、Ⅳ级的肿瘤（低分化癌和未分化癌）。其中，一半为转移性癌。这项多中心、盲法的验证得出的总体敏感性为 87.8%，特异性为 99.4%。这是第一个大样本的多中心的对应用基因表达谱分析进行组织来源验证的研究，这项研究显示，基因表达谱分析在指导原发灶不明的转移性癌的治疗上有着良好的应用前景。Gauri 等将 120 例原发不明转移性癌的病理标本进行 10 个基因的分子表达谱分析，结果有 61%的患者成功得到组织起源的结果。对大多数患者来讲，组织起源的结果与其临床病理特征相符合。所以作者认为，应用基因表达谱分析的方法可以直接使用石蜡标本得出原发不明患者的假定原发部位，从而有可能采取针对性的治疗。然而，这种方法得到的结果却无法得到直接的验证。Hainsworth 等采用前瞻性方法，即用治疗反应间接性地验证基因表达谱分析的结果，对原发不明患者原发灶的预测。共入组 289 例患者，其中 98%的患者成功预测了组织来源；194 例患者接受了针对预测组织来源的治疗，这部分患者的中位生存期为 12.5 个月，要好于先前采用经验治疗的患者。作者认为，基因表达谱分析有助于原发灶不明的治疗，应当成为标准的治疗方法。但是，对于原发灶不明的头颈部转移癌来说，此方法或许还存在一定的局限性。放疗在 HNCUP 的治疗中占有重要地位，对治疗部位的要求比较高，若想采取针对某个假定原发灶的放疗，必须得到相对比较精确的解剖部位的结果。但上述方法得到的只有对某个组织来源的预测，这对放疗来说是远远不够的。

高危型 HPV 和口咽癌的发病密切相关。多项研究表明，HPV 相关的口咽癌容易表现为相对较早 T 分期（T1/T2）的原发肿瘤，而比较晚期的 N 分期（N2/N3）患者，经常表现为颈部较大的囊性淋巴结。但是，HPV 相关的口咽癌的预后要比相同分期的 HPV 阴性的头颈部鳞癌要好。对于转移性颈部淋巴结组织进行 HPV 的检测，可能是一种确定原发病灶位于口咽的方法。Begum 等应用原位杂交技术对 77 例连续颈部淋巴结细针穿刺标本进行检测，口咽癌患者的颈部转移灶中有 53%检测到了 HPV-16 的表达，非口咽癌中无 HPV-16 的表达。Fotopoulos 最近综述了 HPV-p16 与 HNCUP 的关系，认为 HPV-p16 阳性与原发部位在口咽密切相关。然而，我国口咽癌患者的 HPV 感染率约为 20%，远低于欧美国家。因此，HPV 检测对于我国原发灶不明颈部转移癌患者的指导意义还有待进一步研究。

最后，对于原发不明这类特殊的群体来讲，最理想的治疗方法或许是努力寻找原发灶，以减少原发灶不明的诊断。

（窦圣金　朱国培）

参考文献

［1］张有望，黄雅芳，吴永如，等. 鼻咽镜和 MRI 及超声波引导穿刺检查在头颈部原发肿瘤诊断中的联合应用. 中华耳鼻咽喉头颈外科杂志，2014，49：223-226.

［2］殷蔚伯. 肿瘤放射治疗学. 第三版. 北京：中国协和医科大学出版，2002.

［3］王卓颖，田敖龙，吴毅，等. 原发灶不明的颈部转移性鳞癌的临床特点. 耳鼻咽喉头颈外科，2002，02：90-94.

［4］Adisa AO，Oluwasola AO，Adeyemi BF，et al. Immunohistochemical analysis of undifferentiated and poorly-differentiated head and neck malignancies at a tertiary hospital in Nigeria. Head Neck Oncol，2010，2：33.

［5］Begum S，Gillison ML，Nicol TL，et al. Detection of human papillomavirus-16 in fine-needle aspirates to determine tumor origin in patients with metastatic squamous cell carcinoma of the head and neck. Clin Cancer Res，2007，13(4)：1186-1191.

[6] Comess MS，Beahrs OH，Dockerty MB. Cervical metastasis from occult carcinoma. Surg Gynecol Obstet，1957，104：607-617.

[7] Dou S，Qian W，Ji Q，et al. Tailored multimodality therapy guided by a two-step decision making process for head-and-neck cancer of unknown primary. Oncotarget，2016，7(26)：40095-40105.

[8] Erlander MG，Ma XJ，Kesty NC，et al. Performance and clinical evaluation of the 92-gene real-time PCR assay for tumor classification. J Mol Diagn，2011，13：493-503.

[9] Fotopoulos G，Pavlidis N. The role of human papilloma virus and p16 in occult primary of the head and neck：a comprehensive review of the literature. Oral Oncol，2015，51：119-123.

[10] Hainsworth JD，Rubin MS，Spigel DR，et al. Molecular gene expression profiling to predict the tissue of origin and direct site-specific therapy in patients with carcinoma of unknown primary site：a prospective trial of the Sarah Cannon research institute. J Clin Oncol，2013，31：217-223.

[11] Jereczek-Fossa BA，Jassem J，Orecchia R. Cervical lymph node metastases of squamous cell carcinoma from an unknown primary. Cancer Treat Rev，2004，30：153-164.

[12] Layfield LJ. Fine-needle aspiration in the diagnosis of head and neck lesions：a review and discussion of problems in differential diagnosis. Diagn Cytopathol，2007，35(12)：798-805.

[13] Monzon FA，Lyons-Weiler M，Buturovic LJ，et al. Multicenter validation of a 1 550-gene expression profile for identification of tumor tissue of origin. J Clin Oncol，2009，27：2503-2508.

[14] Nieder C，Gregoire V，Ang KK. Cervical lymph node metastases from occult squamous cell carcinoma：cut down a tree to get an apple? Int J Radiat Oncol Biol Phys，2001，50：727-733.

[15] Pavlidis N，Pentheroudakis G. Cancer of unknown primary site. Lancet，2012，379(9824)：1428-1435.

[16] Pavlidis N，Pentheroudakis G，Plataniotis G. Cervical lymph node metastases of squamous cell carcinoma from an unknown primary site：a favourable prognosis subset of patients with CUP. Clin Transl Oncol，2009，11：340-348.

[17] Rusthoven KE，Koshy M，Paulino AC. The role of fluorodeoxyglucose positron emission tomography in cervical lymph node metastases from an unknown primary tumor. Cancer，2004，101：2641-2649.

[18] Richards TM，Bhide SA，Miah AB，et al. Total mucosal irradiation with intensity-modulated radiotherapy in patients with head and neck carcinoma of unknown primary：a pooled analysis of two prospective studies. Clin Oncol（R Coll Radiol），2016，28：e77-84.

[19] Varadhachary GR，Talantov D，Raber MN，et al. Molecular profiling of carcinoma of unknown primary and correlation with clinical evaluation. J Clin Oncol，2008，26：4442-4448.

第二十七章 原发性肺癌

第一节 概 述

原发性肺癌又称为原发性支气管肺癌(简称"肺癌"),是指起源于黏液腺、支气管黏膜上皮及肺泡上皮的恶性肿瘤。肺癌是严重危害人类健康的常见恶性肿瘤之一。根据国家癌症中心的统计,估计 2015 年中国的肺癌新发病例数为 73.33 万,死亡人数为 61.02 万。肺癌发病率和死亡率均占我国恶性肿瘤的首位。

肺癌的发生是多因素作用的结果,主要是由环境因素所致。这些致癌的因素包括:①吸烟,是肺癌的主要危险因子,有 80%~90%的肺癌是由直接或被动吸烟所致,大多数肺癌可通过戒烟而预防,故应该劝导戒烟;②职业性因子,包括无机砷、石棉、铬、镍、煤焦油、二氯甲醚和氯甲醚等;③电离辐射,放射性物质氡等矿石、体内外的放射线照射与肺癌的发生相关;④大气污染,已成为肺癌的主要原因之一,最近欧洲的研究表明大气中的微颗粒物质的吸入可增加肺癌的危险性,包括 PM2.5 和 PM10;⑤生物学因子,如某些染色体的丢失、重排及突变等使细胞内某些基因丢失或活化,导致细胞生长失控或提供发生癌变的有利环境,最终导致癌变。已知一些基因的突变与肺癌的发生有明确关系,如 EGFR 突变、ALK 基因重排等。

肺癌的临床分期和病理诊断具有重要的临床指导意义。不同的病理类型和不同期别的肺癌其预后及治疗原则差异很大。肺癌在临床上分为非小细胞肺癌(non-small cell lung carcinoma, NSCLC)和小细胞肺癌(small cell lung carcinoma, SCLC)两大类。这两类肺癌除组织形态不同外,临床特点、播散方式、治疗原则、对治疗的反应及预后都有显著差别。NSCLC 占所有肺癌病例的 80%~85%,NSCLC 又分为非鳞癌和鳞癌两大类。非鳞癌包括腺癌、大细胞癌和鳞腺癌(或腺鳞癌)等。SCLC 占 15%~20%,SCLC 多数(75%)为肺部神经内分泌癌,几乎所有的 SCLC 与吸烟有关。SCLC 患者疾病进展快,容易早期出现远处转移,在诊断时<1/3 的患者为局限期。由于肺癌早期诊断常有困难,在确诊时以中、晚期病人占多数,美国 SEER 数据库的资料显示,肺癌诊断时仅有 15%的患者疾病局限在原发病灶;22%的患者有区域淋巴结转移,其病灶已超过原发部位;56%的患者诊断时已经出现远处转移,另外 6%的患者分期不明确。2012 年,SEER 数据库统计的美国肺癌总的 5 年生存率为 15.9%,80%的肺癌在诊断后 1 年内死亡,局限在原发病灶的肺癌 5 年生存率为 52%,有区域淋巴结转移患者 5 年生存率为 25%,远处转移者 5 年生存率为 3.7%,分期不明确者 5 年生存率为 7.9%。

近 10 年来,肺癌的防治工作取得了很大进步,特别是表现在肺癌的筛查、肺癌发病机制、微创治疗技术和分子靶向治疗等方面。低剂量螺旋 CT 可用于高危人群(年龄为 55~74 岁,现在或者过去曾经有吸烟 30 包/年史)的肺癌筛查。美国筛查观察了近 5 万名老年或者先前吸烟的人群,接受低剂量螺旋 CT 或胸部 X 线肺癌普查,与胸部 X 线片筛查相比较,螺旋 CT 查出近翻倍的早期肺癌患者,可减少肺癌特异性死亡率 20%左右。外科微创技术的进步,提高了早期肺癌手术后生存质量。放疗技术的进步,使得立体适形放疗(SBRT 或称 SABR)技术用于早期肺癌的根治性放疗效果能够与手术治疗结果相媲美。一些肺癌发病机制中的驱动基因陆续被发现，因此基于 EGFR 突变和 ALK 基因重排等靶向治疗，提高了晚期突变 NSCLC 患者的长期生存率。肺癌的分子病理学研究取得了很大的进步，基于分子病理学分型的研究必将对肺癌的精确治疗产生重要影响。

第二节 应用解剖与病理

掌握肺部结构的正常解剖和 CT 表现，是理解肺部异常 CT 检查的前提和基础。

一、肺的应用解剖

1. 肺裂 认识肺裂的 CT 表现是肿瘤所在肺叶定位的基础。肺裂在 CT 上可以表现为低密度的带状影(或者称为泛血管影)、中等密度的灰条影和高密度的细条影。

2. 支气管 是 CT 扫描图像上确定肺段及亚段的主要依据，其 CT 表现除与管径大小有关外，还与其走行方向有关。通常支气管内充满空气，以低密度的“含气影”为特征。

3. 肺血管 肺内血管的 CT 表现除与管径大小有关外，还与其走行方向有关。肺血管内充满血液，显示稍高密度影。受“部分容积效应”的影响，在 CT 扫描图像上支气管与相应的血管之间的位置关系并非与正常解剖观察结果完全一致。

4. 肺段 CT 扫描图像上确定肺段的主要依据是肺段支气管，它位于肺段中心。肺裂及肺段静脉主支位于相邻肺段之间，构成肺段的边缘。肺内大支气管及纵隔内的大血管作为标记，有助于肺段的确认和划分。

二、胸腔的淋巴引流

(一) 肺内淋巴引流

虽然在胸膜表面可以发现淋巴结，但是典型的肺内淋巴结多见于沿着亚段动脉特别是在支气管分叉处分布。肺内淋巴引流规律在不同的肺叶有一定的差异。

1. 右肺淋巴引流 ①右肺上叶的淋巴引流向下进入至右肺上叶和中间支气管侧面的夹角处淋巴结；②右肺中叶淋巴结为中叶支气管以下，以及临近中间支气管内侧和外侧分叉点部位的淋巴结；③通常右肺下叶及中叶肿瘤淋巴结转移可以至中间支气管内、外侧淋巴结池，而右肺上叶肿瘤转移通常不进入该淋巴结池。

2. 左肺淋巴引流 ①左肺上叶淋巴引流一般进入左肺上叶支气管起始处淋巴结；②左肺下叶淋巴结一般位于左上段支气管的内、上、下及基底段主支气管和段支气管的分叉处。左肺下叶恶性肿瘤一般转移至左肺下叶支气管起始淋巴结，也可以转移至叶内区域左肺上叶支气管淋巴结。

(二) 纵隔淋巴引流

1. 右肺肿瘤的淋巴结转移 右肺上叶肿瘤可以转移至上纵隔淋巴结，而通常不转移至下纵隔淋巴结。右肺上叶肿瘤最常见的淋巴结转移是气管旁淋巴结(2R)、4 组淋巴结(4R)及 3 组淋巴结。右肺上叶肿瘤还有 36%的非区域淋巴结转移。右肺中、下叶肿瘤最常见的淋巴结转移部位是隆突下淋巴结(7 组)，其次为下气管旁淋巴结和食管旁淋巴结。

2. 左肺肿瘤的淋巴结转移 左肺上叶恶性肿瘤最常转移至主动脉-肺动脉窗(5 组)及主动脉旁淋巴结(6 组)。主动脉-肺动脉窗淋巴结转移可以认为是纵隔的第一站淋巴结转移。左肺上叶肿瘤仍然有较高的非区域淋巴结转移发生率，也可以转移至下纵隔淋巴结及 7 组淋巴结，但相对少见。左肺上叶尖、后段和前段的肿瘤主要转移至 6 组淋巴结，舌叶的肿瘤首先转移至 7 组淋巴结，然后为 5 组及 6 组淋巴结。左肺下叶肿瘤作为单站淋巴结转移时，最常转移至 7 组淋巴结，而多站淋巴结转移以 7 组及 5 组淋巴结为最常见，其次为食管旁淋巴结(8 组)及肺下韧带淋巴结(9 组)。左肺下叶肿瘤比其他任何肺叶的肿瘤更容易转移至对侧纵隔淋巴结，非区域淋巴结转移的发生率为 20%左右。

3. 跳跃性纵隔淋巴结转移 是指淋巴结转移绕过肺叶内或者肺门淋巴结直接转移至纵隔内淋巴结。鉴于技术原因，不能检测微转移用于解释跳跃性淋巴结转移。文献报道微转移的发生率约为 19%。

三、肺及纵隔淋巴结分布

国际肺癌研究协会(IASLC)建议的胸腔内

淋巴结分布图常用于肺癌肺内及纵隔淋巴结分组的描述，对肺癌放疗具有重要的指导意义。表27-1及图27-1详细描述了各组淋巴结的定义及界限。

表 27-1 IASLC 胸腔内淋巴结的定义及描述

对应淋巴结	淋巴结区域	解剖边界定义
1组	下颈、锁骨上及胸骨窝（1R，1L）	上界为环状软骨下缘；下界为两侧为锁骨；中间为胸骨柄上缘 1R组为右侧淋巴结；1L组为左侧淋巴结。左右的分界线为气管中线
2组	上气管旁淋巴结(2R，2L)	2R组：上界至右肺及胸膜腔顶；中间为胸骨柄的上界；下界为无名静脉尾部与气管的交叉处，包括至气管左侧缘 2L组：上界为左肺及胸膜腔顶；中间为胸骨柄上界；下界为主动脉弓上缘
3组	血管前淋巴结(3A)和气管后淋巴结(3P)	3A组淋巴结位于右侧者：上界为胸顶；下界为隆突水平；前界为胸骨后缘；后界为上腔静脉前界 淋巴结位于左侧者：上界为胸顶；下界为隆突水平；前界为胸骨后面；后界为左颈动脉 3P组：上界为胸顶；下界为隆突水平
4组	下气管旁淋巴结(4R，4L)	4R组：包括右气管旁淋巴结，气管前淋巴结延伸至气管左侧缘；上界为无名静脉尾部与气管的交叉处；下界为奇静脉下缘 4L组：包括气管左侧缘向左的淋巴结，中间至肺动脉韧带；上界为主动脉弓上缘；下界为左肺动脉上缘
5组	主-肺动脉窗淋巴结	5组：上界为主动脉弓下界；下界左肺动脉上缘
6组	主动脉旁淋巴结	6组：上界为主动脉弓上缘切线；下界为左肺动脉上缘
7组	隆突下淋巴结	上界为气管隆突；下界左侧为下叶支气管上缘，右侧为中间支气管下缘
8组	食管旁淋巴结(低于隆突)	8组：左、右中线旁位于食管壁旁淋巴结，除外隆突下淋巴结。上界的左侧为下叶支气管的上缘，右侧为中间支气管的下缘；下界为膈
9组	肺韧带淋巴结	9组：淋巴结位于肺韧带内。上界为肺静脉下缘；下界为膈
10组	肺门淋巴结	10组：包括紧邻主支气管及肺门大血管(包括肺静脉及肺主动脉近端)的淋巴结。上界的右侧为奇静脉下缘，左侧为肺动脉上缘；下界为双侧叶间区
11组	肺叶内淋巴结	11组：位于叶支气管的起始部 11s：位于右侧上叶支气管和中间支气管之间 11i：位于右侧中间支气管和下叶支气管之间
12组	肺叶淋巴结	临近叶支气管
13组	段淋巴结	临近段支气管
14组	亚段淋巴结	临近亚段支气管

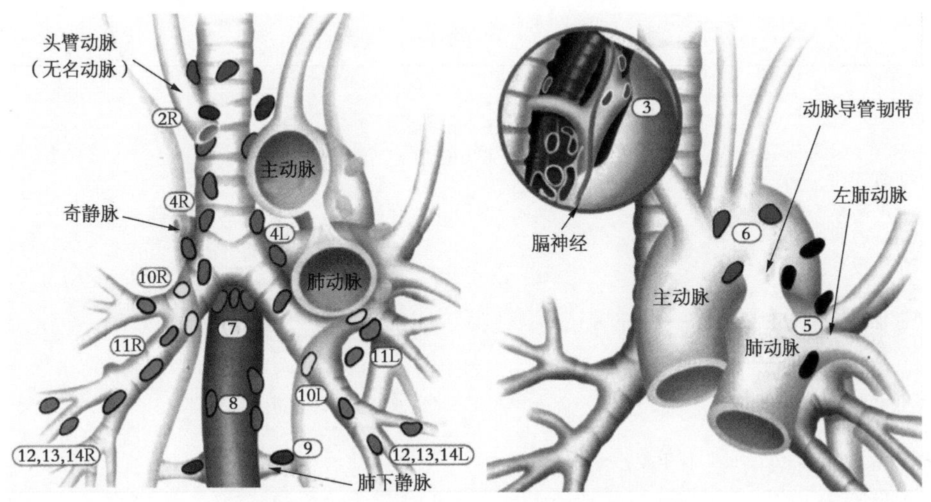

图 27-1 IASLC 建议的胸腔内淋巴结分布图

（图片来源：Valerie W，et al. The IASLC lung cancer staging project. J Thorac Oncol，2009，4：568-577）

四、肺癌的血行转移

有约 50%的 NSCLC 患者在诊断时已经出现转移。肺癌最常见的血行转移部位包括脑(47%)、骨(36%)、肝(22%)、肾上腺(15%)、对侧肺(11%)和远处淋巴结(10%)，其他器官的转移相对少见(<5%)。吴一龙等总结 2 872 例 NSCLC 不常见的远处转移，其中 193 例为少见部位转移，包括软组织、肾、胰腺、脾、腹膜后、小肠、骨髓、眼球、卵巢、甲状腺、心脏、乳腺等。少见部位转移的患者其预后相对较差，增加转移部位的局部放疗可以提高其生存率。

五、肺癌的病理学类型及分子检测

（一）肺癌的病理学检测方法

1. 痰液脱落细胞学检查 这是一项无创伤的检查。该检查操作简便，价格便宜，对于老年或其他疾病不宜做纤维支气管镜检查的患者，或拒绝做纤维支气管镜检查的患者，均可采用痰液检查的方法。痰液涂片的阳性率为 40%～60%，如多次检查，则阳性率可高达 80%以上。

2. 纤维支气管镜细胞学和组织学检查 通过纤维支气管镜对可疑部位，特别是黏膜下癌或对周围型肺癌不能窥见的支气管延长部位，进行毛刷刷取支气管表面细胞和涂片检查，或通过冲洗及冲洗液离心沉淀后的涂片检查，获得细胞学标本。

3. 经皮肺穿刺和活检 CT 扫描和模拟机 X 线荧屏引导下的经皮肺穿刺，适合周围型肿块的病理诊断。经皮肺穿刺的敏感性为 72%～99%。

4. 浅表转移病灶的经皮穿刺检查 对于浅表肿大的淋巴结，如锁骨上淋巴结可采用细针抽取的检查方法。

5. 体腔积液脱落细胞学检查 恶性胸水的阳性检出率约为 60%，腺癌的检出率高于鳞癌。

6. 纵隔镜检查 目的是了解纵隔淋巴结转移的情况，以及治疗后的疗效，对于正确的临床分期及选择治疗方法具有重要的意义。

7. 经支气管穿刺检查 经支气管做纵隔淋巴结穿刺的敏感性约为 57%，利用 EBUS 引导穿刺阳性率从传统 X 线荧屏引导的 50%提高至 70%，尤其对于直径<3 cm 的肿瘤效果更好。

8. 手术标本的组织学检查 对手术切除的肺癌标本以及肺内、肺门和纵隔各组淋巴结及通过穿刺、活检等获得的组织学标本进行常规的组织学检查，以更正确地进行肺癌的组织学分型和临床或病理分期。

（二）肺癌的组织学分类

肺癌的组织学分类的国际标准由 WHO 和 IASLC 提出。2015 年 WHO 发布了新的肺癌分类(表 27-2)，包括腺癌、鳞癌、腺鳞癌、大细胞癌、肉瘤样癌、涎腺型肿瘤和其他未分类癌等。

表 27-2 肺癌的 WHO 组织学分类(2015)

腺癌 1. 浸润性腺癌 (1) 贴壁样生长腺癌(之前的非黏液性 BAC，浸润>5 mm) (2) 腺泡样腺癌 (3) 乳头状腺癌 (4) 微乳头状腺癌 (5) 实性腺癌 2. 浸润性腺癌变异型 (1) 浸润性黏液腺癌(之前的黏液性 BAC) 混合浸润性黏液性和非黏液性腺癌 (2) 胶样腺癌 (3) 胎儿型腺癌 (4) 肠腺癌 3. 微浸润腺癌(贴壁生长≤3 mm,且主要肿瘤浸润≤5 mm) (1) 非黏液性 (2) 黏液性 4. 侵袭前病变 (1) 非典型腺瘤样增生 (2) 原位腺癌(WHO 2004 版分类中≤3 cm 的 BAC) a. 非黏液性 b. 黏液性 (注：2015 版无浸润性腺癌、浸润性腺癌变异型的大类型,仅见于 2011 版。考虑到 2011 版此种分类有助于记忆,故予以保留)
鳞癌 1. 角化形成 2. 非角化形成 3. 基底细胞样 4. 侵袭前病变:鳞状细胞原位癌
腺鳞癌
神经内分泌肿瘤 1. 大细胞神经内分泌癌 复合性大细胞神经内分泌癌 2. 小细胞肺癌 复合性小细胞肺癌 (注：2015 版小细胞肺癌归入神经内分泌肿瘤) 3. 类癌 (1)典型类癌 (2)非典型类癌 4. 侵袭前病变 弥漫性特发性肺神经内分泌细胞增生
大细胞癌(无亚型)
肉瘤样癌 1. 多形性癌 2. 梭形细胞癌 3. 巨细胞癌 4. 癌肉瘤 5. 肺母细胞瘤

续表

涎腺型肿瘤 1. 黏液表皮样癌 2. 腺样囊性癌 3. 上皮-肌上皮癌 4. 多形性癌
其他未分类癌 1. 淋巴上皮瘤样癌 2. 中线癌 NUT

（三）肺癌分子生物学检测

1. 基因突变 研究显示肺腺癌是由多种基因突变驱动的，其中 EGFR 及其家族成员起着重要的作用。已证实存在的驱动突变包括 EGFR、KRAS、ALK、BRAF、ROS1、PIK3CA、MET、ERBB2、MAP2K1、NRAS 和 AKT1。约 60%肺腺癌中能检测到驱动突变，其中最常见的是 EGFR、KRAS 突变和 ALK 重排。肺癌中 ALK 基因变异主要为 ALK 基因发生重排，与其他基因融合，约占所有 NSCLC 的 5%。

2. 基因检测 《NCCN 治疗指南》建议，在有选择性患者中(如腺癌)检测 EGFR 突变或 ALK 基因重排，使这部分基因异常的患者能够接受有效的治疗。对于鳞癌患者不常规建议行基因检测(EGFR 基因突变率＜4%)。

（四）肺癌分子病理学检测

1. 肺癌病理分型分子检测项目 肺癌鉴别诊断相关的免疫组化项目包括：①鳞癌，重点筛查 CK14、CK5/6、34βE12、p63 和 p40；②腺癌，重点筛查 CK7 和 TTF-1；③神经内分泌癌，重点筛查 CK18、AE1/AE3、CD56、CgA、NSE 和 Syn。免疫组化染色显示腺癌 TTF-1 阳性，而鳞癌 TTF-1 阴性、p63 阳性。另外，其他标记物也可以用于鉴别腺癌和鳞癌。

2. 原发性肺癌与转移性肺癌的鉴别 免疫组化染色可用于鉴别原发性腺癌和转移性腺癌(如乳腺癌、结直肠癌、前列腺癌等)、胸膜间皮瘤及决定肿瘤的神经内分泌状态。TTF-1 在鉴别原发性肺腺癌和转移性肺癌中具有重要的意义，通常原发性肺腺癌 CK7 阳性、CK20 阴性，而结直肠癌 CK7 阴性、CK20 阳性；CDX2 在胃肠道恶性肿瘤通常为阳性，而原发性肺癌为阴性；所有典型与非典型类癌嗜铬素和 sinaptophy 阳性，而 SCLC 只有 25%为阳性。免疫组化检查可以用于区别腺癌和间皮瘤，在腺癌通常 CEA、B72.3、Ber-EP4、MOC-31 和 TTF-1 为阳性，而间皮瘤 WT-1、钙视网膜蛋白(calretinin)、D2-40 和 CK5/6 为阳性。

第三节 临床表现与诊断

一、肺癌的临床表现

（一）临床表现

肺癌的临床表现为多样性。早期肺癌可以没有任何症状，特别是周围型肺癌。当病情发展到一定程度时，常出现咳嗽、痰中带血或者咯血、胸痛、体重下降、呼吸困难及发热。大多数有症状而诊断的肺癌多为晚期。

当肿瘤压迫或者侵犯邻近组织及出现远处转移时可以出现以下症状：①肿瘤侵犯或者压迫喉返神经可出现声音嘶哑。②肿瘤侵犯或者压迫上腔静脉可出现上腔静脉压迫症状。③肿瘤侵犯胸膜引起胸腔积液，侵犯胸膜或者胸壁可引起胸痛。④肺尖肿瘤可侵入和压迫位于胸廓入口的器官组织，如第 1 肋骨，锁骨下动脉、静脉，臂丛神经及颈交感神经等，可产生胸痛、上肢静脉怒张、水肿、臂痛和上肢运动障碍及 Horner 综合征。⑤食管周围淋巴结转移因压迫食管而表现为吞咽困难。⑥远处转移时可出现相应的症状，如脑转移表现为头痛、恶心、呕吐、眩晕或视物不清、意识模糊或丧失、脑神经麻痹、小脑功能障碍、人格变态及癫痫样发作等神经系统症状和体征；骨转移可出现相应部位的疼痛，并可发生病理性骨折或者压缩；肝转移可出现右上腹痛、肝大等；皮下转移时可以触及皮下结节。

肺癌常有肿瘤伴发综合征，特别是小细胞肺癌。常见的肺癌伴发综合征有：①异位促肾上腺激素-黑色素细胞刺激分泌综合征，表现为低钾血症、虚弱、碱中毒和高糖血症，部分患者有Cushing综合征，血浆促肾上腺皮质激素（ACTH）明显升高；②异位甲状旁腺激素分泌综合征，表现为肌无力、疲乏、恶心呕吐、食欲减退、腱反射消失、精神及意思障碍，血钙升高、血磷下降；③异位抗利尿激素分泌综合征，表现为低钠血症；④异位催乳素分泌综合征；⑤类癌综合征；⑥异位促性腺激素分泌综合征；⑦异位生长激素综合征等。

（二）体格检查

多数肺癌患者无明显相关阳性体征。有些患者可以观察到左、右胸廓运动的差别、肋间隙增宽及双锁骨上窝触及肿大的淋巴结，上腔静脉受压可以有上半身浅表静脉怒张。少数患者可出现原因不明，久治不愈的肺外征象，如杵状指（趾）、非游走性骨关节疼痛、男性乳腺增生、皮肤黝黑或肌炎、共济失调、静脉炎等。

二、肺癌影像学检查

（一）胸部X线检查

胸部正、侧位X线摄片是早期发现肺癌的重要手段，也是术后或放化疗后随访方法之一。

（二）胸部CT检查

胸部CT检查是诊断肺癌的重要手段。低剂量胸部螺旋CT扫描可以有效地发现早期肺癌，而CT引导下的经皮肺肿块穿刺活检是重要的获取细胞学、组织学诊断的方法。胸部CT检查可以发现支气管、肺叶支气管及肺段支气管狭窄或截断，对于中央型肺癌的诊断有帮助。CT检查可以发现X线胸片上不能够发现的肿大淋巴结，根据CT值有助于纵隔肿块的定性。

（三）B超检查

B超检查主要用于发现腹部重要器官以及腹腔、腹膜后淋巴结有无转移，也用于锁骨上窝淋巴结的检查，还可用于胸水定位，胸壁病变可在超声引导下做定位活检。

（四）MRI检查

MRI检查对肺癌的临床分期有一定价值，特别是适用于判断脊柱、肋骨以及颅脑有无转移。

（五）骨扫描检查

骨扫描检查是判断肺癌骨转移的常规检查。当骨扫描检查提示骨可疑转移时，对可疑部位进行MRI检查。

（六）PET -CT检查

PET- CT常用于鉴别肺内良性与恶性占位性病变；用于肺癌分期和治疗后的再分期；在诊断肺癌纵隔淋巴结转移时PET- CT的特异性远高于CT检查，其阴性预测值>90%。PET- CT可用于肺癌放疗的疗效评估及早期监测，并指导肿瘤放疗计划的制订及靶区勾画。

（七）内镜检查

1. 纤维支气管镜检查 是诊断肺癌最常用的方法之一，包括纤维支气管镜下刷检、活检，以及支气管灌洗获取细胞学和病理学诊断。

(1) 经纤维支气管镜引导针吸活检术（TBNA）和支气管内超声下经支气管细针穿刺活检术（EBUS-TBNA）：有助于治疗前肺癌TNM分期的精确N分期；能对肺癌N1和N2期提供病理诊断。

(2) 自荧光支气管镜检查（AFB）：AFB显著提高了对非典型增生和原位癌的检出敏感性，明确肿瘤侵犯的范围。

2. 经食管镜超声引导下淋巴结活检 食管镜超声对于左侧纵隔淋巴结，特别是第4～6组淋巴结及第7～8组淋巴结、左侧第9组及双侧第10组淋巴结有良好的探测描述效果。经食管镜超声引导下淋巴结针吸活检术的敏感性、特异性和准确率均优于CT诊断。文献报道，其敏感性为100%，特异性和准确率>90%。

3. 纵隔镜检查 为确诊肺癌和评估N分期的有效方法。《NCCN治疗指南》建议纵隔镜检查为评估纵隔淋巴结转移的金标准。

4. 胸腔镜检查 可以准确地进行肺癌诊断和分期，对于经纤维支气管镜和经胸壁肺肿物穿刺针吸活检术（TTNA）等检查方法无法取得病理标本的早期肺癌，尤其是肺部微小结节病变行胸腔镜下病灶切除术可明确诊断。

5. 电磁导向系统 使用可视纤维支气管镜并提供三维CT成像，结合可操控的探头，使经支气管镜穿刺变得更为安全和有效。

三、诊断与鉴别诊断

肺癌的诊断依据病史、临床表现、组织病理学和(或)细胞学、影像学检查等。组织病理学和(或)细胞学诊断是肺癌诊断的最可靠证据,也是肺癌诊断的金标准。其他诊断方法可帮助判断肿瘤的侵犯范围,确定临床分期,帮助肺癌定性诊断。

肺癌在临床上应该与肺部良性肿瘤、结核性病变、肺部炎性病变和其他一些少见的肺部恶性疾病相鉴别。

第四节　临床分期与治疗原则

肺癌治疗策略的制订、疗效的评估及诊疗经验的信息交流有赖于准确的临床分期。肺癌的分期基于 TNM 分期。在 TNM 分期评判中,T 分期和 M 分期的定义和判断相对简单而明晰,N 分期则相对复杂,而且对治疗和预后的影响也更为重要。

一、肺癌分期的基本检查项目

肺癌分期的基本检查项目包括:①体格检查、患者行为状态评定及体重下降记录。②胸部 CT、胸部正侧位 X 线摄片、脑 MRI、腹腔 B 超(肝、肾、肾上腺、胰腺、腹膜后淋巴结、)或上腹部 CT(包括肾上腺)、骨放射性核素扫描 。对于脑 MRI 检查前临床判断为Ⅱ、Ⅲ、Ⅳ期肺癌患者常规建议做脑 MRI 检查,ⅠB 期患者《NCCN 治疗指南》,循征医学推荐作为ⅡB 证据,建议做脑 MRI 检查。③血常规,心、肝、肺、肾功能检查,以及血糖、电解质等检测。④纤维支气管镜检查(选项)。⑤纵隔镜检查(选项)。⑥病理学或细胞学检查。⑦有条件的医院可开展 PET 检查。

二、NSCLC 的临床分期

(一) 肺癌 TNM 分期中 T、N、M 定义

1. IASLC 第 7 版肺癌分期标准(2009)

(1) 原发肿瘤(T)

Tx:原发肿瘤不能够评估,支气管和肺分泌物包括痰或支气管冲洗液中找到恶性细胞,但影像学或支气管镜未见肿瘤。

T0:肺内没有原发肿瘤的证据。

Tis:原位癌。

T1:肿瘤最大径≤3 cm,周围为肺或脏层胸膜所包绕,支气管镜下肿瘤侵犯没有超出叶支气管(即未累及主支气管)。

T1a:肿瘤最大径≤2 cm。

T1b:肿瘤最大径>2 cm,但≤3 cm。

T2:肿瘤大小或范围符合以下任何一项:肿瘤最大径>3 cm,但<7 cm;累及主支气管,但距隆突≥2 cm;累及脏层胸膜;扩展到肺门的肺不张或阻塞性肺炎,但未累及全肺。

T2a:肿瘤最大径≤5 cm,且符合以下任何一点:肿瘤最大径>3 cm;累及主支气管,但距隆突≥2 cm;累及脏层胸膜;扩展到肺门的肺不张或阻塞性肺炎,但未累及全肺。

T2b:肿瘤最大径>5 cm,但≤7 cm。

T3:任何大小的肿瘤已直接侵犯了下述结构之一者:胸壁(包括肺上沟瘤)、膈、纵隔胸膜、心包;肿瘤位于距隆突 2 cm 以内的主支气管但尚未累及隆突;全肺的肺不张或阻塞性炎症;肿瘤最大径>7 cm;与原发灶同叶的单个或多个的卫星灶。

T4:任何大小的肿瘤已直接侵犯了下述结构之一者:纵隔、心脏、大血管、气管、食管、喉返神经、椎体、隆突,或与原发灶不同叶的单发或多发病灶。

(2) 区域淋巴结(N)

Nx:区域淋巴结不能评价。

N0:没有区域淋巴结转移。

N1:转移至同侧支气管周围淋巴结和(或)同侧肺门淋巴结、肺内淋巴结,包括原发肿瘤的直接侵犯。

N2:转移至同侧纵隔和(或)隆突下淋巴结。

N3:转移至对侧纵隔、对侧肺门淋巴结,同侧或对侧斜角肌或锁骨上淋巴结。

(3) 远处转移(M)

Mx:远处转移不能评价。

M0:没有远处转移。

M1:有远处转移。

M1a:胸膜播散(包括恶性胸膜积液、恶性心包积液、胸膜转移结节),对侧肺叶的转移性结节。

M1b:远处转移。

2. IASLC 第 8 版肺癌分期标准(2017)

(1) 原发肿瘤(T)

Tx:原发肿瘤不能够评估,支气管和肺分泌物包括痰或支气管冲洗液中找到恶性细胞,但影像学或支气管镜未见肿瘤。

T0：肺内无原发肿瘤的证据。

Tis：原位癌。

T1：肿瘤最大径≤3 cm，周围为肺或脏层胸膜所包绕，支气管镜下肿瘤侵犯未超出叶支气管（即未累及主支气管）。

T1a(mi)：腺癌微浸润。

T1a：肿瘤最大径≤1 cm。

T1b：肿瘤最大径>1 cm，但≤2 cm。

T1c：肿瘤最大径>2 cm，但≤3 cm。

T2：肿瘤大小或范围符合以下任何一项：肿瘤最大径>3 cm，但<5 cm；累及主支气管，但未累及隆突；累及脏层胸膜；扩展至肺门的肺不张或阻塞性肺炎，全肺不张。

T2a：肿瘤最大径>3 cm，但≤4 cm。

T2b：肿瘤最大径>4 cm，但≤5 cm。

T3：任何大小的肿瘤已直接侵犯下述结构之一者：胸壁（包括肺上沟瘤）、膈神经、纵隔胸膜、心包；肿瘤最大径>5 cm，但≤7 cm；与原发灶同叶的单个或多个卫星灶。

T4：任何大小的肿瘤已直接侵犯了下述结构之一者：纵隔、膈、心脏、大血管、气管、食管、喉返神经、椎体、隆突，或与原发灶不同叶的单发或多发病灶，或肿瘤最大径>7 cm。

(2) 区域淋巴结(N)

Nx：区域淋巴结不能评估。

N0：没有区域淋巴结转移。

N1：转移至同侧支气管周围淋巴结和（或）同侧肺门淋巴结、肺内淋巴结，包括原发肿瘤的直接侵犯。

N2：转移至同侧纵隔和（或）隆突下淋巴结。

N3：转移至对侧纵隔、对侧肺门淋巴结，同侧或对侧斜角肌或锁骨上淋巴结。

(3) 远处转移(M)

Mx：远处转移不能评估。

M0：没有远处转移。

M1：有远处转移。

M1a：胸膜播散（包括恶性胸腔积液、恶性心包积液、胸膜转移结节），对侧肺叶的转移性结节。

M1b：胸腔外单个转移病灶。

M1c：胸腔外单个或多个脏器多个转移病灶。

（二）肺癌的 TNM 分期

1. IASLC 第 7 版（2009）肺癌 TNM 分期

隐匿性癌：TxN0M0 。

0 期：TisN0M0 。

ⅠA 期：T1aT1bN0M0。

ⅠB 期：T2aN0M0。

ⅡA 期：T1aT1bN1M0；T2aN1M0；T2bN0M0。

ⅡB 期：T2N1M0；T3N0M0 。

ⅢA 期：T1N2M0；T2N2M0；T3N1M0；T3N2M0；T4N0M0；T4N1M0。

ⅢB 期：T4N2M0；任何 TN3。

Ⅳ期：任何 T 任何 NM1a-b。

2. IASLC 第 8 版（2017）肺癌 TNM 分期

隐匿性癌：TxN0M0。

0 期：TisN0M0。

ⅠA1 期：T1a(mi)T1a N0M0。

ⅠA2 期：T1bN0M0。

ⅠA3 期：T1cN0M0。

ⅠB 期：T2aN0M0。

ⅡA 期：T2bN0M0。

ⅡB 期：T1a-cN1M0；T2bN1M0；T3N0M0。

ⅢA 期：T1a-cN2M0；T2a-bN2M0；T3N1M0；T3N2M0；T4N0M0；T4N1M0。

ⅢB 期：T1a-cN3M0；T2a-bN3M0；T3N2M0；T4 N2M0。

ⅢC 期：T3N3M0；T4N3M0。

ⅣA 期：任何 T 任何 NM1a-b。

ⅣB 期：任何 T 任何 NM1c。

三、SCLC 的临床分期

SCLC 有两种分期方法。对于接受非手术治疗的患者采用美国退伍军人医院标准，即局限期和广泛期的分期方法。局限期是指病变仅限于一侧胸腔内，包括胸壁、纵隔受累，同侧纵隔、同侧锁骨上、对侧纵隔，但不包括同侧恶性胸腔积液，能够包括在一个可耐受的照射野内（任何 T 任何 NM0，除外 T3-4 期所致的肺内多发性结节而不能耐受在一个照射野内）。而对侧肺门淋巴结及对侧锁骨上淋巴结转移是否为局限期 SCLC 尚存在争议。凡病变超过局限期范围的即列为广泛期。对于接受外科手术治疗的 SCLC 患者采用 IASLC 的肺癌 TNM 分期标准。

四、肺癌的治疗原则

肺癌的治疗应当采用综合治疗的原则，即根据患者的机体状况、肿瘤的病理学类型和临床分期，采用多学科综合治疗模式，有计划合理地应用手术、化疗、放疗和靶向等治疗手段，以达到根治或最大限度控制肿瘤、提高治愈率、改善患者质量、延长患者生存期的目的。

（一）NSCLC 治疗原则

1. Ⅰ期 NSCLC 的治疗 首选外科切除。手术方式为肺叶切除加肺门、纵隔淋巴结清除术，可采用开胸或 VATS 等术式。对于不适合做肺叶切除术的患者或者周围型肿块≤2 cm 的患者也可行肺段或者楔形切除，肺实质的切除边缘应该>2 cm。肺门、纵隔淋巴结清除术应该包括肺门(N1)和同侧纵隔淋巴结(N2)至少 3 组淋巴结清扫或者取样；左侧肿瘤适当的 N2 应该包括 4L、5～9 组淋巴结清扫，右侧肿瘤包括 2R、4R、7～9 组淋巴结清扫。

医学原因不能够手术或不愿手术治疗的Ⅰ期 NSCLC 者行单独放疗，采用 SABR 技术。

完全切除的ⅠA 期患者无需术后辅助化疗。完全切除后的ⅠB 期患者不推荐常规应用术后辅助化疗，如果属于高危的患者建议使用化疗。高危的定义为：①低分化肿瘤，包括神经内分泌肿瘤(除外分化好的神经内分泌肿瘤)；②肿瘤血管侵犯；③楔形切除；④肿瘤>4 cm；⑤脏层胸膜侵犯和 Nx。

对于切缘阳性的ⅠA 患者，建议手术再切除或者放疗。对于切缘阳性的ⅠB 患者，建议手术再切除加或不加化疗，或者放疗加或不加化疗。

2. Ⅱ期 NSCLC 的治疗 首选手术切除。手术方式为肺叶、两肺叶或全肺切除加肺门、纵隔淋巴结清除术。肺门、纵隔淋巴结清除术应该包括肺门(N1)和同侧纵隔淋巴结(N2)至少 3 组淋巴结清扫或者取样；左侧肿瘤适当的 N2 应该包括 4L、5～9组淋巴结清扫，右侧肿瘤包括 2R、4R、7～9 组淋巴结清扫。对于完全切除的Ⅱ期(T1-2aN1, T2bN1, T3N0)NSCLC 者建议术后辅助化疗。切缘阳性的Ⅱ期肺癌推荐再次手术加化疗，或者术后化放疗。当肿瘤侵犯壁层胸膜或胸壁时应当行整块胸壁切除，切除范围至少距离病灶最近的肋骨上、下缘各 2 cm，受侵肋骨切除长度最少应当距离肿瘤 5 cm。

3. Ⅲ期 NSCLC 的治疗

(1) T3N1 期 NSCLC：首选手术治疗，手术后行辅助化疗。

(2) N2 期 NSCLC 的治疗：此期手术治疗存在一定的争议，对于可切除的 N2，部分患者可能有长期生存或治愈的机会。这部分患者应该运用影像学检查和侵入性检查(如 EBUS、纵隔镜、胸腔镜等)仔细评估 N2 病变，以决定手术治疗是否适当。多数学者同意对于手术前未发现纵隔淋巴结肿大或者发现单个淋巴结肿大，且<3 cm 行手术治疗是适当的。

多组且>3 cm 的淋巴结转移者行手术切除是不适当的，这部分患者应该行根治性放化疗。影像学检查发现单组纵隔淋巴结肿大，或两组纵隔淋巴结肿大但没有融合估计能完全切除的病例，建议术前做纵隔镜检查，明确诊断后行术前新辅助化疗，然后再施行手术治疗，术后化疗加放疗。在选择性的 N2 患者中，特别是那些对于诱导化疗有反应的患者，新辅助化、放疗后行全肺切除应当尽可能避免。

对于不能达到完全切除(肉眼残留、镜下切缘阳性、淋巴结残留)的 N2NSCLC，术后放化疗是最优选择。手术后切缘阳性的 T1-3N2(仅手术中探查或者淋巴结清扫中发现)患者建议化放疗后加化疗。手术后化放疗可以采用同步或者序贯的方式，对于 R_2 切除建议采用同步化放疗，R_1 切除可用序贯化放疗或者同步放化疗。

(3) 不能够手术治疗的 N2Ⅲ期 NSCLC 的治疗：对于不能手术切除，或因医源性原因或患者不愿接受手术治疗的 N2Ⅲ期 NSCLC，目前推荐采用放化疗的联合治疗模式，主要包括序贯治疗和同步治疗。肯定地讲，同步放化疗的疗效优于序贯放化疗，但因其不良反应甚大，应该选择合适患者使用。

对于年老患者一般状况好(PS≤2)的 N2 期 NSCLC，或因特殊原因不能化疗者，或不愿接受化疗者，放疗应是该类患者首选的治疗方案。

(4) T3-4N0-1 期 NSCLC 的治疗：①相同肺叶内的卫星结节(T3)，首选手术切除，也可选择术前新辅助化疗、术后辅助化疗；②其他可切除的 T3-4N0-1期 NSCLC(胸壁侵犯、纵隔或远端气道侵犯)，可酌情首选新辅助化疗，也可选择手术切除，完全切除后行辅助化疗；如果切缘阳性或残留，再接受术后放疗和含铂方案的化疗。

（5）T4N2-3 期患者的治疗原则：应采用放化疗综合治疗。研究显示同期放化疗优于序贯放化疗，但前者治疗相关的不良反应也增加。

4. 肺上沟瘤的治疗 肺上沟瘤如能手术切除，则可先做术前放化疗，之后再行手术，或术后加化疗。如手术临界切除，则在进行放化疗一定阶段后再行评估，首选手术切除，术后加用化疗；如不能手术切除时则继续放化疗至计划结束。对于初始治疗为手术治疗的 T3-4N0-1 期患者，切缘阴性者手术后行化疗；切缘阳性者行化放疗加化疗或者再手术切除后加化疗。

5. Ⅳ期 NSCLC 的治疗 Ⅳ期 NSCLC 腺癌患者在开始治疗前，建议先获取肿瘤组织进行基因检测，根据基因突变情况制订相应的治疗策略。Ⅳ期 NSCLC 以全身治疗为主要手段，治疗目的是提高患者生活质量、延长生命，治疗以化疗为主。

Ⅳ期肺癌孤立性转移的治疗：①孤立性脑转移而胸部病灶属可切除者，单个脑转移灶可考虑做手术切除加全脑放疗，或立体定向放疗加或不加全脑放疗；胸部原发病变则按分期治疗原则进行。但胸部病灶属局部进展期，即使是单个脑转移灶则脑部手术意义也不大，可考虑脑转移灶立体定向放疗加或不加全脑放疗；胸部病灶则进行联合放化疗。②单一肾上腺转移而胸部病灶属可切除者，肾上腺病变可考虑手术切除，胸部原发病变则按分期进行治疗。③对侧肺或同侧肺内其他肺叶的孤立性结节，可分别按两个原发瘤的分期进行治疗。

多转移灶 NSCLC 如全身状况较好者（PS 0～1）应以化疗为主，以铂类为基础的全身化疗可以减轻症状，提高生存率，推荐 3～4 个周期化疗。PS 2 的晚期 NSCLC 患者应接受单药化疗，但没有证据支持 PS＞2 的患者使用细胞毒类药物化疗。PS＞2 的Ⅳ期 NSCLC 可酌情仅采用最佳支持治疗。

EGFR 敏感突变的Ⅳ期 NSCLC，推荐吉非替尼、厄洛替尼，或者埃克替尼一线治疗。ALK 重排突变的Ⅳ期 NSCLC 建议克唑替尼一线治疗。一线化疗失败的无基因突变的 NSCLC，建议采用多西他赛、培美曲塞二线化疗。

（二）SCLC 的治疗原则

化疗是 SCLC 治疗的基石，通常采用化放疗联合治疗的模式。

1. 局限期 SCLC 的治疗

（1）手术治疗：临床分期为Ⅰ期（T1-2N0M0）的 SCLC 可行手术治疗，术后以 EP 或 EC 方案化疗 4～6 个疗程；如出现肺门或（和）纵隔淋巴结阳性者，术后则化疗同期纵隔放疗。完全切除的患者辅助治疗后可考虑全脑预防性照射（PCI）。

（2）Ⅱ～Ⅲ期 SCLC 治疗：应进行放疗和化疗的联合治疗。如患者的一般情况较好（PS 0～2），应做同期放化疗。如采用序贯放化疗，则放疗应在诱导化疗 1～2 个疗程后尽早开始同步化放疗。通过联合放化疗达到 CR 或者接近 CR 的局限期 SCLC 患者推荐做 PCI。如患者一般情况较差（PS 3～4），考虑是由于 SCLC 所致，建议放疗加或者不加化疗；如非 SCLC 所致建议最佳支持治疗。

2. 广泛期 SCLC 的治疗 广泛期（任何 T 任何 NM1a/b；肺部多发结节的 T3-4）SCLC 治疗以化疗为主。目前的标准方案是 EP 或顺铂/卡铂加伊利替康方案。广泛期 SCLC 化疗后有客观反应的患者建议胸部原发病灶的放疗。放疗也可作为姑息性治疗手段，如脑转移、上腔静脉压迫综合征、脊髓压迫综合征、骨转移、肺叶不张等可以考虑放疗。

3. 治疗失败或复发 SCLC 的挽救性治疗 大多数 SCLC 初治后出现复发，这些患者继续使用化疗后中位生存时间为 4～5 个月。二线化疗对多数患者有姑息性治疗作用。治疗反应取决于复发距离初次治疗的时间。如果复发在初次治疗 3 个月内，则对大多数治疗方案效果较差（有效率＜10%）；如果复发＞3 个月则预期的有效率为 30%左右。3～6 个月内复发者推荐拓扑替康、伊立替康、吉西他滨或紫杉醇治疗，6 个月后疾病进展者可选择初始治疗方案。复旦大学附属肿瘤医院选择某些全身状况好的病例进行再次放疗。

4. 肺神经内分泌癌的处理 病理诊断为低、中级别的神经内分泌癌者（典型类癌、非典型类癌），按照 SCLC 的分期和治疗；病理诊断为高级别的内分泌癌（大细胞神经内分泌癌）则按照 NSCLC 治疗；SCLC 和 NSCLC 混合型者按照 SCLC 治疗原则。Ⅰ～ⅢA 期的典型类癌手术完全切除后可行观察（5 年、10 年生存率为 90%）；非典型类癌Ⅰ

期完全切除后行观察(5 年、10 年生存率分别为 70%和 50%~60%)。Ⅱ~Ⅲ期完全切除后行 EP 化疗加或者不加放疗。肺内多发结节的 T4 的ⅢB 和Ⅳ期者行全身化疗或考虑奥曲肽治疗(奥曲肽扫描阳性或者有类癌综合征的患者)。

第五节 NSCLC 的放疗

肺癌放疗根据治疗的目的可分为根治性放疗、姑息性放疗、辅助放疗(术前、术后放疗)、预防性放疗及近距离放疗等。

一、放疗适应证与禁忌证

1. 根治性放疗适应证 ①一般情况较好,KPS 评分≥70;②肿瘤局限在一侧胸腔内,无论有无肺门、纵隔淋巴结转移、锁骨上淋巴结转移,放疗计划的正常组织能够在耐受范围内;③无远处转移的证据;④肺、肝、肾、心脏功能无严重损伤。

2. 姑息性放疗适应证 ①胸腔内肿瘤巨大,照射靶体积较大者,不能够使正常组织在照射耐受范围内而无法达到靶区根治剂量者;②脑转移、骨转移、肾上腺转移等转移病灶的减症治疗;③胸腔积液或心包积液控制后肺部原发病灶照射;④远处转移灶控制后肺部病灶的放疗或减症放疗。

3. 根治性放疗的相对禁忌证 有下列情况之一者不宜做根治性放疗:①两肺或全身广泛转移;②癌性胸腔积液、心包或心肌有肿瘤侵犯者;③肿瘤巨大;④严重肺气肿,估计放疗后呼吸功能不能代偿者;⑤伴有严重感染,如肺脓肿等抗感染治疗不能够控制者;⑥肝、肾、心脏功能严重受损,KPS <60 者。但上述情况在综合治疗后其禁忌证是相对的。

近年来,NSCLC 的治疗取得了明显的进步,现代放疗技术可以避免正常组织受到高剂量的照射,对于晚期肺癌患者化疗及靶向治疗后病灶控制的患者可以实施局部放疗。

放疗通常采用联合治疗的方式,因分期、治疗目的和患者一般情况的不同,联合方案可选择同步放化疗、序贯放化疗。接受放化疗联合治疗的患者,潜在的毒性反应会增大,特别是放射性食管炎的反应明显增大。建议放疗技术采用三维适形放疗或者调强放疗技术。

二、放疗靶区勾画

(一) GTV

GTV 的确定是肺癌精确放疗最重要的步骤。按照 ICRU50 号报告和 ICRU62 号报告的定义,3D-CRT 和 IMRT 的 GTV 定义为影像学和病理学评估的疾病范围大小(原发病灶和淋巴结),即在临床检查中的 CT、PET CT、MRI、超声检查、纤维支气管镜等所见检查及病理学检查的阳性病灶都属于 GTV。

NSCLC 的肺内 GTV 勾画在治疗计划系统(TPS)中必须采用合适的 CT 窗宽和窗位值。吴开良等研究了采用不同 CT 窗宽和窗位值勾画肺内病灶和纵隔淋巴结与病理学检查实际值的相关性,结果显示在 CT 图像上肺内 GTV 勾画时应用 −600/1600 Hu,临近纵隔及纵隔内病变采用 20/400 Hu与病理学检查的实际值测量直径相关性最好。在勾画 GTV 时,各医院应该有自己的 GTV 勾画方案和标准。

MRI 有助于勾画肺肿瘤的精确靶体积。对于放疗前诱导化疗的患者建议在化疗前取得基线治疗计划 CT,根据化疗前 CT 勾画 GTV。但对于心、肺功能差者也可以采用化疗后的 CT 勾画。

PET-CT 与定位 CT 的图像融合可帮助肺肿瘤靶区的勾画,帮助判断纵隔淋巴结及鉴别肺不张与肿瘤,这种生物靶体积的勾画使得肺癌个体化放疗剂量成为可能。PET-CT 融合图像勾画肺肿瘤放疗靶区虽然进行了较多的临床研究,但在临床实际应用中尚未普及。其主要原因是 PET-CT 检查费用昂贵,且其勾画方法尚未标准化。RTOG 0515 的Ⅱ期临床试验比较 PET-CT 勾画 NSCLC 靶区和 CT 单独勾画靶区的优势,结果显示 PET-CT 勾画 GTV 比 CT 单独勾画靶区更小,并且 PET-CT 改变了 51%患者的靶区勾画。吴开良等以往的研究显示,以最大 SUV 值的 50%作为阈值,自动勾画联合人工目视修改的方法勾画肺癌的靶区和病理的肿瘤直径相关性最好。此外,肺癌靶区的 PET-CT 勾画靶区也常用靶-本底的方法勾画,但其影响因素较多,笔者发现其中不同肺叶的靶本底不一致性是重要因素。

GTV 勾画容易出现误差,充分认识导致这些误差的原因有助于减少临床GTV勾画误差。这些误差的主要原因有胸膜反应、肺不张、恶性病变的实质内浸润、CT的部分容积效应及呼吸运动的影响等。有些部位的GTV特别难于勾画，如肺动脉及肺静脉之间的肿瘤、奇静脉及锁骨上窝之间的肿瘤等。

传统的方法认为淋巴结最大短径≥1 cm应该包括在GTV中，实际上在有肺癌的患者中纵隔淋巴结转移<1 cm很常见，PET-CT及纵隔镜可以提供帮助，比CT的特异性更高。一般认为，GTV应该包括在CT上短径≥1 cm的纵隔及肺门淋巴结，任何在气管镜或纵隔镜上发现的异常，任何可见增大的淋巴结或者有异常结构，高危淋巴结区域≥2个淋巴结，任何原发肿瘤附近1 cm内或者第一站淋巴结。

（二）CTV

CTV指在GTV的基础上再包括亚临床病灶的范围，CTV考虑到了目前影像上不能够见到的显微病灶。Van比较了34例NSCLC患者PET-CT联合CT勾画的GTV与病理学检查GTV的关系，其中发现17例患者有显微镜下侵犯，90%的患者显微镜下侵犯范围<2.6 mm。Giraud等对于72例NSCLC肺原发病灶外微浸润范围，结果显示中位显微浸润范围腺癌为2.69 mm，鳞癌为1.48 mm，如果要求95%可信限的亚临床病灶包括在照射野范围内，建议腺癌GTV到CTV的边界为8 mm，鳞癌为6 mm。

在实际勾画CTV时如果没有外侵的证据，建议一般不超过解剖边界，如胸壁、纵隔等。淋巴结外侵的浸润范围比较难于评估，CT评估纵隔淋巴结有一定的局限性。临床上可根据淋巴结的大小及部位适当外扩3～5 mm形成CTV。

选择性淋巴结照射（elective node irradiation，ENI）：由于化疗和3D-CRT的应用，很多剂量递增试验不再做选择性淋巴结照射。在Ⅰ期NSCLC患者中，常用单纯的原发病灶照射而不做选择性淋巴结照射，选择性淋巴结的失败率很低。Bradley等报道56例Ⅰ期NSCLC，未做选择性淋巴结照射的33例患者中只有2例（6%）出现选择性淋巴结区域失败。选择性淋巴结失败率在Ⅲ期患者中的失败率<10%。Rosenzweig等，在171例患者中未行选择性淋巴结照射，只有6.4%的患者出现选择性淋巴结失败，包括1%的同侧锁骨上淋巴结、3%的对侧锁骨上淋巴结、4%的同侧上纵隔淋巴结和1%的对侧上纵隔淋巴结失败。RTOG 9311是第一个未做选择性淋巴结照射的临床试验，包括Ⅰ～Ⅲ期患者，孤立的选择性淋巴结失败率为<8%。此外，由于PET-CT扫描增加了NSCLC临床分期中纵隔淋巴结分期的精确性，减少了不做选择性淋巴结照射失败的可能性。因而，目前多数学者的意见是照射范围仅包括影像学上可见的病灶形成的PTV，而不包括没有淋巴结转移的淋巴引流区域的预防性照射（即ENI）。

（三）ITV

根据ICRU第62号报告的定义，ITV为CTV加器官运动所导致的CTV体积变化的范围。肺癌患者内部器官的运动主要是受呼吸运动和心血管运动的影响。获得ITV靶区的主要方法包括四维CT扫描一个呼吸周期内不同时相的一组图像、在普通CT模拟机上测量肺肿瘤运动的范围，也可采用慢速CT扫描的方法等。

（四）PTV

PTV是由CTV外扩一定边界形成的，这一边界包括器官运动及摆位误差和每日放疗的重复性误差；或者ITV加摆位误差及每日放疗的重复性误差。肺癌胸部病灶照射的主要器官运动包括呼吸运动、心脏搏动等，肿块随呼吸运动的范围在不同的方向有所不同，肿瘤在不同的肺叶运动的幅度也不一致，因而在靶区勾画时应该采用个体化原则。

肺部肿瘤的运动幅度及特点依肿瘤的位置、大小，以及肺功能情况与肿瘤是否附着在结构上有关。此外，呼吸周期的变化、兴奋情绪及每日、每周的变化也不尽相同。有观察显示，位于肺上叶的肿瘤随着呼吸运动的幅度为向上3.5～4 mm、向下3～5 mm、前后2～4 mm和左右2～3.5 mm；位于肺中叶肿瘤的运动幅度为向上6.5～8 mm、向下6.5～9 mm、前后3.5～5 mm、左右4～5 mm；而位于肺下叶肿瘤的运动幅度最大，向上7.5～10.5 mm、向下8.5～12 mm、前后4～8 mm、左右3.5～6.5 mm；膈肌、肋骨和隆突随呼吸运动的范围分别为7～25 mm、2～7 mm和3.5～13 mm。

三、体位固定

肺癌放疗计划剂量的计算参考图像是CT，患者一般在CT模拟机下行定位CT扫描。定位CT扫描时患者应该处在与治疗一致的治疗位置，采用适当的固定技术，使患者不易移动而相对舒适，便于治疗计划的实施。常用的定位固定装置为真空体模或者头颈肩部热塑体模。一般采用螺旋CT扫描，层厚5mm，造影剂增强可便于胸腔内靶体积的勾画。定位CT扫描的范围：上界至环甲膜（根据颈淋巴结转移情况适当上移至下颌骨水平），下界为肝下缘。

四、正常组织的勾画和剂量-体积限制

胸部照射的主要剂量限制器官是肺、脊髓、食管和心脏，设计放疗计划时必须使这些正常组织的受照射剂量控制在其可耐受的范围内。

（一）胸腔正常组织照射剂量-体积限制

放疗计划系统应用剂量-体积参数直方图（dose-volume histogram，DVH）评估正常组织的照射耐受剂量。肺癌DVH评估的正常组织器官，包括肺、心脏、食管、脊髓、肋骨及胸壁和臂丛神经等。

3D-CRT和IMRT常规分割放疗正常组织的限制剂量-体积限制标准为：①≥95%的等剂量面必须包绕计划靶体积（PTV）；②肺组织V20（两肺总体积减GTV覆盖的肺体积接受≥20 Gy照射的体积百分率）≤30%、V5≤65%，肺平均剂量≤16～18 Gy；③心脏V40≤80%、V45＜60%、V60＜30%，心脏平均剂量≤30 Gy；④食管平均剂量≤34 Gy，最大剂量≤处方剂量的105%；⑤脊髓最大剂量≤50 Gy；⑥臂丛神经最大剂量≤66 Gy。表27-3列举了RTOG肺癌几个主要临床试验常规放疗3D-CRT及SBRT正常组织的限制剂量。

表27-3　胸部危险器官剂量限制

危险器官	3D-CRT（RTOG0617）	3D-CRT（RTOG0972）	SBRT（RTOG0618）	SBRT（ROSEL）
脊髓（点剂量）	≤50.5 Gy	≤50 Gy	≤18 Gy（6 Gy/次）	18 Gy（3次）
肺	平均剂量≤20 Gy，V20≤37%	V20≤35%	V20≤10%	V20≤5%～10%
食管	平均剂量≤34 Gy	未限制	≤27 Gy（9 Gy/次）	24 Gy/3次
臂丛神经（点剂量）	≤66 Gy	未限制	≤24 Gy（8 Gy/次）	24 Gy（3次） 27 Gy（5次）
心脏	1/2、2/3、3/3心脏分别为≤60 Gy、≤45 Gy、≤40 Gy	1/2、2/3、3/3心脏分别为≤60 Gy、≤45 Gy、≤40 Gy	≤30 Gy（10 Gy/次）	24 Gy（3次） 27 Gy（5次）
气管、支气管	未限制	未限制	≤30 Gy（10 Gy/次）	30 Gy（3次）
肋骨	未限制	未限制	未限制	32 Gy（5次）
皮肤	未限制	未限制	≤24 Gy（8 Gy/次）	未限制

（二）胸部正常组织的勾画

1. 肺的勾画　建议在CT扫描图像肺窗上勾画充气的肺实质，包括塌陷、不张的肺及肺大泡。近端支气管树离肺门＜1 cm的血管应包括在肺内。肺的勾画不包括肺门、气管和主支气管及GTV。可以使用自动勾画工具，但必须设置适当的勾画阈值。治疗计划CT扫描上在每层图像上勾画，自动勾画的靶区必须经过人工检查或修改。左、右肺可以勾画为1个器官，也可以分开勾画成为两个器官。通常肺的剂量限制计算为两肺总体积减GTV形成的DVH，GTV不包括肺内部分，如纵隔淋巴结的GTV、胸壁GTV等。增强CT扫描和PET-CT检查对于鉴别肺不张还是肿瘤的GTV具有诊断价值。在SABR治疗中，肺的勾画常常分为外周和中央两个部分（图27-2）。

2. 近段支气管树　RTOG立体适行放疗方案中引入近段支气管树的概念。近段支气管树包括以下结构：气管、隆突，以及左右主支气管、左右上叶支气管、中间支气管、右肺中叶支气管、舌叶支气管、左右肺下叶支气管向外2 cm范围内的近段支

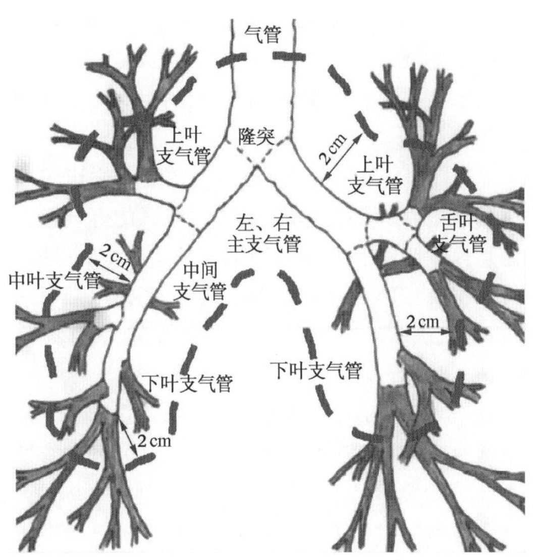

图 27-2　SBRT 中央型肿瘤的定义，距离关键结构（包括支气管树、食管、心脏、臂丛神经、大血管、脊髓、膈神经和喉返神经）2 cm 以上

气管（图 27-2）。支气管树可以采用 CT 纵隔窗勾画相应器官的黏膜、黏膜下或者软骨环或者气道，可以勾画成 1 个结构（包括远段最上气管 2 cm 和两侧的近段气道）。支气管的勾画在其分叉处终止，上端从隆突上 2 cm 的气管开始勾画。

3. 食管的勾画　食管应该在 CT 纵隔窗中勾画。建议勾画的起点自环状软骨至胃-食管连接处，包括黏膜层、黏膜下层及肌层。勾画时建议无需口服对照造影剂。

4. 心脏的勾画　心脏应该包括整个心脏，沿着心包腔勾画，从心底部至心尖部，心底部从肺动脉的下缘开始勾画。

5. 心包的勾画　包括心包脂肪组织、大血管、正常凹陷、心包积液（如有）及心腔。心包开始于主动脉弓顶部，终止于心尖。心包包括心脏。

6. 大血管的勾画　包括主动脉弓、上腔静脉、下腔静脉、肺静脉和肺动脉。大血管应该与心脏分开勾画，用纵隔窗勾画相应的血管壁、肌层和脂肪外膜（强化的血管壁外 5 mm）。大血管应该至少勾画 PTV 上、下各 3 cm。

7. 脊髓的勾画　治疗肺癌建议勾画由椎管而组成脊髓的体积，从食管起始部开始至第 2 腰椎的下缘。锁骨上有淋巴结转移者脊髓勾画范围需相应的上移。

8. 肋骨和胸壁的勾画（CW_{2cm}）　肋骨和胸壁可由肺侧面、前、后向外扩 2 cm 组成，还包括肋间肌，而其他肌肉和皮肤不包括在内。前中界至胸骨的侧缘，后中界至椎体的侧缘，包括脊神经根的出口。

9. 臂丛神经的勾画　肺上叶肿瘤要求勾画臂丛神经。勾画的臂丛神经是由颈椎第 4～5 神经根至胸椎第 1～2 神经根组成。RTOG0618 研究方案，要求勾画臂丛神经主干时应用锁骨下静脉和腋静脉作为替代。建议从颈椎第 5 神经根至锁骨下神经血管束，不包括血管在内，至少应该勾画 PTV 外缘 3 cm 以上。臂丛神经的勾画比较困难，其关键是准确判断前、中斜角肌，锁骨下静脉和腋动、静脉及相应的颈、胸椎体的位置。增强 CT 扫描有助于判断血管还是神经，CT 和 MRI 融合可精确判断臂丛神经的位置。

臂丛神经勾画的具体步骤如下：①定位第4～5 颈椎和第 1～2 胸椎水平神经孔，以确定第 5 颈椎和第 1 胸椎神经根；②定位锁骨下静脉和腋神经血管束，以确定臂丛神经下侧方向；③定位从第 5 颈椎水平至各自肋骨的前、中斜角肌；④自第 4～5 颈椎水平神经孔向下自椎体侧缘至前、中斜角肌小腔隙，在无神经孔的水平勾画前、中斜角肌之间的空腔或软组织；⑤连续勾画前、中斜角肌之间的空腔，终止于中斜角肌至锁骨下静脉神经血管束；⑥勾画臂丛神经至锁骨下静脉神经血管束。

五、放疗剂量

放化疗联合治疗总剂量为 60～70 Gy，每次 2.0 Gy，每周 5 次，共计 6～7 周。单独放疗可用 60～74 Gy，每次 2.0 Gy，每周 5 次。

肺癌的放疗剂量依耐于正常肺组织受到照射的剂量-体积。RTOG 9311 的Ⅰ～Ⅱ期临床试验报道，177 例Ⅰ～Ⅲ期 NSCLC 的剂量递增试验结果。该试验根据肺 V20 进行分组，患者接受 V20＜25% 递增剂量为 70.9 Gy/33 次、77.4 Gy/36 次、83.8 Gy/39 次和 90.3 Gy/42 次；V20 25%～36% 的剂量递增分别为 70.9 Gy/33 次、77.4 Gy/36 次、83.8 Gy/39 次。在 V20＜25%组，有 7 例患者出现 3 级及以上毒性反应，另外一组有 2 例患者在 77.4 Gy剂量水平出现急性放射性肺炎。后期毒性反应≥3 级者为：6 例 70.9 Gy 出现后期损伤的不良反应，8 例发生于 77.4 Gy 组，5 例发生于

90.3 Gy。以上结果表明，应用 3D-CRT V20<25%剂量至 83.8 Gy 在该试验组是安全的，V20 25%～36%的照射剂量 77.4 Gy 是安全的。

RTOG 0117 评估了放化疗联合治疗中的放射剂量递增，Ⅱ期研究资料显示，53 例患者接受 74 Gy，Ⅲ期 NSCLC 患者的中位 OS 为 21.6 个月，中位 PFS 为 10.8 个月，1 年 OS 和 PFS 分别为 72.7%和 50%；12 例患者显示 3 度肺毒性，2 例为 5 级肺毒性。

RTOG 0617 比较了 NSCLC 照射剂量 60 Gy 与 74 Gy 接受或者不接受西妥昔单抗的疗效，60 Gy 组的 OS 为 28.7 个月，74 Gy 组为 20.3 个月，2 年局部失败率分别是 60 Gy 组为 30.7%，74 Gy 组为 38.6%。两组的 PFS 和远处转移无显著性差异，严重的肺损伤无显著性差异。

吴开良等，对 NSCLC 的 3D-CRT 进行了临床Ⅰ～Ⅱ期照射剂量递增研究，按照 V20 分成 3 组，即<25%组、25%～37%组和>37%组。前两组又分为 72 Gy、75 Gy 和 78 Gy 3 个剂量水平，后一组分为 69 Gy、72 Gy 和 75 Gy 3 个剂量水平。每个剂量水平的患者数为 5 例，以≥15%的病例出现 RTOG 3 级或以上急性放射性肺损伤为终止剂量递增标准。所有入组病例采用以铂类药物为基础的化疗，1、2 年生存率分别为 70%和 47%，1、2 年肿瘤局部控制率分别为 80%和 62%，中位生存期为 22 个月。毒性反应包括：1/2 级急性放射性食管炎 56%(28/50 例)，3 级 10%(5/50 例)；1/2 级急性放射性肺损伤 36%(18/50 例)，3 级 2%(1/50 例)；1/2 级急性骨髓抑制发生率为 58%(29/50 例)，3 级 8%(4/50例)；1/2 级放射性肺纤维化发生率为 30%。

六、放疗技术

(一) 放疗技术的选择

放疗的目标是取得最大的肿瘤控制和最小的正常组织损伤。近 10 年来，放疗技术取得了很大的进步。先进的放疗技术，如四维放疗模拟技术、调强放疗技术(IMRT)、容积调强弧形治疗技术(VMRT)、图像引导的放疗(IGRT)、生理运动控制技术(ABC 技术，门控技术)和现代质子治疗技术等的使用减少了正常组织的毒性反应，而在非随机临床试验中增加了生存率。《NCCCN 治疗指南》要求目前最低的肺癌放疗技术应该有 CT 扫描计划的 3D-CRT。NSCLC 合并化疗患者的 2 年生存率从常规二维放疗技术的 20%上升至使用 3D-CRT 的 35%～50%，而放疗并发症没有明显增加。

(二) 3D-CRT 与 IMRT 的比较

3D-CRT 和 IMRT 设野采用多野照射技术，一般为 3～7 个野照射，也可采用弧形野照射或非共面野照射。局部晚期 NSCLC 剂量学研究显示，与 3D-CRT 相比较，IMRT 导致肺 V10 中位绝对剂量减少 7%，肺 V20 减少 10%，心脏及食管照射 50 Gy 的体积及正常胸腔组织照射 10～40 Gy 的体积也减少。

目前，尚无前瞻性临床试验比较 3D-CRT 和 IMRT 的有效性和毒性反应之间的差异。回顾性研究显示，IMRT 能够减少肺癌同步放化疗的放射性肺损伤和食管炎的发生率和损伤程度，能够改进其生存率。2011 年，美国 MD Anderson 肿瘤中心报道了 165 例 NSCLC 的 IMRT 治疗结果，中位剂量为 66 Gy，IMRT 减低了肺、食管的毒性反应，89%的患者为Ⅲ期和Ⅳ期，3 年总生存时间为 30%。然而基于人群为基础的 SEER 数据分析显示，IMRT 和 3D-CRT 在肺损伤方面与食管炎毒性反应相似。RTOG 0617 试验中有一半的患者采用 IMRT，另外一半采用 3D-CRT，两组资料基本平衡。生活质量报告显示，IMRT 优于 3D-CRT。这也是首次前瞻性试验支持 IMRT 可以减少肺毒性反应和提高患者的生活质量。

(三) 4D-CT 与呼吸控制技术

四维放疗(four-dimensional radiotherapy，4D-CT)是解决呼吸运动导致肿瘤移动的一种理想工具。由 4D-CT 图像而设计的放疗计划，使放射野的轮廓随着呼吸的运动而改变，始终保持在呼吸的每个时相与勾画肿瘤的轮廓相一致。由此明显减少了 PTV 所设定的照射野体积，减少了正常组织受照的体积和剂量。

4D-CT 模拟时患者采集 10 个呼吸周期用于治疗计划，模拟时医生根据常规模拟机，或者 4D-CT 图像运动的观察呼吸运动的幅度决定是否使用腹压。患者采用立体框架固定、真空体模，或者热塑体模固定。图像传输至治疗计划系统，综合平均图像代表总的 10 个时相的综合平均数。GTV 在最大正常吸气时相和最大正常呼气时相上勾画，ITV 则是此两个时相的综合。GTV 综合了 10 个时相的信息，由医生精确确定，用于创建 GTV～ITV。CTV 定义为 GTV～ITV 外放 3～5 mm，CTV 均匀外放 5 mm 形成 PTV。4D-CT 扫描显示，有 50%

NSCLC 的肿瘤移动在治疗中>5 mm，11%的移动>1 cm（最大的可以至 4 cm），特别是病灶临近膈肌者。对于肿瘤移动幅度<5 mm 者，可以简单地外扩 PTV 边界。但对于肿瘤移动幅度>1 cm 者，则需要进行肿瘤移动个体化测定及减少移动的管理。

（四）放射源的选择

放射源的选择以 4～10 MV 的光子射线为优。对于纵隔内大的肿块或者肿瘤贴近胸壁其照射野不经过气道者也可以用 15～18 MV 的光子线照射。

七、放疗期间的随访及放疗后随访

（一）放疗期间的观察

患者的一般状况是保证放疗计划完成的重要条件，应观察患者的饮食、睡眠等一般情况，以及放疗的不良反应。定期观察患者的体重，以及血白细胞的监测，原则上每周复查一次，当遇到白细胞偏低的患者，则至少每周 2 次或隔日一次检查。

了解患者肿瘤的退缩情况，有无发生远处转移是放疗期间重要的观察指标。由于根治性放疗持续照射间期较长，因此，需有足够的时间让临床医师在放疗期间观察肿瘤的退缩情况。临床医生可根据肿瘤退缩及位置移动，适当地调整放疗计划。

胸腔照射的急性放射反应常在放疗开始后 2 周内出现，但因患者的耐受性不同而出现的时间和强度不同。临床上一旦出现急性放射性食管炎的表现，应加强对症处理和支持治疗，帮助患者尽可能度过急性反应期。如出现 3 级以上急性食管炎，则必须停止放疗，并给予相应的积极处理。

（二）放疗结束后的随访

对于 NSCLC，放疗结束后一般在 1～2 个月内复查胸部 CT，评估肿瘤的退缩情况，观察正常组织的放射性损伤。以后每 3～6 个月进行病史和体格检查、胸部增强 CT 扫描，连续随访 2 年，此后每年至少随访一次病史和体格检查、胸部增强 CT 扫描和腹部 CT 或 B 超检查。如有症状，可提前胸部 CT 复查。腹部 B 超检查的重点部位包括肝、胰、双肾、肾上腺和腹膜后淋巴结；如有可疑应做上腹部 CT 或 MRI 检查。若出现骨转移症状如局部疼痛可做骨放射性核素扫描，可疑处做 X 线或 MRI 扫描，观察骨质有无破坏，确定是否发生骨转移并决定下一步治疗方案。

第六节　早期 NSCLC 的立体适形放疗

早期 NSCLC 占其总数的 20%左右，可切除的 T1-2N0M0期的 NSCLC 患者，目前的标准治疗仍然是手术治疗。对于不能够手术或者拒绝手术的 T1-2N0M0 期的 NSCLC 患者，SABR（又称 SBRT 或者放射外科）优于标准的外照射治疗。SABR 基本上已取代常规放疗用于不能够手术治疗的早期肺癌。临床试验显示，对于能够手术切除的 T1-2N0M0期的 NSCLC 患者，SBRT 的治疗结果可与外科手术相媲美。

SABR 是一种高度精确的放疗技术，用短疗程高剂量精确至治疗靶区，允许靶体积边缘的剂量迅速下降，从而能够使靶区接受消融剂量，减少治疗毒性。早期肺癌 SABR 当 PTV 的生物等效剂量（biologically effective dose，BED）达到 100 Gy 时，局部控制率可以达 90%以上。

一、适应证

NSCLC 的 SABR 适应证：①诊断明确，无区域淋巴结转移和远处转移的早期 NSCLC；②肿瘤最大直径≤5 cm；③患者不能耐受或拒绝手术；④手术后的局部残余或手术后局部复发，适当的肿瘤大小；⑤某些转移性肺癌的姑息性治疗；⑥SABR 治疗后的再照射；⑦患者一般情况较好，呼吸功能良好，KPS 评分>70。为提高局部晚期 NSCLC 的局部控制率，有临床试验应用 SABR 作为局部晚期 NSCLC 的常规放疗后的剂量递增。

二、周围型 NSCLC 的 SABR 治疗

（一）SABR 靶区定义

SABR 技术高剂量调强适形照射需要精确的 PTV。周围型肿瘤是指肿瘤在各个方向距离支气管树近段均≥2 cm（见图 27-2）。PTV 定义为根据 4 维 CT 内靶体积（internal target volume，ITV）加 3～5 mm 边界形成。

（二）SABR 治疗方案

NSCLC 常用 SABR 剂量分割方案见表 27-4。

表 27-4 肺癌 SBRT 常用剂量分割方案

总剂量(Gy)	分次	应用范围
25～34	1	周围型肿瘤直径<2 cm,距离胸壁>1 cm
45～60	3	周围型肿瘤直径<5 cm,距离胸壁>1 cm
48～50	4	中央型或周围型肿瘤直径<5 cm,距离胸壁<1 cm
50～55	5	中央型或周围型肿瘤,距离胸壁<1 cm
60～70	10	中央型肿瘤

(三) SABR 正常组织的剂量-体积限制

表 27-5 所列为周围型肺癌正常组织的剂量-体积限制。

表 27-5 周围型肺癌 SABR 正常组织的剂量-体积限制(Gy)

危及器官	1 分次	3 分次	4 分次	5 分次
脊髓	14	18(6 Gy/次)	26(6.5 Gy/次)	30(6 Gy/次)
食管	15.4	30(10 Gy/次)	30(7.5 Gy/次)	32.5(6.5 Gy/次)
臂丛神经	17.5	21(7 Gy/次)	27.2(6.8 Gy/次)	30(6 Gy/次)
心脏/心包	22	30(10 Gy/次)	34(8.5 Gy/次)	35(7 Gy/次)
大血管	37	39(13 Gy/次)	49(12.25 Gy/次)	55(11 Gy/次)
气管/大支气管	20.2	30(10 Gy/次)	34.8(8.7 Gy/次)	40(8 Gy/次)
肋骨	30	30(10 Gy/次)	31.2(7.8 Gy/次)	32.5(6.5 Gy/次)
皮肤	26	30(10 Gy/次)	36(9 Gy/次)	40(8 Gy/次)
胃	12.4	27(9 Gy/次)	30(7.5 Gy/次)	35(7 Gy/次)

注:根据 RTOG 0618、0813、0915 试验数据。

(四) SABR 治疗计划设计与评估

SABR 剂量处方于最高等剂量线,肺癌 SABR 治疗计划要求为以下几个方面:①SABR 处方剂量为 95%PTV 包饶;②99%PTV 应该接受>90%的分割剂量;③PTV 内最大剂量为处方剂量的 110%～140%;④GTV 为 100%剂量覆盖;⑤鼓励 PTV100%剂量由 100%剂量覆盖。建议做不均质组织校正,5～14 天完成放疗。

三、中央型 NSCLC 的 SABR 治疗

SABR 用于中央型 NSCLC 尚存在一定的争议。消融放疗剂量至关键器官如支气管树、食管、大血管、心脏、臂丛神经和膈神经等可能产生严重的潜在致死性毒性反应,因而 SABR 治疗适应证必须严格掌握。

(一) SABR 治疗肺癌中"中央型病灶"的定义

文献中 SABR 中央型病灶定义差异较大,至少包括下列 3 个定义:①肿瘤位于近段支气管树各方向 2 cm 内(隆突、左右主支气管、支气管树至次级支气管分叉),如 RTOG 0236 研究方案;②肿瘤位于纵隔关键器官 2 cm 之内,这些关键结构包括支气管树、食管、心脏、臂丛神经、大血管、脊髓、膈神经和喉返神经;③肿瘤位于近段支气管树各方向 2 cm内和邻近纵隔及心包胸膜(PTV 触及纵隔胸膜),如 RTOG 0813 研究方案。其中定义②最常使用,因为能够保护肺及其他关键器官如食管、心脏和神经等。因此,建议 SABR 中央型病灶的定义为使用定义②更为恰当。

（二）剂量分割

对于中央型肿瘤应该根据其危险程度做相应的计划调整(剂量减少或者次数增加)。根据国外的文献报道，SABR 对于中央型 NSCLC 45～50 Gy/4 次，或者 50～60 Gy/5 次是合适的剂量。在 5 次或者<5 次剂量-体积限制不能够满足的情况下，60 Gy/8 次、70 Gy/10 次也是可以考虑的剂量。70 Gy/10 次能够避免慢性毒性反应，如胸壁疼痛、臂丛神经损伤等。SABR 可能不适应于肿瘤已经侵犯关键器官如食管、肺门、大血管、主支气管、心脏和臂丛神经者。中央型肿瘤使用分割剂量为 54～60 Gy/3 次是不安全的，应该避免。表 27-6 列出文献显示的中央型肺癌行 SABR 时危险器官的剂量限制。一般认为，SABR 治疗中央型肺癌是安全的，但 SABR 的不良反应有时到治疗后 1～2 年才会出现，实际治疗相关毒性则会更高。

表 27-6 中央型 NSCLC 实施 SABR 时的正常组织剂量-体积耐受

器官	50 Gy/4 次		70 Gy/10 次		50～60 Gy/5 次	
	体积(cm^3)	最大剂量(Gy)	体积(cm^3)	最大剂量(Gy)	体积(cm^3)	最大剂量(Gy)
肺						
双侧肺	MLD≤6 Gy		MLD≤9 Gy		V12.5<1 500	
	V5≤30%		V40≤7%		V13.5<1 000	
	V10≤17%					
	V20≤12%					
	V30≤7%					
同侧肺	iMLD≤10 Gy iV10≤35% iV20≤25% iV30≤15%					
气管	V35≤1		V40≤1	D_{max}<60	V18<4	D_{max}<PTV 的 105%
支气管树	V35≤1	D_{max}≤38	V50<1	D_{max}<60	V18<4	D_{max}<PTV 的 105%
肺门大血管	V40≤1	D_{max}≤56	V50<1	D_{max}<75		
其他胸腔大血管	V40≤1	D_{max}≤56	V_{50}<1	D_{max}<75	V47<10	D_{max}<PTV 的 105%
食管	V30≤1	D_{max}≤35	V40≤1	D_{max}≤50	V27.5<5	D_{max}< PTV 的 105%
心脏/心包	V40≤1 V20≤5	D_{max}≤45	V45≤1	D_{max}≤60	V32<15	D_{max}<PTV 的 105%
臂丛神经	V30≤0.2	D_{max}≤35	V50<0.2	D_{max}<55	V30<3	D_{max}<32
脊髓	V20≤1	D_{max}≤25	V35≤1	D_{max}<40	V22.5 <0.25 V13.5<0.5	D_{max}<30
胸壁/皮肤	V30≤30 (胸壁) V30≤50 (皮肤)		V50≤60 V40≤120 V30≤250	D_{max}≤82	V30<10	D_{max}<32

注：MLD:肺平均剂量；V_X：接受 X Gy 或以上剂量的组织体积；D_{max}:最大剂量；PTV:计划靶体积。毒性反应终点：肺功能降低、肺炎、气管炎、气管狭窄/瘘，肺门及其他胸腔大血管为肺炎、出血；食管为食管炎、食管狭窄、食管瘘；心脏为心律失常及心包炎；臂丛为臂丛神经损伤；脊髓为脊髓炎；胸壁或者皮肤毒性反应。

四、SABR 的实施与验证

SABR 是高精确的放疗技术，治疗单位必须有基本的设备要求和质量保证系统，每次治疗前必须采用 Conebeam CT 验证位置的准确性，具体方法参见本书第一篇相关内容。

五、肺癌 SABR 治疗结果

Chang 等结合 TARS 和 ROSEL 研究的结果显示 T1-2a（<4 cm）N0M0 期可以手术的 NSCLC 患者，1∶1 随机分为 SABR 或者肺叶切除加淋巴结清扫或者取样，58 例患者入组（31 例为 SABR，27 例外科手术）。中位随访 SABR 组 40.2 个月，外科组为 35.4 个月。3 年 OS SABR 组为 95%，外科组为 79%；3 年无复发生存率 SABR 组为 86%，外科组为 80%。SABR 组有 10%的患者有 3 级治疗相关不良反应。外科组 1 例死于外科并发症，2 例出现 3～4 级治疗相关不良反应。作者认为 SABR 可以作为Ⅰ期 NSCLC 治疗选择。TARS 试验中周围型肿瘤为 54 Gy/3 次（BED 151.2 Gy），不均质组织校正，中央型病灶使用 50 Gy/ 4 次（BED 112.5 Gy）。ROSEL 以加速器为基础的 SABR，CT 扫描上的病灶应该远离肺门 2 cm，54 Gy/3 次（BED 151.3 Gy），不均质组织校正，5～8 天完成；或者 60 Gy/5 次（BED 132.0 Gy），10～14 天完成。

日本 Hirosh Onishi 等报道了 298 例临床Ⅰ期 NSCLC 患者接受大分割高剂量的立体定向放疗。肿瘤照射总量为 18～75 Gy，照射次数明显较常规次数减少，为 1～22 次。中位 BED 为 108 Gy（57～180 Gy），结果显示总有效率为 86.0%，9 例出现 3 级以上放射性肺损伤。其中接受 BED<100 Gy 照射患者的肿瘤复发率为 30.1%，明显高于接受 BED≥100 Gy 照射的患者，后者的肿瘤复发率仅为 9.4%。3 年生存率在可以手术切除但志愿接受放疗者为 82%，而医源性原因不能手术的患者为 47%，3 年肿瘤特异性生存率两组分别为 86%和 76%。分层研究的资料显示，在可以手术切除加放疗组中，接受 BED≥100 Gy 患者的 3 年生存率为 85%，<100 Gy 者为 73%。其中 IA 期 3 年肿瘤局部控制率为 81%，而ⅠB 期为 67%（$P<0.05$）。上述结果使作者得出以下的初步结论，认为对于Ⅰ期 NSCLC 的大分割高剂量照射是安全和有效的，照射剂量 BED≥100 Gy 组，无论从肿瘤局部控制率或生存率来看，均优于 BED<100 Gy 组。其中以可以接受手术治疗（患者的一般情况和心、肺、肾等功能均在正常范围）的患者接受 BED≥100 Gy照射的效果最佳，其 3 年生存率（包括ⅠA 和ⅠB 期）高达 85%（84 例），与单纯手术的疗效（5 年生存率为 63%）基本一致。

在一组荷兰资料显示，676 例Ⅰ～Ⅱ期 NSCLC 的 SABR 的患者，根据肿瘤的大小和部位，照射剂量为 54～60 Gy/3～8 次。中位随访 32.9 个月，124 例（18%）出现复发，孤立性局部复发率为 34%，中位局部、区域、远处转移的时间分别为 14.9 个月、13.1 个月和 9.6 个月，最常见的复发类型为野外复发和孤立性远处转移。SABR 后有 42 例（6%）发生第二原发癌，中位出现的时间为 18 个月。在荷兰癌症登记相关资料显示，在适合手术治疗而用 SABR 代替的患者中，1 年局部控制率为 98%，3 年局部控制率为 93%，3 年局部和远处失败率为 10%，中位总生存率>5 年。荷兰癌症登记的相关资料显示，年龄≥75 岁的患者其中位生存时间提高了 9.3 个月，而手术治疗的 30 天和 90 天死亡率分别为 5.4%和 9.3%。

Feddock 等，报道 SABR 用于局部晚期 NSCLC 的可行性，周围型肿瘤常规放化疗（60 Gy/ 30 次）后用 SABR 加量 10 Gy/2 次，或中央型肿瘤照射剂量为 6.5 Gy/3 次，中位随访 13 个月未见 4～5 级放射性肺炎，局部控制率为 82.9%。另外一项研究有 16 例患者接受 50.4 Gy IMRT 25 次后 SABR 加量 25 Gy/5 次（中位累计剂量为 97 Gy），中位随访 14 个月，OS 为 78%，局部控制率为 76%，PFS42%，无 3 级及以上的毒性反应。

六、肺癌 SBRT 治疗后的随访

近 10 年来，肺癌 SABR 用于早期肺癌及转移性肿瘤快速增多，局部复发率为 10%左右，能够进行挽救性治疗的患者增多，适当的多学科随访是关键。随访能够及时发现及处理放射性损伤、早期诊断疾病复发、鉴别肿瘤复发及放射性肺损伤。

（一）随访

建议患者胸部 CT 检查，随访在第一年为每 3～6 个月一次，此后 3 年为 6～12 个月一次，3 年后每年一次。临床怀疑疾病进展者应该进行多学科讨论。应用高危复发的 CT 特征、PET-CT 扫描、

SUV_{max}和活检证实为复发者应该考虑外科、非外科挽救性治疗。

（二）SABR放射性肺损伤

放射性肺损伤可以分为急性和后期肺纤维化期。尽管症状性放射性肺损伤的发生率很低，但影像学放射性肺损伤（radiographic radiation-induced lung injury，RILI）在临床上很常见。肺损伤的程度受多种因数的影响，包括总剂量、分割次数、靶体积的大小（PTV>80 mm³）及合并肺间质性疾病等。急性期RILI见于62%的患者和91%的晚期患者，但绝大多数患者没有临床症状。

放射性肺纤维化的潜在进展可以发展至2年以后。RTOG 0236治疗55例Ⅰ期NSCLC患者使用SABR（66 Gy/3次），3～4级放射性肺损伤的发生率为16%，常规放疗组为34%。在一项包含11项临床试验的SABR观察性研究中，≥3级放射性肺损伤的发生率为2%，0.8%的患者发展为不可逆的呼吸困难。慢性阻塞性肺疾病患者SABR显示能很好的耐受。

放射性肺损伤CT检查的急性表现包括实变或者毛玻璃样改变，可分为散弥型或者不均质型，后期为结节样、瘢痕样型。

七、SABR治疗后复发的诊断与治疗

1. SABR治疗后复发与放射性肺损伤的鉴别

SABR的治疗效果评估面临挑战，因为RECIST标准是根据肿瘤直径判断的。而PET-CT扫描在放射性炎症的早期容易出现假阳性，当PET标准摄取值在SABR后6个月升高（SUVs>5）时应该高度怀疑复发并密切随访。在动态图像中，SUV持续升高应该建议活检证实是否为复发。根据CT扫描SABR治疗后原发病灶复发有一定的特征，对于鉴别放射性损伤及复发是有一定的帮助。

CT扫描预测局部肺癌SABR后复发的高危因素包括：①原发病灶部位毛玻璃影持续性扩大；②放疗后12个月病灶边缘膨胀扩大，线性边界消失；③支气管通气症消失；④CT图像显示肿块在头脚方向增大≥5 mm，或直径≥20%。

2. SABR治疗后复发的挽救性治疗 SABR治疗后复发可根据患者具体情况考虑是否需要SABR再照射、手术治疗，或者射频消融治疗等。

第七节 局部晚期NSCLC多学科联合治疗

单纯放疗对局部进展期NSCLC的疗效较差，5年生存率仅为5%～10%。其失败原因除了局部肿瘤不能得到有效控制外，主要的是远处转移，其发生率高达50%～60%。因此，放疗和化疗的联合治疗成为不能手术切除的局部进展期NSCLC的最佳模式。资料显示，可手术的NSCLC的术前放疗或术后放疗，在选择性的患者中可提高局部控制率和生存率。

一、局部进展期不能手术NSCLC的放化疗联合治疗

（一）局部晚期及不能够切除的定义

一般来讲，当肿瘤侵犯纵隔或者肿瘤转移至纵隔淋巴结者称为局部进展期。ASTRO对局部晚期及不能够切除的定义为：Ⅲ期患者（任何TN2-3M0，T4N0-1M，T3N1M0）及Ⅱ期患者中的（T2b-3N0和T1-2N1）不能够进行根治性手术切除（外科不能够切除或者医学原因不能够手术），以及可以切除的Ⅱ期及Ⅲ期患者。

（二）局部晚期NSCLC的同步放化疗

不能够手术切除的局部晚期NSCLC的标准治疗是同步放化疗。RTOG9410临床试验证实了同步放化疗优于序贯化疗。化疗最常用的方案是依托伯苷＋顺铂（EP）或者卡铂＋紫杉醇方案，非鳞癌的患者可选择培美曲塞＋顺铂，标准方案64～66 Gy/32～33次。同步放化疗的局部区域控制率为40%，中位生存时间为16.5～25个月，5年生存率为25%。与序贯化放疗相比较，同步化放疗3年OS提高5.7%，5年OS提高4.5%。但两者之间远处转移率无显著性差异。

同步放化疗增加了治疗相关的不良反应，包括放射性食管炎和放射性肺炎。在同步放化疗中有17%～28%的患者出现3～4级放射性食管炎，而序贯放化疗仅为3%～5%。因此，并不是所有的患者都适合做同步放化疗的。同期放化疗的患者选择包括一般情况较好，无合并症，肺功能基本正常。不适合同步放化疗的患者可行序贯放化疗，其中位生存时间为13～15个月。

二、NSCLC的术前放疗

(一) 适应证

NSCLC手术前放疗适应证:①肺上沟瘤,T3-4N0-1期;②肿瘤侵犯胸壁;③估计可能切除的T3-4N0-2期的术前诱导放疗和化疗。可切除的Ⅲ期NSCLC患者应该行多学科讨论,选择最佳外科方案;术前放化疗的最佳候选患者为肺叶切除者,全肺切除者应为禁忌证。

(二) 术前放疗的靶区和照射剂量

1. 术前放疗的靶区　肺部原发病灶、肺门及纵隔转移淋巴结。

2. 照射剂量　术前放疗使用常规分割,分次照射剂量为1.8～2.0 Gy,总剂量为40～50 Gy。ⅢA期患者主张化疗加术前放疗的诱导治疗,常规分割照射总剂量为45 Gy左右。放疗和手术间隔时间以1个月左右为佳。

(三) 术前放疗的治疗效果

对于可切除的Ⅲ期NSCLC,术前放疗仍有其积极的效果,Trakhtenerg等进行的前瞻性临床Ⅲ期研究发现,478例患者分成术前放疗组和单纯手术组,术前放疗组接受胸部20 Gy/5次照射,结果显示,对于Ⅰ～Ⅱ期NSCLC,术前放疗组和单纯手术组的5年生存率无显著性差异。然后对Ⅲ期NSCLC,术前放疗提高了患者的生存率,两组的3年和5年生存率分别为49.4%、29.2%对比28.1%、15.8%。研究发现大部分的临床病例,对于能够手术切除的N2期NSCLC,术前放疗并没有提高患者的长期生存率。

对于潜在可切除的肺上沟瘤术前放疗能够提高肿瘤的切除率。对其他潜在可切除的N2期或T3-4期NSCLC,术前采用联合放化疗的综合诱导方案也可提高手术的切除率,但并未明显提高患者的长期无疾病进展生存率和总生存率。

三、NSCLC的术后放疗

(一) 适应证

术后放疗适应证:①手术后切缘阳性,可选择同步放化疗,放疗应该尽早进行;②术后肿瘤残留;③肿瘤已被完全切除的NSCLC,病理诊断为N2-3期;④对于T4期肿瘤患者需要进行放疗;⑤淋巴结阳性有包膜外侵犯;⑥切缘距离肿瘤较近;⑦血管内有肿瘤侵犯。

完全切除后的NSCLC术后放疗的应用仍然存在争议,有限的资料显示术后放疗可能给N2期NSCLC带来生存获益。Ⅲ期研究及荟萃分析显示,对于完全切除后的局部晚期NSCLC N0-1病灶可能减低其生存率,对于这部分患者不建议行术后放疗。

Mikell等分析了美国国家癌症资料库2004～2006年可切除的NSCLC病例为N2 (pN2)化疗者使用现代放疗技术,比较患者使用与不用术后放疗的OS。结果显示有2 115例患者可以合格分析,其中918例(43.4%)接受术后放疗,1 197例未接受(56.6%),术后放疗者生存率更高,中位生存时间分别为42个月对比38个月($P=0.048$),5年OS分别为39.8%和34.7%。另一项美国国家癌症数据库资料显示,病理N2期的NSCLC完全切除后接受辅助化疗的患者按照是否接受术后放疗分层,总共有4 483例患者入组(术后放疗组1 850例,非术后放疗组2 633例),中位照射剂量为54 Gy/43天,中位随访时间为22个月。多因素分析显示,影响患者生存的独立预后因素包括年轻患者、女性、都市人群、Charlson评分低、肿瘤小、多药化疗、至少肺叶切除及术后放疗。因此,Ⅲ期N2手术后患者行术后放疗可能是主要的受益人群。

(二) 照射范围和剂量

1. 术后放疗的照射范围　如有原发肿瘤残留或切缘阳性者,仅照射残留病灶或切缘;有淋巴结转移者,照射同侧肺门和两侧上纵隔或全纵隔的高危淋巴引流区。依据不同的肺叶肿瘤纵隔转移淋巴结的高危区域分布选择性照射高危淋巴结区域。表27-7为建议的照射高危淋巴结引流区域。

表27-7　肺癌不同肺叶肿瘤术后放疗照射范围

肿瘤所在部位	建议照射淋巴结区域
右上叶肿瘤	2R、4R、3、7组
右中叶肿瘤	7、4R、2R、8、9组
右下叶肿瘤	7、4R、8 、9组
左上叶肿瘤	5、6、4L、7组
左下叶肿瘤	7、8、9、5、6、4L、4R、2R组

2. 术后放疗照射剂量　切缘阴性者50～54 Gy,淋巴结包膜外侵犯或镜下切缘阳性者54～60 Gy,肉眼肿瘤残留者60～66 Gy,采用常规

分割照射。手术后患者肺的照射耐受比两肺健全者差，在考虑放疗计划时应尽量限制肺的照射剂量，肺平均剂量应该<8.5 Gy。

第八节　非常规分割放疗

非常规分割放疗是相对常规分割放疗而言。通常所称的常规分割放疗是指每次照射剂量为1.8～2.0 Gy，每周照射9～10 Gy，在6～8周内完成。荟萃分析显示，在包含2 000例NSCLC的10项临床试验中，与常规分割放疗计划相比较，非常规分割放疗的OS得到提高（P=0.009），5年绝对获益率为2.5%（8.3%对比10.8%），PFS无获益（HR= 0.94；P=0 .19）。改变分割计划可增加急性放射性食管炎的风险。也有文献分析非常规分割与常规分割放疗的结果，在PFS、局部区域控制、远处转移方面没有显著性差异，具体的研究结果仍然存在争议。

一、超分割放疗

超分割（hyperfractionation）放疗一般为每次1.1～1.5 Gy，每天照射1次以上，照射间隔时间>4～6小时，总疗程与常规照射相同或略缩短，而总照射剂量增加，目的是通过提高照射总剂量而提高肿瘤的局部控制率，并不明显增加正常组织的后期毒性反应，但这种照射方式的正常组织急性反应增加。

RTOG 8311使用超分割放疗350例，有5个不同的剂量组（每次1.2 Gy，每天2次，分别为60、64.8、69.6、74.4、79.2 Gy），结果69.6 Gy组有生存获益。中位生存时间为13个月，2年总生存率为29%。RTOG 8808比较了60 Gy/30次（1组）、60 Gy/30次加诱导化疗（2组）及超分割放疗组69.6 Gy、每天2次、每次1.2 Gy（3组）。结果显示中位生存时间1组为11.4个月，2组为13.2个月，3组为12个月。2年和3年生存率分别为21%～11%（1组），32%～17%（2组），24%～14%（3组）。RTOG 9106比较了69.6 Gy超分割放疗结合EP方案化疗与单独超分割放疗，结果显示增加化疗的中位生存时间明显改善，分别为18.9个月和10.6个月；2年总生存时间分别为36%和22%（P=0.014）。RTOG 9204 Ⅱ期临床试验比较了NP方案诱导化疗后放疗（63 Gy/34次）及同步顺铂化疗与EP方案加超分割放疗（69.6 Gy/58次），后者野内进展时间显著减少，1年野内进展分别为32%和20%（P=0.009）。RTOG 9410比较了序贯化放疗（A组：NP方案，60 Gy/2 Gy）、同步放化疗（B组：NP方案，60 Gy/2 Gy）和EP同步超分割放疗（C组：69.6 Gy/1.2 Gy，每日2次）。与C组比较，B组显示出更好的生存率（P=0.046）。

二、加速超分割放疗

加速超分割（accelerated hyperfractionation，AHF）使每次照射的剂量略低于常规分割剂量，但每天的照射次数增加至2～3次，相隔时间>4～6小时，目的是在较短的时间内给予肿瘤组织以较高剂量的照射，从而提高肿瘤的局部控制率。虽然总的照射剂量与常规照射剂量不变或相应减少，但由于每天照射的剂量较常规照射明显增加，总疗程缩短，生物照射剂量较常规照射剂量增加，因此急性和后期组织的损伤必然也会增加。AHF又分为以下6种。

1. 连续加速超分割放疗（continuous hyperfractionated accelerated radiation therapy，CHART） 是在加速超分割的基础上再加上1周（7天）连续进行放疗来缩短放疗的总时间。Saunders等报道CHART的临床试验结果，每天照射3次，每次1.5 Gy，每周连续7天，12天照射结束，总剂量为54 Gy/36次。照射范围仅限于可见肿瘤和转移的纵隔、肺门淋巴结。有563例患者入组，与常规分割（60 Gy/30次）比较，2年、3年和5年的生存率分别为CHART组的30%、18%和12%。根据此结果，Ⅲ期CHARTWEL比较了60 Gy/ 2.5周（每周7次）和常规分割66 Gy/6.5周，入组406例患者。与常规放疗（60 Gy/30次，共6周）相比，肿瘤局部控制率从15%提高至23%，2年生存率从24%提高至37%。但是，CHART引起急性和后期正常组织的严重不良反应。

2. 加速超分割放疗　每次1.1 Gy，每天3次（照射间隔时间>6小时），每周照射5天，总量为79.2 Gy/72次，4.8周完成。每天早、晚各一次照射“大野”（包括原发肿瘤、同侧肺门、纵隔转移淋巴结和淋巴引流区）；中午为一次“小野”，仅照射可见肿瘤（包括原发肿瘤、同例肺门和纵隔转移淋巴结）。

3. 加速超分割分段放疗 每次1.6 Gy,每天2次(照射间隔时间>6小时),每周照射5天,第1个疗程为38.4 Gy/24次,2.4周完成。休息2周后,缩野并再采用第1个疗程的照射方法,加量25.6~28.8 Gy/16~18次,1.6~1.8周完成,总照射量为64.0~67.2 Gy/40~42次,共计6~6.2周完成。此种方法在肺部照射是否可行,或是否需修改照射剂量有待临床进一步验证。

4. 后程加速超分割放疗 大野照射采用常规放疗,如每次2 Gy,每天1次,每周5次,总量为40~42 Gy/20~21次,4~4.2周完成。后缩野仅照射可见肿瘤,再给予每天2次,每次1.4 Gy,共2周,总照射剂量为68~70 Gy/40~41次,6~6.2周完成。

5. 递量加速超分割放疗 第1、2周每次1.2 Gy,每天2次(间隔时间为6小时),每周照射5天,照射范围包括可见肿瘤和亚临床病灶。第3、4、5周分别为每次1.3 Gy、1.4 Gy、1.5 Gy,每天2次,每周照射5天,总照射剂量为66 Gy/50次,5周完成,照射野仅包括可见肿瘤及周边1.0~1.5 cm正常组织。

6. 加速分割放疗(accelerated frationation, AF) 每天照射>1次,每次剂量同常规剂量1.8~2.0 Gy,每周照射5天,或每周7天连续照射,总剂量低于常规剂量,总疗程短于常规时间。例如每次2 Gy,每天2次(照射间隔时间为6小时)。总剂量为40 Gy/20次,2周完成,仅照射可见肿瘤。在短疗程中给予高剂量照射,患者放射不良反应大,一般临床较少应用。

三、大分割放疗

大分割放疗(hypofractionation)是指每次照射剂量≥2.5 Gy。大分割放疗NSCLC的临床试验资料有限,大多为小样本的Ⅰ~Ⅱ期临床试验或者回顾性分析。复旦大学附属肿瘤医院朱正飞等,探讨了Ⅲ期NSCLC应用50 Gy/20次,序贯加量至65 Gy或者68 Gy,同步诱导化疗及巩固化疗1~2个疗程。中位生存时间为19个月,3年OS和PFS分别为32.1%和29.8%,3年局部控制率为60.9%。

大分割放疗在英国是治疗局部晚期NSCLC的常规治疗,55 Gy/20次的不良反应可以接受,中位生存时间为20个月,2年生存率为40%,无3~5级的不良反应。SOCCAR Ⅱ期临床研究比较了放疗55 Gy/20次加同步化疗或者序贯化疗,中位生存时间同步组为24.3个月,序贯组为18.4个月,毒性反应可以接受,2年OS分别为50%和46%。Kim等评估了大分割剂量递增调强试验的结果,20例患者48 Gy/20次,剂量递增水平为6.8 Gy/7次、20.0 Gy/7次和22.7 Gy/7次,1年局部区域无进展生存率和OS分别为81%和58%,递增的最大耐受剂量为22.7 Gy/7次。大分割放疗对于局部晚期NSCLC在选择性患者中结果令人鼓舞,但其在局部晚期NSCLC中的地位仍然需要Ⅲ期临床试验证实。

第九节 NSCLC化疗和分子靶向治疗

晚期NSCLC的治疗以化疗为主,有基因突变的患者可以使用分子靶向治疗。化疗后原发病灶及寡转移病灶的放疗可以提高患者的局部控制率和PFS。

一、晚期NSCLC的全身化疗

晚期肺癌以铂类药物为基础的化疗可延长患者的生存时间,改善患者的症状和生活质量,优于最佳支持治疗。在NSCLC的适合人群中,以铂类药物为基础的联合化疗的客观反应率为25%~35%,中位肿瘤进展时间为4~6个月,中位生存时间为8~10个月,1年生存率为30%,2年生存率为10%~15%。

化疗推荐含铂的两药联合化疗方案,三药化疗方案毒性反应增加,而生存率并不增加。顺铂加培美曲塞用于非鳞癌的NSCLC,其治疗毒性较顺铂加吉西他滨更小;在鳞癌患者中,顺铂加吉西他滨的疗效优于顺铂加培美曲塞方案。对于PS平分为2或者老年患者建议采用单药化疗或者含铂的联合化疗。PS评分3~4的NSCLC患者,无法从任何细胞毒性药物治疗中获益,除非是EGFR突变患者使用EGFR TKI治疗。

近年来,晚期肺癌的化疗提出了维持化疗的概念。维持治疗用于晚期肺癌一线化疗4~6个周期后肿瘤有客观反应,或者病灶稳定而肿瘤无进展的患者。《NCCN治疗指南》建议不论哪种组织学类型,在EGFR和ALK无突变者建议使用吉西他滨作为连续维持治疗,紫杉醇可以作为鳞癌的交替维持化疗药物。临床试验显示,对于含铂类两药化疗4个疗程后有治疗反应或者病灶稳定的NSCLC,分别用安慰剂和培美曲塞维持治疗,其非鳞癌患者的中位生存时间分别为15.5个月和10.3个月,在鳞癌患者中未观察到同样的生存期获得。Ⅲ期临床试验显示,与安慰剂相比较,培美曲塞连续维持治疗可减少疾病进展,中位OS分别为13.9个月和11个月,因此单药培美曲塞仅用于非鳞癌进展性肺癌、EGFR和ALK无突变NSCLC患者的维持治疗。贝伐单抗单药维持治疗可以用于非鳞癌进展性肺癌,EGFR和ALK无突变者。

二、根据基因改变的靶向治疗

晚期NSCLC初始系统治疗的重要考虑是评估驱动基因的改变。现有资料证明至少2种基因改变应该可以进行检测,即EGFR突变和ALK重排。

1. EGFR突变 NSCLC患者中EGFR突变常见于19外显子的缺失(LREA,占45%)和21外显子突变(L858R,占40%),这两种突变对小分子酪氨酸激酶抑制剂有效。其他的药物敏感性点突变包括21外显子突变(L861Q)和18外显子(Q719X)。对于有EGFR突变,或者基因扩增的局部进展、复发、转移的非鳞癌NSCLC,不管其PS情况如何,EGFR-TKI可用于一线治疗。EGFR突变的患者接受EGFR-TKI后提高了PFS。

一般来说,吉非替尼(gefitinib)联合单独放疗是安全的,但也有矛盾的结果。有报道吉非替尼同步放疗,发生肺炎为38%(1例3级),食管炎为27%(1例3级)。Choong等报道Ⅰ期厄洛替尼(erlotinib)联合化放疗,患者可耐受。另外一组资料显示厄洛替尼联合胸部照射5例患者中有1例发生致死性肺炎,另外1例发生3级放射性肺损伤。CALGB30106 Ⅱ期临床试验评估了不可切除NSCLC的患者,在序贯或者同步放化疗中加入吉非替尼,给予吉非替尼后未见增加食管炎和肺损伤。

尽管EGFR基因突变患者靶向治疗取得了成功,但不可避免的会产生肺癌获得性耐药的抵抗作用,其中位发生时间一般为10~14个月。获得性抵抗的机制包括EGFR-T790M突变(>50%)等。AZD9291对于EGFR-T790M突变NSCLC患者有效,253例患者的客观有效率为51%,T790M患者的客观有效率为61%。AZD9291最常见的不良反应为腹泻、皮疹、恶心和食欲下降。T790M阳性者中位PFS为9.6个月。诺司替尼(Rociletinib,CO-1686)治疗EGFR-TKI基因突变的患者,其中T790M阳性的客观有效率为59%,T790M阴性者为29%。

EGFR-TKI突变的肺癌局部复发可考虑放疗。KRAS基因突变和ALK基因重排与EGFR-TKI治疗的原发性抵抗有关。回顾性分析显示,EGFR突变局部晚期NSCLC的腺癌患者同步放疗PFS更短,尽管有更好的局部控制率,但远处转移率更高。

2. ALK重排 ALK基因重排见于2%~7%的肺癌患者,这部分患者虽然对EGFR-TKI治疗有获得性耐药抵抗作用,但确有EGFR突变相似的临床特征(如腺癌、非吸烟或者轻度吸烟的患者),多见于男性年轻患者。克唑替尼(crizotinib)是ALK和Met靶的小分子抑制剂,用于有ALK基因重排的进展或者转移的NSCLC患者,客观反应率为60%~80%,改善症状快速,不良反应相对较少(水肿、肺炎),中位进展时间为1年左右。Ⅲ期临床试验显示,在包含347例ALK阳性的晚期肺癌中,克唑替尼组的PFS中位时间为7.7个月,化疗组为3.0个月,有效率分别为65%和20%。另外一项Ⅲ期临床试验显示,晚期ALK阳性NSCLC标准化疗对比克唑替尼组作为一线治疗,PFS中位时间分别为10.9个月对比7.0个月,客观有效率分别为74%和45%。

色瑞替尼(ceritinib)是一种新的ALK抑制剂,对于克唑替尼治疗失败的ALK阳性患者有效。在一组包含47例患者的剂量递增试验中的总有效率为54.5%。常见的不良反应为疲乏(30%)、周围水肿(17%)、肌痛(17%)、3~4度谷氨酰转换酶升高(4%)、中性粒细胞下降(4%)、血磷下降(4%),建议剂量为600 mg,每日2次。2014年FDA批准了色瑞替尼用于ALK阳性克唑替尼治疗后进展或者惰性转移性NSCLC。一项单臂多中心临床试验显示,163例ALK阳性的转移性NSCLC使用克唑替尼进展(91%)或者惰性转移性患者使用色瑞替尼后的客观有效率为44%,中位有效时间为7.1个月。常见的不良反应为腹泻(86%)、恶心(80%)、丙氨酸转氨酶升高(80%)、天冬氨酸转氨酶升高(75%)、呕吐(60%)、血糖升高(49%)、脂肪酶升高

(28%)。色瑞替尼(LDK378)对于克唑替尼治疗后进展的获得性抵抗 NSCLC 有效，在另一组Ⅰ期临床试验中包含 130 例患者，总有效率为 58%。

3. K-ras 基因突变　K-ras 基因突变是肺癌最常见的基因突变，将近 20%的 NSCLC 患者有K-ras 基因突变，常见于吸烟患者，腺癌比鳞癌更加常见。K-ras 基因突变是 NSCLC 预后差的因素，有 K-ras 基因突变的患者对于化疗及 EGFR 抵抗。

曲美替尼(trametinib)是一选择性的 MEK-1/MEK-2 抑制剂，有研究显示对于 K-ras 基因突变的 NSCLC 患者有效。Ⅱ期临床研究显示，与紫杉醇单药相比较曲美替尼的中位 PFS 为 12 周，而紫杉醇为 11 周，两者 PFS 相似。ERK-MEK 信号通路是 K-ras 基因突变的主要调节肿瘤基因。MEK 抑制剂司美替尼(selumetinib, AZD6244)用于 K-ras 基因突变的 NSCLC 联合紫杉醇的一项Ⅱ期临床试验显示，增加司美替尼可提高患者的 PFS (5.3 个月对比 2.1 个月，$P=0.0138$)。加入司美替尼后不良反应也明显增加，主要的不良反应包括粒细胞减少、哮喘、腹泻、水肿、皮疹和胃炎。有 10%的患者需要中断治疗。

4. ROS1　ROS1 是酪氨酸激酶(RTK)受体，肺癌中 ROS1 基因重排的比例约占 2%。由于 ROS1 和 ALK 同源性，ROS1 基因重排的肺癌与 ALK 阳性的肺癌特征相似，因而克唑替尼也可用于治疗 ROS1 基因重排的患者。

5. MET 扩增　MET 扩增占 NSCLC 的 7%左右。MET 是一种跨膜酪氨酸激酶受体，MET 和 HGF 高表达与 NSCLC 的预后差相关。MET 扩增是 EGFR 基因突变 EGFR-TKI 抵抗的机制之一。临床资料显示，MET 抑制剂联合 EGFR 抑制剂比单用一种药物更加有效。2 项随机试验评估了 MET 抑制剂(MET-MAB，一种人源化靶向 MET 的抗体)结合厄洛替尼治疗复发性 NSCLC，包含 499 例 NSCLC 一线，或者二线治疗后进展的 NSCLC，患者随机分为单独厄洛替尼或者厄洛替尼联合组，MET 阳性患者入组，没有显示 MET-MAB 的优势。此外，克唑替尼也是一种 MET 抑制剂。

6. RET 基因重排　RET 基因重排可以激活 RET 酪氨酸激酶，NSCLC 腺癌中的比例达 1%～2%。小样本资料显示，阿雷替尼(alectinib)治疗 RET 基因重排有效。尚有一些 RET 抑制剂如卡博替尼(cabozantinib)、舒尼替尼(sunitinib)、索拉非尼(sorafenib)等正在临床试验中。

7. HER-2 基因突变　HER-2 基因突变占 NSCLC 的 2%，主要为腺癌。有一项临床试验，有 16 例 HER-2 基因突变患者，Her-2 直接治疗的客观有效率为 50%，疾病控制率为 82%。达可替尼(dacomitinib)是 HER-2、EGFR (HER-1)和 HER-4 酪氨酸激酶的不可逆抑制剂，治疗后 30 例患者的中位生存时间为 9 个月，其中有 26 例患者存在 Her-2 外显子 20 突变，3 例患者 PR 阳性。

8. Braf 基因突变　Braf 为 K-ras 的下游激酶。Braf 基因突变见于 3%～5 %肺腺癌，<1%肺鳞癌。约 50 %的 Braf 基因突变可以在 NSCLC 中测到的为 V600E。达拉非尼(dabrafenib)是 Braf 抑制剂。有研究显示对于存在 Braf V600E 基因突变的 NSCLC 患者有效。

9. 成纤维生长因子受体 1(FGFR1)基因扩增　该基因扩增见于 7%～20%的肺鳞癌患者，也可以见于腺癌患者，但比例较低。BJ398 是一种 FGFR1 基因抑制剂。有研究显示，26 例肺鳞癌有 FGFR1 基因扩增，其中 15%有效，35%疾病控制。FGFR 抑制剂 AZD4547 显示反应率为 1/13。

三、血管生成抑制剂

多数肿瘤最重要的特征是诱导血管生成。血管内皮生长因子(VEGF)是肿瘤血管生成主要的调节因子。贝伐单抗(bevacizumab)是重组单克隆抗体，可阻断血管内皮生长因子。2006 年 FDA 批准贝伐单抗用于不能够切除、局部进展期、复发或者转移的非鳞癌 NSCLC 患者。ECOG 建议，贝伐单抗联合卡铂/紫杉醇化疗用于选择性进展期非鳞癌的 NSCLC(ECOG 4599)。但需注意，任何有使血小板减少高危险度的方案联合使用贝伐单抗都应特别谨慎。

Ⅲ期临床试验显示，在非鳞癌的晚期 NSCLC 病例中卡铂加紫杉醇化疗加入贝伐单抗显示较单纯化疗有更好的生存(中位生存时间为 12.3 个月对比 10.3 个月，$P=0.003$)。Pointbreak 试验显示，卡铂加培美曲塞化疗方案，增加贝伐单抗并未有生存优势，虽然 PFS 优于联合化疗组。贝伐单抗的主要不良反应是增加出血的风险，增加心肌梗死和脑血管病变的机会。因此，使用前评估很关键。贝伐单抗联合化疗或者单独化疗可以用于进展及复发的PS评分0～1的NSCLC患者，贝伐单抗一直用到疾病进展。

第十节　SCLC放化疗联合治疗

SCLC是一种侵袭性强、分化差的神经内分泌癌，具有明显的临床、病理及分子学特征。尽管SCLC对于初始化疗和放疗很敏感，但SCLC患者的预后差，5年生存率<10%。过去20多年来，SCLC总的发生率显现下降。在美国，SCLC从20世纪80年代占肺癌总数的17%～20%下降为2002年的13%～15%。

SCLC的分期使用退伍军人管理肺组（The Veterans' Administration Lung Group）的分期法，即分为局限期（limited-stage small cell lung cancer，LS-SCLC）和广泛期（extensive-stage small cell lung cancer，ES-SCLC）。局限期是指病变仅限于一侧胸腔内，包括同侧纵隔、同侧锁骨上、对侧纵隔受累（但不包括同侧恶性胸腔积液），能够包括在一个可耐受的照射野内（任何T任何NM0期，除外T3-4期肺内多发性结节而不能耐受在一个照射野内）。凡病变超过局限期的范围即列为广泛期。有约2/3的患者在初始诊断时已经为广泛期。最近，IASLC建议新修订的NSCLC TNM分期系统也适用于SCLC。

一、LS-SCLC的放化疗联合治疗

（一）LS-SCLC放化疗联合治疗

LS-SCLC的治疗模式多以全身化疗加胸部放疗的综合治疗。手术治疗仅在很小部分（T1-2N0M0期）患者中应用。同步化放疗优于序贯化放疗。放疗应该尽早进行，为化疗1～2个疗程后进行，缩短从任何形式治疗至放疗结束的时间可能改进生存时间。近年来，Sun比较了LD-SCLC接受4个疗程EP化疗方案（即依托伯苷＋顺铂），放疗分为第1个疗程同步与第3个疗程同步，有222例患者入组，结果显示晚放疗并不差于早放疗，CR分别为（36.0%对比38.0%），中位OS时间为24.1个月对比26.8个月，PFS中位时间为12.4对比11.2个月，两组无显著性差异。

（二）化疗方案

LS-SCLC应用最广泛的化疗方案有EP方案（依托伯苷＋顺铂）。对LS-SCLC患者的化疗而言：①建议把具有治愈性的EP方案作为联合放化疗的化疗方案。②交替使用EP方案与CAV（环磷酰胺＋多柔比星＋长春新碱）方案。但是，如果联合化疗与胸部放疗同期进行，则应避免应用CAV方案。③建议使用标准剂量化疗，目前尚无证据提示应用高剂量化疗的优势。④目前推荐4～6个周期的化疗，没有充分的证据表明巩固化疗能提高生存期。LS-SCLC化疗有效率为70%～90%，中位生存时间14～20个月，2年生存率为40%左右。

（三）放疗

放疗可提高LS-SCLC患者的局部控制率和长期生存率。与单独化疗相比较，放疗减少了30%的局部失败，提高了5%～7%的2年生存率。

1. 照射范围　GTV应该包括照射前治疗计划的PET和CT或者MRI看到的肿瘤大小，放疗前已经行诱导化疗的患者照射范围为诱导化疗后的原发肿瘤的体积。Hu等研究显示，SCLC化疗后照射肿瘤范围并没有减少局部控制率；化疗前后的GTV照射两组总生存时间没有显著性差异。

2. 照射总剂量　Turrisi等研究了加速超分割放疗联合4个周期EP方案化疗的结果，417例LS-SCLC患者随机分成两组：一组照射剂量为45 Gy/25次，5周；另一组为45 Gy/30次，3周。结果显示，前组的局部失败率为52%，后组的为36%。Choi等研究显示，LS-SCLC的最大耐受剂量为45 Gy（每天照射2次）或70 Gy（每天照射1次）。建议照射的总剂量接近于NSCLC的照射剂量，照射总剂量为45 Gy/3周，每天照射2次（2次间隔时间≥6小时），或者常规分割照射60～70 Gy（每天照射1次，常规分割）。

二、ES-SCLC的治疗

ES-SCLC存在广泛的远处转移，预后非常差，5年生存率<5%。在确诊为SCLC的患者中，有1/2～2/3的患者属于ES-SCLC。因此，对这些患者姑息性治疗的改进与提高，将有助于改善大多数患者症状、生活质量和生存期。

（一）化疗

ES-SCLC是一种全身播散性疾病，联合化疗是有效的姑息性治疗手段，也是标准的治疗方案。在化疗方案的选择上，不仅要考虑有效率和生存期，还要考虑症状的缓解和生活质量的改善。EP

方案是最为广泛使用的方案，建议使用标准剂量的化疗(没有充分证据表明交替化疗能改善疗效)，有效率为60%～70%，中位生存时间为9～11个月，2年生存率5%左右。依力替康加含铂化疗方案也可用于治疗ES-SCLC。

(二) 胸腔放疗

ES-SCLC巩固放疗可以使部分化疗后的患者获益。巩固放疗可以很好耐受，对有选择性的患者能够改进有症状的胸部复发和长期生存。在一项随机试验中对于广泛期患者3个周期化疗后转移病灶控制的患者分为继续EP方案化疗2个周期和EP方案化疗加胸部病灶照射(加速超分割放疗，54 Gy/36次，18天)，结果显示放疗组提高了中位生存时间(17个月对比11个月)。Slotman等评估了胸部残留病灶照射的价值，胸部照射30 Gy/10次，所有患者进行预防性全脑照射(PCI)。与对照组相比较，1年生存率无显著性差异，但2年生存率为13%对比3%。该研究的结论是对于ES-SCLC化疗有效的患者应该使用胸部照射及PCI治疗。

由于SCLC对照射和化疗敏感，对ES-CLC来讲放疗又是姑息性治疗，因此，对胸腔内残存病灶的照射范围无需行ENI，仅需包括临床可见的肿瘤病灶(GTV)及外扩1.5 cm左右形成PTV。

三、SCLC的预防性全脑照射

随着新的化疗药物的出现和放疗设备及技术的发展，以及最佳综合治疗模式的形成，经综合治疗后，LS-SCLC患者的长期生存率有望得到进一步的提高。随着生存时间的延长，脑转移的发生率逐年提高，在长期生存的患者中，约80%的患者最终会出现脑转移。

根据现有的临床资料和实践，目前对于PCI较一致性的结论为：对经化放疗综合治疗后达到CR或者接近CR的LS-SCLC患者，在化疗结束后应尽早给予PCI治疗。在一项随机对照试验中，给予PCI治疗减少3年脑转移率为25%(PCI组为33.5%，对照组为58.6%)，3年生存率增加5.4%(PCI组为20.7%，对照组为15.3%)。

ES-SCLC化疗控制后行PCI治疗也能够提高1年生存率，减少脑转移的发生率(14.6%对比40.4%)。一般情况较差(PS 3～4)或者神经和心脏功能损伤的患者不建议PCI治疗。

建议的照射剂量为25 Gy/10次，每天照射1次。

四、SCLC术后的辅助治疗

SCLC手术仅适用于T1-2N0M0期患者。SCLC手术治疗后以EP或EC方案化疗4～6个疗程，如有肺门或(和)纵隔淋巴结转移者，术后化疗联合纵隔区域放疗。完全切除的患者辅助治疗后应该行PCI治疗，除非患者为T1N0M0期。

第十一节 肺癌常见转移病灶的姑息性放疗

一、脑转移的治疗

(一) NSCLC脑转移的放疗

1. 单个或者＜4个脑转移灶的处理 单个脑转移病灶手术后5年生存率为10%～20%，中位生存时间为40周。脑内转移灶在4个以内可采用SRS治疗加或不加全颅放疗。

SRS的剂量为1 500～2 400 cGy。典型适合SRS治疗的脑转移病灶为：①影像上(MRI或CT扫描)有明确的病灶；②球形或者类球形病灶；③肿瘤最大径＜4 cm；⑤肿瘤周围无水肿；⑥肿瘤位于灰质-白质交接处。

2. 多发性颅内转移的处理 多发性颅内转移常采用全颅放疗的姑息性方法。推荐的照射方法是照射30 Gy/10次。在全脑放疗的基础上行IMRT或者SBRT加量正在临床试验中。最近的研究显示，对于一般情况较差的不能够手术或者SRS的多发性脑转移，激素治疗加最佳支持治疗与全脑放疗相比较无显著性差异。

3. 全脑放疗技术 采用高能X线(4～6 MV)或^{60}Co γ线进行全颅外放疗是合适的方法。患者取平卧位，置头枕，小面罩固定，下颌略向胸部下垂，然后在模拟机下定位。照射野下界放在颅底线，尽量包括第2颈椎，但必须尽量远离双眼晶状体，前后及上界要适当开放。

4. 全脑放疗的重要脑功能保护 全脑放疗后的不良反应是患者或者医生关注的问题。一项包含208例脑转移的研究发现，全脑放射后肿瘤退缩可以改善认知功能，而肿瘤进展比全脑放疗对于认知功能的影响更大。另外一项研究包括了132例患者,肿瘤转移个数为1～4个,SRS后加或不加全脑放疗,两组的生存情况类似,亚组分析显示联合治疗控制脑部转移肿瘤对于稳定认知功能更为重要。有文献报道,SRS加用全脑放疗后增加了认知功能障碍,手术后加用SRS可降低认知功能障碍的发生。

海马的主要功能是学习、记忆和空间认知。RTOG9311临床试验采用海马保护的照射技术,结果显示与历史对照相比较其认知功能障碍发生率明显下降(7%对比30%)。海马保护技术的勾画参照RTOG9311临床试验方法,要求MRI扫描层厚为1.5 mm。

(二) NSCLC脑转移的化疗及分子靶向治疗

Ⅳ期非鳞癌NSCLC,无症状性脑转移一线贝伐单抗(15 mg/kg)加卡铂＋紫杉醇化疗或者二线治疗用贝伐单抗加厄洛替尼(150 mg/d; B ＋ E),6个月PFS为56.5%,中位PFS为6.7个月,中位总生存时间为16.0个月,脑内及脑外病灶的总有效率为(ORR) 62.7%。

最近的研究显示,EGFR基因突变的NSCLC脑转移WBRT联合EGFR-TKI与单独WBRT相比较治疗反应无显著性差异,而PFS更长。Welsh等Ⅱ期临床试验应用厄洛替尼加WBRT治疗40例NSCLC脑转移患者,EGFR状态非选择性,17例患者检测EGFR突变,9例为突变型,8例为野生型;40例患者都能够耐受治疗,颅内病灶有效率为86%,没有增加神经系统毒性反应;中位生存时间为11.8个月,野生型为9.3个月,突变型为19.1个月。Ma等报道21例中国患者吉非替尼联合40 Gy WBRT,RR为81%,,中位PFS 10个月,中位OS 13个月。Ⅲ期临床研究了126例NSCLC 1～3个脑转移者,1组为WBRT＋SRS,2组为WBRT＋SRS＋替莫唑胺(Temozolomide),3组为WBRT＋SRS＋厄洛替尼。结果显示,1组生存时间为13.4个月,2组和3组生存时间分别为6.3个月和6.1个月,该组患者的选择都为基因状态不明者。

(四) NSCLC脑转移治疗后肺部病灶的处理

NSCLC脑转移治疗后肺部病灶,如为T1-2N0-1或T3N0期者可以的选择包括:①肺部病灶手术切除后加化疗;②肺部病灶SABR;③化疗后肺部病灶手术切除。

(五) 脑转移的对症支持治疗

颅内转移如果出现颅内高压症状应尽快使用脱水剂和糖皮质激素,糖皮质激素的应用被公认为初始治疗的标准方法。放疗中使用脱水剂最好在放疗后30分钟内进行,可预防放疗引起加重的脑水肿。推荐方法为20%甘露醇250 ml加入或不加入地塞米松5 mg,快速静脉滴注,一般在30分钟内滴完。再根据脱水疗效,适当增加甘露醇或地塞米松的剂量。甘露醇脱水的用量一般在24小时内＜250 ml×4瓶;地塞米松的用量一般控制在每天10 mg,最好一次性给予。因分次使用的脱水效果不如一次性应用。

(六) 肺癌脑转移的预后因素

肺癌脑转移的预后依据脑部肿瘤灶的个数、肿瘤负荷、患者的一般情况、年龄及脑外病灶的控制情况。GPA评分是肺癌转移放疗重要的预后因子,可以用于临床预后的判断及治疗决策。

RTOG 9508再分析的结果表明,对于GPA评分为3.5～4.0,无论患者脑转移个数是否为1～3个,WBRT加SRS都有获益。脑转移GPA评分标准见表27-8。

表27-8 脑转移的GPA评分表

因素	评分		
	0	0.5	1.0
年龄	＞60	50～59	＜50
KPS	＜70	70～80	90～100
脑转移个数	＞3	2～3	1
颅外转移	有	—	无

(七) SCLC脑转移的治疗

SCLC脑转移多为多发性脑转移,建议WBRT。

(八) PCI后脑转移的处理

PCI后出现的脑转移在选择性患者可考虑再次WBRT,中位生存时间为3个月左右。如PCI间隔时间较长而无颅外病灶的患者也可以应用SRS,中位生存时间为6个月。

二、骨转移的放疗

骨转移是肺癌最常见的血道转移并发症,占晚期肺癌的50%～70%，多见于椎体、肋骨、盆骨和四肢骨，骨质破坏常呈溶骨性。由于骨膜破坏或侵犯神经，常造成难以忍受的疼痛，易发生病理性骨折。放疗常可取得满意的疗效。经过姑息性放疗，有80%～90%的疼痛可得到缓解，其中有50%～62%患者的疼痛可得到完全缓解。

推荐照射剂量3 Gy，共10次。如果照射野内无重要脏器，也可采用每次5 Gy，共7次；或每次7 Gy，共5次。对于比较衰弱或其他原因不能接受连续分次照射的患者，则可采用一次照射10 Gy的方法用于止痛。

对椎体转移并已出现局部肿块的，根据具体情况，例如一般状况较好、预计生存期较长的患者，可以考虑采用三维适形或调强放疗的形式，给予肿瘤较高剂量的照射，同时降低脊髓及周围重要脏器的受照剂量。当受照脊髓较长时(如>10 cm)，给予30～35 Gy/12～14次照射为宜。这样既保护了脊髓，也无急性胃肠道(如果腰椎转移)并发症的发生。近年来，有使用SABR进行脊椎转移的临床探索。

肺癌发生的骨转移往往是多发性的，如果骨转移的范围较大，局部放疗不可能全面顾及时，可考虑给予放射性核素放疗。

唑来膦酸用于骨转移的治疗，应用该药应避免低钙血症的发生，有甲状旁腺功能减退和维生素D缺乏症者，为发生低钙血症的高危因素。

三、上腔静脉综合征的放疗

上腔静脉综合征(superior vena cava syndrom，SVCS)是由于上腔静脉受到压迫或阻塞引起血液回流受阻而出现的一系列症状和体征的改变。属于肿瘤急症，特别对已出现的呼吸道水肿、脑水肿和左心输出量减少者应进行及时抢救，再进行原发肿瘤的整体性治疗。

局部放疗是对NSCLC伴发SVCS的主要治疗方法。照射范围应依据患者的一般情况而定。对于NSCLC伴有SVCS者，照射野仅包括可见肿瘤，采用3 Gy/10次的照射方式，也可采用3 Gy/5次，然后根据症状的缓解情况再决定是继续大剂量照射抑或常规照射。

四、脊髓压迫症的放疗

脊髓压迫(spinal cord compression，SCC)是肺癌远处转移的常见并发症。主要见于椎体或椎弓根转移，肿块压迫脊髓所致，少见的为脊髓或脊髓膜外转移。

临床医生应警惕SCC的发生，如出现压迫症状应给予糖皮质激素治疗。常规CT模拟机下定位的照射野应包括病变所累及的椎体以及上、下各一个椎体，如有椎旁肿块则必须包括在照射野内。胸段与腰段椎体的照射常使用单一后野照射，而腰段椎体有时也可采用前、后野照射，颈段的椎体常采用两侧野照射的方式。治疗一般采用30 Gy/10次的照射方式。在照射后可根据实际情况决定是否加用甘露醇和激素，以加强局部的脱水作用。

第十二节 肺癌腔内近距离放疗

一、适应证

近距离放疗适应于：①支气管腔内浅表的肿瘤，肿瘤浸润深度<1.5 cm，每周1次，参考点1.0 cm处给予每次7～10 Gy，共2～4次；②气管、支气管腔内肿瘤阻塞，在外照射的同时给予腔内近距离放疗；③足量外照射后原发肿瘤仍有残留，肿瘤直径较小，给予补量照射；④支气管切缘阳性支气管肺癌的近距离放疗；⑤对晚期不适合外照射或治疗后出现局部复发做减症治疗者。

二、支气管腔内后装的操作步骤

根据肿瘤生长的部位，首先在咽喉部局麻下由一侧鼻孔插入纤维支气管镜，待观察到相应肿瘤位置后固定纤维支气管镜，然后将特制的套有假源的细施源管(一般直径约2 mm)顺纤维支气管镜内孔缓慢插入支气管腔(注意施源管不能插得过深)。然后一手固定施源管，另一手将纤维支气管镜缓慢退出。利用X线荧光屏观察施源管的位置，如插得过深可适当向外轻轻地拔出，如太浅可顺施源管方向缓慢深入，待施源管前端紧贴肿瘤远端2～3 cm后，将施源管用胶带固定在鼻尖上。上叶支气管的插入较困难，需有经验的医生来进行操作，同时应注意施源管的滑脱。如需同时插入2个施源管，则同时将2个施源管的位置适当修正到最佳位置。然后患者平躺在模拟定位机上，以左右45°角各拍摄X线片一张，确定离中心轴 1 cm 处照射剂量，随后由计算机优化，计算出每一点源处照射源停留的时间。最后，患者进入后装治疗室取坐位或仰坐位，拔出假源，施源管连接后装机，接受后装治疗。

三、支气管腔内后装的照射剂量

关于支气管腔内后装治疗每次照射的剂量、次数，以及每次间隔的时间，目前仍无统一的标准。Huber 等比较了离中心轴 1 cm 处每次 3.8 Gy 照射，每周 2 次，共 4 次，以及每次 7.2 Gy 照射，每周 1 次，共 2 次。结果两组在生存率和并发症方面无明显差异，认为每次给予离中心轴 1 cm 处 5～7.5 Gy照射是安全的。

对于隐匿型 NSCLC 外照射＋腔内后装的治疗，可采用外照射及腔内后装联合根治的方法，可减少外照射对周围正常脏器的损伤，同时又增加肿瘤的局部控制率。

支气管腔内后装的治疗对于支气管肺癌的姑息性治疗包括两个方面：①首次治疗，但因各种原因不能接受根治治疗，仅做姑息性减症治疗；②治疗后(包括手术或外照射后)局部复发的减症治疗。

四、支气管后装治疗的主要并发症

支气管后装治疗的主要并发症有：①支气管腔内出血；②放射性支气管炎和支气管狭窄。

第十三节　肺癌放疗后复发的再程照射

肺癌放疗后局部复发是肺癌治疗失败的主要原因之一。肺癌放疗后约 50％的患者会出现局部或者局部区域复发。虽然放疗技术改进提高了肿瘤的照射剂量，局部失败率仍然很高。用临床、放射学、内镜及组织学综合评估局部复发可以高达 85％。放疗后复发的肺癌在选择性的患者中可以取得较好的治疗效果。

吴开良等，对肺癌放疗后复发用三维适形放疗再照射取得了较好的疗效。23 例患者入组，入组的条件包括：①一般情况较好；②组织学或细胞学证实的 NSCLC 或者 SCLC；③复发发生于放疗后 6 个月以上；④复发诊断经过多学科讨论；⑤复发局限于胸腔，无远处转移；⑥正常肝、肾、骨髓功能，适当的肺功能；⑦无严重内科并发症。再照射用 6 MV光子射线照射，3D-CRT 技术。GTV 为影像学所见靶区，边界外放 1.5～2.0 cm 形成 PTV，4～5 个适形野照射或者动态弧形野技术，照射剂量 46～60 Gy，常规分割。放疗计划的优化包括：①95％等剂量线覆盖 PTV。②脊髓的最大剂量＜25 Gy；③肺 V20 剂量保持最低。再照射后的中位生存时间为 14 个月(范围 2～37 个月)。再照射后的 1 年总生存率为 59％，2 年总生存率为 21％。1 年和 2 年 PFS 分别为 51％和 42％。急性和后期不良反应可耐受。

Tim 等报道一组肺癌再照射临床试验，包括 48 例 SCLC，37 例 NSCLC，再照射技术大多数(92％)使用 IMRT。NSCLC 患者中位照射剂量为 30 Gy/10 次，SCLC 中位照射剂量为 37.5 Gy/15 次。再照射后的中位生存时间为 4.2 个月，75％ 症状姑息性控制。15 例患者肺癌放疗后复发的 SABR 再照射显示，1 年局部控制率初始治疗为 SABR 者为 92.1％。初始治疗间隔时间显著影响 1 年局部控制率，≤16 个月为 46.7％，＞16 个月为 87.5％，SABR 再照射没有增加治疗相关的毒性反应。另外一组 29 例肺癌复发患者(32 个病灶)，中央型 11 例，周围型 21 例，中位随访 12 个月，8 例患者出现 3～4 级毒性反应，3 例死亡。CTV 较大、中央型及肿瘤位于中央为严重毒性反应相关因素。再照射后 5 个月的局部控制率为 52％，2 年生存率为 43％。

Heike 等评估 29 例患者 SBRT 再照射的毒性反应，常用的方案为初次放疗采用 15 Gy/2～3 次，10 Gy/4 次；再次照射 15 Gy/2～3 次和 8 Gy/5 次。结果 3 例患者死于出血；CTV 较大、中央型肿块的毒性反应更重；5 个月的局部控制率为 52％；1 年和 2 年的生存率分别为 59％和 43％。

第十四节　肺癌放疗并发症

一、放射性肺损伤

(一) 定义和发生率

肺的放射性损伤以发生的时间分类，主要有两种形式，即早期损伤和后期损伤。

1. 早期损伤　通常称为急性放射性肺炎，常发生在放疗开始后的1～3个月内。其实放射性肺炎的名称并不准确，因为它并不是由细菌、病毒或其他病原体引起的一种炎性反应，因此近期的文献多称其为放射性肺病。

2. 后期损伤　通常称为放射性纤维化，常发生在放疗3个月后。实际上肺的放射性损伤是一个连续动态的病理过程。放射性肺损伤发生的机制尚未完全明了。一般认为放射性肺损伤的靶细胞主要有两种，即肺泡Ⅱ型上皮细胞和肺毛细血管/微血管的内皮细胞。

（二）临床表现与诊断

1. 急性放射性肺病

（1）临床症状和体征：急性放射性肺病临床表现的严重程度主要与受照射肺组织的体积和剂量有关。症状出现的时间一般在放疗开始后的1～3个月内，也有少数患者的症状出现得更早，甚至在照射过程中。由于化疗的广泛应用，在化疗后进行胸部放疗的患者，放射性肺病常可以在放疗中或放疗即将结束时出现症状。

早期的临床症状为低热、干咳、胸闷等非特异性呼吸道症状。较严重者表现为高热、气急、胸痛，有少量痰，有时痰中带血丝。体检时在受照射肺部可闻及啰音，有肺实变的表现。部分患者有胸膜摩擦音和胸水的表现。严重的患者出现急性呼吸窘迫、高热，甚至导致肺源性心脏病而死亡。大多数患者因急性放射性肺病致死的病例都发生在这一急性期。若患者能从急性期恢复过来，则将经历一个逐步发展的肺纤维化过程。在此期临床上可无任何症状，或仅有少许症状如干咳等。

（2）影像学表现：肺照射后影像学改变很常见，即使在没有临床症状的患者中也会出现。急性放射性肺病在常规X线片上表现为弥漫浸润样改变，其形状与照射野的形状，或者说接受高剂量照射区域基本一致。开始时较轻微，以后逐步发展为斑片状或均匀一片。这些变化是由于急性肺泡内渗出和肺间质水肿所造成。胸部CT检查通常的变化为肺的密度增加。由于胸部CT扫描在区别肺的密度方面比X线片更加敏感，而且能显示出放射剂量越高，肺的密度增加越明显，因此更多采用胸部CT检查来诊断肺的放射性损伤。胸部CT图像改变主要有以下表现：均匀弥漫的密度增加，斑片状阴影，散在的实变。另外，胸部CT图像的改变和肺接受剂量的大小基本一致。

肺功能检测可以发现在放疗结束后的4～8周，肺功能一般不会出现明显的改变。但是随着肺有效呼吸体积的减少，肺的慢性阻塞性改变逐步出现。

2. 放射性肺纤维化

（1）临床症状和体征：肺的放射性纤维化进展较缓慢，呈隐匿性发展，在放疗后1～2年趋于稳定。临床症状的出现与严重程度、受照射的肺体积和剂量有关，也与放疗前肺的基础状态有关。大多数患者无明显的临床症状和体征，或仅有刺激性干咳。少数患者有临床症状，特别是那些急性放射性肺病较严重的患者，表现为气急、运动能力下降、端坐呼吸、发绀、慢性肺源性心脏病、杵状指等，少数可发展到慢性肺源性心脏病，最后导致心力衰竭。

（2）影像学表现：肺组织受到照射后，即使没有急性放射性肺病的临床症状出现，在大多数患者的影像学检查中仍会出现肺的后期改变。放疗后1～2年，胸部X线片出现肺纤维化的表现，即在肺的高剂量照射区有致密阴影，伴纤细的条索状阴影向周围放射。这些表现与照射野的形状基本一致，但也可超出原照射野的大小。后期肺纤维化的形状和照射野形状的一致性远不如急性放射性肺病时那样一致。肺纤维化的另一个明显改变就是肺呈局部收缩状态，即以照射野为中心收缩，使纵隔、肺门移位，横膈上抬。局部肺的纤维化使得其余肺有不同程度的代偿性气肿，受照射的胸膜可增厚。但是，肺纤维化造成的阴影和肿瘤的局部复发很难鉴别。胸部CT检查能显示肺的纤维化和收缩的表现，但也不能与肿瘤的局部复发相鉴别。近期研究显示，MRI、PET检查对于肺纤维化和肿瘤复发的鉴别有一定的价值。

3. 放射性肺损伤的治疗　最好的治疗措施是预防。由于有一定的凶险和致死性，因此积极治疗很重要。

一旦明确为急性放射性肺病，需积极处理：①停止胸部放疗。②吸氧。③卧床休息，加强营养。④应用肾上腺皮质激素治疗，如每日地塞米松5～10 mg，症状严重时可加大剂量，连续应用2～3周，甚至4周，待临床症状改善后可逐步减少药物剂量，避免突然停药。突然停药会导致症状的再次出现并加重肺组织的损伤，症状严重者可能导致死亡。⑤由于胸部肿瘤，如肺癌患者多伴有慢性阻塞性肺病、细菌感染，因此应该同时使用抗生素治疗。

一般采用广谱抗生素，用药持续时间视患者的肺损伤轻重及一般情况等调整，基本上与激素应用的时间一致。对后期肺纤维化，目前尚无有效的治疗方法，对气急明显的患者，可采用吸氧等对症处理。

4. 与放射性肺损伤有关的因素 肺的放射性损伤与许多因素有关，在放疗方面有照射体积、照射分割剂量、照射总剂量和分割照射的间隔时间等；而在其他临床方面有患者放疗前的肺功能情况、是否伴有其他疾病，以及有无合用化疗或其他药物治疗等。肺的剂量-体积参数中影响肺功能的主要参数多数报道为MLD和V20。

某些分子标记物的增高可增加肺的毒性反应，如老年患者、治疗前存在肺间质性疾病、肿瘤位于下部、合并紫杉醇化疗、某些SNPs表型、放射诱导的TGF-β1升高、低的IL-8水平等是放射诱导肺损伤的影响因子。对于间质性肺炎的患者胸部放疗应该谨慎。EGFR-TKI同步放疗是否潜在增加放射性肺损伤是需要特别注意的问题。在一组24例患者的分析中有9例患者出现2级及以上的放射性肺炎（37.5%），包括4例2级，2例3级，3例5级，3例患者死于双侧放射性肺炎。

二、放射性食管损伤

食管是胸部放疗的剂量限制性器官之一。食管黏膜组织属于早期反应组织，反应的严重程度反映了死亡的干细胞和存活的克隆源性细胞再生之间的平衡。以食管穿孔、食管狭窄为观察指标。食管在受照射体积为1/3、2/3、3/3时的$TD_{5/5}$分别为60 Gy、58 Gy、55 Gy，TD50/5分别为72 Gy、70 Gy、68 Gy。

（一）急性放射性食管炎

急性放射性食管炎一般在接受20～30 Gy/2～3周常规照射后症状逐步明显。合并化疗者发生更早。对于Ⅰ～Ⅱ级急性放射性食管炎可继续接受放疗，并密切观察病情的变化，同时给予适当的对症处理。如患者不能正常饮食可改用半流质或流质，或采用全能营养素服用。同时，必须改变饮食习惯和结构。对于Ⅲ级以上的放射性食管炎，应停止放疗，并适时采用肠道内或肠道外营养支持治疗。无法进食时，可考虑置胃管、胃造瘘等措施。

（二）食管后期损伤

食管后期损伤主要为食管瘢痕形成、局部狭窄、吞咽梗阻，注意与局部复发相鉴别。局部可采用气囊扩张。如极度狭窄，必要时可考虑支架植入。如出现局部食管穿孔，形成食管纵隔瘘、食管气管瘘时，应积极抗炎、营养支持，有条件者可进行支架植入。

三、放射性心脏损伤

心脏在受照射体积为1/3、2/3、3/3时的$TD_{5/5}$分别为60 Gy、45 Gy、40 Gy，$TD_{50/5}$分别为70 Gy、55 Gy、50 Gy。RTOG 0617研究证实了心脏剂量（V10）对于生存的影响。全心脏常规照射40 Gy后，严重的心脏、心包损伤发生率虽然<5%，但是心电图、放射性核素扫描检查异常率高达20%。放射性心脏损伤的发生率与心脏受照射的体积密切相关，受照射的体积越大，放射性心脏损伤的发生率就越高。心脏受到照射后心包最容易发生损伤，因此放射性心包炎是最常见的临床表现。心肌、心瓣膜、心内膜也可受到损伤。心脏的放射性损伤可以发生在放疗期间，但一般发生在放疗后6个月至8年。放疗前或放疗过程中应用某些化疗药物如ADM等会加重心脏的损伤。

四、其他器官放射性损伤

（一）放射性脊髓损伤

脊髓对放射线的耐受剂量，在常规分割放疗时，以脊髓炎和（或）脊髓坏死为观察指标。脊髓在受照射体积（长度）为1/3（5 cm）、2/3（10 cm）、3/3（20 cm）时的$TD_{5/5}$分别为50 Gy、50 Gy、47 Gy，$TD_{50/5}$分别为70 Gy、70 Gy、68 Gy。单次剂量照射的$TD_{5/5}$～$TD_{50/5}$为15～20 Gy。

脊髓损伤的临床表现为感觉异常（麻刺样感觉、发散样疼痛和Lhermittes综合征）、感觉麻木、运动无力和大小便失禁等，不同段位的脊髓损伤有特定的受损平面。Lhermitte综合征一般发生在放疗结束后2～4个月，以后持续存在或在6个月后再度出现。感觉麻痹、麻木或大小便失禁等出现在放疗后6～12个月。同期应用神经毒性药物，如MTX、DDP、VP-16等会加重损伤。诊断为脊髓损伤时需与肿瘤压迫或转移所引起的症状相鉴别。预防损伤的发生是最好的治疗。目前的治疗主要是采用皮质激素，如地塞米松10 mg，静脉滴注，每日1次，持续10～14天，以后逐渐减量。其他神经营养药物的应用有一定的作用。

（二）放射性臂丛神经损伤

放射性臂丛神经损伤的发生较少见。一般发生在肺上沟瘤(肺尖癌)高剂量放疗后,或者 SABR 治疗后。臂丛神经对放射线的耐受剂量,在常规分割放疗,以臂丛神经损伤出现症状为观察指标,臂丛神经在受照射体积为 1/3、2/3、3/3 时的 $TD_{5/5}$ 分别为 62 Gy、61 Gy、60 Gy,$TD_{50/5}$ 分别为 77 Gy、76 Gy、75 Gy。临床表现为上肢感觉和运动障碍、肌肉萎缩等。损伤一旦出现,应对症处理。神经营养药物无明显效果。

（三）放射性肋骨损伤

多见于胸部放疗后数年,照射区域内多根肋骨发生骨折。一般无临床症状,无骨痂形成,无需特殊处理。

（四）皮肤损伤

皮肤损伤常见于锁骨上区照射,一般无需特殊处理。

（吴开良）

参考文献

[1] 钱浩,吴开良主编. 实用胸部肿瘤放射治疗学. 上海:复旦大学出版社,2007.

[2] 廖美琳,周允中主编. 肺癌. 第 3 版. 上海:上海科学技术出版社,2012.

[3] Aupérin A, Le Péchoux C, Rolland E, et al. Meta-analysis of concomitant versus sequential radiochemotherapy in locally advanced non-small-cell lung cancer. J Clin Oncol, 2010, 28: 2181-2190.

[4] Aupérin A, Arriagada R, Pignon JP, et al. Prophylactic cranial irradiation for patients with small-cell lung cancer in complete remission. N Engl J Med, 1999, 341: 476-484.

[5] Barlesi F. Bevacizumab in patients with nonsquamous non-small-cell lung cancer and asymptomatic, untreated brain metastases (BRAIN): a nonrandomized, phase Ⅱ study. Clin Cancer Res, 2015, 21(8): 1896-903.

[6] Baumann M, Herrmann T, Koch R, et al. Final results of the randomized phase Ⅲ Chartwel-trial (ARO97-91) comparing hyperfractionated-accelerated versus conventionally fractionated radiotherapy in non-small-cell lung cancer (NSCLC). Radiother Oncol, 2011,100: 76-85.

[7] Besse B, Le Moulec S, Mazieres J, et al. First-line crizotinib versus chemotherapy in ALK-positive lung cancer. N Engl J Med, 2014, 371(23): 2167-2177.

[8] Bradley JD, Paulus R, Komaki R, et al. Standard-dose versus high-dose conformal radiotherapy with concurrent and consolidation carboplatin plus paclitaxel with or without cetuximab for 339 patients with stage ⅢA or ⅢB non-small-cell lung cancer (RTOG 0617): a randomised, two-by-two factorial phase 3 study. Lancet Oncol, 2015,16: 187-199.

[9] Chen GH, Yao ZF, Fan XW, et al. Variation in background intensity affects PET-based gross tumor volume delineation in non-small-cell lung cancer: the need for individualized information. Radiother Oncol, 2013, 109: 71-76.

[10] Chen W, Zheng R, Baade PD, et al. Cancer statistics in China 2015. CA Cancer J Clin, 2016, 66: 115-132.

[11] Ciuleanu T, Brodowicz T, Zielinski C, et al. Maintenance pemetrexed plus best supportive care versus placebo plus best supportive care for non-small-cell lung cancer: a randomised, double-blind, phase 3 study. Lancet, 2009, 374: 1432-1440.

[12] Cliff GR, Aalok PP, Jeffrey DB, et al. Postoperative radiotherapy for pathologic N2 non-small-cell lung cancer treated with adjuvant chemotherapy: a review of the national cancer data base. J Clin Oncol, 2015, 33: 870-876.

[13] Curran WJ, Paulus R, Langer CJ, et al. Sequential vs concurrent chemoradiation for stage Ⅲ non-small-cell lung cancer: randomized phase Ⅲ trial RTOG 9410. J Natl Cancer Inst, 2011, 103: 1452-1460.

[14] David AP, Suresh S, Kayoko T, et al. Predicting radiation pneumonitis after chemoradiation therapy for lung cancer: an international individual patient data meta-analysis. Int J

Radiation Oncol Biol Phys, 2013, 85: e444-e450.

[15] Giraud P, Antoine M, Larrouy A. Evaluation of microscopic tumor extension in non-small cell lung cancer (NSCLC) for three-dimensional conformal radiotherapy (3DCRT) planning. Int J Radiat Oncol Biol Phys, 2000, 48:1015-1024.

[16] Hu X, Bao Y, Zhang L, et al. Omitting elective nodal irradiation and irradiating postinduction versus preinduction chemotherapy tumor extent for limited-stage small cell lung cancer: interim analysis of a prospective randomized noninferiority trial. Cancer, 2012, 118: 278-287.

[17] Huang K, Dahele M, Senan S, et al. Radiographic changes after lung stereotactic ablative radiotherapy (SABR)-can we distinguish recurrence from fibrosis? A systematic review of the literature. Radiother Oncol, 2012,102: 335-342.

[18] Janne PA, Shaw AT, Pereira J, et al. Selumetinib plus docetaxel for KRAS-mutant advanced non-small-cell lung cancer: a randomised, multicentre, placebo-controlled, phase 2 study. Lancet Oncol, 2013, 14: 38-47.

[19] Janne PA, Yang JC, Kim DW, et al. AZD9291 in EGFR inhibitor-resistant non-small-cell lung cancer. N Engl J Med, 2015, 372(18): 1689-1699.

[20] Wu Kai-Liang, Yee CU, Jennifer H, et al. PET- CT thresholds for radiation therapy target definition in non-small-cell lung cancer: how close are we to pathology? Int J Radiat Oncol Biol Phys, 2010, 77: 699-706.

[21] Wu Kai-Liang, Yee CU, David H, et al. Autocontouring and manual contouring: which is the better method for target delineation using ^{18}F-FDG PET-CT in non-small cell lung cancer? J Nucl Med, 2010, 51: 1517-1523.

[22] Wu Kai-Liang, Jiang Guo-Liang, Liao Yuan, et al. Three-dimensional conformal radiotherapy for non-small-cell lung cancer: a phase I/II dose escalation clinical trial. Int J Radiat Oncol Biol Phys, 2003, 57(5): 1336-1344.

[23] Wu Kai-Liang, Jiang Guo-Liang, Qian Hao, et al. Three-dimensional conformal radiotherapy for locoregionally recurrent lung carcinoma after external beam irradiation: a prospective phase clinical trail. Int J Radiat Oncol Biol Phys, 2003; 57(5): 1345-1350.

[24] Moghaddasi L, Bezak E, Marcu LG, et al. Current challenges in clinical target volume definition: tumour margins and microscopic extensions. Acta Oncol, 2012, 51: 984-995.

[25] Murshed H, Liu H, Liao Z, et al. Dose and volume reduction for normal lung using intensity-modulated radiotherapy for advanced-stage non-small-cell lung cancer. Int J Radiat Oncol Biol Phys, 2004, 58: 1258-1267.

[26] Aberle DR, Adams AM. Reduced lung-cancer mortality with low dose computed tomographic screening. N Engl J Med, 2011, 365: 395-409.

[27] Raaschou NO, Andersen ZJ, Beelen R, et al. Air pollution and lung cancer incidence in 17 European cohorts: prospective analyses from the European Study of Cohorts for Air Pollution Eff ects (ESCAPE). Lancet Oncol, 2013, 14: 813-822.

[28] Shaw AT, Kim DW, Nakagawa K, et al. Crizotinib versus chemotherapy in advanced ALK-positive lung cancer. N Engl J Med, 2013,368: 2385-2394.

[29] Slotman BJ, van Tinteren H, Praag JO, et al. Use of thoracic radiotherapy for extensive stage small-cell lung cancer: a phase 3 randomised controlled trial. Lancet, 2015, 385: 36-42.

[30] Sun JM, Ahn YC, Choi EK, et al. Phase Ⅲ trial of concurrent thoracic radiotherapy with either first-or third-cycle chemotherapy for limited-disease small-cell lung cancer. Ann Oncol, 2013, 24: 2088-2092.

[31] Timmerman R, Paulus R, Galvin J, et al. Stereotactic body radiation therapy for

inoperable early stage lung cancer. JAMA, 2010, 303: 1070-1076.

[32] Watanabe Y, Shimizu J, Tsubota M, et al. Mediastinal spread of metastatic lymph nodes in bronchogenic carcinoma. Mediastinal nodal metastases in lung cancer. Chest, 1990, 97: 1059-1065.

[33] Welsh JW, Komaki R, Amini A, et al. Phase Ⅱ trial of erlotinib plus concurrent whole-brain radiation therapy for patients with brain metastases from non-small-cell lung cancer. J Clin Oncol, 2013, 31: 895-902.

[34] Zhu ZF, Fan M, Wu KL, et al. A phase Ⅱ trial of accelerated hypofractionated three-dimensional conformal radiation therapy in locally advanced non-small-cell lung cancer. Radiother Oncol, 2011, 98: 304-308.

第二十八章 食管癌

第一节 概 述

食管癌是人类常见的恶性肿瘤之一，全球每年新发病例数约 40 万，在癌性死亡中占第 6 位。我国属于食管癌高发国家之一，根据 2015 年国家癌症中心统计，食管癌在我国恶性肿瘤中男性居第 5 位，女性居第 8 位。预计 2015 年我国男性食管癌的发病人数在 32 万左右，每年有 25 万人死于食管癌。近年来我国食管癌发病率有下降的趋势。全球恶性肿瘤中食管癌排列在第 9 位。不同的国家和地区、不同的种族、不同的性别，食管癌的发病率和死亡率有明显的差异。30 岁前食管癌的发病率很低，随着年龄的增长，发病率升高。

一、食管的大体解剖

食管上端起自咽下缘，相当于环状软骨或第 6 颈椎椎体下缘；下端止于贲门，相当于第 11 胸椎水平，前方平第 7 肋软骨。临床测量以上颌中切牙为定点。在成人，由上切牙至食管入口处为 15 cm，由切牙至气管杈为 24～25 cm；由切牙至贲门男性平均 40 cm(36～50 cm)，女性平均 37 cm(32～41 cm)。食管的长度与身长及躯干长度有一定的比例关系，即食管的长度相当于躯干长度的 26%，身长的 15%，故可按此比例推算食管长度，有助于通过食管镜检查或食管细胞学的拉网检查来推算食管病变的大概部位。

食管有 3 处生理性狭窄：①第一狭窄位于咽与食管交接处，距中切牙 15 cm；②第二狭窄位于主动脉弓水平，由主动脉弓和左主支气管跨越其前方所致，相当于胸骨角或第 4～5 胸椎椎间盘水平；③第三狭窄为食管通过膈的食管裂孔处，相当于第 10 胸椎水平，距中切牙 37～40 cm。

二、食管的组织学

食管壁由黏膜、黏膜下层、肌层和外膜组成，食管无浆膜层。食管黏膜形成纵行黏膜皱襞，食管上段纵形皱襞的数目与形状变化较大；在中、下段，一般有纵形黏膜皱襞 3～4 条。原发性食管癌大多发生在食管黏膜上皮，少数发生在食管中胚层组织，被称为肉瘤。

三、食管的淋巴引流

(一) 食管的淋巴引流

食管壁的淋巴有两组：一组为黏膜和黏膜下层淋巴网或淋巴丛；另一组为肌间(环形肌和纵形肌之间)淋巴网或淋巴丛。两者彼此交通，并引流至食管旁区域淋巴结，其中部分淋巴管也可不经过局部淋巴结而直接注入胸导管。食管上 1/3 段的淋巴管沿血管或喉返神经的走行注入颈气管旁淋巴结、颈段食管旁淋巴结、颈内静脉后的颈深淋巴结、锁骨上淋巴结。当食管癌锁骨上淋巴结出现转移后，锁骨上外侧三角区可出现淋巴管的逆行播散，则颈外淋巴结也可出现转移。食管中 1/3 段的淋巴管主要注入胸上食管旁淋巴结、隆突下淋巴结、肺门淋巴结，以及中段食管旁淋巴结。中、上段淋巴引流多数可上行，注入颈部淋巴结；部分可下行，到食管下段旁淋巴结、膈上淋巴结、后纵隔淋巴结。中、下段食管的淋巴引流主要在其周围淋巴结，向上行者较少，向下行则较多。食管下 1/3 段的淋巴引流除引流到食管下段旁淋巴结、膈上淋巴结外，主要向下引流到贲门旁淋巴结和胃左动脉淋巴结。总之，食管的纵行淋巴管数量是横行淋巴管数量的 6 倍，故食管的淋巴引流主要是纵行方向的引流。

（二）食管的淋巴结分布

AJCC 的食管及纵隔淋巴结分组见图 28-1。颈部食管周围Ⅵ区及Ⅶ区淋巴结是根据头颈部淋巴结分布进行命名。Ⅵ区为中央区淋巴结，Ⅶ区为胸骨上缘至主动脉弓上缘的上纵隔区。

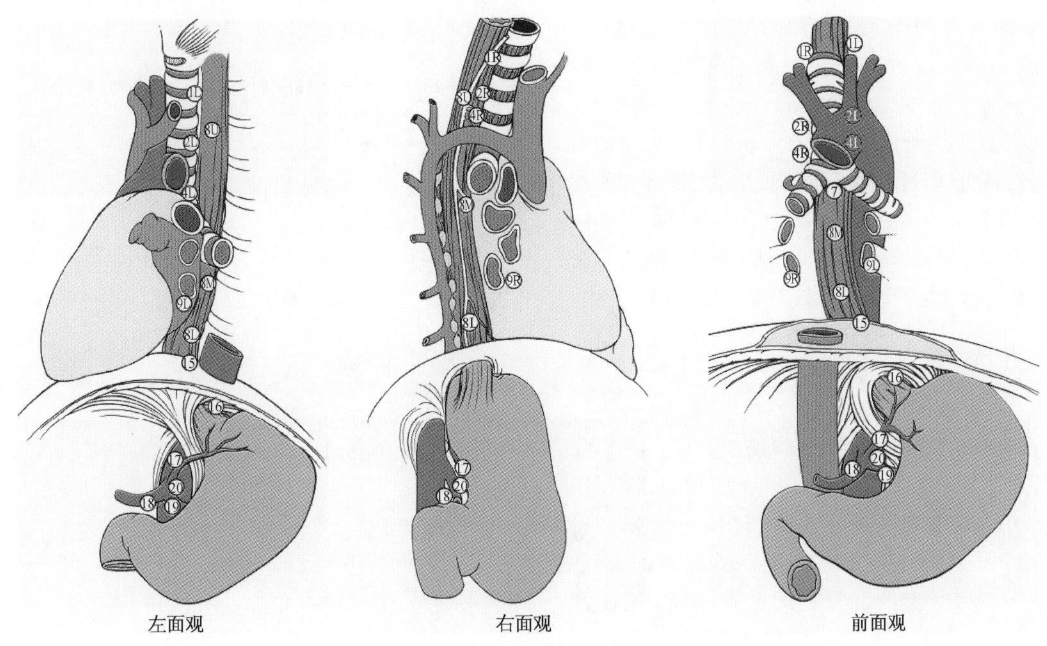

图 28-1　AJCC 的食管相关淋巴结分组

注：1 组：锁骨上淋巴结（位于胸骨上切迹和锁骨以上）。
2R 组：右上气管旁淋巴结（位于无名动脉尾段和气管交叉与肺尖之间）。
2L 组：左上气管旁淋巴结（主动脉弓上缘与肺尖之间）。
4R 组：右下气管旁淋巴结（位于无名动脉尾段和气管分叉与奇静脉末端之间）。
4L 组：左下气管旁淋巴结（位于主动脉弓上缘与气管分叉之间）。
7 组：隆突下淋巴结。
8U：上食管旁淋巴结，从肺尖至气管分叉。
8M 组：中段食管旁淋巴结（从气管分叉至下肺静脉下缘）。
8L 组：下段食管旁淋巴结（下肺静脉下缘至食管-胃结合部）。
9 组：肺韧带淋巴结（在下肺韧带内）。9L：左侧；9R：右侧
15 组：膈淋巴结（位于膈顶或膈脚）。
16 组：心包旁淋巴结（接近食管-胃结合部）。
17 组：胃左淋巴结（沿胃左动脉分布）。
18 组：肝总动脉干淋巴结（沿肝总动脉分布）。
19 组：脾淋巴结（沿脾动脉分布）。
20 组：腹腔淋巴结（位于腹腔动脉的底部）。

三、病因

食管癌发生是多病因联合作用的结果。目前认为，食管癌的发生和一些致癌物质、饮食习惯、遗传因素、生物学因素有关。食管癌的高发区域在农村或者土地平瘠及营养较差的经济贫困地区，这些地区人群的膳食中一般缺乏维生素、蛋白质及必需脂肪酸，这些成分的缺乏可以使食管黏膜上皮增生、间变，进一步可引起癌变。致癌物质亚硝胺类化合物（包括亚硝胺和亚硝酸胺两大类）、真菌是很

强的致癌物质。长期饮酒和吸烟与食管癌的发病有关，一般认为饮烈性酒的危险性更大。长期吃过热食物，食物过硬而咀嚼不细者易得食管癌。其他与食管癌有关的食管疾病包括食管炎，食管黏膜腐蚀性损伤可导致食管狭窄，可诱发食管癌、Plummer-Vinson综合征、Barrett食管等。此外，贲门失弛缓症、食管瘢痕狭窄、食管憩室、食管溃疡、裂孔疝等，与食管癌的发病有一定关系。大量的研究表明，食管癌具有明显的家族史，在食管癌的高发区，此种家族史更明显。微量元素钼、铁、锌和硒等的缺少也与食管癌的发病有关。近年来，人乳头瘤状病毒(HPV)与食管癌的关系受到重视。

四、病理

(一) 部位分布

国内资料显示以中段食管癌最多，占52.7%；下段次之，占33.2%；上段为14.1%。Postlethwait和Sealy综合文献中报道的14 181例食管癌，中段为51.5%，上段和下段分别为15.3%和33.2%。日本一组4 874例食管癌的分段情况，颈段为5.4%，上胸段为9.9%，中胸段为57.0%，下胸段为22.5%，腹段为5.2%。

(二) 病理

1. 病理类型 在我国，食管癌95%以上是鳞癌，少数为起源于食管的腺体或异位胃黏膜的腺癌。偶见于鳞癌与腺癌合并发生在同一个癌中，即腺鳞癌，或由腺鳞癌化而称为腺棘癌。近年来食管小细胞癌的报道增多，这种类型的食管癌生长快，恶性程度高，较早出现转移。此外，还有腺样囊性癌、食管黏液表皮样癌、癌肉瘤、恶性黑色素瘤等更为少见。食管的肉瘤以平滑肌瘤常见，食管恶性纤维组织细胞瘤、横纹肌肉瘤等十分罕见。西方以Barrett食管(与慢性胃食管反流有关)所致的食管腺癌多见，高达50%，尤其美、英、法、德等国的白色人种呈上升趋势，发病率目前已超过食管鳞癌。

食管恶性肿瘤的WHO病理分类见表28-1。

2. 食管癌前期病变 食管癌普查的结果显示，在食管癌高发区，轻至中度非典型增生较常见(发现率为9%～24%)，但重度非典型增生及食管癌变发现率为仅3%～5%。一组前瞻性研究显示，普查时食管黏膜活检病理诊断为轻、中和重度非典型增生者，3年半后癌变率分别为5%、26%和65%。WHO根据食管鳞癌的发生发展过程，认为食管鳞癌是由非典型增生到癌变的演变过程，在重度非典型增生中已经存在原位癌，甚至为浸润性癌。目前，已经把非典型增生改称为低级别和高级别上皮内瘤变。Barrett食管与食管腺癌的关系密切，为癌前期病变。

表28-1 食管恶性肿瘤的WHO病理分类(2000)

上皮来源肿瘤
鳞状细胞乳头状瘤
上皮内瘤形成
鳞状
腺状
癌
鳞状细胞癌
疣状细胞癌
基底细胞样癌
纺锤状细胞癌
腺癌
腺鳞癌
黏液表皮样癌
腺样囊性癌
小细胞癌
未分化癌
其他
类癌
非上皮来源肿瘤
平滑肌瘤
脂肪瘤
粒状细胞瘤
胃肠间质瘤
良性
潜在恶性
恶性
平滑肌肉瘤
横纹肌肉瘤
Kaposi肉瘤
恶性黑色素瘤
其他
第二原发性癌

食管癌的早期诊断是根治食管癌的关键。采用食管脱落细胞学和X线检查相结合的方法开展食管癌普查，发现了许多早期病例，提高了治疗效果。在早期的临床报道中，食管拉网脱落细胞学检查的准确率为87.9%。20世纪70年代初期复旦

大学附属肿瘤医院食管拉网脱落细胞学诊断食管癌的阳性率为93.0%。

第二节　临床表现与发展规律

一、食管癌的发生

(一) 发生

通过对食管癌的发生学、流行病学、病理学和临床观察研究，其自然病程可以分为以下 4 个时期，各个时期有其不同的临床表现。

1. 始发期　此期又称为癌前期。这个过程是可逆的，采取有效的阻断治疗，可防止癌变发生。

2. 发展期　此期主要的特点是在食管黏膜重度增生的部位发生多点原位癌，进而发展为浸润性癌，癌变局限于黏膜和黏膜下，相当于临床病理分期的0～Ⅰ期，可历时数年之久。如能在此期明确诊断，及时治疗，绝大多数患者能够治愈。有人报道，253 例Ⅰ期食管癌中有 39%为原位癌。

3. 外显期　此期肿瘤侵犯肌层全层，相当于临床病理分期Ⅱ～Ⅳ期，临床症状典型，肿瘤进展迅速。有报道称未经治疗的患者从症状出现到死亡的平均生存时间为 9 个月左右。

4. 终末期　此期肿瘤已外侵和转移，出现严重并发症，如不治疗患者生存期只有 3 个月左右。

有报道称由早期无症状的原位癌发展至进展期食管癌需要 3～4 年。

(二) 中晚期食管癌的发展规律

食管癌常表现为广泛的局部侵犯和淋巴结转移，由于食管没有浆膜层，常在病变较早的时候就出现局部侵犯。食管癌具有很强的局部侵犯能力，既可以上下蔓延，又可穿透食管壁浸润周围组织和结构。食管癌病灶长度>5 cm 者，有 85%～90%的出现外侵。食管癌可以向上、下侵犯食管纵径相当远的部位，在黏膜以下部分可沿脉管、淋巴管、神经周围及间隙出现跳跃性生长。食管癌外侵范围与原发病灶部位有关，最常见的侵犯部位是气管和支气管。上胸段食管癌主要侵犯气管、甲状腺、喉、颈部软组织、血管和喉返神经，侵犯甲状腺时容易误诊为甲状腺肿瘤。中段食管癌容易侵犯支气管、肺门、胸膜、主动脉、胸导管、奇静脉、椎前和椎旁软组织。下段食管癌常侵犯纵隔、膈肌和胃，向下生长可累犯胃贲门，但不如胃贲门癌向上侵犯食管者多见。侵犯气管、支气管时可并发食管支气管瘘，侵犯大血管时可突发致死性大出血，穿入纵隔时可发生纵隔炎和纵隔脓肿，侵犯心包可引起心包积液。

二、淋巴转移规律

近年来，食管癌淋巴转移规律的研究较多，多数研究的目的是通过探讨食管癌的淋巴转移规律，建立食管癌放疗的合理照射靶区。Xing 等研究了非手术治疗食管鳞癌锁骨上淋巴结转移规律，并以 CT 检查为判断标准。96 例食管癌发现 154 枚锁骨上淋巴结转移，其中 29.9%发生在 1 组，59.7%发生在 2 组，10.4%发生在 3 组，0.7%发生在4 组。上胸段食管癌中上纵隔及锁骨上淋巴结转移是最常见的部位。有人总结 45 个临床观察研究中的18 415例食管癌，经过三野及二野的淋巴结清扫，发现上胸段食管鳞癌在颈部、上纵隔、中纵隔、下纵隔和腹腔淋巴结转移率分别为 30.7%、42.0%、12.9%、2.6%和 9%。Li 等分析 468 例上胸段及颈段食管癌淋巴结转移规律，其中 256 例患者出现淋巴结转移(54.7%)。研究发现，颈段食管癌颈部淋巴结转移的比例为 39.2%(包括 2 组、3 组和锁骨上区)，上纵隔为 38.1%(2～6 组)，中下纵隔为 3.1% (7～10 组)，腹腔为 2.1% (15～20 组)。然而，上胸段肿瘤颈部淋巴结转移的比例为 21.8% (包括 2 组、3 组和锁骨上区)，上纵隔为 49.3% (2～6 组)，中下纵隔为 16.7% (7～10 组)，腹腔为 3.2% (15～20 组)。进一步分析表明，在颈段食管癌颈部淋巴结主要影响的淋巴结为 3 组(14.4%)，锁骨上为 30.9%，上纵隔为 11.34%，3P 组为 23.7%，下气管旁为 8.3%，主肺动脉窗为 8.3%，前纵隔为 7.2%，隆突下为 3.1%和下纵隔为 0。在上胸段食管癌影响的淋巴结食管周围为 39.1%，锁骨上为 20.5%，2、4、5 组的累及率分别为 13.8%、12.1%和 17.5%，隆突下为 12.9%，中下纵隔为 3.2%，腹腔为 3.2%。Huang 等报道1 077例食管癌手术后淋巴结转移规律研究结果显示，与淋巴结转移相关的预后因素主要有 T 分期、肿瘤长度及组织学分化程度。上胸段食管癌淋巴结转移在颈部为 16.7%，上纵隔为 38.9%，中纵隔为 11.1%，下纵隔为 5.6%，腹腔为 5.6%。该结果大体与 Li 的研究结果相似。中胸段食管癌淋巴结转移在颈部为 4.0%，上纵隔为 3.8%，中纵隔为 32.9%，下纵隔为 7.1%，腹腔为 17.1%。下胸段食管癌淋巴结转移在颈部为 1.0%，上纵隔为 3.0%，中纵隔为 22.7%，下纵隔为 37.0%，腹腔为 33.2%。Wang 等总结 338 例胸中段食管癌手术后的复发及转移表型，结果发现锁骨上淋巴结转移为 28.4%，上纵隔为 77.2%，中纵隔为 32.0%，下纵隔为 50.0%，腹腔为 19.5%。亚组分析显示，淋巴结阳性者腹腔淋巴结转移率更高。Ding 等总结 45 个观察性研究的食管鳞癌淋巴结转移规律的荟萃分析，总计18 415例患者进入研究，食管位于胸上、中、下部，在颈部淋巴结转移分别为 30.7%、16.8% 和 11.0%，上纵隔转移分别为 42.0%、21.1% 和 10.5%，中纵隔转移分别为 12.9%、28.1% 和 19.6%，下纵隔转移分别为 2.6%、7.8% 和 23.0%，腹腔转移分别为 9%、21.4%和 39.9%。

日本学者评估了 T1 期食管鳞癌的淋巴结转移风险，获得了 T1 期食管鳞癌的淋巴结和血行转移的精确数据。295 例 T1 期食管鳞癌进行手术治疗或者内镜黏膜下剥离术/内镜下黏膜切除术(ESD/EMR)，分为 6 类(m1、m2、m3、sm1、sm2 和 sm3)，淋巴结转移和复发的概率在 m1、m2、m3、sm1、sm2 和 sm3 型分别为 0、0、9%、16% 、35%和 62%；血行转移的概率在 m1、m2、m3、sm1、sm2 和 sm3 型分别为 0、0、0、0、9%和 13%。转移的总危险度在 m3、sm1、sm2 和 sm3 型分别为 9%、16%、38% 和 64%。

三、血道转移

临床报道食管癌在确诊时有 20%左右的患者已出现远地转移，但尸体解剖发现 50%的食管癌患者存在血行转移，其中以肺、肝转移最为多见。Yamashita 报道，1 132 例食管癌尸体检查结果，肺转移为 40.5%，肝转移为 29.2%，肾上腺转移为 10.2%。

四、临床表现

(一) 早期食管癌的临床表现

早期食管癌的症状多无特异性，时隐时现，这也是食管癌早期发现困难的原因，多数患者没有引起重视而延误病情。临床上常见的症状有：患者在大口吞咽干食物和其他咀嚼不完善的食物时出现进食哽咽感，多数患者此症状未经治疗可自行消失，但如重复出现或逐渐加重且频率增多时，要高度怀疑食管癌。食管癌早期的黏膜糜烂和浅溃疡可导致胸骨后不适或闷胀，有 20%左右的患者在吞咽的时候有食管内异物感，约 30%的患者有咽喉部干燥及紧缩感，少数患者感觉到当食物通过食管病变部位时下行缓慢或滞留感。下段食管癌可有剑突下或上腹部不适、呃逆、嗳气等。

(二) 进展期食管癌的临床表现

进展期食管癌因肿瘤生长浸润造成食管腔狭窄而出现食管癌的典型症状。

1. 进行性吞咽困难 中、晚期食管癌的常见症状为进行性吞咽困难，见于 90%的患者。吞咽疼痛见于 50%的患者。患者往往在相当长的一段时间内已经有上述早期的自觉症状，以后逐渐加重，频率增加。

2. 梗阻 常有梗阻的表现，严重者常伴有反流。持续吐黏液，这是由于食管癌的浸润和炎症反射性地引起食管腺和唾液腺分泌增加所致。黏液积存在食管内可引起反流、呛咳，甚至吸入性肺炎。

3. 胸骨后疼痛 常表现为胸骨后疼痛、模糊性、难以定位。胸骨后或背部肩胛区持续性疼痛常提示食管癌已有外侵，引起食管周围炎、纵隔炎，但也可提示肿瘤引起的食管深层溃疡。下胸段或贲门部肿瘤引起的疼痛可以发生在上腹部。疼痛严重不能入睡或伴有发热者，不但手术切除的可能性较小，而且应注意肿瘤穿孔的可能。

4. 呕吐 进食呕吐也是食管癌的常见症状，多发生在食管梗阻比较严重的患者。由于梗阻的上段食管扩张，食物及口腔黏液潴留，以及食管梗阻使食管腺和唾液腺反射性分泌增加。呕吐常在进食后引起，吐出大量黏液和食物。也有少数患者呕血，这是由于癌组织表面溃疡或癌穿破临近组织所致。

5. 肿瘤直接侵犯临近组织和器官引起的伴随症状 由于肿瘤或转移淋巴结侵犯或压迫喉返神经，可导致声带麻痹、声音嘶哑；锁骨上和(或)颈部肿物；另外还可出现压迫症状，如压迫气管可引起刺激性干咳或血痰、呼吸困难，侵及主动脉可造成胸背部疼痛，甚至发生食管主动脉穿孔大出血。

6. 体重下降、贫血 有 40%～70%的患者可有体重下降。由于进食困难、消耗、呕吐等原因，可以产生营养不良、体重下降及贫血。

（三）晚期食管癌的症状和并发症

晚期食管癌的症状多是由于肿瘤压迫、浸润周围组织和器官所致。常见的症状有：①恶病质、脱水、衰竭，系食管癌致进食困难和全身消耗所致，常伴有水、电解质紊乱；②肿瘤浸润穿透食管侵犯纵隔、气管、支气管、肺门、心包、大血管等，引起纵隔炎、肺炎、肺脓肿、气管-食管瘘，以及致死性大出血等；③全身广泛转移引起的相应症状，如黄疸、腹水、气管压迫致呼吸困难、声音麻痹、昏迷等；④食管-胃连接部肿瘤早期可有上腹部胀痛、剑突下隐痛、食欲减退等，肿瘤生长到较大时可出现吞咽困难。

第三节　影像学表现

一、X线检查表现

1. 早期食管癌的X线表现　是指肿瘤局限于食管黏膜和黏膜下层。其气钡双重造影表现为：食管黏膜皱襞增粗、中断、扭曲，＜0.5 cm的局限性小龛影或充盈缺损；局限性管壁僵硬，钡剂通过时间减慢。

2. 进展期食管癌　是指癌组织已侵入食管肌层及外膜层。其气钡双重造影表现为：食管腔内龛影和充盈缺损，可见环堤和指压迹；黏膜皱襞紊乱、中断、破坏；管壁僵硬，管腔环形或不规则狭窄，钡剂通过缓慢。增生型食管癌主要表现为腔内菜花样或蕈伞样充盈缺损；溃疡型主要表现为腔内龛影；浸润型特征为管腔环形狭窄，管壁僵硬；混合型具有两种以上的特征。

二、CT检查表现

食管癌的CT检查表现有：①食管壁增厚，正常食管壁通常＜3 mm，食管癌通常显示为管壁环状或偏心不规则局限性增厚，或形成肿块，突向腔内或腔外。病变层面以上食管呈不同程度扩张、积液和积气；②食管周围脂肪层消失、模糊，正常食管周围有脂肪层与邻近脏器相隔，肿块的外侵使脂肪层模糊、消失；③邻近脏器受侵犯，气管支气管受侵可表现为肿块将气道推移向前、背离脊柱，气管及左主支气管壁出现突入腔内的切迹，有时肿块可穿透气管、支气管侵入气道内，形成食管-气管瘘；④当肿块与主动脉的接触面积＞90°，大多有侵犯。心包受累可见食管与心包间的脂肪间隙消失，有时可见心包增厚或呈结节状。

三、MRI检查表现

矢状面上，食管壁可见不规则增粗、增厚，管腔狭窄或闭塞，伴或不伴上方管腔扩张；肿块在T1WI上呈等信号，T2WI呈低信号、等信号或不均匀信号；在肿块部位，可见食管中央高信号黏膜线中断。横断面上，食管壁非对称性增厚伴软组织肿块，管腔不规则狭窄，T2高信号黏膜线中断。气管受侵时，可见气管腔塌陷变形，T2WI上气管内壁高信号黏膜线中断。主动脉受侵表现为肿瘤邻近的食管、主动脉和脊柱之间的三角脂肪间隙消失。可见纵隔淋巴结肿大。

四、食管癌的胃镜诊断

1. 早期食管癌的胃镜表现　黏膜表面上通常为边界清楚的红色糜烂灶，其表面可平坦或稍下陷或颗粒状改变；轻度隆起，颜色稍异，表面粗糙的斑块样改变；直径在1 mm以内的表面粗糙、糜烂或破溃小结节。

2. 早期食管癌的胃镜分型　胃镜下早期食管癌的主要特征是黏膜局限性充血、浅表糜烂、粗糙不平等黏膜浅表性病变，以浅表糜烂最多见。胃镜检查将早期食管癌分为以下4种类型，即充血型、糜烂型、乳头型和斑块型。

3. 中、晚期食管癌及贲门癌的胃镜下分型　中、晚期食管癌胃镜下容易辨识和诊断，胃镜下可直接观察到肿瘤呈菜花状、结节状、溃疡状，管壁坚硬，管腔不同程度狭窄。胃镜下可分为4种类型，即肿块型、溃疡型、缩窄型和浸润型。

五、超声内镜检查在食管癌中的应用

正常食管壁厚度一般为2～3 mm，不同深度的管壁其厚度亦有所不同。食管下端括约肌处各肌层明显厚于其上方5～10 mm水平的肌层。超声内镜将其分为5层结构，从内层开始，第1、3、5层为高回声，第2、4层为低回声。该分层与组织学的关联性如下：①第1层显示高回声，为浅层黏膜层；②第2层显示低回声，为深层黏膜层加肌层；③第3层显示高回声，为黏膜下层加上固有肌层；④第4层示显示低回声，为固有肌层减去其与黏膜下层的

高回声界面；⑤第5层显示高回声，为外膜层。

食管肿瘤的异常超声表现：声像图特征上食管癌大多呈低回声，边缘不规则，边界欠清晰，内部回声不均匀。超声内镜能清楚显示肿瘤侵犯至食管壁的层次。肿大淋巴结多呈圆形或类圆形低回声区，有高回声包膜，边缘清楚，内部回声均匀。

第四节 诊断与分期

一、诊断

食管癌的诊断根据临床表现和影像学检查结果，病理诊断是食管癌诊断的金标准。

二、分期

食管癌的分期对指导患者治疗及判断预后有重要的价值，患者的预后与初诊时的临床分期有明显的关系。

（一）分期前检查

食管癌临床分期前常规检查包括：①完整的病史记录和患者一般情况的评定（KPS评定、体重下降记录、营养状态评估）；②食管吞钡造影；③胸部CT、腹部CT，或MRI或腹部B超检查；④食管镜检查，如无远处转移的证据，则应行食管腔内超声内镜检查；⑤有局部疼痛、血清碱性磷酸酶增高者行全身骨扫描检查；⑥血常规和肝、肾功能等血液生化检查等。

虽然食管吞钡造影检查对食管癌的临床分期无明显帮助，由于其检查方便、经济，且能够判断病变的部位、长度、黏膜破坏程度、溃疡和有无穿孔等情况，临床上仍然应该列为常规的首选检查。食管CT扫描已广泛应用于临床，其费用低，可提供胸部、腹部准确的解剖学情况，在确定T分期中用于排除T4期肿瘤，对N分期也是主要的检查方法。食管腔内超声检查除了能够常规观察食管病变的性质和长度外，还可准确地判断食管癌浸润深度，对食管癌的T分期有很大的帮助，结合EUS引导下细针穿刺活检对N分期也有很大价值，有条件的单位应该积极开展此检查项目。全身PET检查对确定食管癌有无远处转移有绝对的优势，但费用昂贵。有症状的患者应进行全身骨扫描，对判断骨转移有很大的帮助。

（二）食管癌TNM分期标准

1. AJCC食管癌TNM分期标准（第8版，2017）

（1）原发肿瘤（T）

Tx：原发肿瘤不能评估。

T0：无原发肿瘤的证据。

Tis：重度非典型增生。

T1：肿瘤侵及食管黏膜固有层、黏膜肌层或黏膜下层。

T1a：肿瘤侵及食管黏膜固有层或黏膜肌层。

T1b：肿瘤侵及黏膜下层。

T2：肿瘤侵及食管固有肌层。

T3：肿瘤侵及食管外膜。

T4：肿瘤侵犯食管邻近结构。

T4a：肿瘤侵犯胸膜、心包、奇静脉及膈肌。

T4b：肿瘤侵犯食管其他邻近结构，如主动脉弓、椎体或气管。

（2）区域淋巴结（N）

Nx：区域淋巴结不能够评估。

N0：无区域淋巴结转移。

N1：区域淋巴结转移1～2枚。

N2：区域淋巴结转移3～6枚。

N3：区域淋巴结转移≥7枚。

（3）远处转移（M）

M0：无远处转移。

M1：远处转移。

2. 组织学分级

Gx：分级无法评估。

G1：高分化。

G2：中分化。

G3：低分化。

3. 食管癌TNM临床分期（cTNM） 见表28-2、表28-3。

表28-2 食管癌鳞癌cTNM分期（AJCC，第8版，2017）

TNM分期	N0	N1	N2	N3	M1
Tis	0				
T1	Ⅰ	Ⅰ	Ⅲ	ⅣA	ⅣB
T2	Ⅱ	Ⅱ	Ⅲ	ⅣA	ⅣB
T3	Ⅱ	Ⅲ	Ⅲ	ⅣA	ⅣB
T4a	ⅣA	ⅣA	ⅣA	ⅣA	ⅣB
T4b	ⅣA	ⅣA	ⅣA	ⅣA	ⅣB

表 28-3 食管腺癌 cTNM 分期(AJCC,第 8 版,2017)

TNM 分期	N0	N1	N2	N3	M1
Tis	0				
T1	Ⅰ	ⅡA	ⅣA	ⅣA	ⅣB
T2	ⅡB	Ⅲ	ⅣA	ⅣA	ⅣB
T3	Ⅲ	Ⅲ	ⅣA	ⅣA	ⅣB
T4a	Ⅲ	Ⅲ	ⅣA	ⅣA	ⅣB
T4b	ⅣA	ⅣA	ⅣA	ⅣA	ⅣB

4. 食管癌 TNM 病理分期(pTNM) 见表 28-4、表 28-5。

表 28-4 食管鳞癌 pTNM 分期(AJCC,第 8 版,2017)

TNM 分期		N0		N1	N2	N3	M1
		下段	上/中段				
Tis		0					
T1a	G1	ⅠA	ⅠA				
	G2-3	ⅠB	ⅠB	ⅡB	ⅢA	ⅣA	ⅣB
T1b		ⅠB					
T2	G1	ⅠB	ⅠB	ⅣB	ⅢA	ⅣA	ⅣB
	G2-3	ⅡA	ⅡA				
T3	G1	ⅡA	ⅡA	ⅢA	ⅢB	ⅣA	ⅣB
	G2-3	ⅡA	ⅡB				
T4a		ⅢB		ⅢB	ⅢB	ⅣA	ⅣB
T4b		ⅣA		ⅢB	ⅣA	ⅣA	ⅣB

表 28-5 食管腺癌 pTNM 分期(AJCC,第 8 版,2017)

TNM 分期		N0	N1	N2	N3	M1
Tis		0				
T1a	G1	ⅠA				
	G2	ⅠB	ⅡB	ⅢA	ⅣA	ⅣB
	G3	ⅠC				
T1b	G1	ⅠB				
	G2	ⅠB	ⅡB	ⅢA	ⅣA	ⅣB
	G3	ⅠC				
T2	G1	ⅠC				
	G2	ⅠC	ⅢA	ⅢB	ⅣA	ⅣB
	G3	ⅡA				
T3		ⅡB	ⅢB	ⅢB	ⅣA	ⅣB
T4a		ⅢB	ⅢB	ⅣA	ⅣA	ⅣB
T4b		ⅣA	ⅣA	ⅣA	ⅣA	ⅣB

5. 食管癌 TNM 新辅助治疗后分期(ypTNM) 见表 28-6。

表 28-6 食管癌 ypTNM 分期(AJCC,第 8 版,2017)

TNM 分期	N0	N1	N2	N3	M1
T0	Ⅰ	ⅢA	ⅢB	ⅣA	ⅣB
Tis	Ⅰ	ⅢA	ⅢB	ⅣA	ⅣB
T1	Ⅰ	ⅢA	ⅢB	ⅣA	ⅣB
T2	Ⅰ	ⅣA	ⅣA	ⅣA	ⅣB
T3	Ⅰ	ⅢB	ⅢB	ⅣA	ⅣB
T4a	ⅢB	ⅣA	ⅣA	ⅣA	ⅣB
T4b	ⅣA	ⅣA	ⅣA	ⅣA	ⅣB

三、食管癌病变部位分段标准

根据国际抗癌联盟(UICC)的分段标准,食管癌可分为颈段和胸段,胸段又分为胸上段、胸中段和胸下段。

1. 颈段 自食管入口(食管上括约肌)或环状软骨下缘起至胸骨柄上缘平面,距离门齿 15~<20 cm。

2. 胸段 胸段上起胸骨柄上缘,下至膈食管裂孔,长 17~19 cm。胸段又分为上、中、下 3 段。

(1) 胸上段:自胸骨柄上缘平面至奇静脉下缘水平,距离门齿 20~<25 cm。

(2) 胸中段:自奇静脉下缘水平至下肺静脉水平,其下界距离门齿 25~<30 cm。

(3) 胸下段:其上界为下肺静脉水平,下界为食管下括约肌,距离门齿 30~40 cm。该段包括食管腹段。

3. 跨段病变 应以病变中点归段,如上下长度均等,则归上面一段。

4. 累及食管-胃结合部肿瘤 其中点在邻近贲门<2 cm 内,则按食管癌 TNM 分期。如肿瘤中点在食管-胃结合部>2 cm,即使侵犯贲门,则使用胃癌 TNM 分期。

第五节 治疗原则

一、总治疗策略

目前食管癌的治疗模式,有单一手术、单纯放疗、放化疗综合治疗或手术结合放、化疗等多种治疗方案。食管癌的治疗总策略依赖于食管癌的治疗前临床分期、患者的一般情况和肿瘤所在部位,其中肿瘤的临床分期是最主要的参考因素。原发病灶的部位是局部治疗方法选择的一项重要临床参考依据,不同部位食管癌的治疗选择有较大的差异:①原则上,颈段和上胸段的食管癌手术创伤大,并发症发生率高,而放疗的损伤相对较小,放疗的疗效优于手术,应该以放疗为首选;②下段食管癌易发生胃旁和腹腔淋巴结转移,放疗的疗效相对较差,而手术的疗效较好,应该以手术治疗为首选;③中胸段食管癌放疗与手术的疗效相当,应根据具体情况选择放疗、手术或者综合治疗;④缩窄型食管癌者、食管完全梗阻者、有出血和穿孔倾向者应首选手术治疗。食管癌最佳治疗模式的选择仍然在不断探索之中。

二、早期食管癌的治疗

(一)手术治疗

对于 Tis-T1N0M0 期患者,手术切除是该期患者的标准治疗。近年来,一些新的手术方法特别是微创手术,如胸腔镜下手术切除、纵隔镜下辅助食管内翻拔脱术及内镜下黏膜切除术(EMR)等用于临床。

对于 T1-2N0-1 期的患者,手术切除也是标准治疗。一旦有淋巴结转移,其 5 年生存率<25%。国内学者认为食管癌单纯手术的选择标准为 T1-2N0期病例(颈段及胸上段肿瘤除外)。

(二)非手术治疗

对于伴有其他疾病使得患者不能够手术或者拒绝手术治疗者,放疗是最常用而有效的治疗手段。一组在普查中发现的早期食管单纯放疗 50~55 Gy/5~5.5 周,5 年生存率为 73%。早期食管癌非手术治疗尚有其他的治疗选择,如光动力治疗等。

三、局部晚期食管癌的多学科综合治疗

由于大多数患者就诊时已属中、晚期,并且外科治疗、放疗和化疗本身又都有其局限性。局部晚期食管癌的最佳治疗模式至今尚不清楚,国内外提供的治疗效果的信息也不完全一致。近年来,由于新化疗药物的不断问世,放疗方法和技术的进步、外科治疗技术的提高,以及多中心开展临床科研协作,中、晚期食管癌的综合治疗有了迅速的发展,也成为各国临床研究和文献报道的热点,其中特别以术前化疗和(或)放疗的新辅助治疗(neoadjuvant therapy)为最热门。在食管癌的综合治疗中成功的范例是同步放、化疗。

对于局部晚期食管癌的治疗模式,目前的共识是:①单纯手术不是该期患者的标准治疗。对于 T3-4 期食管癌,有 30%~40%的患者难以达到手术切除,即使肿瘤完全切除不给予其他抗肿瘤治疗,5 年生存率<20%。单纯手术后的失败主要原因是局部失败和远处转移,因此应该采用多学科综合性治疗。②手术前新辅助化放疗或者化疗可提高总生存率,不明显增加并发症。③手术的时机在化放疗结束后 6~7 周为宜。④局部晚期食管癌可先行化放疗,再以手术作为化放疗后残留或者非手术综合治疗后失败者的挽救性治疗。⑤非手术综合治疗方式为同期放疗及化疗。⑥不能够耐受化疗者,单纯放疗局部晚期食管癌也有较好的疗效。

四、晚期食管癌治疗

晚期食管癌的主要治疗目的是减少患者的痛苦,提高患者生存质量。晚期食管癌出现食管梗阻、咽下困难、食管-气管漏和上消化道出血可能从非创伤性治疗中获得益处。对于不能够切除或不可治愈的食管癌,如果合并有咽下困难,最现实的目标是使咽下困难症状缓解,以此改善患者的营养状况,使患者自我感觉疾病好转,生活质量得以提高。可利用姑息性局部放疗、内镜(球囊扩张或探条扩张术)、近距离放疗和放置支架等姑息性方法缓解咽下困难。气管-食管漏的患者,通过放置自我膨胀金属支架可缓解症状,放置胃管或空肠造漏管可改善患者的营养状况。如患者一般情况好、无不良预后因素应以全身化疗为主,同时加用姑息性局部治疗手段,可以到达提高生存质量的目的。晚期食管癌的肠内和肠外营养支持治疗及对症治疗也很重要。

第六节 放　疗

放疗是食管癌治疗的重要治疗手段之一。食管癌在就诊时,绝大多数为中、晚期,加上患者年龄、体质、其他合并症等原因,能够手术者仅为小部

分患者。放疗食管癌的适应证较宽，不能手术者多数仍可进行放疗。

食管癌照射方式包括外放射和腔内放射两大类，在食管癌的治疗中仍采用外放疗为主。外放射又可分为单纯放疗（单纯根治性放疗和姑息性放疗）和综合治疗（术前放疗、术后放疗、放化疗联合治疗等）两大种，本节主要讨论食管癌单纯放疗及放化疗联合治疗中的放疗相关内容。

一、根治性放疗的适应证与禁忌证

（一）适应证

食管癌单纯放疗或者放化疗联合治疗的适应证：①患者一般情况较好，KPS评分≥70；②没有远处转移；③无出血、穿孔倾向，无食管完全梗阻及其他严重无法控制的内科夹杂症。

（二）禁忌证

1. 相对禁忌证　有下列情况之一者放疗前应该更加谨慎，积极处理后经过临床再评估仍然可以考虑放疗：①有出血、穿孔前征象者，待对症处理病情改善后，仍然有放疗的指征；②一般情况差，伴有内科夹杂症者，待病情控制后仍可以考虑放疗；③食管已经穿孔经放支架后可以考虑放疗。

2. 绝对禁忌证　有下列情况之一者应禁忌根治性放疗：①食管穿孔未处理者；②食管活动性出血或短期内曾经有食管大出血者；③全身情况极差者，经过对症处理后无明显好转者；④严重内科夹杂症者。

二、放疗剂量

（一）照射总剂量

有关食管癌根治性放疗的剂量尚无定论。在保证脊髓、肺及心脏不超过正常组织耐受的前提下，常用的肿瘤处方剂量有：①常规分割肿瘤剂量为60～70 Gy，每次1.8～2.0 Gy，5天/周。②在我国，食管癌根治性放疗中后程加速超分割放疗得到较多的研究，即在放疗的前2/3疗程使用常规放疗（每次1.8 Gy，共41.4 Gy），后1/3疗程缩野改为加速超分割放疗（每天2次，每次1.5 Gy，共27 Gy），全疗程总剂量为68.4 Gy/41次/44天。如果有气管和支气管受侵、瘘形成、主动脉受侵，分割剂量可减少至1.5 Gy，有可能预防肿瘤快速退缩所致的瘘形成和血管破裂。③若采用同步放化疗的方法，放疗每次1.8 Gy，每天1次，总剂量50.4 Gy/28次/38天；在放疗的第一天进行化疗，化疗方案为5Fu＋DDP，共4周期。

RTOG在过去20多年中曾经做了大量食管癌放疗的剂量研究，这些临床研究都是基于同期放化疗为基础的研究。系列研究获得的结论是，在同期放化疗中，食管癌放疗的最佳剂量为50.4 Gy，分次剂量为1.8 Gy，共28次。国内万钧等报道221例食管癌前瞻性随机分组研究结果，该研究设计了食管癌50 Gy放疗组和70 Gy组两组，结果50 Gy组的5年生存率为16.7%，70 Gy组为17.2%，两组10年生存率也无明显差别。对以上食管癌单纯放疗不必追求高剂量照射的观点，许多学者持不同的意见。其理由是，历年来绝大多数非随机对照研究表明，食管癌照射60～70 Gy的疗效优于不足60 Gy者。即使照射60～70 Gy，其局部失败率仍高达70%～80%。说明此剂量尚不足控制绝大多数食管癌。复旦大学附属肿瘤医院在20世纪70年代曾将剂量分为50 Gy、60 Gy和70 Gy组，其5年生存率分别为11.5%、18.5%和10.2%，故建议照射剂量为60～70 Gy。

（二）放射源

颈段、胸上段癌一般选用直线加速器6 MV、8 MV光子射线，也可用^{60}Co-γ线。锁骨上野如有转移，可先用光子射线或^{60}Co-γ线照射，再用电子线加量。现代精确放疗技术一般可以把食管原发病灶和纵隔及锁骨上淋巴结放在一个野内照射。胸中段和胸下段的肿瘤可选用更高能量的光子射线，如18 MV光子射线，也可用6 MV、8 MV光子射线或^{60}Co-γ线照射。

三、放疗技术

（一）定位技术

1. 体位固定　可采用真空体模或平板技术固定，真空体模的固定范围为头部至大腿上段，两手抱头置额前。对于有颈段及上胸段肿瘤或者有食管气管沟，或锁骨上淋巴结转移者也用热塑体模头颈肩联合固定的办法。体模固定者在行治疗CT扫描前一般应该先放置一段时间，以观察体模有无泄漏。患者一般采取仰卧位，以患者舒适为准。

2. 治疗CT扫描　患者在体模固定下行CT扫描，在患者体表放置金属标记。CT模拟扫描方式为静脉增强螺旋扫描（如患者在2周内做过诊断胸部增强CT，则可以平扫），层厚在肿瘤部位为3～

5 mm，肿瘤上下层面 8～10 mm，扫描范围为自食管入口至肝胃韧带，颈段食管癌应该从下颌骨下缘开始。扫描数据通过网络传输至相应的 TPS 系统。

（二）照射靶区

1. GTV 的确定 食管癌的 GTV 确定目前仍然以 CT 扫描为基础，在此基础上参考其他影像学发现。

(1) 原发病灶 GTV(GTV-P)：食管癌 GTV-P 的确定一般是根据食管钡餐造影、胸部 CT、食管镜检查（有条件者加用 EUS）来确定。PET-CT 有助于食管癌 GTV-P 的确定。由于不同检查的局限性，综合这些影像学检查的信息有助于 GTV-P 勾画的精确性。

1) 食管钡餐造影：优点是能够直观显示肿瘤部位，并能够反应食管黏膜及食管壁的光整度，但不能反应肿瘤横向外侵程度和范围以及肿瘤周边的淋巴结转移情况。

2) 胸部 CT 检查：能够明确地观察肿瘤病灶是否外侵、与周围组织器官的关系，以及是否有区域淋巴结转移。但 CT 检查不能显示食管表浅的病灶。

3) 食管镜：在取得食管癌定性诊断上比较有意义。但对明确食管癌部位及病变范围仍然存在局限性，食管狭窄时不能观察到远端食管癌病变。

4) EUS：在一定程度上提高食管黏膜下是否存在侵犯的判断水平。

5) PET-CT：在判断食管癌 GTV-P 上有一定优势。但应用何种方法来确定 PET-CT 上所显示的 FDG 摄取范围与食管癌实际病变范围相一致，仍然需要更多的临床研究。

6) 哪种检查是确定食管病变长度的“金标准”尚无定论：有研究显示与手术病理标本长度对照研究相比较，CT、食管钡餐造影和食管镜的符合率分别为 42%、55%和 73%。胸部 CT 扫描测量食管癌的长度通常过长地估计了食管癌病变的长度。

(2) 区域淋巴结 GTV(GTV-N)：食管癌是否存在淋巴结转移病灶主要依赖于胸部 CT 所见。如果在 CT 扫描上淋巴结短径≥10 mm 者，或食管气管沟有淋巴结肿大（无论淋巴结大小），PET-CT 在纵隔淋巴结引流区域内存在 SUV 值＞2.36 的 FDG 高摄取病灶，都认为是淋巴结转移。

1) 胸部 CT 检查：针对诊断食管癌淋巴结转移，CT 检查的准确率为 45%～88%，敏感性为 75%～100%，而特异性仅 43%～75%。一般认为，如果胸腔淋巴结短径≥10 mm，锁骨下淋巴结短径≥6 mm、腹腔淋巴结短径≥8 mm 就是病理性肿大。但需注意的是，正常和转移淋巴结的大小范围存在交叉。淋巴结炎性肿大可造成假阳性结果。正常大小的淋巴结也可以是转移性的，转移性淋巴结与原发肿瘤如果直接相连也很难辨别，这些均可以造成假阴性结果。顾雅佳等认为，位于食管气管沟的淋巴结一旦存在，无论淋巴结的直径大小均可能为转移性淋巴结。

2) EUS：诊断食管癌有无淋巴结转移的准确率与淋巴结的大小有一定关系，淋巴结＞3 mm 的探测准确率为 62%，＞5 mm 的准确率为 85%。一般来讲，如果淋巴结≥10 mm、呈圆形、低回声、非均质回声、边界锐利，则转移的可能性较大；而直径小、呈卵圆形、高回声、均质、边界不清，则倾向于良性。有报道称，EUS 在确定淋巴结转移方面的敏感性为 89%。

3) PET-CT：诊断食管癌淋巴结转移的灵敏度为 83.3%～95.5%，特异性为 62.5%～93.7%，准确率为 86.7%～92.8%。在灵敏度及准确率上，PET-CT 优于单纯的 CT 检查。在纵隔淋巴结引流区域内存在 SUV 值＞2.36 的 FDG 高摄取病灶，临床均考虑为转移性淋巴结。

2. CTV 的确定 病理学研究资料对于食管癌 CTV-P 确定的提示：食管癌 CTV 应该包括原发肿瘤及其亚临床病灶。

(1) 食管癌的亚临床病灶研究

1) 直接浸润（direct invasion，DI）：包括黏膜内、黏膜下及肌层的直接侵犯，可以为各个方向的侵犯。Kuwano 等报道平均侵犯深度为 4.11 mm (1.2～9.5 mm)。Tsutsui 等报道早期食管鳞癌侵犯＜30 mm。

2) 食管壁内转移（intra-mural metastasis，IMM）：IMM 在食管鳞癌的发生率为 4.19%～26%，IMM 与原发肿瘤的距离在 0.1～13 cm。IMM 与纵隔淋巴结转移高度相关。虽然多数研究显示 IMM 与预后高度相关，但 IMM 的发生率及与原发病灶的距离仍然存在较大争议。

3) 多中心发生癌（multicentric occurrent lesions，MOL）：必须与食管的第二原发癌及其他侵犯（如 IMM）相鉴别。MOL 在食管鳞癌的发生率为 20.2%～31%。原发病灶向头的方向的距离为 0.88～7.14 cm，向脚的方向的距离为 0.57～6.26 cm。MOL 显示与预后相关，最常见于女性、重度饮酒吸烟及上消化道肿瘤家族史者。如有上述高危因素者应该适当扩大 CTV 的边界。

4）血管侵犯(vascular invasion，VI)：定义为肿瘤淋巴管及血管侵犯或血栓形成。大多发生在肿瘤基底部，偶尔可远达 5 cm。Ⅵ在早期食管鳞癌的发生率为 13.89%（15/108），晚期可达 39.1%（143/366）。Ⅵ是预后的重要因素。

5）淋巴结微转移(microscopic lymph node metastasis，LNMM)，孤立肿瘤细胞(isolated tumor cells，ITC)：LNMM 定义为 0.2～2 mm 肿瘤细胞侵犯淋巴结，而＜0.2 mm 者定义为 ITC。在常规的病理学检查中难以发现，随着免疫组化技术的发展，已经能更多地发现 LNMM 和 ITC。Koenig 等应用免疫组化技术，发现在手术切除淋巴结“阴性”的样本中，LNMM 的发生率为 34.2%（25/73）；LNMM 阳性的患者 5 年生存率明显低于 LNMM 阴性的患者(30%对比 76%，$P=0.02$)；LNMM 阳性和临床所见的淋巴结转移位置分布相似。

6）神经的侵犯(perineural invasion，PNI)：PNI 的发生率为 26.1%～47.7%。PNI 是重要的局部复发预后因子。

（2）原发病灶 CTV-P：食管癌 CTV 在头脚方向的 GTV-P 上、下各放 3 cm，在横断面上的 GTV 外扩 0.5～1.0 cm。病理研究结果显示，DI、IMM、MOL、VI 和 PNI 是亚临床病灶，应该包括在 CTV-P 范围内。RTOG 85-01 临床试验和 RTOG 94-05 临床试验的照射靶区包括锁骨上区到食管-胃连接部位、原发病灶上下 5cm 边界，但并未改善局部控制率和生存率，而放射毒性反应增加。Button 等回顾性分析 145 例食管癌的失败模式，照射靶区为 GTV 的上下 3 cm，侧界 1.5 cm 边界。局部复发发生在照射野内为 55 例，远处转移 13 例，远处转移加局部复发 14 例，仅 3 例复发发生于临近照射野。该照射靶区 GTV 到 PTV 的边界显示是合适的。Gao 等，建议 CTV 边界＜30 mm 可以包括 94%的食管癌病例。

（3）淋巴结 CTV-N：目前，缺乏食管癌淋巴结转移后的淋巴结包膜外侵犯范围的亚临床病灶数据研究，多数研究集中在食管癌淋巴结转移的部位。Sakai 等发现，在食管癌淋巴结转移中有淋巴结外侵犯的占 25.2%(35/139 例)。Tababe 报道的淋巴结外侵犯的比例为 21.6%。有淋巴结外侵犯者比没有淋巴结外侵犯者预后明显差；淋巴结转移为 1～3 个者，没有淋巴结外侵犯者预后与无淋巴结转移者无显著差异。淋巴结外侵犯与肿瘤的深度、淋巴结转移数量、远处转移、淋巴管侵犯、静脉侵犯和 IMM 高度相关。

（4）笔者建议：对于食管癌原发病灶 CTV，在纵行方向上下外放 3 cm；横断面目前尚缺乏临床病理资料数据，建议设定 CTV＝GTV。食管癌纵隔淋巴结转移 CTV 目前也无临床病理数据侵犯的范围，建议 CTV-N＝GTV-N。

3. 食管癌 PTV 的确定

（1）原发病灶 PTV(PTV-P)：建议在 CTV-P 基础上横向外放 1.0～1.2 cm，纵向外扩 0～0.5 cm。

（2）淋巴结转移 PTV(PTV-N)：建议 PTV 在 CTV-N 基础上外放 1 cm。

PTV 的外扩范围应该根据本单位的数据确定。

（三）正常组织的勾画

勾画患者体表轮廓、肺、气管、脊髓、心脏、正常食管等重要组织器官及靶区。

1. 食管　食管的勾画范围包括食管入口至食管-胃结合部位，勾画在食管外肌层；在肿瘤层面则和 GTV 基本一致。

2. 肺　肺的勾画采用 TPS 系统软件附带的自动勾画工具进行勾画，气管及支气管必须手工勾画。

3. 心脏　心脏的上界由右心房和右心室组成，不包括肺动脉干、升主动脉和上腔静脉，通常从升主动脉的起始部开始勾画，下界至心尖位置。

4. 脊髓　勾画层面为整个 CT 扫描的所有层面，逐层勾画组成椎管的骨性结构。

5. 腹腔器官　参与其他相关章节。

（四）治疗计划的设计与优化

1. 治疗计划设计评价　首先确定处方剂量及重要组织器官限制剂量。设计照射野时一般以 PTV 几何中心为射野等中心，采用固定野或动态旋转野设计放射野。通过射野方向观视(beam's eye view，BEV)设计照射野，用剂量体积直方图(dose volume histogram，DVH)、等剂量线图、二维等剂量线和云图(color washing)综合评价确定治疗计划。

2. 处方剂量及正常组织剂量限制

(1) 肿瘤处方剂量要求：①95%等剂量面完全覆盖 PTV；②99%PTV 接受 95%的处方剂量；③PTV内最大剂量不大于处方剂量的 110%体积；④<95%的处方剂量区域不能落在 GTV 内。

(2) 关键器官剂量限制：①正常组织脊髓≤45 Gy；②肺 V20(双肺体积减 GTV 体积所形成的正常肺体积的放疗剂量≥20 Gy 体积占全肺体积的百分率)尽量低，一般建议<30%，肺的平均剂量≤18 Gy；③心脏的平均剂量≤30 Gy；④PTV 以外的食管最大剂量≤70 Gy；⑤气管最大剂量≤70 Gy。

(五) 治疗计划的实施与验证

1. 照射野中心及几何验证 是指在常规 X 线模拟机下验证食管癌照射靶区的吻合性。治疗计划完成后，在常规 X 线模拟定位机上移动模拟定位时的中心至治疗中心，食管吞钡透视下观察各照射野的吻合性。此为食管癌三维模拟定位中的重要环节。

具体的验证方法：①将食管 TPS 模拟所形成的 PTV 的 Dicom RT 文件传输到常规 X 线模拟机工作站；②让患者吞钡，在常规 X 线模拟机下拍摄患者吞钡的动态食管 X 线片；③在常规 X 线模拟机工作站内叠加比对 PTV 的 Dicom RT 文件图像产生的 PTV 几何边界和在常规模拟机下拍摄患者吞钡的动态食管 X 线片，观察模拟所产生的 PTV 是否全部包含了所有食管病灶(考虑了摆位误差和器官在体内的运动)；④如果常规 X 线模拟机不具备接受 PTV 的 Dicom RT 文件的功能，也可以传输至加速器中，选择其中的几个照射野勾画体表投影，然后在常规 X 线模拟机下用铅丝标记，在相同的机架角度下透视食管运动来观察铅丝标记的范围是否包含所需要照射的肿瘤病灶。大多情况下所需要修改的边界为食管癌纵行方向上的边界范围。

2. 治疗计划的实施与验证 在第一次治疗前需要在直线加速器上用 EPID 验证照射野位置的准确性，有条件者以后每 1～2 周 EPID 验证两个互相垂直野(或接近互相垂直野)1 次，确保各治疗参数无误后方可执行治疗计划。

(六) 常规放疗定位技术

在 CT 影像学技术广泛应用于临床前，食管癌的放疗照射靶区主要依据食管 X 线片观察病变部位和长度来进行定位。随着放疗技术的进步，在我国越来越多的医疗单位已经开展三维适形放疗技术，基本完成了从二维放疗时代发展到三维放疗时代的转变。但是，目前我国仍然有少数单位采用传统的定位技术。

食管癌常规放疗照射靶区和设野应根据 CT 和食管钡餐 X 线片检查所示肿瘤的实际侵犯范围设定照射野。颈段食管癌常采用 2 个前斜野加楔形滤片，入射角 60°左右。一般按照 TPS 加楔形滤片，如无 TPS 可直接加 30°楔形滤片照射。胸段食管癌一般采用 1 前 2 后 3 个照射野，2 个后斜野的照射角度为 50°左右，至少有 1 个照射野能够避开脊髓，3 个照射野的照射剂量比为 1∶1∶1。胸上段食管癌或者胸廓入口处肿瘤也可采用 2 个前斜野加楔形滤片。照射靶区的长度距离病灶上下各 3～5 cm。按照肿瘤实际侵犯的范围设定照射野的宽度。对于上、中段食管癌，长度<5 cm 而无外侵者，同中心照射，前野 8 cm，2 个后野 6 cm，50°角；或前野 7 cm，2 个后野 6 cm，非同中心照射，可使 100%患者的原发灶包括在 90%等剂量区内。长度>5 cm 或有外侵者，同中心照射，前野 8 cm，2 个后野 7 cm；或非同中心照射，前野 8 cm，2 个后野6 cm，可使 90%患者的原发灶包括在 90%等剂量区内。

四、食管癌三维适形和调强放疗临床治疗结果

2009 年，吴开良等报道了 30 例食管癌三维适形放疗结果。该前瞻性Ⅱ期临床研究包括 30 例食管鳞癌，单独放疗，其中 13 例为Ⅱ期，15 例Ⅲ期，2 例ⅥA 期。三维适形放疗照射技术采用后程缩野照射，总剂量 66 Gy/33 次。第一程为 PTV1，照射剂量 50 Gy/25 次，PTV1 为 GTV 侧界外扩 1.2～1.5 cm，上下在 GTV 基础上扩 3.0 cm。后程用 PTV2，照射剂量 16 Gy/8 次，PTV2 由 GTV 外扩 0.5～0.7 cm。中位随访 18 个月，耐受性良好。RTOG 1～2 级毒性发生率为 63%，3 级为 3%；RTOG 1～2 级放射性肺损伤发生率为 27%；后期损伤中出现 2 级及 3 级放射性肺纤维化各 1 例，食管中度狭窄 2 例。2 年 OS、PFS 分别为 69%和 36%。长期随访结果显示 5 年生存率为 31%(2017 年 Astro)。2016 年，吴开良等在中华放射肿瘤学年会上报道了采用同样放疗剂量和靶体积定义，IMRT 技术联合 5-FU+DDP 同步化疗治疗食管癌的结果。入组标准：组织学证实的食管鳞癌，年龄为 18～75 岁，KPS 评分≥70，临床分期Ⅰ～ⅣA

期(AJCC,第6版,2002,包括锁骨上淋巴结转移的ⅣB期),入组前未行化疗和手术治疗,肝、肾、骨髓功能正常,无其他恶性肿瘤病史。GTV包括肿瘤原发灶和转移淋巴结;PTV1为GTV在上下各外扩3.0 cm,其余方向外扩1.2～1.5 cm;PTV2为GTV在各个方向外扩0.7 cm。第一程照射PTV1,总剂量50 Gy/25次;然后紧接第二疗程照射PTV2,总剂量16 Gy/8次。同步化疗为PF方案:5-Fu,600mg/m^2,第1～2天;顺铂,25mg/m^2,第1～3天,4周方案,同步2次,辅助2次,共4次。共入组86例患者,男性67例、女性19例,中位发病年龄64岁,其中Ⅰ期1例,Ⅱ期20例,Ⅲ期37例,ⅣA期28例(包括锁骨上淋巴结转移的ⅣB期14例)。中位随访时间为19个月。1、2、3、4级血液毒性反应的发生率分别为19%、48.1%、22.8%、0,1、2、3、4级食管炎的发生率分别为2.5%、67.5%、3.8%、0,1、2、3、4级放射性肺损伤的发生率分别为16.9%、3.9%、1.3%、0。1年和2年局部控制率分别为73.1%和48.9%,1年和2年远处转移率分别为30%和52.8%,1年和2年无疾病进展生存率分别为66.1%和35.5%,1年和2年总生存率分别为83.5%和62.3%。笔者认为后程缩野调强放疗同步化疗治疗食管癌的耐受性良好,2年生存率为62.3%,值得进一步探索研究。

五、姑息性放疗

食管癌姑息性治疗以放疗为首选,其痛苦少,可以使80%以上的患者症状缓解。姑息性放疗的目的是减少患者的痛苦,改善生活质量,尽可能地延长患者的生存时间。除非全身衰竭或严重的心血管疾病者,均可接受姑息性放疗。放疗早期参与优于晚期参与。

食管癌姑息性放疗适应证:①患者一般情况差;②病变长度>8 cm;③减轻症状治疗,已有远地转移,为了缓解进食困难、气管受压产生的呼吸困难,以及骨转移疼痛等。除非已存在远处转移及严重并发症或全身衰竭者,食管癌姑息性放疗与根治性放疗并无绝对的界限。对于无明显转移,全身状况较好,虽局部病灶较广泛,亦应根据病灶退缩和患者的耐受情况及时调整治疗计划,给予尽可能高的剂量,争取达到根治目的或者尽可能长的控制局部病灶,最大限度改善患者的生存质量和延长生存期。反之,如原计划进行根治性放疗,但在治疗中病情迅速进展或出现严重并发症,应及时终止或调整放疗计划。

第七节 食管癌放化疗的联合应用

放化疗联合应用是食管癌非手术治疗的标准方法。食管癌治疗失败的主要原因是局部复发和远地转移。食管癌放疗病例多数为中、晚期,放疗技术和改变分割方式虽然可提高食管癌的局部控制率,但食管癌的远地转移问题仍然需要依靠化疗去解决。近20年来,食管癌放化疗联合应用取得了比单独放疗更好的疗效。随机对照研究显示,食管癌同期放化疗的疗效比单独放疗好。Wong在一项荟萃分析中收集了13个随机对照试验,其中8个为同期放化疗,5个为序贯放化疗。同期放化疗组1年和2年的死亡率显著减少,对照组(单独放疗)的死亡率分别为67%和86%;放化疗综合组死亡率减少的绝对数分别为9%(95%CI=2%～17%)和8%(95%CI=1%～17%);对照组的局部复发率为69%,放化疗综合组减少5%(95%CI=4%～26%)。但严重的和威胁生命的并发症也显著增加。

RTOG是美国最大的肿瘤放疗协作组织。自20世纪80年代以来,RTOG在食管癌放疗上连续进行了多项放、化疗联合应用的临床随机对照研究,研究结果表明食管癌放疗50.4 Gy同步5-Fu+DDP化疗是食管癌非手术治疗的标准方法,为《美国食管癌放疗指南》奠定了基础。以下详细介绍RTOG在食管癌放化疗中的多项主要临床试验。

一、RTOG-85-01研究

RTOG-85-01研究的目的是明确食管癌同期放化疗的作用。1992年,Herskovic报道RTOG-85-01的Ⅲ期试验结果,认为局限期不能手术治疗食管癌的标准方法是放疗加同期化疗。患者随机分为接受4个周期5-Fu+DDP加放疗(50 Gy)组(其中1个疗程为同期)和单纯放疗(64 Gy)组,中位生存时间分别为8.9个月和12.5个月。与单纯放疗组相比,放化疗综合组可明显改进患者的局部(区域)控制率和总生存率。尽管如此,局部(区域)失败和病灶未控制率高达47%。该试验在累计入组121例患者后即停止。1999年,Cooper报道RTOG-85-01的最终结果,放化疗综合组可显著改善生存率，综合治疗组5年随访的总生存率为26%（95% CI=15%～37%），单纯放疗组为0。化疗的完成计划率为68%。放化疗综合组发生威胁生命的毒副反应为10%，而单独放疗组为2%。放化疗综合组与单独放疗组相比，提高了T1-3N0-1M0食管鳞癌的生存率。

二、RTOG-90-12研究

由于在RTOG 85 01研究中局部失败仍高达近50%，因而RTOG提出了进一步提高放疗剂量和加大化疗的强度，试图提高局部控制率和生存率。最终由于RTOG-90-12试验的毒性太大而终止。1999年，Minsky报道了RTOG-90-12即INT-0122 Ⅱ期临床试验的结果。该试验设计5-Fu连续灌注4～5天，化疗总数增加至4～5个疗程，在综合治疗前用5-Fu+DDP新辅助化疗3个疗程，放疗剂量从50 Gy增加至64.8 Gy。该试验的结果，在治疗反应、局部（区域）控制率、生存率方面与RTOG-85-01的结果相似，但治疗相关的死亡率更高（9%对比2%）。由于治疗相关的死亡率比预期的要高，该新辅助治疗方案已不再使用。由于更高的放疗剂量能够耐受，随后有45例临床分期为T1-4N0-1M0食管鳞癌进入前瞻性单盲研究，仅有38例可评估。结果肿瘤完全反应率为47%，部分反应率为8%，疾病稳定为3%；局部（区域）失败为39%，远处转移为24%；治疗中死亡6例，其中4例与治疗相关（9%，4/45）；中位生存20个月，实际3年生存率为30%，5年生存率为20%。与常规的放化疗方案和技术相比较，该方法没有显示治疗获益，但高剂量放疗剂量能够耐受。

三、RTOG-92-07研究

该项多中心前瞻性研究的目的是确定外照射合并同期化疗加食管腔内治疗对潜在可治愈食管癌的可行性和耐受性。治疗方法为外照射50 Gy（25次/5周），2周后用高剂量率5 Gy（第8、9、10周，总剂量15 Gy）放疗，或用低剂量率20 Gy（第8周）放疗。该试验由于耐受差和治疗获益差，后来改为高剂量率为10 Gy（5 Gy，第8周，第9周）。化疗在第1、5、8、11周用顺铂75 mg/m²，5-Fu 1 000 mg/m²，每24小时、96小时静脉灌注。该研究在高剂量组进入56例时关闭，其中有6例被剔除（3例患者肿瘤长度超过胃-食管连接部位，3例出现腹腔淋巴结转移）。在50例合格患者中有40例腔内放疗15 Gy，10例40 Gy。合格患者中92%为鳞癌，6%为腺癌。威胁生命的毒性及治疗相关的死亡分别为26%和8%。有1例患者死于化疗后的肾毒性和感染。6例治疗相关食管瘘有5例发生于15 Gy后装治疗后。另外1例患者原计划后装治疗15 Gy，但仅用5 Gy后即出现食管瘘。该研究的结论为：70%的患者完成外照射、后装治疗和2个疗程化疗，1年生存率为48%，中位生存时间11个月。外照射加同期化疗、加后装治疗的生存率与外照射加同期化疗相比生存率无明显差异。在完成后装治疗的35例患者中出现6例食管瘘，因此作者认为，在外照射和同期化疗后应用后装治疗作为加量应特别谨慎。

四、RTOG-94-05研究

这是一项成熟的RTOG食管癌随机对照试验，是目前美国食管癌放化疗联合应用的基础。RTOG-94-05研究的目的是比较高剂量（64.8 Gy）与标准剂量（50.4 Gy）放疗在食管癌综合治疗模式中的局部（区域）控制情况，以及生存率和毒副反应。共有236例临床分期为T1-4N0-1M0期的食管鳞癌或腺癌，非外科治疗，根据体重下降、原发肿瘤的大小和组织学分型进行分层。随机分为一组接受联合治疗（4个周期化疗，每月1次，5-Fu 1 000 mg/m²，每24小时，共4天；顺铂75 mg/m²，第1天）并同期放疗（64.8 Gy），另一组接受相同的化疗方案加同期放疗（50.4 Gy）。该试验在中期分析时即停止，全部患者的中位随访时间为16.4个月，仍存活患者的中位随访时间为29.5个月。218例合格的患者中，两组（高剂量组与标准剂量组）的中位生存时间分别为13.0个月和18.1个月，2年生存率分别为31%和40%，局部（区域）失败和局部（区域）病灶未控制分别为56%和52%。在高剂量组有11例发生治疗相关死亡，而标准组中有2例死亡。结论是高的放疗剂量不能增加生存率和局部控制率，标准治疗应该是5-Fu加顺铂化疗同期照射50.4 Gy。

第八节 食管癌以手术为主的综合治疗

一、新辅助化疗

食管癌新辅助化疗的主要目的是通过术前化疗来降低患者临床分期和控制远处微小转移。现有的Ⅲ期临床研究(表 28-7)显示,新辅助化疗对于生存的影响结果不完全一致,术前新辅助化疗也未显著提高非致死性治疗相关的不良反应发生率,因此新辅助化疗在局部晚期食管癌临床价值尚不明确。除非临床试验,新辅助化疗尚不能被列为常规治疗措施用于临床。

表 28-7　食管癌术前化疗前瞻性Ⅲ期临床研究及荟萃分析结果

研究者	年份	治疗方法	病理类型	病例数	中位生存时间(月)	生存率(%)	P 值
Kelsen	1998	单纯手术	46%鳞癌	227	16.1	20(5 年)	
		术前后(DDP/5-Fu)	54%腺癌	213	14.9	20(5 年)	0.53
Medical Research Council	2002	单纯手术	31%鳞癌	402	13	34(2 年)	
		术前(DDP/5-Fu)	66%腺癌	300	17	43(2 年)	<0.01
Cuningham	2006	单纯手术	100%腺癌	253	20	23(5 年)	
		术前后(DDP/5-Fu/E-ADM)		250	24	36(5 年)	<0.01
Kranzfelder	2011	12 个临床Ⅲ期研究		2 086		OS, HR=0.93	

二、新辅助放疗

术前放疗的优越性主要是可使肿瘤退缩或降期,使不能直接手术切除或者难以手术切除的病灶转化为可切除病灶,提高手术切除率,进而提高生存率。多数学者对术前放疗的价值持肯定态度。从现有的资料看,对术前放疗加手术切除的治疗效果可以归纳为以下几点:①术前放疗 5 年生存率有不同程度的提高或与单独外科手术相当,但多数无统计学意义;②术前放疗可使肿瘤体积缩小、外侵减少,术前放疗并不增加手术困难,增加 R0 切除率;③术前放疗不明显增加术后并发症。

20 世纪 70 年代以来,在国内、外公开发表的随机分组研究的共有 5 个研究(表 28-8),国外多数研究显示术前放疗未明显提高 5 年生存率。中国医学科学肿瘤医院汪楣等研究的结果显示,术前放疗可提高手术切除率,降低局部及区域复发率(主要是降低瘤床复发及胸内淋巴结转移)。该研究放疗使用 8 MV 的 X 线,前后 2 个照射野包括全纵隔及胃左动脉旁淋巴结引流区,剂量为DT40 Gy/20 次/4 周。双锁骨上区未做预防照射,间隔 2~4 周后进行手术。结果放疗加手术组和手术组的手术切除率分别为 90.0%和 85.7%($P=0.08$),术后病理淋巴结转移率分别为 22.2%和 40.8%($P<0.01$);手术死亡率分别为 2.2%和 4.8%;胸内吻合口瘘发生率分别为 2.2%和 3.7%,食管残端残存癌发生率分别为 0 和 2.1%,局部和区域复发率分别为 22.7%和 41.4%,5 年生存率分别为 42.8%和 33.1%($P=0.024$)。该组资料显示手术前放疗能够提高患者生存率。

表 28-8　食管癌术前放疗前瞻性研究结果

研究者	病例数	总剂量(Gy)	分次剂量(次)	总时间(天)	间隔时间(天)	5 年生存率(%)		P 值
						放疗+手术组	单独手术组	
Launois	124	40	10	8~10	8	9.5	11.5	>0.05
Gignoux	208	33	10	12	8	16.0	10.0	>0.05
Arnott	17	20	10	14	21	9.0	17.0	>0.05
Nygaard	41							
	59	35	20	28	21	17.0	7.0	>0.080
汪楣等	47					43.8	33.1	=0.024
荟萃分析	418	40	20	28	14~28	49(2 年)	51(2 年)	=0.062
Lee	1 147	45.6	19	28				=0.93

三、新辅助化放疗

术前化放疗与手术的综合治疗是目前研究的热点。在过去的数十年内，国内外开展了大量的临床Ⅲ期研究。荟萃分析显示新辅助化放疗使食管癌患者2年生存率提高13%。最近CROSS研究发表了其长期随访数据，手术前紫杉醇加卡铂每周化疗联合放疗(41.4 Gy)后手术治疗与单纯手术相比较，5年生存率分别为47%和34%，亚组分析显示鳞癌患者获益更大。对于局部晚期食管癌(T2-3N0-1)或者T1N1期食管癌患者，NCCN推荐的标准治疗是手术前化放疗加手术治疗。

表28-9是目前发表的食管癌新辅助放化疗的主要随机试验的结果。术前化放疗加手术治疗组与单独手术组相比，生存率均有一定程度的提高。研究发现3个组随机试验综合治疗组均采用术前同步化放疗与手术相结合的治疗方案，3年生存率分别为32%、32%和37%，其中欧洲癌症研究组织Bosset等报道，综合治疗组的无瘤生存率和局部控制率均有显著提高，肿瘤死亡率显著降低。但是，因为综合治疗组术后死亡率较高，故总生存率没有明显提高。Walsh等进行的随机试验结果显示，术前同步化放疗组与单独手术组相比，3年生存率绝对值提高了17%(32%对比15%)，差别趋向于有显著性统计学意义。在多因素分析中，术前化放疗与手术的综合治疗是显著影响生存率的独立预后因素。Prise等在临床试验中采用了联合顺铂和(或)5-Fu和放射40 Gy的同步化放疗方案，结果表明术前同步化放疗加手术组与单纯手术组的中位生存期分别为16个月和11个月，3年生存率分别为32%和6%，差异均有显著性统计学意义。

表28-9 食管癌术前同步化放疗的随机分组研究结果

研究组	治疗方案	例数	死亡率(%)	中位生存(月)	生存率(%)			P值
					1年	2年	3年	
Nygaad	DDP/BLM+35 Gy+S	47	24.0		23		17	
	S	41	13.0		13		9	>0.05
Le	DDP/5-Fu+35 Gy+S	41	8.5	10.0	47			
	S	45	7.0	10.0	46			>0.05
Prise	DDP/5-Fu+37 Gy+S	41	9.4	16.0	52	37	32	
	S	55	3.6	11.0	44	26	6	0.01
Walsh	DDP/ BLM +45 Gy+S	50		16.3	70	42	32	
	S	50		17.5	58	39	15	0.07
Urba	DDP+37 Gy+S	143	12.3	18.6	69	48	37	
	S	139	3.6	18.6	67	42	34	>0.05
Cross Study	CDDP/T+41.4 Gy+S	183	4.0	49.4			47(5年)	
	S	183	4.0	24.0			34(5年)	0.003

注：DDP为顺铂；BLM为博来霉素；5-Fu为氟尿嘧啶；VLB为长春碱；S为手术。

但是，早期食管癌不能从手术前辅助性放化疗获益。一组多中心随机对照试验比较了术前放化疗与单独手术治疗Ⅰ～Ⅱ期食管鳞癌的疗效。术前每疗程放疗18.5 Gy，每次3.7 Gy，间隔2周后重复一次；顺铂80 mg/m²，放疗前0～2天使用；2～4周后手术。有297例患者进入研究，其中139例为单独手术组，143例为综合治疗组。中位随访55.2个月，其总生存无显著差异，两组总的中位生存时间为18.6个月。与单独手术治疗相比较，术前放化疗组的无瘤生存率更长($P=0.003$)，无瘤的间隔时间更长($P=0.01$)，肿瘤相关死亡率更低($P=0.002$)，切除率更高($P=0.017$)，然而术后死亡率也更高($P=0.012$)。多因素分析表明，肿瘤分期、肿瘤位置、外科切除是否为根治性是影响预后的关键因素。另外有一项包含Ⅰ～ⅡB期食管癌的多中心研究显示，新辅助化放疗后R0切除率相当，

3 年生存率分别为 47%(新辅助化放疗组)和 53%(单纯手术组),手术死亡率为 11%(新辅助化放疗组)和 3.4%(单纯手术组)。FCCD-9901 研究于 2016 年报道了长期随访结果,在早期食管癌,新辅助化放疗没有提高总生存率,也未明显提高 R0 切除率,但术后死亡率增加。

四、术前放化疗的几个具体问题

1. 照射靶区　目前总的趋势是照射可见肿瘤,包括食管原发病灶和纵隔腹腔内的转移淋巴结。Cross 研究的照射野包括食管原发病灶和肿大的淋巴结,新辅助化疗降低局部区域复发率(LRR)由 34%降至 14%,新辅助化放疗组仅有 1%出现照射野外孤立性复发。因此,该照射靶区是合适的。

2. 照射剂量　新辅助治疗的合适照射剂量尚无定论。一般采用的剂量为 41.4 Gy,每次 1.8 Gy,共 23 次,每周 5 次。2016 年,在 ASTRO 会议上有人报道 NCDB 资料,在 2004～2012 年接受新辅助放化疗和根治性手术 7 325 例(鳞癌 1 276 例、腺癌 6 049 例)中,术前放疗剂量分别为 4 000～4 140 cGy(252 例)、4 500 cGy(2 075 例)、5 040 cGy(4 451 例)和 5 400 cGy(547 例),结果显示校正后 4 组患者的 OS 和 pCR 无统计学差异。

3. 手术间隔时间　新辅助化放疗后一般需休息 5～6 周后进行手术。手术前新辅助化放疗增加了手术难度和手术后并发症,因而需要手术医生、放疗医生和化疗医生共同探讨最佳的治疗模式和最佳治疗时间。临床研究提示延长手术时间至8～9 周后可提高 pCR,但并未带来生存获益。

4. 新辅助化放疗中的化疗问题　与序贯化放疗相比较,新辅助化放疗中采用同步化、放疗,可提高患者总生存时间。目前 NCCN 推荐新辅助化疗的方案为 5-Fu+顺铂/卡铂或者紫杉醇+卡铂。最近的临床研究显示长春瑞滨加顺铂治疗方案与 5-Fu+顺铂方案相比较,pCR 分别为 47.4%和 28.1%,中位生存时间分别为 52.8 和 25.2 个月。

五、食管癌术后化疗

食管癌手术后化疗的临床前瞻性研究很少。有 2 项日本的前瞻性研究显示,手术后使用 5-Fu+卡铂化疗可显著提高患者无肿瘤生存率,有提高生存率的趋势;亚组分析显示,对于手术后有淋巴结转移的患者 5-Fu+卡铂化疗使患者的生存率由 38%提高至 52%($P=0.037$)。美国东部肿瘤协作组入组食管或食管-胃交界处腺癌,T2N1 或者T3-4 期,采用多西他赛+顺铂化疗 4 个疗程,2 年生存率为 60%,这个疗效好于历史对照。因此,NCCN 推荐对于非 Tis～T1 期的食管腺癌患者,即使手术后完全切除,仍建议手术后辅助化疗。而手术后鳞癌的患者仍然建议临床密切随访。

六、手术后放疗

食管癌手术后局部复发率为 40%～60%,也是其死亡的主要原因。手术后复发患者的放疗效果差,中位生存时间仅为 7 个月。食管癌的术后放疗有以下 2 种情况:①预防性术后放疗。手术切除后的失败原因以胸部肿瘤复发及淋巴结转移为主(纵隔、颈部、上腹部淋巴结),对这些转移和复发概率高的部位在 R0 切除的前提下给予术后高剂量预防性放疗,有可能提高治愈率。②姑息性手术残存肿瘤的术后放疗。姑息性手术有残存肿瘤(R1、R2 切除)的常见部位是气管和主支气管膜部、心包、主动脉壁、椎前筋膜、吻合口残癌等,以及胸内或胃左动脉残存的淋巴结或切缘阳性患者。对于残存肿瘤术后放疗的价值已经明确,能够明显改善预后。

(一) 临床随机研究结果

有关食管癌 R0 切除后预防性照射的临床随机对照研究见表 28-10。多数临床研究提示,食管癌手术后放疗未提高患者的总生存率。肖泽芬等,报道一组最大的食管癌手术后预防性放疗的随机分组研究结果。495 例食管癌根治性手术切除后,随机分为单一手术组(275 例)和术后放疗组(220 例)。入组条件为食管鳞癌,患者年龄≤68 岁,病变长度≥4 cm。术后 3～4 周开始放疗。双锁骨上区为50 Gy/25 次/5 周,全纵隔为 60 Gy,5～6 周,25～30 次。结果全组 5 年生存率为 39.4%,单一手术组和术后放疗组的 5 年生存率差异无显著性($P=0.4474$)。该研究的结论是术后预防性放疗可提高Ⅲ期食管癌根治术后或者纵隔有≥3 个淋巴结转移时的生存率,降低放疗部位淋巴结转移率和吻合口的复发率,术后放疗不增加吻合口狭窄等并发症。

表 28-10 食管癌根治性切除后辅助放疗的前瞻性Ⅲ期研究结果

研究者	年份	治疗方法	病例数	中位生存时间(月)	生存率(%)	P 值
Teniere	1991	单纯手术	119	18	18(5 年)	
		术后放疗(45~55 Gy)	102	18	20(5 年)	>0.05
Fok	1993	单纯手术	65	15	22(3 年)	
		术后放疗(49~52 Gy)	65	9	11(3 年)	<0.05
Zieren	1995	单纯手术	35	12	20(5 年)	
		术后放疗(55.8 Gy)	35	14	22(5 年)	>0.05
肖泽芬	2003	单纯手术	275		37.1(5 年)	
		术后放疗(50~60 Gy)	220		41.3(5 年)	0.447

(二) 手术后预防性照射的适应证和照射靶区

1. 手术后局部区域失败的主要表型 近年来食管癌手术后的失败表型在我国有较多研究。肖泽芬等的手术后放疗随机对照研究显示,单纯手术后患者区域性淋巴结复发中,纵隔淋巴结和锁骨上淋巴结转移的失败率在上、中段食管癌分别为26.7%、29.8%和16.7%、14.3%;上段食管癌手术后吻合口复发率为16.7%,明显高于中、下段食管癌。提示这些部位是食管癌手术后预防性照射的重点部位。Mariette报道食管癌R0切除后以纵隔和局部复发为主,该作者还探讨了预测单纯手术治疗失败后的因素,包括T2及以上和是否存在淋巴结转移。这与肖泽芬的研究结果基本一致。

有人总结45个临床观察研究中的18 415例食管癌,经过三野及二野的淋巴结清扫,上胸段食管鳞癌在颈部、上纵隔、中纵隔、下纵隔和腹部的淋巴结转移率分别为30.7%、42.0%、12.9%、2.6%、9%。Huang等报道1 077例食管癌手术后淋巴结转移规律研究结果,上胸段食管癌淋巴结转移在颈部为16.7%,上纵隔为38.9%,中纵隔为11.1%,下纵隔为5.6%,腹腔淋巴结为5.6%。该结果大体与Li的结果相似。中段食管癌淋巴结转移在颈部为4.0%,上纵隔为3.8%,中纵隔为32.9%,下纵隔为7.1%,腹腔淋巴结为17.1%。下段食管癌淋巴结转移在颈部为1.0%,上纵隔为3.0%,中纵隔为22.7%,下纵隔为37.0%,腹腔淋巴结为33.2%。Wang等总结338例胸中段食管癌手术后的复发及转移表型,结果发现锁骨上淋巴结转移为28.4%,上纵隔为77.2%,中纵隔为32.0%,下纵隔为50.0%,腹部为19.5%。亚组分析显示,淋巴结阳性者其腹腔淋巴结转移率更高($P=0.033$)。Cai等报道140例食管鳞癌手术后未行术后放疗者复发或者转移的表型,锁骨上区、1~5组及7组淋巴结是常见的转移部位。

2. 术后放疗适应证 建议食管癌手术后放疗的适应证为:①术后原发灶病理分期为T2及以上;②术后病理检查显示有区域淋巴结转移,特别是淋巴结转移度高的患者。

3. 术后照射范围

(1) R0切除后:上段食管癌手术后预防性照射野应该包括锁骨上淋巴引流区、2~5组和7组淋巴引流区。中段食管癌手术后照射靶区为锁骨上区,2、4、5、7组淋巴结应该包括在CTV中,而胸部淋巴结转移个数≥3者应该包括胃左淋巴引流区。下段食管癌照射范围应该包括锁骨上淋巴引流区、2~5组、7组淋巴结和胃左淋巴引流区。

(2) R1~R2切除后:照射范围包括手术前及手术后所显示的可见肿瘤病灶;切缘阳性者的PTV上界为切缘上3 cm或者整个残留食管,下界为切缘下1 cm。

4. 术后放疗剂量 常规分割照射,亚临床病灶为50.4 Gy/28次,镜下残留者为60 Gy/30次,肉眼残留者为64~68 Gy/32~34次。

第九节 食管癌近距离放疗

一、食管癌近距离放疗适应证与禁忌证

1. 根治性治疗适应证 ①早期单发的胸内病

灶，鳞癌或腺癌均可；②原发肿瘤≤10 cm；③肿瘤局限食管壁以内；④没有区域淋巴结转移或全身转移。

2. 食管癌近距离放疗效果较差的病例　①肿瘤已有食管外侵犯，如气管、主动脉、心包，但无食管瘘；②原发肿瘤＞10 cm；③区域淋巴结转移；④贲门受侵犯。

3. 食管癌近距离放疗禁忌证　①食管瘘；②颈段食管肿瘤（因治疗可能引起气管-食管瘘）；③无法通过的食管阻塞。

二、根治性治疗方案

1. 外照射　每周5次，每次1.8～2.0Gy，总量45～50Gy，共5周。如果不接受化疗则总量加到60Gy，照射6～7周。

2. 近距离放疗　①高剂量率治疗，每次5Gy，共2次（10Gy），在外照射完成2～3周后进行；②低剂量率治疗，0.4/1.0Gy/h，单次给予20Gy，亦于外照射完成2～3周后进行。

三、姑息性治疗方案

1. 曾经接受外照射或生存预期较短的病例　仅进行近距离放疗即可，高剂量率照射剂量10～14Gy，照射1～2次，或低剂量率（0.4～1.0Gy/h）照射剂量20～40Gy，照射1～2次。

2. 未曾接受外照射的病例：①外照射每周5次，每次2～3Gy，总量30～40Gy；②近距离放疗，高剂量率每次10～14Gy，共1～2次，或低剂量率（0.4～1.0Gy/h），单次照射20～25Gy。未曾接受外照射且生存预期＞6个月的病例，按照根治性治疗方案进行。

四、近距离放疗

1. 食管癌近距离放疗的实施

（1）有效治疗长度：为食管镜下肉眼可见的肿瘤长度加近、远端各1～2cm。

（2）处方剂量：取距源中心1cm或距源驻留点1cm处计算。

（3）施源器：直径0.6～1.0cm为宜。因为＜0.6cm食管黏膜受量太高，＞1.0cm则增加食管管壁擦伤或穿孔的可能。

（4）如果先期进行的外照射与化疗使病变完全缓解，可不用近距离放疗。

2. 食管癌近距离放疗的共识　①腔内照射只能作为外照射的补充，适用于早期食管癌；②内外结合照射能够缓解症状、改善近期疗效、提高局部控制率，但对长期生存的影响并不肯定。

第十节　放疗不良反应及放疗中的注意事项

一、放疗前准备

（1）食管癌放疗前应注意控制局部炎症，纠正患者营养状况，治疗内科合并症。脱水和（或）营养情况较差者应先进行纠正，然后再放疗。伴有肺结核、糖尿病、肝炎者，在放疗前或放疗中应给予治疗。此类患者在放疗中往往全身反应较大，有时也会因白细胞计数过低而被迫暂停放疗。

（2）严重贫血者应积极治疗或适当输血，贫血可能影响肿瘤对放疗的敏感性，使肿瘤更难以消灭，并且造成正常组织的修复功能下降，食管容易发生溃疡和穿孔。

（3）口腔卫生不良者应进行纠正，减少放疗中发生食管炎的机会。

（4）食管病变区有时合并有炎症，出现下咽疼痛或轻度的胸背痛，少数人有低热与白细胞计数升高，这类患者放疗中食管的不良反应较大。肿瘤中心处的溃疡易穿孔，应进行抗炎处理。

（5）放疗中应保持患者的营养供给，防止食物梗阻；进食后应多饮水，防止食物在病灶处潴留，导致或加重局部炎症，影响放疗的敏感性。

（6）食管癌患者可适当放宽抗生素的应用指征。

二、放疗不良反应

1. 全身放疗反应　患者常表现为乏力、精神不佳、食欲减退、恶心、白细胞计数下降等，可以出现在放疗的开始阶段（2周内）或发生在放疗过程中。这些症状一般较轻，对症处理均可缓解。少数患者进食明显减少给予输液，大量液体输入有利尿作用，能减轻全身反应。放疗中白细胞下降，常显波动状态，一般见于放疗后2～3周，以白细胞和血小板下降为主。给予输液、支持治疗及增加食欲的药物治疗，可保证放疗的顺利完成。

2. 放射性食管炎 当肿瘤剂量达到10～20 Gy时，放射野内的食管黏膜可出现充血、水肿。患者表现为进食时有下咽疼痛。轻微的疼痛可暂时不作处理。当照射剂量达30～40 Gy时，食管黏膜的充血会进一步加重，表现为局部疼痛或胸骨后烧灼感，重者难以忍受，尤其以进食时为甚。一般无需处理，或者用复方康复新液口服。当放疗剂量>4 000cGy后，部分病人又会出现下咽疼痛，不进食时也感到食管区或胸骨后疼痛，有时呈持续性，疼痛时间由数天至1个多月。疼痛的程度不等，由轻至剧痛，需要服止痛药或必须停止放疗。剧痛者应该输液维持营养，部分患者可给予静脉滴注抗生素与小剂量肾上腺皮质激素。同时消除患者误认为病情加重的思想负担，要向患者解释其原因。

3. 气管反应 表现为干咳或黏稠痰不容易咳出，一般发生在照射剂量达到3 000～4 000cGy时。放疗一定剂量后气管上皮的纤毛脱落，使排痰功能下降，加之放疗中黏稠分泌物增多，会加剧咳嗽。严重者可适当给予抗生素静脉滴注，同时应用止咳祛痰药。

4. 放射性肺炎 详见第二十七章。

5. 放疗中的进食梗阻问题 放疗中有部分患者的进食梗阻不缓解反而加剧，严重者可发生进食完全梗阻。在照射剂量为3 000cGy前发生的梗阻加重往往是放疗引起的食管黏膜水肿，或伴有病变区的炎症，可以适当地使用抗生素，随着放疗水肿反应消失或瘤体缩小，梗阻可以缓解。在照射4 000cGy后出现的梗阻，尤其是缓慢的进行性加剧者，常常是由于病变区纤维化增加及收缩所造成，放疗前X线片上病变有明显扭曲者更容易发生梗阻症状加剧，药物治疗往往无效(合并炎症者除外)。可考虑采用预先放置鼻饲管的办法，鼻饲管不会影响放疗。一旦带着鼻饲管仍能用口吃流汁饮食(食物从鼻饲管外与食管腔内的窄缝中流入胃)，既可拔去鼻饲管。

6. 放疗中的食管穿孔问题 食管癌穿孔是食管癌发展过程中的严重并发症，如肿瘤已侵犯食管全层和临近结构，尤其伴有深溃疡者，如不给予治疗，迟早都可能发生食管穿孔和大出血。肖泽芬等报道，277例食管癌穿孔患者中有62.2%的患者在3个月内死亡，81.5%的患者在6个月内死亡，生存时间与穿孔的性质和部位有关。食管癌放疗者多是晚期患者，肿瘤已穿透食管壁或外侵至临近组织器官。正常情况下，放疗中因肿瘤死亡造成的缺损部分，正常组织会及时修补，这种患者的临床表现常伴有胸背痛，少数患者还有发热及白细胞计数升高。食管癌小的穿孔如果没有及时发现并加以控制，进而形成各种瘘。例如食管-气管瘘、主动脉瘘、纵隔瘘或肺脓肿等，往往是致命性的。为了防止或减少放疗过程中的食管穿孔，对放疗前X线片上有穿孔征象者(如大的溃疡龛影、尖刺突出、扭曲成角等)，以及有明显胸背疼痛者应该特别注意，因其穿孔机会较多。在放疗中要加强动态观察，每周拍摄X线食管片一次，观察穿孔前征象的变化。

减少穿孔的处理：①适当地降低放疗总剂量或减慢照射速度；②放疗中可考虑短期使用抗生素，防止或减少炎症引起的破坏作用；③对长期入量不足、营养不佳者，应积极补充能量及蛋白质，贫血者可考虑输血，采用各种方法提高组织的修复能力；④给予蛋白合成剂，如肌内注射苯丙酸诺龙、口服甲地孕酮等；⑤有活动性肺结核、糖尿病者，放疗中同时给予积极治疗。

第十一节 疗效与预后

食管癌总的治愈率并不乐观，5年生存率<10%，即使那些认为可以治愈的病例，其5年生存率也仅有20%左右，中位生存时间为18个月。在已经诊断的食管癌中仅有20%的患者病变局限，可以行根治性治疗，而80%的患者不能手术治疗。单独放疗食管癌的5年生存率为0～15%。非手术治疗的同步放化疗的5年生存率为26%。食管癌化疗以5-Fu+顺铂方案认为是可以接受的化疗方案，也是应用最普通的方案，有效率为20%～50%。

许多因素影响食管癌治疗的选择和预后。肿瘤分期是食管癌治疗方法选择的最重要依据，也是重要的预后因素。Ⅰ期食管癌无论是手术或者放疗，5年生存率均已>60%，可见提高食管癌治疗效果的关键是早期诊断和早期治疗。肿瘤的部位是影响食管癌预后的重要因素。位于食管上1/3的肿瘤预后好于下2/3的肿瘤。肿瘤的大小是影响食管癌预后的重要因素。肿瘤<5 cm往往为局限性，肿瘤>5 cm在诊断时一般不能根治性切除，有约75%出现远处转移。和淋巴结转移一样，肿瘤的浸润深度也是独立的预后因素。出现远处转移的患者常常不能治愈。女性食管癌的预后比男性好。种族可能是一个预后因素，白种人患食管癌的预后可能好于黑种人。年龄显著影响预后，年龄>65岁的患者预后更差。体重下降和一般情况差的患者预后差，肿瘤出现深溃疡、窦道形成和瘘形成的预后更差。

在常规放疗技术的条件下，食管癌单独放疗的5年生存率为8%～17%(表28-11)。实际上早期食管癌手术和放疗的疗效已无明显差异。Shioyama等，最近报道一组Ⅰ期食管癌的放疗结果。29例Ⅰ期食管癌均为鳞癌，其中17例单独放疗，12例放化综合治疗，化疗方案为顺铂加5-Fu，12例加腔内放疗，中位放疗剂量为60.6 Gy，每次2 Gy。结果5年生存率为62%，5年局部控制率为44%。Heitetsu等，在2005年报道因医学原因不能手术的Ⅰ期食管癌的5年生存率为58.9%，疾病特异性生存率为80%。而Ⅰ期食管癌外科手术切除的5年生存率为64.5%，10年生存率为44.7%。

表28-11　食管癌单纯放疗的疗效

研究者	年份	病例数	剂量	2年生存率(%)	5年生存率(%)
Pearson	1977	288	50 Gy/4周(2.5 Gy/次)	17	
Beatty等	1979	344	40～50 Gy	21	0
Schuchmann等	1980	127	>4 500 cGy		0
Newaishy等			<3500 cGy		0
Okawa等	1982	444	50～55 Gy		9
de Ren等	1989	288			9
朱孝珍等	1989	678	60～69 Gy	11.4	8
	1988	2 722	70 Gy/7周		8.8
吴开良等	2009	30	66 Gy/33次(3D-CRT)	69	31

(吴开良)

参考文献

[1] 傅小龙，王群. 食管癌. 见：汤钊猷主编. 现代肿瘤学. 第三版. 上海：复旦大学出版社，2011：792-844.

[2] 李文华，杨仁杰，赵廷常主编. 食管影像诊断. 北京：人民卫生出版社，2002：44-51.

[3] 刘复生，周传农. 食管癌的病理学. 见：黄国俊，吴英恺主编. 食管癌和贲门癌. 上海：上海科学技术出版社，1990：62.

[4] 施学辉. 食管癌. 见：刘泰福主编. 现代放射肿瘤学. 上海：复旦大学出版社，2001：355.

[5] 钱浩，吴开良主编. 实用胸部肿瘤放射治疗学. 上海：复旦大学出版社，2007：271-388.

[6] 肖泽芬，杨宗贻，吕宁，等. 放射治疗食管癌穿孔因素的分析. 中华放射肿瘤杂志，1997，6：218-220.

[7] 肖泽芬. 食管癌. 见：殷蔚伯，谷铣之主编. 肿瘤放射治疗学. 第三版. 北京：中国协和医科大学出版社，2002：598-620.

[8] 万均，高淑珍，郭宝仲，等. 食管癌放射剂量研究的远期结果. 中国放射肿瘤杂志，1990，4：2.

[9] 汪楣，谷铣之，黄国俊，等. 食管癌术前放射治疗的前瞻性临床研究. 中华放射肿瘤杂志，2001，10：168-172.

[10] 肖泽芬，苗延浚，王亚非，等. 食管癌腔内放射治疗技术的改进. 中华放射肿瘤杂志，2000，19：29-32.

[11] Akutsu Y，Uesato M，Shuto K，et al. The overall prevalence of metastasis in T1 esophageal squamous cell carcinoma：a retrospective analysis of 295 patients. Ann Surg，2013，257：1032-1038.

[12] Cai WJ, Xin PL. Pattern of relapse in surgical treated patients with thoracic esophageal squamous cell carcinoma and its possible impact on target delineation for postoperative radiotherapy. Radiother Oncol, 2010, 96: 104-107.

[13] Cooper JS, Guo MD, Herskovic A, et al. Chemoradiotherapy of locally advanced esophageal cancer: long-term follow-up of a prospective randomized trial (RTOG 85-01). Radiation Therapy Oncology Group. JAMA, 1999, 281: 1623-1627.

[14] Ding X, Zhang J, Li B, et al. A meta-analysis of lymph node metastasis rate for patients with thoracic oesophageal cancer and its implication in delineation of clinical target volume for radiation therapy. Br J Radiol, 2012, 85: e1110-e1119.

[15] Gaspar LE, Nag S, Herskovic A, et al. American Brachytherapy Society (ABS) consensus guideline for brachytherapy of esophageal cancer. Int J Radiat Oncol Biol Phys,1997, 38: 127.

[16] Huang W, Li B, Gong H, et al. Pattern of lymph node metastases and its implication in radiotherapeutic clinical target volume in patients with thoracic esophageal squamous cell carcinoma: a report of 1077 cases. Radiother Oncol, 2010, 95: 229-233.

[17] Isacsson U, Lennernas B, Grusell E, et al. Comparative treatment planning between proton and X-ray therapy in esophageal cancer. Int J Radiat Oncol Biol Phys, 1998, 41: 441-450.

[18] Jun Xing, Yijun Luo, Xiaoli Wang, et al. Anatomic distribution of supraclavicular lymph node in patients with esophageal cancer. Onco Targets Therapy, 2016, 9: 5803-5808.

[19] Li M, Liu Y, Xu L, et al. Computed tomography-based distribution of involved lymph nodes in patients with upper esophageal cancer. Curr Oncol, 2015, 22:e178-e182.

[20] Liu Q, Cai XW, Wu B, et al. Patterns of failure after radical surgery among patients with thoracic esophageal squamous cell carcinoma: implications for the clinical target volume design of postoperative radiotherapy. PLoS One, 2014, 9: e97225.

[21] Mariette C, Dahan L, Mornex F, et al. Surgery alone versus chemoradiotherapy followed by surgery for stage Ⅰ and Ⅱ esophageal cancer: final analysis of randomized controlled phase Ⅲ trial FFCD 9901. J Clin Oncol, 2014, 32: 2416-2422.

[22] Minsky BD, Neuberg D, Kelsen DP, et al. Final report of intergroup trial 0122 (ECOG PE-289, RTOG 90-12): phase Ⅱ trial of neoadjuvant chemotherapy plus concurrent chemotherapy and high-dose radiation for squamous cell carcinoma of the esophagus. Int J Radiat Oncol Biol Phys, 1999, 43: 517-523.

[23] Oppedijk V, van der Gaast A, van Lanschot JJ, et al. Patterns of recurrence after surgery alone versus preoperative chemoradiotherapy and surgery in the CROSS trials. J Clin Oncol, 2014, 32: 385-391.

[24] Robb WB, Messager M, Dahan L, et al. Patterns of recurrence in early-stage oesophageal cancer after chemoradiotherapy and surgery compared with surgery alone. Br J Surg, 2016, 103: 117-125.

[25] Sakai M, Suzuki S, Sano A, et al. Significance of lymph node capsular invasion in esophageal squamous cell carcinoma. Ann Surg Oncol, 2012, 19: 1911-1917.

[26] Sandler RS, Nyren O, Ekbom A, et al. The risk of esophageal cancer in patients with achalasia: a population-based study. JAMA, 1995, 274: 1359.

[27] Shapiro J, van Lanschot JJ, Hulshof MC, et al. Neoadjuvant chemoradiotherapy plus surgery versus surgery alone for oesophageal or junctional cancer (CROSS): long-term results of a randomised controlled trial. Lancet

Oncol，2015，16：1090-1098.

[28] Shohei K，Hirohiko T H. Proton beam therapy with high-dose irradiation for superficial and advanced esophageal carcinomas. Clin Cancer Research，2003，9：3571-3577.

[29] Sjoquist KM，Burmeister BH，Smithers BM，et al. Survival after neoadjuvant chemotherapy or chemoradiotherapy for resectable oesophageal carcinoma：an updated meta-analysis. Lancet Oncol，2011，12：681-692.

[30] Tai P，Van Dyk J，Yu E，et al. Variability of target volume delineation in cervical esophageal cancer. Int J Radiat Oncol Biol Phys，1998，42：277-288.

[31] Tanabe T，Kanda T，Kosugi S，et al. Extranodal spreading of esophageal squamous cell carcinoma：clinicopathological characteristics and prognostic impact. World J Surg，2007，31：2192-2198.

[32] Urba SG，Orringer MB，Turrisi A，et al. Randomized trial of preoperative chemoradiation versus surgery alone in patients with locoregional esophageal carcinoma. J Clin Oncol，2001，19：305-313.

[33] Vrieze O，Haustermans K，de Wever W，et al. Is there a role for FGD-PET in radiotherapy planning in esophageal carcinoma? Radiother Oncol，2004，73：269-275.

[34] Wu KL，Chen GY，Xu ZY，et al. Three-dimensional conformal radiation therapy for squamous cell carcinoma of the esophagus：a prospective phase Ⅰ/Ⅱ study. Radiother Oncol，2009，93:454-457.

[35] Wu VW，Sham JS，Kwong DL. Inverse planning in three-dimensional conformal and intensity-modulated radiotherapy of mid-thoracic oesophageal cancer. Br J Radiol，2004，77:568-572.

[36] Wang XL，Luo YJ，Li MH，et al. Recurrence pattern of squamous cell carcinoma in the midthoracic esophagus：implications for the clinical target volume design of postoperative radiotherapy. Onco Targets Therapy，2016，9：6021-6027.

[37] Xiao ZF，Yang ZY，Liang J，et al. Value of radiotherapy after radical surgery for esophageal carcinoma：a report of 495 patients. Ann Thorac Surg，2003，75:331-336.

第二十九章 胸腺肿瘤

第一节 概　　述

一、纵隔与胸腺解剖

（一）纵隔分区

最近，国际胸腺恶性肿瘤兴趣小组（International Thymic Malignancy Interest Group，ITMIG）将纵隔划分为3个区，即血管前区、脏器区和脊柱旁区。各区的界限及主要内容物见表29-1。

表29-1　纵隔的分区及主要内容物

分区	界限	主要内容物
血管前区	上界：胸腔入口 下界：横膈膜 前界：胸骨 侧界：壁层胸膜反折（纵隔侧），双侧胸廓内动脉、静脉及上、下肺静脉的内侧缘 后界：心包前缘，沿上腔静脉、升主动脉前缘及主动脉弓，上、下肺静脉侧缘	胸腺、脂肪组织、淋巴结、左侧头臂静脉
脏器区	上界：胸腔入口 下界：横膈膜 前界：前纵隔后界 后界：降主动脉前缘与每一椎体前缘向后1 cm垂直连接线	无脉管：气管、主支气管、食管 脉管：心脏、升主动脉、上腔静脉、心包内肺动脉
脊柱旁区	上界：胸腔入口 下界：横膈膜 前界：中纵隔前界 后侧界：胸椎横突侧缘至胸壁后缘的垂直线	脊柱旁软组织

（二）胸腺解剖

胸腺位于上纵隔前方，上至颈部甲状腺下缘，下至第4肋软骨水平，有时达第6肋软骨平面；前方紧贴胸骨，后方自上而下贴附于气管、无名静脉、主动脉弓和心包。胸腺分为两侧叶和中间峡叶，每一腺叶被结缔组织分隔成若干小叶。胸腺大体呈三角形或锥体形，下宽而上尖。胸腺分为颈、胸两个部分。颈部包括甲状胸腺韧带和胸腺体；胸部位于胸骨柄和胸骨体后方，借疏松结缔组织与之相连。在上纵隔，胸腺覆盖右心房和部分上腔静脉，紧贴无名静脉，尤以左无名静脉为甚；胸腺与心包紧密粘连，但与纵隔胸膜粘连疏松。

二、纵隔与胸腺肿瘤流行病学

1. 纵隔肿瘤发生率　神经源性肿瘤占25.3%，胸腺肿瘤占23.3%，淋巴瘤占15.3%，生殖细胞肿瘤占12.2%，内分泌肿瘤占7.8%，间质肿瘤占7.3%，其他占9.6%。

2. 纵隔各区的主要病变

(1) 血管前区病变：主要病变有胸腺异常（囊肿、增生、肿瘤如胸腺瘤、胸腺癌、类癌）、精原细胞瘤、淋巴瘤、转移性淋巴结病和胸腔内甲状腺肿。

(2) 脏器区病变：主要病变有淋巴瘤、转移性淋巴结病、前肠囊肿、气管和食管肿瘤，偶尔有心脏、心包病变（如心包囊肿）、大血管病变（胸主动脉瘤）等。

(3) 脊柱旁区病变：主要病变有：来源于神经节的神经源性肿瘤，偶尔有椎旁感染性疾病和外伤病变。

3. 胸腺肿瘤发生率　胸腺肿瘤为临床少见肿瘤，年发病率为1.5/10万。其病程发展缓慢，病理类型复杂，缺乏前瞻性和随机对照研究，治疗策略往往存在争议。

三、胸腺肿瘤病理

(一) 生长与扩展

胸腺瘤多数呈膨胀性生长，有完整包膜，包膜可与周围组织有不同程度的纤维性粘连。有相当部分的胸腺瘤呈浸润性生长，占总数的28%～67%，可直接侵犯周围组织和器官，如胸膜、心包、纵隔脂肪组织、膈肌、心脏、胸壁、气管、纵隔大血管和主要神经、肺门淋巴结，以及向颈部延伸侵犯甲状腺等。心包腔受累可出现不等量的心包积液。有报道未能切除的胸腺癌组织穿过膈肌向下延伸到肝右叶表面、肾后、主动脉旁软组织、腹腔动脉干周围软组织和脊髓。此种向膈肌下的直接侵犯需依靠CT检查始能辨明，否则难以估计。

(二) 淋巴结转移

淋巴结转移不如直接侵犯多见。好发转移的淋巴结依次为纵隔淋巴结、肺门淋巴结、颈部淋巴结、锁骨上淋巴结、腋窝淋巴结、肠系膜淋巴结、肝门淋巴结、腹股沟淋巴结等。淋巴结转移可由淋巴引流而来，亦可经血行转移。

ITMIG建议，将胸腺肿瘤淋巴结转移分为N1、N2和N3组，N1为转移至前纵隔淋巴结，N2为转移至前纵隔外的其他胸腔淋巴结，N3为前斜角肌及锁骨上淋巴结转移。

(三) 血行转移

转移器官和组织依次为肺、肝、骨（躯干骨和肢体长骨）、肾、脑、脾、肾上腺、睾丸、乳腺、卵巢、阑尾、前列腺、心肌、胃胰、腹壁等。肺转移多见，常为直接侵犯，亦可来自血行转移。脑干、脑神经和周围神经转移者偶见报道。

(四) 胸腺肿瘤的组织病理学分型

1. 1999年WHO推荐的胸腺肿瘤组织病理学分型

A型：肿瘤由大量新生的梭形或卵圆形胸腺上皮细胞组成，缺少核异形性，不伴或伴有极少非肿瘤性淋巴细胞。

AB型：肿瘤灶内有A型胸腺瘤的特征，又混合有病灶区大量淋巴细胞。

B1型：肿瘤与正常功能的胸腺相似，含有大块外观几乎不能区分的正常胸腺皮质，且该区域有类似胸腺髓质的区域。

B2型：肿瘤内主要以淋巴细胞为主，肿瘤性上皮细胞显示为分散水肿细胞，其核仁为特征性水泡样。通常可以见到血管周围间隙，还可以观察到血管周围的肿瘤细胞排列成栅栏状。

B3型：主要由圆形或多边形上皮细胞组成，表现出没有或轻度异形，其中混有轻度异形淋巴细胞成分，导致肿瘤性上皮细胞片状生长。

C型：表现出明确的细胞学异形性和不再特属于胸腺细胞的结构特征，而是与其他器官见到的癌相似。此型胸腺肿瘤缺乏成熟淋巴细胞，即使存在成熟的淋巴细胞，通常也混有浆细胞。

2. 胸腺癌分类　角化或未角化型上皮癌、淋巴上皮细胞样癌、肉瘤样癌、透明细胞癌、基底细胞样癌、黏液上皮样癌、未分化癌。

第二节　临床表现与诊断

一、临床表现

无症状者占24%～40.7%，大多经体检时拍摄X线胸片或者CT检查才被发现。有症状者，其症状期自1个月至5年，中位症状期为半年。症状主要表现为咳嗽、气急、胸痛、上腔静脉受压表现、胸闷、声音嘶哑（喉返神经受累）、吞咽困难、颈部肿块等。

肿瘤主要位于前纵隔，极少数位于中纵隔或后纵隔。在前纵隔，绝大多数位于中部，次之为上部，极少为下部。左、右胸腔例数相似，位于正中者

<6%。肿物巨大时可位于前纵隔的上中部或中下部，甚至全部，有时肿块极大而占满全胸腔。

吴开良等报道的259例胸腺瘤的临床特征为：男166例，女93例，中位年龄45岁（10～76岁）。临床表现中无症状或者在体检中发现59例（22.7%），咳嗽55例，胸痛43例，上腔静脉压迫症14例，重症肌无力48例，其他症状40例（包括气急、胸闷、声音嘶哑等）。

一些患者因为肿瘤伴发综合征而发现胸腺瘤。与胸腺瘤有关的肿瘤伴发综合征有：①重症肌无力，表现为肌肉无力和容易疲劳，最常见的症状是眼睑下垂和复视，而后出现吞咽困难、说话不利和四肢无力；可出现呼吸肌无力，一般很明显，常可危及生命。临床上可分为4型，即眼肌型、全身型、重症型和暴发型。②单纯红细胞再生障碍（PRCA），胸腺瘤合并PRCA者较少，主要症状由贫血所引起，主要药物为肾上腺皮质激素。③胸腺瘤尚可合并库兴综合征、低丙种球蛋白血症、系统性红斑狼疮、甲状腺疾病及甲状旁腺功能亢进。

二、诊断

胸部CT表现为前上纵隔肿块，一般为圆形或椭圆形致密阴影，边界清晰，偶见瘤内钙化。肿块紧贴于胸骨后，可有胸骨破坏，也多见于主动脉弓附近。极少数胸腺瘤因胸腺异位而见于颈部、甲状腺内、肺内、肺门处、后上纵隔、气管后、右肺上下叶间隙的纵隔面等。

病理诊断是胸腺肿瘤的金标准。病理诊断的来源常为手术后病理诊断，少数病例通过纵隔肿块穿刺活检，或者纵隔镜活检。

三、鉴别诊断

原发性胸腺肿瘤少见，故需慎重排除纵隔其他肿瘤，如恶性淋巴瘤（包括淋巴肉瘤和霍奇金病），肺、肾、胰腺、胃肠道原发癌的纵隔与胸腺转移。胸腺肉芽肿常误诊为胸腺瘤。病理免疫组织化学特殊染色有利于鉴别胸腺肿瘤和其他病变，其特点见表29-2。

表29-2 纵隔肿瘤免疫组织化学染色特点

项目	cytokeratin	CD3 CD45	CD99 Tdt. CD1a	CD20	CD117 CD5 CD70 EMA	synaptophysin chromogranin CD56	Oct34 AFP CD30 PLAP	TTF-1 Napsin surfactant apopotein
胸腺瘤	+	+	+	－	－	－	－	－
胸腺增生	+	+	+	+	－	－	－	－
胸腺癌	+	+	－	－	+	+/－	－	－
神经内分泌肿瘤	+	－	－	－	－	－	－	+
淋巴瘤	－	+	+	+	－	－	+（CD30）	
精原细胞瘤	+/－	－	－	－	－	－	－	+
转移性肿瘤	+/－	－	－	－	－	+/－	－	+

注：cytokeratin：细胞角蛋白；synaptophysin：突触素；chromogranin：嗜铬粒蛋白；Napsin surfactant apopotein：Napsin表面载脂蛋白。

四、临床病理分期

胸腺瘤目前尚无统一的临床分期标准，目前使用最普遍的标准是Masaoka-Koga分期。

Ⅰ期：肿瘤包膜完整，镜下无包膜外侵，或虽有包膜侵犯，但未突破包膜，或包膜缺损但未侵犯邻近组织。

ⅡA期：镜下浸润包膜。

ⅡB期：肿瘤侵入正常胸腺或胸腺周围脂肪组织，或与纵隔胸膜或心包有粘连，但未突破纵隔胸膜或心包，镜下肿瘤未侵入纵隔胸膜或心包纤维层。

Ⅲ期：镜下证实肿瘤侵入邻近器官。

ⅣA期：胸膜或心包转移。

ⅣB期：淋巴结或者血行转移。

最近，ITMIG推出胸腺肿瘤TNM分期，临床上可试用。

第三节　胸腺瘤治疗

一、手术治疗

手术是胸腺瘤治疗的基石。几乎100%的Ⅰ期胸腺瘤和绝大多数Ⅱ期胸腺瘤能够完全切除，有50%左右的Ⅲ期胸腺瘤和25%的Ⅳ期胸腺瘤也能完全切除。手术切除后胸腺瘤患者总的5年生存率很高。Ⅰ期、Ⅱ期患者的10年生存率分别为90%和70%，Ⅲ期和ⅣA期患者的10年生存率为55%和35%。Ⅰ期、Ⅱ期、Ⅲ期和Ⅳ期患者的15年总生存率分别为78%、73%、30%和8%。

肿瘤切除的完整性是胸腺瘤患者长期生存的主要预后因素，完全切除的胸腺瘤有更好的生存，Ⅲ期胸腺瘤完全切除后长期生存率和Ⅰ期胸腺瘤相似。肿瘤全部切除仅3%～4%复发，复发肿瘤多能再度完全切除。吴开良报道的259例胸腺瘤，手术方式分为完全性切除、不完全性切除和仅做活检3种，其中完全性切除179例(69%)，不完全性切除62例(24%)，仅做活检18例(7%)。手术中发现肿瘤外侵139例，其中心包侵犯37例，大血管侵犯26例，胸膜侵犯16例，肺侵犯22例，其他部位侵犯14例，广泛侵犯24例，手术后有肉眼残留72例。在Ⅰ期患者中有2例存在瘤旁粘连。

将近1/3胸腺瘤患者在诊断时已经为局部进展期而不能够手术治疗。局部晚期胸腺瘤的术前化疗有效率>50%。两项最大的试验显示CAP方案和EP方案的有效率分别为50%和56%。这两种方案耐受性较好，主要的不良反应是3～4级血液系统毒性反应。已有的证据表明，术前化疗或者放、化疗可能改进局部进展期胸腺瘤患者的手术切除率和治疗结局，详见表29-3。

表29-3　胸腺瘤诱导治疗结果

作者	年份	患者数	化疗方案	有效率(%)	R0切除(%)	pCR(%)
Bretti等	2004	25	EP或ADOC	72	44	8
Venuta等	2003	15	EAP	67		7
Jacot等	2005	5	CAP	80	20	
Macchiarini等	1991	7	EAP	100	57	
Kim等	2004	22	PAC+泼尼松	77	76	38
Rea等	1993	16	ADOC	100	69	31
Kunitoh等	2010	21	ADOC	62	43	14

注：P、D：顺铂；A：多柔比星；C：环磷酰胺；O：长春新碱；E：依托泊苷。

二、术后放疗

放疗在胸腺瘤的治疗上占有重要的地位。虽然缺乏临床随机对照研究，但现有的回顾性研究表明，术后放疗在有选择性的胸腺瘤患者中有治疗获益。20世纪80年代的研究曾推荐各期胸腺瘤患者无论是否完全切除都应该行术后放疗。最近的研究集中在哪期肿瘤或者哪种肿瘤切除的患者可以从术后放疗中获益。

Awad等对Ⅰ期完全切除的患者随访了32年，发现复发率为2%～3%，因而认为此期患者不可能从术后放疗中获益。来自中国医学科学院肿瘤医院的一项小样本的随机临床试验也显示，术后放疗对于Ⅰ期患者无生存获益。其他研究也显示，术后放疗对于Ⅰ期患者无治疗获益。由于不做辅助放疗的复发率也很低，故对完全切除后的Masaoka Ⅰ期胸腺瘤不建议做手术后放疗。也有少数作者认为，在Ⅰ期胸腺瘤有瘤旁粘连的患者中有19%出现复发，显著高于无瘤旁粘连的Ⅰ期胸腺瘤。Pollack等，在11例Ⅰ期胸腺瘤中观察到有2例复发，作者提倡对于直径较大的Ⅰ期胸腺瘤或者有瘤旁胸膜粘连的患者应该给予术后放疗。Cowen等发现，有瘤旁粘连的患者接受放疗后未出现失败。

而对于Ⅱ期和Ⅲ期或者未接受完整切除的患者，肯定可以从术后放疗中获益。SEER登记资料的回顾性研究($n=901$)显示，术后放疗对于Ⅰ期患者无治疗获益，但对于Ⅱ期和Ⅲ期患者可以显著提高总生存率，特别是非完全摘除的患者。

对于完全切除的Ⅱ期或者Ⅲ期患者是否需要放疗仍然存在争议。Mangi等报道155例胸腺瘤术后辅助放疗的结果，49例为Ⅱ期的患者中有14例进行了放疗，35例没有进行放疗，所有病例均为完全切除，增加术后放疗并没有显著改善Ⅱ期胸腺瘤的局部控制率和远地转移率。作者认为大多数Ⅱ期胸腺瘤不需要术后放疗，在完全切除后随访即可。Curran等，报道Ⅱ期和Ⅲ期胸腺瘤 R_0 切除后未行术后放疗者的5年复发率为47%，而行术后放疗的患者未见复发。回顾性分析研究显示，在Ⅱ期切缘阴性的患者中，术后放疗无治疗获益。而Ⅲ期胸腺瘤 R_0 切除后术后放疗并没有减少局部复发或者远处转移。在一项荟萃分析中，作者收集了13项回顾性研究共592例患者，结果显示术后放疗对于Ⅱ期和Ⅲ期完全切除的胸腺瘤在减少复发上无治疗获益。Utsumi等发表了一组包括324例胸腺瘤手术治疗的患者，其中119例患者行术后放疗。根据WHO组织学分型和Masaoka分期进行分析，作者认为Masaoka分期Ⅰ期和Ⅱ期及WHO A型、AB型和B1型不应该接受辅助放疗；Masaoka分期Ⅲ期和Ⅳ期及WHO B2和B3型不管是否接受术后放疗，其疾病特异性生存率也无显著性差异。因此，对于完全切除的Ⅱ期和Ⅲ期胸腺瘤术后辅助放疗的价值仍然存在争议。

虽然对术后放疗的指征还没有循证医学的证据支持，在业界已有相对一致的意见，即对Ⅰ期患者不建议术后放疗；对Ⅱ期及其以上的患者，不论是否完全切除，仍然建议采用术后放疗；对不完全切除的Ⅲ期和Ⅳ期胸腺瘤患者，术后放疗是标准治疗。

对完全切除的病例，如果采用常规分割放疗，总剂量为50 Gy；对于不完全切除和大块肿瘤残留的病例，总剂量应该>60 Gy。为减少正常组织并发症和提高肿瘤照射剂量，应该采用三维适形和调强放疗技术。

三、局部晚期不能手术患者的放、化疗联合治疗

多种药物单药使用对胸腺瘤有效。小样本的临床Ⅱ期试验观察了单药化疗对进展期胸腺瘤的疗效，这些药物包括顺铂、多柔比星、白细胞介素-2、培美曲塞和异环磷酰胺等。20世纪70年代和80年代，多数报道认为，以铂类和多柔比星为基础的化疗有效。ECOG（Eastern Cooperation Oncology Group）于1993年最早报道了一项Ⅱ期临床研究结果，评估了顺铂(50 mg/m^2，每3周一疗程)单药化疗，21例局部进展或转移的胸腺瘤入组，结果2例(10%)患者获得PR，无CR的患者的中位生存时间为76周，2年生存率39%。Highley等研究了异环磷酰胺单药化疗侵袭性胸腺瘤，13例患者中有5例获得了CR，1例PR，总有效率为46.2%，5年生存率为57%。从20世纪80年代开始，联合化疗开始用于进展期胸腺瘤。在最大的一组联合化疗临床试验中，应用CAP联合化疗方案，在30例可评估的转移或者复发的患者中，有效率为50%，中位生存时间为11.8个月。在另一项单中心试验中，Fornasiero等报道37例Ⅲ/Ⅳ胸腺瘤患者，应用CAP化疗方案，有效率为92%，中位生存时间为15个月。虽然最佳的化疗方案尚未获得，但多数学者认为以铂类为基础的化疗方案效果最佳。多个Ⅱ期临床试验显示，含铂类和多柔比星联合化疗方案的客观有效率为32%～92%(表29-4)，该方案也是目前临床上最常用的联合化疗方案。

表29-4 以铂类为基础的联合化疗方案治疗胸腺瘤的疗效

作者	年份	化疗方案	病例数(例)	CR+PR(%)	生存期(年)
Loehret等	1994	PAC	30	50	3.2
Shin等	1998	PAC+泼尼松	12	92	—
Formasiero等	1991	ADOC	32	90	1.25
Berruti等	1993	ADOC	16	81	4

续表

作者	年份	化疗方案	病例数(例)	CR+PR(%)	生存期(年)
Loehret 等	2001	VIP	28	32	2.5
Giaccone 等	1996	EP	16	56	4.3
Lemma 等	2008	卡铂+泰素	44	35	—
Loehrer 等	1997	PAC+放疗	23	70	5 年生存率 52.5%
Berruti 等	1999	ADOC+放疗	16	81	中位 OS 47.5 个月

注：P、D:顺铂；A:多柔比星；C:环磷酰胺；O:长春新碱；E、V:依托泊苷；I:异环磷酰胺。

第四节　胸腺癌治疗

胸腺癌是一种较少见的恶性肿瘤，占所有纵隔肿瘤的 2.7%，占胸腺上皮肿瘤的 5%～36%。胸腺癌来源于胸腺上皮，生物学行为显示为恶性肿瘤的表现，其预后有别于胸腺瘤和胸腺其他类型的肿瘤。与胸腺瘤相比，疾病进展更快，局部控制率和生存率更差。胸腺癌在组织学上表现为明显不同于胸腺瘤的恶性生物学行为。由于其发病率低，临床经验的获得有限。

原发性胸腺癌的组织学类型有鳞癌、梭形细胞癌、淋巴上皮癌、透明细胞癌、腺样囊性癌(可包括基底细胞样癌)、黏液表皮样癌和腺鳞癌。2016 年，杨瑜等在中华医学会放疗年会上报道 171 例胸腺癌患者的临床特征和预后因素分析，共收集了 1970 年 10 月至 2014 年 11 月复旦大学附属肿瘤医院收治的经病理组织学证实的 171 例胸腺癌患者的临床资料。中位年龄 51 岁(9～86 岁)，男性 128 例，女性 43 例。采用 Masaoka 分期标准为Ⅰ期者 3 例(1.7%)、ⅡA 期 6 例(3.5%)、ⅡB 期 13 例(7.6%)、Ⅲ期 67 例(39.2%)、ⅣA 期 14 例(8.2%)和ⅣA 期 68 例(39.8%)。有症状者 117 例(68.4%)，无症状者 54 例(31.6%)。病理类型主要为鳞癌(144 例，84.2%)，其他病理类型包括神经内分泌癌(14 例，8.2%)、腺癌 (5 例，2.9%)、淋巴表皮样癌 (4 例，2.3%)、类癌(2 例，1.2%)、黏膜表皮样癌(1 例，0.6%)和透明细胞癌 (1 例，0.6%)。外科完全切除 41 例(24%)，不完全切除 81 例(47.4%)，仅活检 49 例(28.6%)。接受手术后放疗或者非手术放疗 134 例(78.4%)，接受化疗 104 例(78.4%)。中位随访时间为 30 个月(3～141 个月)。171 例胸腺癌患者的中位生存时间为 64 个月，5 年和 10 年的总生存率分别为 51.5% 和 22.6%，Ⅰ期、ⅡA/B、Ⅲ期和ⅣA/B 期胸腺癌的 5 年总生存率分别为 100.0%、91.7%、60.0% 和 34.9%。多因素分析显示手术切除、Masaoka-Koga 分期和是否放疗是胸腺癌的独立预后因素。

复旦大学附属肿瘤医院报道的另一组 51 例胸腺癌临床特点和治疗结果。51 例入组条件为：①组织学证实为胸腺癌。②所有入组者按照 Masaoka 分期标准进行重新分期。Ⅰ期：大体上肿瘤包膜完整，无镜下包膜侵犯。Ⅱ期：肉眼见肿瘤侵犯周围脂肪组织或者纵隔胸膜，镜下有包膜侵犯。Ⅲ期：肿瘤侵犯临近器官(心包、大血管、或者肺)。ⅣA 期：有胸膜或者心包播散。ⅣB 期：淋巴或者血道转移。④有完整的临床资料和随访资料。⑤排除肺、气管、食管和纵隔的原发或转移恶性肿瘤。1970 年 2 月至 2000 年 12 月，51 例胸腺癌病例合乎入组条件进入本研究。其中男性 36 例，女性 15 例，男女之比为 2.4:1，中位年龄 49 岁(16～80 岁)。临床表现中无症状或者在体检中发现 4 例，咳嗽 9 例，胸痛 11 例，胸闷 4 例，气急 4 例，上腔静脉压迫症 5 例，重症肌无力 5 例，其他症状 9 例。病理类型为鳞癌 15 例，腺癌 2 例，类癌 9 例，角化型表皮样癌 1 例，低分化癌 8 例，未分型癌 16 例。按照 Masaoka 分期为Ⅱ期 5 例，Ⅲ期 34 例，ⅣA5 例，ⅣB 期 7 例。本组资料中接受手术治疗 46 例。手术方式分为完全性切除、不完全性切除和仅做活检 3 种，其中完全性切除 19 例，不完全性切除 23 例，仅做活检 4 例。手术中发现肿瘤外侵 51 例(含 2 个以上部位侵犯)，其中心包侵犯 16 例，大血管侵犯 11 例，胸膜侵犯 5 例，肺侵犯 12 例，广泛侵犯 7 例。手术后有肉眼残留 27 例。

Hsuan 等报道 26 例胸腺癌手术后放疗的结

果，放疗剂量为40～70 Gy，5 年总生存率为 77%。本组放疗类型为手术前放疗 1 例，单纯放疗 1 例，手术后放疗 41 例，放疗加化疗 4 例，手术后复发进行放疗 4 例。手术后放疗患者中放疗至手术的中位间隔时间为 45 天(15～120 天)，手术后复发照射 4 例患者的照射时间分别在术后的 6 个月、10 个月、22 个月和 24 个月进行。中位照射剂量为 5 586 cGy(2 250～7 000 cGy)，常规分割每次 1.8～2.0 Gy。放射源为^{60}Co 10 例，6MV 加速器 X 线 38 例，^{60}Co 加电子线照射 3 例。设野方式中单一前野照 21 例，前后对穿照射 15 例，两前斜野加前野 8 例，其他照射野 7 例。

手术后放疗能够取得较好的局部控制率和改进不完全切除胸腺癌的治疗结局。胸腺癌通常在诊断时约有 70%的胸腺癌已经侵入周围器官，30%左右有远地转移。Kiyotaka 等报道一组 12 例胸腺癌患者每周用 CODE 方案(顺铂 25 mg/m^2，长春新碱1 mg/m^2，第 1、2、4、6 周；多柔比星 40 mg/m^2，第 1、3、5、7、9 周；依托泊苷 80 mg/m^2，第 1、3、5、7、9 周。)，总有效率为 42%，中位生存时间为 46 个月，中位无疾病进展生存时间为 5.6 个月，2 年生存率为 58%。作者认为 CODE 方案对不能够切除的进展期胸腺癌可能是有效的方案。Loehrer 等治疗 8 例胸腺癌，应用 VIP 方案(依托泊苷、异环磷酰胺、顺铂)，2 例 PR，2 年生存率为 42%。Lucchi 报道，7 例Ⅲ期胸腺癌应用顺铂、表柔比星和依托泊苷进行新辅助化疗，结果 4 例 CR，3 例 PR，化疗完成后所有患者进行外科切除和术后放疗。作者认为，多学科综合治疗可以改善胸腺癌患者的生存。Koizumi 等，报道在 8 例患者中有 6 例取得 PR，包括 2 例小细胞癌，治疗方案为顺铂、多柔比星、长春新碱和环磷酰胺。由于在以上报道中以铂类为基础的化疗方案，有效率达 46%，有理由认为胸腺癌对以铂类为基础的化疗中度敏感，是合理选择化疗方案的基础。

第五节　胸腺肿瘤分子靶向治疗

生物靶向治疗以其针对性强、不良反应小等优势，逐渐走上肿瘤治疗的舞台，并使部分患者获益。与胸腺瘤相关的基因有表皮生长因子受体、kit、k-ras、Bcl-2、血管内皮细胞生长因子和肿瘤侵袭因子(基质金属蛋白酶和金属蛋白组织抑制剂)等，为靶向治疗提供了分子基础。

伊马替尼是一种口服靶向抑制 c-kit 等多激酶抑制剂。Salter 等用伊马替尼治疗 21 例晚期胸腺癌患者，结果 3 例稳定(SD)，最好的是维持 6 周稳定的中位缓解期，并且试验中没有出现 4 级毒性反应；在治疗的 7 例 B3 型胸腺瘤和胸腺癌中，稳定 2 例，进展(PD)5 例，中位生存时间为 4 个月，疾病进展时间中位数为 2 个月，伊马替尼耐受性很好，但未能观察到影像学反应，在达到预期的 42 例患者之前该研究终止了。

Strobel 等用血管生成抑制剂舒尼替尼治疗 4 例难治性胸腺癌，3 例部分缓解(PR)，4 例稳定(SD)，总生存期为 4～40 个月，且均强表达 c-kit 和 CD5。但没有发现 c-kit 或者 EGFR 突变。

索拉非尼是一种多靶点酪氨酸受体抑制剂，可抑制 PDGFR、c-kit 和 VEGFR 等。索拉非尼的个案报道结果显示可能对胸腺瘤(17 和 11 外显子突变)有效。Li 等报道了 1 例口服索拉非尼的晚期胸腺癌患者，到报道时已经获得了 9 个月的稳定，免疫组化显示肿瘤强表达 c-kit、p53 和 VEGF。SU014813 是一种口服的多激酶抑制剂，37 例实体肿瘤患者(包括 4 例胸腺瘤)参与 SU014813 治疗的Ⅰ期研究，12 例患者对治疗有阳性反应，包括 2 例胸腺瘤患者 PR 分别持续 15.3 个月和 9 个月。

一项用吉非替尼治疗 26 例患者(19 例胸腺瘤，7 例胸腺癌)的Ⅱ期临床试验中，部分缓解 1 例，稳定 15 例，无完全缓解患者。中位肿瘤进展时间为 4 个月(1～17 个月)。不良事件包括呼吸困难、疲劳、贫血、血小板减少、心肌梗死。一项贝伐单抗联合厄洛替尼治疗 18 例复发的胸腺瘤或胸腺癌患者的Ⅱ期临床试验结果显示 11 例患者 SD，没有出现 4 级毒性反应，3 级毒性包括痤疮样皮疹、呼吸困难、疲劳、心包填塞(6%)。

个案报道 HDAC 抑制剂贝利司他(belinostat)和 MGCD0103 在治疗转移性胸腺瘤患者中有效。Ⅱ期临床研究显示，在 41 例复发和转移的胸腺瘤或胸腺癌中(25 例胸腺瘤，16 例胸腺癌)，2 例 PR，25 例 SD，13 例 PD，治疗的耐受性良好，恶心、呕吐、疲劳为主要的不良反应。

ECOG 发起一项奥曲肽(或者联合泼尼松)治疗晚期、无法切除、奥曲肽显像阳性的胸腺肿瘤患者的Ⅱ期研究，有 38 例患者(32 例胸腺瘤，5 例胸腺癌,1 例胸腺类癌)入组,2 个月评估一次,有反应的继续用奥曲肽治疗,进展的停止治疗。有反应的情况包括 2 例 CR,10 例 PR,总反应率为 32%。另有 14 例 SD,12 例 PD。38 例患者最初都是单独用奥曲肽治疗,只有 4 例 PR。21 例患者奥曲肽联合泼尼松,2 例 CR,6 例 PR。不良事件包括中性粒细胞减少症、代谢异常、呼吸困难、贫血及白细胞减少症。1 年和 2 年生存率分别是 86.6%、75.7%,说明在奥曲肽显像阳性的胸腺瘤患者中单独使用奥曲肽是有效的。

Figitumumab 是强有力的 IGF-1R 人单克隆抗体,I 期研究发现对转移性胸腺瘤患者有效。Rajan 等最近发表了 Cixutumumab 治疗 49 例胸腺上皮肿瘤患者(37 例胸腺瘤,12 例胸腺癌)的Ⅱ期临床试验结果:胸腺瘤组 37 例患者中有 5 例 PR,28 例 SD,4 例 PD。胸腺癌组 12 例患者中无 PR,5 例 SD,7 例 PD。最常见的 3～4 级毒性为血糖升高、血脂升高、体重下降、肿瘤性疼痛和高尿酸血症。

PHA-848125-AC 是一种口服的 TrkA、CDK2/Cyclin A抑制剂。一项正在进行的Ⅰ期研究(NCT01011439,NCT01301391)发现 2/3 (包括 B3 型和 C 型)胸腺肿瘤显示为 PR。Wakelee 等报道了 Src 抑制剂塞卡替尼(AZD0530)治疗 21 例晚期胸腺肿瘤患者(14 例胸腺瘤和 7 例胸腺癌)的Ⅱ期研究结果,其中 19 例有反应(包括 8 例 SD),说明患者对治疗能很好耐受。3～4 级不良反应包括中性粒细胞减少、贫血、呼吸困难。

最近在一项舒尼替尼(sunitinib)治疗含铂类化疗失败后的胸腺肿瘤的结果令人鼓舞。25 例胸腺癌,中位随访 17 个月,有 6 例(26%)PR,15 例 SD,2 例 PD;16 例胸腺瘤,1 例 PR, 12 例 SD,3 例 PD。

第六节　疗效与预后

胸腺瘤的预后因子尚未完全建立。外科切除的程度是局部控制和生存期的显著预后因子。Regnard 等分析了 307 例胸腺瘤的预后和长期生存,只有手术切除的完整性是显著的预后因子。多数文献报道,根据 Masaoka 胸腺瘤分期为最显著的预后因子。吴开良报道的胸腺瘤多因素分析显示,Masaoka 分期、手术切除的完整性和性别是影响患者预后的独立因素。

多数文献没有显示组织学分型是显著的预后因子。由于胸腺上皮肿瘤的组织学分类方法很多,胸腺瘤组织学分类的临床意义仍然存在争议。1999 年,WHO 对此类肿瘤进行了统一的分类。Okumura 等回顾性分析了一组病例采用 WHO 分类方法的临床预后意义,在 258 例患者中,侵袭击性胸腺瘤的比例依据 A～B3 依次增加,A、AB、B1、B2、B3 型胸腺瘤的 20 年生存率分别为 100%、87%、91% 、65%、和 38%。多因素分析表明,Masaoka 分期和 WHO 组织学分类是显著的独立预后因子,作者认为 WHO 组织学分类能够真实反映胸腺瘤的肿瘤行为。

国内李鉴等报道 54 例胸腺癌的治疗结果,该组患者中有 10 例进行了手术前放疗,未报告手术后放疗情况,全组 5 年生存率为 44.4%,作者认为肿瘤大小、病理类型、手术方式、是否外侵和术后复发为影响预后的因素。该作者还认为肿瘤包膜是否侵犯和预后关系不大,手术前放疗和手术后放、化疗对预后没有影响。有人认为胸腺类癌较其他类型胸腺癌预后好,病变较早,手术切除率高,但较其他胸部类癌效果差。Blumberg 等报道 43 例胸腺癌治疗结果,其治疗模式多样,认为 Masaoka 分期不能提示预后价值。Kuzukiko 等报道 40 例胸腺癌的治疗结果,5 年和 10 年总生存率分别为 38%和 28%。在单因素分析中肿瘤完全切除、KPS、组织学类型和 Masaoka 分期对总生存率有显著影响,而多因素分析仅肿瘤完全切除、KPS、组织学类型是显著的预后影响因子。在手术后完全切除的患者中进行术后放疗(中位剂量 50 Gy)没有出现局部复发病例。作者认为综合治疗,特别是完全切除加术后放疗,结合或不结合化疗是其治疗模式。

吴开良等报道 51 例胸腺癌的生存和预后,所有患者全部进行了放疗,有 41 例患者进行了术后放疗,5 年生存率为 55%,手术后中位照射剂量 56 Gy的 5 年局部控制率为 84%,提示手术加术后放疗是胸腺癌治疗的一种较合理的治疗模式,单因素分析 Masaoka 分期是影响胸腺癌预后的因素。

(吴开良　范兴文)

参考文献

[1] 吴开良,蒋国梁,茅静芳,等. 259 例胸腺瘤术后放射治疗长期生存结果及预后因素分析.

中华放射肿瘤学杂志，2005，14(6)：467-470.

[2] 吴开良，蒋国梁，茅静芳，等. 51 例胸腺癌治疗结果及影响预后因素分析，中华放射肿瘤学杂志，2006，15(1)：19-22.

[3] 吴开良，蒋国梁，茅静芳，等. 48 例转移复发胸腺瘤的治疗. 中华放射肿瘤学杂志，2007，16 (5)：350-353.

[4] 吴开良，蒋国梁，茅静芳，等. 283 例胸腺瘤的综合治疗结果及预后因素分析. 中华肿瘤杂志，2008，30(1)：69-71.

[5] 吴开良，蒋国梁. 胸腺瘤的治疗现状与争议. 中华肿瘤杂志，2012，34：321-324.

[6] 陈丽珠，吴开良. 胸腺肿瘤分子靶向治疗研究现状. 中国肺癌杂志，2014，17：487-490.

[7] Engel EA. Epidemiology of thymoma and associated malignancies. J Thorac Oncol, 2010, 10: S260-265.

[8] Frank CD. Evalution and treatment of stage Ⅰ and Ⅱ thymoma. J Thoracic Oncol, 2010, 5: S318-S322.

[9] Jeffrey AF, Nan R, Achilles JF, et al. Post-operative radiotherapy after surgical resection of thymoma: differing roles in localized and regional disease. Int J Radiat Oncol Biol Phys, 2010, 76: 440-445.

[10] Jordan S, Patrick JL. The role of chemotherapy in advanced thymoma. J Thoracic Oncol, 2010, 5(10): S357-360.

[11] Korst RJ, Kansler AL, Christos PJ, et al. Adjuvant radiotherapy for thymic epithelial tumors: a systematic review and meta-analysis. Ann Thorac Surg, 2009, 87: 1641-1647.

[12] Masaoka A, Monden Y, Nakahara K, et al. Follow-up study of thymomas with special reference to their clinical stages. Cancer, 1981, 48: 2485-2492.

[13] Philipp S, Peter H, Alexander M. Thymoma and thymiccarcinoma: molecular pathology and target therapy. J Thoracic Oncol, 2010, 5: S286-290.

[14] Rajan A, Carter CA, Berman A, et al. Cixutumumab for patients with recurrent or refractory advanced thymic epithelial tumours: a multicentre, open-label, phase 2 trial. Lancet Oncol, 2014, 15(2): 191-200.

[15] Thomas A, Rajan A, Berman A, et al. Sunitinib in patients with chemotherapy-refractory thymoma and thymic carcinoma: an open-label phase 2 trial. Lancet Oncology, 2015, 16: 177-186.

[16] Tomoki U, Hiroyuki S, Yoshihisa K, et al. Postoperative radiation therapy after complete resection of thymoma has little impact on survival. Cancer, 2009, 115: 5413-5420.

[17] Wu Kai-Liang, Mao Jing-Fan, Chen Gui-Yuan, et al. Prognostic predictors and long-term outcome of postoperative irradiation in thymoma: a study of 241 patients. Cancer Investigation, 2009, 27:1008-1015.

[18] Zhang H, Lu N, Wang M, et al. Postoperative radiotherapy for a stage Ⅰ thymoma: a prospective randomized trial in 29 cases. Chin Med J, 1999, 112:136-138.

第三十章 原发性气管癌

原发性气管癌是指发生于第一气管环至隆突范围内的一类少见肿瘤，占全部恶性肿瘤的1%～3.5%，占上呼吸道肿瘤的2%，在气管支气管肺肿瘤中亦不超过2%。活检资料显示气管与支气管肿瘤之比为1∶100。原发性气管癌的发病率低，每年每百万人中有1～3人发病，考虑可能与气管直径较大、呼吸反射强以及纤毛的有效保护有关，这些特点致使有害物质不易在气管内潴留。近年来，因吸烟、空气污染等原因致使其发病率较前有所上升。

原发性气管癌约一半患者为恶性，且多为低中度恶性，生长缓慢，病程隐匿，早期无特异典型的临床症状而常被误诊。确诊时一般病期较晚，多数患者难以彻底切除或失去手术机会。放疗作为原发性气管癌手术后补充治疗或根治性治疗具有一定的地位。

一、病理

原发性气管癌以鳞癌最常见，占40%～65%；其次为腺样囊性癌，占30%～40%；肉瘤占5%～10%，腺癌为2%～10%，未分化癌占1%～4%。吸烟者以鳞癌多见，不吸烟者以腺样囊性癌多见。Gilbert等指出，气管肿瘤在婴幼儿有93%(40/43例)为良性，而在成人有49.1%(247/503)为恶性。统计国内气管肿瘤的报道发现，良性肿瘤21例，恶性121例，以恶性为主，占85%。井上宏司和石原恒夫统计1978～1984年日本83例气管肿瘤，其中良性18例(22%)，恶性65例(78%)。植田保子指出欧美国家气管良性肿瘤占气管肿瘤的25%～35%。Grillo和Mathisen报道美国麻省总院自1962～1989年27年间共手术治疗原发性气管肿瘤198例，其中良性22例(11%)，恶性176例(89%)，与国内良恶性比例大体相似。在恶性肿瘤中，鳞癌和腺样囊性癌的发病率最多。Grillo等报道原发性气管癌中鳞癌70例(35%)、腺样囊性癌80例(40%)。Li等报道MD. Anderson癌症中心1949～1988年原发气管恶性肿瘤54例，其中鳞癌30例(54.5%)，腺样囊性癌10例(18%)。Hajdu等报道纽约纪念医院1936～1968年治疗41例原发性气管癌，其中鳞癌30例(73%)，腺样囊性癌7例(17%)。吴开良报道40例原发性气管癌患者中腺样囊性癌15例，鳞癌14例，腺癌8例，小细胞癌2例，黏液表皮样癌1例。国内一项原发性气管癌的病例统计发现，124例手术切除的原发性气管癌，其中腺样囊性癌52例(42%)、鳞癌49例(39.5%)、腺癌10例(8.1%)、黏液表皮样癌6例(4.8%)、小细胞癌3例、类癌2例、恶性淋巴瘤1例和恶性混合瘤1例。

由此可见，原发性气管癌以鳞癌为主，约占半数左右；腺样囊性癌次之，占17%～42%。气管低度恶性肿瘤中以腺样囊性癌为最多，尚有黏液表皮样癌、类癌、边界性唾腺型混合瘤、恶性纤维组织细胞瘤、丛状神经纤维瘤、假性肉瘤等。肉瘤一般不多见，可有平滑肌肉瘤、恶性淋巴瘤、纤维肉瘤、软骨肉瘤、梭形细胞肉瘤、横纹肌肉瘤、脂肪肉瘤、血管肉瘤、恶性黑色素瘤、癌肉瘤、卡波西肉瘤等。

二、临床表现

原发性气管癌可发生于各年龄组，好发年龄40～69岁，男性发病率较女性为多，男女比例为1.7∶1～4∶1。复旦大学附属肿瘤医院资料显示，确诊的40例原发性气管癌患者中男性28例，女性12例，男女之比为2.2∶1，中位发病年龄为47岁(26～68岁)。约75%的成人原发气管肿瘤为恶性，而儿童90%以上为良性。原发性气管癌因病理类型不同其发病年龄稍有差异，腺样囊性癌和小细胞癌的发病年龄较鳞癌提前 5～10 岁。

肿瘤可起源于气管的任何部位，其中上、下 1/3 气管为高发部位。原发于气管下 1/3 段和隆突部位的恶性肿瘤占 40%～50%，位于上 1/3 气管者占 30%～35%，位于中 1/3 段气管者占 5%～10%。

本病病程隐匿，约 20%的患者可无任何临床症状，有症状者也缺乏特异性，可能表现为刺激性干咳或咳痰，轻度的气急或喘鸣等症状，与呼吸道感染、哮喘及气管炎的症状常难以鉴别。因此，原发性气管癌诊断时多为晚期。中晚期气管癌常常出现呼吸困难、刺激性干咳或咳痰、痰中带血或压迫症状。一般认为气道梗阻到 75%以上才出现明显的气急、喘鸣和呼吸困难。肿瘤压迫症状可有声音嘶哑和吞咽困难等。一般的体检及 X 线胸片难以发现，因此常常延误诊断。有不少患者因出现上呼吸道梗阻行紧急气管切开时，才被发现。吴开良报道，原发性气管癌患者从出现症状到确诊的中位时间为 10 个月(1～60 个月)，约 70%的患者曾被误诊，15%的患者需要紧急实施气管切开术。国内肖泽芬等报道，从开始出现症状到诊断的中位时间为 2 周至 5 年，中位时间为 12 个月。Field 等报道的中位诊断时间为 5 个月。

原发性气管癌患者常见的临床表现有咯血(56.3%)、气短(52.1%)、咳嗽(43.8%)、声音嘶哑(33.3%)、吞咽困难(22.9%)、消瘦(22.9%)、喘息(14.6%)、颈部肿块(8.3%)、喘鸣(8.3%)、胸痛(6.3%)和发绀(2.1%)等。症状出现的早晚和严重程度与肿瘤在气管的部位、大小和侵犯广度有关。咳嗽常为首发症状，且多为呛咳，有时咯出瘤样组织，常伴有咳痰，痰以白色泡沫痰或白黏痰为主，少数为黄痰，痰量较少。痰中可有血丝，大咯血者少见。由于肿瘤增大致气管腔变窄常出现喘鸣和呼吸困难，首先出现吸气延长，初期呈间断阵发，尔后发展成较长时间持续性，类似哮喘发作。肿瘤若带蒂，可在变动体位时症状缓解或加剧。病情加重则出现呼吸困难，常于夜间发作，被迫采取端坐体位，更严重者可出现发绀，需紧急抢救。气管肿瘤外侵累及喉返神经可致声音嘶哑。气管阻塞可出现肺部感染。因此，对于临床上有上述症状并持续存在的患者，应该高度警惕，进行相应的检查，以免漏诊和误诊。

胸部体检一般阴性，如出现明显气道阻塞，则呼吸音出现变化，可闻及呼吸音粗糙或有哮鸣音，一侧肺呼吸音减弱甚至消失，在吸气时可出现“三凹征”。

三、诊断

原发性气管癌的临床表现常无特异性，长期的刺激性咳嗽、喘鸣应该引起警惕，进行必要的检查。胸部正侧位 X 线片和气管断层片多数能够显示肿瘤所在的位置和肿瘤的大小。胸部 CT 或 MRI 不仅能清楚地显示气管腔内肿瘤，还能显示气管腔外肿瘤的大小及与肿瘤周围组织的关系。纤维支气管镜检查能够在直视下观看肿瘤的位置和大小，并且能够获得病理学证据。

(一) X 线检查

常规 X 线胸片或胸透不易查见气管肿瘤，如肿瘤巨大，X 线检查可疑为上纵隔肿瘤。颈部气管肿瘤可拍颈部软组织 X 线片，尤以侧位片为好，因气管内空气和肿瘤组织的对比清晰。让患者头部尽量后仰并做吞咽动作，使气管上提到锁骨上方，有利于气管上段的显影。胸段气管可拍胸部侧位片和胸部斜位片，也可拍高电压 X 线片。X 线片中因肿瘤组织侵犯纵隔，或纵隔淋巴结肿大，使纵隔增宽者占 36%。管内型可见气管内半球形肿物，基底限于气管壁。管壁增厚型因肿瘤细胞沿管壁生长，使管壁增厚，呈扁平或梭形块。管外型虽然肿瘤起源于气管，但 X 线片中好像起源于气管以外，有些似来源于纵隔，其外形奇特，极似气管外肿瘤；气管常明显移位，因肿瘤压迫，造成气管狭窄。

(二) 气管断层 X 线片

可做正位断层、侧位断层和斜位断层。断层面多者更好，可不遗漏小病变。全气管显像，可明确肿瘤的部位、大小和侵犯范围以及气管旁淋巴结情况。断层片发现气管肿瘤可高达 95%。但目前临床应用较少。

(三) CT 和 MRI 检查

胸部 CT 检查除能发现常规 X 线胸片所不能发现的病灶外，还能较准确地反映原发性气管癌的生长方式和管腔阻塞程度，以及较早地发现肿瘤对周围组织的浸润深度、纵隔淋巴结情况和肺内转移情况。气管肿瘤在肉眼下可分为 3 种类型，即管内型、管壁增厚型和管外型。此外尚有中间混合型。

1. 管内型 癌组织自气管黏膜表面向管腔内生长，形成息肉样或菜花样小结节或包块，表面可光滑或有小溃疡形成。CT 表现为管腔内边缘锐利的结节影或分叶状包块，其直径一般为 3～4 cm，少数可达 10 cm。包块或结节以宽基底与气管壁相连，局部管腔不规则狭窄，由于癌组织的浸润，可使局部气管壁增厚，甚至穿透管壁向腔外生长。

2. 管壁增厚型　管壁呈弥漫浸润性改变。癌组织起源于气管黏膜组织，且沿气管壁呈浸润性生长，累及管壁全层。CT 表现为管壁不均匀性增厚，可向腔内突出，气管壁呈偏心性狭窄。此型累及气管的范围一般较广，肿瘤与邻近正常器官分界不清。

3. 管外型　肿瘤累及气管壁全层并向外浸润性生长，侵及邻近组织器官，表现为正常的脂肪层消失。

Li 等报道 33 例气管肿瘤中，管内型占 1/3，管壁增厚型占 42%，管外型占 12%，混合型占 12%。胸部 MRI 也可用于评估肿瘤情况，较之 CT 未见明显优势。

（四）气管造影

气管造影更有利于显示肿瘤全貌，对设计手术方式极为有用。但有气管明显狭窄者，因可引起急性窒息，忌行气管造影。

（五）食管钡餐造影

可用于显示来自气管后壁的肿瘤，同时可明确食管是否受累。

（六）纤维支气管镜

对确定气管肿瘤是最有效的手段。薄维娜等报道，上海市胸科医院 1975～1988 年纤维支气管镜检查 7 940 例中发现原发性气管肿瘤 40 例，占 0.5%。天津肿瘤医院自 1978～1990 年 4 月做支气管镜检查 5 069 例，发现原发性气管肿瘤 9 例，占 0.18%。纤维支气管镜检查不仅能直接窥见肿物的部位、范围、生长方式、管腔阻塞情况，还可以通过活检和刷检取得病理组织学依据。但纤维支气管镜检查也存在一定的潜在危险性，操作需要谨慎，以免引起出血及组织水肿加重气道阻塞而发生窒息。如气管有明显阻塞，气管镜检查应安排在手术当天，并在手术室中进行，且手术准备工作已完成，便于抢救。气管血管瘤或瘤体表面有丰富血管者切忌取活检，以免出现出血引起窒息。

（七）痰脱落细胞学检查

有助于呼吸道肿瘤的诊断，可判断良恶性，但无助于肿瘤部位、大小和侵犯范围的确定。气管肿瘤的痰脱落细胞学检查阳性率不高，且无特异性，易被忽视。

四、治疗

（一）手术治疗

对于能够手术治疗的患者手术治疗是首选的治疗方法。手术治疗方法较多，但以气管切除一段为最好，大多采用气管节段切除＋气管重建端端吻合术，可将肿瘤全部切除，切缘距肿瘤基底部至少 2 mm；气管段切除 3～4 cm 一般对端端吻合无困难。若将主支气管充分游离，使气管尽量上提，则气管长度可切除 6 cm 或再长一点。若病变较长无法行端端吻合，可以行自体组织重建。气管癌患者在诊断时多为中晚期而失去根治性手术治疗的机会。姑息性手术方式有气管切开肿瘤刮除基底电灼术、内窥镜下肿瘤摘除术。

手术治疗原发性气管癌的 5 年生存率为 66%～79%，10 年生存率为 55%左右。Regnard 等报道一组多中心回顾性研究结果表明，原发性气管癌 5、10 年生存率分别为 73%和 57%。手术治疗的疗效因病理类型不同而有所差异。上皮样癌的 5 年生存率为 20%～40%，腺样囊性癌的 5 年生存率为 60%～100%。

（二）放疗

放疗是原发性气管癌的重要治疗手段之一。对于病变广泛、手术难以切除、手术后肿瘤残留或切缘阳性、或医学原因不能手术的患者应该给予放疗。Makarewicz 等回顾性分析 23 例气管恶性肿瘤单纯放疗的疗效，其中 8 例行根治性放疗，15 例行姑息性放疗。全组中位生存时间为 9.5 个月，根治性放疗和姑息性放疗的中位生存时间分别为 26 个月和 7.2 个月。肖泽芬等报道 23 例原发性气管癌放疗结果，1、5、10 年生存率分别为 65.2%(15/23 例)、26.1%(6/23 例)和 5.9%(1/17 例)，中位生存时间为 25 个月。Fields 等报道 24 例原发性气管癌放疗后 1、5、10 年生存率分别为 45%、25%、13%，中位生存时间为 12 个月。综合文献分析，原发性气管癌的单纯放疗疗效比手术治疗效果差。复旦大学肿瘤医院以手术加放疗为主治疗的 40 例气管癌患者有较好的长期生存率，全组中位生存时间 40 个月，1、5、10 年生存率分别为 86%、59%、29%。Grillo 等报道手术加术后放疗后中位生存时间，鳞癌 34 个月，腺样囊性癌 118 个月。表明手术加术后放疗可能是治疗原发性气管癌的一种较合理的治疗模式，尤其对手术后残留或腺样囊性癌患者。

放疗剂量和照射方法：多数作者认为根治性放疗剂量应该在≥60 Gy。常规照射方法为前后对穿照射 TD 40 Gy/4 周/20 次后，改为两斜野等中心照射 TD20 Gy/2 周/10 次。目前多采用三维适形和调强放疗的方法。如肿瘤局限在气管腔内包括切缘不干净者，外照射后肿瘤明显退缩，无明显外侵和淋巴结肿大者，可适当加用腔内放疗。建议参考点剂量 600～800 cGy/10 mm，2～3 次，总剂量为 1 200～2 400 cGy/2～3 次，2～3 周。外照射后加用腔内放疗能提高局部控制率。但治疗过程中要注意高剂量的腔内放疗可引起气管狭窄和刺激性咳嗽等并发症。Carvalho Hde 等报道 4 例不能切除的气管癌行腔内放疗，其中 2 例鳞癌患者分别于治疗后第 6 个月和第 33 个月死亡，其中 1 例出现局部复发，另外 2 例在治疗后第 64 个月和第 110 个月仍存活。故认为高剂量率腔内放疗可以提高局部控制率，可作为不能切除患者的治疗选择之一。由于腺样囊性癌易沿神经周围间隙或淋巴管黏膜下侵犯，所以对于该类型原发性气管癌患者的放疗照射边界应该适当放宽，尤其要注意肿瘤的侵犯方向。

（三）化疗

目前，原发性气管癌的治疗极少采用化疗，多数学者认为其疗效欠佳。吴开良报道有 1 例患者因为气道填塞，为防止放疗后导致局部水肿而加重病情，采用环磷酰胺冲击化疗，结果肿瘤明显缩小。也有学者应用卡铂＋紫杉醇同步放疗治疗不能手术的气管腺样囊性癌，获得不错疗效。但由于原发性气管癌少见，目前仍缺乏大样本研究。

（四）其他治疗

原发性气管癌的姑息治疗方式还有支气管镜下摘除术、激光、电凝、冷冻等，目前还在探索中。

四、预后

原发性气管癌治疗失败的主要原因有远处转移和局部复发。远处转移率为 60%～70%，常见的转移部位为区域淋巴结、肺、骨、肝等。肖泽芬等报道 23 例原发性气管癌，有 43.5%的患者出现局部复发，26.1%的发生局部复发和远处转移，8.6%的只出现远处转移。原发性气管癌的预后与病理类型有关，其中以腺样囊性癌的治疗效果最好，鳞癌预后差，小细胞癌最差。Fields 等报道上皮样癌与腺样囊性癌的中位生存时间分别为 6.5 个月和 126 个月。Michael 单因素分析研究表明，患者一般情况差、体重下降和远处转移是影响预后的因素，还有治疗后肿瘤完全退缩、无淋巴结侵犯、加用近距离治疗等因素。Jeremic 等报道 22 例气管鳞癌患者采用放疗(60～70 Gy)，其中位生存时间为 24 个月，5 年生存率 27%。照射剂量 60 Gy 和 70 Gy 的差异无显著性，而纵隔淋巴结侵犯是影响预后的显著因素。Schraube 等报道，有纵隔淋巴结转移者和无纵隔淋巴结转移者的中位生存时间分别为 10.1 个月和 33 个月。

复旦大学附属肿瘤医院报道的 40 例气管癌，有 8 例复发，再手术或再照射后的存活时间为 1～8 年，未发现明显的并发症，提示原发性气管癌复发后采取积极的再治疗能够延长患者的生存期。

五、不同病理类型气管癌的疗效和预后

（一）气管鳞癌

男性多于女性，男女比例约 2∶1～29∶1。好发于 50～69 岁。吸烟者常见。平均症状期为 10 个月。肿瘤在气管内大多呈息肉状，表面有糜烂或溃疡。好发于气管侧后壁，半数以上位于气管下 1/3段。多数单发，偶见两个病灶。瘤体平均大小 4 cm，但多数<2 cm。易侵犯气管壁及侵入纵隔，约 1/4 病例有颈部或纵隔淋巴结转移。癌可直接侵犯食管或喉，有的侵犯颈部软组织，使临床误认为甲状腺癌。

原发性气管鳞癌预后优于肺鳞癌。气管鳞癌术后 3 和 5 年总生存率分别为 80%和 20%。有学者报道气管鳞癌治疗后生存 1 年以上者不足 25%，21/30 例皆因肿瘤死亡，平均生存 9 个月。在 4 例长期生存者中，手术切除者占 2 例(分别于治疗后第 10 年和第 12 年仍存活)，放疗者 2 例(分别于治疗后第 13 年和第 8 年仍存活)。气管鳞癌伴淋巴结转移者存活率为 25%，气管切缘有癌残存者存活率为 20%，淋巴结和切缘皆阴性者存活率为 80%。手术切除 1 年以上者存活率为 62%，单纯放疗 1 年以上存活率为 5.9%。姑息性切除者的 3 年生存率为 36.4%。单纯放疗的中位生存期为 10 个月，而手术切除者(有或无放疗)的中位生存期为 34 个月。瘤体<2 cm 的存活率为 11%，>2 cm 的存活率为 11%，故瘤体大小对预后影响不大。

（二）腺样囊性癌

气管腺样囊性癌来源于气管黏膜下腺体。各个年龄段均可发生，好发于 40～50 岁。男女发病率相似。与吸烟无关。多表现为声音嘶哑和气短。大多为息肉状肿物，活检容易确诊。可发生于全段气管，多见于下 1/3 段气管。肿瘤易侵犯气管壁，破坏气管软骨，一般发生外侵较晚，约 10%可出现淋巴结及远处转移，远处转移以肺转移最常见。气管瘤体多>2 cm。该肿瘤虽生长较慢，恶性度低；但可侵犯管壁全层，易沿神经周围间隙或淋巴管黏膜下播散，手术难以彻底切除；在间隔相当长的一段时间后，有复发或转移的倾向，有文献报道可在术后 17 年局部复发。

气管腺样囊性癌的预后优于气管鳞癌，5、10 年总生存率分别为 52%～91%和 29%～76%。一般完整切除后治愈率较高，术后 3、5 年总生存率分别为 79.8%和 48.36%。但常在 10 年后死于复发和转移，3～10 年内死于复发和转移者亦占一定比例。

日本庆应大学治疗 9 例气管腺样囊腺癌，切缘有残余者 6 例，均行术后放疗，其中 1 例于 6 年后死于肺转移；切缘阴性者 3 例，均未补加放疗，其中 1 例于术后 6 年死于局部复发，其余 7 例手术后1～5 年存活。凡切缘和淋巴结阴性者术后存活率为 85%，而阳性者为 84%，两者区别不大；以切除为主（有或无放疗）的 1 年以上存活率为 84%，单纯放疗的 1 年以上存活率为 25%，单纯放疗的中位生存期为 28 个月，手术切除（有或无放疗）的中位生存期为 118 个月。

Kanematsu 等报道 16 例气管腺样囊性癌，其中 11 例接受手术治疗，6 例为切缘阳性，5 例切缘阳性患者在术后进行放疗，其 5、10 年无复发生存率分别为 91%和 76%；5 例初次治疗为放疗，其 5、10 年无复发生存率分别为 40%和 0。

Regnard 等报道一项法国的多中心研究表明气管腺样囊性癌术后 5 年生存率为 73%。可见该肿瘤首选手术切除，但手术切除的完整性和预后的关系目前存在争议。一项法国的多中心研究认为完全切除者的预后较好，但 Maziak 等则发现完全切除的生存率与未完全切除者相比无统计学差异（总生存率分别为 82%对比 77%）。

以往认为，腺样囊性癌对放疗不敏感。但是最近的文献报道显示腺样囊性癌虽然生长慢，但对放疗敏感，且有较好的长期生存率。Zhou 等发现 CD117 和 p63 同时表达的患者预后较差。

（三）腺癌

男女发病率相似。19～75 岁均可发生，中位年龄 55～59 岁。主要症状为吞咽困难和慢性咳嗽。瘤体多>4 cm，不仅易突入气管腔内，且易侵入纵隔，故胸部正位 X 线片常表现为纵隔增宽。气管任何部位都可发生，以下 1/3 段气管多见，有时肿瘤可累及整个气管。日本 Ishimara 等报道 1 例气管腺癌行放疗＋手术后 26 个月未见复发。日本 Miyazaki 等报道 1 例 75 岁男性气管腺癌行中叶肺切除＋纵隔淋巴结清扫术后 32 个月未见复发和转移。孟加拉国报道 1 例男性原发性气管腺癌，手术＋术后放疗后 30 个月未见复发和转移。文献报道 4 例分泌黏液的腺癌，因癌体大且侵入纵隔，无法手术切除而行放疗，皆于 1～9 个月内死亡。凡手术切除者皆生存，其中 1 例 7 年半仍存活。

（四）类癌

气管癌中类癌较罕见，据统计英文文献约有 14 例被报道。男女发病率相似，13～68 岁均可发生，中位年龄 45 岁。主要症状为气短、喘鸣和咯血。少数可发生气管旁、纵隔、隆突下和肺门淋巴结转移。症状期变化较大（2 周到 5 年不等）。好发于气管下 1/3 段，肿瘤不仅易突入气管内，也易向气管壁外生长。瘤体多在 2 cm 左右。肿瘤好发于软骨环的后侧膜部。气管类癌恶性度低，预后较好。手术切除是类癌治疗的主要手段。虽然类癌的恶性程度较低，仍有相当比例的淋巴结转移，因此，应尽量给予彻底切除，建议行系统的肺门及纵隔淋巴结清扫术。肿瘤完整切除后多能长期生存，5 年生存率为 78.8%～95%。凡切除不彻底者，可在 10 年后局部复发。

（五）黏液表皮样癌

亦少见。男女发病率相似。28～52 岁均可发生，中位年龄 42 岁。肿瘤好发于气管下 1/3 和隆突部。该肿瘤恶性程度低，完整切除多能长期生存。

（杨　瑜　吴开良）

参考文献

[1] 吴开良，蒋国梁，傅小龙，等. 40 例原发性气管癌治疗结果. 中华肿瘤杂志，2004，20(4)：

244-246.

[2] 殷蔚伯，谷铣之主编. 肿瘤放射治疗学. 肖泽芬. 北京：中国协和医科大学出版社，2002.

[3] 刘新帆，殷蔚伯. 原发性气管肿瘤. 国外医学・临床放射学分册，1984，7：49-56.

[4] 肖泽芬，宋永文，苗延俊，等. 23 例原发性气管癌放射治疗. 中华放射肿瘤学杂志，1999，8：152-154.

[5] Fields JN, Rigaud G, Emami BN. Primary tumors of the trachea. Results of radiation therapy. Cancer, 1989, 63: 2429-2433.

[6] Grillo HC, Mathisen DJ. Primary tracheal tumors: treatment and results. Ann Thorac Surg, 1990, 49: 69-77.

[7] Maziak DE, Todd TR, Keshavjee SH, et al. Adenoid cystic carcinoma of the airway: thirty-two-year experience. J Thorac Cardiovasc Surg, l996, 112: 1522-1531.

[8] Regnard JF, Fourquier P, Levasseur P. Results and prognostic factors in resections of primary tracheal tumors: a multicenter restrospective study. The french society of cardiovascular surgery. J Thorac Cardiovasc Surg, 1996, lll: 808-813.

[9] Kanematsu T, Yohena T, Uehara T, et al. Treatment outcome of resected and nonresected primary adenoid cystic carcinoma of the lung. Ann Thorac Cardiovasc Surg, 2002, 8: 74-77.

[10] Makarewicz R, Mross M . Radiation therapy alone in the treatment of tumor of the trachea. Lung Cancer, 1998, 20: 169-174.

[11] Schraube P, Latz D, Wannenmacher M. Treatment of primary squamous cell carcinoma of the trachea: the role of radiation therapy. Radiother Oncol, 1994, 33: 254-258.

[12] Chao MW, Smith JG, Laidlaw C, et al. Results of treating primary tumor of the trachea with radiotherapy. Int J Radiat Onenl Biol Phys, 1998, 41: 779-785.

[13] Jeremic B, Shibamoto Y, Acimovic L, et al. Radiotherapy for primary squamous cell carcinoma of the trachea. Radiother Oncol, 1996, 41: 135-138.

[14] Webb BD, Walsh GL, Roberts DB, et al. Primary tracheal malignant neoplasms: the University of texas MD Anderson cancer center experience. J Am Coll Surg, 2006, 202:237-246.

[15] Carvalho Hde A, Figueiredo V, Pedreira WL, et al. High dose-rate brachytherapy as a treatment option in primary tracheal tumours. Clinics, 2005,60:299-304.

[16] Kumar N S, Iype EM, Thomas S, et al. Adenoid cystic carcinoma of the trachea. Indian J Surg Oncol, 2016,7:62-66.

[17] Allen AM, Rabin MS, Reilly JJ, et al. Unresectable adenoid cystic carcinoma of the trachea treated with chemoradiation. J Clin Oncol, 2007,25:5521-5523.

[18] Chen F, Huang M, Xu Y, et al. Primary tracheal adenoid cystic carcinoma: adjuvant treatment outcome. Int J Clin Oncol, 2015, 20:686-692.

[19] Gaissert HA, Grillo HC, Shadmehr MB, et al. Long-term survival after resection of primary adenoid cystic and squamous cell carcinoma of the trachea and carina. Ann Thorac Surg, 2004,78:1889-1896.

[20] Hetnał M, Kielaszek-Ćmiel A, Wolanin M, et al. Tracheal cancer: role of radiation therapy. Rep Pract Oncol Radiother, 2010, 15:113-118.

[21] Honings J, Gaissert HA, van der Heijden HF, et al. Clinical aspects and treatment of primary tracheal malignancies. Acta Otolaryngol, 2010, 130:763-772.

[22] Zhou Q, Chang H, Zhang H, et al. Increased numbers of P63-positive/CD117-positive cells in advanced adenoid cystic carcinoma give a poorer prognosis. Diagn Pathol, 2012, 7: 119.

[23] Clough A, Clarke P. Adenoid cystic carcinoma of the trachea: a long-term problem. ANZ J Surg, 2006, 76: 751-753.

[24] Yang PY, Liu MS, Chen CH, et al. Adenoid cystic carcinoma of the trachea: a report of

seven cases and literature review. Chang Gung Med J, 2005, 28: 357-363.

[25] Bonner Millar LP, Stripp D, Cooper JD, et al. Definitive radiotherapy for unresected adenoid cystic carcinoma of the trachea. Chest, 2012, 141: 1323-1326.

[26] Huo Z, Meng Y, Wu H, et al. Adenoid cystic carcinoma of the tracheobronchial tree: clinicopathologic and immunohistochemical studies of 21 cases. Int J Clin Exp Pathol, 2014, 7: 7527-7535.

[27] Qiu J, Lin W, Zhou ML, et al. Primary small cell cancer of cervical trachea: a case report and literature review. Int J Clin Exp Pathol, 2015 ,8: 7488-7493.

[28] Ly V, Gupta S, Desoto F, et al. Tracheal squamous cell carcinoma treated endoscopically. J Bronchology Interv Pulmonol, 2010, 17: 353-355.

[29] Ishimaru S, Katayama H, Hamada H, et al. A case of primary adenocarcinoma of the trachea. Nihon Kokyuki Gakkai Zasshi, 2004,42: 966-969.

[30] Miyazaki T, Yamasaki N, Tsuchiya T, et al. Primary adenocarcinoma of the bronchus; palliative resection with rigid bronchoscopy, followed curative pulmonary sleeve resection; report of a case. Ann Thorac Cardiovasc Surg, 2014, 20: 546-549.

[31] Chowdhury Q, Rahman MA, Sultana L, et al. Tracheal adenocarcinoma treated with adjuvant radiation: a case report and literature review. Case Rep Oncol, 2013, 6: 280-284.

第三十一章 乳腺癌

第一节 概 述

乳腺癌是发生在乳腺腺上皮组织的恶性肿瘤，约99%发生在女性，是全球女性最常见的恶性肿瘤，严重威胁着女性的生命和健康。

一、病因和危险因素

乳腺癌的病因和发病机制十分复杂，是遗传因素、生活方式和环境暴露等多种因素及其相互作用的结果。许多风险因素，如性别与年龄、月经周期、乳腺癌家族史、遗传易感性、乳腺密度、联合激素疗法、电离辐射、超重或肥胖，以及饮酒等都与乳腺癌的发病相关，可以增加乳腺癌患病率。已证实可减少乳腺癌风险的因素包括生育、母乳喂养、身体锻炼，以及子宫切除术后的妇女使用雌激素。中国人群在遗传、环境和生活方式等方面与欧美乳腺癌高发地区有显著差异。上海女性乳腺癌病例-对照研究结果表明，中国妇女乳腺癌的危险因素与欧美国家的研究结果并无显著差异。例如生育因素方面，中国妇女无论绝经前和绝经后发生的乳腺癌，月经初潮早、从未生育和第一胎生育年龄大均与其危险增加有关。中国人在饮食习惯方面与西方国家存在较大差异，优质蛋白来源于大豆及其制品的比例显著高于欧美国家，大豆摄入量最高组的女性乳腺癌风险可降低30%。

二、发病和死亡概况

乳腺癌发病在全球的分布差异十分显著。多年来，乳腺癌一直在发达国家处于高发状态。据世界癌症研究中心(IARC)2013年公布的全球癌症状况的最新统计资料显示，在全球乳腺癌新发病例中有47.3%发生在发达国家，52.7%发生在发展中国家，发达国家乳腺癌发病率高达124.1/10万，是发展中国家的4.0倍。

中国女性乳腺癌发病和死亡水平相对较低。根据我国肿瘤登记中心的数据资料显示，2011年全国新发女性乳腺癌病例约24.9万，发病率37.86/10万，0～74岁累积发病率2.87%，位居女性发病首位。同时，乳腺癌发病率随着年龄的增长而增加，在30岁以后发病率随着年龄快速上升，到55岁年龄组达到高峰，并持续处于较高发病水平。预计在2035年，我国女性乳腺癌发病数可达25.2万例。

全球每年乳腺癌死亡数也在增长。而与全球乳腺癌死亡趋势有所不同的是，自1990年后，欧美国家观察到病死率持续下降的现象，如英国(1990～2012年)的乳腺癌病死率已经下降了67.1%。未来欧洲女性乳腺癌病死率估计将以每年9%的速度下降。大量证据证实，以人群为基础的乳腺X线筛查是欧美国家自20世纪90年代以来乳腺癌病死率持续下降的主要原因之一。同时，乳腺癌治疗的进展有效地提高了治疗效果。

我国乳腺癌病死率近年来呈持续上升趋势。根据我国肿瘤登记中心的数据资料显示，2000～2011年，中国女性乳腺癌病死率在城市和农村均呈上升趋势，年龄调整后上升幅度减缓，趋于平稳状态。2011年，全国女性乳腺癌死亡病例约6.0万，位居女性死亡第6位。乳腺癌病死率随着年龄的增长而增加，在30岁以后病死率随着年龄快速增加，到55岁年龄组达高峰，进入平稳期后随着年龄继续上升，85岁以上年龄组达到死亡高峰。

第二节　应用解剖、病理及分子分型

一、应用解剖

（一）乳腺的解剖

成年女性乳腺多位于浅筋膜浅、深两层之间，上至第 2 肋，下至第 6 肋，内侧至胸骨边缘，外侧至同侧腋中线。乳腺主要由 3 种结构组成，即皮肤、皮下组织和乳腺组织。乳腺的皮肤很薄，包含毛囊、皮脂腺和汗腺。非下垂乳头一般位于第 4 肋间，含有丰富的感觉神经末梢。乳晕呈环状，有色素沉着，直径为 15～60 mm。皮下组织包含脂肪组织、纤维组织、血管、神经和淋巴管。乳腺软组织分为 15～20 个区段，最后在乳头处呈放射状汇集。每个区段的引流导管称为输乳管，直径 2 mm，约有 10 个主要引流乳汁的输乳管开口于乳头。乳腺下有胸肌筋膜，覆盖着胸大肌和前锯肌。连接于这两层筋膜之间的是乳房悬韧带，对乳房起支持和固定作用。

（二）乳腺的血供

乳腺的血供主要来源于内乳动脉和胸外侧动脉。乳腺的 60%（主要是中部和中央部分）靠内乳动脉的穿支供应，乳腺的 30%（主要是上部和外侧）由胸外侧动脉供应。胸肩峰动脉穿支及第 3～5 肋间动脉穿支，肩胛下动脉和胸背动脉也为乳房提供一定的血供。胸壁和乳腺静脉回流涉及的主要静脉是胸内侧静脉穿支、腋静脉分支和肋间后静脉穿支。

（三）乳腺的淋巴引流

女性乳腺淋巴管丰富，分为位于皮下和皮内的浅组以及位于乳腺小叶周围和输入管壁内的深组，两组淋巴管之间相互吻合成网。浅层的淋巴液注入深层的淋巴管网，并最终注入腋淋巴结和内乳淋巴结。据估计，乳腺淋巴液约有 3%回流到内乳淋巴结，97%回流到腋淋巴结。

腋淋巴结是乳腺原发肿瘤主要的局部扩散途径，按解剖学位置可分为外侧群、肩胛下群、胸肌群、中央群及尖群。外侧群位于腋窝外侧壁，沿腋静脉排列。肩胛下群位于腋窝后壁，沿肩胛下动、静脉排列。胸肌群位于腋窝内侧壁，沿胸外侧动、静脉排列。中央群位于腋窝中央，是腋窝最大、转移率最高的腋淋巴结群。尖群位于腋窝尖部，是腋淋巴结最后的接收站，与锁骨上淋巴结相通，又称为锁骨下群。因此，如果腋淋巴结尖群受累时，提示锁骨上淋巴结转移的可能性较大。

研究发现，皮肤和腺体的淋巴回流至同一腋淋巴结，这一淋巴结是乳腺淋巴回流最主要的汇集地，称为前哨淋巴结（SLN）。SLN 是乳腺癌腋窝转移的第一站。有多项研究显示，90%以上的乳腺淋巴回流至腋窝前哨淋巴结。按照淋巴结群的部位和胸小肌的关系，腋淋巴结可分成 3 个不同水平。第Ⅰ水平为胸小肌外侧群，位于乳房外侧至胸小肌外侧缘之间；第Ⅱ水平为胸小肌深面群，位于胸小肌后方；第Ⅲ水平为胸小肌内侧群，即尖群，位于胸小肌内侧端以内。乳腺癌发生腋淋巴结转移时，位置越高，预后越差。

内乳淋巴结又称胸骨旁淋巴结，也可作为乳腺癌淋巴结转移的第一站，位于胸骨两旁第 1～6 肋间隙，以第 1～3 肋间隙较多，紧贴胸廓内动脉分布。主要接受乳腺内侧及中央、胸前壁、上腹壁、膈上等淋巴回流，故原发肿瘤位于乳腺内侧或中央区者易发生内乳淋巴结转移。内乳淋巴结输出的淋巴液注入纵隔和锁骨上淋巴结，或通过支气管纵隔干汇入胸导管和右淋巴导管，最终汇入锁骨下静脉。此外，内乳淋巴结输出的少量淋巴液还可直接注入颈内静脉与锁骨下静脉交汇的静脉角。两侧乳房的内乳淋巴结有淋巴管相交通，故一侧乳腺癌可通过内乳淋巴链转移至对侧乳腺。此外，内乳淋巴结与腹直肌鞘和肝镰状韧带的淋巴结有淋巴管相交通，因此乳腺癌可经内乳淋巴转移至腹腔及肝脏。内乳淋巴结与膈上淋巴结相交通，因此乳腺癌可经内乳淋巴结转移至纵隔淋巴结及胸膜（图 31-1）。

（四）乳腺的肌肉解剖

乳腺区域重要的肌肉包括胸大肌、胸小肌、前锯肌、背阔肌、腹外斜肌和腹直肌。胸大肌起自锁骨内侧半胸骨和第 1～6 肋软骨，肌束向外侧集中，止于肱骨大结节嵴。胸小肌位于胸大肌深面。胸前神经是胸大肌、胸小肌的主要支配神经。前锯肌将肩胛骨固定在胸壁上，受胸长神经支配。背阔肌是人体最大的肌肉，由胸背神经支配。背阔肌皮瓣由胸背动脉供血，常用于全乳切除术后的胸部修复；由于组织量较少，常常用于较小的乳房重建或联合假体重建。腹直肌皮瓣受胸廓内动脉和腹壁深下动脉双重供血，可制作成由胸廓内动脉供血的带蒂皮瓣或由腹壁深下动脉供血的游离皮瓣；由于脂肪量较多，也常用于乳房重建。

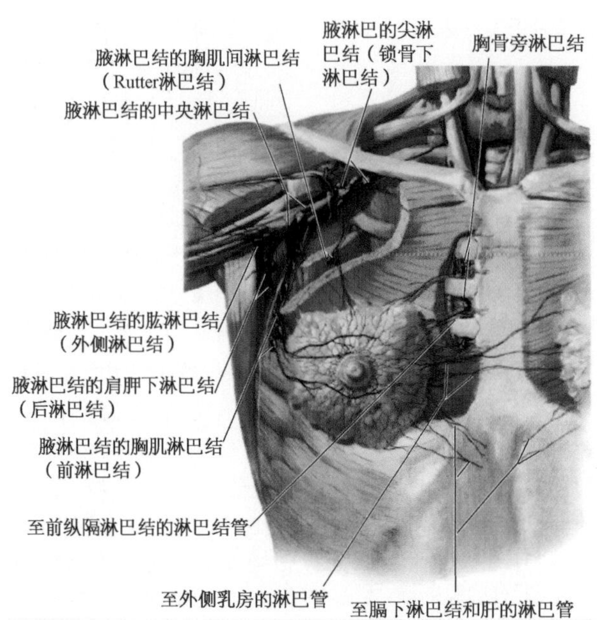

图 31-1 乳腺的淋巴管和淋巴结

二、病理及分子分型

（一）病理

目前乳腺癌的组织学分型主要依据 2003 年和 2012 年版世界卫生组织（WHO）乳腺肿瘤分类，某些组织学类型的准确区分需行免疫组化后确定。现行组织学分类将浸润性乳腺癌分成浸润性导管癌、浸润性小叶癌、小管癌、浸润性筛状癌、髓样癌、分泌黏液的癌、神经内分泌癌、浸润性乳头状癌、浸润性微乳头状癌、大汗腺癌、化生性癌、富于脂质的癌、分泌性癌、腺样囊性癌、富于糖原的透明细胞癌和炎性乳腺癌等亚型。浸润性导管癌是最常见的类型，占 70%～75%，又可分为混合性癌、多形性癌、伴有破骨巨细胞的癌、具有绒毛膜特征的癌和具有黑色素特征的癌。浸润性小叶癌为第二常见的类型，占 5%～15%，分经典型、实体型、腺泡型、印戒细胞型和多形型。对浸润性乳腺癌进行准确的组织学分型对患者的个体化治疗具有非常重要的临床意义。例如，美国《NCCN 乳腺癌临床实践指南》有关乳腺浸润性癌的术后辅助治疗方案，针对小管癌、黏液腺癌这两类预后较好的乳腺癌制订了与其他类型的浸润性癌不同的内分泌治疗及放化疗方案。某些特殊类型的乳腺癌具有较特殊的临床特征，如浸润性微乳头状癌较易出现淋巴结转移。

乳腺癌组织学分级是重要的预后因素。目前，浸润性乳腺癌中应用最广泛的病理分级系统是改良 Scarff-Bloom-Richardson 分级系统。该系统对腺管形成比例、细胞异型性和核分裂象计数 3 项重要指标进行评估，每项指标各记 1～3 分，相加后根据总分将浸润性乳腺癌划分为高、中、低 3 个组织学级别。在乳腺浸润性癌的危险评估体系中，低级别是低度危险指标，中级别和高级别是中度危险指标。

（二）分子分型

被公认的基于基因表达谱的乳腺癌分子分型主要包括 4 型：腔面 A 型、腔面 B 型、HER-2 过表达型和基底样型。然而，基因表达谱检测需要新鲜组织，检测价格昂贵，因此常规应用受到局限。由于免疫组化方法（IHC）成本低、检测周期短、易操作等优点，基于免疫组化检测结果进行的临床病理分型来替代分子分型，在世界范围内被广泛认可及使用。其中，雌激素受体（ER）、孕激素受体（PR）、HER-2 和 Ki-67 是替代分子分型的重要参考。根据 2013 年 St. Gallen 乳腺癌国际共识会议，各分子分型的临床病理替代分型如表 31-1。我国女性乳腺癌病例中，腔面 A 型占 50%～55%，腔面 B 型占 10%～15%，HER-2 过表达型占 20%～25%，三阴性乳腺癌占 15%～20%。乳腺癌的分子分型为探讨肿瘤的异质性奠定了理论基础，同时也为患者的预后评估及个体化治疗方案的选择提供了重要依据。

表 31-1　乳腺癌的分子分型

分子亚型	临床病理替代分型的定义	注释
腔面 A 型	ER 和 PR 阳性，HER-2 阴性，Ki-67 低表达，多基因表达分析示低复发风险(如果该技术可用)	各实验室间判断 Ki-67 高或低表达的临界值不一致。有研究认为，Ki-67>14%与腔面 A 型乳腺癌明显相关。Prat 等提出，PR 的表达水平对区分腔面 A 型与 B 型乳腺癌有一定意义，PR ≥20%与腔面 A 型乳腺癌显著相关
腔面 B 型	腔面 B 型(HER-2 阴性)：ER 阳性和 HER-2 阴性，且至少符合以下一项：Ki-67 高表达，PR 阴性或低表达，多基因表达分析示高复发风险(如果该技术可用) 腔面 B 型(HER-2 阳性)：ER 阳性，HER-2 过表达或扩增，PR 和 Ki-67 任何水平	腔面 B 型乳腺癌缺乏以上提到的腔面 A 型的特点。因此，Ki-67 高表达或 PR 低表达有助于区分腔面 A 型与腔面 B 型(HER-2 阴性)乳腺癌
HER-2 过表达型	HER-2 过表达或扩增，ER 和 PR 缺失	
基底样型	三阴性(导管型)：HER 阴性，ER 和 PR 缺失	三阴性乳腺癌与基底样型乳腺癌有约 80%的重叠。部分 ER 低表达的病例进行基因表达分析后可表现为非腔面型乳腺癌。三阴性乳腺癌也包含一些特殊组织学类型，如腺样囊性癌

第三节　临床表现与诊断

一、临床表现

乳腺肿块是乳腺癌最常见的临床表现，80%的患者以此为主诉而就诊。乳腺肿块大小与就诊时间有关，以单侧乳腺的单发肿块为常见，外上象限最为好发，其次是内上象限；肿块质地多较硬，形态不规则，边界欠清；活动度与肿块侵犯范围有关；典型乳腺癌多表现为无痛性肿块，仅≤10%的病例自述有患处不适。

少数乳腺癌同时伴有乳头溢液。发生于大导管的乳腺癌或导管内癌者合并乳头溢液较多。当肿瘤侵犯乳头或乳晕下区时，乳腺的纤维组织和导管系统可因肿瘤侵犯而缩短，牵拉乳头，使乳头偏向病灶一侧。病变进一步发展可使乳头扁平、回缩、凹陷，直至完全缩入乳晕下。

肿瘤侵犯腺体与皮肤之间的 Cooper 韧带使其缩短，牵拉皮肤，致肿瘤表面皮肤凹陷，即“酒窝征”。乳腺皮肤水肿和局部皮温增高常见于乳腺炎，也可见于乳腺癌，称为炎性乳腺癌。这是由于乳腺皮下淋巴管中充满癌栓引起癌性淋巴管炎，使皮肤呈炎症样表现，常伴有橘皮样改变。乳腺皮肤溃疡是晚期乳腺癌直接侵犯皮肤的临床表现。当癌细胞沿淋巴管、腺管或纤维组织直接浸润皮内并继续生长，可在主癌灶周围的皮肤形成卫星结节。

乳腺癌最多见的淋巴结转移部位为同侧腋窝，通常由第Ⅰ水平顺序向上扩展，较少发生跳跃式转移；其次为同侧内乳，其发生率与乳腺肿瘤的大小有关，并受原发灶部位和腋淋巴结转移影响；再次为锁骨上，一般在腋窝或内乳淋巴结有转移时才会发生。淋巴转移表现为转移部位淋巴结肿大、质硬，起初肿大的淋巴结可以推动，最后相互融合、固定。肿大的淋巴结如果侵犯、压迫腋静脉，常可使同侧上肢水肿；如果侵犯臂丛神经可引起肩部酸痛。小的内乳淋巴结转移灶临床上不易发现，晚期可出现胸骨旁隆起的肿块，质地硬，边界不清。

少数病例以腋淋巴结肿大为首发症状，临床体检和影像学检查均未发现乳腺肿块，称为隐匿性乳腺癌，约占所有乳腺癌的 0.3%～1%。诊断隐匿性乳腺癌需慎重，只有在腋淋巴结证实为转移性腺癌，并且排除了全身其他可能的原发部位之后才可按乳腺癌处理。

二、影像学表现

（一）乳腺X线

乳腺X线（钼靶）是最基本的影像学检查手段。乳腺病变的主要X线征象包括肿块、致密影、不对称致密、结构扭曲、钙化。恶性肿块形状一般不规则，边缘多呈小分叶、浸润或星芒状，高密度或等密度，极少数呈低密度；不对称致密X线征象一般缺少临床意义。结构扭曲是指正常结构被扭曲，也可以是肿块、不对称致密或钙化的伴随征象。若没有局部手术和外伤史，结构扭曲可能是恶性肿瘤或良性放射性瘢痕、硬化性乳腺病的征象，必须结合MRI检查或切除活检获得组织病理学诊断。钙化可以单独存在，也可以是肿块或结构扭曲的伴随征象，恶性钙化多表现为细小的多形性钙化，线样或线样分支状钙化，分布可呈弥漫性、区域状、簇状、线样或段样。

（二）超声检查

超声检查是最常用的影像学检查手段之一，尤其是对乳腺密度较高的年轻患者的诊断敏感性高，是乳腺X线的有效补充。乳腺浸润性癌的超声图像特征主要包括形状不规则、边缘不规则、呈锐角或针刺状，境界有光晕，纵横比＞0.7；内部回声低，往往不均匀，后方伴有衰减；钙化点不规则且分布不均匀，常肿块内外皆有血流。可伴有腋淋巴结肿大。

（三）MRI检查

当乳腺X线或超声检查不能确定病变性质时，可考虑做MRI，其检出浸润性乳腺癌的敏感度接近100%。不同组织类型乳腺癌的MRI表现差异较大。浸润性导管癌多表现为星芒状或不规则肿块，大多数T2WI为高信号，T1WI为低信号；因病灶内常伴有出血、坏死，内部信号多不均匀，增强扫描后肿块常呈中度以上的不均匀强化，以边缘强化为主，典型者呈环形强化；边缘为向周围腺体放射状分布的毛刺，时间-信号曲线多为廓清型或平台型。浸润性小叶癌常表现为不规则或有尖角的肿块，边缘模糊或呈星芒状，强化不均匀，周围可伴有多发的斑点状强化；时间-信号曲线的典型表现为早期快速强化，延迟期呈廓清型。

三、诊断和鉴别诊断

乳腺癌的诊断依据病史、临床表现、组织病理学和（或）细胞学、影像学检查等。组织病理学是乳腺癌诊断的最可靠证据，也是乳腺癌诊断的黄金标准。其他诊断方法可帮助判断肿瘤的侵犯范围，确定临床分期，帮助乳腺癌定性诊断。

乳腺癌在临床上应该与乳腺良性肿瘤、结核性病变、乳腺炎性病变和其他一些少见的乳腺恶性肿瘤如肉瘤、淋巴瘤、纤维瘤病等相鉴别。

第四节　临床-病理分期

乳腺癌的分期主要采用TNM分期系统。2016年，由AJCC和UICC合作制定了最新版本的《乳腺癌TNM分期系统》（第8版）。乳腺癌的分期系统不仅适用于浸润性癌，也适用于伴或不伴微浸润的原位癌。诊断必须要有病理学检查结果，应当记录肿瘤的组织学类型和分级。对于所有部位（T、N、M），通过患者术前或新辅助治疗后的信息确定临床分期（c），根据手术中新增加的信息完善病理分期（p），新辅助治疗后的病理分期采用“yp”标注。《乳腺癌TNM分期系统》（第8版）中原发肿瘤、区域淋巴结和远处转移的定义如下。

一、原发肿瘤（T）

原发肿瘤的临床和病理分期定义是相同的，测量肿块大小要精确到毫米，以下用“c”或“p”来标明T分期的类别，明确是由临床体格检查或影像学检查还是病理测量得出。一般来说，病理测量优于临床测定。新辅助化疗后的病理T分期（ypT）是根据病理学大小和范围进行定义，用初期判断性质的活检病理结果与治疗后的进行比较，有助于评估新辅助化疗的反应。

当乳房内同时存在多病灶时，每个病灶的大小应分别测量，而不能简单相加，T分期应根据最大的单一浸润性癌灶进行测量，用“m”表示多发肿瘤。同一乳房内多病灶可分多灶性（multifocal）和多中心性（multicentric）两种。多灶性是指同一象限内浸润性癌灶超过2个病灶（大体上能分开），且与各病灶之间距离≤5 cm。如果相邻2个病灶大体上分开，但距离很近（＜5 mm），且形态一致，很可能代表同一个病灶。由于其形状不规则，看似分开，应该计算整个病灶的最大径作为分期依据。多中心性是指乳腺不同象限内超过 2 个病灶，或同一象限超过 2 个病灶，且各病灶之间的距离>5 cm。

Tx：原发肿瘤无法评估。

T0：无原发肿瘤证据。

Tis：原位癌。

Tis(DCIS)：导管原位癌。

Tis(Paget)：乳头佩吉特病与浸润性癌或乳腺实质的原位癌不同。与佩吉特病有关的乳腺实质肿瘤应根据实质病变的大小和特征进行分类，此时应对佩吉特病加以注明。

T1：肿瘤最大径≤20 mm。

T1mi：肿瘤最大径≤1 mm。

T1a：肿瘤最大径>1 mm，且≤5 mm。

T1b ：肿瘤最大径>5 mm，且≤10 mm。

T1c：肿瘤最大径>10 mm，且≤20 mm。

T2：肿瘤最大径>20 mm，且≤50 mm。

T3：肿瘤最大径>50 mm。

T4：不论大小，直接侵犯胸壁和(或)皮肤(溃疡或皮肤结节；单纯真皮侵犯不列为 T4)。

T4a：侵犯胸壁，单纯的胸肌粘连/浸润不在此列。

T4b：没有达到炎性乳腺癌诊断标准的皮肤溃疡和(或)卫星结节和(或)水肿(包括橘皮样变)。

T4c：同时有 T4a 和 T4b。

T4d：炎性乳腺癌，其典型皮肤改变包括水肿、红斑、橘皮样变，范围超过乳房皮肤面积 1/3。

二、区域淋巴结(N)

1. 淋巴结的临床分期(cN)

cNx：区域淋巴结无法评估。

cN0：无区域淋巴结阳性发现。

cN1：可活动的同侧Ⅰ、Ⅱ水平腋窝淋巴结。

cN2：融合或固定的同侧Ⅰ、Ⅱ水平腋窝淋巴结，或临床发现的内乳淋巴结转移，而没有腋窝淋巴结转移的证据。

cN2a：同侧腋窝淋巴结融合或固定。

cN2b：临床发现的内乳淋巴结转移，而没有腋窝淋巴结转移的证据。

cN3：同侧锁骨下淋巴结(Ⅲ水平)转移，伴或不伴Ⅰ、Ⅱ水平淋巴结转移；或临床发现的内乳淋巴结转移，伴临床发现的Ⅰ、Ⅱ水平腋窝淋巴结转移；或同侧锁骨上淋巴结转移，伴或不伴腋窝淋巴结或内乳淋巴结转移。

cN3a：同侧锁骨下淋巴结(Ⅲ水平)转移。

cN3b：转移至同侧内乳淋巴结和腋窝淋巴结。

cN3c：转移至同侧锁骨上淋巴结。

临床发现的定义：临床体格检查或影像学检查高度怀疑为恶性肿瘤，或依据细针穿刺细胞学检查的病理转移。通过临床细针活检却没有切除活检来诊断转移灶时，需要标注(f)。有淋巴结切除活检或前哨淋巴结活检结果，但缺乏原发癌灶病理学检查时，归为临床 N 分期，如 cN1。淋巴结转移部位的确认应依靠临床、细针穿刺、空心针活检、真空辅助微创活检或前哨淋巴结活检术。前哨淋巴结活检或切除归为淋巴结病理分期时必须与肿瘤的病理 T 分期相结合。

2. 淋巴结的病理分期(pN)

pNx：区域淋巴结无法评估(先前已切除或未切除)。

pN0：无组织学证实的区域淋巴结转移。

pN0(i+)：组织学无区域淋巴结转移，HE 染色或 IHC 阳性，肿瘤灶≤0.2 mm。

pN0(mol+)：组织学无区域淋巴结转移，IHC 阴性，RT-PCR 阳性。

pN1：微转移，或转移至 1～3 个腋窝淋巴结；或临床未发现，但通过前哨淋巴结活检发现的内乳淋巴结转移。

pN1mi：微转移[转移灶>0.2 mm 和(或)多于 200 个细胞，但≤2.0 mm]。

pN1a：1～3 个腋窝淋巴结转移，至少一个转移灶>2.0 mm。

pN1b：临床未发现，但通过前哨淋巴结活检发现的内乳淋巴结微转移或转移，同时腋窝淋巴结阴性。

pN1c：1～3 个腋窝淋巴结转移，同时临床未发现，但通过前哨淋巴结活检发现的内乳淋巴结微转移或转移，同时腋窝淋巴结阴性。

pN2：4～9 个腋窝淋巴结转移；或临床发现的内乳淋巴结转移，而没有腋窝淋巴结转移的证据。

pN2a：4～9 个腋窝淋巴结转移(至少有 1 个转移灶>2.0 mm)。

pN2b：临床发现的内乳淋巴结转移，而没有腋窝淋巴结转移的证据。

pN3：≥10 个腋窝淋巴结转移；或锁骨下淋巴结转移；或临床发现的内乳淋巴结转移，伴≥1 个腋窝淋巴结转移；或＞3 个腋窝淋巴结转移，伴临床未发现，通过前哨淋巴结活检证实的内乳淋巴结转移；或同侧锁骨上淋巴结转移。

pN3a：转移至＞10 个腋窝淋巴结转移（至少有 1 个转移灶＞2.0 mm），或转移至锁骨下淋巴结。

pN3b：临床发现的内乳淋巴结转移，伴≥1 个腋窝淋巴结转移；或＞3 个腋窝淋巴结转移，伴临床未发现，通过前哨淋巴结活检证实的内乳淋巴结转移。

pN3c：转移至同侧锁骨上淋巴结。

(1) 分期依据腋淋巴结切除，有或无前哨淋巴结活检。只有前哨淋巴结活检而没有腋淋巴结切除仅定义为前哨淋巴结分期，如 pN0(sn)。

(2) 孤立的肿瘤细胞群(ITC)定义：小细胞群＜0.2 mm，或单一的肿瘤细胞，或在一个单一的组织横截面少于 200 个癌细胞。ITC 可以采用常规组织学或 IHC 检测。只包含 ITC 的淋巴结应从阳性淋巴结 N 分期中排除，但应包括在淋巴结总数的评估中。

(3) 临床未发现阳性体征的定义：影像学检查没有检测到和临床检查未检测到阳性体征。

3. 新辅助化疗后的病理分期(ypN) 评估同上述病理 N 分期的方法。(sn)只用来说明治疗后对前哨淋巴结的评估。如果描述中没有提到(sn)，那么腋窝淋巴结的评估写作“腋窝淋巴结清扫”(ALND)。如果没有(sn)或 ALND，那么称为 ypNx。

三、远处转移(M)

M0：临床和影像学检查未见转移。

cM0(i+)：无转移的症状和体征，也没有转移的临床或影像学证据，但通过分子检测或镜检，在循环血液、骨髓或非淋巴结区域发现≤0.2 mm 的病灶。

M1：经典的临床或影像学检查未能发现远处转移灶，或组织病理学证实＞0.2 mm 的病灶。

四、乳腺癌的临床分期

乳腺癌的临床分期见表 31-2。

表 31-2 乳腺癌的临床分期

分期	T	N	M
0	Tis	N0	M0
ⅠA	T1	N0	M0
ⅠB	T0	N1mi	M0
	T1	N1mi	M0
ⅡA	T0	N1	M0
	T1	N1	M0
	T2	N0	M0
ⅡB	T2	N1	M0
	T3	N0	M0
ⅢA	T0	N2	M0
	T1	N2	M0
	T2	N2	M0
	T3	N1-2	M0
ⅢB	T4	N0-2	M0
ⅢC	任何 T	N3	M0
Ⅳ	任何 T	任何 N	M1

注：T1 包括 T1mi；T0 和 T1 期并伴有淋巴结微转移的肿瘤从ⅡA 期中排除，归为 IB 期；M0 包括 M0(i+)；病理分期 M0 无效，任何 M0 必须为临床分期；如果患者在新辅助化疗前属于Ⅳ期，新辅助化疗后即使完全缓解，仍应继续归为Ⅳ期，与治疗后的缓解状态无关。如果患者治疗前为 M0，治疗后影像学检查发现患者有远处转移，提示病情进展。新辅助化疗后标注以“yc”或“yp”作为前缀。如果患者在新辅助化疗之后达到完全病理缓解，那么标注为 ypT0ypN0cM0。

第五节 局部-区域病变的手术治疗

一、局部外科治疗原则

对于病变局限于乳腺局部及区域淋巴结的乳腺癌，手术是主要的治疗手段，包括全乳切除术和保乳术(BCS)。前瞻性分析证实，保乳治疗(BCS 加放疗)不仅可取得很高的局部控制率和良好的美容效果，Milan 等 6 项大样本前瞻性随机试验的长期随访结果还证实，两种治疗方法的总生存率(OS)相似。最近一项来自荷兰的回顾性研究显示，保乳治疗患者的预后甚至优于全乳切除患者。

(一) 全乳切除术

1. 全乳切除的适应证 符合 TNM 临床分期 0、Ⅰ、Ⅱ期及部分Ⅲ期而无手术禁忌的患者。

2. 全乳切除的禁忌证

(1) 全身性禁忌证：①肿瘤已有远处转移，尚未控制或控制不佳者；②一般情况差，有恶病质者；③重要脏器有严重疾病，不能耐受手术者；④年老体弱，不适合麻醉及手术者。

（2）局部病灶的手术禁忌证

1）有以下情况之一者：①皮肤呈橘皮样水肿，超出乳房面积一半以上；②皮肤有卫星结节；③肿瘤直接侵犯胸壁；④胸骨旁淋巴结肿大证实为转移者；⑤锁骨上淋巴结肿大证实为转移者；⑥患侧上肢水肿；⑦炎性乳腺癌。

2）有以下5种情况中任何2项以上者：①肿瘤破溃；②皮肤呈橘皮样水肿占全乳面积1/3以上；③肿瘤与胸大肌固定；④腋窝淋巴结最大直径>2.5 cm；⑤淋巴结彼此粘连或与皮肤或深部组织粘连。

（二）保乳治疗

1. 保乳治疗适应证　保乳治疗的适宜人群主要针对具有保乳意愿且无保乳禁忌的患者。保乳治疗适应证：肿瘤大小属于T1和T2分期，尤其适合肿瘤最大直径<3 cm，且乳房有适当体积，肿瘤与乳房体积比例适当，术后能够保持良好的乳房外形的临床Ⅰ～Ⅱ期的早期乳腺癌患者。Ⅲ期患者（炎性乳腺癌除外）经术前化疗或术前内分泌治疗充分降期后也可以慎重考虑。

2. 绝对禁忌证　①妊娠期间需要放疗者；②病变广泛或确认为多中心病灶，广泛或弥漫分布的可疑恶性微钙化灶，且难以达到切缘阴性或理想外形；③肿瘤经局部广泛切除后切缘阳性，再次切除后仍不能保证病理切缘阴性者；④患者拒绝行保乳手术；⑤炎性乳腺癌。

3. 相对禁忌证　①活动性结缔组织病，尤其是硬皮病和系统性红斑狼疮，或胶原血管疾病者，对放疗耐受性差；②同侧乳房既往接受过乳房或胸壁放疗者，需获知放疗剂量及放疗野；③肿瘤直径>5 cm者；④肿瘤靠近或侵犯乳头（乳头Paget病）；⑤影像学检查提示多中心病灶；⑥已知乳腺癌遗传易感性强（如BRCA-1突变），保乳后同侧乳房复发风险增加的患者。

二、区域（腋窝）处理原则

腋淋巴结转移状况是判断预后和指导辅助治疗的重要病理指标。腋淋巴结清扫术（ALND）是评估腋淋巴结状态最准确的方法，也是造成上肢水肿、疼痛、感觉及功能障碍等乳腺癌术后并发症的主要原因。近10多年来，一系列前瞻性临床试验证实，前哨淋巴结活检（SLNB）是一种微创、能准确预测腋淋巴结转移的方法。SLN阴性患者，甚至1～2枚淋巴结转移并且接受BCS患者都可以避免ALND。接受保乳及全乳切除术者腋窝放疗也可替代ALND。

第六节　全身治疗原则

一、辅助全身治疗

乳腺癌术后辅助全身治疗的选择应基于复发风险个体化评估与肿瘤病理分子分型，以及对不同治疗方案的反应性。乳腺癌术后复发风险的分组见表31-3。该表可供全面评估患者手术后的复发风险的高低，是制订全身辅助治疗方案的重要依据。乳腺癌术后辅助全身治疗的选择见表31-4，根据治疗的反应性，同时参考患者的术后复发风险选择相应治疗。

表31-3　乳腺癌术后复发风险的分组

危险度	判别要点	
	转移淋巴结	其他
低度	阴性	同时具备以下6点：病灶大小（pT）≤2 cm；分期Ⅰ期；脉管阴性；ER和（或）PR表达；HER-2/Neu基因无扩增；年龄≥35岁
中度	阴性	以下6点至少具备1点：病灶大小（pT）>2 cm；分期Ⅱ～Ⅲ期；脉管阳性；ER/PR缺失；HER-2/Neu基因有扩增；年龄<35岁
高度	1～3枚阳性	HER-2/Neu基因无扩增，且ER和（或）PR表达 HER-2/Neu有扩增，且ER/PR缺失
	≥4枚阳性	

表 31-4 不同分子分型的推荐治疗

亚型	治疗类型	备注
腔面 A 型	大多数患者仅需内分泌治疗	很少需要化疗(如淋巴结数量多或存在其他危险因素)
腔面 B 型(HER-2 阴性)	全部患者均需内分泌治疗,大多数患者要加用化疗	使用化疗及化疗的类型依赖于内分泌表达水平、危险度评估与患者意愿
腔面 B 型(HER-2 阳性)	化疗+抗 HER-2 治疗+内分泌治疗	没有数据支持在该组患者中不使用化疗
HER-2 过表达型(非腔面型)	化疗+抗 HER-2 治疗	抗 HER-2 治疗对象:pT1b 及更大肿瘤,或淋巴结阳性
三阴性(导管癌)	化疗	
特殊类型		
内分泌反应型	内分泌治疗	
内分泌无反应型	化疗	髓样癌(典型性)和腺样囊性癌可能不需要化疗(若淋巴结阴性)

1. 辅助化疗

(1) 辅助化疗适应证:①肿瘤>2 cm;②淋巴结阳性;③激素受体阴性;④ HER-2 阳性(对 T1a 以下患者目前无明确证据推荐使用辅助化疗);⑤组织学分级为Ⅲ级。

(2) 辅助化疗禁忌证:①妊娠早、中期患者应慎重选择化疗;②年老体弱且伴有严重内脏器质性病变患者。

(3) 常用联合化疗方案:①以蒽环类为主的方案,如 CAF、A (E)C、FE_{100}C 方案(C:环磷酰胺,A:多柔比星,E:表柔比星,F:氟尿嘧啶)。②蒽环类与紫杉类联合方案,例如 TAC (T:多西他赛)。③蒽环类与紫杉类序贯方案,例如 AC→T/P (P:紫杉醇)或 FEC→T。④不含蒽环类的联合化疗方案,适用于老年、低风险、蒽环类禁忌或不能耐受的患者,常用的有 TC 方案及 CMF 方案(M:甲氨蝶呤)。

2. 辅助内分泌治疗 适应于激素受体 ER 和(或)PR 阳性的患者。一般在化疗后使用,但可以与放疗及曲妥珠单抗同时应用。绝经前患者一般首选他莫昔芬(TAM),用托瑞米芬替代 TAM 也是可行的,部分中、高危患者应接受含卵巢功能抑制(OFS)的内分泌治疗(OFS+AI 或 OFS+TAM)。绝经后患者首选第三代 AI(来曲唑、阿那曲唑或依西美坦)。

3. 辅助曲妥珠单抗治疗适应证 ①原发浸润灶>1.0 cm,HER-2 阳性时,推荐使用曲妥珠单抗;②原发肿瘤>0.5 cm,<1.0 cm 时可考虑使用。相对禁忌证包括:①治疗前 LVEF<50%;②同期正在进行蒽环类药物化疗。

二、新辅助全身治疗

乳腺癌的术前治疗又称新辅助治疗,是治疗局部晚期乳腺癌的重要手段,可以降低分期,使原本不能手术者获得手术机会,使可手术乳腺癌增加保乳机会,缩减手术范围,提高患者生活质量。针对不同分期、不同分型的乳腺癌,新辅助治疗分为新辅助化疗、靶向治疗和内分泌治疗,并以新辅助化疗为主要手段。

1. 新辅助化疗适应证 ①临床分期为ⅢA(不含 T3、N1、M0)、ⅢB、ⅢC 期;②临床分期为ⅡA、ⅡB、ⅢA(仅 T3、N1、M0)期,对希望缩小肿块、降期保乳的患者也可考虑新辅助化疗;③不可手术的隐匿性乳腺癌。

2. 新辅助化疗禁忌证 ①未经组织病理学确诊的乳腺癌。推荐进行组织病理学诊断,并获得 ER、PgR、HER-2/neu 及 Ki-67 等免疫组化指标,不推荐将细胞学作为组织病理学诊断标准。②妊娠早期女性,妊娠中期女性患者应慎重选择化疗。③年老体弱且伴有严重心、肺等器质性病变,预期无法耐受化疗者。

3. 新辅助化疗方案 宜选择蒽环类和紫衫类

的联合化疗方案，例如A(E)T、TAC、AC→P或AC→T，也可考虑PC。需要注意的是，HER-2阳性者应同时使用抗HER-2药物。

4. 其他　绝经后激素受体强阳性的患者可考虑单用内分泌治疗，推荐使用芳香化酶抑制剂(AI)。新辅助内分泌治疗应持续5～8个月，或至最佳疗效。

第七节　导管原位癌保乳术后放疗

初诊DCIS的治疗以局部治疗为主，全乳切除术对绝大多数DCIS患者是一种治愈性处理方法。Cutuli等，报道了一组法国调查数据显示，在病灶<10 mm的患者中，行全乳切除术的约占10%，而>20 mm的患者中约占72%；在低级别和高级别DCIS中，分别有约11%和约54%的患者行全乳切除术。对于影像学诊断包括钼靶、磁共振等，以及体检、活检显示的多中心病灶、多象限病灶，全乳切除是合适的治疗手段。

随着肿块切除的保乳术在浸润性癌中的尝试，以及NSABP B06研究和米兰研究的开展，自20世纪80年代起，全球共有4项大型多中心随机临床研究评估在DCIS患者中肿块切除联合放疗的疗效。这4项研究分别为NSABP B-17、EORTC 10853、Swe DCIS和UK/ANZ DCIS。相比于最晚开始入组的UK/ANZ DCIS研究，前3项研究的设计相对比较简单，患者入组标准均为可接受保乳术、腋淋巴结阴性的DCIS患者，随机分为单纯肿块切除和肿块切除联合全乳放疗(WBI)组，放疗剂量均推荐为全乳50 Gy/25次，不推荐瘤床区加量。UK/ANZ DCIS研究的设计采用了2×2析因分析法，将患者随机分为4组：单纯肿块切除、肿块切除＋放疗、肿块切除＋他莫昔芬、肿块切除＋放疗＋他莫昔芬治疗。UK/ANZ DCIS研究中的放疗剂量同前3项研究，为50 Gy/25次。总体而言，上述4项研究的长期随访结果(超过12年)一致，均表明DCIS患者接受保乳术联合WBI的治疗策略，可显著降低同侧乳腺癌的复发风险(约50%)，包括浸润性癌和DCIS的复发，但并不改善患者的总生存率(OS)和无远处转移生存率。

虽然DCIS保乳手术后行WBI可以降低约50%的同侧复发风险，但目前对于临床评估为低复发风险患者的治疗决策仍有争议，根据《NCCN指南》，循证医学推荐仅接受手术切除治疗(《NCCN指南》，循证医学2B类推荐)。目前仅有回顾性研究证实，部分低复发风险DCIS患者仅行保乳术而不行术后放疗。然而，长期随访结果显示，按危险度分组可能仅筛选出部分复发时间点延迟的患者，而非低复发风险患者。RTOG 9804研究显示，对部分DCIS复发低危患者进行了保乳术后放疗对比观察研究，入组患者为乳腺X线显示单病灶，术后病理低/中级别，肿瘤<2.5 cm，术后切缘离墨染>3 mm，放疗组推荐50 Gy/25次的WBI，无瘤床加量。共636例患者随机参加此研究，经过7年的中位随访，放疗组局部复发率仅为0.9%，而观察组为6.7%。RTOG 9804研究的结果显示，即便是部分中危或低危的患者，放疗后的局部复发率显著低于未放疗的患者。

基于以上研究证据，对于初发DCIS的治疗，目前推荐肿块切除的保乳术联合WBI，推荐放疗剂量50 Gy/25次。全乳切除术可作为保乳术联合放疗的替代治疗，但需要提供患者切除术后乳腺重建的条件和可能。DCIS保乳术后经多学科治疗团队谨慎评估后认为，局部复发风险极低危的情况下或可免除术后WBI，仅给予部分乳腺照射(PBI)或密切随访。

第八节　早期乳腺癌保乳术后放疗

一、保乳术后局部-区域放疗的价值和适应证

(一) 局部管理模式及其演变

通常情况下，全乳常规分割放疗45～50 Gy、瘤床加量10～16 Gy被视为早期乳腺癌BCS后局部管理的标准模式。

有6项大型前瞻性研究比较了保乳术(BCS)后加或不加术后放疗对局部复发率(LR)的影响，这些研究一致发现无论是腋淋巴结阴性还是阳性的患者，术后的乳腺放疗均可降低LR，提高乳房保留成功率。2011年更新的早期乳腺癌协作组(EBCTCG)的荟萃分析包括了17项临床研究入组的10 801例接受乳房保留治疗的患者。分析结果

证实，与单纯手术相比，WBI 不但降低了 2/3 的局部复发率，而且还降低了 10 年包括局部区域复发(LRR)和远处转移(DM)在内的任何形式的首次复发事件，降低幅度为 15.7%，15 年乳腺癌特异生存率提高了 3.8%。在首次复发转移事件降低和生存率提高方面呈现 4∶1 的比例。由此证实了放疗作为一项局部治疗手段，不仅在局部-区域疾病控制方面有肯定的贡献，还可以提高生存率。所以，原则上所有 BCS 后的患者都具有术后 WBI 适应证。

近年来，局部管理模式的研究进展主要体现在以下 4 个方面。

1. 豁免瘤床加量 尽管瘤床加量照射能够给所有保乳术后人群带来局部控制率的改善，但不同亚群的相对或绝对获益差异较大。年轻(年龄<50岁)、局灶切缘阳性或组织学高级别患者获益较大，是瘤床加量照射的指征，可作为保乳术后标准治疗模式的一部分。反之，不含有这些高危因素患者的相对或绝对获益较小，可在临床实践中考虑豁免瘤床加量照射。

迄今，有 3 项前瞻性随机研究比较了 WBI 50 Gy后的瘤床加量的研究结果。这些研究一致发现，与单纯 WBI 相比，WBI 后瘤床加量照射能够进一步降低局部复发率，但并不改善总生存率。样本量大且切缘一致阴性的 EORTC 22881 研究 10 年随访结果显示，加量照射组与对照组间局部复发率的差别随着年龄增加而减少。更新后的 20 年随访发现，患者年龄仍然与同侧乳腺内复发的绝对风险强度相关。20 年累积复发风险从年龄≤35 岁年龄组的 34.5%降低至年龄>60 岁年龄组的 11.1%。瘤床加量照射带来的相对获益对于年龄≤40 岁和 41～50 岁年龄组有显著意义，对于年龄较大亚组(51～60 岁和年龄>60 岁)则无显著意义。瘤床加量照射的绝对获益在最年轻亚组最大：年龄≤40 岁亚组的 20 年绝对复发风险从对照组的 36%降低全加量组的 24.4%，41～50 岁亚组从 19.4%降低至 13.5%，51～60 岁亚组从 13.2%降低至 10.3%，年龄>60 岁亚组则从 12.7%降低至 9.7%。这些数据说明不同年龄亚组从瘤床加量照射中的获益存在差异，瘤床加量照射在年龄≤50 岁患者中意义更大。

除年龄因素外，影响瘤床加量照射组与对照组局部复发率差异的因素还包括切缘状态及组织学级别。其中，局灶切缘阳性者或组织学高级别者能够从瘤床加量照射中显著获益。

2. 全乳大分割照射 从理论上讲，乳腺癌细胞增殖速度缓慢，加大分次剂量照射可能增加生物学效应；由于分次剂量加大，在总的生物等效剂量不变的前提下，治疗次数减少，因而可以节约放疗资源，方便门诊患者治疗。关于全乳大分割的经典研究主要有 4 个，包括来源于英国的乳腺放疗标准化(START)系列研究和加拿大研究，其研究结果见表 31-5。

表 31-5 全乳大分割照射临床试验结果

试验名称	目的	时间	入选标准	病例数	分割方案	结果(%)(常规分割对比大分割)
Canadian Trial	检验分割方案等效性	1993～1996	浸润性癌，BCS，切缘阴性，pN0 (ALND)	1 234	50 Gy/25 次/35 天；42.5 Gy/16 次/22 天	10 年 LRR：6.7 对比 6.2 (NS)；10 年 OS：84.4 对比 84.6 (P=0.79)；美容效果(良-优)：71.3 对比 69.8 (NS)
British Trial	验证乳腺组织对大分割的敏感性	1986～1998	T1-3N0-1 M0，BCS	1 410	50 Gy/25 次/35 天；42.9 Gy/13 次/5 天；39 Gy/13 次/5 天	42.9 Gy 组乳房外形改变及纤维化率高；乳房外形改变：$\alpha/\beta \approx$ 3.6 Gy；乳房纤维化：$\alpha/\beta \approx$ 3.1 Gy

续表

试验名称	目的	时间	入选标准	病例数	分割方案	结果(%) (常规分割对比大分割)
START A	检验分割方案等效性,验证乳腺癌细胞/乳腺组织的 α/β 值	1998～2002	pT1-3N0-1 M0, BCS 或乳房切除术, BCS,允许瘤床加量	2 236	50 Gy/25 次/5 周; 41.6 Gy/13 次/5 周; 39 Gy/13 次/5 周	10 年 LRR: 7.4 对比 6.3 对比 8.8 (NS); 10 年 OS: 80.2 对比 81.6 对比 79.7 (NS); 肿瘤控制: α/β=4.8 Gy 乳房外形改变: α/β=3.1 Gy
SATRT B	检验分割方案等效性	1999～2002	同 START A	2 215	50 Gy/25 次/5 周; 40 Gy/15 次/3 周	10 年 LRR: 5.5 对比 4.3 (P=0.21); 10 年 OS: 84.1 对比 80.8 (P=0.042); 乳房外形改变(拍照): 42.2 对比 36.5

从肿瘤控制、乳房外形改变和纤维化的 α/β 值来看,乳腺癌对分次剂量的敏感性与正常乳腺组织相似,为开展大分割照射提供了生物学基础;在不考虑瘤床加量的前提下,可供选择的全乳大分割方案有两种,即英国方案 40 Gy/15 次和加拿大方案 42.5 Gy/16 次。

根据 ASTRO 的共识,符合全乳大分割照射指征的人群需满足以下条件:①年龄≥50 岁者;②接受了 BCS,病理分期为 T1-2N0M0;③术后未行辅助化疗;④靶区剂量相对均匀。

3. 部分乳腺照射(PBI) 仅限于瘤床的 PBI 是近年来挑战传统全乳放疗模式的另一趋势。其主要理论基础在于:保乳术后复发模式以瘤床及其周围为主,而瘤床以外部位的复发较为少见。PBI 将术区和周边 1～2 cm 边界的范围定义为临床靶体积(clinical target volume, CTV),给予根治性剂量,以替代传统的 WBI。无论采用哪种照射方法,整个疗程均在 1 周左右完成,而不是常规的 6 周左右。其潜在优势包括:疗程较标准模式大幅缩短,因而有可能使更多的 BCS 患者接受术后照射;减少急、慢性损伤,并提高生存质量;PBI 后即使发生局部复发仍有可能接受保守治疗。

目前,关于 PBI 的主要争议是哪些患者可接受 PBI,但仍然能够保持跟 WBI 相似的局部控制率。总体而言,与成熟的 WBI 相比,PBI 所对应的复发风险仍然稍高。目前,关于 PBI 的指征可以参考北美或欧洲对低危患者群的定义(表 31-6)。根据 2016 年更新的北美 ASTRO 关于部分乳腺加速照射(APBI)的共识,在临床试验以外开展 APBI 的患者必须具有复发风险低危的特征。除低危浸润性乳腺癌外,纯粹的导管原位癌,若是经乳腺 X 线筛查发现,核分级为低-中,≤2.5 cm,并且切缘阴性≥3 mm的导管原位癌保乳术后,也可考虑 APBI 治疗。

PBI 实施技术分为两大类:一类是 APBI,通过分次照射来完成;另一类是术中放疗(IORT),在手术中单次照射完成。就 APBI 的技术而言,包括近距离治疗和外照射技术,近距离治疗技术又分为组织间插植技术和球囊技术。通常采用高剂量率照射,每次 340 cGy,每日 2 次,总剂量 3 400 cGy;外照射技术以 3D-CRT 为主,每次 385 cGy,每日 2 次,总剂量 3 850 cGy。曾经被视为 PBI 技术禁区的 IMRT,近年来也得到越来越多的关注。IORT 技术有 X 线或电子线照射等多项技术可供选择。技术上依据运用的广泛性,大致顺序为 3D-CRT、近距离照射和 IORT。近几年,关于这些 PBI 技术均有临床Ⅲ期研究正在进行,目的是验证 PBI 与 WBI 在局部控制率方面的等效性。

关于 APBI 的临床Ⅲ期研究,以 NSABP B-39/RTOG 0413、RAPID-OCOG 和意大利研究为代表。其中,规模最大的是 RTOG 0413 研究,共入组了 4 216例 18 岁以上的Ⅰ～Ⅱ期(阳性淋巴结<3 个)患者。PBI 技术包括 3D-CRT、导管插植技术或球囊技术。该研究已于 2013 年关闭,研究结果尚未报道。RAPID 研究共入组了 2 315 例年龄>40 岁 0～Ⅱ期患者,PBI 技术以 3D-CRT 为主,目前只有

3年不良反应结果。与WBI组相比，APBI组的毛细血管扩张、乳房纤维化和脂肪坏死等更为常见；不良美容效果所占比例更高。意大利研究入组的患者数目最少，仅520例年龄>40岁、原发病灶<2.5 cm的患者，PBI技术采用IMRT，分次剂量为6 Gy，共5次，总照射剂量30 Gy，2周内完成，已经有随访5年的结果报道。APBI组与全乳常规分割组在局部控制率和生存率方面均无统计学差异。按年龄、脉管状态、T分期、N分期、受体状态等因素分层，进行亚组分析，也未找到高复发风险的亚组存在，因此该研究并不能回答将APBI的人群扩大到含有中、高危复发因素者以后其肿瘤控制的安全性问题。主要原因在于复发例数和总例数均较少。在不良反应方面，包括急性皮肤反应和晚期皮肤反应，与全乳照射组相比，APBI组的不良反应更少；医生评估的美容效果方面，也是APBI组好，差异均有统计学意义。因此，从不良反应的角度来看，对IMRT实施的APBI更为有利。造成这种差异的可能原因包括：3D-CRT技术中受到50%处方剂量照射的乳房体积大；剂量均匀性较调强放疗差；每日两次照射有更大的生物学效应，两次照射间正常组织修复不完全。

表31-6 欧洲和北美关于推荐APBI"低危"患者的定义

项目	GEC-ESTRO(欧洲) 2010	ASTRO(北美) 2009	ASTRO(北美) 2016
年龄	>50岁	≥60岁	≥50岁
肿瘤大小	≤3 cm	≤2 cm	≤2 cm
BRCA-1/2突变	未限定	不存在	不存在
T分期	pT1-2	T1	Tis或T1
切缘	阴性(≥2 mm)	阴性(≥2 mm)	阴性(≥2 mm)
分级	任何	任何	任何
脉管癌栓	不允许	不允许	不允许
ER状态	任何	阳性	阳性
多中心性	单中心	单中心	单中心
多灶性	单病灶	临床单病灶，总的大小≤2 cm	临床单病灶，总的大小≤2 cm
组织学类型	浸润性导管癌、黏液腺癌、小管癌、髓样癌	浸润性导管癌或其他预后较好的浸润性癌	浸润性导管癌或其他预后较好的浸润性癌
纯导管内癌	不允许	不允许	允许，若是经乳腺X线筛查发现，核分级低-中，≤2.5 cm，并且切缘阴性≥3 mm
广泛导管内癌成分	不允许	不允许	不允许
小叶原位癌成分	允许	允许	允许
N分期	pN0	pN0(i－，i＋)	pN0(i－，i＋)
淋巴结评价(手术方式)	前哨淋巴结活检术或腋窝淋巴结清扫术	前哨淋巴结活检术或腋窝淋巴结清扫术	前哨淋巴结活检术或腋窝淋巴结清扫术
新辅助化疗	不允许	不允许	不允许

关于IORT实现的PBI的临床Ⅲ期研究以意大利ELIOT和TARGIT-A为代表。ELIOT采用移动式直线加速器Mobetron产生的高能电子线在术中单次照射瘤床21 Gy。特点是有自屏蔽、剂量率高、治疗时间短，通常2分钟左右即可完成。在入选的患者中包括了部分含有ASTRO定义的中、

高危因素个体(T1 以上占 15%,ER 阴性占 10%,N1 占 21%),5 年随访结果显示,IORT 组的同侧乳房内复发(IBTR)高于对照组(4.4%对比 0.4%,*P*<0.0001),区域复发率(RR)亦高于对照组(1.0%对比 0.3%,*P*=0.03),但尚未影响 OS(96.8%对比 96.9%,*P*=NS)。多因素分析显示,增加局部复发率的因素包括 T2、G3、ER 阴性,及 TNBC。因此,将 PBI 的人群扩大到 ASTRO 定义的中、高危人群仍然需要慎重。

TARGIT-A 研究的 IORT 组和 WBI 组分别入组了 1 113 例和 1 119 例 T1-2、0～3 个腋淋巴结阳性、接受 BCS、切缘阴性的患者。研究中采用 Intrabeam 产生的低能(50 Kv)X 线术中单次照射瘤床 20 Gy,其特点是剂量跌落快,这对于正常组织保护而言是优点,但对肿瘤控制而言可能是潜在的不足。该研究 5 年随访结果显示,IORT 组的 IBTR 高于对照组(3.3%对比 1.3%,*P*<0.042),但尚未影响乳腺癌死亡(2.6%对比 1.9%,*P*=0.51)和 OS(96.1%对比 94.5%,*P*=0.099)。因此,IORT 实施的 PBI 只能用于经过筛选的患者。

总之,临床实践中 APBI 的指征应限于 ASTRO 共识限定的低危人群,适宜人群能否扩大有待Ⅲ期临床研究结果进一步确认;不良反应和美容效果的优劣可能取决于采用的 PBI 技术;IORT 实施的 PBI 证据在增加。但是,目前的Ⅲ期临床研究提示,IORT 实施的 PBI 患者局部复发率较高,因此需要进一步随访和筛选 IORT-PBI 的适宜人群。

4. 豁免放疗　虽然部分 PBI 和全乳大分割照射在某种程度上减少正常组织损伤,以及患者负担和花费,但并不能消除局部复发的风险,这也是考虑豁免放疗的基础。理论上,只有局部复发风险极低、放疗绝对获益较小的患者才能考虑省略放疗。基于临床-病理特征,筛选低复发风险人群的研究一直在进行。其中,改变或有可能改变临床实践的临床研究主要有 CALGB-9343 研究和 PRIME Ⅱ 研究。

CALGB-9343 研究的入选标准,包括年龄≥70 岁,临床分期 T1N0M0、ER 阳性或未知。符合标准的患者 BCS 术后按是否给予 WBI 随机分组,研究组给予单纯他莫昔芬(TAM)治疗,对照组给予 WBI 45 Gy/25 次+TAM 治疗,共有 636 例患者入选。从 5 年研究结果来看,两组在 OS、DM,或因局部复发率接受全乳切除的比例均无显著差异,唯一有统计学差异的是 5 年局部或区域复发率(1%对比 4%)。尽管未放疗患者的复发率略高,但是因复发接受全乳切除的比例未增加,DM 和总生存率未受影响,可见放疗的获益有限。10 年后的更新结果显示,单纯 TAM 组的 10 年复发率为 10%,放疗组为 2%,仍有统计学差异,但依然没有影响到乳腺癌死亡和总生存率。该研究结果改变了临床实践,因此被《NCCN 指南》引用。根据《指南》,年龄≥70 岁、临床分期 T1N0M0、ER 阳性者可以免予放疗,给予单纯 TAM 治疗。

PRIME Ⅱ 也是一项Ⅲ期临床试验,目的是评估低危乳腺癌患者保乳术后放疗的价值。入选标准包括年龄≥65 岁,保乳术后切缘阴性,组织病理学提示原发肿块<3 cm,腋淋巴结阴性,并且 ER/PR阳性。符合条件的患者随机分组,对照组接受 WBI 40～50 Gy 及内分泌治疗,试验组给予单纯内分泌治疗。2003～2009 年共有 1 326 例患者入选,中位随访 4.8 年。试验组和对照组的 5 年 IBTR 分别是 4.1%和 1.3%,从次要终点来看,除无癌生存率外,其他终点结果均无统计学差异,无癌生存率从 96.4%提高至 98.5%,主要归因于 IBTR 的降低。由于放疗的绝对获益有限,该研究有可能像 CALGB-9343 一样改变临床实践。

毫无疑问,放疗仍然是多数保乳术后患者的标准治疗,但在选择放疗时有必要确保患者有净获益。目前,能够豁免放疗的人群是:年龄>70 岁、T1、N0 及 ER 阳性者。根据 PRIME-Ⅱ的结果,未来豁免放疗的人群年龄有可能降低至 65 岁。

(二) 区域淋巴照射

对于可手术乳腺癌,通常根据腋淋巴结状态决定是否区域淋巴照射(RNI)。根据目前的《NCCN 指南》,对于接受了 BCS+ALND 后,腋淋巴结 4 枚以上阳性者,毫无疑问有确定的 RNI 指征;对于 1～3 枚阳性者,强烈建议给予锁骨上、下区和内乳区的照射。RNI 不仅可降低复发,还可以降低乳腺癌死亡,因而有生存的获益。对于保乳术后的患者,放疗后 10 年每避免 4 例复发,就能在放疗后 15 年时避免 1 例乳腺癌死亡(即 4∶1)。

在腋窝手术趋势发生变化、新辅助化疗可降低分期的背景下,如何对 RNI 进行取舍是放疗医生必须面对的问题。

1. 腋窝清扫时代的 RNI　加拿大 MA.20 研究

为的是探讨RNI是否改善区域控制率或生存率。在研究中，保乳术后腋淋巴结阳性或腋淋巴结阴性，但合并高危特征（原发肿瘤≥5 cm，或原发肿瘤≥2 cm但腋淋巴结清扫数目<10枚，并且含有至少一项以下因素，如组织学Ⅲ级、ER阴性，或脉管阳性）者随机分成WBI+RNI组和单纯WBI组。RNI的靶区包括内乳区和锁骨上、下区，采用分野照射技术。2000年3月至2007年2月，共有1 832例入组，从入组患者的病理特征来看，80%为腋淋巴结1~3枚阳性，5%为4枚以上阳性，腋淋巴结阴性但属于高危者占10%。中位随访9.5年。结果证实，RNI降低了RR及DM，改善了10年DFS（82.0%对比77.0%，P=0.01），但不影响总生存率（82.8%对比81.8%，P=0.38）。然而，RNI增加了Ⅱ级以上放射性肺炎（1.2%对比0.2%，P=0.01）和上肢淋巴水肿（8.4%对比4.5%，P=0.001）。与区域控制率和生存率方面的获益相比，适度增加的不良反应并非不可接受。该研究因此确认了腋淋巴清扫术后1~3枚阳性患者行RNI的价值。

2. 前哨淋巴结活检时代的RNI 近年来，有关BCS+SLNB以后，SLN阳性者后续区域管理方面的研究主要有IBCSG 23-01、ACOSOG Z0011，以及EORTC 10981-22023 AMAROS等Ⅲ期非劣效临床试验。其中，IBCSG 23-01和Z0011两个研究都报道了5年结果，其LRR、DFS和总生存率均无显著差异，其结论是单纯SLNB不劣于ALND。因此，在2015年更新的《SLNB指南》当中明确指出，对于早期乳腺癌1~2个SLN阳性，并将接受BCS及全乳常规分割放疗者，不应推荐ALND。需要注意的是，《指南》中提到的放疗范围是全乳腺，什么情况下需要RNI，在《指南》中并没有明确说明。因此，有必要对以上涉及区域管理研究的患者特征和放疗技术进行梳理，并讨论有限个数的阳性SLN者RNI的指征。

从IBCSG 23-01研究入组患者的特征来看，92%的原发病灶<3 cm，ER阳性者占90%，95%为1个前哨淋巴结微转移，可以说多数患者肿瘤负荷小，预后好。从治疗角度来讲，91%的患者接受了BCS，ALND组和无ALND组分别有98%和97%的患者接受辅助性放疗，96%的患者接受某种全身治疗。就辅助性放疗的策略而言，两组均有19%的患者接受IORT，70%的患者接受术后放疗，接受IORT+术后放疗者分别占9%和8%。在ALND组，除阳性SLN外，仅13%的患者有阳性淋巴结。可以理解为，辅助治疗前单纯SLNB组还有13%的患者腋窝有亚临床肿瘤残留。但治疗后5年出现区域复发的比例<1%。区域复发率低可能得益于入组患者的腋窝肿瘤负荷较小，预后较好，全身治疗尤其是内分泌治疗的作用，以及WBI对低位腋窝偶然照射的作用。既然早期乳腺癌保乳术后SLN 1个微转移者辅助全身治疗及全乳放疗后区域复发率低，不给予RNI是合理的。

从Z0011研究入组患者的特征来看，80%为受体阳性者，80%以上有1~2个阳性淋巴结，其中41%为微转移，因此腋窝肿瘤负荷较小，即多数患者的相对预后较好。在ALND组，除阳性SLN外，有高达27%的患者还有其他阳性淋巴结。也可理解为，辅助治疗前单纯前哨组有30%的患者腋窝有亚临床病变残留。但是，治疗后5年出现区域复发的比例<2%。与IBCSG 23-01研究相似，导致区域复发率低的原因包括多数患者的预后较好，腋窝肿瘤负荷较小，以及全身治疗的作用。此外，放疗对区域控制率的作用也不容忽视。Jagsi等分析了Z0011研究的放疗照射野设置，以及区域淋巴结的覆盖情况。有完整病例报告的患者共605例，其中，89%的患者接受了WBI，15%的患者还接受了锁骨上区的X线照射。在有详细放疗记录的228例患者中，有81%的患者接受了单纯乳房切线，对腋窝部分Ⅰ/Ⅱ区形成了偶然照射；有43例（18.9%）患者违反研究方案的规定，接受了直接区域照射（照射野数目≥3个），ALND组和SLNB组分别有22例和21例。相比之下，这些接受直接区域照射的患者有更多的腋窝淋巴结受累及，因而主要是针对区域复发风险较高者。此外，有142例切线野上界可评估，ALND组和SLNB组分别有50%（33/66）和52.6%（40/76）的患者接受了高切线野（切线野上界距离肱骨头≤2 cm），因此有更多的腋窝Ⅰ/Ⅱ区、部分腋窝Ⅲ区受到了照射。由此可见，乳房切线野、高切线野，以及直接区域照射均在某种程度上增加了区域控制率。对于区域复发风险较高的患者，例如阳性SLN≥3枚者，增设包括腋窝和锁骨上、下区的直接区域照射野是必要的；对于阳性SLN 1~2枚者，可在全身治疗的基础上给予乳房切线或高切线野，是否需要增设直接区域照射野有必要结合患者的临床与病理特征来判断。

AMAROS研究的目的是评估对于SLN 1枚阳性者腋窝放疗（AxRT）能否取得与ALND类似的区域控制率，并减少上肢淋巴水肿等不良反应。原发肿瘤分期T1-2，SLN有一个阳性者随机分成ALND组和AxRT组，共入选了1 425例SLN 1枚阳性者。其中，ALND组744例，AxRT组681例。SLN阳性者中位随访时间为6.1年。在ALND组，有33%的患者腋窝还有其他阳性淋巴结。ALND组有4例出现腋窝复发，而AxRT组有7例出现腋窝复发。ALND后和AxRT后5年腋窝复发率分别为0.43%和1.19%。

对比AMAROS和Z0011研究不难发现，AMAROS研究中患者的腋窝肿瘤负荷略小，SLN仅1枚阳性；ALND组患者有其他阳性腋窝淋巴结者所占比例相似，均为<30%；5年腋窝复发率相似，均<2%。但是，放疗的差别在于AMAROS研究中AxRT组针对腋窝设置了直接照射野，包括全腋窝；况且与Z0011中未做ALND的患者相比，AxRT增加了上肢水肿发生率，并且影响患者的生活质量。因此，AMAROS研究中针对腋窝的直接照射野在某种程度上有过度治疗的嫌疑。换个角度来说，对于SLN 1个阳性者，无论是微转移，还是宏转移，可能并不需要广泛的RNI。

毫无疑问，Z0011等有关SLN阳性者后续管理的研究还不能直接回答是否给予RNI的问题。在临床实践中，当我们面对有限个数的SLN转移患者时，需要综合分析患者的临床与病理特征，包括原发病灶的大小，SLN总数、阳性个数，以及转移灶大小，从而评估腋窝其他淋巴结受累及的概率，以及腋窝>4个淋巴结受累的概率，进而判断多大程度上需要给予RNI，并确定合适的照射野（表31-7）。

表31-7　前哨淋巴结阳性者区域照射野设计

临床与病理特征	前哨淋巴结阳性个数	活检数目	其他淋巴结受累概率(%)*	其他淋巴结受累概率(%)**	≥4个淋巴结受累概率(%)	照射野设计
IDC，1.0 cm，ER阳性，LVI阴性	1（微转移）	3	13	8	<1	常规切线
IDC，1.8 cm，G3，ER阳性，LVI阴性，单病灶	1（宏转移）	2	27	24	2	高切线
IDC，2.0 cm，ER阴性，LVI阳性	2（宏转移）	2	63	55	30	高切线+区域
ILC，4.0 cm，ER阳性，多病灶，LVI阴性	2（宏转移）	2	77	64	40	高切线+区域
IDC，3 cm，ER阴性，LVI阳性，多病灶	3（宏转移伴ENE）	3	78	95	80	切线+全区域

注：* MSKCC资料；** MDACC资料。

3. 新辅助治疗背景下的RNI　对于化疗前评估为cT1-3N1M0、化疗后腋淋巴结阳性者，需要考虑RNI；对于化疗前评估为cT1-3N1M0、化疗后腋淋巴结达pN0者，是否需要RNI尚有争议，临床实践中应个体化考虑。

Mamounas对NSABP B-18和B-27两个关于新辅助化疗的试验进行了联合分析，调查了新辅助化疗后LRR的预测因素。B-18和B-27研究分别随机入选1 523例和2 411例细针或空心针穿刺证实的可手术乳腺癌患者（临床分期为T1-3N0-1 M0）。应用的新辅助化疗方案包括单纯AC，或AC序贯新辅助/辅助多西他赛；保乳术后的患者只给予乳腺照射。这两个研究共涉及保乳治疗的患者1 890例，10年随访中共有224例患者出现LRR，保乳治疗后10年LRR为10.3%（LR占8.1%，RR为2.2%）。多因素分析结果显示，保乳治疗后LRR的独立预测因素包括年龄（≥50对比<50岁）、新辅助化疗前临床腋淋巴结状态（cN+对比

cN－）、病理淋巴结状态及乳腺肿瘤反应（ypN－/乳腺肿瘤未达 pCR 对比 ypN－/乳房肿瘤达 pCR；ypN＋对比 ypN－/乳腺肿瘤达 pCR）。依据这些独立预测因素，可评估临床分期为 T1-3N0-1M0 的可手术乳腺癌患者新辅助化疗后的 LRR 风险，可能有助于术后放疗的决策。显然，新辅助化疗前临床评估腋淋巴结阳性（即 cN＋），新辅助化后腋窝未达到 ypN-者 10 年 LRR 风险高达 20%。对于接受了 BCS 的患者，尤其是年龄＜50 岁者，乳腺照射的基础上应该另外增加 RNI。相比之下，新辅助化疗前临床评估腋淋巴结阴性（即 cN－），新辅助化后腋淋巴结仍然阴性（即 ypN－）者 10 年 LRR 风险较低，保乳术后不给予区域照射可能是合理的选择。然而，新辅助化疗前临床评估腋淋巴结阳性（即 cN＋），但新辅助化疗后腋窝达到 ypN－者 10 年 LRR 风险中等，BCS 后是否应该给予 RNI 目前尚存在争议。2013 年启动的 NSABP B-51/RTOG 1304 研究试图评估 RNI 是否改善新辅助化疗后腋淋巴结达到 pN0 患者的无病生存率。该研究的结果将有助于明确新辅助化疗前分期为cT1-3N1M0、化疗后达 pN0 患者的 LRR 风险和 RNI 的价值。

二、保乳术后放疗体位与固定

患者一般取仰卧位，患侧或双侧上臂外展＞90°。乳房托架或臂托是较理想的固定装置。另外也可以采用真空垫固定，但其重复性较托架或臂托为差。全乳腺或部分乳腺照射时可考虑首选臂托，双手上举，头居中。如果需要照射锁骨上区，则首选乳房托架，头部偏向健侧，以减少喉或气管照射。

三、照射技术

（一）常规照射定位技术

1. 全乳腺照射 靶区范围包括完整的乳房、腋尾部乳腺组织、胸肌和乳房下的胸壁淋巴引流区。通常采用 4～6 MV 的 X 射线，部分体格宽大患者可考虑采用 8～10 MV 的 X 线。常规技术一般采用 X 线模拟机下直接设野，基本照射野为乳房内、外切线野，内界为体中线，外界为乳房组织外侧缘 1 cm；上界距可触及乳房组织最上缘 1～2 cm，一般在锁骨头下缘（若同时照射锁骨上、下区，则与锁骨上、下野衔接）；下界为乳房皱褶下 1～2 cm；后界一般包括 1～2 cm 厚的肺组织，最多＜2.5 cm；前界皮肤开放 1.5～2 cm，目的是使散射充分，并防止照射过程中因乳房肿胀而使射野显得局促。同时，各个边界需要根据病灶具体部位进行调整，以保证瘤床剂量充分。切线野照射可采用 SSD 或 SAD 技术，使用半野技术或旋转机架角度，可使内、外切线野后界成为无散射的一直线。切线野加用适当角度的楔形板，可以改善乳房内剂量均匀性。通过治疗计划系统优化剂量参考点和楔形板的角度。

2. 瘤床加量照射 在保乳手术中于手术床周围放置钛夹标记，对于提高瘤床加量照射的准确性具有很大帮助。肿瘤床加量照射技术可选择在模拟机下包括术腔金属夹或手术瘢痕周围外放 2～3 cm，选用合适能量的电子线；在瘤床基底深度＞4 cm时建议选择 X 线小切线野，以保证充分的剂量覆盖瘤床并避免高能电子线造成皮肤剂量过高。常规技术条件下，全乳腺照射与瘤床加量一般序贯进行。

3. 淋巴引流区的照射 锁骨上、下野上界位于环状软骨下缘或锁骨肩峰端上 1 cm，下界为锁骨头下缘下 0.5～1 cm，内界位于胸锁乳突肌内侧缘，外侧界为肱骨头内侧。需完整照射腋窝时，锁骨上、下区与腋窝区合并，成为腋窝-锁骨联合野。联合野的上界、内界同锁骨上、下野，下界在第 2 肋间，外界包括肱骨颈，需保证射野的外下角开放，射野外上角挡铅保护肱骨头。治疗时头偏向健侧，机架角向健侧偏斜 10°～15°，以减少喉、气管、食管和脊髓照射。

腋窝需要照射时，腋窝-锁骨联合野照射40 Gy/20～22 次后，通过腋窝后野补充腋窝剂量至50 Gy，同时缩野至锁骨上、下区范围，采用电子线追加剂量至 50 Gy。腋窝后野的范围如下：上界平锁骨上、下野下缘，内侧界位于肋缘内 1.5 cm，下界同腋窝-锁骨联合野的下界，外侧界与前野肱骨头挡铅相接，一般包括约 1 cm 的肱骨头。腋窝后野的参考点为腋中群淋巴结位置，投影相当于锁骨中点下 2 cm处。深度可以中心平面作为参考，一般为 6～7 cm。

内乳淋巴引流区需要预防照射时设置内乳野，上界为锁骨头下缘或与锁骨上、下野下界衔接，内界过中线 1 cm，野宽 5 cm，下界位于第 4 肋间。常规内乳野参考点设于内乳血管处，通常达 2.5～3 cm深度，也可根据胸部 CT 扫描实测。为了减少心脏照射剂量，建议采用光子线-电子线混合照射或单纯电子线照射。

区域淋巴引流区分野照射时，尤其需要注意的是相邻照射野的衔接问题。即使采用常规模拟机下透视定位，仍然需要在定位CT图像基础上进行正向的剂量优化，尽可能降低相邻照射野衔接处存在的剂量冷点和热点。

（二）三维适形和调强照射技术

三维放疗计划可在保证靶区覆盖的同时减低正常组织的照射体积-剂量，是目前推荐的放疗技术。

1. 临床靶区(CTV)勾画及安全边界

（1）全乳腺CTV：全乳腺CTV是指患侧全部的乳腺组织，其上界为可触及或定位CT图像可见乳腺组织的上缘，下界为乳腺皱褶，内侧界位于可触及或定位CT图像上可见乳腺组织的内侧缘，外侧界位于可触及或定位CT图像上可见乳腺组织外侧缘，后界位于肋骨前方或胸大肌筋膜表面，前界为皮下3～5 mm，视皮肤厚度或乳腺腺体到皮肤表面的距离而定，包括脂肪组织。全乳腺CTV外放安全边界0.5～1 cm为全乳腺PTV，各边界可根据需要适当调整(图31-2)。

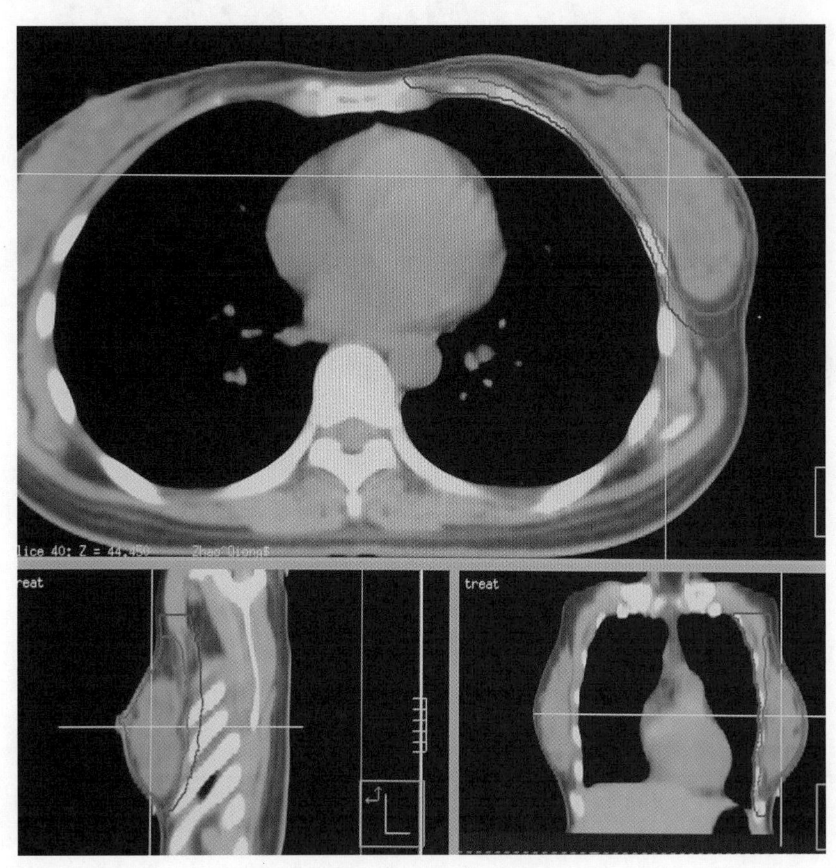

图31-2　全乳腺CTV及PTV

（2）肿瘤床和部分乳腺CTV：肿瘤床或部分乳腺照射的CTV是指手术残腔或肿瘤床外放1～1.5 cm的范围，其前界位于皮下3～5 mm，后界(基底)位于胸大肌筋膜表面或肋骨/肋间肌表面。精准地确定手术残腔或肿瘤床的位置是实现精确治疗的关键，而确定肿瘤床的位置关键在于依据术中放置的钛夹(通常为5～6枚)标记的范围，并结合残腔内残留的血清肿块或术后改变。肿瘤床外放1～1.5 cm形成肿瘤床CTV时，前界仍位于皮下3～5 mm，后界位于胸大肌筋膜表面或肋骨/肋间肌表面。肿瘤床CTV再外放0.5～1 cm为肿瘤床或部分乳腺PTV，外放后的PTV大小可根据需要适当调整，允许包括4 mm厚的肺组织，但应避开心脏。

（3）区域淋巴结CTV：根据肌肉和骨骼标记可以在定位CT图像上勾画锁骨上、内乳和腋窝各区域范围(表31-8)。锁骨上淋巴引流区解剖上定义为由锁骨、胸锁乳突肌和舌骨肌构成的锁骨上三角内的淋巴结。由于肩部存在斜面，并且治疗时患肢上举，使锁骨肩峰端拉高，所以断层CT扫描将锁骨上淋巴引流区定义为：在任何有锁骨显示的横断面上位于同侧锁骨内侧的淋巴结区域，勾画时上界平锁骨肩峰端(可能高于环状软骨下缘；图31-3)。内乳区淋巴结CTV外放0.5～1 cm为内乳区PTV，内乳血管深面一般外放0.5 cm，从而在靶区覆盖和心脏、正常肺保护方面取得平衡，内乳血管内侧和外侧可外放0.5～1 cm。

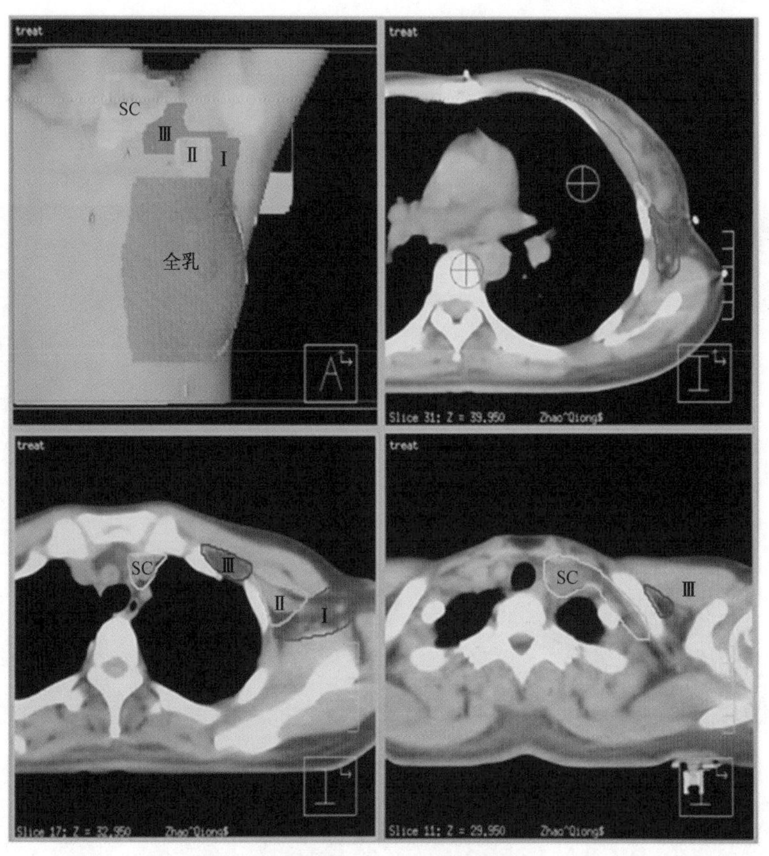

图 31-3 全乳腺、腋窝Ⅰ～Ⅲ水平及锁骨上CTV

表 31-8 乳腺癌术后局部-区域淋巴引流区CTV的解剖边界

结构	头侧	脚侧	前界	后界	外侧	内侧
全乳腺	平第2肋间，或可触及/CT上可见乳腺腺体上缘	同侧乳房下皱褶	皮下3～5 mm，视皮肤厚度而定	胸大肌筋膜表面，或肋骨/肋间肌表面	可触及/CT上可见乳腺腺体内侧缘	乳房外侧皱褶，或可触及/CT上可见乳腺腺体外侧缘，通常可至腋中线
全胸壁	锁骨头下方1 cm	对侧乳房皱褶	皮肤表面	肋骨-胸膜交界(包括胸肌、胸壁肌肉和肋骨)	腋中线(参考对侧乳房外界)	胸肋关节(参考对侧乳房内界)
锁骨上区	平锁骨肩峰端	锁骨头下方	胸锁乳突肌后缘	斜角肌前缘	头侧：胸锁乳突肌侧缘 脚侧：第1肋骨-锁骨交界	包括颈内动脉或颈内静脉的内缘(除外甲状腺和气管)

续表

结构	头侧	脚侧	前界	后界	外侧	内侧
锁骨下区（腋窝Ⅲ水平）	胸小肌止点或喙突下方	腋静脉与胸小肌内缘相交处	胸大肌背面	肋骨和肋间肌	胸小肌的内侧	胸廓入口
内乳区	第1肋骨内侧上缘	第4肋骨上缘	包括内乳血管	包括内乳血管	包括内乳血管	包括内乳血管
腋窝Ⅰ水平	腋血管与胸小肌内侧相交处	第4～5肋间的胸大肌游离缘	胸大肌前缘与背阔肌内侧缘所确定的平面	肩胛下肌及肋骨、肋间肌前缘	背阔肌内侧缘	胸小肌外缘
腋窝Ⅱ水平	腋血管与胸小肌内侧相交处	胸小肌下缘	胸小肌背面	肋骨和前锯肌前缘	胸小肌外缘	胸小肌内缘
Rotter淋巴结	位于胸大肌、胸小肌间隙，上至胸小肌头侧游离缘，下至胸骨角					

2. 三维适形和调强照射技术的潜在优势 CT模拟定位技术的出现不仅为开启3D-CRT时代提供了基础，也使我们对二维时代以腺体和骨性标记定位的传统有了定量认识和反思。CT模拟定位勾画乳腺局部和区域靶区以后设计的照射野与根据骨性标记定位的二维射野角度存在相当程度的区别。Bentel等对254例患者做了CT模拟定位后，与其预设的二维定位对比，发现有65%患者的内界或(和)外界需要调整。

三维计划早期的剂量学比较证实，三维计划较二维计划可以改善乳腺靶区的覆盖程度。全乳调强照射技术与常规楔形板技术相比，显著提高了靶区的剂量均匀性。随后的临床随访资料也证实，调强放疗技术对剂量学分析上的优势已转化为临床优势，主要体现在降低了皮肤湿性脱皮的发生率，代表性研究包括Donovan和Pignol等开展的Ⅲ期临床研究。

与全乳照射相比，RNI技术的优化探讨较少。事实上，在断层CT图像上分析乳腺癌主要区域淋巴引流区的个体化解剖差异，发现既往以骨性标记设野既有合理，也有不合理之处。Bentel等，在断层CT图像上分析了锁骨上区、腋窝淋巴结分布的个体差异及其与体厚的相关性。锁骨上淋巴结的最大深度是4.3 cm，并且随体厚的增加而增加；大多数腋窝淋巴结深度与锁骨上淋巴结的最大深度相似，腋窝深部差异也较大。此外，以内乳血管为解剖标记，内乳淋巴结的分布也存在较大的个体差异，而且内乳血管在起始点、胸骨角处以及第3至第5肋间的深度都是不同的。说明个体化CT模拟定位及三维计划的重要性。

3. 照射靶区及剂量分割 通常全乳腺加或不加区域淋巴引流区外照射剂量45～50 Gy/25～28次，1.8～2 Gy/次，5次/周(图31-4、图31-5)。需要瘤床加量者，一般在全乳腺加或不加RNI后序贯加量10～16 Gy/5～8次。在瘤床能够准确勾画的前提下尝试全乳腺照射同步肿瘤床加量技术(图31-6)也是可行的。在无RNI及肿瘤床加量的情况下也可考虑全乳“大分割”方案治疗，即2.67 Gy/次或2.66 Gy/次，共计15次或16次，总剂量为40 Gy或42.5 Gy，或其他等效生物剂量的分割方式。对于正常组织包括心脏和肺照射体积较大或靶区内剂量分布梯度偏大的患者，不推荐采用大分割治疗。

具备PBI指征者，可考虑3D-CRT 38.5 Gy/10次，3.85 Gy/次，BID，5～8天内完成；或尝试IMRT 40 Gy/15次，2.67 Gy/次，5次/周，3周内完成(图31-7)，或尝试其他等效生物学剂量的分割方式。其他技术如组织间插植近距离治疗技术，电子线或低能X线IORT技术实施的PBI可在具备相关技术条件或资质的医院内开展。组织间插植近距离放疗可考虑照射34 Gy/10次，BID，5～8天完成；电子线IORT可考虑术中单次照射21 Gy，而低能X线IORT可考虑术中单次照射20 Gy。

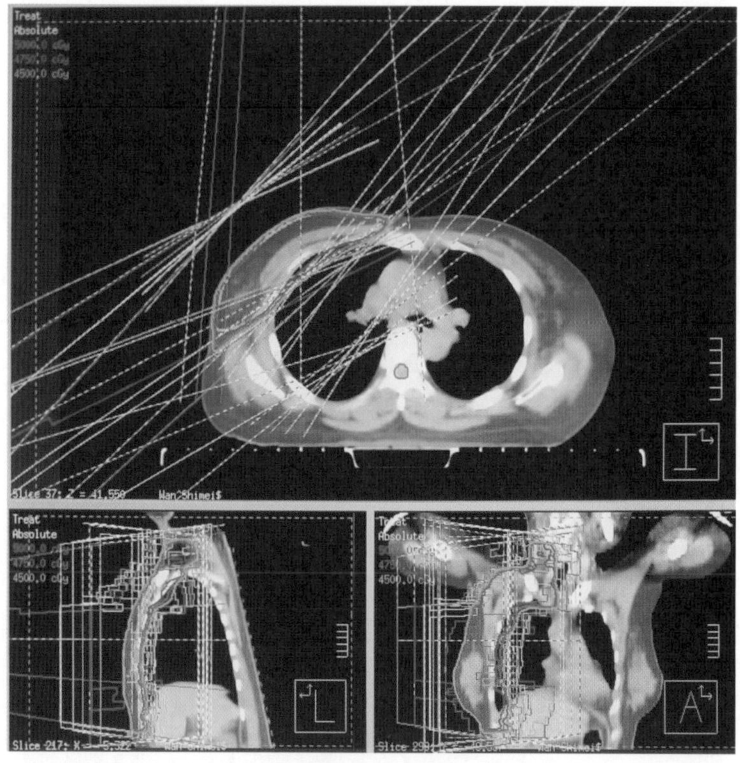

图 31-4　右侧全乳腺及锁骨上区一体化 IMRT 计划

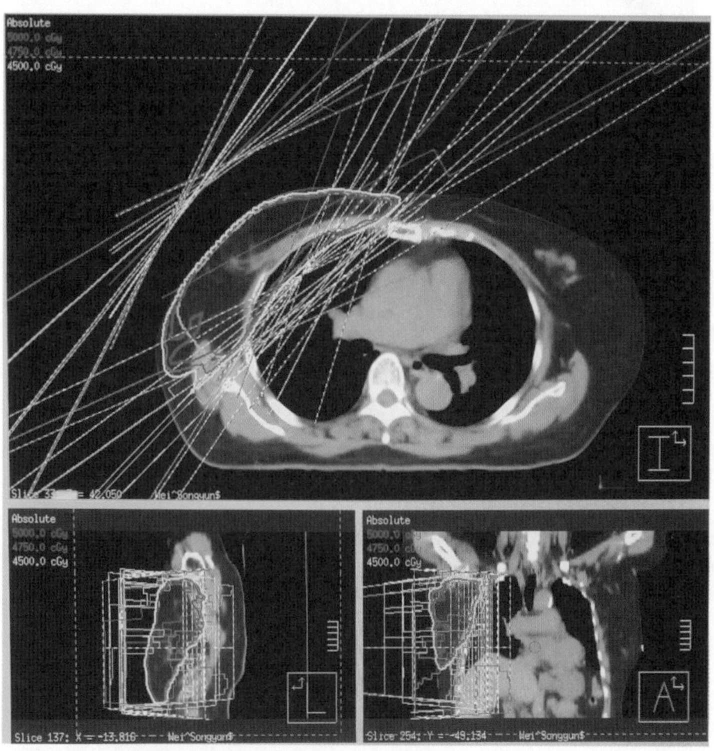

图 31-5　右侧全乳腺及腋窝Ⅰ～Ⅱ水平(高切线)一体化 IMRT 计划

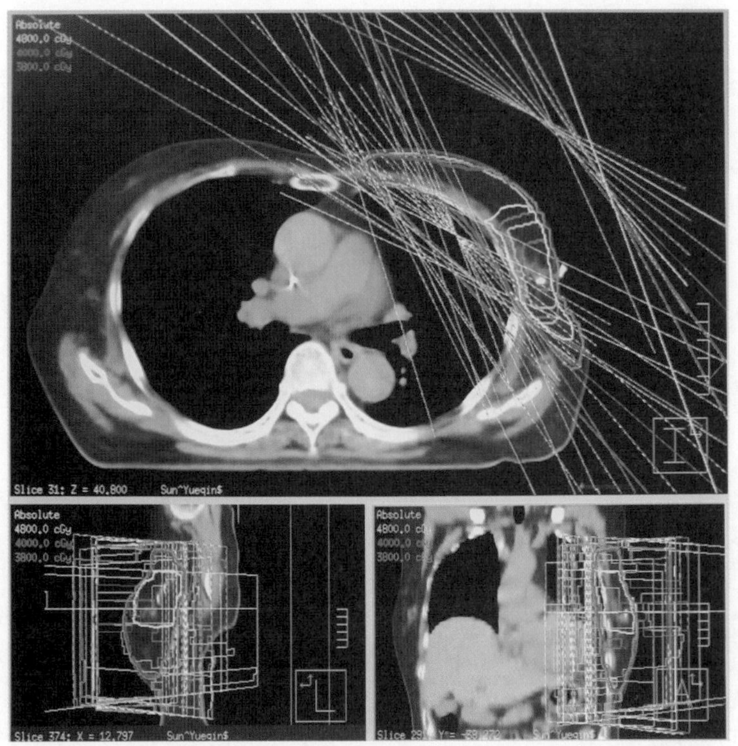

图 31-6　左侧全乳腺同步瘤床加量 IMRT 计划(全乳 39.9 Gy/15 次,同步瘤床加量 48 Gy/15 次)

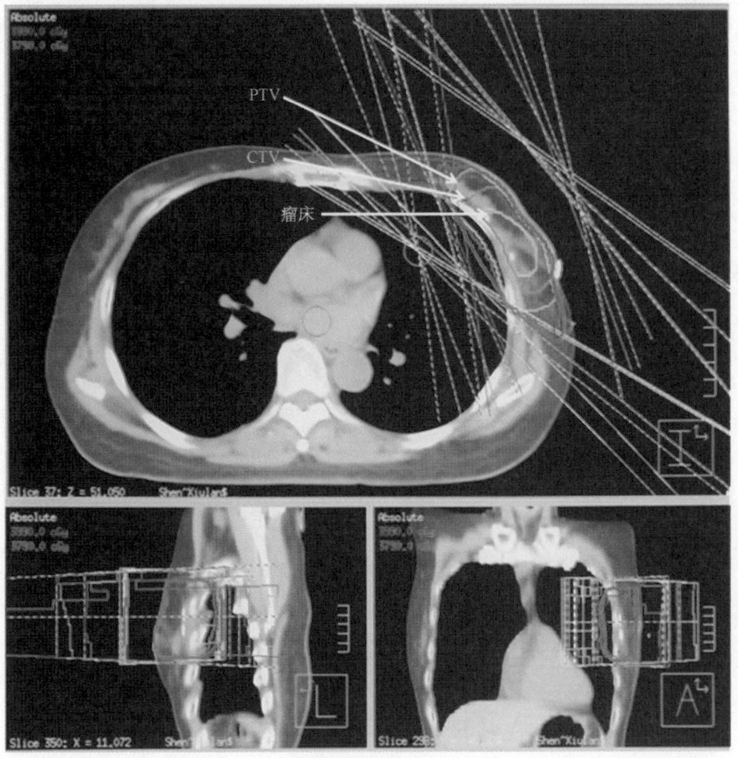

图 31-7　左侧部分乳腺靶区及 IMRT 计划

4. 靶区剂量分布要求及危及器官限量 对于乳腺放射剂量的分布要求，因采用的技术不同而不同。3D-CRT 如 RTOG 0413 研究要求乳腺靶区最高剂量不超过处方剂量的 115%，肿瘤床剂量等于或超过处方剂量的 90%；而采用 IMRT 技术，其剂量均匀性可以限制。

危及器官，即非靶区正常组织的限量主要针对双肺、心脏和对侧乳腺的剂量，其他危及器官如气管、脊髓、甲状腺、臂丛神经和肱骨头等在同时有 RNI 的时候应予以考虑，这些危及器官的具体限量应随照射靶区的范围或大小不同进行适当的调整。当全乳腺照射 50 Gy/25 次时，同侧肺 V20＜20%，对侧肺 V10＜10%，对侧乳腺平均剂量＜2 Gy；当病变位于左侧时，心脏平均剂量＜8 Gy；当全乳腺＋低位腋窝（Ⅰ、Ⅱ水平），即“高切线”照射 50 Gy/25 次时，同侧肺 V20＜25%；当全乳腺＋锁骨上、下区照射 50 Gy/25 次时，同侧肺 V20＜30%，同时需要将气管和肱骨头的平均剂量限制在 25 Gy 以下，脊髓的最大剂量限值在 40 Gy 以下；当全乳腺＋锁骨上、下区＋内乳区照射 50 Gy/25 次时，同侧肺 V20＜35%，病变位于左侧者，心脏平均剂量可放宽至 10 Gy。APBI 38.5 Gy/10 次时，同侧肺 V12（处方剂量的 30%）＜15%，对侧肺 V2（处方剂量的 5%）＜15%；病变位于左侧者心脏 V2＜40%，同侧乳腺 V38.5＜35%，对侧乳腺平均剂量＜1.2 Gy；当 PBI 采用其他等效生物学剂量的分割方式时，上述限量需作相应调整。

5. 验证和质量保证 与常规技术相比，3D-CRT 与 IMRT 技术不仅改善了乳腺或区域靶区内的剂量均匀性，也改善了靶区的适形性，使周围的正常组织得到了更好的保护。然而，这些技术的剂量学优势要转化为临床优势，就必须对其计划实施采取一定的质量保证措施。逆向设计的 IMRT 计划应在临床实施前进行剂量学验证，摆位误差的验证和纠正。摆位误差验证的频率需视靶区照射范围和放疗技术而定。当全乳腺 IMRT 时，可每周验证一次；当部分乳腺短疗程 3D-CRT 或 IMRT 时，需要每天验证一次。若任何方向的摆位误差＞5 mm，均应纠正后再行治疗。

第九节 全乳切除术后的辅助放疗

一、全乳切除术后放疗适应证

对于局部晚期乳腺癌，或原发肿瘤最大直径≥5 cm，或肿瘤侵及乳腺皮肤、胸壁，或腋淋巴结转移≥4 枚，乳腺癌术后放疗（PMRT）不仅能降低 LRR，还能降低乳腺癌死亡风险。因此，通常认为该亚群患者全乳切除术后有明确的放疗指征。

二、全乳切除术后放疗临床研究进展与争议

PMRT 的争议人群主要包括：①T1-2、腋淋巴结 1～3 枚阳性者、改良根治术后；②临床Ⅰ～Ⅱ期患者接受了新辅助全身治疗后行改良根治术；③接受了乳房单纯切除术及 SLNB，并且病理检查提示 SLN 1 枚阳性者。除此之外，由于年轻女性对全乳切除术后胸部外观的需求与日俱增，越来越多的女性选择乳房重建以重塑外观和增强信心，PMRT 与乳房重建问题也得到越来越多的关注。在靶区范围方面，不断出现的关于内乳照射的证据也改变着放疗学者对内乳照射指征的认识。

（一）全乳切除术后、T1-2、腋淋巴结 1～3 枚阳性（行 ALND）

支持改良根治术后 T1-2、腋淋巴结 1～3 阳性者辅助放疗的主要循证医学证据包括 British Columbia 研究，以及 Danish 82b 及 82c 研究。这些研究均包括了相当比例的 1～3 枚阳性者，并且一致证实，加用放疗能够降低 LRR 和改善总生存率。其中，British Columbia 研究包括了＞55%的 1～3 枚阳性者。该研究发现，腋淋巴结 1～3 枚阳性者术后未放疗组和放疗组的 20 年总生存率为 50%和 57%（RR＝0.76）。Danish 82b 及 82 研究则包括了＞70%的 1～3 枚阳性者，研究发现，对腋淋巴结 1～3 枚阳性者，PMRT 可降低 LRR（从 27%降低为 4%），提高 15 年总生存率（从 48%～57%）。根据这 3 个随机研究的结果认为，对 T1-2、腋淋巴结 1～3 枚阳性者在根治术后及辅助全身治疗后应做辅助放疗。但是，以上研究存在的不足也导致了当前关于腋淋巴结 1～3 枚阳性者 PMRT 的争议。这些不足主要包括：腋清扫淋巴结中位数仅 7 枚，显示了部分患者 ALND 可能不充分，因此可能低

估了腋窝肿瘤负荷，从而低估了 LRR 风险。后续报道的研究也证实，在补充 ALND 后，多达 30%的患者从腋淋巴结 1～3 枚组跃变为≥4 枚组，即腋淋巴结分期因补充手术而改变。研究的对照组，即未做 PMRT 患者的 LRR 高达 27%。然而，20 世纪 90 年代以后发表的其他文献，包括北美、欧洲及亚洲的多个研究中报道的 LRR 明显较低，10 年 LRR 甚至<10%。并且随着治疗年代的延迟，LRR 还有降低趋势。研究中的辅助全身治疗方案，包括 CMF 和 TAM，仅代表了 20 世纪 60～80 年代的放疗水平，对局部控制的作用可能较小。

鉴于对该亚组患者是否需要辅助放疗存在争议，放疗学者一直在探讨争议的解决方案。首先，开展进一步的临床试验可能是最终解决之道。目前，有一个大规模的随机临床研究，即欧洲 SUPREMO 试验已经完成患者的入组，现处于随访阶段。Truong 等，于 2005 年报道 542 例 T1-2N1 患者淋巴结转移比例（NR）的预后意义。10 年 LRR 在 NR≤25%组为 13.9%，>25%组为 36.7%（P<0.0001）；总生存率在 NR≤25%组为 62.6%，>25%组为 43.4%（P<0.0001）。Chen 等，对 1999 年 4 月至 2001 年 12 月的 1 010 例患者多因素回归分析后认为，ER、脉管状态（LVI）、年龄及腋淋巴结转移个数是影响 LRR 的主要因素。多数淋巴结阳性≥4 枚者为高危组，需给予辅助放疗；淋巴结 1～3 枚阳性者，如不合并其他预后不良因素，可不给予辅助放疗；淋巴结 1～3 枚阳性者如果年轻、ER 阴性，LVI 阳性时属于高危患者，需给予辅助放疗。Kyndi 等，报道了 Danish 82b 及 82c 研究中乳腺癌术后放疗疗效与 ER 及 HER-2 状态的关系。未放疗者的 15 年 LRR 在 ER 阳性/HER-2 阴性组为 32%，ER 阳性/HER-2 阳性组为 48%，ER 阴性/HER-2 阴性组（三阴性组）为 32%，ER 阴性/HER-2 阳性组为 33%；放疗组中 ER 阳性/HER-2 阴性或阳性组为 3%，三阴性组为 15%，ER 阳性或阴性/HER-2 阳性组为 21%。提示三阴性患者和 ER 阴性/HER-2 阳性者从术后放疗的获益较小。王淑莲等，也报道了 ER 和 PR 及 HER-2 对改良根治术后腋淋巴结阳性乳腺癌放疗疗效的影响。共计 437 例患者分为 4 个亚组：ER 阴性/HER-2 阴性、ER 阴性/HER-2 阳性、ER 阳性/HER-2 阳性及 ER 阳性/HER-2 阴性。随访结果显示，上述亚组的 5 年 LRR 放疗获益分别为 20.2%、11.9%、37.3%和 12.2%。除 ER 阳性/HER-2 阴性亚组外，其他亚组的 5 年总生存率放疗获益分别为 48.7%、28.3%和 58.2%。这些研究提示，基于患者特征、病理因素及生物学因素定义的不同亚组，其放疗获益不尽相同；并且，不同研究中达到统计学意义的临床因素并不一致。因此，需要进一步研究明确不同临床-病理因素在预测复发风险和放疗获益中的价值。

2014 年，EBCTCG 所做的荟萃分析进一步探讨了 PMRT 在 T1-2、腋淋巴结 1～3 枚阳性患者中的作用。该分析包括了 1967～1986 年开展的 22 个研究，共 8 135 例患者，中位随访 9.4 年。分析时对腋清扫术进行了定义，即腋淋巴Ⅰ、Ⅱ群清扫，中位数 10 枚或至少 10 枚淋巴结，从而排除了那些因腋淋巴结清扫术不充分而低估复发风险的患者。其中，腋淋巴结 1～3 枚阳性患者 1 314 例。分析结果显示，10 年 LRR 从未放疗组的 20.3%降低至放疗组的 3.8%，10 年总复发率从未放疗组的 45.7%降低至放疗组的 34.2%，20 年乳腺癌死亡率从未放疗组的 50.2%降低至放疗组的 42.3%。进一步分析显示，腋淋巴结 1 枚与 2～3 枚阳性患者的获益并无差异；排除了未接受辅助全身治疗的患者后，在局部复发率、总复发率和乳腺癌死亡率方面仍有获益。换句话说，即使给予了辅助全身治疗，PMRT 仍然能够降低腋淋巴结 1～3 枚阳性者的复发和乳腺癌死亡风险。

然而，在过去的 30 年中，乳腺癌的诊断技术进步，乳房 X 线和 MRI 的应用发现了更多早期患者；腋清扫淋巴结的数目增加（≥10 枚），提示腋淋巴结清扫越彻底。3D-CRT 和 IMRT 计划与实施技术的应用减少了 PMRT 的并发症。辅助全身化疗方案已经处于紫衫和蒽环时代，辅助全身内分泌治疗已进入后芳香化酶抑制剂（AI）时代，包括卵巢功能抑制＋AI，甚至延长内分泌治疗获得越来越广泛的应用；同时，以抗 HER-2 治疗为主的靶向治疗药物也呈现多元化，这些更有效全身治疗的进展进一步降低了复发的风险。相比之下，PMRT 带来的绝对获益可能有所减少。显然，2014 年 EBCTCG 荟萃分析并未从根本上解决腋淋巴结 1～3 枚阳性 PMRT 的争议，未反映乳腺癌诊疗的进展，因此不能代表当前乳腺癌的治疗实践。由此可见，将该 EBCTCG 荟萃分析结果简单外推到当前接受了标准腋淋巴结清扫术和现代辅助全身治疗的腋淋巴结1～3枚阳性人群并不合理。

在SUPREMO等随机研究结果尚未报道之前，将T1-2、腋淋巴结1～3枚阳性患者提交多学科讨论是最为现实的应对策略，结合患者是否合并存在其他影响复发风险的因素（患者因素如年龄，病理因素如肿瘤大小、组织学分级、腋淋巴结转移比例、脉管状态等，生物学因素如受体状态，以及预测全身治疗疗效的因素），综合判断LRR的风险。在决策过程中，有必要考虑患者的想法，充分告知患者，让其有知情选择。在患者理解复发风险大小，以及放疗并发症大小的基础上决定是否给予PMRT。

当前，对于T1-2、腋淋巴结1～3枚阳性者PMRT的基本共识是，应针对所有患者讨论PMRT的指征，当同时包含至少下列一项因素的患者可能复发风险更高，PMRT更有意义：年龄≤40岁、腋淋巴结清扫数目＜10枚时转移比例＞20%，激素受体阴性、HER-2/neu过度表达等。

（二）全乳切除术后、T1-2、SLN 1枚阳性（未行ALND）

对于术前评估临床分期为T1-2、腋淋巴结阴性（cN0）的患者，乳房单纯切除的同时通常会做SLNB，若结果提示SLN阴性，可考虑豁免ALND；若SLN阳性，通常会考虑进一步采取ALND处理方案。然而，尤其是当腋窝仅有有限的肿瘤负荷时，ALND的必要性面临着越来越多的争议。

乳房单纯切除＋SLNB术后SLN阳性，不再做ALND这样的实践，很大程度上是从早期乳腺癌BCS＋SLNB术后区域管理的相关随机临床研究，包括ACOSOG Z0011、IBCSG 23-01及AMAROS等外推而来。支持者认为，接受了全乳切除术的患者，只要其SLNB术后发现与符合随机研究入组条件患者的结果相似，就可以豁免进一步的ALND，尤其是做了PMRT的患者。然而，这些研究中仅入组了少数接受全乳切除术的患者。例如，在IBCSG 23-01研究中，仅有9%（$n=84$）的患者接受了全乳切除术，其中既未做ALND，又未做PMRT的患者42例，在随访中未发现区域复发。再如AMAROS研究，接受全乳切除者占入组患者的18%，其中，ALND组和AxRT组分别有127例和121例接受了胸壁照射，但研究结果中并未单独报道这些患者是否出现区域复发。因此，对于接受了乳房单纯切除＋SLNB，术后病理检查提示T1-2、SLN 1枚阳性者是否需要给予PMRT缺乏充分的直接证据。

由于手术范围较小、未清扫的腋淋巴结中很可能还有非SLN残留，与接受了ALND术后1枚淋巴结阳性的情况相比，单纯SLNB后淋巴结1枚阳性的临床意义可能并不相同。因此，那些支持全乳切除术＋ALND术后T1-2、腋淋巴结1～3阳性PMRT的证据也并不完全适用于这些单纯SLNB术后仅有有限腋窝肿瘤负荷的患者。

总之，在缺乏循证医学证据的情况下，将做了乳房单纯切除＋SLNB，并且SLN只有有限个数阳性的患者提交多学科讨论是负责任且现实的做法。当选择豁免ALND时，若有足够的证据确认PMRT有价值，并且潜在的放疗并发症也在合理的可接受范围内，应给予PMRT；反之，当缺乏给予PMRT的足够证据时，应选择进一步ALND。

（三）新辅助治疗前临床分期Ⅰ～Ⅱ期，改良根治术后

最初新辅助化疗的应用主要限于不可切除的局部晚期乳腺癌患者，化疗后病变缓解从而使全乳切除术得以进行，这些患者因复发风险高，通常都需要术后辅助放疗。然而，可切除早期乳腺癌患者新辅助全身治疗后是否有辅助放疗的必要正日益成为一个重要问题。遗憾的是，目前有关这部分患者局部-区域复发风险，以及危险因素的研究很少。潜在的危险因素对接受了新辅助全身治疗后手术的患者和辅助全身治疗前手术的患者局部-区域复发的影响可能并不相同。

在Mamounas对NSABP B-18和B-27两个关于新辅助化疗的试验进行的联合分析中，包括临床分期为T1-3N0-1M0、新辅助化疗后接受了全乳切除术但未行辅助放疗的患者共1 071例，全乳切除术后10年LRR为12.3%（LR占8.9%，RR占3.4%）。多因素分析结果显示，全乳切除术后LRR的独立预测因素包括新辅助化疗前乳房肿瘤大小（＞5对比≤5 cm）、临床腋淋巴结状态（cN＋对比cN－）、病理淋巴结状态及乳房肿瘤反应（ypN－/乳房肿瘤未达pCR对比ypN－/乳房肿瘤达pCR；ypN＋对比ypN－/乳房肿瘤达pCR）。依据这些独立预测因素，可评估临床分期为T1-3N0-1M0的可手术乳腺癌患者新辅助化疗后全乳切除术后的

LRR风险，并有助于术后放疗的决策。新辅助化疗前临床评估腋淋巴结阳性（即cN+），新辅助化后腋窝未达到ypN－者10年LRR风险高达20%，应常规给予术后辅助放疗。相比之下，新辅助化疗前临床评估腋淋巴结阴性（即cN－），新辅助化后腋淋巴结仍然阴性（即ypN－）者10年LRR风险较低，全乳切除术后不给予辅助放疗可能是合理的。然而，新辅助化疗前临床评估腋淋巴结阳性（即cN+），但新辅助化后腋窝达到ypN－者10年LRR风险中等，全乳切除术后是否考虑辅助放疗，目前存在争议。2013年启动的NSABP B51/RTOG 1304研究，试图评估RNI是否改善新辅助化疗后腋淋巴结达到pN0患者的无病生存率。该研究的结果将有助于明确新辅助化疗前分期为cT1-3N1M0、化疗后达pN0患者的LRR风险和全乳切除术后辅助放疗的价值。

（四）全乳切除术后放疗与重建手术

原则上无论手术方式，乳房重建患者的术后放疗指征都需遵循同期别的全乳切除术后。无论是自体组织或假体重建术，都不是放疗的禁忌证。全乳切除术+重建术后放疗中需要注意的关键问题在于重建乳房与放疗的相互影响。

总体而言，放疗对乳房重建产生一定的负面影响。但是，并发症的发生率和对美容效果的影响与重建及放疗间隔时间、重建方法有关。

运用组织扩张器/植入物行即期乳房重建，且需要术后放疗的，放疗可在重建过程的不同阶段进行。放疗可以在更换为永久性假体前开始，组织扩张器的容量可以调节，方便放疗计划及实施，放疗结束半年后进行假体置换。更为常用的方法是在化疗期间快速扩张，在放疗开始前更换为永久性假体，这种方法可以稍稍延迟放疗的开始时间。Sloan-Kettering纪念癌症中心的一项回顾性研究发现，化疗结束至放疗开始间隔平均为8周，不会影响5年局部控制率和总生存率。

此前曾经接受胸壁放疗的患者（延期重建或BCS后补救性全乳切除）进行组织扩张器或植入物重建时，并发症较多，美容效果较差。在一项回顾性研究中，补救性全乳切除术后20%的患者放置扩张器重建有困难，导致最终重建乳房的突起不足。扩张的过程给患者带来更明显的疼痛，而且无法过度扩张；重建的乳房触感更硬，不规则感更明显，相比未放疗者需要对包囊挛缩实施多次的包囊切除术，患者对美观的满意度较低。最近一项回顾性分析显示，在植入物重建完成前接受过放疗的患者，相比未放疗者，出现更多的并发症，需要取出或更换植入物（18.5%对比4.2%），总的并发症也更多（40.7%对比16.7%）。

在需要放疗的情况下，自体组织重建较植入物重建可明显改善美容效果，减少并发症。自体组织重建可在曾接受过放疗的患者或在放疗开始前进行。保乳术后实施补救性全乳切除的患者，采用自体组织重建乳房后美容效果较满意，并发症少。已经接受过放疗的患者，游离TRAM皮瓣比带蒂TRAM皮瓣重建，脂肪坏死发生率较低，美容效果更好。但是，放疗对自体组织重建的不良影响包括纤维化、形状改变和体积缩小。重建乳房的形状和体积改变有时会非常显著，造成双侧的不对称，还需另行组织转移修复畸形。预测哪个患者可能发生放疗后重建乳房并发症往往是很困难的。

无论是自体组织重建还是假体植入重建，均可认为其电子密度与水等效，因此从射线与物质的作用原理上来讲，重建材料不影响放疗。然而，重建的术式和技巧的确会影响放疗计划的设计和实施。Motwani，通过剂量学研究定量分析了即期乳房重建对术后放疗计划的影响，在112例重建术后放疗计划中，有52%的计划因重建乳房“受损”，而同期别全乳切除术后未重建的对照组中只有7%的计划“受损”（$P<0.0001$）。计划“受损”主要体现为胸壁及内乳区剂量覆盖差，肺的体积-剂量和心脏保护未达预期；“受损”的计划更多见于病变位于左侧的病例。此外，植入假体的位置过于偏向内侧会影响计划时照射角度的选择，可能造成对侧乳腺照射剂量过高。

（五）内乳区照射

尽管内乳淋巴结复发的比例相对较低，但是支持内乳照射的证据似乎在增加。支持全乳切除术后辅助放疗的2014年EBCTCG荟萃分析中共纳入了22个研究，其中有20个研究的照射野包括了内乳区。更为引人注目的是，EORTC 22922等4个符合现代放疗规范的研究结果的发表（表31-9）。其中，EORTC 22922、加拿大NCIC MA 20，以及法国研究均为随机研究，入组患者的腋淋巴结既有阳性者，也有阴性者。EORTC 22922和MA 20主要评估了BCS后WBI加或不加包含内乳区在内的RNI（两个研究），以及全乳切除术后是否给予胸壁加包含内乳区在内的RNI（仅EORTC 22922研究）

对生存的影响;法国研究则评估了胸壁,锁骨上、下区照射基础上加或不加内乳区照射对生存的影响。丹麦研究是一个回顾性研究,入组患者的腋淋巴结均阳性,研究方法是将左侧乳腺癌患者作为对照,仅照射左侧胸壁和锁骨上、下区,不照射内乳区;右侧乳腺癌患者作为研究组,除胸壁和锁骨上、下区外,加照内乳区。这些研究结果均显示,由于内乳区或包括内乳区在内的区域照射,DFS、DDFS、乳腺癌专项死亡率和总生存率方面都有1%~5%的获益。其中,有些研究终点的组间差异达到了统计学意义(比如EORTC和丹麦研究中的总生存率),因而成为支持内乳区照射的重要循证医学证据。

表31-9 支持内乳区照射的主要研究

项目	SFRO	EORTC	NCIC	Danish
入组时间	1991~1997	1996~2004	2000~2007	2003~2007
病例数	1 332	4 004	1 832	3 089
中位随访(年)	8.6	10.9	9.5	8.9
放疗部位	CW+SC-IC+/-IMN	胸壁+CW+/-SC-IC-IMN	胸壁+/-SC-IC-IMN	胸壁+CW+SC-IC+/-IMN
DFS(%)	50、53	69、72	77、82	NR
DDFS(%)	NR	75、78	83、87	70、73
乳腺癌专项死亡率(%)	NR	14、12	12、10	23、21
总生存率(%)	59、63	81、82	91、92	72、76

然而,这些研究在设计和结果细节方面存在较大的差异,对研究的解读也因此变得复杂。例如,法国研究只包括接受全乳切除术的患者;MA20研究只包括接受BCS的患者;EORTC 22922研究人群以BCS后患者为主,但有24%的患者接受了全乳切除术。3个随机研究都入组了腋淋巴结阴性者,但每个研究中淋巴结阴性者所占比例不同。法国、加拿大和EORTC研究中淋巴结阴性患者分别占15%、10%和44%。任何淋巴结阴性患者,只要原发灶位于中央区或内侧,都符合法国和EORTC研究的入组条件。可是,只有合并高危特征的淋巴结阴性患者才符合加拿大研究的入组条件(≤5 cm,≥2 cm,腋淋巴结清扫数目≤10枚,ER阴性,Ⅲ级,或LVI阳性)。在EORTC研究中,接受了全乳切除术的患者随机化决定是否RNI;胸壁是否照射则由治疗医师决定。此外,这些研究在照射野设计和技术方面存在明显的差异。例如,法国研究中的内乳照射野包括了第1~5肋间的内乳淋巴结,加拿大研究只包括了第1~3肋间,EORTC研究一般包括第1~3肋间,原发灶位于内下象限者则包括第1~5肋间。法国研究中所有患者都接受锁骨上、下区照射,随机化决定是否照射内乳区。然而,MA20和EORTC研究则是随机化决定是否做同时包含内乳区和锁骨上、下区的照射。因此,锁骨上、下区照射与内乳区照射的效应是无法分开评估的。

根据EBCTCG荟萃分析及加拿大和EORTC研究,当考虑全乳切除术后辅助放疗时,似乎应该同时包括内乳区和锁骨上、下区。不过,某些患者广泛区域照射的获益可能有限,并且照射范围越广泛,放疗引起的不良反应也会越多,尤其是心、肺损伤。即便是改进放疗的技术,不良反应仍不可能避免。因此,需要进一步研究明确哪些患者内乳区照射,或内乳区加锁骨上、下区照射的获益有限,从而避免不必要的区域照射。

三、照射靶区

由于胸壁和锁骨上、下区是最常见的复发部位,占所有复发部位的80%左右,所以该两区域是术后放疗的主要靶区。但是,T3N0患者可以考虑单纯胸壁照射。

尽管内乳区照射的证据在增加,从放疗获益和毒性两方面考虑,放疗实践中仍需谨慎选择内乳区照射指征。对于治疗前影像学诊断内乳淋巴结转移可能性较大,或经术中活检病理诊断证实为内乳淋巴结转移的患者,需考虑内乳区照射。原发肿瘤位于内侧象限同时腋淋巴结有转移的患者,或其他内乳淋巴结转移概率较高的患者,在三维治疗计划系统上评估心脏剂量的安全性后可谨慎考虑内乳区照射。原则上 HER-2 过表达的患者为避免抗 HER-2 治疗和内乳区照射心脏毒性的叠加，决定内乳区照射时应慎重。

淋巴结清扫后的腋窝复发罕见，并且腋窝照射会增加并发症特别是上肢淋巴水肿发生率，因此，ALND 后的患者通常不照射全腋窝。但是，有些情况下还是需要考虑腋窝照射的，如腋窝淋巴结未清扫，包括仅做 SLNB，病理证实有限个数的淋巴结转移，或做了 ALND，但腋淋巴结广泛受累或侵犯包膜外时。

四、全乳切除术后放疗体位与固定

全乳切除术后放疗的体位要求与保乳术后基本相似，患者一般取仰卧位，患侧或双侧上臂外展 >90°(图 31-8)。相比之下，采用乳房托架固定更为理想，一方面可以调节托架角度使胸骨保持水平，便于设野；另一方面，可以兼顾淋巴引流区的照射，通过调整头枕的位置，使患者体位舒适，并且重复性好。

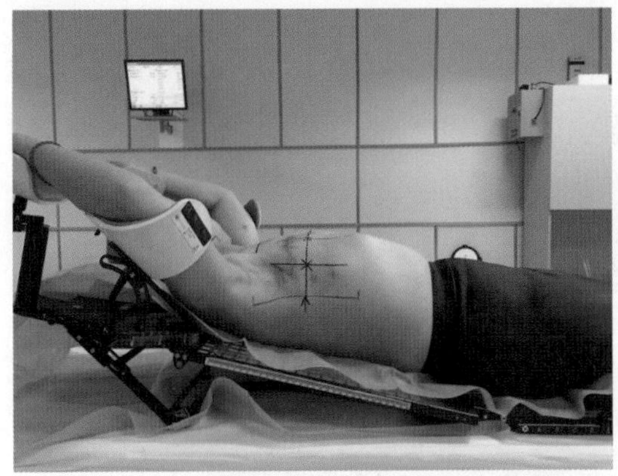

图 31-8 全乳切除术后放疗体位及托架固定

五、照射技术和照射剂量

所有术后放疗靶区原则上给予 50 Gy/25 次/5 周的剂量，对于影像学(包括功能性影像)上高度怀疑有残留或复发病灶的区域可局部加量至 60 Gy 或以上。

(一) 常规照射技术

1. 锁骨上、下野 上界为环甲膜水平，下界位于锁骨头下 0.5～1 cm，与胸壁野上界相接，内界为胸骨切迹中点沿胸锁乳突肌内缘向上，外界与肱骨头相接，照射野需包括完整的锁骨。可采用 X 线和电子线混合照射以减少肺尖的照射剂量。治疗时为头部偏向健侧以减少喉照射，机架角向健侧偏斜 10°～15°以保护气管、食管和脊髓。内上射野必要时沿胸锁乳突肌走向作铅挡保护喉和脊髓。

2. 胸壁切线野 上界与锁骨上野衔接，如单纯胸壁照射上界可达锁骨头下缘，下界为对侧乳腺皮肤皱褶下 1 cm。内界一般过体中线，外界为腋中线或腋后线，参照对侧腺体附着位置。同保乳术后的全乳照射，各边界也需要根据原发肿瘤的部位进行微调，保证原肿瘤部位处于剂量充分的区域，同时需要包括手术瘢痕。

胸壁照射如果采用电子线照射，各设野边界可参照切线野。无论采用 X 线或电子线照射，都需要给予胸壁组织等效填充物以提高皮肤剂量至足量。

3. 腋窝照射

(1) 锁骨上和腋窝联合野：照射范围包括锁骨上、下野和腋窝，与胸壁野衔接。腋-锁骨联合野的上界和内界都同锁骨上野，下界在第 2 肋间，外界包括肱骨颈，需保证射野的外下角开放。采用6 MV X 线，锁骨上、下区深度以皮下 3～4 cm 计算。达到锁骨上区肿瘤量 50 Gy(5 周，25 次)的剂量后，腋窝深度根据实际测量结果计算，欠缺的剂量采用腋后野补量至 DT 50 Gy，同时锁骨上区缩野至常规锁骨上野范围，采用电子线追加剂量至 50 Gy。

(2) 腋后野：作为腋-锁骨联合野的补充，采用 6 MV X 线，上界平锁骨下缘，内界位于肋缘内 1.5 cm，下界同腋-锁骨联合野的下界，外界与前野肱骨头铅挡相接，一般包括约 1 cm 肱骨头。光栏转动使射野各界符合条件。

4. 内乳野 常规定位的内乳野需要包括第 1～3 肋间，上界与锁骨上野衔接，内界过体中线 0.5～1 cm，宽度一般为 5 cm。原则上，2/3 及以上剂量需采用电子线，以减少心脏的照射剂量。

(二) 三维适形与调强放疗技术

与二维放疗相比，基于 CT 定位的三维放疗计划可以显著提高靶区剂量均匀性和减少正常组织不必要的照射，提高照射野衔接处剂量的合理性，所以即使采用常规定位，也建议在三维 TPS 上进行剂量参考点的优化、楔形滤片角度的选择和正常组织体积剂量的评估等，以更好地达到靶区剂量的完整覆盖和放射损伤的降低(图 31-9、图 31-10)。胸壁和区域靶区勾画可以参照 RTOG 标准或其他勾画指南，乳房重建后放疗的技术可以参照保乳术后的全乳放疗。由于重建的乳房后期美容效果在很大程度上取决于照射剂量，而重建后放疗的患者一般都有 RNI 指征，所以尽可能提高靶区剂量均匀性，避免照射野衔接处的热点，是减少后期并发症的关键。在此前提下，建议采用 3D-CRT 技术，尽可能将淋巴引流区的照射整合到三维放疗计划中。

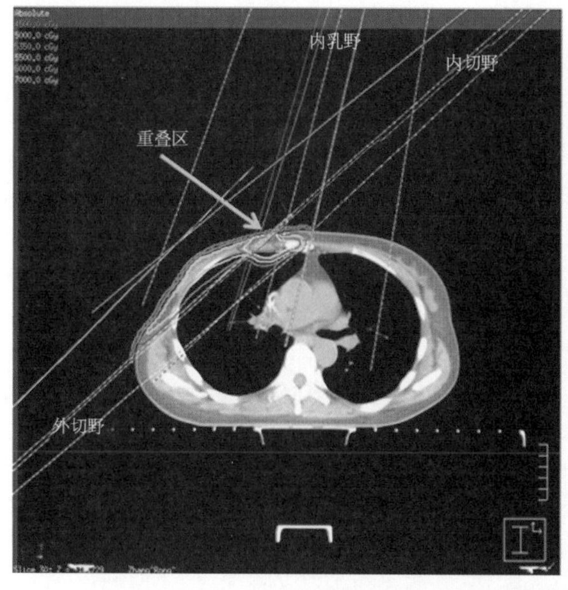

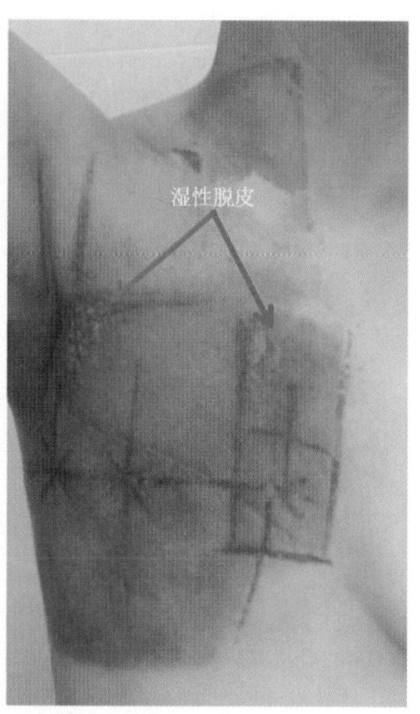

图 31-9　右侧胸壁切线野及内乳野正向 IMRT 计划

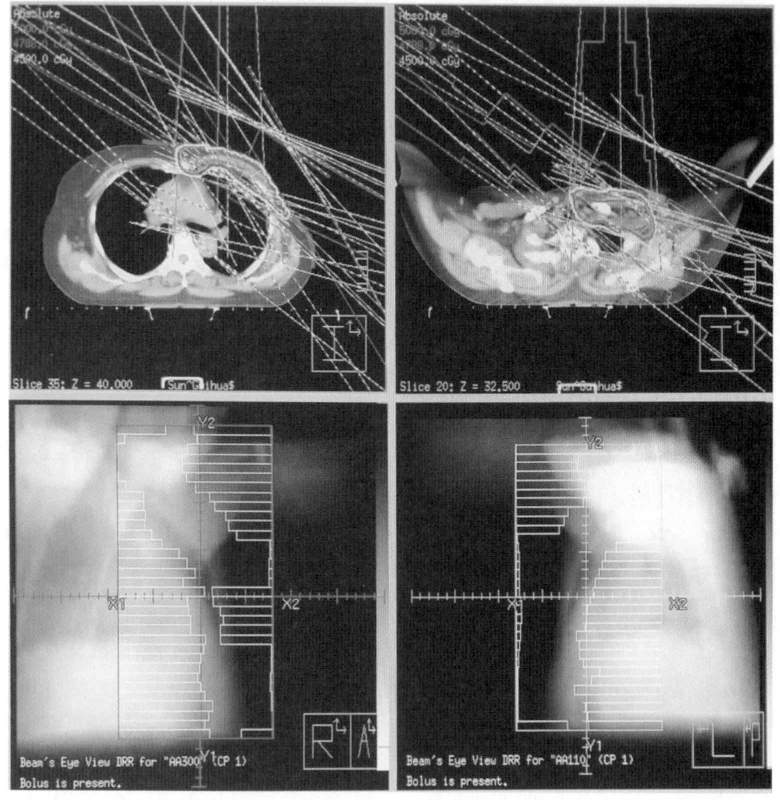

图 31-10　左侧胸壁、内乳区及锁骨上区一体化逆向 IMRT 计划

IMRT 计划在全乳切除术后放疗中的应用尚有一定争议,例如,全乳切除术后的胸壁通常很薄,导致切线方向的靶区厚度很小,剂量散射不充分,计划设计的剂量分布与实际实施的剂量分布之间的一致性难以保证。根据笔者的临床工作经验,以下情况可以考虑施行 IMRT 计划:①有内乳区照射指征者,将内乳区与胸壁和其他淋巴引流区勾画成一个整体靶区。针对整体靶区设计 IMRT 计划,与常规技术相比,可以消除内乳野与胸壁内切野的重叠造成的高剂量区,显著改善靶区剂量均匀性,从而减少重叠区域的皮肤不良反应。②锁骨上、下区已有淋巴结转移,IMRT 计划可以达到更好的剂量覆盖,并避免常规技术存在的锁骨上、下区与胸壁切线区接野造成的锁骨下剂量欠缺。③乳房单纯切除+SLNB 术后,病理证实 SLN 有限个数的转移、未进一步 ALND 者,若有放疗指征,IMRT 计划可以更好地覆盖腋窝。④特殊胸壁结构,如胸廓畸形、胸廓过于膨隆,若常规技术的靶区剂量覆盖不佳或有明显缺损时,或心脏过于贴近胸壁,或胸壁瘢痕过长,常规技术往往会造成心肺剂量过高。⑤即期重建术后,如果采用 IMRT 计划,一定要严格控制照射野的角度,避免对侧乳腺和其他不必要的正常组织照射。

第十节 局部晚期乳腺癌的放疗

初诊不可切除的局部晚期乳腺癌包括临床分期ⅢA(除 T3N1M0)、ⅢB、ⅢC 期的非炎性局部晚期乳腺癌及炎性乳腺癌,是目前临床上面临的一个难题。虽然这些患者在初诊时并没有发生远处的器官转移,因为本身极大的肿瘤负荷(炎症或广泛皮肤浸润、腋窝淋巴结固定融合、锁骨上下或内乳淋巴结转移)而无手术切除机会,5 年和 10 年的生存率一般仅达到 40%~60%和 25%的水平,患者预后因初诊时不同的肿瘤负荷而有所差异。炎性乳腺癌的预后更差,大部分患者接受积极的综合治疗后仍然会出现复发和死亡,其 5 年生存率仅为 20%~40%。

目前的《临床指南》已经对不可切除局部晚期乳腺癌的综合治疗策略达成共识,即化疗、靶向、手术及放疗等治疗方法的综合应用,具体的治疗方案优先推荐先进行全身治疗(蒽环联合紫衫类,或 HER-2 阳性则联合相应的靶向治疗),对那些经过治疗后肿瘤降期并且得到手术切除机会的患者才会考虑进行手术。部分患者不仅能够在全身治疗后获得手术切除机会,手术也会给这类患者带来生存获益,对这部分患者仅进行化疗和放疗等非手术治疗,其局部区域复发风险要显著高于手术组,无疑也将严重影响患者的生活质量。从手术方式来讲,多数选择进行全乳切除术联合腋窝淋巴结清扫术;小部分全身治疗疗效较好的患者,在影像评估充分的前提下,可尝试 BCS。然而,不管新辅助全身治疗的效果如何,这部分患者术后的复发风险仍然很高,术后通常都需要结合放疗对未行外科处理的部位进行相应的补充性局部治疗。换句话说,局部晚期乳腺癌的术后放疗指征不受新辅助化疗的影响。

对于不可切除局部晚期乳腺癌,经新辅助全身治疗无效或进展、术前评估仍不可切除者可考虑术前放疗。照射靶区针对患侧乳房,腋窝,锁骨上、下区和(或)内乳区照射 50 Gy/25 次,放疗后 2~3 个月再次检查评估是否可手术切除。若经评估可手术切除,可考虑全乳切除术。对于放疗前已有内乳区或锁骨上区淋巴结转移的患者,可在术后针对区域加量放疗至根治量(≥60 Gy)。

局部晚期乳腺癌需要单纯放疗作为根治性治疗手段的情况可能包括:①因存在的伴发疾病或虚弱不可手术的局部晚期乳腺癌;②经多学科评估技术上不可切除的炎性乳腺癌;③或已有锁骨上区淋巴结转移。通常需要针对患侧全乳腺及区域淋巴结包括腋窝、锁骨上区和(或)内乳区照射 45~50 Gy,然后针对原发病灶局部及已有淋巴结转移的区域加量至根治量(≥60 Gy)。未手术患者根治性放疗时放射性心、肺等正常组织损伤的风险显著增加,需要密切关注周围正常组织特别是心、肺的剂量。

第十一节 乳腺癌复发的治疗

一、局部和区域复发的定义

局部复发是指早期乳腺癌乳房保留治疗后同侧乳腺内,或可手术乳腺癌全乳切除术后同侧胸壁再次出现肿瘤。区域复发是指患侧的淋巴引流区,包括腋窝，锁骨上、下区及内乳区出现肿瘤。孤立性复发是指在发现局部-区域复发时，通过常规检查未发现合并其他部位的转移。

二、诊断

完整全面地检查以明确复发时有无合并远处转移。细针穿刺虽然可以提供复发的依据，但仍需要获得复发灶的组织学诊断，并确定复发病变的生物学标记物(ER、PgR 和 HER-2)状态。胸部 CT 等影像学检查，需要覆盖完整的胸壁和区域淋巴结。如果复发患者既往曾接受术后放疗，则诊断复发时的影像学检查需要明确复发病灶在放射野内还是放射野外，以及距离放射野边缘的距离。此外，还需要评估有无放射性肺损伤。如接受过术后放疗的患者出现臂丛神经症状或上肢水肿，且临床无明显淋巴结肿大，推荐行增强 MRI 或 PET-CT 扫描，有助于鉴别复发和放射性纤维化。PET-CT 可与 CT 同时进行，有助于评估复发患者复发的完整范围，尤其是当胸部 CT 表现可疑或不能确定性质时；有助于评估有无远处转移，以及鉴别治疗后的改变与复发。

三、治疗原则

无论乳房保留治疗后复发还是全乳切除术后复发，均需要多学科评估和治疗，以最大限度优化治疗原则，目的在于有效地控制局部疾病，尽可能地减少或延迟再次复发或远处转移的发生。

(一) 保乳术后同侧乳房复发

1. 单灶复发或可手术的复发 补救性全乳切除是最主要的局部治疗手段，可以获得 60%～70% 的 5 年局部控制率和约 85%的总生存率。如果首次手术时未行腋淋巴结清扫，全乳切除术的同时可行Ⅰ、Ⅱ组腋淋巴结清扫。若以往曾经行腋淋巴结清扫，经临床或影像学检查发现淋巴结侵犯证据时可行腋窝手术探查或补充淋巴结清扫。

2. 若复发范围广泛或累及皮肤，甚至呈现炎性乳腺癌 需先行全身治疗，然后再考虑局部手术和(或)放疗。

3. 补救性全乳切除术后 一般不考虑胸壁放疗，如果腋窝淋巴结有转移而既往未行区域淋巴结照射的患者需补充锁骨上、下淋巴结的照射。

(二) 全乳切除术后复发

与保乳术后孤立乳房内复发患者相比，全乳切除术后胸壁和区域淋巴结复发的患者预后较差。首发胸壁复发患者，后续锁骨上淋巴结复发率较高。首发区域淋巴结复发的患者，后续胸壁复发率也可高达 30%。所以，在既往没有接受过术后放疗的患者，在首次复发行放疗时需包括易再次复发的高危区域。

1. 胸壁复发 胸壁结节可切除者，推荐局部广泛切除。但是，单纯手术切除的后续再次复发率可达 60%～75%，放疗可以显著降低再次复发率，是局部区域性复发患者综合治疗的主要手段之一。首次复发患者局部小野照射会带来高达 50%以上的再次复发率，且小野照射后再次复发中有 2/3 位于原射野以外。所以，对于既往没有接受过术后放疗的患者其照射靶区需要覆盖患侧全胸壁，并需要对锁骨上、下淋巴引流区进行预防性照射。弥漫性复发患者需要先行全身治疗，根据局部病变的退缩情况并排除远处转移后再行胸壁和区域淋巴结的放疗。

对于以往曾经行术后放疗的患者，再次照射的价值尚未证实。若复发病变不能手术或切除不完全，在充分考虑术后放疗与复发的间隔时间、放疗后正常组织改变的程度、局部-区域复发的风险，并且平衡了再照射的风险和益处之后，可针对复发病变局部再照射。

2. 孤立的腋淋巴结复发 手术切除为主要的治疗手段，若以往未行腋淋巴结清扫，则需要补充清扫。而腋淋巴结清扫后复发患者如可手术，则对复发灶行补充切除。在既往无术后放疗的患者补充腋淋巴结清扫后，需对锁骨上、下淋巴引流区和胸壁行预防性照射。对于复发病变无法完全切除的患者，照射范围还需包括腋窝。

3. 锁骨上淋巴结复发 如既往未行放疗，放疗靶区需包括锁骨上、下淋巴引流区和胸壁；如既往有乳房和胸壁照射史，可单独给予锁骨上、下淋巴引流区的放疗，照射野需与原照射野衔接。对既往无放疗史患者，可考虑行锁骨上淋巴结清扫术。

4. 内乳淋巴结复发 内乳淋巴结复发的治疗原则与锁骨上淋巴结复发相同，如既往无胸壁照射史，放疗范围除包括内乳区外，还需要包括患侧胸壁。但胸壁和其他区域淋巴结复发患者，在放疗靶区的选择上，原则上不需要对内乳区进行预防性照射。

四、放疗技术

与二维放疗相比，推荐在复发患者中尽可能采用基于CT定位的3D-CRT或IMRT计划，可以显著提高靶区覆盖程度，并合理评估正常组织照射体积和剂量。全胸壁和区域淋巴结照射剂量达到50 Gy/25次，或相应的生物等效剂量后对复发灶加量至60 Gy；对未切除的复发灶照射剂量需要达到60 Gy以上，但必须控制正常组织损伤。加热配合局部放疗可以在一定程度上改善局部控制率。

五、全身治疗策略

下列情况需要考虑全身治疗：①孤立的局部区域复发在得到有效的局部治疗后，巩固化疗有可能改善无病生存期和总生存率，应考虑化疗，尤其是复发病灶对内分泌治疗不敏感或无效者；②激素受体阳性患者的内分泌治疗，具有可持续治疗和降低再次复发率的价值；③复发灶广泛乃至放疗难以覆盖完整的靶区；④同期放、化疗可以提高局部控制率；⑤HER-2阳性患者可以联合靶向治疗。与其他复发转移患者的治疗原则一致，应密切跟踪治疗方案的疗效，并适时调整治疗方案。推荐局部-区域复发患者参加前瞻性临床研究。

第十二节　乳腺癌放疗并发症

乳腺癌放疗常见并发症包括放射性皮肤损伤、乳房纤维化、肺损伤、心脏损伤、上肢淋巴水肿、臂丛神经损伤以及肋骨骨折。

一、皮肤损伤

在乳腺癌放疗中，皮肤损伤的发生率最高，分急性和晚期两类。

1. 急性皮肤损伤　主要表现为皮肤红斑和湿性脱皮，发生率为10%～60%。其影响因素包括手术方式和照射技术、体重指数等。接受全乳切除术后放疗者，胸壁皮肤作为靶区的一部分受到处方剂量的照射，为保证皮肤剂量充分，常常加填充物，因此皮肤红斑和湿性脱皮的发生率较高。湿性脱皮常常发生于腋窝皱褶处，常规技术放疗时胸壁切线野与锁骨上、下野交接处，或胸壁内切野与内乳野重叠处也常发生湿性脱皮(图31-9)。接受保乳术后放疗者，由于瘢痕和皮肤复发罕见，同侧乳房皮肤常作为正常组织加以保护，因此皮肤损伤往往程度较轻，多表现为轻度红斑，少许发生中度红斑或湿性脱皮。脱皮的部位多数位于乳房下皱褶、乳头周围或腋窝前皱褶。与常规技术相比，IMRT可以降低急性皮肤损伤的发生率。此外，体重指数也是影响急性皮肤损伤发生率的重要因素，高体重指数者更容易发生红斑和湿性脱皮。

2. 晚期皮肤损伤　主要表现为皮肤、皮下组织纤维化和毛细血管扩张。通常发生于放疗后4～12个月。其影响因素主要包括放疗技术与剂量、遗传因素、结缔组织疾病、同步全身治疗及糖尿病等。例如，常见于全乳切除术后采用常规技术放疗者，以照射野衔接处或重叠处存在高剂量的区域更为明显；术后放疗同步应用TAM也可能增加皮下组织纤维化的发生率。

二、乳房纤维化

乳房纤维化表现为全乳腺或乳腺局部质地变硬。同皮下组织纤维化相似，其影响因素主要包括放疗技术与剂量、遗传因素、结缔组织疾病、同步全身治疗，以及糖尿病等。与常规技术相比，IMRT通过改善靶区剂量分布的均匀性可降低乳房纤维化的发生率，并减轻其程度。当总剂量>60 Gy时，纤维化的发生率更高。如EORTC 22881-10882研究显示，全乳腺照射50 Gy后，瘤床加量10～16 Gy，在增加局部控制的同时，也增加了乳房纤维化的发生率。剂量分割也可能影响乳房纤维化的发生。如在OCOG-RAPID研究中，APBI组采用3D-CRT技术，剂量分割为3.85 Gy/次，每天2次，总剂量为38.5 Gy/10次。3年随访结果显示，3D-CRT实施的APBI组乳房纤维化发生率显著高于常规分割对照组。

三、肺损伤

早期肺损伤表现为症状性放射性肺炎(RP)，发生率为1%～6%。其影响因素包括照射体积、总剂量、分次剂量和化放疗时序安排。RP的发生率在单纯切线照射野治疗患者中为0.5%～1.5%，在同时接受锁骨上、下区或锁骨上、下区及内乳区放疗的患者中则为3%～5%。据EORTC 22922研究报道，单纯胸壁或WBI后RP发生率为1.3%，加包括内乳区在内的区域照射后，RP发生率为

4.3%，差异有统计学意义（$P<0.0001$）。接受序贯化放疗者RP发生率为1.3%，接受同步放化疗者则为8.8%。晚期肺损伤表现为肺纤维化，CT扫描以照射野范围内的斑片状致密影为主要特征，发生率高达50%～90%不等。

四、心脏损伤

乳腺癌放疗的心脏不良反应包括冠状动脉、心肌、心包、瓣膜，或传导系统受损伤的表现，具体表现取决于受照射的部位及剂量，因此与采用的放疗技术关系密切。以往用于照射胸壁、乳腺或内乳区"老的"放疗技术往往使心脏受到高剂量的照射；而现代放疗技术使心脏受到的剂量明显减少，从而可能减少心脏损伤。然而，尚不清楚是否有不增加心脏损伤风险的安全剂量。最近的一个病例-对照研究显示，即使受到较低剂量（约2 Gy）照射后，心脏损伤的风险也会增加；在照射后相当长的随访时间内都可以观察到损伤的具体表现；而且，已有的心脏危险因素如缺血性心脏病史、其他循环系统疾病、糖尿病等会显著增加基线风险，以及放疗对发生风险的影响。据估计，心脏受到的平均剂量为4.9Gy，左侧乳腺癌高于右侧（6.6Gy对比2.9Gy），随心脏平均剂量递增，冠状动脉事件的发生风险逐渐增加，平均剂量每增加1Gy，冠状动脉事件的风险增加7.4%。因此，通过技术手段降低心脏或其亚结构的剂量是预防放射性心脏损伤的关键。

五、上肢淋巴水肿

上肢淋巴水肿的发生率在不同临床报道中差异很大，与其诊断标准和手术范围有关。上肢淋巴水肿的发生主要与ALND或AxRT有关，在接受完整ALND后再行AxRT的患者中，上肢淋巴水肿比例可高达79%，所以ALND后应该尽量避免AxRT。随着腋窝SLNB的应用日益广泛，在SLN有限个数转移的情况下，外科医生可能选择放弃ALND，那么AxRT的应用可能会相应增加。据AMAROS研究报道，SLN 1枚转移时，若进一步做ALND，上肢淋巴水肿发生率为28%；若用AxRT代替ALND，上肢淋巴水肿的发生率则为14%。

六、臂丛神经损伤

臂丛神经走向基本沿腋静脉上缘，与锁骨上与腋窝淋巴引流区紧邻。当锁骨上野和腋-锁骨联合野及腋后野照射时，臂丛神经均受到不同程度的剂量，其损伤发生率为0.5%～5%。临床表现为同侧上臂和肩部疼痛、麻木和麻刺感，以及上肢无力，可在放疗结束后数月至数年才出现。臂丛神经损伤发生率与锁骨上和腋窝淋巴结照射剂量有关，<50 Gy和≥50 Gy者发生比例分别为1%和5.6%；接受化疗者与单纯放疗者分别为0.6%和4.5%，剂量超过50 Gy并接受化疗者发生率达7.9%。

（马金利）

参考文献

[1] 邵志敏，沈镇宙，徐兵河主编. 乳腺肿瘤学. 上海：复旦大学出版社，2013.

[2] 邵志敏，余科达主编. 精准医学时代的乳腺肿瘤学. 上海：复旦大学出版社，2016.

[3] Bartelink H, Maingon P, Poortmans P, et al. Whole-breast irradiation with or without a boost for patients treated with breast-conserving surgery for early breast cancer: 20-year follow-up of a randomised phase 3 trial. Lancet Oncol, 2015, 16: 47-56.

[4] Coates AS, Winer EP, Goldhirsch A, et al. Tailoring therapies — improving the management of early breast cancer: St Gallen International Expert Consensus on the primary therapy of early breast cancer 2015. Ann Oncol, 2015, 26: 1533-1546.

[5] Correa C, Harris EE, Cristina M, et al. Accelerated partial breast irradiation: executive summary for the update of an ASTRO evidence-based consensus statement. PRO, 2016.

[6] Darby SC, Ewertz M, McGale P, et al. Risk of ischemic heart disease in women after radiotherapy for breast cancer. N Engl J Med, 2013, 368: 987-998.

[7] Darby S, McGale P, Correa C, et al. Effect of radiotherapy after breast-conserving surgery on 10-year recurrence and 15-year breast cancer death: meta-analysis of individual patient data for 10,801 women in 17 randomised trials. Lancet, 2011, 378(9804): 1707-1716.

[8] Donovan E, Bleakley N, Denholm E, et al. Randomised trial of standard 2D radiotherapy (RT) versus intensity modulated radiotherapy (IMRT) in patients prescribed breast radiotherapy. Radiother Oncol, 2007, 82: 254-264.

[9] Donker M, van Tienhoven G, Straver ME, et al. Radiotherapy or surgery of the axilla after a positive sentinel node in breast cancer (EORTC 10981-22023 AMAROS): a randomised, multicentre, open-label, phase 3 non-inferiority trial. Lancet Oncol, 2014, 15: 1303-1310.

[10] Giuliano AE, Hunt KK, Ballman KV, et al. Axillary dissection vs no axillary dissection in women with invasive breast cancer and sentinel node metastasis: a randomized clinical trial. JAMA, 2011, 305: 569-575.

[11] Hughes KS, Schnaper LA, Bellon JR, et al. Lumpectomy plus tamoxifen with or without irradiation in women age 70 years or older with early breast cancer: long-term follow-up of CALGB 9343. J Clin Oncol, 2013, 31: 2382-2387.

[12] Jagsi R, Chadha M, Moni J, et al. Radiation field design in the ACOSOG Z0011 (Alliance) Trial. J Clin Oncol, 2014, 32: 3600-3606.

[13] Kunkler IH, Williams LJ, Jack WJ, et al. Breast-conserving surgery with or without irradiation in women aged 65 years or older with early breast cancer (PRIME Ⅱ): a randomised controlled trial. Lancet Oncol, 2015, 16: 266-273.

[14] Lyman GH, Temin S, Edge SB, et al. Sentinel lymph node biopsy for patients with early-stage breast cancer: American Society of Clinical Oncology clinical practice guideline update. J Clin Oncol, 2014, 32: 1365-1383.

[15] Ma J, Li J, Xie J, et al. Post mastectomy linac IMRT irradiation of chest wall and regional nodes: dosimetry data and acute toxicities. Radiat Oncol, 2013, 8: 81.

[16] Mamounas EP, Anderson SJ, Dignam JJ, et al. Predictors of locoregional recurrence after neoadjuvant chemotherapy: results from combined analysis of National Surgical Adjuvant Breast and Bowel Project B-18 and B-27. J Clin Oncol, 2012, 30: 3960-3966.

[17] McCormick B, Winter K, Hudis C, et al. RTOG 9804: a prospective randomized trial for good-risk ductal carcinoma in situ comparing radiotherapy with observation. J Clin Oncol, 2015, 33: 709-715.

[18] McGale P, Taylor C, Correa C, et al. Effect of radiotherapy after mastectomy and axillary surgery on 10-year recurrence and 20-year breast cancer mortality: meta-analysis of individual patient data for 8,135 women in 22 randomised trials. Lancet, 2014, 383: 2127-2135.

[19] Pignol JP, Olivotto I, Rakovitch E, et al. A multicenter randomized trial of breast intensity-modulated radiation therapy to reduce acute radiation dermatitis. J Clin Oncol, 2008, 26: 2085-2092.

[20] Polgar C, van Limbergen E, Potter R, et al. Patient selection for accelerated partial-breast irradiation (APBI) after breast-conserving surgery: recommendations of the Groupe European de Curietherapie-European Society for Therapeutic Radiology and Oncology (GEC-ESTRO) breast cancer working group based on clinical evidence (2009). Radiother Oncol, 2010, 94: 264-273.

[21] Poortmans PM, Collette S, Kirkove C, et al. Internal mammary and medial supraclavicular irradiation in breast cancer. N Engl J Med, 2015, 373: 317-327.

[22] Recht A, Edge SB, Solin LJ, et al. Postmastectomy radiotherapy: clinical practice guidelines of the American Society of Clinical Oncology. J Clin Oncol, 2001, 19: 1539-1569.

[23] Recht A, Comen EA, Fine RE, et al. Postmastectomy radiotherapy: an american society of clinical oncology, american society for radiation oncology, and society of surgical

oncology focused guideline update. J Clin Oncol, 2016, 34: 801-805.

[24] Smith BD, Bentzen SM, Correa CR, et al. Fractionation for whole breast irradiation: an American Society for Radiation Oncology (ASTRO) evidence-based guideline. Int J Radiat Oncol Biol Phys, 2011, 81: 59-68.

[25] Strnad V, Hannoun-Levi JM, Guinot JL, et al. Recommendations from GEC ESTRO Breast Cancer Working Group (I): target definition and target delineation for accelerated or boost partial breast irradiation using multicatheter interstitial brachytherapy after breast conserving closed cavity surgery. Radiother Oncol, 2015, 115: 342-348.

[26] Vaidya JS, Wenz F, Bulsara M, et al. Risk-adapted targeted intraoperative radiotherapy versus whole-breast radiotherapy for breast cancer: 5-year results for local control and overall survival from the TARGIT-A randomised trial. Lancet, 2014, 383: 603-613.

[27] Verma V, Vicini F, Tendulkar RD, et al. Role of internal mammary node radiation as a part of modern breast cancer radiation therapy: a systematic review. Int J Radiat Oncol Biol Phys, 2016, 95: 617-631.

[28] Veronesi U, Orecchia R, Maisonneuve P, et al. Intraoperative radiotherapy versus external radiotherapy for early breast cancer (ELIOT): a randomised controlled equivalence trial. Lancet Oncol, 2013, 14: 1269-1277.

[29] Whelan TJ, Pignol JP, Levine MN, et al. Long-term results of hypofractionated radiation therapy for breast cancer. N Engl J Med, 2010, 362: 513-520.

[30] Whelan TJ, Olivotto IA, Levine MN. Regional nodal irradiation in early-stage breast cancer. N Engl J Med, 2015, 373:1878-1879.

第三十二章 恶性淋巴瘤

第一节 流行病学与病因

恶性淋巴瘤是起源于人类免疫系统细胞及其前体细胞的肿瘤，本质上是一类在体内外多种有害因素的作用下，不同阶段免疫活性细胞被转化，或机体调控正常机制被扰乱而发生的异常分化和异常增殖性疾病。分为非霍奇金淋巴瘤(NHL)和霍奇金淋巴瘤(HL)两类。NHL发病率远高于HL，根据自然病程，可以归为三大临床类型，即高度侵袭性、侵袭性和惰性淋巴瘤。根据不同的淋巴细胞起源，可以分为B细胞、T细胞和NK细胞淋巴瘤。

一、流行病学

恶性淋巴瘤特别是NHL的发病率近年来呈明显上升态势，美国的资料提示近10年来每年以4%左右的速度递增，发病率和死亡率分别占全部恶性肿瘤的第6～7位。我国恶性淋巴瘤的发病率缺乏完整的统计数据，但近年来上升态势同样十分明显。全球NHL的发病率因地区而不同，据报道，美国、欧洲和澳大利亚的发病率最高，而亚洲发病率最低。NHL多见于老年人，中位发病年龄为65岁。此外，我国淋巴瘤的流行病学有其自身特点，如B细胞淋巴瘤中惰性淋巴瘤发病率低于欧美，而NK/T细胞淋巴瘤中鼻腔NK/T细胞淋巴瘤明显多于欧美。

二、病因

目前淋巴瘤病因尚未明确，一般认为，其发病可能和基因突变、病毒及其他病原体感染、放射线、化学药物、合并自身免疫病等有关。曾有NHL家族性多发的报道，但家族性多发是不是基于遗传因素和(或)共同的生活环境，目前尚不可知。许多病原体与NHL发病相关。EB病毒与Burkitt淋巴瘤、移植后淋巴组织增殖性疾病、获得性免疫缺陷综合征(AIDS)相关的原发中枢神经系统淋巴瘤(PCNSL)、先天性免疫缺陷相关的淋巴瘤，以及NK/T细胞淋巴瘤相关。人类嗜T细胞病毒1型(HTLV-1)是与成人T细胞淋巴瘤/白血病有关的RNA病毒，尽管感染后只有5%的发病风险，但在流行区，50%以上的NHL为成人T细胞淋巴瘤/白血病。卡波西肉瘤的致病因素——人疱疹病毒8，也与几种罕见的淋巴细胞增殖样疾病相关，包括原发渗出性淋巴瘤。丙型肝炎病毒也与NHL发病相关，尤其是脾边缘带淋巴瘤。病原体和NHL之间最强的相关性见于边缘带淋巴瘤(MZL)，幽门螺杆菌与胃黏膜相关淋巴瘤(MALT)。免疫缺陷患者中NHL的发病率显著增加，因此在AIDS和器官移植术后长期接受免疫抑制剂的病例中NHL较常见。NHL是AIDS患者第二常见的恶性肿瘤。患有自身免疫性疾病和慢性炎症性疾病的患者NHL的发病风险也会增加，如干燥综合征、桥本甲状腺炎、系统性红斑狼疮和少见的口炎性腹泻。

第二节 病理分类

目前，WHO发布了新的淋巴瘤分类，2016年版WHO淋巴瘤分类是在2008年第4版分类基础上，综合近8年来发表的诊断、预后评估和治疗，具有重要意义的研究成果及临床专家的建议，对部分淋巴瘤类型的定义、诊断标准及命名进行了修订，并提出一些新的暂定类型，使之有助于鉴别诊断已明确定义的淋巴瘤类型，也便于识别一些少见类型，以利于进一步研究和资料积累。2016年版WHO淋巴瘤分类见表32-1。

表 32-1 WHO 淋巴瘤分类(2016)

成熟 B 细胞肿瘤	成熟 T、NK 细胞肿瘤
慢性淋巴细胞白血病/小淋巴细胞淋巴瘤	T 细胞型造血干细胞白血病
单克隆性 B 细胞淋巴细胞增多症※	T 细胞型大颗粒淋巴细胞白血病
B 细胞幼淋巴细胞白血病	慢性 NK 细胞淋巴增殖性疾病#
脾边缘带淋巴瘤	侵袭性 NK 细胞白血病
毛细胞白血病	儿童系统性 EBV+T 细胞淋巴瘤※
脾 B 细胞淋巴瘤/白血病，不可归类	种痘样水疱病样淋巴组织增生性疾病※
脾弥漫性红髓小 B 细胞淋巴瘤#	成人 T 细胞淋巴瘤/白血病
毛细胞白血病变异型#	髓外 NK/T 细胞淋巴瘤，鼻型
淋巴浆细胞淋巴瘤	肠病相关 T 细胞淋巴瘤
Waldenström 巨球蛋白血症	单形性亲表皮肠道 T 细胞淋巴瘤※
意义未明的单克隆丙种球蛋白病(MGUS)，IgM※	胃肠道惰性 T 细胞淋巴组织增生性疾病※#
μ 重链病	肝、脾 T 细胞淋巴瘤
γ 重链病	皮下脂膜炎样 T 细胞淋巴瘤
α 重链病	蕈样肉芽肿
意义未明的单克隆丙种球蛋白病(MGUS)，IgG/A※	Sézary 综合征
浆细胞骨髓瘤	原发性皮肤 CD30^{+} T 细胞淋巴组织增生性疾病
孤立性骨浆细胞瘤	淋巴瘤样丘疹病
髓外浆细胞瘤	原发性皮肤间变性大 B 细胞淋巴瘤
单克隆免疫球蛋白沉积病※	原发性皮肤 $\gamma\delta$ T 细胞淋巴瘤
黏膜相关淋巴组织结外边缘区淋巴瘤(MALT 淋巴瘤)	原发性皮肤侵袭性亲表皮 CD8^{+} 细胞毒性 T 细胞淋巴瘤※#
淋巴结边缘区淋巴瘤	原发性皮肤肢端 CD8^{+} T 细胞淋巴瘤※#
小儿淋巴结边缘区淋巴瘤#	原发性皮肤 CD4^{+} 小/中型 T 细胞淋巴组织增生性疾病※#
滤泡淋巴瘤	外周 T 细胞淋巴瘤，NOS
原位滤泡瘤※	血管免疫母细胞性 T 细胞淋巴瘤
十二指肠球部滤泡淋巴瘤※	滤泡 T 细胞淋巴瘤※#
小儿滤泡淋巴瘤※	结内外周 T 细胞淋巴瘤，TFH 表型※#
伴 IRF4 重排大 B 细胞淋巴瘤※#	间变性大细胞淋巴瘤，ALK 阳性
原发性皮肤滤泡中心淋巴瘤	间变性大细胞淋巴瘤，ALK 阴性※
套细胞淋巴瘤	乳房植入物相关的变性大细胞淋巴瘤※#
原位套细胞瘤※	**霍奇金淋巴瘤**
弥漫性大 B 细胞淋巴瘤(DLBCL)，NOS	结节性淋巴细胞为主型霍奇金淋巴瘤
生发中心 B 细胞型※	经典型霍奇金淋巴瘤
活化 B 细胞型※	结节性硬化型经典霍奇金淋巴瘤
富于 T 细胞/组织细胞大 B 细胞淋巴瘤	淋巴细胞丰富型经典霍奇金淋巴瘤
原发性中枢神经系统 DLBCL	混合细胞型经典霍奇金淋巴瘤
原发性皮肤 DLBCL，腿型	淋巴细胞耗竭型经典霍奇金淋巴瘤
EBV+ DLBCL，NOS※	**移植后淋巴增殖性疾病(PTLD)**
EBV+黏膜皮肤溃疡※#	浆细胞增生型 PTLD
DLBCL 相关慢性炎症	传染性单核细胞增多型 PTLD
淋巴瘤样肉芽肿病	旺炽型滤泡增生型 PTLD※
原发性纵隔(胸腺)大 B 细胞淋巴瘤	多形型 PTLD
血管内大 B 细胞淋巴瘤	单一型 PTLD(B 细胞型和 T/NK 细胞型)
ALK^{+} 大 B 细胞淋巴瘤	经典型霍奇金淋巴瘤 PTLD
浆母细胞性淋巴瘤	**组织细胞及树突状细胞肿瘤**
原发性渗出性淋巴瘤	组织细胞肉瘤
HHV8^{+} DLBCL，NOS※#	朗格罕细胞组织细胞增生症
伯基特淋巴瘤	朗格罕细胞组织细胞肉瘤
伴 11q 异常的伯基特样淋巴瘤※#	未明确的树突状细胞肿瘤
伴 MYC、BCL2 和(或)BCL6 重排的高级别 B 细胞淋巴瘤※	未明确的树突状细胞肉瘤
	滤泡树突状细胞肉瘤
高级别 B 细胞淋巴瘤，NOS※	滤泡树突状细胞肿瘤
B 细胞淋巴瘤，不可归类，其特征介于 DLBCL 和经典型霍奇金淋巴瘤之间	播散性幼年性黄色肉芽肿
	Erdheim-Chester 病※

※：与 2008 年 WHO 分类的不同之处；#：临时分类；NOS：表示非特指型。

第三节　临床诊断与分期

一、淋巴瘤的临床表现

局部以浅表淋巴结无痛性肿大为首发症状，其中颈部或锁骨上淋巴结肿大最常见，其次为腋下和腹股沟淋巴结肿大；抗生素治疗后淋巴结可有所缩小，但随后会进行性增大。肿大淋巴结质韧、表面光滑、可活动，部分淋巴结可融合成团，甚至可和周围组织粘连固定。少数患者首发症状为深部淋巴结肿大，如胸腔和腹腔的淋巴结肿大。发生在胸腔者包括纵隔和肺门，若压迫气管或隆突可引起刺激性咳嗽或呼吸困难；若压迫上腔静脉则可引起上腔静脉综合征；也可压迫食管、喉返神经而相应发生吞咽困难和声音嘶哑等症状。发生在腹腔的肿大淋巴结可引起腹痛或腰背痛，有时可挤压胃肠道引起肠梗阻，若压迫输尿管可引起肾盂积水。

除淋巴结外，身体任何结外组织都可发病，其中以原发于胃肠最为常见。胃及高位小肠淋巴瘤可有上腹痛、呕吐等症状。小肠淋巴瘤好发于回盲部，常有慢性腹泻，也可发生脂肪泻，还可引起肠梗阻。原发于皮肤的淋巴瘤较少见，但淋巴瘤的皮肤征象较常见，有特异性和非特异性两种表现。特异性表现有肿块、结节、浸润斑块、溃疡、丘疹等；非特异性表现有瘙痒、带状疱疹、获得性鱼鳞癣、干皮症、剥脱性红皮病、结节性红斑、皮肤异色病等。尚有少数病例原发于肺、骨骼、泌尿道及中枢神经系统，引起各系统相关症状。

恶性淋巴瘤在发现淋巴结肿大前或同时可出现发热、瘙痒、盗汗及消瘦等全身症状。晚期恶性淋巴瘤患者免疫功能低下，皮肤感染常经久破溃、渗液，形成全身性散在的皮肤增厚、脱屑。

二、影像学检查

淋巴瘤的影像学检查手段主要包括X线摄片、CT、B超、MRI、PET等，各种影像学手段在淋巴瘤治疗前的准确分期、治疗过程中监测疗效、发现肿瘤残留或复发等方面发挥重要作用。

目前，CT检查仍是淋巴瘤分期最为常用的影像学方法。无论是观察淋巴结肿大，或淋巴瘤浸润实质和空腔脏器方面，CT检查都具有很高的敏感性和特异性。CT常规扫描范围包括颈、胸、腹部和盆腔，一般需做增强扫描。增强扫描比单独平扫可以明显提高实质性脏器如肝、脾、肾浸润的敏感性和评估淋巴结累及情况的准确性，尤其是在小血管丰富的上腹部和腹膜后区。淋巴瘤放、化疗后，CT复查可评估其疗效，明确受累淋巴结缩小的范围和程度。MRI检查在淋巴瘤的诊断中，尤其是中枢神经系统和肌肉骨骼系统淋巴瘤，具有独特的优越性。PET检查在鉴别病灶的良、恶性和探查隐匿病灶方面具有不可估量的价值，PET阳性结果高度提示恶性肿瘤（包括淋巴瘤），阴性结果基本可除外淋巴瘤，对诊断和鉴别诊断具有重要参考价值。PET显像对恶性病灶敏感性、特异性都很高，可发现临床无症状的隐匿病灶，有助于进行更加精确的淋巴瘤分期诊断。此外，PET还有显示阳性病灶、提高活检诊断成功率的作用。

三、其他辅助检查

实验室检查包括全血细胞计数、白细胞分类、血小板计数、ESR、血清乳酸脱氢酶水平、白蛋白、β2-微球蛋白及肝肾功能检查。骨髓穿刺细胞学和（或）活检等也是淋巴瘤初诊分期应进行的常规检查。淋巴瘤患者血常规一般正常，可合并慢性贫血；可以出现血小板增多、白细胞增多、嗜酸性粒细胞增多；侵袭性NHL侵犯骨髓可出现贫血、白细胞及血小板减少，外周血可出现淋巴瘤细胞。HL罕见骨髓受累，NHL常侵犯骨髓，骨髓涂片可见淋巴瘤细胞，细胞体积较大，染色质丰富，灰蓝色，形态明显异常，可见“拖尾现象”。淋巴瘤细胞≥20%为淋巴瘤白血病。骨髓活检可见淋巴瘤细胞聚集浸润。部分患者骨髓涂片可见噬血细胞增多及噬血现象，多见于T细胞淋巴瘤。骨髓免疫分型新近应用于临床的诊断，有资质条件的医院可作为病理诊断的补充。随着分子分型的发展，骨髓FISH检测为淋巴瘤分层治疗提供了有效的依据。

对于存在中枢神经系统受侵危险的患者应进行脑脊液检查，包括脑脊液生化、常规和细胞学等。有中枢神经系统受累者，脑脊液检查表现为脑脊液压力增高，生化蛋白量增加，常规细胞数量增多，并以单核细胞为主。病理检查或流式细胞术检查可发现淋巴瘤细胞。

对NK/T细胞淋巴瘤患者，应进行外周血EB病毒DNA滴度检测。同时对于特殊病例应有相应的实验室检测或处理，如有艾滋病危险因素或伴不寻常疾病表现的患者应鼓励行 HIV 和乙型肝炎检查。育龄女性治疗前应行妊娠试验。

若影像学检查发现相应部位病变的，可进行相关检查如超声内镜、肠镜、咽喉镜、气管镜、纵隔镜等以明确病变性质。

四、病理诊断程序

淋巴瘤病理诊断整合了组织形态、免疫组化染色、流式细胞分析、细胞遗传学，以及分子生物学等多种辅助检测技术。对于绝大部分病例而言，经典的组织病理学检查仍然是诊断淋巴瘤最主要的方法（淋巴瘤首次病理诊断必须依据切除或切取活检所获得的组织标本），而免疫组化染色则是判断肿瘤免疫表型及检测部分遗传学异常的重要手段。所以，几乎所有淋巴瘤病例均需接受包括免疫组化在内的组织病理学检查后方能确诊，部分病例的诊断和鉴别，还需辅以其他必要的检测技术。

此外，荧光原位杂交（FISH）可以发现特异的染色体断裂、易位、扩增等异常，辅助诊断与特异性染色体异常相关的淋巴瘤，如 Burkitt 淋巴瘤相关的 t(8;14)易位、滤泡性淋巴瘤相关的 t(8;14)易位，以及套细胞淋巴瘤相关的 t(11;14)易位等。

淋巴细胞受体基因单克隆性重排是淋巴瘤细胞的主要特征，淋巴细胞抗原受体基因重排检测技术可用于协助鉴别淋巴细胞增殖的单克隆性与多克隆性，以及无法通过免疫组化方法来鉴别的淋巴瘤，是对形态学检查和免疫组化方法的重要补充。原位杂交检测 EB 病毒编码小 RNA（EB virus encoded small RNA，EBER）有助于诊断 EBV 相关的淋巴增殖性疾病。

五、发生、发展规律

HL 和 NHL 在组织学特点有所区别（表 32-2），同时其扩散发展规律也有所不同。HL 的转移多为“循站式”，而 NHL 为“跳跃式”，也可发生远处转移，如肺实质浸润、胃肠道病变和肝脾受累等，但初诊时骨髓受侵者不多，约 10%。

表 32-2 HL 与 NHL 的鉴别

特点	HL	NHL
发病率（%）	占淋巴瘤的 8～11	占淋巴瘤的 89～92
发病年龄	青年多见，儿童少见	各年龄组，随年龄增长而增加
首发部位	颈部或锁骨上淋巴结，表现为无痛性肿块	颈部或锁骨上淋巴结（占 22%）或结外淋巴组织
扩散方式	从一个或一组淋巴结开始，到邻近的淋巴结，到远处扩散，晚期扩散至肝、脾、骨髓	跳跃式扩散，更易早期结外及全身扩散
组织学特点	可见特殊形态的肿瘤性巨细胞：R-S 细胞，与种类多样的非肿瘤性炎症细胞混合存在（嗜酸性粒细胞，嗜碱性粒细胞，浆细胞、淋巴细胞、吞噬细胞）	组织学分类复杂多样，共同特点：肿瘤细胞多为单克隆性，形态单一，弥漫散在，反应性细胞少

六、淋巴瘤的分期

目前，广泛应用的恶性淋巴瘤临床分期标准是在 1971 年 Ann Arbor 会议制定的 Ann Arbor 分期，1989 年英国 Cotswolds 会议上对 Ann Arbor 分期进行了进一步修改和补充（表 32-3），成为国际公认的恶性淋巴瘤分期标准。当然，原发皮肤淋巴瘤、原发胃肠淋巴瘤、小淋巴细胞淋巴瘤、儿童 NHL 有相应的分期系统。自 2007 年，Cheson 等将 PET-CT 引入淋巴瘤疗效评价系统以来，PET-CT 在淋巴瘤的诊断、分期和疗效评价中的地位日益得到认可。为此，在 2012 年法国召开的第四届国际 PET 协作会议与 2013 年瑞士召开的第十二届国际淋巴瘤会议上，由肿瘤学家、影像学家、核医学家、放疗学家和血液学家共同商讨，达成共识，制定了新的淋巴瘤分期——Lugano 分期（表 32-4），并采用杜维尔（Deauville）标准进行疗效评价。研究表明，HL、DLBCL 和 FL 这 3 种淋巴瘤亚型均对 FDG 具有稳定的高摄取性，此类疾病适合采用 PET-CT 检查进行分期及疗效评价；而套细胞淋巴瘤、伯基特（Burkitt）淋巴瘤、淋巴母细胞淋巴瘤等亚型尽管 FDG 摄取率高，但由于病例数较少，PET-CT 对上述亚型的分期及疗效评价作用还有待进一步证实。其他类型的淋巴瘤如外周T细胞淋巴瘤、边缘区淋巴瘤、MALT淋巴瘤等，其FDG摄取不高，且稳定性差，因此不建议使用PET-CT进行分期和疗效评价。故新的Lugano分期和疗效评价体系主要将PET-CT推荐应用于HL、DLBCL和FL 3种类型的淋巴瘤。表32-5～表32-7分别列出了IELSG的骨DLBCL分期、胃肠道原发淋巴瘤Musshoff分期和皮肤T细胞淋巴瘤TNMB分期。

表32-3 Ann Arbor-Cotswald分期(1989)

分期	受累范围
Ⅰ	侵犯单个淋巴结区或侵犯一个淋巴组织(如脾脏、胸腺、韦氏环)
Ⅱ	侵及2个或2个以上的淋巴结区，均位于横膈的一侧(如纵隔为一个部位，一侧的肺门淋巴结是一个部位)。解剖部位的数目应详细标明，如写为Ⅱ2
Ⅲ	淋巴结区或淋巴组织的侵犯涉及横膈的两侧
Ⅲ1	有或无脾门、腹腔或门静脉区淋巴结受侵
Ⅲ2	有主动脉旁、髂部、肠系膜淋巴结受侵
Ⅳ	淋巴结以外的部位受侵犯
ⅣA	无全身症状
ⅣB	不明原因的发热，体温>38℃连续3天以上，盗汗，在半年以内不明原因的体重下降10%
ⅣX	大瘤块，大于纵隔宽度约1/3者，淋巴结融合包块的最大直径>10 cm者
ⅣE	单一结外部位受侵。病变侵犯到与淋巴结/淋巴组织直接相连器官/组织时，不记录为Ⅳ期，应在各期后加注字母“E”(如病变浸润至与左颈部淋巴结相连的皮肤，记录为“IE”)

表32-4 Lugano会议修订的Ann Arbor分期(2014)

分期	受累范围	结外受侵
Ⅰ	单个淋巴结或一组紧邻连续淋巴结区域	单个结外病灶而无淋巴结受累
Ⅱ	横膈一侧两个或多个淋巴结区域受累	Ⅰ期或Ⅱ期取决于淋巴结及其紧邻结外组织受累的范围
Ⅱ(大肿块)	Ⅱ期含有大肿块病灶	—
Ⅲ	受累淋巴结位于横膈两侧；受累淋巴结位于横膈以上，同时累及脾	—
Ⅳ	非连续的结外组织受累	—

注：对于FDG有摄取的淋巴瘤采用PET-CT检测分期，对于FDG无摄取的淋巴瘤采用普通CT检测分期。扁桃体、韦氏环和脾被归类为淋巴组织。Ⅱ期含大肿块病灶属于局限期还是进展期取决于其组织类型和许多预后因素。

表32-5 IELSG的骨DLBCL分期

分期	淋巴瘤侵犯
ⅠE	单个骨损害
ⅡE	单个骨损害并累及区域淋巴结
ⅣE	单一骨多处损害或多部位骨损害，只限于骨
Ⅳ	弥漫性淋巴瘤，至少有一处骨损害

表 32-6 胃肠道原发淋巴瘤 Musshoff 分期

分期	受累范围
Ⅰ	肿瘤局限于胃肠道在横膈一侧，无淋巴结转移
Ⅰ1	病变局限于黏膜层和黏膜下层
Ⅰ2	病变累及肌层、浆膜及浆膜下
Ⅱ	肿瘤从病变部位侵及腹腔，淋巴结受累
Ⅱ1	引流区淋巴结转移（胃旁淋巴结）
Ⅱ2	远处淋巴结转移（肠系膜、腹主动脉旁、腔静脉旁，或腹股沟等膈下淋巴结）
ⅡE	病变穿透浆膜累及邻近器官或组织
Ⅲ	肿瘤局限于胃肠道有，或横膈两侧淋巴结转移
Ⅳ	肿瘤巨大，伴有或不伴有淋巴结转移和弥漫性非胃肠道器官或组织累及

表 32-7 美国 NCI 皮肤 T 细胞淋巴瘤 TNMB 分期（1978）

T（皮肤）	T0	临床或组织学上可疑皮损
	T1	局限性斑块、丘疹或湿疹斑，占皮肤表面积 10%以下
	T2	广泛性斑块、丘疹或湿疹斑，占皮肤表面积 10%以上
	T3	肿瘤形成（≥1）
	T4	广泛性红皮病
N（淋巴结）	N0	临床上无外周淋巴结肿大，病理上不能诊断淋巴瘤
	N1	外周淋巴结肿大，但病理上不能诊断淋巴瘤
	N2	临床上无外周淋巴结肿大，但病理上能诊断淋巴瘤
	N3	临床出现外周淋巴结肿大，且病理诊断淋巴瘤
M（内脏）	M0	无内脏器官侵犯
	M1	内脏器官侵犯（必须有病理证实，并注明所侵犯的器官）
B（外周血）	B0	循环中无非典型细胞（Sezary 细胞）（<淋巴细胞的 5%）
	B1	循环中出现非典型细胞（Sezary 细胞）（≥淋巴细胞的 5%）
临床分期		
ⅠA T1N0M0		
ⅠB T2N0M0		
ⅡA T1-2N1M0		
ⅡB T3N0-1M0		
ⅢA T4N0M0		
ⅢB T4N1M0		
ⅣA T1-4N2-3M0		
ⅣB T1-4N0-3M1		

第四节　淋巴瘤的治疗原则

一、分期检查

准确的临床分期是确定治疗方案的前提，其分期检查手段包括如下内容。

1. 病史及体检检查　包括全面的病史及体格检查，包括是否存在相关症状、酒精不耐受、瘙痒、疲劳、体力下降，以及对各淋巴区、脾、肝的检查。

2. 实验室检查

（1）标准实验检查：全血细胞计数、白细胞分类、血小板计数、红细胞沉降率、血清乳酸脱氢酶水平、白蛋白及肝肾功能检查。对于存在中枢神经系统受侵危险的患者应进行腰椎穿刺，脑脊液生化、常规和细胞学等检查。对NK/T细胞淋巴瘤患者，应进行外周血EB病毒DNA滴度检测。HP感染与MALT淋巴瘤相关。

（2）骨髓活检/骨髓穿刺：是常规的分期检查手段，确定肿瘤有无侵犯骨髓。骨髓活检检出率高于骨髓穿刺，因此应尽量做骨髓活检。对治疗前行PET-CT分期的新诊断HL患者，如果PET检查为阴性或显示骨髓摄取均匀分布，则不需要常规骨髓活检。如果PET检查显示多灶性（≥3个）骨骼病变或存在血细胞减少症，应进行适当的骨髓活检。

（3）骨髓免疫分型：是新近应用于临床的诊断方法，有资质条件的医院可作为病理诊断的补充。

（4）基因重排分析：IgH和TCR基因重排分析对于淋巴造血疾病的良恶性判定具有高度敏感性和特异性。

（5）骨髓及组织FISH检测：随着分子分型的发展，FISH检测染色体异位为淋巴瘤的诊断和鉴别诊断提供了新的方式，而且分子遗传学信息为部分淋巴瘤分层治疗提供了有效的依据。

（6）特殊实验室检测：对于特殊病例及治疗需要一些特殊的实验室检测或处理，例如有患艾滋病危险因素或伴不寻常疾病表现的患者应鼓励行HIV和乙型肝炎检查；育龄女性治疗前应行妊娠试验等。

3. 影像学检查

（1）PET-CT：作为常规分期和疗效评价手段，《ESMO及NCCN指南》目前均推荐用于DLBCL、HL和其他侵袭性FDG摄取淋巴瘤作为治疗决策的辅助诊断，但对于某些惰性淋巴瘤的价值有限。对于HL、DLBCL及其他侵袭性淋巴瘤，由于随机对照研究资料有限，临床应用需谨慎。目前的初步研究数据表明，根据中期PET-CT可指导一些个体病例的治疗调整，特别是HL；对于DLBCL及ESMO《指南》不推荐中期PET用于临床常规治疗；另外，不推荐PET-CT作为任何类型淋巴瘤的常规随访检查方法。NCCN指南推荐使用PET检查来确定病变程度。应当指出的是，感染或炎症区PET可能表现为阳性，甚至无HL时亦可如此。在已确定病灶之外发现PET阳性部位，或者如果PET阳性病灶部位与HL常见临床表现不一致的患者，建议再追加临床或组织病理学评估。

（2）CT检查：目前，仍作为淋巴瘤分期、再分期、疗效评价和随诊的最常用影像学检查方法，对于无碘对比剂禁忌证的患者，应尽可能采用增强CT扫描。诊断性CT检查常常包括颈部、胸腔、腹腔或盆腔，还包括PET检查确定为异常的其他受累区域。

（3）胸部正侧位X线片：可以确定肿瘤和胸廓横径的比值，对于有较大纵隔肿物的患者，鼓励进行X线胸片检查。

（4）MRI检查：对于韦氏环肿瘤建议行MRI检测评价原发肿瘤的大小、侵犯范围等。

4. 内镜检查　包括超声胃镜、肠镜、咽喉镜、气管镜、纵隔镜等。

二、淋巴瘤治疗原则

随着治疗技术的发展及进步，目前淋巴瘤治疗提倡个体化的化疗、放疗、免疫治疗及新进的生物免疫治疗相结合，同时根据病情缓解状态考虑是否需进行造血干细胞移植。

（一）放疗（详见具体各章节）

（二）化疗

1. 霍奇金淋巴瘤　HL是累及淋巴结及淋巴系统的一种罕见的恶性肿瘤。WHO分类将HL主要分为两型：经典型霍奇金淋巴瘤（classical Hodgkin lymphoma，CHL）和结节性淋巴细胞为主型霍奇金淋巴瘤（nodular lymphocyte predominant Hodgkin lymphoma，NLPHL）。

目前CHL治疗方案包括初始化疗或联合治疗，然后根据Deauville标准（5-PS），使用PET-CT再分期以评估其疗效。ⅠA 或ⅡA 期无不良预后因素的 CHL 患者治疗选择包括联合治疗（ABVD 加 ISRT 或 Stanford Ⅴ），或单用 ABVD 方案化疗；化疗（ABVD 或 StanfordⅤ 或 BEACOPP 加 ABVD）后采用巩固性 ISRT 被推荐用于Ⅰ～Ⅱ期伴不良预后因素的患者；ABVD 或 Stanford Ⅴ或增强剂量 BEACOPP 化疗被推荐用于Ⅲ～Ⅳ期伴不良预后因素的患者。对于复发难治的患者，根据复发的形式和一线治疗采用的药物选择二线化疗方案。

2. NHL 其病理亚型非常复杂，不同的病理亚型其治疗原则也不一样。简而言之，惰性淋巴瘤和侵袭性淋巴瘤的治疗原则不太相同。

（1）惰性淋巴瘤：常见的有滤泡性淋巴瘤（FL）、慢性淋巴细胞白血病/小淋巴细胞淋巴瘤（CLL/SLL），患者可观察或等待。对于有治疗指征的患者可采用免疫化疗联合放疗、单纯放疗等治疗模式。放疗在早期滤泡性淋巴瘤、黏膜相关淋巴组织结外边缘区淋巴瘤是非常重要的治疗手段。

（2）侵袭性 NHL：常见的为弥漫性大 B 细胞淋巴瘤、外周 T 细胞淋巴瘤，非特指型和血管免疫母细胞 T 细胞淋巴瘤等。根据其不同的预后分层等，初始治疗采用不同强度的联合化疗。对于弥漫性大 B 细胞淋巴瘤，利妥昔单抗联合 CHOP 方案化疗是目前一线推荐的治疗方案。Ⅰ～Ⅱ期的患者根据其化疗的缓解度可考虑累及野的放疗。放疗对 NK/T 细胞淋巴瘤的治疗有着重要的地位。中国医学科学院肿瘤医院李晔雄教授的研究结果表明，对于早期的 NK/T 细胞淋巴瘤而言，初始治疗即给予放疗是影响预后的独立因素。

（3）难治复发的淋巴瘤：根据病理类型及预后分层可采用加大剂量的高强度联合化疗，缓解后进行自体或异基因造血干细胞移植。近年来，新的靶向药物如依鲁替尼、西达本胺，免疫调节剂如来那度胺、沙利度胺等，这些药物为复发难治的淋巴瘤提供了新的选择，改善了疗效。

（三）手术治疗

手术治疗仅适用于以下特殊适应证的患者：①惰性淋巴瘤局限期的结外病变，如 MALT 淋巴瘤单纯累及肺、眼等部位；②消化道淋巴瘤出现相应的梗阻、出血、穿孔等症状时；③泌尿生殖系统淋巴瘤产生出血、梗死等症状时；④原发性脾淋巴瘤。

（四）造血干细胞移植

造血干细胞移植（hematopoietic stem cell transplantation，HSCT），是指将各种来源的正常造血干细胞在患者接受超剂量化放疗后通过静脉输入患者体内，以代替原有的病理性造血性干细胞，重建患者正常的造血及免疫功能。目前 HSCT 特别是自体造血干细胞移植（ASCT）在恶性淋巴瘤治疗中具有重要地位和作用，是淋巴瘤治疗特别是一线巩固治疗、二线解救治疗的重要组成部分。HSCT 的疗效和安全性主要取决于淋巴瘤的病理类型、移植时疾病状态、移植方式及患者年龄。

（五）生物免疫治疗

1. 单克隆抗体 抗 CD20 单克隆抗体利妥昔单抗在 FL、DLBCL、MCL 等治疗中已取得了良好疗效，抗 CD30 单克隆抗体 Brentuximab Vedotin 在复发性 HL 中也取得了确切的疗效。其他单克隆抗体如抗 CD22 单抗、抗 CD52 单抗、抗 CD20 单抗阿托珠单抗（obinutuzumab）等相关的临床试验正在进行中，其结果值得期待。纳武单抗（nivolumab）是程序死亡受体 1（programmed death-1，PD-1）的单克隆抗体，2016 年美国和欧盟均批准 Nivolumab 治疗复发难治的 HL。

2. 放射免疫治疗（radioimmunotherapy，RIT） 是一项以抗肿瘤特异性抗原的抗体导向放射性核素至病变组织，通过射线对靶组织的杀伤作用，以达到治疗目的的新治疗技术。这种方法特别适合对常规放疗较敏感的 NHL 的治疗。目前，临床研究最广泛、最成功的是经 ^{90}Y 和 ^{131}I 标记的抗 CD20 单抗。其主要毒性是可逆性的骨髓抑制。血小板和中性粒细胞达最低值的中值时间是 5～8 周，晚于目前的化疗。

（六）其他治疗

基因治疗、肿瘤疫苗，以及最新的 CAR-T 治疗技术已对不同的淋巴瘤取得了一定的疗效，有待临床研究的进一步探索与证实。

三、临床疗效评价

1998 年，美国和欧洲淋巴瘤专家组制定了成人惰性及侵袭性评价标准《非霍奇金淋巴瘤疗效评价标准》。然而，该标准不能采用 CT 扫描确定的残余肿块代表残余病灶、瘢痕形成，还是其他非恶性过程及骨髓受侵缓解情况等。国际工作组（IWG）于 1999 年发表了《缓解标准指南》。这些缓解标准基于 CT 扫描上肿大的淋巴结缩小程度，以及使用骨髓穿刺、活检所确定的骨髓受累程度。进而，2007 年 Cheason

等人，对该疗效评价系统进行了修订，首次将 PET 引入淋巴瘤的疗效评价体系。新的 Lugano 分期和疗效评价体系也主要将 PET-CT 推荐应用于 HL、DLBCL 和 FL 3 种类型的淋巴瘤。

在治疗中期判断疗效时需要判断病变缓解的程度，而不是简单的阳性、阴性。因此，2009 年出台了 Deauville 标准推荐应用 5 分法(表 32-8)。进行评价疗效时，1～2 分可以判断为完全代谢缓解(CMR)。对于进行标准治疗的患者，3 分通常也可被认为达到 CMR。若在以减少治疗为目的的临床研究中，3 分不应视为 CMR，否则将会导致治疗不足。4 分应视为部分代谢缓解(PMR)。在中期评价时，4 分代表患者对治疗敏感，但在治疗结束时 4 分则表明治疗不足。

表 32-8 PET 5 分法评分(Deauville 标准)

评分	PET-CT 检查结果
1	无摄取
2	摄取程度≤纵隔
3	摄取程度>纵隔，但≤肝
4	摄取程度较肝适度增加
5	摄取程度明显高于肝和(或)新病灶
X	新的摄取区域不太可能与淋巴瘤相关

随着分子生物学等相关检测技术的进展，越来越多的预后因素被用于指导临床试验。采用 PCR 和流式细胞术检测微小残留病灶(minimal residual disease，MRD)，目前被推荐用于 MCL、FL、CLL 临床研究的监测与干预的评估。TP53 突变与缺失、细胞起源(COO)相关蛋白的检测也在不同的临床研究中作为预后因子进行了不同的探索。

第五节 霍奇金淋巴瘤的治疗

近几十年来，HL 的治疗进展明显，被诊断的患者经规范诊治后的治愈率明显高于其他恶性肿瘤，据报道至少 80%的患者可被治愈。事实上，随着 HL 治愈率的提高，使得治疗时首要考虑的因素往往是如何减少治疗的长期毒性(肺毒性、心脏毒性、第二原发肿瘤等)，尤其是早、中期患者。

综合治疗已经成为 HL 最常用的治疗选择。综合治疗中需要考虑放、化疗的顺序、照射野的选择、处方剂量、化疗药物的潜在毒性等。目前，《指南》倾向于根据患者的分期及预后因素进行分组，选择相应的多学科综合治疗。

一、HL 化疗

引入多柔比星后出现了全新的联合化疗方案。最成功的方案是 ABVD，包括多柔比星、博来霉素、长春碱和达卡巴嗪。ABVD 已经替代了 MOPP 成为 HL 化疗的金标准。这是基于 MOPP、ABVD 和 MOPP-ABVD 之间比较研究而得出的结论。

为防止出现耐药的细胞克隆，以交替方式进行不同药物的联合应用。在这些交替、非交叉耐药的方案中，最值得注意的是 MOPP-ABVD 方案，其中 MOPP 和 ABVD 的交替频率为每月一次。另一方案为 MOPP-ABVD 联合方案。Stanford V 方案是一种短期但剂量密集的方案，该方案的多柔比星和博来霉素累积剂量明显低于 ABVD、MOPP-ABVD 交替方案、BEACOPP 方案或其他混合方案，因此降低了与化疗相关的不育症、继发性肿瘤、心肺毒性反应等风险。

对于复发难治性患者，临床研究表明行大剂量化疗及干细胞解救前采用肿瘤细胞减灭术加化疗可能会获益，因为患者在肿瘤最小阶段接受移植治疗往往有更好的疗效。此外，复发或难治 NLPHL 的所有二线化疗方案中均应考虑使用利妥昔单抗。如果 HDT/ASCR 方案失败，或先前至少采用 2 种多药化疗方案失败，针对 CD30 的新型靶向抗体-药物偶联物 Brentuximab Vedotin 也是一种治疗选择。HDT/ASCR 后进行 Brentuximab Vedotin 维持治疗(1 年)被用于原发难治性患者或治疗后 12 个月内复发的患者。

最新的Ⅱ期临床研究 CheckMate-205 试验和Ⅰ期临床研究 CheckMate-039 试验的结果显示，针对免疫检查点 PD-1 的抑制剂纳武单抗(nivolumab)可使 ASCT 后或 Brentuximab Vedotin 治疗后复发或难治的经典型 HL 患者生存获益，其毒性可耐受，并可改善患者的生活质量。因此，2016 年美国 FDA 和欧盟委员会相继批准了纳武单抗用于治疗部分经典型 HL 患者。免疫治疗的发展为复发难治的 HL 患者提供了新的治疗手段。

二、HL 的放疗

(一) 适应证与禁忌证

1. 适应证 HL 的分期是治疗方案选择的决

定因素。作为单一的治疗，放疗主要适用于：早期结节性淋巴细胞为主型 HL；适用于因为严重合并症不适合全身化疗的早期经典型 HL。

对于早期经典型 HL，不论是否存在不良预后因素，放疗均作为主要治疗手段。即使对于化疗后 PET-CT 评价为阴性的患者，放疗不仅能提高局部无复发生存率，并能减少化疗周期，从而减少化疗相关毒副反应。近年来多篇系统分析表明，对于早期 HL，综合治疗能提高肿瘤的控制率和提高患者的总生存期。对于进展期有巨块病灶或化疗后有残留病灶者，局部放疗可作为有效的控制措施。

2. 禁忌证 ①患者一般情况差，呈恶液质；②血象过低，白细胞计数＜3.0×10^9/L，血小板＜50×10^9/L，血红蛋白＜90g/L 者；③合并各种急性传染病或急性感染者，如活动性肝炎、活动性肺结核；④重要器官如心、肺、肝、肾等功能严重不全者；⑤已有严重放射损伤部位的复发。禁忌证是相对的，如果患者情况改善后，还可考虑放疗。

（二）放疗剂量与分割-时间因素

1. ⅠA 期结节性淋巴细胞为主型 HL 单纯淋巴结切除后累及野照射 30～36 Gy，非受累区域单纯放疗时剂量为 25～30 Gy。

2. Ⅰ～Ⅱ期病变 非巨块型Ⅰ～Ⅱ期病变若采用 ABVD 方案化疗，放疗剂量 20～30 Gy（对于 ESR＜50 mm/h、无结外病变及仅有 1 个或者两个淋巴结区受累的非巨块型Ⅰ～ⅡA 期病变患者，接受 ABVD 方案化疗 2～4 周期后放疗 20 Gy 已足够；若化疗方案为 Stanford V，则放疗剂量为30 Gy；非巨块型ⅠB～ⅡB 病变，放疗剂量亦为 30 Gy）。无论分期早晚，对于巨块型病变，联合 ABVD 方案化疗，放疗剂量建议 30～36 Gy；对于化疗后经 PET-CT 复查 Deauville 评分 3～4 分患者，放疗剂量为 30～45 Gy。

3. 儿童患者 为了减少对发育的影响，照射剂量＜15～25 Gy。

4. 分割-时间因素 常规采用每次 1.8～2.0 Gy的分割方式进行治疗。对于老年合并症多的患者，可采用较小的分割方案。

（三）放疗前准备

1. 医师准备 治疗前完整评估患者病情、有无放疗指征、一般情况、了解放射治疗目的，充分研究患者化疗前后的相关影像学资料，评估确定初诊时受累的淋巴结区域和结外部位。

2. 患者准备 包括心理、饮食、身体诸方面。治疗过程中建议进食高蛋白、高维生素、高能量的食物；保持拟进行放疗部位的局部清洁，控制感染，禁止任何化学或物理的刺激；头颈部照射若包括口腔时，要先洁齿并拔除不健康的牙齿，待创面愈合后方可进行放疗。

3. 定位与固定技术

根据放疗部位选择相应体位固定装置，如颈部淋巴结放疗可制作头颈肩膜、腹膜后淋巴结放疗可制作体膜或真空垫等。现常采用 CT 模拟定位，有条件者可结合 PET-CT 模拟定位。对于胃等活动度比较大的器官放疗，建议采用 4D-CT 模拟定位。

4. 正常组织和靶体积的勾画

恶性淋巴瘤的放疗技术有全淋巴结照射、次全淋巴结照射、扩大野照射、累及野照射、受累淋巴结照射。全淋巴结照射的靶区包含：HL 容易受侵犯的部位，如横膈以上的颈部、锁骨上、腋窝、纵隔，横膈以下的腹主动脉旁、脾脏、盆腔、腹股沟、股三角等。HL 少见侵犯的部位，如肠系膜、骶前、髂内、腘窝、耳前和滑车上淋巴结未包含在全淋巴结照射的范围内。全淋巴结照射由斗篷野、锄形野（腹主动脉旁和脾脏）和盆腔野组成。锄形野和盆腔野合称为倒 Y 野。次全淋巴结照射包含斗篷野和锄形野；小斗篷野是在斗篷野的基础上不包含腋窝的放疗。

随着综合治疗的推广，经典的斗篷野、倒 Y 野、锄形野等照射野已不常用，全淋巴结或次全淋巴结照射更罕见使用。目前常用的是累及野放疗（involved field radiation therapy，IFRT）。若有 PET-CT 作参考，可进一步缩小照射野，如采用累及部位放疗（involved site radiation therapy，ISRT）或累及淋巴结放疗（ivolved node RT，INRT）。INRT 是在理想的影像指导下（包括治疗前的 PET-CT 影像）仅对高危淋巴结进行放疗，可以理解为是一个特殊的 ISRT。但是，熟悉经典放射野的靶区定义可加深对 IFRT 及 ISRT 射野及靶区的认识。

1. 经典放射野

（1）斗篷野：照射范围包括颈部、颌下、双侧锁骨上下、双侧腋窝、双侧肺门、纵隔淋巴结、隆突下和肺门淋巴结，需要保护的器官有双肺、心脏、喉、脊髓和肱骨头。

上界：乳突尖与 1/2 下颌骨体连线。

下界：第 10 胸椎椎体下缘。

外界：双侧肱骨头外缘。

肺：前野肺挡块上界位于锁骨下缘下 2 cm，包含锁骨下腋顶淋巴结；后野上界位于锁骨上缘，或第 3 后肋下缘，未包括锁骨下淋巴引流区。肺挡块外界为骨性胸廓内 1 cm，下界位于第 8 胸椎椎体下缘，内界为纵隔和肺门。宽度应为 8～10 cm。

喉：前野照射时以声带为中心，挡喉 3 cm×3 cm。

肱骨头：前后野都需要挡肱骨头。

小脑和颈段脊髓：挡铅宽度为 2 cm，下界至第 7 颈椎椎体下缘。

(2) 锄形野：照射范围包含脾和腹主动脉旁淋巴结。

上界：第 10 胸椎椎体下缘。

下界：第 4 腰椎椎体下缘。

两侧：包含腹主动脉旁淋巴结，一般宽度为 8～10 cm。

脾：上界为左侧膈顶，下界于第 12 肋下缘。如果脾大，射野应扩大至脾下缘 1 cm。外侧界为腹壁。

(3) 盆腔野：照射范围包括双侧髂血管淋巴结、双侧腹股沟和股三角淋巴结。值得注意的是，男性患者需要用铅保护睾丸。

上界：第 4 腰椎椎体下缘。

下界：股骨小转子下 5 cm 或闭孔腰椎下缘 7 cm。

外界：第 4 腰椎椎体下缘旁开 4～5 cm 和股骨大转子连线，沿股骨大转子垂直向下或受侵犯淋巴结外缘外放 2 cm。

内界：闭孔内缘，耻骨联合上 2 cm。

2. IFRT　是在扩大野照射的基础上缩小靶区，仅包含临床上淋巴瘤所侵犯的区域和部位，不包含相邻的未受累淋巴区域。

(1) 单颈野(图 32-1)：适用于肿瘤侵犯一侧颈部或者锁骨上淋巴结，无耳前淋巴结受累。儿童淋巴瘤单侧颈部受累应照射双侧颈部，而非单侧颈部。

上界：下颌骨体中线与乳突尖或耳垂连线。

下界：同侧锁骨下缘 2 cm。

外界：肱骨头内侧缘。

内界：如果肿瘤位于中线，应包括对侧颈椎横突；如果锁骨上淋巴结未受累，位于同侧横突。反之，锁骨上淋巴结受累则应包括对侧横突。

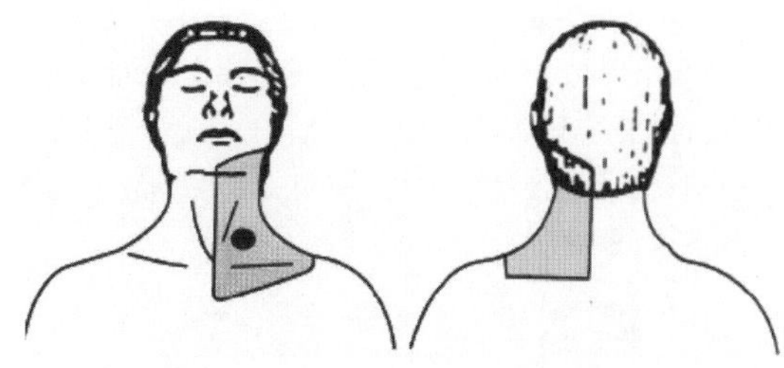

图 32-1　单颈野

(2) 双颈野(图 32-2)：适用于肿瘤侵犯双侧颈部或者锁骨上淋巴结，无耳前淋巴结受累。

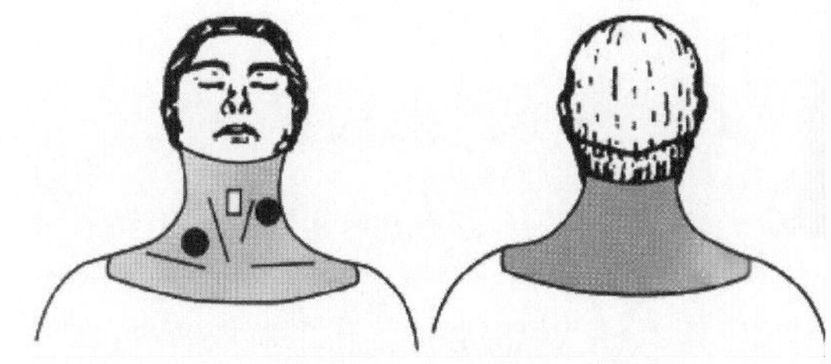

图 32-2　双颈野

上界：下颌骨体中线与乳突尖或耳垂连线。

下界：同侧锁骨下缘 2 cm。

外界：肱骨头内侧缘。

挡铅：脊髓剂量>40 Gy 应考虑后野铅挡保护脊髓。肿瘤未侵及喉周围组织，常规挡喉 3 cm×3 cm。

(3) 纵隔野(图 32-3)：适用于肿瘤侵犯纵隔和(或)肺门淋巴结。靶区包含双侧肺门、纵隔、双侧锁骨上区和下颈部。

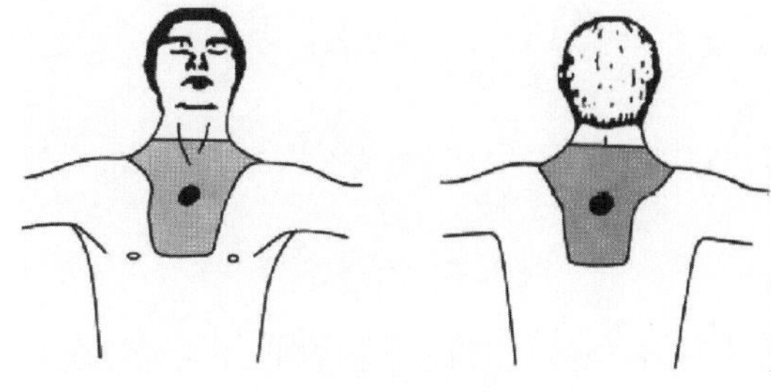

图 32-3　纵隔野

上界：第 6 颈椎椎体上缘；

下界：隆突下 5 cm 或第 8 胸椎椎体，或化疗前肿瘤下界 2 cm；大纵隔应移至第 10 胸椎椎体下缘。

外界：体中线旁开 4～5 cm，双锁骨上外界为肱骨头内缘。

肺门：常规包含 1 cm 边缘。如果肺门受累，则包含 1.5 cm 边缘。

(4) 双颈纵隔野(小斗篷野):适用于肿瘤侵犯双颈部淋巴结和纵隔淋巴结,不管有或无肺门淋巴结受累;靶区包含纵隔、双侧肺门、双侧颈部,未包括耳前区(图 32-4)。

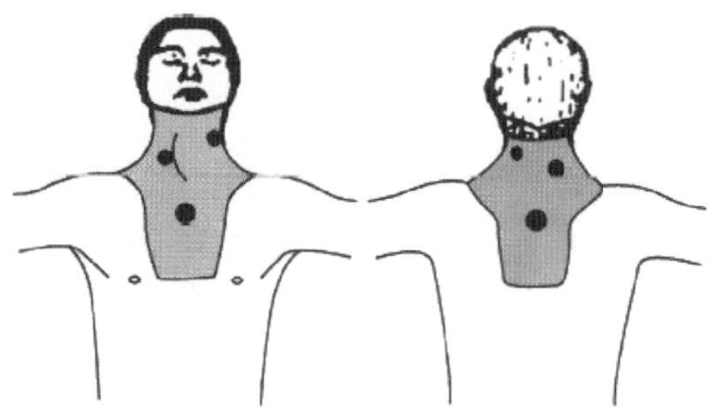

图 32-4 双颈纵膈野

上界:下颌骨体中线和乳突尖或耳垂连线。

下界:隆突下 5 cm 或第 8 胸椎椎体,或化疗前肿瘤下界 2 cm;大纵隔应移至第 10 胸椎椎体下缘。

外界:体中线旁开 4～5 cm,双锁骨上外界为肱骨头内缘。

肺门:常规包含 1 cm 边缘。如果肺门受累,则包含 1.5 cm 边缘。

(5) 单颈纵隔野(图 32-5):适用于肿瘤侵犯纵隔和(或)肺门淋巴结,以及一侧颈部淋巴结。

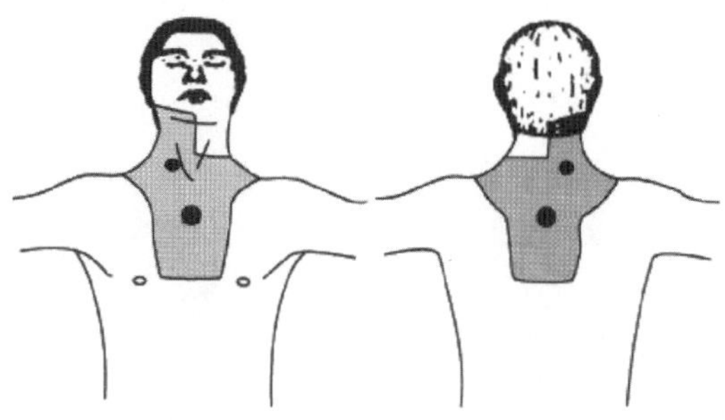

图 32-5 单颈纵隔野

上界:同侧为下颌骨体中线和乳突尖或耳垂连线,对侧上界为第 6 颈椎椎体上缘。

下界:隆突下 5 cm 或第 8 胸椎椎体,或化疗前肿瘤下界 2 cm;大纵隔时应移至第 10 颈椎椎体下缘。

内界:颈部为体中线。

外界:体中线旁开 4～5 cm,双锁骨上外界为肱骨头内缘。

肺门:常规包含 1 cm 边缘。如果肺门受累,则包含 1.5 cm 边缘。

(6) 腋窝野(图 32-6):适用于肿瘤侵犯单侧腋窝,靶区包含腋窝和同侧锁骨上下区。

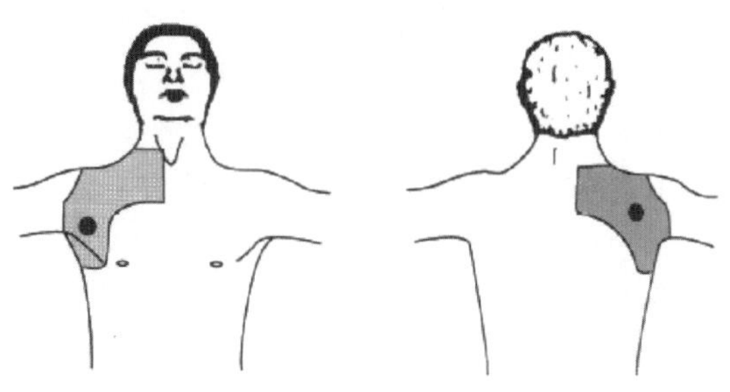

图 32-6 腋窝野

上界:第 6 颈椎椎体上缘。

下界:第 8 胸椎椎体下缘,或最低的腋窝淋巴结下缘下 2 cm。

内界:颈部为体中线同侧 1 cm,向下达锁骨下缘下 2 cm,向下沿胸壁包含 1 cm 肺组织。

外界:肱骨头内缘,沿肱骨内缘向下。

(7) 腹主动脉旁野(图 32-7):适用于肿瘤侵犯腹主动脉旁淋巴结。

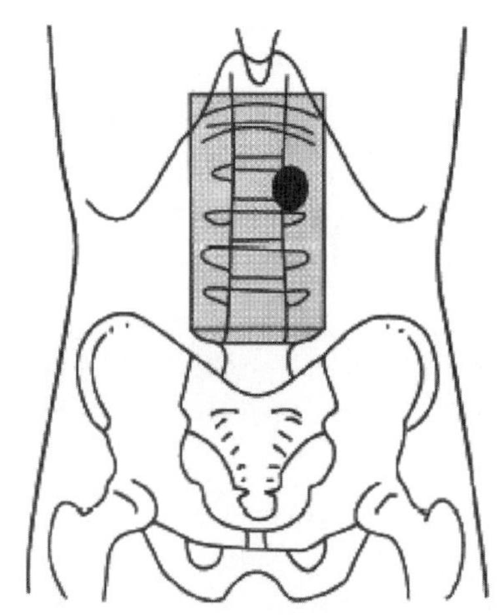

图 32-7 腹主动脉旁野

上界:第 11 胸椎椎体上缘。

下界:第 4 腰椎椎体下缘。

内界:颈部为体中线同侧 1 cm,向下达锁骨下缘下 2 cm,向下沿胸壁包含 1 cm 肺组织。

外界:体中线旁开 4～5 cm。

(8) 单侧盆腔野(图 32-8):适用于肿瘤侵犯一侧腹股沟、股三角、髂外淋巴结,任意一组或多组淋巴结累及。

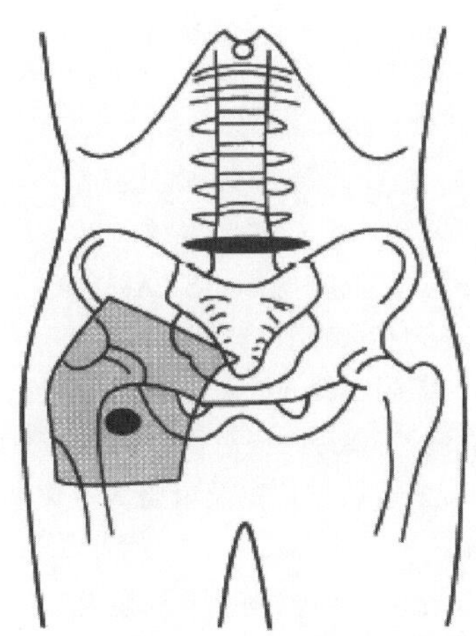

图 32-8　单侧盆腔野

上界：骶髂关节中部。如果髂总淋巴结受累，射野上界延伸至第 4～5 腰椎之间和受侵犯淋巴结上缘上 2 cm。

下界：股骨小转子下 5 cm 或闭孔下缘 7 cm。

外界：股骨大转子垂直向下或受侵犯淋巴结外缘外放 2 cm。

内界：闭孔内缘，耻骨联合上 2 cm，直至体中线。

3. ISRT 和 INRT　随着现代放疗技术及化疗的发展，过去的靶区定义及剂量原则已不再完全适用于当前的放疗计划。为尽量减少照射野面积，以减少放疗潜在的长期毒性(如第二原发肿瘤)，目前 ISRT 和 INRT 正在逐渐取代 IFRT。

ISRT 的照射野是治疗前评估(体检、CT 和 PET 影像)确定的最初受累淋巴结和结外部位。因此接受 ISRT 的患者在化疗或手术前需通过 CT/PET-CT/MRI 等影像学检查确定肿瘤部位，为化疗后确定 CTV 提供影像学基础；治疗计划需要应用 CT 模拟和三维适形或调强放疗技术，以精确标记靶区，使临床治疗计划既考虑照射范围还要减少危及器官所受剂量。ISRT 靶区较 IFRT 小，为最初受累淋巴结和可能受累的结外扩展部位，包括化疗前和(或)手术部位(图 32-9)，但不包括化疗后肿大淋巴结消退时临近未受累器官(如肺、骨、肌肉或肾)。化疗或手术前使用 PET-CT 确定的 GTV 可为确定 CTV 提供基础。PTV 是对 CTV 的额外扩展，因为考虑存在靶区设置变动和内部器官移动，应单独确定每一病变部位的 PTV 边界。

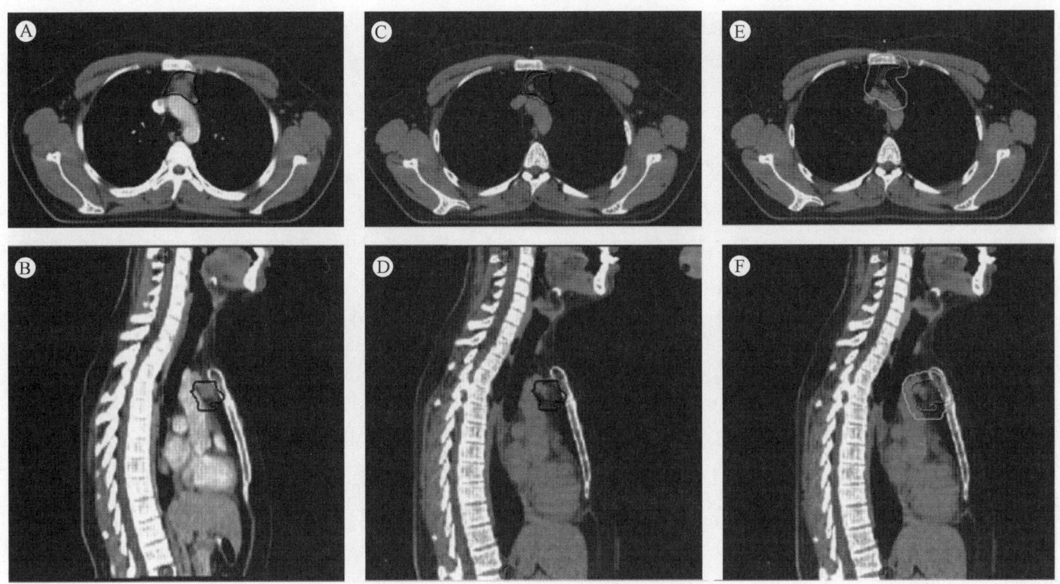

图 32-9　霍奇金淋巴瘤 ISRT 靶区勾画

注：患者为硬化型霍奇金淋巴瘤ⅠA 期，纵隔淋巴结受累，经过 2 个周期的 ABVD 化疗后行 ISRT。A、B：在化疗前 CT 上勾画 GTV(红色)。C、D：将化疗前后的 CT 进行图像融合，在化疗后 CT 扫描图像上勾画 CTV(粉色)，最终 CTV 是在最初淋巴瘤累及范围基础上并根据化疗前 GTV 和化疗后肿瘤缩小范围及周围解剖结构改变来修改形成的。E、F：为根据 CTV 外放 1cm 所勾画的 PTV(浅蓝)。

(1) ISRT靶区定义

1) 化疗前GTV(pre-GTV):定义为可获得影像临床诊断受累的区域。

2) 化疗后GTV(post-GTV):化疗后残留病灶。可根据化疗后CT或PET-CT上的影像勾画化疗后post-GTV。

3) 化疗后CTV:包括pre-GTV_{PET}(根据化疗前PET勾画GTV)、pre-GTV_{CT}(根据化疗前CT勾画GTV)、postGTV(化疗后勾画的GTV)的范围。如果有条件,建议融合治疗前影像,分别勾画pre-GTV和post-GTV。在pre-GTV、post-GTV的基础上适当外扩一定的边界,可以用来弥补治疗前影像的不足(包括缺少PET-CT影像、不同的体位、特殊原因导致缺少化疗前影像等),其边界根据不同情况可外放1～2 cm。在勾画化疗后CTV时,要适应化疗后所导致的化疗前后解剖学的改变。比如在纵隔区域,上下层面化疗前后不需要改变,而CTV的左右边界不能超过正常的纵隔及残留淋巴结区域范围。如果化疗前受累的淋巴结间的距离>5 cm,需定义不同的CTV。

4) ITV:内照射靶区主要考虑CTV的大小、形状及位置的不确定性。如胸部及上腹部的肿块常随呼吸而移动,这些部位的ITV应在CTV的基础上外放1.5～2.0 cm。当然,最理想的方式是采用4D-CT模拟定位。

5) PTV:计划靶区在CTV及ITV的基础上还应考虑摆位误差及每次治疗时机器的系统误差。对于化疗后有残留病灶者,需定义两个PTV:PTV1,是在CTV的基础上考虑器官运动和摆位误差进行适当外扩,通常外扩1 cm足够;PTV2(PTVboost),则在postGTV基础上外扩1 cm,同时对PTV2需进行加量照射。

(2) INRT靶区勾画原则

1) INRT:可认为是特殊的ISRT。

2) GTV勾画原则:化疗前CT来勾画pre-GTV_{CT};化疗前PET来勾画pre-GTV_{PET};需将化疗前PET-CT、pre-GTV_{CT}、pre-GTV_{PET}与化疗后模拟CT融合。如果存在残留,化疗后PET-CT或CT需与化后模拟CT进行融合来勾画post-GTV。

3) CTV勾画原则:化疗后CTV要充分考虑pre-GTV_{CT}、pre-GTV_{PET}、post-GTV,不应从GTV直接外扩至CTV。依照ISRT的原则,应根据正常组织边界及化疗后的临床反应来修改化疗后CTV。

4) ITV、PTV勾画原则:同ISRT。

(3) 正常组织勾画

1) 肺:左右需分开勾画,然后算一个统一体积。

2) 心脏:从其基底部(RTOG定义:从升主动脉起始部位包括大血管)到心尖部位。

3) 肾:需限制其剂量来保护器官功能。

4) 脊髓:需要每一层CT图像进行勾画。

5) 肝:根据病变位置及射野大小来决定是否需要勾画。

(四) 治疗计划的设计与实施

放疗治疗技术的选择是医生基于患者病情、治疗目的、现有的放疗及相关配套设备、所在单位物理和技术人员条件综合考虑,三维适形放疗和IMRT是目前常用的放疗技术。在一些病例中可能由于正常组织照射范围小,尽管全量处方剂量覆盖,可能前后-后前给野技术就够了;而在另一些病例中,尽管处方剂量低,但正常组织受照射范围广,则可能需要采用IMRT、IGRT等相关技术才能更好地保护正常组织。质子放疗由于设备及技术的原因,使用尚不广泛。

第六节 非霍奇金淋巴瘤的治疗

一、NHL的化疗

近年来,NHL的治疗取得了长足进展,综合治疗为标准治疗原则,治疗手段包括化疗、放疗、免疫治疗、放射免疫治疗等。临床医生需根据患者病理类型、分期、分子分型、预后指数、PS状态等选择合理的综合治疗模式。综合治疗的优势在于,全身化疗或免疫治疗可有效的控制全身多发病灶及亚临床病灶,而合理选择恰当放疗时机和剂量能有效地控制局部病灶,增加局部控制率。与单纯放疗或单纯化疗比较,综合治疗可显著改善无病生存率和总生存率,从而延长患者生存时间,提高生活质量。

化疗为NHL最重要的治疗手段,尤其是对于侵袭性淋巴瘤而言。以弥漫性大B细胞淋巴瘤(DLBCL)的治疗为例,《美国NCCN关于DLBCL治疗指南》为:对于非大肿块的Ⅰ～Ⅱ期患者,建议行3个周期CHOP+利妥昔单抗(R)化疗后再行局部区域放疗；有大肿块的Ⅰ～Ⅱ期患者，建议行6个周期CHOP＋R化疗后再酌情行局部区域放疗。仅对于一般情况差、无法耐受化疗的患者，可选择仅行累及部位/淋巴结放疗。而对于Ⅲ～Ⅳ期患者化疗尤为重要，为主要治疗手段。对于有大肿块或者化疗后残留病灶，如果IPI≤2，建议6个周期R＋CHOP化疗，然后酌情行大肿块处放疗或残留病灶放疗；如果IPI≥3，预后差，则建议优先考虑临床试验方案或替代方案，如剂量调整EPOCH（依托泊苷、泼尼松、长春新碱、环磷酰胺和多柔比星）＋利妥昔单抗或剂量密集R＋CHOP-14。高剂量/密集性化疗联合干细胞移植可能对中高危或高危患者首程治疗，或复发后挽救的治疗有益。

对于老年或体弱患者，可选择R-mini-CHOP，以减少化疗药物剂量，减轻化疗反应。对心功能不全患者，可选择CEPP（环磷酰胺、依托泊苷、泼尼松、丙卡巴肼）＋ 利妥昔单抗，或采用脂质体多柔比星以减轻心脏毒性反应。有中枢神经系统（CNS）浸润风险的患者，目前仍推荐使用鞘内注射4～8次甲氨蝶呤和（或）阿糖胞苷，或2～4个周期3～3.5 g/m^{2}的全身甲氨蝶呤，进行中枢神经系统预防性治疗；对于已存在CNS实质性受累表现的患者，则应行全身甲氨蝶呤化疗（3～8 g/m^2）。复发难治的患者，可根据复发时的病理类型、PS状态等选择二线化疗方案。常用二线方案（± 利妥昔单抗）主要包括：DHAP（地塞米松、顺铂、阿糖胞苷）、ESHAP（甲泼尼龙、依托泊苷、阿糖胞苷、顺铂）、GDP（吉西他滨、地塞米松、顺铂）、GemOX（吉西他滨、奥沙利铂）、ICE（异环磷酰胺、卡铂、依托泊苷）、MINE（米托蒽醌、异环磷酰胺、美司钠、依托泊苷）等。

以CHOP方案为基础衍生出的化疗方案如CHOPE方案疗效较CHOP方案优。但最近临床研究显示，CEOP-B（环磷酰胺、多柔比星、长春新碱、泼尼松、博来霉素）方案及PEGS（顺铂、依托泊苷、吉西他滨、甲泼尼龙）等不含蒽环类的方案，较CHOP方案并未取得更好的生存获益。因此对于外周T细胞淋巴瘤，目前没有标准化疗方案，一线化疗可考虑临床试验或CHOP样方案，如DA-EPOCH、ECHOP等。

CHOP或CHOP样方案对于鼻腔NK/T细胞淋巴瘤疗效有限，以左旋门冬酰胺酶（L-ASP）为基础的化疗方案使该病的疗效有了明显提高。目前对于早期NK/T细胞淋巴瘤，特别是伴有不良预后因素的高危患者，常采用放、化疗联合治疗，包括同步放、化疗和序贯放、化疗。而中、晚期或复发难治性患者，以L-Asp为基础的化疗方案是一线治疗的首选方案，其中P-Gemox方案较为常用。另外，SMILE方案（地塞米松、甲氨蝶呤、异环磷酰胺、左旋门冬酰胺酶、依托泊苷）和Aspa Met Dex方案（左旋门冬酰胺酶、甲氨蝶呤、地塞米松）也可获得较好的疗效。但是这两种方案的毒性反应均较大。SMILE方案常引起严重中性粒细胞减少，甚至可能伴发严重感染而导致死亡。Aspa Met Dex方案除了有中性粒细胞减少、贫血等血液学毒性，还有一定的肝毒性。

近年来，新的药物不断出现并取得较好疗效。普拉曲沙（pralatrexate）为一种叶酸拮抗剂，对还原型叶酸载体（RFC）具有高度亲和性，是首个获批上市治疗复发/难治性PTCL的药物。Ⅱ期临床研究入组了48例复发难治恶性淋巴瘤，ORR为31%，17%的患者达到CR，亚组分析显示，B细胞、T细胞淋巴瘤的ORR分别为10%、54%，其中，8例CR患者均为T细胞淋巴瘤。该研究结果说明，T细胞淋巴瘤应用普拉曲沙的获益更大。随后开展的Ⅱ期临床PROPEL研究，探索了普拉曲沙对复发/难治性PTCL的疗效。该研究纳入115例患者，其中111例接受了普拉曲沙治疗，结果显示ORR为29%，CR为11%，缓解期约为12个月。

我国具有自主知识产权的新药，HDAC抑制剂——西达本胺单药对PTCL也显示出良好的疗效。Ⅱ期临床研究结果表明，西达本胺单药治疗复发/难治性外周T细胞淋巴瘤，ORR为28%，中位PFS、OS分别为2.1个月、21.4个月，46%的患者在6周内获益（CR/CRu＋PR＋SD），获益患者的OS显著延长，表明西达本胺可作为PTCL二线治疗的新选择。

肿瘤免疫治疗在NHL的应用越来越引起人们的重视，CD20单抗美罗华应用于治疗B细胞淋巴瘤，明显改善了患者的PFS和OS。新的免疫治疗药物和技术正进入临床试验并取得较好疗效，如针对免疫检测点PD-1的单克隆抗体（如nivolumab、pembrolizumab、pidilizumab）和针对CTLA-4（细胞毒性T细胞抗原4）的单克隆抗体（如ipilimumab）、糖化人源化、CD52单抗阿仑单抗、CD22单抗pinatuzumab vedotin、BTK抑制剂依鲁替尼

(ibrutinib)等。过继细胞回输，如嵌合抗原受体修饰T细胞疗法(CAR-T)也已启动临床研究。此外，免疫调节剂来那度胺单药对复发或难治性侵袭性NHL的疗效已在两项Ⅱ期临床研究(NHL-002和NHL-003)中得到证实。在NHL-002研究中，套细胞淋巴瘤患者($n=15$)的子集分析显示ORR为53%(CR占20%)，中位缓解持续时间和PFS分别为14个月和6个月。在更大规模的验证研究(NHL-003)中，入组的套细胞淋巴瘤患者($n=54$)子集分析也显示了类似结果，ORR为43%(CR占17%)。

二、NHL的放疗

放疗是NHL重要的局部治疗手段，适应证广；对于某些类型的NHL，放疗甚至是主要乃至唯一的根治方法。近年来，随着综合治疗的发展，也给放疗带来了以下变化：①放射治疗的靶区逐渐变小；②放疗的剂量逐渐变低；③新的放疗技术如调强放疗(IMRT)、图像引导放疗(IGRT)、计算机断层扫描治疗(tomotherapy)也越来越多地用于恶性淋巴瘤的治疗。放疗剂量的下调、放射野的缩小及放疗技术的进步不断提高了患者的局部控制率，更是减少了放疗近、远期毒副作用。

1. 放疗适应证 放射治疗是早期惰性淋巴瘤的根治性治疗手段，对于Ⅰ～Ⅱ期滤泡性淋巴瘤(病理分级1～2级)或Ⅰ～Ⅱ期结外黏膜相关淋巴瘤，局部病灶放疗即可达到非常好的疗效；局限性原发皮肤淋巴瘤如蕈样霉菌病、皮肤间变性大细胞淋巴瘤、皮肤滤泡中心细胞淋巴瘤，仅通过放疗亦可取得较好的长期生存。然而，某些特殊类型侵袭性NHL如鼻腔NK/T细胞淋巴瘤，目前尚无标准化疗方案，对于Ⅰ～Ⅱ期鼻腔NK/T细胞淋巴瘤，放疗是根治性的治疗手段。此外，放疗作为综合治疗手段用于侵袭性NHL的治疗，如弥漫性大B细胞淋巴瘤，该型淋巴瘤若合并有大肿块或化疗后有残留者，更应在化疗后补充放疗。而对于高度侵袭性NHL，如T淋巴母细胞淋巴瘤、B淋巴母细胞淋巴瘤、伯基特淋巴瘤等，放疗也可在姑息减症时使用。

2. 放疗禁忌证 患者一般情况差，恶病质；合并有严重感染及骨髓抑制；行纵隔肿瘤放疗患者合并严重肺气肿或肺功能差；患者肝、肾、心、肺功能严重受损。

3. 放疗剂量 目前，NHL的放疗照射野推荐使用ISRT，其靶区勾画原则与HL类似。在综合治疗中，放疗的剂量推荐：早期惰性淋巴瘤(如局灶性小淋巴细胞淋巴瘤/慢性淋巴细胞白血病、滤泡性淋巴瘤、胃边缘区淋巴瘤、淋巴结边缘区淋巴瘤)单纯放疗的剂量为24～30 Gy；原发皮肤滤泡中心或边缘区淋巴瘤，单纯放疗的剂量为24～30 Gy。而侵袭性淋巴瘤如早期套细胞淋巴瘤放疗剂量建议30～36 Gy；弥漫性大B细胞淋巴瘤或外周T细胞淋巴瘤化疗后达CR者，巩固放疗的剂量为30～36 Gy；化疗后PR者，放疗剂量可增加到40～50 Gy。对于难治或者不适合化疗患者，若以放疗作为主要治疗手段，放疗剂量需达40～55 Gy。鼻腔NK/T细胞淋巴瘤放疗剂量应>50 Gy。

4. 定位及固定技术 临床医生需在治疗前或者治疗过程中根据患者临床分期、有无不良预后因素、治疗反应、放疗目的等确定放疗时机及范围，进而根据患者放疗部位选择相应体位及固定装置，如头部病灶放疗选择头膜固定；颈部淋巴结放疗可制作头颈肩膜固定；纵隔淋巴结、胃或者腹膜后淋巴结放疗可制作体膜或真空垫等。常采用CT模拟定位，有条件者可结合PET-CT模拟定位以便更准确勾画靶区。

5. 靶区设计与勾画 目前NHL的放疗照射野亦推荐使用ISRT，其靶区勾画原则与HL类似。接受ISRT的患者化疗前需通过CT/PET-CT/MRI等影像学检查确定化疗前GTV，留存影像学资料，为化疗后确定CTV提供影像学基础。治疗计划实施时需要应用CT模拟定位或图像融合技术。ISRT放疗靶区为最初受累淋巴结和可能受累的结外扩展部位，包括化疗前和(或)手术部位，但不包括化疗后淋巴结肿大消退时的临近未受累器官(如肺、骨、肌肉或肾)。然而，对于早期惰性NHL，若单纯放疗为根治性治疗手段，则应考虑较ISRT更大的照射野。如单纯放疗治疗滤泡性淋巴瘤所确定的CTV将比联合治疗类似病变分布的弥漫性大B细胞淋巴瘤更大。

对于结外淋巴瘤，治疗原则与淋巴结病变ISRT治疗原则相似，但对某些器官，如发生在胃、唾液腺或甲状腺的淋巴瘤，若病变为惰性者，则CTV应包括整个器官；而对于其他器官如眼眶、乳腺、肺、骨、局部皮肤，以及放疗作为化疗后巩固治疗时，仅行部分器官的放疗亦是可行的。

ISRT 勾画具体靶区定义如下。

(1) GTV：在任何干预措施前的初始影像学资料（如 CT、PET/CT、MRI）上，提示淋巴瘤浸润的部位均是 GTV 范围。

(2) CTV：应综合考虑影像学的准确性、化疗后肿瘤体积及体表轮廓的变化、肿瘤的播散方式、潜在的亚临床灶，以及邻近器官的限量等影响。如果两个相邻的淋巴结受累，可以涵盖在同一 CTV 中；但如果两个受累淋巴结距离＞5 cm，则应考虑作为两个不同的 CTV。

(3) ITV：内照射靶区主要考虑 CTV 的大小、形状及位置的不确定性，如胸部及上腹部的肿块常随呼吸而移动，这些部位的 ITV 应在 CTV 的基础上外放 1.5～2.0 cm。当然，最理想的方式是采用 4D-CT 模拟定位。

(4) PTV：计划靶区在 CTV 及 ITV 的基础上还应考虑摆位误差及每次治疗时机器的系统误差。

(5) OAR：危及器官主要是指可能受到照射的正常组织和器官，应予以勾画并保护，根据剂量体积分布直方图判断危及器官有无超过限量。

6. 治疗计划的设计与实施 临床医生需根据放疗靶区的部位、肿瘤距体表深度、放疗剂量、周围危及器官的耐受量等，酌情选择光子、电子或质子等放射源进行治疗。目前，治疗计划推荐采用 3D-RT 或 IMRT 技术。IMRT、屏气或呼吸门控、影像引导或质子治疗等先进放疗技术有助于实现局部肿瘤控制的首要目标，可有效保护心、肺、肾、脊髓、食道、骨髓、乳房、胃、肌肉/软组织和唾液腺等重要器官，并降低正常组织远期损伤的风险。尤其对于以根治为目的放疗，以及放疗后预期生存期较长的患者，实现高度适形的剂量分布尤为重要。

第七节 常见的及特殊类型非霍奇金淋巴瘤的治疗

一、弥漫性大 B 细胞淋巴瘤

弥漫性大 B 细胞淋巴瘤（diffuse large B cell lymphoma, DLBCL），是指一类细胞弥漫性生长的 B 细胞淋巴瘤，也是最常见的一种 NHL 亚型，约占每年新诊断 NHL 病例的 30%，属于侵袭性淋巴瘤。它可原发于淋巴结或结外器官和组织，也可从惰性淋巴瘤转化而来。DLBCL 是一组临床表现、形态学、免疫表型及分子生物学改变不同的异质性疾病，包含富于 T 细胞/组织细胞大 B 细胞淋巴瘤、原发皮肤 DLBCL 腿型、EBV 阳性 DLBCL 非特指等。本章节所指的是弥漫性大 B 细胞淋巴瘤非特指型（DLBCL-NOS）。

（一）病理及免疫表型

典型的病理表现是正常淋巴结结构或结外组织部分或全部被弥漫性增生的大淋巴细胞所取代。肿瘤细胞在形态学上表现为大细胞淋巴细胞，胞核均较大，一般均大于反应性增生组织细胞的核。从细胞形态角度上，DLBCL-NOS 可分为 4 种类型：中心母细胞变异型、免疫母细胞型、间变性变异型、少见的形态学变异型。其中中心母细胞变异型最为常见。

推荐检查的免疫表型谱包括 CD20、CD3、CD5、CD10、CD45、BCL2、BCL6、Ki-67、IRF4/MUM1 和 MYC。DLBCL 表达 B 细胞标记物包括 CD19、CD20、CD22 和 CD79a 阳性，但可能有一种或多种缺失。其他常见标记物有 SIg 和 $CIg^{+/-}$，$CD45^{+/-}$，$CD5^{+/-}$，$CD10^{+/-}$。20%～60%的病例表达 P53，约 10%的病例表达 CD5。代表细胞增殖活性的 Ki-67 通常＞40%，部分病例甚至＞80%。在某些情况下，CD138、CD30、细胞周期蛋白 D1、ALK1、EBV 和 HHV-8 等其他标记物可能对于确定亚型有帮助。

（二）治疗

3 级滤泡性淋巴瘤、DLBCL 与各种低级淋巴瘤（例如任何级别 FL、胃 MALT 或非胃 MALT 淋巴瘤）共存、血管内大 B 细胞淋巴瘤、慢性炎症相关 DLBCL、ALK 阳性 DLBCL、老年 EBV 阳性 DLBCL，以及富含 T 细胞/组织细胞的大 B 细胞淋巴瘤，治疗均可参照 DLBCL 非特指型。

1. 早期 DLBCL（Ⅰ～Ⅱ期） 早期 DLBCL 患者即使在单纯化疗后达到完全缓解，有大肿块的患者依然有 52% ～ 65%出现原位复发。已有多项研究表明，与单独化疗相比，巩固放疗可以显著提高Ⅰ期和Ⅱ期 DLBCL 患者的局部控制率，延长无进展生存期（PFS）。美国东部肿瘤协作组（ECOG）1484 临床研究纳入的早期 DLBCL 患者中，31%有大肿块（≥10 cm），47%有结外病变。8 个周期 CHOP 化疗后达到完全缓解（CR）的 172 例患者随机分为 30 Gy 巩固放疗组和观察组；达到部分缓解

(PR)的71例患者均接受40 Gy的巩固放疗。研究结果表明,达到CR的患者中,巩固放疗组和单纯化疗组的6年DFS分别是73%和56%($P=0.05$),巩固放疗组原位复发率为18%,而单纯化疗组为48%($P=0.06$)。中位随访12年,巩固放疗与单纯化疗相比的OS虽然未能达到统计学差异,但两者的5年OS分别为87%和73%,15年OS则分别为60%和44%。

此外,巩固放疗对于部分预后较好(IPI=0～2)的DLBCL患者可以起到减少化疗周期数的作用,从而减少化疗剂量的相关毒性反应。具有标志性意义的西南肿瘤协作组(SWOG)8736临床研究纳入了401例患者,随机分为3个周期CHOP化疗+放疗组和8周期CHOP化疗组,所有患者均为Ⅰ期和不伴有大肿块的Ⅱ期DLBCL。随访5年,3个周期化疗+放疗组无论在PFS还是OS上均较8个周期化疗组有明显优势,PFS分别为77%和64%($P=0.03$),OS分别为为82%和72%($P=0.02$),但后续随访显示该差异消失。值得注意的是,8个周期化疗组有13%的患者因化疗相关毒性未完成既定方案,而这一比例在短周期化疗+放疗组仅为2%($P<0.01$)。3个周期CHOP继以IFRT对局限期DLBCL患者(年龄≤60岁,无不良危险因素)的受益也在加拿大不列颠哥伦比亚省癌症局的一系列研究中得到证实(5年OS为95%)。因此,对于预后较好的DLBCL患者,进行短周期数的化疗+放疗不但没有缩短患者的PFS和OS,反而能减少化疗剂量相关毒性反应,增加患者的治疗耐受性。

相关的临床研究还有Ⅲ期GELA LNH 93-4研究。该研究将患者分为4个周期CHOP化疗和4个周期CHOP化疗+巩固放疗组,放疗组与未放疗组的5年无事件生存率(EFS)分别是64%和61%($P=0.6$),5年OS分别是68%和72%($P=0.5$),均无统计学差异。但应注意的是,该研究的放疗组中有12%的患者未接受既定的放疗计划,且放疗时间延迟(中位时间为化疗后7周),这些因素均影响了研究结果的准确性。

利妥昔单抗的出现使弥漫性大B细胞淋巴瘤的治疗步入了新的时代。MabThera国际试验(MInT),在一项比较6个周期CHOP样化疗与CHOP样化疗+利妥昔单抗的Ⅲ期临床试验中,对利妥昔单抗的作用进行了评估。所有患者的年龄均<60岁,且具有0～1个IPI危险因素。3/4的患者有局限期病变,对所有结外部位或>7.5 cm的病变部位进行放疗。试验发现含利妥昔单抗的治疗方案疗效较好,其6年OS率为90.1%,另一方案仅为80%($P=0.0004$),6年EFS率(74.3%对比55.8%,$P<0.0001$)和PFS率(80.2%对比63.9%,$P<0.0001$)也是化疗+利妥昔单抗组的患者显著高于单纯化疗组患者。

免疫化疗时代,是否需要放疗一直存有争议。2014年红皮杂志发表了一项回顾性研究结果,198例经病理确诊的DLBCL,其中Ⅰ期占63%,近80%的患者为中低危,近30%有大肿块。6个周期R-CHOP方案化疗后,3个月内接受巩固放疗组与单独化疗组相比,3年的PFS分别为92.7%和83.9%,3年OS分别为95%和87.1%,均接近有统计学差异。其中有大肿块和血清LDH升高者,两者的PFS和OS有显著统计学差异。2015年,美国临床肿瘤学杂志发表了美国国家癌症数据库59 225例Ⅰ～Ⅱ期DLBCL的研究资料,其中58%的病例年龄>60岁,39%的病例接受了巩固放疗。结果单独化疗组与化疗+巩固放疗组相比,5年的OS分别为75%和82%,10年的OS分别为55%和64%。2016年,欧洲绿皮杂志发表了美国SEER数据库34 680例Ⅰ～Ⅱ期DLBCL的观察结果,免疫化疗时代前,35.2%的病例接受了巩固放疗,免疫化疗时代这一数字降至29.9%,结果发现无论免疫化疗前或免疫化疗时代,巩固放疗都能明显改善患者的总体生存。

基于上述研究,美国NCCN对于无大肿块(<10 cm)患者的Ⅰ或Ⅱ期患者,推荐使用R-CHOP(3个周期)+IFRT或R-CHOP(6个周期)±IFRT;巨块型病变(>10 cm)患者推荐使用6个周期R-CHOP±局部区域放疗,并推荐将IFRT用于不适宜化疗的患者。

2. 晚期DLBCL(Ⅲ～Ⅳ期) 晚期DLBCL应用常规化疗能取得较好的治疗效果,长期缓解率为30%～50%。R-CHOP方案可改善成人或老年人DLBCL的生存率,已逐步成为标准治疗方案。GELA LNH98-5研究证明了CHOP-21化疗+利妥昔单抗可以改善老年人晚期DLBCL患者的PFS和OS。该研究中,老年患者(年龄为60～80岁;$n=399$)随机接受8个周期R-CHOP或CHOP化疗。该研究长期随访显示,中位随访10年时

R-CHOP组的PFS(36.5%对比20%)、DFS(64%对比43%)和OS率(43.5%对比28%)显著占优势。另外3个随机临床试验也证实了上述结论，包括MabThera国际临床试验、荷兰HOVON研究和北欧淋巴瘤研究组研究。根据以上研究结果，R-CHOP-21化疗已经成为晚期DLBCL患者的标准治疗方案。ECOG/CALGB 9703研究还显示，利妥昔单抗在首次缓解后的维持治疗对R-CHOP诱导治疗的患者没有任何临床获益。

RICOVER 60试验中，与单用CHOP-14方案相比，6或8个周期R-CHOP-14显著改善老年患者(年龄为61～80岁)的临床结局。82个月的中位观察时间，与CHOP-14相比，R-CHOP-14组的EFS显著改善($P<0.001$)。R-CHOP-14治疗的患者OS率也显著改善。8个周期方案与6个周期方案在临床获益方面不存在差异，但前者的毒性增加。研究者的结论认为，对于这部分患者，6个周期R-CHOP-14联用8次利妥昔单抗是首选方案。

对于年龄＞80岁的患者，GELA研究小组进行了一项多中心单组前瞻性Ⅱ期研究，在149例年龄＞80岁的DLBCL患者中使用R-mini-CHOP，评估常规剂量联合降低剂量CHOP的安全性和疗效。中位随访20个月后，中位OS和PFS分别为29个月及21个月，2年OS和PFS率分别为59%和47%，后续随访的4年PFS和OS率分别为41%和49%。≥3级的中性粒细胞减少症是最常见的血液学毒性反应，在59例中观察到这种毒性反应。因此，对于年龄＞80岁的超高龄患者，R-mini-CHOP作为推荐的治疗选择。

巩固放疗在晚期DLBCL治疗中有无地位？Aviles等开展的两个研究均证实了含有大肿块的Ⅳ期DLBCL患者若化疗后达到CR，巩固放疗可以延长PFS和OS。第一个研究纳入的均是有大肿块的Ⅳ期DLBCL，化疗后达到CR者随机分为辅助放疗组(40～50 Gy)和观察组，中位随访4.2年，结果显示放疗的加入显著提高了5年PFS (72%对比35%，$P<0.01$)和OS (81%对比55%)。第二个研究纳入801例患者，中位随访121.6个月，40 Gy的辅助放疗同样可以显著提高5年EFS (82%对比55%，$P<0.001$)和OS (87%对比66%，$P<0.01$)。Aviles等在另外一项研究中，观察了巩固放疗对化疗后PR患者的疗效。166例经CHOP方案化疗后达PR的患者，随机分为30 Gy/20次放疗组和观察组，中位随访时间为135个月，放疗组明显优于观察组：5年PFS (86%对比32%，$P<0.001$)，OS (89%对比58%，$P<0.001$)。随访10年，未观察到第二肿瘤的发生。Aviles等学者的3个研究是首批针对晚期DLBCL患者，化疗后达CR/PR，辅助放疗可延长EFS和OS的前瞻性随机对照研究。

免疫化疗时代，晚期DLBCL化疗后巩固放疗的作用仍然受到重视。美国MD Anderson癌症中心报道了469例DLBCL患者，其中59.5%为Ⅲ～Ⅳ期，6周期R-CHOP化疗后，30%病例接受了IFRT巩固放疗，剂量为30～39.6 Gy，中位随访36个月。巩固放疗组与单独化疗组相比，5年PFS和OS分别为82%和59%和91%和68%。

3. 照射野和剂量 DLBCL化疗后多应用累及野照射，结内原发DLBCL的累及野照射定义可参考HL的受累野定义。对于结外原发NHL的累及野定义，根据不同的累及部位采用不同的照射野。目前，仍缺乏比较DLBCL在综合治疗情况下放射治疗照射剂量的随机对照研究，现有的结论均来源于回顾性分析。DLBCL放疗的局部控制率为93%～98%。大肿块是影响预后和局部控制率的重要因素，在文献中，大肿块的定义多以5～10 cm为标准。《NCCN指南》推荐化疗CR后巩固放疗剂量为30～36 Gy；化疗后PR放疗剂量为40～50 Gy。另外，有研究推荐在综合治疗的前提下，化疗后达到CR的患者，如果化疗前原发性肿瘤＜3.5 cm，照射剂量为30～30.6 Gy；肿瘤为3.5～6 cm时，照射剂量为36 Gy；肿瘤为7～10 cm时，照射剂最为40 Gy；肿瘤＞10 cm时，照射剂量＜45 Gy。化疗后PR的患者，照射剂量建议50 Gy照射。

（三）预后因素

DLBCL的预后因素包括临床分期、LDH、结外受侵、年龄、国际预后指数，以及CD5、bcl-2、p53等基因表达。国际预后指数(IPI)评分的危险因素包括年龄、疾病分期、血清乳酸脱氢酶(LDH)水平、体能状态和结外病变部位数目。年龄调整的IPI用于年龄≤60岁的患者，预测因素包括肿瘤分期、体能状态和血清LDH水平。美国MD Anderson癌症中心的研究证明，弥漫性大B细胞淋巴瘤IPI 2分时，5年总生存率和无病生存率分别为71%和64%，而IPI 3～4分时的生存率和无病生存率分别为40%和35%。Zhou等人报道了另外一种

NCCN-IPI，根据新诊断患者的临床特征（年龄、LDH、受累部位、Ann Arbor 分期、ECOG 体能评分），将其分为 4 个不同的风险组（低、低-中等、高-中等和高）。NCCN-IPI 更好区分出低危和高危亚组的患者（5 年 OS 为 96%对比 33%），比 IPI（5 年 OS 为 90%对比 54%）区分的效果似乎更好一些。

二、滤泡性淋巴瘤

滤泡性淋巴瘤（FL）是惰性 NHL 最常见的一种亚型，约占新诊断 NHL 病例的 22%，仅次于弥漫性大 B 细胞淋巴瘤。

（一）病理及免疫表型

FL 定义为滤泡中心细胞淋巴瘤，由中心细胞和中心母细胞组成。肿瘤细胞以中心细胞为主，而中心母细胞较少（生长类型至少部分为滤泡性，但可见呈弥漫性区域生长）。由于淋巴滤泡来源于生发中心，滤泡生长类型的淋巴瘤极少见大量的中心母细胞。根据 WHO 和 REAL 的淋巴瘤分类建议，对 FL 进行分级的同时，要记录和定量分析弥漫区域。根据中心母细胞数量，将 FL 分为 3 级：病理Ⅰ、Ⅱ和Ⅲ级，目前推荐应用 Bemrd 细胞计数法。病理Ⅰ～Ⅱ级可互相移行，常难以区分，但Ⅰ～Ⅱ级和Ⅲ级有较明显差别。Ⅰ～Ⅲ级 FL 如果同时存在弥漫性大 B 细胞淋巴瘤成分，提示需要全身化疗，治疗原则参照弥漫性大 B 细胞淋巴瘤。

FL 的特征性免疫表型包括 $CD20^{+}$、$CD10^{+}$、$BCL2^{+}$、$CD23^{+/-}$、$CD43^{-}$、$CD5^{-}$、$CCDN1^{-}$ 和 $BCL6^{+}$。在部分罕见的病例中也可以出现 $CD10^{-}$ 或 $BCL2^{-}$。然而 $CD5^{-}$、$CD45^{-}$、$CD10^{+/-}$、$CD23^{+/-}$、$CD5^{-}$、$CD45^{-}$ 可鉴别套细胞淋巴瘤，而 $CD10^{+}$ 可鉴别边缘带 B 细胞淋巴瘤。如果在局限性病变患者中 BCL2 呈阴性，可以考虑诊断为儿童型 FL。

约 90%的病例为 t(14;18)染色体易位，导致 Bcl-2 基因表达和重组。在正常生发中心细胞，Bcl-2在转录水平处于关闭状态。t (14;18)染色体易位发生于早期发育的 B 细胞（Ig 基因重组阶段）。

（二）治疗

FL 的治疗主要根据病理分级和临床分期。除特别提及以外，本章均指的是Ⅰ～Ⅱ级 FL，Ⅲ级 FL 的治疗原则参考弥漫性大 B 细胞淋巴瘤。

1. Ⅰ～Ⅱ期 放疗是早期 FL 的标准治疗，可联合化疗，大部分患者可治愈。长期随访研究结果显示，Ⅰ～Ⅱ期 FL 患者通过放疗获得较好的结局，受累部位放疗（ISRT）是当前的标准治疗。对于初始治疗使用受累野或扩大野放疗的Ⅰ、Ⅱ期低级别 FL 患者，中位 OS 为 14 年，15 年 OS 为 40%，15 年无复发生存率（RFS）或 PFS 约为 40%。影响 15 年 PFS 结局的因素包括疾病分期（Ⅰ期：Ⅱ期＝66%：26%）和最大肿瘤直径（<3 cm：≥3 cm＝49%：29%）。扩大野放疗和 IFRT 的生存率（分别是 49%对比 40%）间无显著差异。在对局限期 FL（Ⅰ～ⅢA 期）患者的一项研究显示，使用 IFRT 或缩野 IFRT（仅受累淋巴结放疗），10 年 PFS 和 OS 分别为 49%和 66%。缩小放射野大小并不影响 PFS 或 OS 结果。

在如今治疗策略多样化的时代，早期 FL 患者采用单纯放疗的标准治疗方法受到越来越多的挑战，例如利妥昔单抗联合化疗。一项美国国家癌症数据库的研究回顾性分析显示，1998～2012 年间 35 961 例Ⅰ～Ⅱ期低级别 FL 的患者，结果表明接受放疗的比例从 1998 年的 37%降低至 2012 年的 24%，接受化疗的比例从 1998 年的 43%降低于 2012 年的 36%，而接受观察的患者比例从 1998 年的 34%上升至 2012 年的 44%。通过对各种治疗方式对比生存结果的单因素和多因素分析显示，放疗明显改善了患者的生存。在另外一项基于 National Lympho Care 登记研究数据的前瞻性分析，评估了 206 例Ⅰ期 FL 患者（使用骨髓活检和完整影像学资料进行严格分期）采用不同一线治疗方案的结局。一线治疗策略包括观察等待占 17%，单纯放疗占 27%，利妥昔单抗单药治疗占 12%，利妥昔单抗联合化疗（化学免疫治疗）占 28%，含放疗的综合治疗（化学免疫治疗大多先于放疗）占 13%。中位随访 57 个月，结果单独放疗组中位 PFS 为 72 个月；其他治疗组还未达到中位 PFS。在根据肿瘤分级、LDH 水平及是否存在症状调整之后，含放疗的综合治疗或化学免疫治疗组的 PFS 优于单纯放疗（HR 分别为 0.36 和 0.11），单纯放疗、等待观察与利妥昔单抗单药组之间的 PFS 结局无差异；不同治疗方法之间的 OS 结果无明显差异。

目前，对于Ⅰ期或Ⅱ期 FL 患者，受累部位放疗（ISRT）是首选治疗（ISRT；放射剂量为 24～30 Gy，对于伴有大肿块病变患者需另加量 6 Gy）。对于 ISRT 毒性超过潜在临床获益的某些病例，观察等待可能是合适的选择。综合治疗方案包括免疫治疗±化疗±放疗，对初始免疫治疗±化疗（但无放疗）后获 PR 的患者，后续应考虑行 ISRT 治疗。初始治疗无效的患者应当按照如下所述的晚期患者的治疗方案进行治疗。

2. Ⅱ期（大肿块型）及Ⅲ～Ⅳ期 在过去的30年中，晚期 FL 患者经过治疗的生存率得到了极大提高，但大部分患者仍无法治愈。目前认为在现有的治疗模式下 FL 是一种具有多次复发特征的慢性疾病，即使是晚期患者也可长期生存，中位生存期为8～10年。晚期 FL 的治疗方法包括临床观察、口服烷化剂、嘌呤核苷酸类似物、联合化疗、γ-干扰素和单克隆抗体治疗等。在化疗基础上联合放射标记的单克隆抗体、干扰素和高剂量化疗加骨髓移植提高了无病生存率，但未改善总生存率。

（1）等待观察：无症状的晚期 FL 可不做任何治疗，病变进展或出现症状后再进行治疗。有3项针对晚期、低肿瘤负荷（或无症状）FL 患者进行的前瞻性随机试验，未能证明即刻治疗比"观察等待"在改善生存期方面更具有优势。但是，这几项研究均是利妥昔单抗用于临床治疗时代之前。此外，一项随机Ⅲ期临床研究纳入了462例晚期无症状 FL 患者，对比了利妥昔单抗即刻治疗（±额外的利妥昔单抗维持治疗）与观察等待的效果，研究的主要终点是随机分组至开始新治疗的时间。该研究中期分析结果显示，与单纯观察相比，利妥昔单抗即刻治疗显著延长至开始新治疗的中位时间，并且中位 PFS 也显著延长。但是，考虑到研究中有1个组涉及早期治疗的开始，所选择的终点还是颇具争议；更合理的终点应该是"至开始第2次治疗的时间"。此外，OS 在研究组间无显著差异，需进一步的随访，以评估利妥昔单抗即刻治疗是否对至二线治疗的时间有影响。

在基于国际 FL 预后因素项目 F2 登记研究数据的一项近期分析中，对初始采用"观察等待"的伴低肿瘤负荷 FL 患者队列（$n=107$）进行了疗效评估。该队列中所有患者均无症状，84%患者存在Ⅲ～Ⅳ期病变。中位随访64个月，中位无治疗观察时间为55个月。54例患者（50%）需要治疗，在这些患者中，71%采用含利妥昔单抗方案作为一线治疗。多变量分析表明，侵犯>4个淋巴结区是至初始治疗时间较短的显著独立预测因素。为了评估初始采用"观察等待"法是否对后续治疗的疗效存在不利影响，将该队列中的结局与 F2 研究中伴低肿瘤负荷的无症状 FL 患者初始采用含利妥昔单抗方案（$n=242$）的结局进行了对比。用以对比的终点为无治疗失败时间（FFTF），定义是从确诊到发生以下事件的时间：治疗过程中疾病进展、开始补救性治疗、复发或任何原因的死亡。在"观察等待"队列中，启用一线治疗不属于 FFTF 事件。"观察等待"队列的4年 FFTF 为79%，而初始采用含利妥昔单抗方案队列为69%；在调整基线疾病因素差异之后，两个队列间的结果并不存在显著差异。此外，5年 OS 相似（87%对比88%）。研究者得出的结论为，即便在利妥昔单抗治疗时代，"观察等待"仍是伴良性预后特征、低肿瘤负荷 FL 患者的有效治疗选择。

以上研究结果表明，除了参加临床试验，观察等待依然是晚期低肿瘤负荷 FL 患者的标准方法。根据 GELF 标准，只有当患者出现治疗指征时才开始进行治疗。GELF 标准包括以下几个方面：①受累淋巴结区≥3个，每个区域的淋巴结直径≥3 cm，任何淋巴结或结外瘤块直径≥7 cm；②B 症状；③脾大；④胸腔积液或腹水；⑤血细胞减少如白细胞计数<1.0×10^9/L 和（或）血小板<100×10^9/L；⑥白血病（恶性细胞>5.0×10^9/L）。

（2）利妥昔单抗联合化疗：多项研究已证实利妥昔单抗无论是单药治疗还是联合化疗，均能提高 ORR、缓解持续时间和 PFS 的结局。尽管所进行的 FL 患者随访时间有限，但这些研究已证实加入利妥昔单抗治疗后 OS 得到了改善。一项Ⅱ期多中心研究的长期随访数据证实，利妥昔单抗联合 CHOP 化疗（R-CHOP）治疗复发或新诊断的惰性 NHL，结果显示 ORR 为100%，87%的患者取得 CR 或 CRu，中位至进展时间和缓解持续时间分别为82个月和83.5个月。

在另一项Ⅲ期随机研究中，与 CVP 化疗方案（$n=159$）相比，CVP+利妥昔单抗（R-CVP，$n=162$）显著改善初治 FL 患者的结局，且毒性反应没有明显增加。中位随访53个月时，R-CVP 组的 ORR（81%对比57%）、CR/CRu（41%对比10%）、中位至进展时间（34个月对比15个月）和4年 OS（83%对比77%）均获得改善。

此外，针对氟达拉滨为基础的联合治疗方案也有相关研究。一项前瞻性随机Ⅲ期临床试验（$n=147$；128例可评估患者），观察到利妥昔单抗联合

FCM(氟达拉滨、环磷酰胺、米托蒽醌,R-FCM)治疗复发/难治性 FL 和 MCL,其结果优于单独 FCM 方案。表现为 R-FCM 显著提高了 ORR(79%对比 58%;P=0.01)和 CR(33%对比 13%;P=0.005),改善中位 PFS(16 个月对比 10 个月;P=0.038)和中位 OS(3 年时未达到对比 24 个月;P=0.003)。在 FL 患者(n=65)亚组中,R-FCM 与显著增加的中位 PFS 相关,中位 OS 无显著差异。

利妥昔单抗+化疗的方案已成为被广泛接受的 FL 一线标准治疗,但是尚没有头对头的随机研究显示一种免疫化疗方案比另一种方案在 OS 上具有优势。意大利淋巴瘤小组进行的一项Ⅲ期随机试验(FOLL-05 临床试验),评估了 3 种免疫化疗方案(R-CVP、R-CHOP 和 R-FM)对晚期 FL 患者(n=534)一线治疗的疗效,其主要终点是至治疗失败的时间(TTF)。结果中位随访 34 个月后,R-CVP组的 3 年 TTF 为 46%,R-CHOP 为 62%,R-FM 为 59%,与 R-CVP 组比较均有显著性差异;3 年 PFS 分别为 52%、68%和 63%(P=0.011);治疗组之间在 ORR 或 CR 方面并无显著性差异;该研究中所有患者的 3 年 OS 为 95%。3~4 级中性粒细胞减少较常发生于 R-FM 组,发生率为 64%,而 R-CVP 组为 28%,R-CHOP 组为 50%。R-FM 组的继发性恶性肿瘤发生率(8%)也高于 R-CVP组(2%)和 R-CHOP 组(3%)。尽管这些研究认为 R-CHOP 比 R-CVP 更具有潜在的优势,但是两种方案均被认为是标准的一线治疗方案,临床上可根据患者的个体因素,选择最适合的治疗。

基于氟达拉滨的化学免疫治疗方案有干细胞毒性,以及较高继发性恶性肿瘤风险,其可能不是一线治疗的理想选择。对于未来考虑进行自体干细胞移植的 FL 年轻患者,对这一点可能需特别关注,因先前接受氟达拉滨治疗的淋巴瘤患者,外周血干细胞的动员能力较差。

(3) 利妥昔单抗维持治疗:多项研究报道显示,长期使用利妥昔单抗治疗(或利妥昔单抗维持治疗)显著改善了初始利妥昔单抗诱导有效的患者的 EFS,但是其没有转化为 OS 上的获益。PRIMA 前瞻性临床试验评估了在一线化疗联合利妥昔单抗治疗有效的患者中,利妥昔单抗维持治疗的作用。经一线 R-CVP、R-CHOP,或 R-FCM 治疗有效的 FL 患者被随机分为观察组或接受 2 年的利妥昔单抗维持治疗组(n=1 018)。中位随访 36 个月,维持治疗组的 3 年 PFS 为 75%,而观察组为 58%(P=0.0001)。在随机分组 2 年后,维持治疗组中 71.5%的患者为 CR/CRu,而观察组仅为 52%。但是,两组之间的 OS 无显著性差异。根据多变量分析,R-CHOP 或 R-FCM 的诱导治疗是改善 PFS 的独立因素之一,提示 R-CVP 方案的疗效不尽如人意。

(4) 诱导治疗后造血干细胞移植(HSCT):HDT/ASCR 已被证明能够延长复发或难治性患者的 OS 和 PFS。GELA 最近开展了一项对一线治疗中仅用化疗的回顾性分析,发现在复发或难治性 FL 患者中,如果患者接受了含有利妥昔单抗的治疗方案,EFS 和复发后生存率均显著改善,优于仅以化疗为基础的 HDT/ASCR 方案。以利妥昔单抗为基础的二线治疗继以 HDT/ASCR 为方案,复发后生存率明显改善,5 年生存期为 90%。异基因 HSCT 与治疗的高死亡率相关(清髓性 HSCT 为 30% ~ 40%,非清髓性 HSCT 为 25%)。在 IBMTR 最近的报道中,清髓性与非清髓性 HSCT 移植有着相近的移植相关死亡率(TRM),但是非清髓性异基因 HSCT 与更高的疾病进展风险相关。

综上所述,Ⅲ~Ⅳ期 FL 进行治疗决策时,应当根据患者的年龄、疾病程度、合并症和治疗目标来选择高度个体化的治疗方案,同时应当考虑患者的意愿。在选择初始治疗时,常用的化学免疫治疗方案将增加乙型肝炎病毒(HBV)再激活的风险,导致肝炎和肝衰竭。因此,治疗前所有患者均应进行乙型肝炎检测(包括 HBsAg 和 HBcAb 的检测);乙型肝炎阳性患者应定期监测病毒载量。此外,应同时采用抗乙型肝炎病毒治疗。

(5) 疾病复发或进展的二线治疗:一线治疗后出现进展的患者也可观察等待,其接受治疗的指征基于与一线治疗相同的修订 GELF 标准。疾病进展应通过组织病理学证实以排除转化,尤其是当 LDH 水平升高、某个区域有不成比例的生长、结外病变发生或新的全身症状出现时。标准摄取值(SUV)高的区域,尤其是>13.1 时,应怀疑存在转化。但是,PET-CT 扫描阳性并不能代替活检,而是应将 PET-CT 扫描结果用于引导活检,以提高活检的诊断率。对于需要二线治疗或一线治疗无效的患者,治疗方案包括用于一线治疗的化学免疫治疗、BVR(苯达莫司汀、硼替佐米、利妥昔单抗)、氟达拉滨联合利妥昔单抗、FCM-R方案（循证医学1类推荐）或RIT（循证医学1类推荐），或用于DLBCL患者的任何二线治疗方案。根据最近FDA批准，Idelalisib可作为二线治疗的选择。

（三）预后因素

FL的预后与年龄、性别、结外受累数目、B组症状、血清LDH和红细胞沉降率有关。2004年，根据4 167例FL的结果，提出了FL国际预后指数（FLIPI），共有5个预后不良因素：年龄>60岁对比≤60岁；Ann Arbor分期Ⅲ～Ⅳ期对比Ⅰ～Ⅱ期；血红蛋白≥120 g/L对比<120 g/L；淋巴结受侵数目>4个对比≤4个；血清LDH升高对比正常。将上述不良预后因素计分后分成3组，低危组（0～1个因素，占36%）、中危组（2个因素，占37%）、高危组（≥3个因素，占27%）。3组的5年生存率分别为90.6%、77.6%和52.5%，10年生存率分别为70.7%、50.9%和35.5%。

在国际FL预后因素的一项研究中，根据新诊断FL患者接受利妥昔单抗+化疗的数据，制定了一个预后模型（FLIPI-2）。该模型包括年龄、血红蛋白水平、最大受累淋巴结的最长径、β2-微球蛋白，以及骨髓受累情况。FLIPI-2能很好地预测治疗结局，并将患者分为3个明显不同的风险组，其中3年PFS为51%～91%，OS为82%～99%。

三、MALT淋巴瘤

黏膜相关淋巴组织（mucosal-associated lymphoid tissue，MALT）的概念最早由免疫学家提出，主要是指呼吸道、胃肠道及泌尿生殖道黏膜固有膜和上皮细胞下散在的无被膜淋巴组织，以及某些带有生发中心的器官化的淋巴组织，如扁桃体、小肠派氏集合淋巴结、阑尾等。

结外边缘区B细胞淋巴瘤原发于结外部位，又称为结外淋巴瘤，占所有淋巴瘤的4%～13%。结外MALT淋巴瘤最常见的原发部位为胃肠道，占全部MALT淋巴瘤的45%～56%。其他较常见部位包括肺、眼和结膜、甲状腺、腮腺、皮肤和乳腺等，其中66%～74%的病例为Ⅰ～Ⅱ期。同时发生多部位MALT淋巴瘤为11%～23%。MALT淋巴瘤可转移至远处淋巴结和其他血液系统如骨髓、肝或脾，但外周淋巴结转移相对少见。

（一）病理及免疫表型

胃MALT淋巴瘤在内镜检查下表现为发现红斑、糜烂或溃疡，典型免疫表型是$CD5^-$、$CD10^-$、$CD20^+$、$CD23^{-/+}$、$CD43^{-/+}$，以及细胞周期蛋白$D1^-$、BCL2滤泡$^-$。幽门螺杆菌（HP）感染在胃MALT淋巴瘤的发病中起到关键作用，消除幽门螺杆菌可以使肿瘤缓解。因此，应常规进行幽门螺杆菌的染色检测。但是，有5%～10%的胃MALT淋巴瘤患者没有明显的幽门螺旋杆菌感染，并且据报道，在幽门螺旋杆菌阴性的胃MALT淋巴瘤患者中，t(11;18)易位发生率高。该染色体异常与胃MALT淋巴瘤患者的播散性疾病及抗生素治疗的耐药性有关。推荐采用PCR或FISH检测t(11;18)易位。在一些病例中，分子遗传学分析检测抗原受体基因重排和细胞遗传学，或FISH检测t(3;14)、t(1;14)和t(14;18)有助于诊断。

非胃MALT淋巴瘤的免疫表型与胃MALT淋巴瘤类似。在某些情况下，分子遗传学分析检测抗原受体基因重排或t(11;18)可能有助于诊断。

（二）治疗

放疗是Ⅰ～Ⅱ期结外MALT淋巴瘤最重要的治疗手段，既可取得非常好的疗效，又可保留器官功能。在最近的大宗文献报道中，早期结外MALT淋巴瘤单纯放疗的5年生存率达95%以上，无病生存率为77%。胃和甲状腺MALT淋巴瘤的预后优于其他结外部位MALT淋巴瘤。

1. 胃肠道MALT淋巴瘤　胃MALT淋巴瘤的治疗方法包括手术、抗HP感染、放疗和化疗。既往主要为手术治疗。最近几年，保留胃功能的放疗和化疗已成为主要治疗手段，ⅠE期胃MALT淋巴瘤对抗HP感染治疗有效，抗HP感染治疗失败、HP阴性的ⅠE～ⅡE期胃MALT淋巴瘤单纯放疗可取得很好的治疗效果。

ⅠE～ⅡE期胃MALT淋巴瘤　对于HP阳性的患者，建议抗生素治疗联合质子泵抑制剂治疗3周。HP阳性伴t(11;18)易位的患者也可应用抗生素治疗，以根除HP感染。然而，由于t(11;18)易位是抗生素治疗疗效欠佳的预测因素，应考虑对这类患者进行放疗。ISRT是HP阴性（阴性状态同时经组织病理学和血液抗体检测确认）患者的首选治疗方法。胃MALT淋巴瘤单纯放疗剂量为30 Gy。利妥昔单抗是具有放疗禁忌证患者的可选治疗方案。

对于接受HP根除治疗的患者，治疗3个月后应通过内镜检查和活检重新分期。治疗有效的患者(HP转为阴性和淋巴瘤病灶消失)可以选择随访观察。HP阴性但伴有顽固性或复发性淋巴瘤患者,应进行放疗,无症状的患者也可以再观察3个月。HP依然为阳性但淋巴瘤消退或稳定的患者,应给予二线抗生素治疗。HP阳性且淋巴瘤进展或出现临床症状的患者,应进行放疗和二线抗生素治疗。对于已接受放疗的患者,治疗3～6个月后可通过内镜检查和活检重新分期。若放疗后淋巴瘤持续存在(无论是否有HP感染),应再次行活检以排除大细胞转化的可能。若未转化,可以选择继续观察或进行额外的抗生素治疗或化疗。

Ⅲ～Ⅳ期胃MALT淋巴瘤晚期患者(临床少见)的治疗,可参考晚期FL的治疗。与FL相同,对没有治疗指征的无症状患者不予以治疗而进行监测。根据终末器官功能障碍或有症状(如胃肠道出血、早饱、梗阻)、存在巨块型病变、疾病持续进展,或患者意愿来引导治疗决策。治疗方法包括临床试验、化学免疫治疗、局部区域放疗。一般仅在一些特殊的临床情况下施行手术切除术(如危及生命的出血或穿孔)。

2. 非胃肠道MALT淋巴瘤 对Ⅰ～Ⅱ期或多个结外病变的患者,宜行ISRT(24～30 Gy)。放疗剂量取决于病变部位,眼部受累时通常应减少放射剂量。对于已进行切除活检的患者,以及放疗或全身治疗可能产生明显合并症的患者,可考虑临床观察。对于Ⅰ～Ⅱ期患者,在某些病变部位(如肺、甲状腺、结肠、小肠和乳腺),用于确诊的手术切除为合适的治疗方法。如果术后无残留病灶,则进行观察;而对于手术后切缘阳性患者,则应行局部区域性放疗。

四、结外NK/T细胞淋巴瘤

结外NK/T细胞淋巴瘤(NKL)常见于亚洲、拉丁美洲和南美洲。在我国,结外NKL是韦氏环以外最常见的结外NHL,占全部恶性淋巴瘤的2%～10%。结外NKL以血管中心性病变为主要病理特征,与EB病毒感染有关。临床表现为鼻腔肿瘤坏死性改变,中年男性多见。诊断时病变常为局限性ⅠE～ⅡE期,较少有区域淋巴结,极少有远处转移。临床特征为沿鼻和面部中线部位的进行性坏死性病变,约50%的病变侵犯邻近器官,如鼻咽、硬腭、上颌窦、筛窦及眼眶等,也可侵犯其他器官及淋巴结,部分伴有发热。常见并发症为噬血细胞综合征。早期结外NK/T细胞淋巴瘤通过放疗可以取得好的疗效,因此放疗是主要治疗手段。

(一) 病理及免疫表型

结外NKL特征性表现为血管中心性病变,肿瘤细胞侵犯小血管壁或血管周围组织,导致组织缺血和广泛坏死。鼻腔NKL专指原发于鼻腔的病例,其他结外部位原发、具有鼻腔NKL临床病理特征的淋巴瘤称为鼻型NK/T细胞淋巴瘤(ENKL)。非鼻型NKL最常见的原发部位包括韦氏环、皮肤、胃肠道、睾丸、肾和上呼吸道,国内以韦氏环最为常见,国外以上呼吸道和皮肤来源最为常见,而眼和眼眶罕见。

NK细胞来源的结外NKL的典型免疫表型为:$CD56^{+}$、cCD^{3+}(表面$CD3^{-}$)、$CD20^{-}$、$CD2^{+}$、$CD4^{-}$、$CD5^{-}$、$CD7^{-/+}$、$CD8^{-/+}$、$CD43^{+}$、$CD45RO^{+}$、$TCR\alpha\beta^{-}$、$TCR\delta\gamma^{-}$、$EBV-EBER^{+}$和细胞毒性颗粒蛋白阳性(如$TIA\text{-}1^{+}$、颗粒酶B^{+})。T细胞来源的典型免疫表型为:$CD2^{+}$、$cCD3^{+}$、表面$CD3^{+}$、可变CD4/CD5/CD7/CD8、$TCR\alpha\beta^{+}$或$TCR\delta\gamma^{+}$、$EBV\text{-}EBER^{+}$和细胞毒性颗粒蛋白阳性。所有病例都不表达B细胞抗原,如CD19、CD20、CD22等。在多因素分析中,发现Ki-67表达及原发受累部位是OS和DFS的独立预后因素。

(二) 治疗

结外NKL对放疗敏感,但对化疗相对抗拒。放疗是早期结外NKL的主要治疗手段。晚期结外NKL病例相对较少,化疗疗效差,预后极差,极少有晚期ENKL病例能生存5年以上。

1. 放疗研究结果 放疗是早期ENKL的主要治疗方式,放疗介入的时机不同可能导致不同的预后。最新的研究结果显示,应根据患者不同的危险分层来选择恰当的治疗模式。李晔雄教授建立的预后模型是在5个独立预后因素(年龄、ECOG评分、LDH、Ⅱ期和Ⅲ-Ⅳ期、局部肿瘤侵犯)的基础上将患者分成低危和高危组。对于早期低危的ENKL患者,单纯放疗的5年OS为88.8%,放疗联合化疗并没有进一步提高疗效,因此对于低危患者可以采取单纯放疗的治疗策略。在高危患者中,放疗后巩固化疗显示比诱导化疗联合放疗、单纯放疗更好的5年OS(72.8%对比57.3%)。因此,对于高危患者建议采取先放疗再化疗的治疗模式。此外,放疗的剂量是肿瘤局部控制的关键。研究表明，NKL的局部控制率（LRC）、PFS、OS均与放疗剂量显著相关，目前，推荐放疗剂量应＞50 Gy（50～55 Gy）。国际T细胞淋巴瘤项目回顾性分析了136例ENKL的临床结局，结果显示放疗使患者获益。54 Gy或更大剂量的放疗具有较好的OS和DFS结局，5年OS和DFS分别为75.5%和60%；与之相比，接受＜54 Gy放疗剂量患者的5年OS和DFS分别为46%和33%。另一项对105例局限性Ⅰ/Ⅱ期ENKL患者的回顾研究发现，单独放疗的CR高于单独化疗（83%对比20%）；在接受化疗继以放疗的患者中，CR提高至81%。对于单独放疗组（66%；n=31）、放疗继以化疗组（77%；n=34）和化疗继以放疗组（74%；n=34）的患者，5年OS相似。最近一项多中心回顾性研究显示，与单用化疗组相比，ENKL患者（n=36）采用放疗加化疗（同时给药或序贯给药）具有显著升高的完全缓解率（90%对比33%；P＜0.0001）和5年OS（75%对比35%；P=0.041）。

多项研究显示，同步放化疗对于局限性ENKL患者是一种可行且有效的治疗。在日本临床肿瘤学组实施的Ⅰ～Ⅱ期研究中（JCOG0211研究），33例Ⅰ～Ⅱ期ENKL高危患者（淋巴结受累、B类症状以及LDH升高）接受同步放疗（50 Gy）和3个疗程的化疗（地塞米松、依托泊苷、异环磷酰胺和卡铂，称为DeVIC方案）。中位随访32个月，2年OS率为78%，CR为77%。中位随访68个月，结果显示5年PFS和OS率分别为67%和73%。迟发性毒性反应可被治疗，仅发生1个3级事件（月经不调）和1个4级事件（鼻部皮肤穿孔）。据韩国研究组进行的Ⅱ期研究，在30例Ⅰ～Ⅱ期ENKL患者中对顺铂和放疗（40～52.8 Gy）的同步放化疗，随后3个周期的依托泊苷、异环磷酰胺、顺铂和地塞米松（VIPD）进行了评估，获得了类似满意的结果。根据NK/T细胞预后指数，其中9例被认为具有较高风险。初始化放疗后，CR为73%，经VIPD化疗后，CR增至80%。预期的3年PFS和OS分别为85%和86%。这些研究的结果支持Ⅰ～Ⅱ期患者采用同步化放疗，尤其对于那些伴高危疾病特征的患者。同步化放疗也是晚期患者的首选治疗方案，而局部放疗则是局部控制病变的必要辅助手段。

ENKL以蒽环类药物为基础的化疗方案疗效差。几项研究证实，天门冬酰胺酶为基础的治疗方案对于晚期、复发性或难治性疾病患者具有疗效。在难治性和复发性ENKL患者（n=45）的系列研究中，受试者接受天门冬酰胺酶为基础的化疗继以受累野放疗（IFRT），总体缓解率（ORR）为82%（CR为55%），3年和5年OS均为67%。一项Ⅱ期研究评估了2～3个周期LVP（天门冬酰胺酶、长春新碱和泼尼松）联合放疗对新诊断ENKL患者（n=26）的疗效，ORR为88.5%（CR为81%）；中位随访27个月，2年PFS和OS分别为81%和88.5%。3级白细胞减少症仅发生2例（8%），未见4级毒性反应或治疗相关死亡报道。在另一项Ⅱ期研究中，评估了GELOX（吉西他滨、奥沙利铂和天门冬酰胺酶）继以IFRT对新诊断ⅠE～ⅡE期ENKL患者的疗效（n=27），使用该方案的ORR为96%（CR为74%），2年PFS和OS均为86%。3～4级的毒性反应少见，未见治疗相关死亡报道。关于这些研究结果，还需要较大型前瞻性研究证实。

2. 放疗的实施

（1）采用的方式：ENKL放疗目前采用3D-CRT或IMRT技术。

（2）模拟定位：患者取仰卧位，双手放体侧，采用头颈肩膜固定。进行模拟CT扫描时，层间距为3～5 mm，增强扫描有利于识别受累淋巴结。

（3）靶区设计与勾画

1）GTV：MRI或CT或PET-CT扫描显示的大体病灶。

2）CTV：肿瘤局限于一侧鼻腔，CTV包括双侧鼻腔、双侧前组筛窦、硬腭及同侧上颌窦。肿瘤侵犯双侧鼻腔或鼻中隔时，CTV包括双侧鼻腔、双侧前组筛窦、硬腭及双侧上颌窦。若前组筛窦受侵，CTV应包括后组筛窦。若肿瘤侵及后鼻孔或鼻咽部，则CTV应包括鼻咽（图32-10）。对于没有受侵的淋巴结不做预防性照射。Ⅱ期在原发病灶和受侵器官/结构照射时，需同时做双颈部照射。Ⅲ～Ⅳ期先行化疗后再行放疗，照射野包括原发灶和区域淋巴引流区。

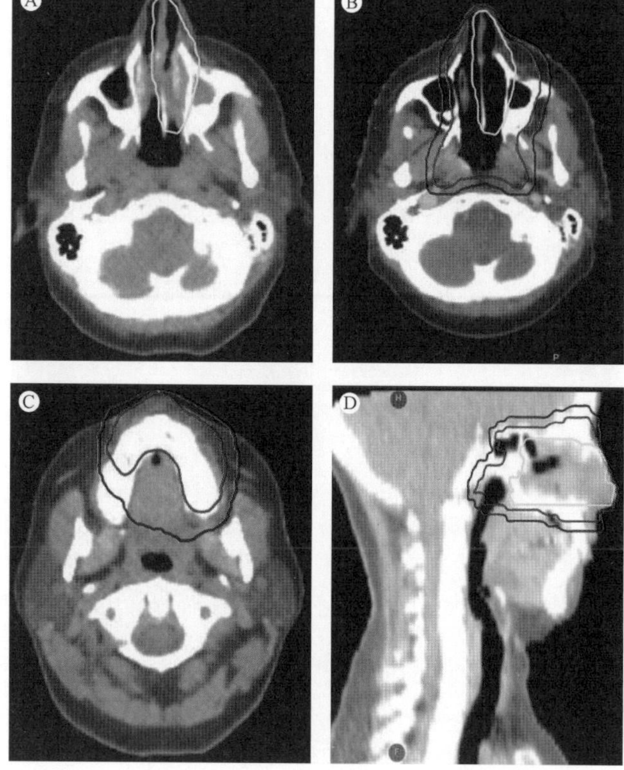

图 32-10 NK/T 细胞淋巴瘤放疗靶区

注：患者为鼻腔 NK/T 细胞淋巴瘤 ⅠE 期，病变累及左侧鼻腔，且延伸至邻近筛窦、上颌窦以及左侧眼眶内侧，向后延伸至后鼻孔。患者接受 2 个周期 SMILE 方案化疗后行放疗。A：化疗前 CT，GTVprechem（黄色）包括化疗前的病灶。B、C：化疗后 CT，CTV（红色）包括 GTV＋双侧鼻腔、左侧上颌窦、双侧筛窦、部分蝶窦、鼻咽、硬腭、左侧眼眶壁内侧。PTV（蓝色）为 CTV 外放 5mm。D：重建矢状位 CT 影像显示靶区。

3）PTV：在固定良好的情况下，CTV 外放4～5 mm。

（4）放疗计划：推荐采用 3D-CRT 或 IMRT 技术。放疗作为初始治疗时，放射剂量为 50～55 Gy，残留部位可推量至 60 Gy。

五、原发性中枢神经系统淋巴瘤

原发性中枢神经系统性淋巴瘤（primary central nervous system lymphoma，PCNSL）是一种少见疾病，占 NHL 的 2%～3%，约占中枢神经系统恶性肿瘤的 2.6%。PCNSL 是 NHL 的一种亚型，可累及脑组织、软脑膜或脊髓，而无全身受累的表现。PCNSL 的发病率近 10 年持续升高，确诊的中位年龄是 60～65 岁，中位生存时间为 10～20 个月，5 年生存率＜20%～30%。

据 WHO 分类标准，大多数的 PCNSL 为弥漫性大 B 细胞淋巴瘤（diffuse large B-cell lymphoma，DLBCL），而 T 细胞、间变性及 HL 都相当少见。已有系列研究提示，T 细胞 PCNSL 的临床表现和预后与 B 细胞的相似。但是由于其数量较少，对于其生物学活性和预后因素还有待深入研究。PCNSL 既可以发生于免疫受损人群，也可发生在免疫能力正常人群。HIV 感染患者中的发病率是正常人群的 3 600倍，其患 PCNSL 的终生风险为 20%。HIV 阳性的 PCNSL 患者通常合并有 EBV 病毒感染，而在免疫功能正常患者中 EBV 的感染则少见。

（一）病理与免疫表型

PCNSL 在显微镜下显示出特有的血管中心性生长，在脑血管内或在其周围形成肿瘤细胞套。网硬蛋白显色显示网硬蛋白以血管为中心排列。肿瘤以成团细胞或单个细胞的形式在脑实质内浸润。肿瘤可表现为区域性坏死，有活性的细胞多数围绕在血管周围。细胞之间连接不紧密，大多数PCNSL呈弥漫性生长，很少看到滤泡样结构。常见局部反应性星形细胞和小胶质细胞，以及反应性$CD4^+$小T细胞浸润。

PCNSL免疫组化染色标记常见的有$CD45^+$、$CD20^+$、$CD79\alpha^+$以及$CD3^+$。在PCNSL中，大的非典型性肿瘤细胞表现为$CD20^+$，小的良性的混杂细胞$CD3^+$，大多数肿瘤细胞Bcl-2^+。神经胶质原纤维酸性蛋白质染色显示被肿瘤细胞浸润的脑实质内神经胶质增生。在PCNSL中，DLBCL可通过CD10、Bcl-6和MUM-1染色进一步细分为生发中心型B细胞和活性B细胞型。与系统性的DLBCL相比，绝大多数的PCNSL表现为活性B细胞型，且预后更差。

（二）诊断

影像学检查对PCNSL的诊断是有重要意义，MRI扫描是所有脑肿瘤包括脑原发性淋巴瘤的标准影像学检查方法。大部分颅内淋巴瘤表现为结节状，边缘欠清晰，肿瘤浸润性生长，伴水肿。T1加权为等信号，T2加权为高信号，MRI和CT增强扫描可见90%的病灶信号增强或密度增高，50%表现为非均质性。90%的患者CT平扫时肿瘤为等密度或高密度，而转移性脑肿瘤常为低密度，可资鉴别。10%的患者增强扫描未见信号增强或密度增高，说明这部分患者的化疗药物通透性差，为预后不良因素。AIDS患者PCNSL的影像学表现与免疫功能正常患者略有差别，前者50%为多发病灶，50%伴环状强化，而环状强化在免疫功能正常的PCNSL极少见。不建议常规做脊髓MRI检查。

PCNSL任何情况下都需要做立体定向活检和免疫功能检查，明确病理诊断和免疫功能状态。对于肿瘤部位邻近重要器官不能手术活检、无明确病理检查结果和脑脊液（CSF）细胞检查的患者，如果MRI为均匀信号增强，病变位于脑室旁，高度怀疑为PCNSL时，可依据影像学作出诊断，并指导常规临床治疗。无病理证实的患者在做MRI检查后，建议进一步做WTl-SPECT和FDG-PET检查作为鉴别诊断。

临床检查应包括眼底检查、眼裂隙灯检查等。常规CSF生化和细胞病理学检查，有利于临床分期和治疗。CSF检查通常表现为蛋白含量增高（免疫电泳显示为单克隆免疫球蛋白），微球蛋白增高，且糖含量正常。淋巴细胞常增多，但免疫组化证实为反应性T细胞增多。分子生物学技术可检测CSF中少量的肿瘤细胞。

PCNSL通常在诊断时未合并全身性淋巴结病变和颅外病变，因此，根据Annrbor分期原则，所有PCNSL的病变局限于颅内时均为IE期。

（三）治疗

PCNSL行之有效的治疗方法是指全身大剂量的甲氨蝶呤（MTX）为基础的化疗，单独或联合全脑放疗（WBRT）。由于老年患者容易发生放疗诱导的认知障碍和脑白质变化，所以大部分研究侧重于仅行药物治疗。

1. 激素　PCNSL若仅给予对症治疗的中位生存期为2～3个月，使用皮质醇激素可能会提高至5个月；也有很少的患者能从皮质醇激素治疗中得到长期缓解，但不能达到治愈。皮质醇激素对PCNSL患者的作用机制主要是引起细胞凋亡，而不是减轻脑水肿。患者可出现临床症状的缓解，影像学检查强化的病灶有时可以完全消退。大部分治疗反应都是短暂的，虽然有持续缓解的病例报道，但大多数患者会在激素继续使用后发生耐药。所以，皮质醇激素应该避免在未确诊的PCNSL患者中使用。激素诱导的肿块缩小可影响活检的病理诊断。然而，当症状严重甚或危及生命时（如颅内压升高），需立即使用激素以缓解症状和防止脑疝的形成，通常尽量给予小剂量短疗程，应避免长期应用的不良反应。

2. 手术治疗　PCNSL病变广泛，病灶部位较深，手术切除困难，单纯手术治疗不能改善患者长期生存率，治疗结果接近于未治疗的患者，中位生存期仅为1～4.6个月。目前，PCNSL手术的主要目的为立体定向活检，帮助明确病理诊断。

3. 放疗　放疗是PCNSL的有效治疗手段，近期有效率>90%，中位生存期可延长至12～18个月，但5年生存率仅为3%～4%。虽然大部分PCNSL患者放疗能取得完全或部分缓解，但单纯放疗后80%的患者在10～14个月内复发，复发后预后极差。

由于PCNSL多为弥漫性病变，照射靶区应为全脑照射DT40～45 Gy，瘤床或肿瘤局部补量10 Gy。根据目前的治疗趋势，考虑放化疗会增加神经毒性，化疗后完全缓解的患者，全脑照射剂量减少至 30 Gy，补量 10 Gy。局部照射剂量>50 Gy的递增试验未能提高疗效，也未能延长无进展生存时间，但明显增加了神经毒性反应。如果脑脊液MRI检查脑脊膜有明确肿瘤受侵，可考虑全脑全脊髓照射，但脑脊液阴性或MRI检查未见脑膜受侵时，不宜做脊髓预防性照射。放疗并发症包括记忆力丧失或识别障碍，通常发生在放疗后1～2年，>60岁或合并化疗的患者神经毒性反应明显增加。

4. 化疗 NHL常用的化疗药物，如多柔比星、环磷酰胺和长春新碱都无法通过完整的血-脑屏障。研究表明，颅内肿瘤区的血-脑屏障已有部分破坏，此外，颅内照射和化疗也可部分开放血-脑屏障，但放疗或化疗后血-脑屏障可以重建。化疗和放疗综合治疗可提高总生存率，所有PCNSL患者均应在化疗后接受放疗。全身HD-MTX化疗是目前最常用的治疗方案，静脉给药后在血浆、脑脊液和眼部中可达到治疗浓度。当使用大剂量的MTX（1～8 g/m^2）时，MTX能透过血-脑屏障，在脑组织和脑脊液中达到有效浓度。单药和联合用药均可，但后者不良反应率和生存率较高。MTX的常用剂量为3～8 g/m^2，4、6、24小时内连续注射，每7、14、21天为1个周期。根据Glass等1994年的研究结果，10天和21天为1个周期的有效率相同。MTX鞘内注射（蛛网膜下隙）时，药物直接到达脑脊膜表面，但极少到达深部脑组织，并可产生化学性脑膜炎，已不再作用为常规治疗。在脑脊液侵犯或因其他原因用MTX剂量<3 g/m^{2}时，可考虑鞘内注射。当然，鞘内注射化疗仅用于脑脊液阳性的患者。

IELSG20研究比较了HD-MTX单药和HD-MTX联合阿糖胞苷（HD-MA）的疗效，结果显示HD-MA组的CR达46%，而HD-MTX组CR仅为18%（$P<0.05$）；HD-MA的ORR也是明显优于HD-MTX（69%对比40%）；HD-MA组的中位OS为32个月，而HD-MTX的中位OS为10个月。最近的IELSG32研究则将患者随机分成3组，分别接受大剂量MTX联合阿糖胞苷（MA）、利妥昔单抗联合MA（R-MA）、利妥昔单抗联合大剂量MTX、阿糖胞苷和塞替派（MATRIX）治疗，结果显示3组中MATRIX的疗效最优，R-MA次之，MA最差。因此，关于利妥昔单抗、多样联合方案在PCNSL中的作用还需要进一步的探讨。

5. 大剂量化疗+自体干细胞移植（ASCT） 主要目的是避免WBRT和其神经毒性作用。在一项研究中，28例患者接受诱导化疗（必含药物：MTX，3.5 g/m^2，第1、2天。阿糖胞苷，3 g/m^2，第1、2天。备选药物：氮芥、依托泊苷、阿糖胞苷），仅有57%达到CR，说明需要更强的诱导化疗。进行移植的患者，中位PFS是9.3个月。另有一项小样本研究，患者至少有一个不良预后因素，7例患者接受以HD-MTX为基础的诱导化疗，之后再用塞替派、马利兰和环磷酰胺进行治疗，7例患者中有6例达到CR。有研究显示，患者接受3个周期的MTX（8 g/ m^2）和2天的阿糖胞苷（3 g/ m^2）和塞替派（40 mg/ m^2）的大剂量化疗联合自体干细胞移植，移植前接受卡氮芥和塞替派的治疗。达到CR的患者接受45 Gy的WBRT，而PR患者接受50 Gy的全脑放疗。该组病例中，全脑治疗前有6例达到CR，另外6例在WBRT后也达到CR。预计5年的总体生存是69%，神经毒性反应不常见（16.7%），后续的研究还在继续进行中。

6. 急性和晚期不良反应 大多数患者能够耐受治疗，但是所有的患者都会出现不良反应。放疗可以导致神经系统损伤；静脉使用MTX数天后有些患者表现为暂时性脑病，出现异常精神状态、嗜睡等症状。动脉使用MTX表现为蛛网膜炎，并在患者接受放疗时再发。巩固治疗中使用大剂量的阿糖胞苷，少数患者可出现小脑综合征。

远期反应大部分是MTX和放射联合治疗后的神经毒性，患者通常在治疗后数周至数月内出现症状，表现为认知障碍；也可以见到行为变化、共济失调和尿失禁，并可呈进行性发展，老年患者临床状况可以迅速恶化。MRI检查可以显示脑白质病，一些患者可以通过脑室腹膜分流术获益。

（四）预后因素

1. 预后良好的指标 单发的局限性颅内病变、非脑膜或室周病变、没有免疫功能的损伤、年龄<60岁。随着放化疗联合治疗的进步，免疫功能正常的人群治疗反应率可达85%，中位生存期为17～45个月。并发有AIDS的患者预后相对较差，即使应用多种治疗方式，其中位生存期仅为13.5个月。

2. 国际结外淋巴瘤的预后指数 ①年龄是影响PCNSL预后的主要因素；②一般状态、PS状态或KPS评分情况；③血清乳酸脱氢酶；④PCNSL特异性的因素为脑脊液蛋白水平，若升高则提示预后极差；⑤肿瘤的部位与预后相关，在脑组织较深部位的肿瘤往往预后较差。根据指数的高低，可以将患者分为3种危险组：①极低危组，≤1个不良预后因素，预示2年生存率为80%±8%；②中低危组，2～3个预后不良因素，其2年生存率为48%±7%；③高危组，有4～5个预后不良因素，其2年生存率仅为15%±7%。美国MSKCC提出了根据患者的年龄和KPS评分预测预后，该模型已被放疗研究组的前瞻性研究证实。模型将患者分为1组（年龄<50岁和KPS≥70）、2组（年龄≥50岁和KPS≥70）、3组（年龄≥50岁和KPS<70），三者的中位生存时间分别为8.5年、3.2年和1.1年。

第八节　淋巴瘤治疗并发症

一、肿瘤溶解综合征

急性肿瘤溶解综合征（acute tumor lysis syndrome，ATLS）是肿瘤治疗过程中出现的一种严重并发症，常发生在肿瘤细胞生长迅速的恶性肿瘤，淋巴瘤最常见。ATLS的发生是恶性细胞短时间内大量破坏、细胞内容物释放所致。

ATLS常发生于化疗早期，具有以下特征：高尿酸血症、高钾血症、高磷血症而导致的低钙血症等代谢异常。少数严重者还可发生急性肾衰竭、严重的心律失常、（弥散性血管内凝血DIC）。ATLS易发生在年轻人，一般认为肿瘤负荷大、对放疗和化疗敏感、化疗前血尿酸水平高、LDH高，且存在脱水和酸性尿为ATLS的高危因素。

关于ATLS的诊断，目前尚缺乏统一标准。Arrmbide等提出如下诊断标准：任何肿瘤患者在治疗期间有下列两项异常，即血清尿酸、血钾、血磷、尿素氮较化疗前增高25%，血清钙降低25%，可作为肿瘤溶解的实验室证据。临床医生应判断肿瘤溶解综合征的高危患者，加强预防和检测。一旦发现应立即治疗。

ATLS治疗措施包括水化（低渗或等渗盐水2 500～3 000 ml/m^2）、碱化尿液（5% $NaHCO_3$ 250 ml）、利尿（呋塞米每次0.5～1 mg/kg），口服别嘌呤醇（每次0.1～0.2 g，3次/天）控制尿酸。纠正存在的电解质紊乱，少尿、无尿、肾衰竭严重者可行血液透析或腹膜透析。

二、噬血细胞综合征

噬血细胞综合征（hemophagocytic syndrome，HPS），又称噬血细胞性淋巴组织细胞增生症（HLH），是由多种因素导致淋巴细胞、单核细胞和巨噬细胞异常激活、增殖，分泌大量炎性细胞因子所引起严重的甚至致命的炎性反应综合征。

HPS分为原发性HPS和继发性HPS。继发性HPS可以由多种潜在因素诱发，如（病毒和细菌）感染、恶性肿瘤、自身炎症及自身免疫性疾病、获得性免疫缺陷和医源性免疫抑制状态，以及器官或干细胞移植。在中国>60%的HPS病例由肿瘤诱发，主要是血液系统恶性肿瘤，尤其是淋巴瘤肿瘤患者容易出现HPS，并认为与肿瘤患者免疫调节系统异常相关。

HPS往往是非特异性急性或亚急性（1～4周）起病，临床特征是发热，体温持续>38.5℃，及肝、脾大。约1/4的成年人患者有非特异性的伴随症状，包括红斑样皮疹、水肿、瘀斑、紫癜等，易导致多器官功能衰竭。最常见的受累器官为肝、脾及肺，表现为脑病、腹水、静脉阻塞，以及非创伤性脾破裂。肺受累表现为咳嗽、呼吸困难，甚至呼吸衰竭等。其他脏器受累，如胃肠道受累表现为非特异性腹泻、恶心、呕吐、腹痛，甚至胃肠出血、胰腺炎或溃疡性肠病。神经系统受累的表现为昏迷、癫痫、脑膜炎及脑出血等。肾受累主要表现为肾衰竭或肾病综合征。部分患者还可表现为精神异常，如情绪障碍、谵妄或精神病。

HPS实验室检查最主要的特征是血细胞减少、低纤维蛋白原血症，以及D-二聚体增高。几乎80%的患者有血小板减少和贫血，69%的有白细胞减少。严重的血小板减少出现在6%的患者中，60%的患者具有与肝功能异常有关的凝血功能异常，50%的患者有低纤维蛋白原血症和高D-二聚体血症。HLH患者容易发生DIC，特别是有严重血小板减少的患者，这在某种程度上与高致死率相关。血小板及铁蛋白异常是该病的预后因素的指标。血小板还可作为疾病好转或恶化的监测指标。Coombs试验和破碎红细胞一般为阴性。有69%的成人HPS具有高甘油三酯血症，与有过多的TNF造成的脂蛋白脂肪酶抑制有关。HLH可以出现高CRP、ESR，转氨酶可呈中、重度升高。铁蛋白高是它区别于其他全身性炎症反应的指标。可能的原因包括巨噬细胞和肝细胞分泌铁蛋白，在吞噬红细胞时释放或清除受损。

HPS的诊断基于一系列临床、实验室、免疫学，以及组织病理学检测，每一个单独的检查结果都缺乏特异性。往往疾病进展或症状加重或某一指标增高能帮助我们做出诊断。目前的诊断标准依然沿用2004年的诊断标准：符合HPS的分子诊断；发热、脾大、血细胞减少、高三酰甘油血症和（或）低纤维蛋白原血症，骨髓、脾或淋巴结中发现嗜血现象而无恶变证据，NK细胞活性减低或缺乏，铁蛋白≥500 μg/L，可溶性CD25（sL-2r）≥2 400 U/ml。以上8点中满足5点或若满足分子诊断标准即可诊断。目前认为，有些没有达到诊断标准的患者可能也是该病。

HPS发展快，预后差，一旦诊断明确应立即治疗。HPS的治疗包括对症支持治疗、消除诱因、抑制炎症反应和细胞增殖，以及造血干细胞移植。HPS的支持治疗可参照全身炎症反应综合征和多器官功能衰竭患者的治疗标准。目前的治疗依然以HLH2004方案为标准。8周的诱导治疗（依托泊苷、地塞米松、环孢素）后，所有严重、持续、复发的继发HLH患者应接受维持治疗。一旦有合适的供者，异基因骨髓移植越早越好。对于继发HLH患者，如与感染相关或与肿瘤相关，治疗原发病最为重要。如果有必要的话，化疗和免疫抑制治疗应同时应用。

HPS预后不良。家族性HPS病程较短，预后较差，未经治疗患者中位生存期约为2个月，只有通过异基因造血干细胞移植才可治愈家族性HPS。原发病毒感染或与免疫系统疾病相关的HPS预后相对较好，病死率约为50%。恶性肿瘤尤其是NK、T细胞淋巴瘤伴发的HLH预后较差，合并HPS往往提示病情恶化，死亡率几乎为100%。

三、淋巴瘤放疗常见的不良反应及放射性损伤的防治

（一）皮肤急性放射性损伤与防治

1. 临床表现 皮肤是快速更新组织，在放疗中属于早反应组织。若千伏级X线照射剂量单次3 Gy、累积剂量≥20 Gy时，受照组织会产生组胺类物质，使局部皮肤血管扩张充血、血管壁通透性增加，出现炎性细胞浸润和轻度的组织水肿。临床上可见照射野局部皮肤潮红，故称放射性红斑反应，亦称Ⅰ度放射性皮肤反应。

当常规照射高能X线或γ线累积剂量为40～50 Gy时，皮肤毛囊生发层即可逐渐出现不同程度的损伤。临床表现为射野皮肤出现毛囊丘疹、脱毛或脱发、局部干性脱皮等，患者可有局部皮肤灼热感，此时亦称Ⅱ度放射性皮肤反应。

当常规照射累积剂量＞40 Gy千伏级X线、β线或^{60}CO-γ线和高能X线＞60～80 Gy时，照射野皮肤组织水肿及炎性浸润会进一步加重，毛囊皮脂腺、汗腺等细胞可发生变性。临床上可见照射野皮肤出现水疱、表皮渗液、表皮剥脱等，此时称为Ⅲ度放射性皮肤反应，亦称湿性放射性皮肤反应。

若此时继续进行放疗，则皮肤基底层内的前体细胞不能产生新细胞，成熟的皮肤细胞坏死脱落，皮下小血管内皮细胞肿胀或血栓形成，临床上可发生急性放射性皮肤溃疡，此为Ⅳ度放射性皮肤损伤。

2. 预防与治疗 ①设计放疗计划时，尽可能地减少同一部位皮肤的照射剂量，避免皮肤的高剂量照射。②常规远距离照射时，对耳廓后、腋下、腹股沟、会阴、臀沟等皮肤皱褶部位，容易发生放射性湿性皮肤反应。故对这些部位放疗时要注意保持局部的清洁和干燥。③对放射性皮肤反应，切忌使用碘、汞等刺激性药物涂抹。忌用粗糙衣物摩擦。④对Ⅰ～Ⅲ度放射性皮肤反应，可使用如沙棘油、纯维生素E滴剂、各种烧伤用的油膏涂抹以保护皮肤。

（二）皮肤慢性放射性损伤与防治

1. 临床表现 慢性放射性皮肤反应与损伤根据不同病因和临床表现，一般可分为以下3类。

（1）慢性萎缩性放射性皮肤损伤：在皮肤急性放射反应愈合后数月或数年，由于皮肤、皮下血管和结缔组织的晚期变性、增生等改变，临床上表现为射野局部皮肤呈不规则变薄、纹理变浅、色素沉着与减退相混杂的花斑状，毛囊萎缩，毛细血管扩张。

（2）慢性增生性放射性皮肤损伤：由于皮肤长期小剂量的反复照射，使皮肤过度角化增生。临床上出现受照皮肤有色素沉着的斑块，皮肤粗糙有龟裂。

（3）慢性放射性皮肤溃疡：由于射野局部的皮肤慢性损伤，局部血液循环变差，皮肤再生修复和抗感染能力明显下降，所以在破损后易感染并继发形成久治不愈的溃疡。另外，也有部分急性放射性皮肤溃疡，久治不愈而转为慢性。

2. 预防与治疗 认真保护受损局部皮肤，防止破损和感染。对放射性皮肤溃疡，经药物和高压氧等保守治疗无效者，宜进行手术治疗。

（三）脊髓的放射性损伤与防治

脊髓的放射性反应和损伤与脊髓血管系统的

损伤有密切的关系。特别是第5颈椎、第4胸椎和第3腰椎段脊髓，由于此处血供属于动脉的终端区域，故较容易发生放射性损伤。其损伤的病理表现主要是脊髓白质神经组织脱髓鞘（重者灰质也可发生）、软化坏死，血管改变有毛细血管扩张、淤点、出血、透明样变性，并伴有显著的胶质细胞增生。

1. 临床表现 在临床上，脊髓的早期放射性反应一般发生在放疗后1～6个月。典型的症状是患者低头弯腰时下肢有触电样麻痹感，高位损伤者亦可波及上肢而致颈背部疼痛，称为Lhermitt's征（俗称低头麻）。由于此征多为一过性临床过程，经休息和药物治疗后症状可完全消失，亦称一过性放射性脊髓病。个别严重者可发展为慢性放射性脊髓病，成为不可逆性脊髓损伤。临床表现为一侧或双侧缓慢进行性感觉减退或异常，下肢无力，甚至运动障碍、完全性瘫痪和（或）大小便失禁等。体格检查可有病理性反射亢进，MRI检查发现脊髓肿大和周围水肿等影像学特征。

2. 预防与治疗 放射性脊髓损伤是放疗的严重并发症，一般以预防为主。一旦发生，难以治愈。其预后取决于病变的严重程度和解剖部位，部位越高，预后越差。非特殊情况，脊髓不宜做再程照射。

（四）眼的放射性损伤与防治

1. 临床表现 眼对放射很敏感，而在眼球的各种组织中，又以晶体状最为敏感，一般在受照射剂量为5～10 Gy即可引起放射性白内障。临床上先出现晶状体斑点状混浊，以后逐渐出现小泡状、线状、雾状，或盘状混浊，至晶状体完全白内障约需数月至数年。角膜接受X线照射剂量＞30 Gy时，可发生角膜溃疡。患者表现为畏光、流泪、灼痛及异物感等。视网膜和视神经虽然有较高的放射耐受性，但在＞60 Gy的照射剂量时，亦可损伤视网膜的血管而导致迟发性视力下降。

2. 预防与防治 在放疗中要注意避免眼球受照射。鼻泪管受照者要经常冲洗泪道，以防粘连堵塞。全眼球受照者治疗期间要注意覆盖患眼，涂刺激性小的抗生素眼膏。角膜剧痛者可给予0.5%～1%丁卡因滴眼止痛，白内障成熟者可行手术治疗。

第九节 疗效与预后

一、疗效评价标准

按2015年NCCN恶性淋巴瘤疗效评价标准分为：完全缓解（complete remission，CR）、部分缓解（partial remission，PR）、疾病稳定（stable disease，SD）以及疾病进展（progressive disease，PD）（表32-9）。

表32-9 恶性淋巴瘤疗效评价标准

疗效	部位	PET-CT扫描（代谢缓解）	CT扫描（影像学缓解）
完全缓解	淋巴结和淋巴结外部位	5分评分（5-PS）中为1～3分，伴有或不伴残余肿块	靶淋巴结/淋巴结肿块必须恢复到病灶最长横径（LDi）＜1.5 cm，无淋巴结外病灶
	不可测病灶	不适用	不存在
	器官肿大	不适用	恢复到正常
	新发病灶	无	无
	骨髓	骨髓中无FDG亲和性病变证据	形态正常；如果不明确，流式细胞术IHC阴性
部分缓解	淋巴结和淋巴结外部位	评分4～5分，摄取与基线相比减少。没有新发或进展病灶。中期的这些结果表明疾病缓解。 治疗结束时的这些结果可能表明残余病变	最多6个可测量靶淋巴结和结外部位病灶SPD降低≥50%；若病灶过小，在CT检查上无法测量，则指定5 mm×5 mm为默认值；不再可见时为0；0 mm；对于＞5 mm×5 mm但小于正常大小的结节，使用实际测量值进行计算

续表

疗效	部位	PET-CT(代谢缓解)	CT(影像学缓解)
	不可测病灶	不适用	不存在或正常,恢复,但没有增加
	器官肿大	不适用	脾超出正常的长度必须恢复>50%
	新发病灶	无	无
	骨髓	残留摄取,正常骨髓较高,但与基线相比降低(允许与化疗产生的活性变化相适应的弥漫性摄取);如果淋巴结缓解情况下,在骨髓中存在持续性局灶改变,考虑通过活检进一步评估,或行期间扫描检查	不适用
无缓解或疾病稳定	靶淋巴结或淋巴结肿块,结外病灶	评分 4～5 分,在中期或治疗结束时 FDG 摄取与基线相比无显著变化;没有新发或进展病灶	最多 6 个最大可测量淋巴结和结外部位 SPD 与基线相比降低<50%;不符合疾病进展的所有条件
	不可测病灶	不适用	没有与进展相符的增加
	器官肿大	不适用	没有与进展相符的增加
	新发病灶	无	无
	骨髓	与基线相比没有变化	不适用
疾病进展	单独的靶淋巴结或淋巴结肿块,结外病灶	评分 4～5 分,与基线相比摄取强度增加,与中期或治疗结束评估相一致的新发 FDG 亲和性病灶	需要以下至少一个 PPD 进展证据:单个淋巴结或病灶异常并具有以下特点:LDi>1.5 cm,与 PPD 最低点相比增加≥50%;对于≤2 cm 的病灶 LDi 或 SDi 与最低点相比增加 0.5 cm;>2 cm 的病灶增加 1.0 cm。在脾大的情况下,脾的长度增加必须大于之前较基线增加量的 50%;如果既往无脾大,必须有高于基线>2 cm 的新发或复发的脾大
	不可测病灶	无	新发或有不可测量病灶的明确进展
	新发病灶	新 FDG 亲和性病灶,其与淋巴瘤而非其他病因(如感染、炎症)一致;如果新发病灶的病因不确定,可考虑行活检或中期扫描检查	既往已解除病灶重新生长任何径长>1.5 cm 的新发淋巴结节或任何径长>1.0 cm 的新发淋巴结外病灶;如果任何径长<1.0 cm,则必须明确存在并归因于淋巴瘤;任何大小的可评估病灶,并明确归因于淋巴瘤
	骨髓	新发或复发 FDG 亲和性病灶	新病灶或复发病灶

注:SPD:多个病灶垂直径乘积的总和;LDi:病灶最长横径;SDi:垂直于 LDi 的最短轴;PPD:LDi 和垂直径的交叉乘积。

可测显著病灶:选出在两个直径上可清楚测量的最多 6 个最大的主要结节、结节包块和结外病灶。结节最好来自身体的不同区域,应包括纵隔和腹膜后区域。非结节性病灶包括在实体器官(如肝、脾、肾、肺等)的病灶、胃肠受累、触诊可发现的皮肤损害。

不可测病灶:未被选出作为可测、显著病变但确实可评估的病变都应被视为不可测。这些部位包括未被选为显著、可测任何结节、结节包块和结外病灶,或不满足可测要求但仍被视为异常的病灶。还有所有很难通过测量定量随访但确实可评估的可疑病变灶,包括胸腔积液、腹水、骨病灶、软脑膜病变、腹部包块和其他不能确认并通过影像学随访的病变。

二、预后评价标准

（一）霍奇金淋巴瘤

对于Ⅰ～Ⅱ期HL患者的预后评估，可以采用多个预后评估系统，目前主要采用德国HL研究组(GHSG)评分系统。对于进展期患者，Hesenclever总结了进展期HL患者的7个不良预后因素并将其归纳为国际预后评分(international prognostic scoring, IPS)，认为每增加一个不良因素，其5年无进展生存率降低7%～8%(表32-10)。最近有研究报道，血清β_2微球蛋白含量可以作为HL独立预后因素，其含量≥2.5 mg/L组5年无进展生存率显著低于<2.5 mg/L组。同时也有文献报道，脾累及、LDH水平、CD20表达同样可以作为HL独立预后因素。

表32-10　进展期HL-IPS

危险因素	评分
白蛋白　<4g/L	1
性别　男性	1
年龄　≥45岁	1
分期　Ⅳ期	1
白细胞计数　>1.5×10^9/L	1
淋巴细胞计数　<0.6×10^9/L或比例<0.08	1
危险度分级	
低危组　0～2分	
高危组　≥3分	

（二）非霍奇金淋巴瘤

国际预后指数(international prognostic index, IPI)评分是判断NHL，尤其是弥漫性大B细胞淋巴瘤(DLBCL)预后的公认指标，并可指导治疗方案的选择。IPI包含年龄、体能状况分级标准(eastern clinical oncology group, EGCO)、Ann Arbor分期、LDH和结外受累数目5个临床指标(表32-11)，并将患者分为4个独立的危险组，每一个预后不良因素计1分，上述5项指标的总和为IPI评分。根据IPI评分进行危险度分级：0～1分为低危组，2分为中低危组，3分为中高组，4～5分为高危组，5年总生存率分别为75%、51%、43%和26%。弥漫性大B细胞淋巴瘤占NHL每年新发病例的30%～40%，弥漫性大B细胞淋巴瘤准确的疗效评估，以及预后评估能够使患者获益，并指导个体化治疗。然而，美国Zhou等利用美国NCCN数据库收集到的原始数据，构建了一个完全基于临床特征的新预后模型(NCCN-IPI)(表32-12)，患者最多有8个得分点，对5年总生存的分析形成4个危险组：低危组(0～1分)、低中危组(2～3分)、高中危组(4～5分)和高危组(≥6分)。

表32-11　国际预后指数(IPI)

危险因素	0	1
年龄(岁)	≤60	>60
ECOG PS评分	0或1	2～4
Ann Arbor分期	Ⅰ～Ⅱ期	Ⅲ～Ⅳ期
血清LDH	正常	高于正常
结外侵犯器官数量	<2个部位	≥2个部位

表32-12　NCCN-IPI

危险因素	评分
年龄(岁)	
41～60	1
61～75	2
>75	3
LDH(正常上限倍数)	
2～3倍	1
>3倍	2
Ⅲ或Ⅳ期	1
结外病变	1
EGCO PS评分2～4	1

注：结外病灶是指骨髓、中枢神经系统、肝、消化道或肺的病灶。

（三）非霍奇金淋巴瘤的特殊预后评价标准

1. FL　评估FL的预后指数目前一般应用FL-IPI和FL-IPI2危险分层(表32-13、表32-14)。根据FL-IPI评分进行危险度分级：0～1分为低危组，2分为中危组，≥3分为高危组。

表 32-13 FL-IPI

危险因素	评分
年龄 ≥60 岁	1
Ann Arbor 分期 Ⅲ～Ⅳ期	1
血红蛋白水平 <120 g/L	1
血清 LDH 水平 >ULN(正常上限)	1
受累淋巴结数量 ≥5	1

表 32-14 FL-IPI2

危险因素	评分
年龄 ≥60 岁	1
血红蛋白水平 <120 g/L	1
侵犯最大淋巴结体积 >6 cm	1
有骨髓侵犯	1
β_2-微球蛋白 ≥ULN(正常上限)	1

2. 套细胞淋巴瘤(MCL) 多采用简化版套细胞淋巴瘤国际预后指数(sMIPI)分层。高龄、肿瘤分期晚、sMIPI 评分高危、母细胞型、核分裂象≥15 个/高倍视野、骨髓受累、中枢神经系统浸润、β2-微球蛋白(≥3 mg/L)、Ki-67≥50% 等均是预后不良因素。Ki-67 指数与患者总生存时间具有显著相关性。Ki-67 指数在典型 MCL 患者中较低，而在母细胞变型患者常有相当高的阳性细胞数。依据白细胞计数、体能状态评分、LDH 及年龄将 MCL 按照 sMIPI 评分分为低危(0～3 分)、中危(4～5 分)和高危(6～11 分)。低危者 5 年 OS 占 60%，中危者中位 OS 为 51.0 个月，高危者中位 OS 为 29.0 个月。

3. NK/T 细胞淋巴瘤 预后相关因素包括 IPI 评分、肿瘤局部入侵、EB 病毒 DNA 滴度及 Ki-67 等。目前，对于 IPI 能否用于预测 NK/T 细胞淋巴瘤预后存在争议。尽管多项研究表明，IPI 不能准确预测 NK/T 细胞淋巴瘤的预后，但多数研究支持低 IPI 评分与预后良好有相关性。目前的观点，支持 IPI 评分作为早期 NK/T 细胞淋巴瘤的预后因素，IPI≤1 分的 20 年 OS 率为 57%，而 IPI≥2 分的 20 年 OS 率为 27.6%。肿瘤局部入侵定义为骨或皮肤浸润，无论是联合放化疗组还是单独化疗组，出现局部入侵的生存期都明显缩短(5 年 OS 率分别为 4%和 68%)。EB 病毒对于 NK/T 细胞淋巴瘤的发生具有非常重要作用。Au 等评估了 EB 病毒活性是否与 NK/T 细胞淋巴瘤发展过程和预后有关，定量 PCR 结果显示，每毫升外周血 EB 病毒 DNA 水平>6.1×10^7，无疾病进展期显著缩短。NK/T 细胞淋巴瘤高表达 Ki-67(>50%)的患者预后差。组织学上，鼻型 NK/T 细胞淋巴瘤高表达 Ki-67(>50%)，或有转化的肿瘤细胞(>40%)具有显著不良预后的意义。

(张利玲 伍 钢)

参 考 文 献

[1] 克晓燕，高子芬，景红梅. 淋巴瘤诊疗手册. 北京：人民卫生出版社，2010.

[2] 李小秋，李甘地，高子芬，等. 中国淋巴瘤亚型分布：国内多中心性病例 10 002 例分析. 诊断学理论与实践，2012(2)：111-115.

[3] 沈志祥，朱雄增. 恶性淋巴瘤. 第 2 版. 北京：人民卫生出版社，2011.

[4] 殷蔚伯，余子豪，徐国镇，等. 肿瘤放射治疗学. 第四版. 北京：中国协和医科大学出版社，2008.

[5] 殷蔚伯，李晔雄，王绿化，等. 肿瘤放射治疗手册. 北京：中国协和医科大学出版社，2010.

[6] 张玉玲，虞吉好，郑荣寿，等. 中国 2009 年恶性淋巴瘤发病与死亡分析. 中国肿瘤，2013，34：338-343.

[7] 中华医学会血液学分会等. 中国淋巴瘤合并 HBV 感染患者管理专家共识. 中华血液学杂志，2013，34(11)：988-993.

[8] Agar NS，Wedgeworth E，Crichton S，et al. Survival outcomes and prognostic factors in mycosis fungoides/Sézary syndrome：validation of the revised international society for cutaneous lymphomas/European organisation for research and treatment of cancer staging proposal. J Clin Oncol，2009，27：7665.

[9] Allen CE，McClain KL. Pathophysiology and epidemiology of hemophagocytic lymphohistiocytosis. ASH Education Program Book，2015，(1)：177-182.

[10] Barrington SF，Mikhaeel NG，Kostakoglu L，

et al. Role of imaging in the staging and response assessment of lymphoma: consensus of the international conference on malignant lymphomas imaging working group. J Clin Oncology, 2014, 32(27): 3048-3058.

[11] Cheson BD, Fisher RI, Barrington SF, et al. Recommendations for initial evaluation, staging, and response assessment of Hodgkin and non-Hodgkin lymphoma: the Lugano classification. J Clin Oncol, 2014, 32(27): 3059-3067.

[12] Criscione VD, Weinstock MA. Incidence of cutaneous T-cell lymphoma in the United States, 1973-2002. Arch Dermatol, 2007, 143(7): 854-859.

[13] Cortese D, Sutton LA, Cahill N, et al. On the way towards a CLL prognostic index: focus on TP53, BIRC3, SF3B1, NOTCH1 and MYD88 in a population-based cohort. Leukemia, 2014, 28(3): 710-713.

[14] Dimou M, Angelopoulou MK, Pangalis GA, et al. Autoimmune hemolytic anemia and autoimmune thrombocytopenia at diagnosis and during follow-up of Hodgkin lymphoma. Leuk Lymphoma, 2012, 53(8): 1481-1487.

[15] Eichenauer DA, Engert A, André M, et al. Hodgkin's lymphoma: ESMO clinical practice guidelines for diagnosis, treatment and follow-up. Ann Oncol, 2014, (8): 181.

[16] Federico M, Bellei M, Marcheselli L, et al. Follicular lymphoma international prognostic index 2: a new prognostic index for follicular lymphoma developed by the international follicular lymphoma prognostic factor project. J Clin Oncol, 2009, 27(27): 4555-4562.

[17] Henter J I, Horne A C, Aricó M, et al. HLH-2004: diagnostic and therapeutic guidelines for hemophagocytic lymphohistiocytosis. Pediatr Blood Cancer, 2007, 48(2): 124-131.

[18] Haque W, Dabaja B, Tann A, et al. Changes in treatment patterns and impact of radiotherapy for early stage diffuse large B cell lymphoma after Rituximab: a population-based analysis. Radiother Oncol, 2016, 120(1):150-155.

[19] Illidge T, Specht L, Yahalom J, et al. Modern radiation therapy for nodal non-Hodgkin lymphoma — target definition and dose guidelines from the International lymphoma radiation oncology group. Int J Radiat Oncol Biol Phys, 2014, 89(1): 49-58.

[20] Ladetto M, Buske C, Hutchings M, et al. ESMO consensus conference on malignant lymphoma: general perspectives and recommendations for prognostic tools in mature B-cell lymphomas and chronic lymphocytic leukaemia. Ann Oncol, 2016, 419.

[21] Mahadevan D, Unger JM, Spier CM, et al. Phase 2 trial of combined cisplatin, etoposide, gemcitabine, and methylprednisolone(PEGS) in peripheral T-cell non-Hodgkin lymphoma. Cancer, 2013, 119(2): 371-379.

[22] O'Connor OA, Pro B, Pinter-Brown L, et al. Pralatrexate in patients with relapsed or refractory peripheral T-cell lymphoma: results from the pivotal PROPEL study. J Clin Oncol, 2011, 29(9): 1182-1189.

[23] Shi Y, Dong M, Hong X, et al. Results from a multicenter, open-label, pivotal phase Ⅱ study of chidamide in relapsed or refractory peripheral T-cell lymphoma. Ann Oncol, 2015, 26(8): 1766-1771.

[24] Specht L, Yahalom J, Illidge T, et al. Modern radiation therapy for Hodgkin lymphoma: field and dose guidelines from the international lymphoma radiation oncology group (ILROG). Int J Radiat Oncol Biol Phys, 2014, 89(4): 854-862

[25] Stephens DM, Li H, LeBlanc ML, et al. Continued risk of relapse independent of treatment modality in limited-stage diffuse large B-cell lymphoma: final and long-term analysis of southwest oncology group study S8736. J Clin Oncol, 2016, 34(25): 2997-3004.

[26] Swerdlow SH, Campo E, Pileri SA, et al. The

2016 revision of the World Health Organization classification of lymphoid neoplasms. Blood, 2016, 127(20): 2375-2390.

[27] Vargo JA, Gill BS, Balasubramani GK, et al. Treatment selection and survival outcomes in early-stage diffuse large B-cell lymphoma: do we still need consolidative radiotherapy? J Clini Oncol, 2015, 33(32): 3710-3717.

[28] Vitolo U, Seymour JF, Martelli M, et al. Extranodal diffuse large B-cell lymphoma (DLBCL) and primary mediastinal B-cell lymphoma: ESMO clinical practice guidelines for diagnosis, treatment and follow-up. Ann Oncol, 2016, (3): 175.

[29] Vose JM. Mantle cell lymphoma: 2013 update on diagnosis, risk-stratification, and clinical management. Am J Hematol, 2013, 88(12): 1082-1088.

[30] Wang Q, Qin Y, Zhou S, et al. Prognostic value of pretreatment serum beta-2 microglobulin level in advanced classical Hodgkin lymphoma treated in the modern era. Oncotarget, 2016, (3): 168.

[31] Yahalom J, Illidge T, Specht L, et al. Modern radiation therapy for extranodal lymphomas: field and dose guidelines from the international lymphoma radiation oncology group. Int J Radiat Oncol Biol Phy, 2015, 92(1): 11-31.

[32] Yang Y, Zhang YJ, Zhu Y, et al. Prognostic nomogram for overall survival in previously untreated patients with extranodal NK/T-cell lymphoma, nasal-type: a multicenter study. Leukemia, 2015, 29(7): 1571-1577.

[33] Yang Y, Cao J Z, Lan S M, et al. Association of improved locoregional control with prolonged survival in early-stage extranodal nasal-type natural killer/T-cell lymphoma. JAMA Oncol, 2017, 3(1): 83-91.

[34] Zahid MF, Khan N, Hashmi SK, et al. Central nervous system prophylaxis in diffuse large B-cell lymphoma. Eur J Haematol, 2016, 115: 188.

[35] Zhou X, Teegala S, Huen A, et al. Incidence and risk factors of venous thromboembolic events in lymphoma. Am J Med, 2010, 123(10): 935-941.

第三十三章 原发性肝癌

第一节 概 述

原发性肝癌(主要是肝细胞癌和胆管细胞癌)发病率在全球男性中位居第七位,女性中位居第九位。2015年,我国原发性肝癌发病人数为46.6万人,死亡42.2万人,超过世界原发性肝癌发病总人数的一半。在我国原发性肝癌在各种恶性肿瘤的死亡顺位中仅次于胃癌和肺癌,居第三位。肝细胞癌常见于男性,男女发病之比约为9∶1,胆管细胞癌男女发病率之比约为2∶1。

肝细胞癌的发病因素较为公认的有:乙型、丙型肝炎病毒感染,黄曲霉毒素摄入及长年饮用不洁水。此外,与饮酒、吸烟、缺硒等亦可能有关。故我国学者将肝癌的一级预防概括为“防霉、改水、防肝炎”七字诀,在一些肝癌的高发区已在积极推行。

肝癌的发生与乙型肝炎、丙型肝炎病毒感染有密切的关系,此观点已获公认。在我国,肝癌患者中有乙型肝炎病毒感染证据的为95%,有丙型肝炎病毒感染证据的约为10%,其中部分为重叠感染。故预防肝炎病毒感染,可有效防止肝癌的发生。我国自1990年起将乙型肝炎疫苗的接种作为儿童计划免疫的内容之一后,迅速在全国城乡各地推广。疫苗接种率在城市儿童中已达96.9%,在广大农村地区亦达50.8%。接种人群的病毒携带率<2%,而未接种者为11%,足以证明预防效果确定。近年来,我国台湾地区已有报道,在曾接种乙型肝炎疫苗的儿童中观察到肝癌发病率的下降。当然,预防肝炎的措施还应该包括慎用血液制品、杜绝医源性感染等。

黄曲霉毒素B1在动物实验中的致肝癌作用已获肯定。流行病学资料亦足以证明与人类肝癌关系密切。有研究报道黄曲霉毒素B1与乙型肝炎病毒的致肝癌作用有协同性,故粮食及油料作物的防霉至关重要。

长年饮用不洁水与肝癌的发病有关,现已证明不洁水中的微囊藻、节球藻等毒素如微囊藻毒素(microcystin)、节球藻毒素(nodularin)等有致癌、促癌作用。同时,此类毒素与黄曲霉毒素B1有协同致癌作用。最近甚至有报道指出节球藻毒素是肝癌的重要病因。尽管此类研究是近年所作,但自20世纪70年代以来,在一些肝癌高发地区改进水质的措施,已使肝癌的发病率出现下降趋势。

胆管细胞癌的发病因素有胆管囊肿、胆管结石、感染肝吸虫和一些化学物质如氧化钍等。胆管细胞癌的发生率远较肝细胞癌少见。但在美国,胆管细胞癌的发病率每年增加9%,最近的30年已增加了10倍,我国也有这样的倾向。

另外,预防肝癌的措施还应该包括禁酒与控烟等。

第二节 临 床 表 现

一、症状与体征

早期肝癌可无症状,通常直径在<5 cm的小肝癌,70%左右无症状,无症状的亚临床肝癌有70%左右为小肝癌。说明肝癌一旦出现症状,肿瘤已较大。

(一) 症状

在临床上,肝癌患者的症状来自肝内的肿瘤或肝炎、肝硬化,颇难区别。肝癌患者由于肿瘤变大,会出现腹痛、食欲缺乏、腹胀、乏力、消瘦、腹块、发热、黄疸,但这些大多已属于中、晚期症状,而且缺乏特异性。

肝内肿瘤引起的疼痛是由于肿瘤迅速增大使肝包膜张力增加，或肿瘤包膜下破裂、出血，分别表现为持续性钝痛，呼吸时加重或急性腹痛。如肿瘤靠近膈肌，可以导致右肩痛。食欲缺乏常因肝功能损害、肿瘤压迫胃肠道所致。腹胀可因肿瘤巨大、腹水及肝功能障碍引起。乏力、消瘦可由恶性肿瘤的代谢产物与进食吸收少引起，严重者可引起恶病质。腹部包块是由于肝左叶或肝右下叶的巨大肿瘤。发热可因肿瘤坏死、合并感染及肿瘤代谢产物引起。如无感染证据者称为癌热，与感染不同，多不伴寒战。黄疸多为晚期表现，除肿瘤压迫胆道或胆管癌栓外，还可以合并肝细胞性黄疸。

由于有肝病背景，也可以出现牙龈出血或鼻出血，合并肝硬化门静脉高压者，也可以出现上消化道出血。肿瘤位于肝脏包膜下，容易破裂导致包膜下出血或腹腔积血。

（二）体征

肝大伴或不伴结节、上腹肿块、黄疸、腹水、脾大、下肢水肿。如肝硬化明显，可有肝掌、蜘蛛痣，部分男性患者出现乳房发育。门静脉高压者或下腔静脉阻塞，会出现腹壁静脉曲张。

二、少见的临床表现

副癌综合征为肝癌的少见症状，如红细胞增多症、低糖血症等。文献中常罗列不少其他副癌综合征，如高钙血症、高纤维蛋白原血症、高胆固醇血症等，但临床实践中并不多见。

三、转移的临床表现

（一）癌栓

门静脉主干癌栓导致门静脉完全阻塞，会产生腹胀、食欲缺乏，急剧发生恶性腹水、难以控制的食管胃底静脉曲张破裂大出血、短期内发生肝衰竭。下腔静脉癌栓会出现下肢进行性水肿、腹壁静脉曲张、腹水，如癌栓进入右心房，患者会感到胸闷，癌栓脱落会导致急性肺梗死或脑梗死表现。

（二）淋巴结转移

原发性肝癌特别是肝内胆管细胞癌患者，常出现腹腔淋巴结转移，表现为：①肝门区淋巴结转移压迫胆总管导致梗阻性黄疸，最为常见；②肿大的淋巴结导致幽门梗阻，出现腹痛；③淋巴结压迫下腔静脉出现下腔静脉阻塞，导致下肢水肿和腹水；④偶见腹主动脉旁淋巴结肿大压迫腹腔神经丛，出现麻痹性肠梗阻。黄疸、腹痛、下肢水肿与腹胀，都是肝癌患者肝内肿瘤或癌栓进展的症状，如果没有影像学检查参考，很难鉴别由腹腔淋巴结转移导致的症状。

（三）骨与软组织转移

骨转移表现为局部疼痛、肿块、功能障碍、病理性骨折；如转移的病灶压迫脊髓，会在短时间内出现压迫部位以下节段截瘫。有时伴有骨旁的软组织包块。

（四）肺转移

转移的病灶不大时，基本没有症状，CT 检查见肺内弥散多个小圆形病灶。随肺内转移灶的发展，可出现咳嗽、痰中血丝、胸闷、气急。

（五）其他部位转移

肾上腺转移会引起腰背酸痛，如为右肾上腺大的转移灶，可压迫下腔静脉，产生下腔静脉压迫症状。脑转移可以出现头痛、恶心、神志不清、癫痫发作、中枢神经系统定位症状。

四、并发症

肝癌常见的并发症包括肝癌结节破裂、上消化道出血、肝功能障碍、胸水、感染等，少见者如下腔静脉栓塞出现的相应症状等。肝功能障碍表现为黄疸、腹水、凝血功能障碍，最终出现肝性脑病。

五、实验室检查

（一）肿瘤标记物

肝细胞肝癌的肿瘤标记物最常用的是血清中甲胎蛋白（AFP），70％的肝细胞癌患者血清 AFP 升高。AFP 升高的幅度与肿瘤的大小无关，但可以作为判断治疗效果的指标。甲胎蛋白异质体、异常凝血酶原、γ-谷氨酰转肽酶同工酶Ⅱ及 α-L-岩藻糖苷酶等也可以作为肝细胞癌的标记物。而 CA19-9 是胆管细胞癌的标记物，70％的胆管细胞癌患者会出现血清 CA19-9 升高，也可以用作判断疗效的指标。

（二）血常规和生化检查

原发性肝癌常在肝炎、肝硬化的基础上，肝硬化伴脾功能亢进者，常表现为末梢血白细胞、血小板、红细胞的下降和减少，一般称为“三系”下降。少部分原发性肝癌患者会分泌促红细胞素或血小板生长因子，导致血红蛋白、血小板升高。

常规的肝功能检查包括胆红素、白/球蛋白比值、转氨酶(ALT 和 AST)、谷氨酰转肽酶(γ-GT)、碱性磷酸酶、凝血酶原时间等。Child-Pugh 肝功能分级就是根据这些指标，作为手术、介入、放疗等不同治疗方法的选择，并提供对这些治疗耐受性的评估。

(三) 病毒性肝炎标记

90%肝细胞肝癌与病毒性肝炎有关。为此，HBV 与 HCV 标记的检测有助肝癌的诊断。接受各种治疗的患者，治疗前必须了解乙型肝炎病毒 DNA 的复制情况，以便治疗期间预防病毒复制。

(四) 免疫学检查

肝癌患者的细胞免疫较正常人低，各类 T 细胞亚群的分布与比例，以及 NK 细胞数值，对了解患者的免疫状态有参考价值。有效的治疗，肿瘤引起机体免疫力下降的因素被去除，细胞免疫功能可恢复。

第三节　原发性肝癌的影像学表现与诊断

一、影像学表现

(一) 超声检查

为发现和诊断原发性肝癌的首选影像学手段，具有操作简便、实时动态、费用低廉，并可反复多次使用等特点，可用于健康人群的体格检查、慢性肝病患者的定期筛查，以及肝癌患者治疗后的疗效随访等，临床使用极为普遍。同时，随着近年来计算机和软件技术的研制开发，不断有新的成像技术和高分辨率的超声诊断仪面世并应用于临床，超声影像在现代临床医学中正发挥越来越大的作用。超声诊断有灰阶超声、彩色多普勒超声、超声造影。

1. 肝细胞性肝癌的声像图　显示肝实质多有慢性肝病、肝硬化的背景，表现为肝实质回声增粗、增强、不均匀，或呈结节样。肝癌病灶声像图表现多样，呈不均质回声为主的团块状改变。超声诊断主要从灰阶声像图、彩色多普勒和超声造影几方面进行综合判断。

2. 胆管细胞癌的超声图像　常无慢性肝病背景，病灶体积较小者多为低回声实质团块，内部回声分布不均匀；病灶较大者可呈高低混合回声团块，部分肿块内可见液化坏死区，也可出现条索状的高回声，病灶后方伴轻度衰减；肿块形态大多欠规则或不规则，周围较少有暗环，边界不清。

(二) 肝 CT 和 MRI 检查

目前肝脏病变的影像诊断中，除超声检查外，CT 和 MRI 是最常用的无创性检查技术。随着技术的不断更新，CT 和 MRI 机已发展成为多螺旋 CT(64 层/周扫描)与高场强 MRI 机(3T)，其扫描速度、组织对比度和空间分辨率均显著改善，诊断的敏感性、特异性和准确性明显提高。同样在肝癌[主要是小肝癌(≤3.0cm)和微小肝癌(≤1.0cm)]的诊治和随访工作中，发挥着极其重要的作用。

作为肝脏 CT 和 MRI 检查，可以帮助临床准确了解以下内容：①肝癌病灶部位、大小、数目；②肝癌与周围血管的相互关系，尤其门静脉和肝静脉有无受累，有无癌栓和血栓及其鉴别；③肝门和后腹膜有无淋巴结转移；④肝硬化、门静脉高压、侧支血管形成、腹水和脾大等情况；⑤测定肝的体积和血液灌注状态，间接了解肝功能等。

(三) PET-CT

目前，临床上用于肝肿瘤诊断、使用最为广泛的显像剂是反映肿瘤糖代谢的^{18}F-FDG 和反应肝肿瘤细胞有氧代谢的碳-11 标记乙酸盐(^{11}C-acetate)，在肝细胞癌的诊断方面发挥了重要作用。反应肿瘤细胞磷脂合成的碳-11 标记胆碱(^{11}C-choline)或氟-18 标记氟代胆碱(^{18}F-fluorocholine，^{18}F-FCH)也在临床工作中逐渐得到越来越多的应用。PET-CT 还可以用于原发性肝癌的预后评估、分期和再分期，勾画生物靶区和诱导活检、疗效评价。

(四) 血管造影

原发性肝癌的血管造影包括动脉造影和静脉造影。动脉造影(主要是肝动脉造影)不仅有助于原发性肝癌的诊断和鉴别诊断，还可用于外科术前或介入治疗前评估病变范围，特别是了解肝内播散的子结节情况，也可为血管解剖变异和重要血管的解剖关系提供正确客观的信息。静脉造影包括门静脉和下腔静脉造影。门静脉造影用于评估门静脉血流的通畅性及向肝回流情况，对肝癌伴门静脉癌栓的患者还能显示门静脉癌栓的部位、范围、门静脉阻塞程度，以及门静脉属支(胃冠状静脉等)曲张情况。下腔静脉造影用于肝癌伴下腔静脉阻塞的患者，可显示下腔静脉阻塞的范围、程度及周围侧支循环情况。为获得良好的造影图像，血管造影必须在具备数字减影血管造影(DSA)机的导管室内进行。

二、诊断

原发性肝癌的诊断包括病理学诊断与临床诊断。

(一) 病理学诊断

病理组织学和(或)细胞学是诊断肝癌的金标准，同时也能为临床评估肝癌复发风险和远期预后，以及制订个体化治疗方案提供有价值的参考依据。但是，在进行病理学诊断时必须重视与临床证据相结合，全面了解患者的 HBV/HCV 感染情况、血清 AFP 和其他肿瘤标记物的检测结果，以及肝占位的影像学特征等情况。

(二) 临床诊断

对肝细胞肝癌，诊断标准参照中国抗癌协会肝癌专业委员会 1999 年制定的标准，必须符合：①AFP>400 μg/L，能排除活动性肝病、妊娠、生殖系胚胎源性肿瘤及转移性肝癌，影像学检查具有肝癌特征的占位性病变；②AFP≤400 μg/L，两种影像学检查证实有肝癌特征性占位病变；③对 AFP 阴性者，不能出现 CEA 或 CA19-9 升高，应排除消化道恶性肿瘤肝内转移或肝内胆管细胞癌。

目前，把肝细胞肝癌与肝内胆管细胞癌统称为原发性肝癌，将其临床诊断混为一谈。其实，胆管细胞癌的临床诊断完全不同于肝细胞肝癌，但目前没有胆管细胞癌临床诊断标准。根据肝内的占位符合胆管细胞癌表现(影像学表现为肿瘤血供不丰富，有肿瘤周边环状强化，或胆管内肿瘤引起以下胆管扩张)，CA19-9 高，并可以排除肝外消化系统原发肿瘤，有时患者有胆管结石病史。

由于影像学的进步和肿瘤标记物的出现，原发性肝癌的诊断比较容易，但临床上需要与肝炎、肝硬化活动期鉴别。这是由于肝炎、肝硬化活动期也可产生一定浓度的 AFP，但有明显的肝功能障碍而无相应的肝内占位性病变。如果动态观察，AFP 与转氨酶(特别是 ALT)曲线相随者为肝病，分离者为肝癌。

肝细胞肝癌需与肝血管瘤、转移性肝癌、肝腺瘤、局灶性结节样增生、炎性假瘤、肝肉瘤、肝内液性占位鉴别。

在临床上，如果肿瘤患者需要放疗，原则上需要患者的病理学诊断。原发性肝癌在接受放疗或介入治疗前，是否一定需要病理学诊断？在《2006 年美国肝细胞癌诊疗指南》中，也承认肝细胞癌患者只要达到临床诊断标准就可以治疗。这是唯一的一种肿瘤无需病理学诊断就可以进行内科治疗。

原发性肝癌诊断后，还需要对肝功能进行分级，以指导治疗的选择。现在多采用 Child-Pugh 分级(表 33-1)。

表 33-1 Child-Pugh 肝功能分级

指标	1 分	2 分	3 分
总胆红素(μmol/L)	<34	34～51	>51
白蛋白(g/L)	≥35	28～35	≤28
凝血酶原时间延长(秒)	<4	4～6	>6
腹水	无	少量	中等量
肝性脑病(级)	无	1～2	3～4

注：A 级：5～6 分；B 级：7～9 分；C 级：≥10。

第四节 原发性肝癌临床分期及各期的治疗原则

一、分期

临床分期依赖于影像学检查来确定原发肿瘤的大小和是否血管侵犯。如果影像学有证据表明不能根治切除肿瘤或者肝功能储备不能耐受安全手术，手术探查就没有必要。由于对肝癌的认识，影像预后的指标也越来越多，原发肿瘤的大小与预后的关系已不是非常密切。各个国家或地区，原发性肝癌的病因学不一样，经济发展各异，因此，对肝癌的分期出现许多方法，除了国内分期(国家卫生和计划生育委员会原发性肝癌诊疗规范和香港分期)外，国际上的分期有 BCLC(巴塞罗那分期)、UICC/AJCC、Okuda、意大利肝癌(CLIP)分期等多种版本。各种分期均有其优、缺点，可以互相参考。

二、治疗原则

目前，肝癌的治疗有多种方法，现将这些方法归为局部治疗与全身治疗。局部治疗有外科手术切除、瘤内酒精注射、射频治疗、局部放疗；全身治疗有化疗、分子靶向治疗、免疫治疗。介入栓塞化疗严格来说属于局部治疗，因为其所使用的碘油只对肝内肿瘤有效，化疗药物随着碘油大部分沉积在瘤内。外科手术是治愈肝癌的重要手段，但是，80%的肝癌在确诊为原发性肝癌时，或因肿瘤大，或癌栓或远处转移，或肝功能异常及其他内科疾病，失去手术切除的机会。非手术治疗，最常见的是经肝动脉栓塞化疗。射频和瘤内酒精注射主要针对<3 cm的肝内肿瘤。外放疗可以结合其他治疗方法，对多种病期的肝癌均适用。图 33-1 为 ASTRO 在 BCLC 分期和治疗建议的基础上，推荐给放疗医生的肝细胞癌治疗建议。

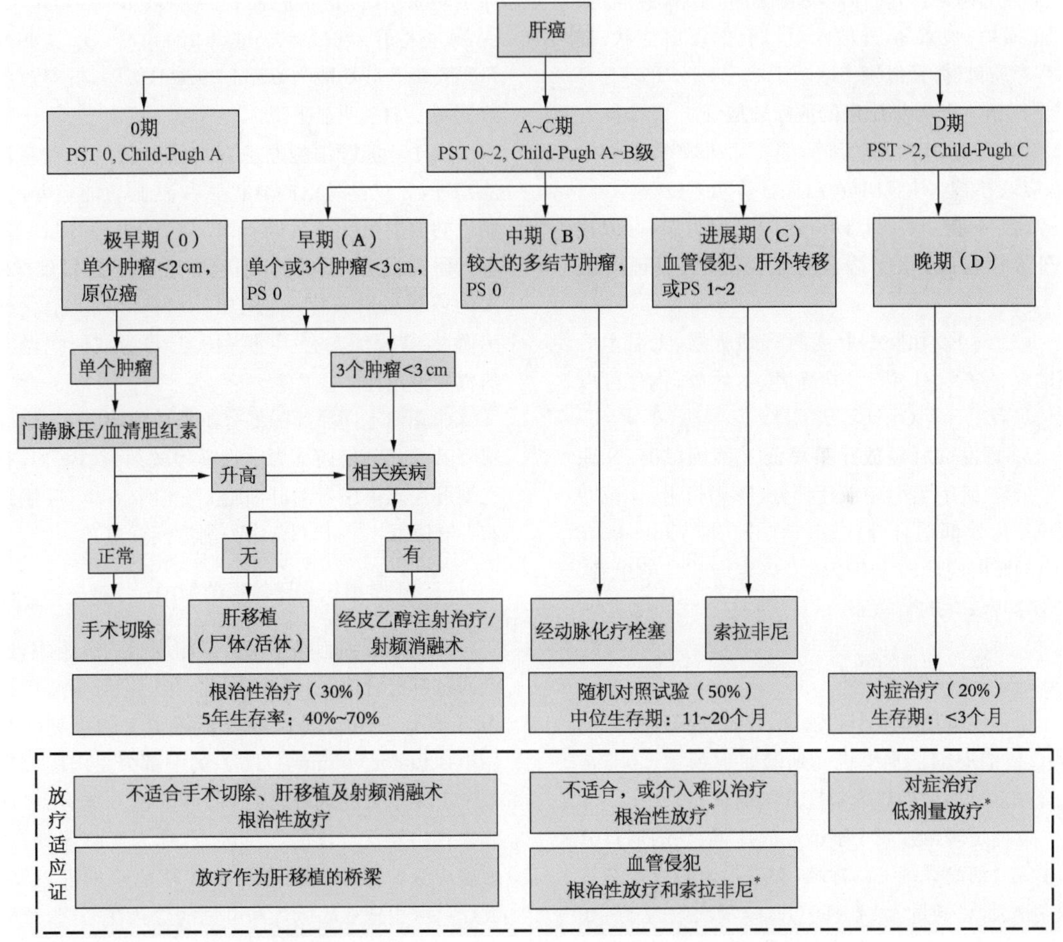

注：* 获益需要随机试验证实。

图 33-1　ASTRO 推荐的肝癌治疗策略

第五节　原发性肝癌的放疗

一、适应证与禁忌证

1. 肝细胞癌的放疗适应证

（1）肝细胞肝癌患者无论肿瘤位于何处，都可以考虑外放疗可能带来的好处。但肝功能为 Child-Pugh C 级是肝内病灶放疗的相对禁忌证（循证级别 B1）。

（2）小肝细胞癌不宜手术切除者，立体定向放疗与射频消融一样，作为不能手术的肝细胞肝癌的替代治疗手段（循证级别 B1）。

（3）肝细胞癌窄切缘需要术后辅助放疗（循证级别 B1）。

(4) 对局限于肝内的肝细胞癌,接受介入栓塞化疗后有肿瘤残存者,外放疗可以补充介入治疗的不足,巩固疗效,延长患者生存期(循证级别 B1)。

(5) 肝细胞癌伴有门静脉/下腔静脉癌栓者,应该给予外放疗(循证级别 B1)。

(6) 肝细胞癌肝外转移(如淋巴结、骨、肾上腺、肺、脑转移等),转移灶浸润、压迫导致的症状如疼痛、黄疸、咳嗽等,外放疗可以有效缓解症状,提高生存质量(循证级别 B1)。

2. 肝内胆管细胞癌的放疗适应证

(1) 小的肝内胆管细胞癌不宜外科手术切除者,应该考虑立体定向放疗(循证等级 C1)。

(2) 不能手术切除的肝内胆管细胞癌,可以接受外放疗或放、化疗结合的综合治疗(循证等级 B1)。

(3) 对 R0 切除的肝内胆管细胞癌,无需术后辅助放、化疗;R1 或 R2 切除者,术后放、化疗可以延长患者生存期(循证等级 C1)。

3. 原发性肝癌放疗禁忌证 美国《NCCN 原发性肝癌诊治指南》中放疗部分,明确指出:无论肿瘤位于何处都适合外放疗。对肝功能 Child-Pugh C 级的肝内病灶较大不能做立体定向放疗的患者,才是常规放疗的禁忌证。

二、放疗剂量的确定

必须明确以下 3 个问题:①肿瘤受到的照射剂量;②肿瘤周围正常组织受到的照射剂量;③非常规分割剂量如何换算为常规分割剂量。

立体定向放疗属于根治性放疗,最佳的剂量分割模式目前尚无统一的标准,文献报道的放疗剂量跨度很大,总剂量为 24～60 Gy,分割次数为 3～10 次。有研究认为高剂量的照射能提高治疗效果,如 Jang 等报道 82 例行立体定向放疗的肝癌患者,其中高剂量组(>54 Gy/3 次)的 4.5 年局部控制率和总生存率分别为 100%和 68%,明显高于低剂量组。也有研究显示,较低剂量的照射也能取得较好的效果。例如,日本报道 185 例小肝细胞癌患者,总剂量为 40 Gy 或 35 Gy,分 5 次照射,3 年的局部控制率和总生存率分别为 91%和 70%。基本上是 BED_{10}>80 Gy。由此建议在肝及周围脏器可耐受的前提下,尽量给予较高的照射剂量。

对姑息性放疗的肝细胞癌患者,肿瘤的放疗剂量取决于全肝和(或)周围脏器的耐受量。

肝的放射耐受剂量视患者肝功能情况及每次的分割剂量有所不同,正常肝体积也是影响因素。肝功能为 Child-Pugh A 级者,三维适形放疗时,常规分割放疗全肝耐受量为 28～30 Gy,或非常规分割放疗全肝耐受量为 23 Gy(每次分割剂量 4～8 Gy),或常规分割放疗肝脏耐受量 V30<60%;立体定向放疗时,正常肝体积>700 ml,<15 Gy×3 次,或正常肝体积>800 ml,<18 Gy×3 次,这些剂量是安全。肝功能为 Child-Pugh B 级者,肝对放射线的耐受剂量明显下降。

由于亚洲肝细胞癌患者常伴有肝硬化和脾功能亢进,导致胃肠道静脉扩张和凝血功能较差,胃肠道的放射耐受剂量低于 RTOG 的推荐剂量。据韩国研究报道,123 例肝细胞癌患者接受 45 Gy/25 次的三维适形放疗,23 例(18.7%)出现上消化道出血,经胃镜证实有 13 例(10.6%)为放射线诱发的胃肠道出血。

非立体定向放疗的低分割外放疗,利用 L-Q 模式将其放疗剂量换算为生物学等效剂量(BED),有乙型肝炎感染患者的肝细胞 α/β 值取 8 Gy,肿瘤细胞 α/β 值取 12～15 Gy,作为剂量换算参考。

三、正常组织和靶体积的勾画

原发性肝细胞癌不仅会浸润周围的肝组织,还会通过淋巴管途径转移。因此,我们把肿瘤靶区视为两部分:一部分是肉眼或影像学上的可见病灶(gross tumor volume,GTV);另一部分是肉眼或影像学上看不见的病灶,需借助显微镜方能看到,或成为日后复发转移的常见区域,称为亚临床灶,如肿瘤边缘的微浸润灶和潜在转移危险的淋巴结。放疗科医生把亚临床灶和可见病灶合在一起,统称为临床靶体积(clinical target volume,CTV)。

肝细胞癌出现淋巴结转移的相当少见,因此,CTV 一般不包括淋巴引流区。对于已经出现淋巴结转移的患者,CTV 应包括其所在的淋巴引流区。其他情况(如局限于肝内、癌栓、肾上腺转移、肺转移等)的 CTV 根据不同的照射技术,在 GTV 的基础上外扩 0～4 mm。对立体定向放疗,仅 GTV 作为处方剂量,不外扩 CTV。因为立体定向放疗的剂量递减,已经足够消灭 GTV 周围的亚临床灶癌细胞。

肝内病灶的 GTV 勾画必须结合动脉相、静脉相互相参考,MRI 扫描对肝内病灶显示较清楚,

PET-CT 可以了解肝外病灶情况，GTV 勾画应尽量参考多种影像学资料。

肝癌放疗野设计的一个重要原则是充分利用正常肝组织所具有的强大再生能力。在设计放射野时，尤其是大肝癌，最好能保留部分正常肝组织不受照射，让这部分正常肝组织在大部分肝受到照射的情况下得以再生。

对肝内不能手术切除的胆管细胞癌，GTV 为肝内的病灶；如果伴有淋巴结转移，则必须包括淋巴引流区；如果没有淋巴结转移的患者，CTV 是否扩大到淋巴引流区，尚无临床依据。肝内胆管细胞癌的 CTV 是 GTV 外扩 5～8 mm。

四、治疗计划的设计与实施

临床上，为了实现治疗目标、获得最佳的治疗方案所实施的一系列整体操作都属于治疗计划设计的工作范围。对于肝细胞癌，临床医生一旦明确了肿瘤的诊断，确定了治疗的总体目标（如根治、姑息等），设定了治疗所需的剂量（包括肿瘤治疗剂量和正常器官所能耐受的剂量等）后，治疗计划设计的工作内容将包括治疗模式、定位技术、总剂量和剂量分割的选择，以及各种影像的获取、靶区和正常器官的勾画、照射计划的优化、治疗计划的质量控制等。当然，在放疗计划设计中，这些工作内容并不是各自独立的，很多时候是相互交叉和相互影响的。例如，在肝细胞癌的放疗计划设计中，PTV（计划靶体积）边界的扩放多少需要根据是否使用图像引导来确定，即治疗技术的选择可以影响靶体积的确定。从通俗的观点来看，放疗计划的设计依然是在计算机辅助下，通过不断优化治疗机的射束参数，使患者体内获得期望的剂量分布。

目前，在肝细胞癌的放疗临床工作中，可供选择的治疗模式相当多。既可使用光子治疗，也可使用质子治疗；可使用外照射治疗，也可使用内照射治疗。即使是使用光子治疗，也有常规治疗模式和体部立体定向治疗模式可选，还有三维适形模式和调强放疗模式。而且，即使是使用光子调强治疗，依然还有固定机架角的静态调强、动态调强，以及容积旋转调强和螺旋断层治疗可选。有的时候，这些治疗模式之间的界限并不是很明显，例如螺旋断层治疗完全可以采用体部立体定向剂量分割模式。虽然，在某些治疗机构或某些城市不一定能同时具备实施上述治疗模式的条件，但原则上对于肝细胞癌的放疗具体选用何种治疗模式，依然由下列因素决定：肿瘤所需获得的放射剂量、肿瘤的大小和数量、肿瘤和周边正常器官的相对位置、正常器官所能耐受的剂量、肝功能状态等。因此，了解各种常见治疗模式的基本特点、正确地选择合适的治疗模式是准确实施放疗计划设计的前提。

二维放疗已成历史，三维适形放疗已经普及。实践证明，在肝呼吸活动度＜1 cm 的情况下，对于不能手术切除的肝癌可以选用 C 型臂加速器调强放疗。螺旋断层放疗（tomotherapy，TOMO）的优点是适用于多靶区治疗，具有较好的剂量学分布。立体定向放疗主要适用于小肝癌，也有所报道用于大肝癌或癌栓。质子、重离子等粒子治疗（particle therapy）肝细胞肝癌已逐步开展，其不良反应小，但目前尚缺少疗效比较的临床研究。

肝细胞癌的放疗究竟选择哪一种放疗技术，以国内放疗的现状而言，通常不是取决于医生，而是取决于每家医院所拥有的放疗设备。理论上说，图像引导下的放疗（IGRT）可提高治疗疗效，临床上已经有相关报道。对肝细胞癌伴有门静脉和（或）下腔静脉癌栓的患者，接受图像引导下的放疗，患者的中位生存期为 15.5 个月，而三维适形放疗为 10.5 个月，$P=0.005$。韩国也有类似报道，图像引导下的放疗可明显提高患者的生存率，并减少放疗次数。

螺旋断层放疗最适合多发病灶的肝细胞癌患者。据韩国研究报道，利用断层放疗技术治疗同时存在肝内和肝外病灶（肺、肾上腺、软组织转移）的患者，每个病例平均 3.5 个病灶，结果显示中位生存期为 12.3 个月，放疗病灶的 1 年局部控制率为 79%，且没有Ⅳ级的毒副反应。

立体定向放疗用于小肝癌的治疗，必须满足以下条件：四维 CT 的影像引导或肿瘤追踪系统，非常精确的体位固定，放疗前的个体化图像校正，放射线聚焦到肿瘤及肿瘤外放疗剂量跌落快。

粒子治疗原发性肝细胞癌已有不少报道。据美国报道，局限于肝内的 76 例肝细胞癌患者（平均最大径 5.5 cm）接受质子放疗，其 3 年无进展生存率为 60%，无明显不良反应。有人报道 44 例局限肝内的肝细胞癌，中位最大径 5 cm（1.9～12.0 cm），放疗 58 Gy/15 次，2 年的总生存率为 63.2%。一篇荟萃分析，包括了 70 篇粒子治疗肝细胞癌的临床研究报道，患者的生存率高，不良反应小。但是，目前尚缺乏临床研究支持粒子治疗肝细胞癌较光子治疗有生存优势。

呼吸运动是导致肝肿瘤在放疗过程中出现位移和形变的主要原因，器官运动引起的CTV内边界位置变化，称为内靶区(internal target volume，ITV)。目前，多种技术已用于减少呼吸运动带来的ITV变化，这些技术覆盖了肝癌放疗从靶区勾画到治疗评估的各个环节。以照射过程为例，常用技术包括门控技术、实时追踪技术、呼吸控制技术和四维CT技术等。不管使用哪项技术，利用腹部加压能够简单易行地减少肝的呼吸活动度。腹部加压的部位应该在剑突与脐连线的上半部，可以最大限度地减少肝的呼吸活动度。

五、原发性肝癌放疗的工作流程

(一) 制订治疗方案

必须临床诊断或病理学诊断为原发性肝癌(肝细胞或肝内胆管细胞性)，制订方案必须回答5个基本问题：①是否有放疗指征；②放疗的目的；③靶区的确定；④放疗的剂量；⑤采用什么样的放疗技术。必须和患者或家属沟通，放疗可能出现的毒副反应，如何预防不良反应的发生。

(二) 体位固定和模拟定位或CT扫描

由医生、物理师、技术员共同为患者选择放疗的合适体位，用什么样的体模，是否腹部加压减轻呼吸运动幅度，是否用四维CT确定内靶区(ITV)，确定CT扫描的范围和每层的厚度。如果需要CT增强扫描，需要患者或家属签署知情同意书。

(三) 影像学资料初步处理和靶区确定

技术员通过内网把扫描的影像资料送达治疗计划系统，剂量师勾画正常组织，医生负责勾画GTV，并确定CTV。如果采用四维CT扫描，还需要确定内靶区范围。有时候肝内病灶CT扫描显示不够清晰，需要用MRI或PET-CT(肝外病灶)进行图像融合。根据放射野周围重要器官，医生确定靶区的处方剂量和危及器官的限制剂量，交由物理师设计治疗计划。

(四) 放疗计划的设计和评估优化

物理师根据医生要求的条件操作计划系统。如达不到条件，需与医生探讨，更改计划，或改用更高级的放疗技术，如三维适形改为调强放疗，或用螺旋断层放疗等技术。反复优化治疗方案，使得靶区剂量达到要求，危及器官放疗剂量在可耐受范围内。

(五) 放疗验证

治疗计划系统完成的计划必须在放疗前采用加速器进行以下3项验证。

1. 放疗中心的验证 在模拟机下找出对应的体表标志，作为放疗体位依据。

2. 射野验证 利用拍摄X线片核对中心位置，每个照射野的形状、入射角及射野大小是否正确，摆位误差<2 mm。

3. 剂量验证 用仿真的人体模型比较实体内所接受射线剂量与计划剂量是否一致。

(六) 放疗的实施

医生、物理师共同将完成的治疗计划交由操作加速器的技术员，技术员根据放疗计划系统传输的各种参数，如放疗剂量、机架角度、多叶光栅大小、楔形板角度、源轴距等进行校对，给患者正确的体位和固定，第一次拍摄照射野X线验证片，准确定位后开始放疗，之后定期拍摄X线验证片。如果是图像引导下的放疗，则需在线纠正。

以上工作流程，从扫描采集图像到放疗实施，一般需要2～3天，必须让医生有足够的时间制订放疗计划，才能获得好的放疗效果。

六、放疗前的准备

原发性肝癌放疗前必须诊断明确，包括病理学诊断，但也可以是临床诊断，在这些前提下需要做以下准备。

1. 完善的影像学资料 目前的放疗已经达到图像引导下的放疗，放疗前必须明确肿瘤的位置和个数，才能确定目标。目前的MRI检查是诊断肝癌最好的影像学手段。对可疑存在肝外转移者，建议做PET-CT。

2. 检验检查 放疗前必须明确肝功能情况，只有肝功能在正常范围的患者，才能耐受放疗。血常规除了能了解患者的骨髓再生功能，还可以反映肝硬化的程度。肝硬化程度高的患者，常伴有脾功能亢进，可出现全血细胞下降。另外，凝血酶原时间是肝功能的评估指标之一，放疗前必须有这个参数。原发性肝癌常伴有病毒性肝炎，所以，乙型肝炎两对半、HBV-DNA和丙型肝炎病毒指标也需要检测。如存在病毒复制，需要抗病毒治疗。肿瘤标记物除了AFP，还有CEA和CA19-9需要检测，作为鉴别是否为转移性或胆管来源的肝癌。

3. CT模拟定位前 必须了解患者是否有造影剂过敏史；接受造影剂之前，必须有知情同意书。

七、定位与固定技术

原发性肝癌患者放疗时取仰卧位，双手交叉放置额头或双臂置于翼形板臂托上。一般而言，患者最舒适的体位往往是最易重复和最容易摆位的体位。固定装置的使用不仅仅要求每次摆位能使体位得到重复，还要求在整个分次治疗过程中能保证患者体位不变。随着放疗技术的不断进步，对放疗患者体位固定的要求也变得越来越严格。对于拟行常规放疗技术和三维适形放疗技术的原发性肝癌患者，负压真空垫和热塑网膜两种固定方法都可采纳，这两种固定方法各有优缺点。单纯使用负压真空垫固定，在摆位方面较为便捷，且舒适性优于热塑网膜，但总体摆位精度不如热塑网膜。若将两种固定方法联合起来使用，其固定效果更佳。对于静态调强技术、容积调强技术、螺旋断层放疗技术，以及其他特殊照射技术，在体位固定方法选择上则更为关键，特别是对肝内肿瘤行立体定向照射时，每次治疗前均应使用图像引导技术，对患者的分次间摆位误差进行纠正。所以在固定装置的选择上，应充分考虑患者分次内的摆位误差，同时也要兼顾到选择的固定装置是否带有呼吸控制器（呼吸板或呼吸带），或者是否可以与其他呼吸干预装置进行兼容。目前，国内、外诸多体部立体定向框架装置需结合负压真空垫使用，在增加患者舒适性的同时，也可以对患者进行腹部加压，从而提高患者分次间和分次内的摆位精度，也可有效控制肝内肿瘤的呼吸运动幅度，减少肝内肿瘤放疗时的内靶区。

在CT定位扫描前，给患者的左、右、前皮肤表面预设参考点，并进行体表标记，在3个标记中心放置CT可成像定位铅珠。参考点应尽量选择在靠近肿瘤、皮下脂肪相对较少、受呼吸运动和胃肠充盈影响较小的体表区域。对于肝内肿瘤患者，剑突区域为比较理想的参考点区域。如果患者使用热塑网膜进行体位固定，参考点则标记于上述体表区域相对应的热塑网膜上。按照治疗计划的要求，对相应的部位进行增强扫描，扫描范围应比诊断CT扫描的范围要大。在扫描层厚上建议肿瘤区域层厚最好为3 mm。有条件的单位可对患者进行四维CT扫描，依据四维CT图像来确定肝内肿瘤的呼吸运动幅度，从而确定肝内肿瘤放疗时的内靶区。但四维CT定位扫描进行静脉增强的可行性，目前仍存在争议。尽管有学者探索出一种四维CT增强扫描程序，但实践证实增强效果并不理想。由于肝内肿瘤尤其是小肝癌，在CT扫描图像上的病灶边界可辨识度不足，而MRI扫描技术则弥补了这一缺陷，故CT和MRI扫描图像融合已被广泛应用于肝内肿瘤外照射中勾画GTV。但需要强调的是，两幅图像融合应尽量采用同机融合，即CT扫描定位和MRI扫描图像采集时患者应尽可能取同一固定体位。CT扫描定位前可在肿瘤周围正常肝组织内植入多枚金属标记物，用于后续治疗中的复位、肿瘤呼吸运动度评估、肿瘤的实时追踪，以及射线门控。CT定位扫描结束后将所有的CT图像传送至治疗计划工作站。

第六节 原发性肝癌的综合治疗

一、放疗与手术的结合

对局限于肝内的大肝癌如果不宜手术切除者，经导管肝动脉化疗栓塞（TACE）与放疗的综合治疗，使肿瘤缩小或降期，可让部分患者获得手术切除机会，从不能根治转化到获得根治。对R2切除者的外放疗是否有生存优势未见报道；对肝门区的肝内肿瘤，手术切缘<1 cm者，术后辅助放疗可降低复发率，提高总生存率和无病生存率；对等待肝移植的肝细胞癌患者，放疗可以延缓肿瘤进展或降期，是安全有效的衔接治疗。

二、放疗与TACE的结合

TACE可以栓塞肿瘤的动脉血供，减少肿瘤负荷，延缓肿瘤的进展。TACE和外放疗结合，可提高肿瘤控制率和延长患者生存期。荟萃分析显示介入治疗结合外放疗，其3年生存率较单纯介入提高10%～28%。据韩国多中心回顾性分析显示，有78.4%接受外放疗的肝细胞癌患者都接受过TACE。对肝内肿瘤伴有动、静脉瘘的患者，外放疗可使20%患者动、静脉瘘消失，从而继续接受介入治疗。对伴有肝外转移者，可对肝内病灶进行TACE，肝外病灶进行外放疗，以减轻患者症状。有研究显示，肝内病灶患者TACE 2周后进行外放疗，可出现轻度的肝功能异常，常见不良反应事件评价标准(CTCAE)≥3 级的肝损伤仅 2.5%。因此，建议 TACE 2 周后便可以进行外放疗。

三、放疗与分子靶向药物的结合

据亚太地区临床试验显示，索拉非尼可以延长晚期肝细胞癌患者总生存期约 3 个月，放疗亦能提高肿瘤局部控制率和延长生存期。也有Ⅱ期临床研究显示，索拉非尼联合外放疗，疗效未有提高，而不良反应却增加。因此，肝内病灶放疗必须谨慎联合使用索拉非尼。

四、放疗与动脉灌注化疗的结合

据韩国 2 个肿瘤治疗中心的回顾性研究，将Ⅲ或Ⅳ期肝细胞肝癌患者进行配对分析，比较了 106 例经肝动脉灌注 5-Fu 和顺铂局部化疗结合同步外放疗与 106 例未接受化疗的单纯放疗患者，其中位生存期分别为 11.4 个月和 6.6 个月，两组生存曲线有显著差异($P=0.02$)。对中、晚期肝细胞癌患者，外放疗结合 5-Fu 动脉灌注可能有生存获益。

五、放疗中抗肝炎病毒治疗

据韩国报道，48 例乙型肝炎病毒感染并发肝细胞癌的患者接受外放疗，16 例放疗前和放疗中服用拉米夫定，32 例未服用抗病毒药物。结果显示，未抗病毒组有 21.8%(7/32)发生乙型肝炎病毒复制，抗病毒组则未发生病毒复制，两组乙型肝炎活动发生率有显著差异。因此，对于 HBV-DNA 阳性的肝癌患者建议应用核苷类药物(NAs)抗病毒治疗，并优先选择恩替卡韦(ETV)或替诺福韦酯(TDF)治疗，防止乙型肝炎病毒复制活跃。

六、关于胆管细胞癌的综合治疗

尽管目前肝内胆管细胞癌尚缺少化疗或介入治疗的高级别临床试验，对比历史资料，化疗或介入栓塞化疗可延长患者的生存期。化疗或介入治疗结合外放疗也缺少高级别循证医学证据，但就目前的报道，采用化疗结合外放疗的患者生存期可能最长。化疗药物可作为放射增敏，也可减少远处转移，值得我们进一步研究。

第七节 随　访

肝细胞癌放疗后随访，应该注意观察：①受照射肿瘤的局部控制情况；②正常肝组织的不良反应并给予及时处理；③放射野外的肿瘤进展情况。放疗后 1.5 个月随访一次，以后每隔 3 个月随访一次；2 年后原发灶和转移灶都控制良好的情况下，每半年随访一次。

一、影像学的变化

(一) 肿瘤的变化

放疗过程中和放疗结束时肿瘤体积多保持稳定，较少出现肿瘤缩小。尤其介入治疗后，碘油沉积，肿瘤存活体积更加难定。放疗结束后 6 周，才在影像学上见到肿瘤缩小。有研究显示，肝细胞肝癌立体定向放疗后 3、6、9 和 12 个月随访，肿瘤坏死比例分别为 59%、69%、81%和 92%，但肿瘤体积缩小不明显。以实体瘤的疗效评价标准(response evaluation criteria in solid tumor, RECIST)评价放疗效果，放疗后 12 个月完全缓解者为 15%；以欧洲肝病学会(European Association for the Study of the Liver, EASL)标准评价，完全坏死者为 50%。RECIST 标准评价为部分缓解 9 例，稳定 1 例；但以 EASL 标准评价则为完全缓解，明显的坏死出现在放疗结束后 9 个月。因此，肝细胞肝癌立体定向放疗的疗效评价 EASL 标准要优于 RECIST 标准。

为排除肝外转移，有条件者可以推荐全身 PET-CT 检查。

(二) 正常组织的变化

放疗后早期，病灶旁正常肝组织 CT 和 MRI 扫描 T1 加权影像表现为低密度改变(平扫、动脉相、静脉相)，病理表现为肝血窦内血流变慢，红细胞淤积在肝血窦内，加之水肿、脂肪浸润，平扫呈低密度改变，即使增强扫描也呈现明显的延迟性强化。

二、实验室检查

放疗前、后必须完成血常规、血液生化、出凝血酶原时间等检验；如果肿瘤标记物(AFP、CA19-9、CEA)升高，也必须随访这些指标；HBV-DNA 在放疗前必查，放疗后视情况，放疗前升高者，口服抗病毒治疗药物后需要进行监测，每月 1 次复查。

（曾昭冲）

参 考 文 献

[1] 中华医学会放射肿瘤学分会、中国生物医学工程学会精确放疗分会肝癌学组与消化系统肿瘤专家委员会、中国研究型医院学会放射肿瘤学分会肝癌学组. 2016 年原发性肝癌放疗共识. 中华放射肿瘤学杂志，2016，25(11)：1141-1150.

[2] 中华医学会肝病学分会，中华医学会感染病学分会. 慢性乙型肝炎防治指南(2015 年更新版). 中华临床感染病杂志，2015，8：481-503.

[3] Ben-Josef E，Normolle D，Ensminger WD，et al. Phase Ⅱ trial of high-dose conformal radiation therapy with concurrent hepatic artery floxuridine for unresectable intrahepatic malignancies. J Clin Oncol，2005，23：8739-8747.

[4] Bi AH，Zeng ZC，Ji Y，et al. Impact factors for microinvasion in intrahepatic cholangiocarcinoma：a possible system for defining clinical target volume. Int J Radiat Oncol Biol Phys，2010，78：1427-1436.

[5] Brook OR，Thornton E，Mendiratta-Lala M，et al. CT imaging findings after stereotactic radiotherapy for liver tumors. Gastroenterol Res Pract，2015，15：126-245.

[6] Bush DA，Kayali Z，Grove R，et al. The safety and efficacy of high-dose proton beam radiotherapy for hepatocellular carcinoma：a phase 2 prospective trial. Cancer，2011，117：3053-3059.

[7] Cheng AL，Kang YK，Chen Z，et al. Efficacy and safety of sorafenib in patients in the Asia-Pacific region with advanced hepatocellular carcinoma：a phase Ⅲ randomised，doubleblind，placebo-controlled trial. Lancet Oncol，2009，10：25-34.

[8] Chen SW，Lin LC，Kuo YC，et al. Phase 2 study of combined sorafenib and radiation therapy in patients with advanced hepatocellular carcinoma. Int J Radiat Oncol Biol Phys，2014，88：1041-1047.

[9] Chen WQ，Zheng RS，Baade PD，et al. Cancer statistics in China，2015. CA Cancer J Clin，2016，66：115-132.

[10] Chon YE，Seong J，Kim BK，et al. Gastroduodenal complications after concurrent chemoradiation therapy in patients with hepatocellular carcinoma：endoscopic findings and risk factors. Int J Radiat Oncol Biol Phys，2011，81：1343-1351.

[11] Dawson LA，Normolle D，Balter JM，et al. Analysis of radiation-induced liver disease using the lyman NTCP model. Int J Radiat Oncol Biol Phys，2002，53：810-821.

[12] Dawson LA. Overview：where does radiation therapy fit in the spectrum of liver cancer local-regional therapies? Semin Radiat Oncol，2011，21：241-246.

[13] Guha C，Kavanagh BD. Hepatic radiation toxicity：avoidance and amelioration. Semin Radiat Oncol，2011，21：256-263.

[14] Hong TS，Wo JY，Yeap BY，et al. Multi-institutional phase Ⅱ study of high-dose hypofractionated proton beam therapy in patients with localized，unresectable hepatocellular carcinoma and intrahepatic cholangiocarcinoma. J Clin Oncol，2016，34：460-468.

[15] Hou JZ，Zeng ZC，Wang BL，et al. High dose radiotherapy with image-guided hypo-IMRT for hepatocellular carcinoma with portal vein and/or inferior vena cava tumor thrombi is more feasible and efficacious than conventional 3D-CRT. Jpn J Clin Oncol，2016，21：205.

[16] Howells CC，Stinauer MA，Diot Q，et al. Normal liver tissue density dose response in patients treated with stereotactic body radiation therapy for liver metastases. Int J Radiat Oncol Biol Phys，2012，84(3)：e441-e446.

[17] Hsu HC，Chen TY，Chiu KW，et al. Three-dimensional conformal radiotherapy for the

treatment of arteriovenous shunting in patients with hepatocellular carcinoma. Br J Radiol, 2007,80: 38-42.

[18] Hu Y, Zhou YK, Zeng ZC, et al. 4D-CT scans reveal reduced magnitude of respiratory liver motion achieved by different abdominal compression plate positions in patients with intrahepatic tumors undergoing helical tomotherapy. Med Phy,2016, 43: 4335-4341.

[19] Jang JW, Kay CS, You CR, et al. Simultaneous multitarget irradiation using helical tomotherapy for advanced hepatocellular carcinoma with multiple extrahepatic metastases. Int J Radiat Oncol Biol Phys, 2009,74: 412-418.

[20] Jang WI, Kim MS, Bae SH, et al. High-dose stereotactic body radiotherapy correlates increased local control and overall survival in patients with inoperable hepatocellular carcinoma. Radiat Oncol, 2013, 27(8): 250.

[21] Kim JH, Park JW, Kim TH, et al. Hepatitis B virus reactivation after three-dimensional conformal radiotherapy in patients with hepatitis B virus-related hepatocellular carcinoma. Int J Radiat Oncol Biol Phys, 2007, 69: 813-819.

[22] Kim TH, Kim DY, Park JW, et al. Dose-volumetric parameters predicting radiation-induced hepatic toxicity in unresectable hepatocellular carcinoma patients treated with three-dimensional conformal radiotherapy. Int J Radiat Oncol Biol Phys, 2007,67: 225-231.

[23] Kim TH, Park JW, Kim YJ, et al. Simultaneous integrated boost-intensity modulated radiation therapy for inoperable hepatocellular carcinoma. Strahlenther Oncol, 2014,190:882-890.

[24] Kim YI, Park JW, Kim BH, et al. Outcomes of concurrent chemoradiotherapy versus chemotherapy alone for advanced-stage unresectable intrahepatic cholangiocarcinoma. Radiat Oncol, 2013, 8: 292.

[25] Liang SX, Zhu XD, Xu ZY, et al. Radiation-induced liver disease in three-dimensional conformal radiation therapy for primary liver carcinoma: the risk factors and hepatic radiation tolerance. Int J Radiat Oncol Biol Phys, 2006,65:426-434.

[26] Matsuo Y, Yoshida K, Nishimura H, et al. Efficacy of stereotactic body radiotherapy for hepatocellular carcinoma with portal vein tumor thrombosis/inferior vena cava tumor thrombosis: evaluation by comparison with conventional three-dimensional conformal radiotherapy. J Radiat Res, 2016, pii: rrw 028.

[27] Meng MB, Cui YL, Lu Y, et al. Transcatheter arterial chemoembolization in combination with radiotherapy for unresectable hepatocellular carcinoma: a systematic review and meta-analysis. Radiother Oncol, 2009, 92: 184-194.

[28] Price TR, Perkins SM, Sandrasegaran K, et al. Evaluation of response after stereotactic body radiotherapy for hepatocellular carcinoma. Cancer, 2012, 118:3191-3198.

[29] Qi WX, Fu S, Zhang Q, et al. Charged particle therapy versus photon therapy for patients with hepatocellular carcinoma: a systematic review and meta-analysis. Radiother Oncol, 2015,114: 289-95.

[30] Que JY, Lin LC, Lin KL, et al. The efficacy of stereotactic body radiation therapy on huge hepatocellular carcinoma unsuitable for other local modalities. Radiat Oncol, 2014, 9:120.

[31] Sanuki N, Takeda A, Oku Y, et al. Stereotactic body radiotherapy for small hepatocellular carcinoma: a retrospective outcome analysis in 185 patients. Acta Oncol, 2014, 53:399-404.

[32] Seong J, Lee IJ, Shim SJ, et al. A multicenter retrospective cohort study of practice patterns and clinical outcome on radiotherapy for hepatocellular carcinoma in Korea. Liver Int, 2009,29: 147-152.

[33] Son SH, Jang HS, Lee HC, et al. Determination of the α/β ratio for the normal

liver on the basis of radiation-induced hepatic toxicities in patients with hepatocellular carcinoma. Radiat Oncol, 2013, 8:61.

[34] Tai A, Erickson B, Khater KA, et al. Estimate of radiobiologic parameters from clinical data for biologically based treatment planning for liver irradiation. Int J Radiat Oncol Biol Phys, 2008, 70: 900-907.

[35] Wang MH, Ji Y, Zeng ZC, et al. Impact factors for microinvasion in patients with hepatocellular carcinoma: possible application to the definition of clinical tumor volume. Int J Radiation Oncol Biol Phys, 2010, 76: 467-476.

[36] Wang WH, Wang Z, Wu JX, et al. Survival benefit with IMRT following narrow-margin hepatectomy in patients with hepatocellular carcinoma close to major vessels. Liver Int, 2015, 35:2603-2610.

[37] Yoon HI, Lee IJ, Han KH, et al. Improved oncologic outcomes with image-guided intensity-modulated radiation therapy using helical tomotherapy in locally advanced hepatocellular carcinoma. J Cancer Res Clin Oncol, 2014, 140:1595-1605.

[38] Yoon HI, Song KJ, Lee IJ, et al. Clinical benefit of hepatic arterial infusion concurrent chemoradiotherapy in locally advanced hepatocellular carcinoma: a propensity score matching analysis. Cancer Res Treat, 2016, 48: 190-197.

[39] Yu JI, Park HC, Lim do H, et al. Scheduled interval trans-catheter arterial chemoembolization followed by radiation therapy in patients with unresectable hepatocellular carcinoma. J Korean Med Sci, 2012,27: 736-743.

[40] Zeng ZC, Jiang GL, Wang GM, et al. DNA-PKcs subunits in radiosensitization by hyperthermia on hepatocellular carcinoma Hep G2 cell line. World J Gastroenterol, 2002, 8: 797-803.

第三十四章 胰腺癌

第一节 概　述

一、流行病学

2016 年美国胰腺癌新发病例数为 53 000 例，占恶性肿瘤死亡率第 3 位。近年来，随着我国民众饮食和生活习惯的变化，胰腺癌发病率逐年上升。2015 年，胰腺癌占我国恶性肿瘤死亡率及发病率的第 9 位和第 6 位，在上海等经济发达地区胰腺癌新发病例数居第 7 位，死亡率居第 6 位。虽然在过去 20 年间胰腺癌的治疗手段有了长足发展，但胰腺导管腺癌的 5 年生存率仍停留在 8%左右。

二、病因

胰腺癌发病相关因素包括：①年龄，45 岁后发病率升高；②性别，男性发病率较女性高；③种族，黑种人发病率较其他种族高；④其他危险因素包括慢性胰腺炎、乙醇、吸烟、肥胖、糖尿病及胰腺癌家族史等，还有 5%～10%胰腺癌新发病例中存在 BRCA1/2、CDKN2A 及 PRSS1 胚系基因突变。

三、相关解剖及邻近器官

胰腺位于上腹部后腹膜间隙，第 1～2 腰椎水平，分为头(包括钩突)、颈、体、尾 4 个部分，相邻器官包括胃、十二指肠、空肠、肾、脾等。胰腺钩突包绕肠系膜上动脉、静脉，胰腺头部深面为下腔静脉及肾静脉，胰腺颈部深面有肠系膜上动脉、静脉及门静脉，体尾部深面有腹主动脉，体尾部上缘为脾动脉、静脉。胰腺癌极易侵犯这些血管，使肿瘤难以切除。

四、病理

约 90%的胰腺癌为腺癌，胰头癌较多见，占 60%～70%，其他病理类型包括胰岛细胞肿瘤、囊腺癌、腺鳞癌、黏液腺癌等。90%胰腺肿瘤中有 k-ras 基因激活，另有 4 种抑癌基因(p16、p53、DPC4 和 BRCA2)与胰腺癌相关，它们在胰腺癌中的发生率为 50%～95%。

五、胰腺癌的扩散与转移

胰腺区域淋巴引流至胰十二指肠上、下淋巴结，肝门淋巴结，腹腔干淋巴结和肠系膜上淋巴结。由于肿瘤向后蔓延，腹主动脉旁淋巴结容易受侵。主要静脉引流沿门静脉系统进入肝脏，故远处转移以肝最为常见。肿瘤向后侵犯腔静脉或其分支转移到肺和胸膜，胰体尾癌转移至肝、腹膜的概率(75%)高于头部(33%)。

第二节 临床表现

胰腺癌早期症状不典型，常有上腹部不适或隐痛，易误认为胃肠道疾病；待肿瘤侵及或压迫胆道出现黄疸，或压迫周围组织出现腰背部疼痛时已为晚期。胰头癌多表现为脂肪泻、体重减轻和黄疸，胰体尾部癌多表现为疼痛和体重减轻。远处淋巴结转移最常见的为左锁骨上淋巴结，腹膜转移可出现腹水，侵犯腹腔神经丛或肠系膜上神经丛可引起顽固性剧烈腰背部疼痛。

第三节　诊断、分期与治疗原则

一、诊断

胰腺癌的诊断最好使用增强腹部 CT 和(或) MRI 对胰腺进行薄层扫描，同时结合超声内镜；若患者伴有黄疸，可行逆行性胰胆管造影(ERCP)。此外，PET-CT 等影像检查也常使用。CA-199 是筛查胰腺癌的重要肿瘤标记物，与肿瘤活性相关。

胰腺癌的 TNM 分期在发表的研究中很少使用，临床上依据术前肿瘤与相邻血管的关系、切缘情况、有无远处转移等，将胰腺癌分为可切除、不可切除(局部晚期或远处转移)和临界可切除 3 种。

二、胰腺癌的 TNM 分期

以下是 AJCC(第 8 版)胰腺癌 TNM 分期系统。

1. 原发肿瘤(T)

Tx：原发肿瘤无法评估。

T0：无原发肿瘤。

Tis：原位癌。

T1：肿瘤最大直径≤2 cm。

T1a：肿瘤最大直径≤0.5 cm。

T1b：肿瘤最大直径>0.5 cm，但<1.0 cm。

T1c：肿瘤最大直径≥1 cm，但≤2 cm。

T2：肿瘤最大直径>2 cm，但≤4 cm。

T3：肿瘤最大直径>4 cm。

T4：肿瘤不论大小，侵犯腹腔干、肠系膜上动脉和(或)肝总动脉。

2. 区域淋巴结(N)

Nx：淋巴结转移无法评估。

N0：无区域淋巴结转移。

N1：1～3 枚区域淋巴结转移。

N2：≥4 枚区域淋巴结转移。

3. 远处转移(M)

M0：无远处转移。

M1：有远处转移。

4. 分期

ⅠA：T1N0M0。

ⅠB：T2N0M0。

ⅡA：T3N0M0。

ⅡB：T1-3N1M0。

Ⅲ：任何 TN2M0；T4 任何 NM0。

Ⅳ：任何 T 任何 NM1。

三、治疗原则

1. 手术　根治性切除即 R0 切除。目前多建议以距切缘≤1 mm 有无肿瘤细胞浸润作为判断 R0 或 R1 切除的标准：距切缘≤1 mm 无肿瘤细胞浸润为 R0 切除；如有肿瘤细胞浸润为 R1 切除；R2 切除为肉眼残留。

手术后胰腺癌分为可切除肿瘤且切缘阴性(R0)及可切除肿瘤且切缘阳性(R1 或 R2)。

无远处转移的胰腺癌分为 3 组：可切除胰腺癌(resectable pancreatic cancer，RPC；R0 切除)、临界可切除胰腺癌(borderline RPC，BRPC；R1 切除)，以及局部晚期胰腺癌(locally advanced pancreatic cancer，LAPC；R2 切除)。

仅有 25%的患者可行手术治疗，即使是可切除的胰腺癌，由于手术后局部复发及远处转移风险高，5 年总生存率仅为 5%～20%。复发部位主要有 3 个：瘤床(局部复发)、腹膜腔和肝脏。术后局部复发率为 50%～86%，主要原因是肿瘤常侵及腹膜后软组织，淋巴结累及率高。由于解剖结构的原因限制了向后切除的范围(肠系膜上动静脉、门静脉和下腔静脉)，无法对腹膜后软组织进行广泛切除，术后镜下残留的发生概率很高(38%)。最近一项胰腺癌患者尸检报告支持原发肿瘤控制在胰腺癌治疗中的重要性，即 30%的患者死于局部进展且无远处转移迹象，由此提醒放疗在原发肿瘤局部控制中的重要作用。对于局部晚期或远处转移胰腺癌患者，死亡原因通常为局部肿瘤侵犯引起胆道梗阻或肝转移导致的肝衰竭。

2. 胰腺癌不能手术切除的因素　广泛的胰周淋巴结浸润和(或)远处转移，肠系膜上静脉或肠系膜上静脉与门静脉汇合处包绕或闭塞，或直接侵犯肠系膜上动脉、下腔静脉、主动脉或腹腔干。

3. NCCN 指南推荐的胰腺癌治疗原则　胰腺癌的标准手术方式为 Whipple 手术(胰十二指肠切除术)，手术切除仍是治愈胰腺癌唯一的方式。对于可切除患者应尽早手术，术后辅助治疗。对于临界可切除和选择性切除患者可行术前新辅助治疗，争取提高根治性 R0 切除的概率(证据级别 2B)。局部晚期不可切除的患者，如果一般情况好可行化疗和(或)同步化放疗。有转移的患者一般情况好也可以行化疗/化疗合并原发或转移部位的放疗。针对胆道梗阻、胃出口梗阻、严重腰背部疼痛或其他肿瘤相关表现的进展期胰腺癌患者推荐姑息治疗。化疗方案以基于5-Fu、吉西他滨等药物为主，新的化疗药物有白蛋白紫杉醇等。

4. 放疗适应证 ①术前新辅助放疗/可切除；②临界可切除；③局部晚期/不可切除；④术后辅助放疗/可切除；⑤姑息性放疗。如果患者存在胆道梗阻(黄疸/TBIL升高)，应在放疗前放置塑料或金属支架引流。如果ERCP支架置入失败，也可以考虑经皮穿刺引流。

一般要求直接胆红素和转氨酶基本正常后才能进行放疗。放疗一般与化疗同步进行，但姑息性放疗可以作为单一手段。放疗用于胰腺癌的新辅助或辅助治疗，主要用于局部进展不可切除或转移的患者。在开始放化疗前需评估患者血液和非血液毒性的承受能力。

第四节 局部晚期胰腺癌的放疗

一、放疗作用与地位

局部晚期胰腺癌患者的预后介于可切除和远处转移之间，这些患者被定义为无法手术切除但无远处转移。对于一般情况良好的不可切除的局部晚期胰腺癌患者，采用同步放化疗或诱导化疗有效后再行放疗，可缓解患者症状并延长中位生存时间9～13个月(仅行姑息性胃或胆汁分流患者的生存时间只有3～6个月)。对于伴有梗阻、压迫或疼痛症状的转移性胰腺癌放疗还能改善患者的生活质量。局部晚期胰腺癌的治疗措施包括外照射联合化疗或靶向治疗、术中放疗等。

1981年，美国胃肠肿瘤研究组(GITSG)报道的一项Ⅲ期随机对照试验，奠定了同步放化疗治疗胰腺癌的地位。该试验中有194例局部晚期胰腺癌患者被随机分入单独放疗组(60 Gy)和放疗同步5-Fu化疗组(60 Gy/40 Gy)，结果发现同步放化疗组的总生存期更长(9.7个月对比9.3个月对比5.3个月，$P<0.01$)。

ECOG 4201试验中比较单药吉西他滨化疗与吉西他滨同步放疗联合巩固化疗预后的情况，发现同步治疗组的中位生存时间较单药化疗明显延长(11.1个月对比9.2个月，$P=0.017$)，而且同步放疗组拥有更好的局部控制率(68%对比35%)，局部进展的患者比例更少(6%对比16%)。

然而，2013年在ASCO年会上发布了LAP-07研究的初步结果：269例局部进展期胰腺癌患者在接受为期4个月的化疗后被随机分为继续化疗组和放化疗组，两组患者的总体生存时间进行了比较，差异无统计学意义。尽管该研究尚未得到最终数据，但初步结果将有可能降低局部进展期胰腺癌患者行放疗的可能性。因此，放化疗能否使不可切除的局部晚期胰腺癌患者获益，仍需大量临床研究结果进一步证实。

局部晚期胰腺癌放疗范围包括肿瘤及高危淋巴结区域，关于局部晚期胰腺癌的放疗剂量目前尚未达成共识。由于肿瘤解剖位置的特殊性，受周围胃、肝、肾、小肠，以及脊髓等正常组织的限制，目前的研究局部进展期胰腺癌放疗处方剂量多为50.4～54 Gy，每周5次，单次剂量1.8～2.0 Gy。采用新的调强放疗合并呼吸控制和图像引导等技术，光子放疗可以达60 Gy以上，放化疗导致的3～4级毒性反应发生率降低为5%～10%。随着放疗技术的进步，体部立体定向放疗(SBRT)和大分割放疗靶区同步加量技术的应用，光子放疗对肿瘤局部大体靶区的生物学等效剂量(BED)可以达100 Gy以上，周围的剂量也在胃肠道可以耐受的范围之内。

在过去几十年中，局部晚期胰腺癌经过放化疗联合治疗，中位生存期得到一定提高，但未明显改善总生存期，但放疗可很好控制晚期胰腺癌腹痛或骨转移造成的疼痛，提高患者生活质量。

二、SBRT

SBRT以分次剂量高和治疗次数少为特点，使高剂量集中于靶区，周围正常组织剂量下降十分陡峭，可以较好地保护靶区周围正常组织，具有明显的放射生物学优势，是目前研究的热点。SBRT可增加局部晚期胰腺癌的局部照射剂量，提高局部控制率，改善疾病转归，提高患者生活质量，缩短治疗时间。相对于常规放疗，胰腺癌SBRT在肿瘤局部控制方面已获得理想的结果，并且急性和远期毒性反应都明显减轻。SBRT可作为不可切除胰腺癌的根治性治疗、可切除肿瘤的新辅助治疗、辅助治疗，以及复发后姑息治疗的手段。胰腺癌作为上腹部器官，呼吸动度2～3 cm。因此，在胰腺癌SBRT

放疗中采用 4D-CT、呼吸门控、腹部压迫等技术，对呼吸进行管理和控制十分重要。

一篇综述总结了 19 项局部晚期胰腺癌 SBRT 放疗的临床研究，1 009 例患者的 1 年总生存率为 51.6%，中位总生存期为 5.7～47 个月（中位 17 个月），1 年的局部控制率为 72%，发生严重不良反应者<10%，局部控制与 SBRT 的剂量和分割次数有关。SBRT 的剂量通常为 18～50 Gy/1～8 次，使用 4D-CT 进行呼吸管理，CBCT 等作为图像引导，考虑摆位误差，PTV 为 GTV 基础上外扩 2～5 mm，95%剂量线包绕 PTV。

最早的数据来自 Stanford 小组报道的局部晚期胰腺癌 SBRT 治疗结果，他们对局部晚期胰腺癌患者进行单次 25 Gy 的放疗，不行化疗，治疗后 1 年局部控制率为 100%，中位生存期 11 个月。约 33%患者出现 1～2 级毒性反应，但无 3 级毒性反应。单次大剂量的 SBRT 虽然获得了良好的局部控制率，胃肠道的远期毒性反应也增加。因此，有人试图通过适当增加照射次数，同时降低单次照射剂量来减轻毒性反应。Mahadevan 等对 36 例局部晚期胰腺癌患者在吉西他滨化疗后进行 3 次照射，剂量为 24～36 Gy/3 次的 SBRT 治疗；随访时间 24 个月（12～33 个月），局部控制率为 78%，中位生存时间为 14.3 个月。只有 25%的患者出现 2 级毒性反应，8%的患者出现 3 级毒性反应，其中 2 例患者出现晚期毒性反应表现为消化道出血。随后又有 39 例局部晚期的患者在 2 个周期吉西他滨诱导化疗后接受相同分割方案的 SBRT 治疗。治疗的结果 1 年局部控制率为 85%，中位生存时间为 20 个月，3 级晚期毒性反应（肠梗阻和消化道出血）只占 9%。

一项 Johns Hopkins 医院、Memorial Sloan Kettering 癌症中心和 Stanford 大学参与的多中心Ⅱ期前瞻性临床试验的结果比较有说服力。这个试验要求勾画胰腺、控制器官的运动、规定危及器官的剂量限值，而且在治疗前对治疗计划进行统一的评估。共 49 例患者在吉西他滨化疗后进行了剂量为 33 Gy/5 次的 SBRT 治疗，结果 1 年的无局部进展生存率为 78%，中位生存时间为 13.9 个月。只有 2%的患者出现 2 级及以上的急性毒性反应，11%的患者出现 2 级及以上的晚期毒性反应。

SBRT 技术近年来已越来越多地应用于临床，治疗局部晚期胰腺癌可以获得高于常规放疗的局部控制率，同时毒性反应也可接受，结果较为理想。

三、同步加量调强大分割放疗

大分割放疗技术的应用，打破了以往胰腺癌对于放疗敏感性差的认识，肿瘤局部单次剂量加大，对肿瘤组织的杀伤作用增强，对于局部晚期胰腺癌目前主要应用于临床试验，其疗效有待于进一步研究证实。Crane 等进行了局部晚期胰腺癌采用大分割放疗的研究，2006～2014 年入组 200 例局部晚期胰腺癌患者，诱导化疗后行化放疗。其中 47 例（24%）肿瘤>1 cm 的患者行剂量递增调强放疗（BED>70 Gy），以及同步加量技术、呼吸控制及图像引导技术。中位放疗剂量为 50.4 Gy（BED＝59.47 Gy），并行同步卡培他滨为基础的化疗（86%）。结果接受 BED>70 Gy 放疗的患者总生存期延长（17.8 个月对比 15.0 个月，$P=0.03$），预期 2 年总生存率为 36%对比 19%，3 年总生存率 31%对比 9%，而局部区域 RFS（10.2 对比 6.2 个月，$P=0.05$）与接受 BED≤70 Gy 的患者相比有改善。在高剂量组中正常组织毒性反应并未明显增加。较高剂量（BED）是多因素分析中改善总生存率的唯一预测因子。该研究的结论，患者诱导化疗后化放疗期间放疗剂量的提升可改善总生存率和局部区域 RFS。

四、诱导化疗后巩固放疗

诱导化疗可以降低远处转移的发生率，同时缩小肿瘤体积，增大放疗治疗率。最近很多临床试验采用诱导化疗加同步放化疗治疗局部晚期胰腺癌，获得很好的生存优势。Leone 等研究入组了 39 例患者，其中 24 例局部晚期胰腺癌患者接受吉西他滨和奥沙利铂诱导化疗，无进展的患者继续给予吉西他滨同步放疗。结果显示患者的平均无进展生存期为 9.1 个月，中位总生存期为 13.3 个月。Kim 等对 37 例局部晚期胰腺癌患者给予吉西他滨加顺铂诱导化疗 3 个周期后，无进展的 31 例患者给予放疗（中位剂量 50.4 Gy）同步卡培他滨，其中 18 例完成治疗的患者对比另外 13 例没有完成治疗的患者明显延长了生存期（19.4 个月对比 9.2 个月，$P<0.001$）。诱导化疗后同步放化疗可延长患者的生存期，有最大限度抑制胰腺癌远处转移的潜能，但同时也增加了治疗期间的不良反应。

1 018 例局部晚期胰腺癌患者接受诱导化疗后

巩固化放疗(CCRT)与 954 例仅接受化疗的患者对比,CCRT 并未显著提高 1 年生存率(58%对比 52%)。持续 3 个月的 ICT 后行 CCRT 与单纯的化疗相比,可明显改善局部晚期胰腺癌的生存(65%对比 52%)。维持化疗(59%对比 52%)和 5-Fu 为基础的 CCRT(64%对比 52%)可改善临床转归。

随着新的化疗/靶向药物的问世,以及 SBRT、质子与重离子等先进技术和 MRI 扫描图像引导、呼吸门控等技术的使用,可以提高外照射剂量,在更精确地杀灭肿瘤细胞的同时更好地保护正常组织,从而达到提高局部控制率、延长中位生存期的效果。

第五节　术后辅助放疗

一、术后辅助放疗的地位

胰腺癌切除术后局部复发率为 50%~86%,切缘阳性或淋巴结转移可使复发率增加到 90%,远处转移率为 40%~90%,最常见的为肝和(或)腹膜转移。虽然辅助化疗可明显提高胰腺癌术后患者的总生存期,但放疗的地位多年来尚有争议。美国和欧洲国家的观点并不一致。美国开展的临床研究(GITSG 和 ECOG 4201)结果显示,联合放化疗可延长患者的总体生存时间并改善生命质量。但欧洲国家的前瞻性研究(ESPAC-1 和 RTOG 9704)结果并未证实联合放化疗可延长胰腺癌患者术后的生存时间。相反,在 ESPAC-1 研究中,联合放化疗是患者预后不良的主要因素之一。然而,许多美国学者对研究的设计提出了质疑,认为相关研究存在包括分割放疗、放疗剂量不足、手术切缘评估不精确等问题。Moody 等通过分析 SEER 数据库中 3 252 例胰腺癌术后患者的临床资料显示,联合放化疗可显著改善ⅡB 期(T1-3N1 期)胰腺癌患者的生存时间,使死亡风险下降 30%,并认为对于切缘阳性的胰腺癌患者,术后放化疗可以延长其生存时间。因此,胰腺癌术后患者是否需要行放疗应依据患者具体情况而定,制订个体化的治疗策略。遗憾的是,由于胰腺癌患者预后差,前瞻性临床研究要在短时间内入组大量病例,并进行分层分析和确定哪些患者可能从联合放化疗中获益,显然困难很大。

在一项囊括了 15 项前瞻性随机对照试验的荟萃分析显示,术后放化疗与单独手术比较并没有提高 DFS 和总生存期。大多数研究在辅助治疗中使用 50~54 Gy(每日 1.8~2.0 Gy),较高或较低剂量均与总生存期缩短相关。虽然尚未有明确证据,但低生存率可能与使用陈旧的、更高放射剂量的放射技术引起的治疗相关毒性反应有关。随着质子、重离子等放疗技术的革新,以及呼吸门控等技术的使用,相信术后辅助放疗的地位会进一步提高,尤其术后肿瘤切缘不净或肿瘤残存(R1 或 R2 切除)患者获益更多。

尽管术后是否行联合放化疗方面尚存争议,但美国 NCCN 指南建议:如果给予患者局部放疗,宜按推荐方案进行,便于不同机构间比较疗效。放疗剂量为 45~54 Gy(每天 1.8~2.0 Gy),照射野依据术前 CT 检查和术中钛夹定位,应包括瘤床和区域淋巴结;同时建议以 5-Fu 持续静脉滴注,或卡培他滨口服作为放射增敏剂;放疗结束后给予足够疗程的规范化疗。

二、放疗技术

手术患者应采用钛夹标记肿瘤范围以备术后外照射。患者在定位及治疗中采用仰卧位,真空垫或体模固定,双手上举,抱肘置于额头。通常使用高能光子线(≥6 MV)多野、分次外照射技术。

三、术后放疗靶区

1. 术后 CTV 定义　最大程度地使残留亚临床肿瘤可以接受放疗而又不造成过量的正常器官和组织被包含的区域。

2. RTOG 0848 规定的 CTV　包括瘤床、门静脉、胰肠吻合、腹腔动脉、肠系膜上动脉、大血管。具体为:①瘤床(钛夹),根据手术前影像和病理报告资料确定最初的肿瘤位置。钛夹置入的目的是便于勾画术中怀疑肿瘤残留的区域,例如切缘不够的区域、钩突切缘等。②吻合口,即胰肠吻合口(沿着胰腺残端向内侧和前方直到与空肠襻交界处来确定胰肠吻合口)。③腹部淋巴引流区,包括腹腔干(CA)、肠系膜(SMA)、门静脉(包括门静脉走行在下腔静脉前内侧略偏右的部分。自门静脉分叉开始勾画,但不包括门静脉与肠系膜上静脉或脾静脉汇合处)、腹主动脉旁(腹主动脉的范围从腹腔干、门静脉或者胰肠吻合处最靠近头侧开始勾画到第2腰椎椎体的底部。如果肿瘤轮廓超过第2腰椎椎体的底部时，腹主动脉的轮廓勾画需延长至第3腰椎椎体的底部并包含手术前肿瘤所在区域）。

3. 感兴趣区域外扩 是指在腹腔干、肠系膜上动脉和门静脉等感兴趣区域的各个方向上外扩1.0～1.5 cm。例如，胰肠吻合处在各个方向上应外扩0.5～1.0 cm；划定的钛夹在各个方向上应外扩0.5～1.0 cm或无需外扩；腹主动脉的感兴趣区域应不对称性外扩，包括椎前淋巴结区域，从胰肠吻合口、门静脉或腹腔动脉（取其中位置最靠上者）的顶部，到第2腰椎椎体底部（或第3腰椎，如果肿瘤位置比较靠下者）。具体为：向右方外扩2.0～2.5 cm，向左方外扩1.0 cm，向前方外扩2.0～2.5 cm，向后方外扩0.2 cm（接近椎体前缘）。

4. CTV范围 CTV应根据上述感兴趣区域/感兴趣区域外扩（腹腔动脉、肠系膜上动脉、门静脉、GTV、胰肠吻合口、肝胆管空肠吻合口、钛夹等）的边界来创建。后边界应沿着椎体前方的轮廓走行，实际上包含椎体前缘的骨实质部分宜<0.1 cm；如果胰肠吻合口不能被确定，可不参考胰肠吻合口生成CTV；如果外科医生实施了胰-胃吻合术，则胰-胃吻合口不必包含在CTV范围内；如果外扩后CTV突入了剂量限制性正常器官（如肝或胃），应调整CTV的轮廓贴近相关结构（或可接触到相关结构的边缘）。

外扩1：在门静脉、胰肠吻合、腹腔动脉、肠系膜上动脉的基础上，各方向外扩1.0 cm。

外扩2：在大血管的基础上，向右方外扩2.0～2.5 cm，向左方外扩1.0 cm，向前方外扩2.0～2.5 cm，向后方外扩0.2 cm。

CTV：外扩1和外扩2的边界运用布尔运算规则相加获得CTV（确认CTV包括瘤床和钛夹）。

5. PTV 在CTV的基础上外扩0.5 cm。RTOG 0848靶区勾画示意图见图34-1。

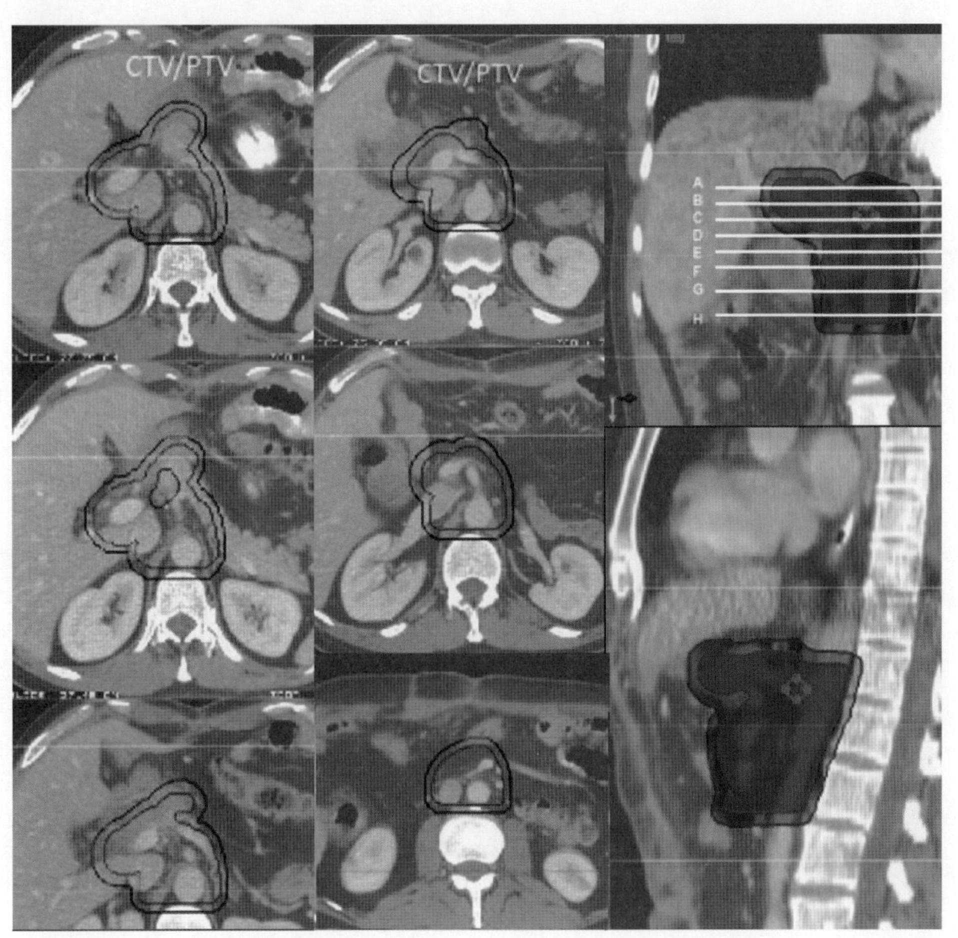

图34-1 RTOG 0848靶区勾画示意图

6. 高危淋巴结区的勾画 对于胰头病变，主要淋巴结引流区包括胰十二指肠、肝门、腹腔和胰上淋巴结，胰头癌可侵及十二指肠内侧壁，因此整个十二指肠环及边缘都需包括在照射野内。对于胰体或胰尾病变，高危淋巴结区还包括外侧的胰上脾动脉及脾门淋巴结。

三、放疗剂量

对瘤床、未切除或残留肿瘤，以及高危淋巴结区照射 45～50 Gy(每次 1.8 Gy)，未切除或残留肿瘤局部加量至 54～56 Gy。

四、正常组织限量

正常组织限量：①肾平均剂量<16 Gy；②肝平均剂量<25 Gy；③胃及小肠最大剂量≤54 Gy；④脊髓最大剂量≤45 Gy。

第六节 术前新辅助放疗

术前新辅助放疗的作用是通过缩小肿瘤，增加手术切除切缘阴性率；增加可手术切除肿瘤患者接受放疗的比例；减少胰漏的发生；降低术中癌肿播散的概率；闭塞瘤体周围小血管，减少术后肿瘤细胞的播散。术前新辅助放化疗主要是针对可切除和潜在可切除的患者。由于肿瘤与周围血管关系密切，可能切除的胰腺癌患者若直接行手术，则 R1 或 R2 切除的风险较高；新辅助治疗可以使肿瘤降期，提高手术质量，降低淋巴结转移率，减少区域淋巴结转移的负荷以减少局部和区域复发。因此，国内外指南大多推荐患者行新辅助治疗，认为其可能增加 R0 切除的机会。有 80%～85%的可切除患者在诊断时已有全身转移，新辅助治疗期间有 20%～40%的患者会出现转移病灶而避免行手术治疗。新辅助治疗不会出现术后小肠进入照射野、肿瘤细胞氧和低及药物到达病灶少的情况，理论上有较低毒性和更好疗效。随着调强放疗技术、SBRT 技术及质子与重离子等先进技术逐渐应用于胰腺癌，明显减轻术前放疗的不良反应，在不增加手术风险的情况下，应用于能手术和潜在能手术的患者。初步结果显示，患者的局部控制率和生存率获得了明显提高。

Le Scodan 等进行Ⅱ期临床试验(FFCD 9704，SFRO)的结果显示，41 例可能切除的胰腺癌患者在接受含有 5-Fu 的同步放化疗后，有 26 例获得了手术机会，其中 21 例达到了 R0 切除，手术患者的 2 年复发率和生存率分别为 4%和 32%。这提示术前联合放化疗有望提高可能切除的胰腺癌患者的 R0 切除率，延长生存时间，但尚待大样本多中心研究的进一步验证。尽管前期手术仍然是可切除的胰腺癌患者的标准治疗方案，但多项临床试验已证明新辅助放化疗的可行性和较好的预后。该治疗方案的受益之处主要是可合理选择患者进行手术治疗，对于巨大肿瘤尽最大的努力进行治疗。

相对于可切除胰腺癌、潜在可切除患者更适合接受新辅助治疗。一项系统评估包含 19 项临床研究的荟萃分析显示，潜在可切除和不可切除的患者，经新辅助放化疗联合手术后，1 年生存结果和可切除肿瘤相似，40%的患者最终可切除。由于可切除与不可切除胰腺癌区分存在困难(受到影像检查、手术水平的限制)，潜在可切除的患者术前放化疗可缩小瘤体，新辅助治疗可提高手术切除率。

放疗在胰腺癌辅助治疗中的应用比在新辅助治疗中更多见，虽然以往研究因为胰腺癌远处转移率高而无法体现放疗的作用，近来的研究显示对于部分患者，放疗可提高局部控制率及 R0 切除率。近年来，质子与重离子等先进放疗技术，以及 MRI 扫描图像引导、呼吸门控等技术在胰腺癌中的使用，可以在更精确地杀灭肿瘤细胞的同时更好地保护正常组织。总之，对于胰腺癌这种易转移的恶性程度高的肿瘤，即便使用新技术，是否能延长总生存期并不清楚，并且放疗的最佳照射技术、放疗剂量、同步化疗的药物仍无确切标准，有待进一步临床研究。

未来研究方向在于胰腺癌的个体化治疗：①根据患者基因突变的类型选择合适的靶向/免疫治疗药物；②探索具有全身性并有放疗增敏的药物/免疫治疗与放疗联合应用；③合适放射线的选择，合适放疗范围及最佳分割方式，以期达到更好的治疗效果，达到延长患者生存的作用。

（姜 睿 赵建东）

参考文献

[1] Chang JS, Chiu YF, Yu JC, et al. The role of consolidation chemo-radiotherapy in locally

advanced pancreatic cancer receiving chemotherapy: an updated systematic review and meta-analysis. Cancer Research & Treatment Official Journal of Korean Cancer Association, 2017, doi:10.4143/crt2017.105.

[2] Herman JM, Chang DT, Goodman KA, et al. Phase 2 multi-institutional trial evaluating gemcitabine and stereotactic body radiotherapy for patients with locally advanced unresectable pancreatic adenocarcinoma. Cancer, 2015, 121: 1128- 1137.

[3] National Cancer Institute. SEER data submission, posted to the SEER Web site, April 2016. Available at: https://seer.cancer.gov/statfacts/html/pancreas.html. Accessed April, 2016.

[4] Iacobuzio-Donahue CA, Fu B, Yachida S, et al. DPC4 gene status of the primary carcinoma correlates with patterns of failure in patients with pancreatic cancer. J Clin Oncol, 2009, 27:1806-1813.

[5] Krishnan S, Chadha AS, Suh Y, et al. Focal radiation therapy dose escalation improves overall survival in locally advanced pancreatic cancer patients receiving induction chemotherapy and consolidative chemoradiation. Int J Radiat Oncol Biol Phys, 2016, 94:755.

[6] Koong AC, Le QT, Ho A, et al. Phase Ⅰ study of stereotactic radiosurgery in patients with locally advanced pancreatic cancer. Int J Radiat Oncol Biol Phys, 2004, 58: 1017-1021.

[7] Laurence JM, Tran PD, Morarji K, et al. A systematic review and meta-analysis of survival and surgical outcomes following neoadjuvant chemoradiotherapy for pancreatic Cancer. J Gastro Surge Office J Social Surge Alim Tract, 2011, 15:2059.

[8] Mahadevan A, Jain S, Goldstein M, et al. Stereotactic body radiotherapy and gemcitabine for locally advanced pancreatic cancer. Int J Radiat Oncol Biol Phys, 2010, 78: 735-742.

[9] Mahadevan A, Miksad R, Goldstein M, et al. Induction gemcitabine and stereotactic body radiotherapy for locally advanced nonmetastatic pancreas cancer. Int J Radiat Oncol Biol Phys, 2011, 81:e615-e622.

[10] Mcdade TP, Hill JS, Simons JP, et al. A national propensity-adjusted analysis of adjuvant radiotherapy in the treatment of resected pancreatic adenocarcinoma. Cancer, 2010, 116:3257-3266.

[11] Moerte CG, Frytak S, Hahn RG, et al. Therapy of locally unresectable pancreatic carcinoma: a randomized comparison of high dose (6000 rads) radiation alone, moderate dose radiation (4000 rads + 5-fluorouracil), and high dose radiation + 5-fluorouracil. The gastrointestinal tumor study group. Cancer, 1981, 48:1705-1710.

[12] Sr PJL, Yang F, Cardenes H, et al. Gemcitabine alone versus gemcitabine plus radiotherapy in patients with locally advanced pancreatic cancer: an eastern cooperative oncology group trial. J Clinic Oncol, 2011, 29:4105-4112.

[13] Oettle H, Neuhaus P, Hochhaus A, et al. Adjuvant chemotherapy with gemcitabine and long-term outcomes among patients with resected pancreatic cancer: the CONKO-001 randomized trial. JAMA, 2013, 310:1473-1481.

[14] Regine WF, Winter KA, Abrams R, et al. Fluorouracil-based chemoradiation with either gemcitabine or fluorouracil chemotherapy after resection of pancreatic adenocarcinoma: 5-year analysis of the US intergroup/RTOG 9704 phase Ⅲ trial. Ann Surg Oncol, 2011, 18:1319-1326.

[15] Ryan DP, Hong TS, Bardeesy N. Pancreatic adenocarcinoma. N Engl J Med, 2014, 371: 1039-1049.

[16] Siegel RL, Miller KD, Jemal A. Cancer statistics. CA Cancer J Clin, 2016, 66:7-30.

[17] Vasen H, Ibrahim I, Ponce CG, et al. Benefit of surveillance for pancreatic cancer in high-risk individuals: outcome of long-term prospective follow-up studies from three European expert centers. J Clin Oncol, 2016, 34:2010-2019.

第三十五章 胆管系统恶性肿瘤

胆管系统恶性肿瘤是常见的消化系统恶性肿瘤之一，具有恶性度高、进展快、易复发及转移等特点。其发病率在全球范围内呈逐渐升高的趋势，2014 年美国新发病例 10 650 例，死亡 3 630 例。因其发病隐匿，早期无特异性临床症状与体征，故早期诊断困难，患者就诊时多属中晚期，故预后较差，5 年总生存率仅 5%～19%。胆管系统恶性肿瘤包括胆囊癌(gallbladder cancer)及胆管癌(cholangiocarinoma)，而胆管癌按照部位的不同又分为肝内胆管癌(intrahepatic cholangiocarinoma)、肝门胆管癌(peripheral cholangiocarinoma)及肝外胆管癌(extrahepatic cholangiocarinoma)。

第一节 临床特点与诊断

胆囊癌多发生在胆囊底部，其次为体部和颈部。胆管癌则以肝外胆管癌最为多见。组织学类型以腺癌多见，占 90%以上，其次为鳞癌、腺鳞癌、未分化癌、类癌、肉瘤等。仅少数早期患者术前能获得正确诊断，主要因为患者临床上缺乏特异性表现，多数被误诊为胆囊炎、胆石症。炎症及结石等慢性持续性刺激是最主要的致病因素。

临床表现主要有右上腹疼痛、消化不良、黄疸及发热等。影像学诊断包括 B 超、CT、MRI 及 PET-CT。B 超检查简单经济，是普查发现腹部肿瘤的重要手段。CT 在发现淋巴结转移、临近器官侵犯及远处转移方面优于 B 超。MRI 在分辨肿瘤良恶性方面具有优势。PET-CT 能够分辨肿瘤良恶性、发现淋巴结转移及远处转移。另外，肿瘤标记物 CA-199、CA-50、CA-242、CA-724、CEA 的升高对诊断有一定帮助。细胞学检查可以直接取活检或抽取胆汁查找癌细胞，但阳性率不高。术后病理学检查可以明确诊断、指导分期并为进一步的辅助治疗提供依据。

第二节 分 期

根据 2010 年 AJCC 第 7 版分期系统，胆囊癌及胆管癌的分期如下。

一、胆囊癌分期

1. 原发肿瘤(T)

Tx：原发肿瘤不能评估。

T0：无原发肿瘤证据。

Tis：原位癌。

T1：肿瘤侵犯黏膜层或肌层。

T1a：肿瘤侵犯黏膜层。

T1b：肿瘤侵犯肌层。

T2：肿瘤侵犯肌层全层，但未超出浆膜或未直接累及肝。

T3：肿瘤侵犯浆膜和(或)直接累及肝和(或)累及一个相邻组织器官，如胃、十二指肠、结肠、胰腺、网膜、肝外胆管。

T4：肿瘤侵犯门静脉或肝动脉或累及 2 个及以上相邻组织器官。

2. 区域淋巴结(N)

Nx：区域淋巴结不能评估。

N0：无区域淋巴结转移。

N1：胆囊管、胆总管、肝动脉、门静脉周边淋巴结转移。

N2：腹主动脉、腹腔干、下腔静脉、肠系膜上动脉周边淋巴结转移。

3. 远处转移(M)

M0：无远处转移。

M1：有远处转移。

4. 分期

0：TisN0M0。

Ⅰ：T1N0M0。

Ⅱ：T2N0M0。

ⅢA：T3N0M0。

ⅢB：T1-3N1M0。

ⅣA：T4N0-1M0。

ⅣB：任何 TN2M0；任何 T 任何 NM1。

5. 组织学分级

G1：分化好。

G2 ：中分化。

G3：分化差。

G4：未分化。

二、肝内胆管癌分期

1. 原发肿瘤(T)

Tx：原发肿瘤不能评估。

T0：无原发肿瘤证据。

Tis：原位癌。

T1：单一肿瘤，无血管侵犯。

T2a：单一肿瘤，有血管侵犯。

T2b：多发肿瘤，有或无血管侵犯。

T3：肿瘤侵犯脏层腹膜，或直接侵犯局部肝外结构。

T4：肿瘤侵犯胆管周围组织。

2. 区域淋巴结(N)

Nx：区域淋巴结不能评估。

N0：无区域淋巴结转移。

N1：有区域淋巴结转移。

3. 远处转移(M)

M0：无远处转移。

M1：有远处转移。

4. 分期

0：TisN0M0。

Ⅰ：T1N0M0。

Ⅱ：T2N0M0。

Ⅲ：T3N0M0。

ⅣA：T4N0M0；任何 TN1M0

ⅣB：任何 T 任何 NM1。

5. 组织学分级

G1：分化好。

G2：中分化。

G3：分化差。

G4：未分化。

三、肝门胆管癌分期

1. 原发肿瘤(T)

Tx：原发肿瘤不能评估。

T0：无原发肿瘤证据。

Tis：原位癌。

T1：肿瘤局限在胆管内，侵犯肌层或纤维组织。

T2a：肿瘤超出胆管壁，侵犯脂肪组织。

T2b：肿瘤侵犯邻近肝实质。

T3：肿瘤侵犯单侧门静脉或肝动脉。

T4：肿瘤侵犯门静脉主干或其双侧分支，或侵犯肝总动脉，或侵犯双侧二级胆管，或侵犯单侧二级胆管并累计对侧门静脉或肝动脉。

2. 区域淋巴结(N)

Nx：区域淋巴结不能评估。

N0：无区域淋巴结转移。

N1：胆囊管、胆总管、肝动脉、门静脉周边淋巴结转移。

N2：腹主动脉、腹腔干、下腔静脉、肠系膜上动脉周边淋巴结转移。

3. 远处转移(M)

M0：无远处转移。

M1：有远处转移。

4. 分期

0：TisN0M0。

Ⅰ：T1N0M0。

Ⅱ：T2N0M0。

ⅢA：T3N0M0。

ⅢB：T1-3N1M0。

ⅣA：T4N0-1M0。

ⅣB：任何 TN2M0；任何 T 任何 NM1。

5. 组织学分级

G1：分化好。

G2：中分化。

G3：分化差。

G4：未分化。

四、肝外胆管癌分期

1. 原发肿瘤(T)

Tx：原发肿瘤不能评估。

T0：无原发肿瘤证据。

Tis：原位癌。

T1：肿瘤局限在胆管内。

T2：肿瘤超出胆管壁。

T3：肿瘤侵犯胆囊、十二指肠、胰腺或其他邻近器官，而没有侵犯腹腔干或肠系膜上动脉。

T4：肿瘤侵犯腹腔干或肠系膜上动脉。

2. 区域淋巴结(N)

Nx：区域淋巴结不能评估。

N0：无区域淋巴结转移。

N1：有区域淋巴结转移。

3. 远处转移(M)

M0：无远处转移。

M1：有远处转移。

4. 分期

0：TisN0M0。

ⅠA：T1N0M0。

ⅠB：T2N0M0。

ⅡA：T3N0M0。

ⅡB：T1-3N1M0。

Ⅲ：T4 任何 NM0。

Ⅳ：任何 T 任何 NM1。

5. 组织学分级

G1：分化好。

G2：中分化。

G3：分化差。

G4：未分化。

第三节 治 疗

一、手术治疗

对于 T1a 期的胆囊癌患者，单纯的胆囊切除术就能够取得接近 100%的长期生存。但对于 T1b 期及以上的患者来说，完整的胆囊癌根治术是必须的，比单纯的胆囊切除术可明显提高生存期。完整的胆囊癌根治术包括胆囊切除、周边部分肝脏切除及区域淋巴结清扫，并获得阴性切缘(R0)，这也是唯一有望根治的治疗方法。肝门区淋巴结(肝门胆管癌)和胰头周围淋巴结(肝外胆管癌)的清扫应被包括在标准的根治术中。对于肝内胆管癌来说，R0 切除可明显延长总生存期，降低复发率。而对于 R0 切除的患者，足够的手术切缘尤为重要，切缘>5 mm 是影响总生存期的独立预后因素。术后切缘状态和淋巴结转移情况是肝门及肝外胆管癌的独立预后因素。

二、术后辅助治疗的价值

完整的手术切除是最有效的治疗方式，也是唯一有治愈可能的治疗方式。但是，单纯手术切除之后仍有多数的患者出现局部复发和(或)远处转移，理论上说有必要行胆囊癌及胆管癌术后辅助治疗。

一些回顾性研究报道了单纯手术后的失败方式，包括手术区域复发、区域淋巴结转移及远处转移规律。Jarnagin 等回顾性分析了 177 例胆道系统肿瘤手术后局部复发及转移情况，97 例胆囊癌及 80 例胆管癌均行根治性手术。在中位 24 个月的随访期内，有 68%的胆管癌患者及 66%的胆囊癌患者出现局部复发及远处转移，其中胆管癌的局部复发率及远处转移率分别为 65%及 36%，而胆囊癌出现局部复发及远处转移分别为 28%及 72%。另外一项回顾性研究中包括 166 例胆囊癌根治术后患者，在 4.6～169 个月的随访时间内，局部复发率及远处转移率分别为 49%及 51%。Aoba 等回顾性分析了 320 例胆管癌术后患者，发现术后有 46%出现区域淋巴结复发。另一项研究中包括 48 例胆囊癌术后患者，有 50%出现区域淋巴结复发。局部复发和远处转移是胆道系统肿瘤最常见的死亡原因。

为了证实术后辅助性化疗的作用，一项多中心Ⅲ期临床研究比较了术后 MMC＋5-Fu 方案化疗的作用，共有 118 例胆管癌及 112 例胆囊癌入组。结果显示，对于胆管癌患者，术后化疗未能获得生存获益；但对于胆囊癌患者来说，术后化疗能够明显提高 5 年 OS (26%对比 14.4%，$P=0.04$)和 5 年 DFS (20.3%对比 11.6%，$P=0.02$)。由于缺乏大型临床随机对照研究资料，目前临床上应用的化疗方案均为借鉴其他消化道系统肿瘤的化疗方案，包括 5-Fu、吉西他滨、卡培他滨和奥沙利铂等药物的联合化疗方案。

迄今为止，尚无Ⅲ期临床研究证实辅助性放化疗的价值及恰当的辅助治疗方案。为数不多的Ⅱ期临床研究及回顾性分析评估了胆囊及胆管癌术后辅助性放化疗的疗效。最大样本量的一项回顾性研究分析了 SEER 数据库 1973～2002 年的 10 301 例胆囊癌根治术后患者，其中 13%的患者进行了放疗，结果显示≥T3 和(或)N^+ 期的患者可以从放疗中获益。同样一项来自 SEER 数据库的回顾性分析了 1 799 例胆囊癌根治术后患者，结果提示术后辅助放疗能够明显提高生存率。一项回顾性研究分析了 SEER 数据库 1988～2003 年共 4 180 例胆囊癌根治术后患者，其中 18%的患者进行了放疗，总的中位生存期为 10 个月，术后辅助性放疗组患者中位生存期为 15 个月，无辅助性放疗组患者中位生存期为 8 个月，两者差异有统计学意义($P<0.0001$)，并且通过统计学模型预测≥T2 和(或)N^+ 期患者可以从放疗中获益。类似的一项回顾性研究得到了同样的结果，并进一步提示 T2-3N0 期患者获益较小，而≥T4 和(或)N^+ 期患者获益较大。

SWOG S0809 最近发表了一项前瞻性的Ⅱ期临床研究结果，入组条件为胆囊及肝外胆管癌根治术后，≥T2 或 N^+ 期，或 R1 切除患者。治疗方案为先行吉西他滨(1 000 mg/m²，第 1、8 天)+卡培他滨(1 500 mg/m²，第 1～14 天)化疗 4 个周期，后行放疗同步卡培他滨(1 330 mg/m²，每天)。共入组 79 例患者(R0，$n=54$；R1，$n=25$)，其中肝外胆管癌 54 例，胆囊癌 25 例。结果显示，对所有患者来说，2 年总生存率为 65%，亚组分析 R0 患者的 2 年生存率为 67%，R1 患者的 2 年生存率为 60%。总的中位生存期为 35 个月，R0 患者为 34 个月，R1 患者为 35 个月。3 级和 4 级不良反应发生率分别为 52%和 11%，最常见的 3～4 级不良反应为中性粒细胞减少(44%)、手足综合征(11%)、腹泻(8%)、淋巴细胞减少(8%)、白细胞减少(6%)，1 例患者死于消化道出血。

总之，对可切除的胆囊癌及胆管癌患者，手术后的辅助性放化疗的作用还没有被肯定，已有Ⅱ期临床研究得到了肯定的结果，需进一步的前瞻性Ⅲ期临床研究证实。对于完整的根治术后的胆囊癌及肝外胆管癌患者，目前推荐术后辅助性放化疗的适应证为≥T2 和(或)N^+ 期患者，照射技术为常规分割，总剂量 50 Gy 左右，照射范围为瘤床及其淋巴引流区。

三、不能手术患者的放化疗

对于不能手术的胆囊癌及胆管癌患者，放化疗效果不佳，仅能起到姑息减症的效果。照射技术为常规分割，总剂量 50Gy 左右，照射范围为可见肿瘤。

四、放疗技术与方法

1. 放疗方法　放疗采用三维适形及调强技术(3D-CRT 及 IMRT)。

2. 体位固定和 CT 模拟定位　采用真空垫固定，口服 2%泛影葡胺 200 ml 定位 CT 扫描，扫描范围自膈顶上 3～4 cm 至右肾下极，层厚层距均为 5 mm。

3. 放疗计划设计　扫描的 CT 图像经网络传输到 TPS 系统，分别勾画关键脏器包括肝脏、双侧肾脏、脊髓、胃和十二指肠。完整根治术后患者的临床肿瘤体积(CTV)依据手术前的强化 CT 显示病灶确定瘤床范围，同时包括区域淋巴结区。未手术患者依据 CT、MRI 及 PET-CT 显示的肿瘤范围确定大体肿瘤体积(GTV)，GTV 外扩 5 mm 为 CTV，CTV 外扩 5～10 mm 为 PTV。设计共面或非共面 3～8 个放射野；要求 95%的处方剂量包绕至少 99%的 PTV，100%的处方剂量包绕至少 95%的 PTV。

4. 关键器官的剂量限制　①正常肝脏(总肝脏体积减去 PTV)的平均剂量≤18 Gy，V5<86%、V10<68%、V15<59%、V20<49%、V25<35%、V30<28%、V35<25%、V40<20%；②脊髓的最大的点剂量<45 Gy；③双侧肾脏 V20<50%，或者至少一侧肾脏 2/3 的体积接受剂量要<20 Gy(V20<66%)；④胃和十二指肠>50 Gy 的体积小于 10%(V50<10%)。

5. 放疗剂量　采用常规分割照射技术，每次 1.8～2.0 Gy，每天 1 次，每周 5 次，总剂量 50 Gy 左右。

(任志刚)

参考文献

[1] Aoba T, Ebata T, Yokoyama Y, et al. Assessment of nodal status for perihilar cholangiocarcinoma: location, number, or ratio of involved nodes. Ann Surg, 2013, 257: 718-725.

[2] Ben-David MA, Griffith KA, Abu-Isa E, et al. External-beam radiotherapy for localized exterhepatic cholangiocarcinoma. Int J Radiat Oncol Biol Phys, 2006, 66: 772-779.

[3] Ben-Josef E, Guthrie KA, El-Khoueiry AB, et al. SWOG S0809: a phase Ⅱ intergroup trial of adjuvant capecitabine and gemcitabine followed by radiotherapy and concurrent capecitabine in extrahepatic cholangiocarcinoma and gallbladder carcinoma. J Clin Oncol, 2015, 33: 2617-2622.

[4] Czito BG, Hurwitz HI, Clough RW, et al. Adjuvant external-beam radiotherapy with concurrent chemotherapy after resection of primary gallbladder carcinoma: a 23-year experience. Int J Radiat Oncol Biol Phys, 2005, 62: 1030-1034.

[5] Dixon E, Vollmer CM Jr, Sahajpal A, et al. An aggressive surgical approach leads to improved survival in patients with gallbladder cancer: a 12-year study at a North American Center. Ann Surg, 2005, 241: 385-394.

[6] Farges O, Fuks D, Boleslawski E, et al. Influence of surgical margins on outcome in patients with intrahepatic cholangiocarcinoma: a multicenter study by the AFC-IHCC-2009 study group. Ann Surg, 2011, 254: 824-829.

[7] Grhards MF, van Gulik TM, Gonzalez GD, et al. Results of postoperative radiotherapy for resectable hilar cholangiocarcinoma. World J Surg, 2003, 27:173-179.

[8] Jarnagin WR, Ruo L, Little SA, et al. Patterns of initial disease recurrence after resection of gallbladder carcinoma and hilar cholangiocarcinoma: implications for adjuvant therapeutic strategies. Cancer, 2003, 98: 1689-1700.

[9] Ito K, Ito H, Allen PJ, et al. Adequate lymph node assessment for extrahepatic bile duct adenocarcinoma. Ann Surg, 2010, 251: 675-681.

[10] Kim WS, Choi DW, You DD, et al. Risk factors influencing recurrence, patterns of recurrence, and the efficacy of adjuvant therapy after radical resection for gallbladder carcinoma. J Gastrointest Surg, 2010, 14: 679-687.

[11] Kiran RP, Pokala N, Dudrick SJ. Incidence pattern and survival for gallbladder cancer over three decades--an analysis of 10 301 patients. Ann Surg Oncol, 2007, 14: 827-832.

[12] Lee SE, Jang JY, Lim CS, et al. Systematic review on the treatment for T1 gallbladder cancer. World J Gastroenterol, 2011, 17: 174-180.

[13] Matsumoto Y, Fujii H, Aoyama H, et al. Surgical treatment of primary carcinoma of the gallbladder based on the histologic analysis of 48 surgical specimens. Am J Surg, 1992, 163: 239-245.

[14] Mojica P, Smith D, Ellenhorn J. Adjuvant radiation therapy is associated with improved survival for gallbladder carcinoma with regional metastatic disease. J Surg Oncol, 2007, 96: 8-13.

[15] Murakami Y, Uemura K, Sudo T, et al. Prognostic factors after surgical resection for intrahepatic, hilar, and distal cholangiocarcinoma. Ann Surg Oncol, 2011, 18: 651-658.

[16] Ribero D, Pinna AD, Guglielmi A, et al. Surgical approach for long-term survival of patients with intrahepatic cholangiocarcinoma: a multi-institutional analysis of 434 patients. Arch Surg, 2012, 147: 1107-1113.

[17] Siegel R, Ma J, Zou Z, et al. Cancer statistics, 2014. CA Cancer J Clin,2014, 64: 19-29.

[18] Takada T, Amano H, Yasuda H, et al. Is postoperative adjuvant chemotherapy useful for gallbladder carcinoma? A phase III multicenter prospective randomized controlled trial in patients with resected pancreaticobiliary carcinoma. Cancer, 2002, 95: 1685-1695.

[19] Wang SJ, Fuller CD, Kim JS, et al. Prediction model for estimating the survival benefit of adjuvant radiotherapy for gallbladder cancer. J Clin Oncol, 2008, 26:2112-2217.

[20] Wang SJ, Lemieux A, Kalpathy-Cramer J, et al. Nomogram for predicting the benefit of adjuvant chemoradiotherapy for resected gallbladder cancer. J Clin Oncol, 2011, 29: 4627-4632.

第三十六章 胃癌

第一节 概 述

胃癌是最常见的恶性肿瘤之一，就全世界而言，其发病率和死亡率分别居恶性肿瘤的第 4 位和第 2 位。胃癌是我国常见的恶性肿瘤，据中国国家癌症中心统计，2010 年我国胃癌新发病例为 404 565 例，死于胃癌的病例为 287 851 例，发病率和死亡率均居我国恶性肿瘤的第 3 位。全球胃癌的发病率正在逐渐下降。在西方国家，胃癌的发病部位正逐渐向近端偏移，最常见于近端胃小弯一侧，如贲门和胃-食管结合部。在未来的数十年，南美洲和亚洲可能也会出现这种变化趋势。

胃癌的危险因素包括幽门螺杆菌感染、吸烟、高盐饮食和其他饮食因素。有遗传性胃癌家族史者发生胃癌的风险升高，1%～3%的胃癌与遗传性胃癌易感综合征有关。胃癌以腺癌为主，具有异质性强、早期淋巴结转移、侵袭性强、发展迅速等特点，可以出现较高比例的腹膜种植转移。

早期胃癌单纯手术治疗可以取得较好的效果，但胃癌经常到晚期才得以诊断。这是因为世界上大多数国家并没有开展胃癌筛查，只有日本和韩国经常进行胃癌的早期检测。而局部进展期胃癌患者的预后较差，穿透浆膜和淋巴结受累患者的 5 年生存率分别为<50%和 20%。对于局部进展期胃癌患者，局部病灶的完整切除和足够的淋巴结清扫仍是根本的治疗方法，辅助治疗的研究和实施则是为了在手术的基础上改善局部进展期胃癌患者的预后。

第二节 应用解剖与病理

掌握胃及毗邻器官结构的解剖和胃区域淋巴引流区的解剖知识是胃部肿瘤诊断和治疗的前提和基础。

一、胃的形态和分部

（一）胃的形态

胃由贲门接于食管，下由幽门止于十二指肠。胃的上缘短而凹陷，称为胃小弯；下缘长而外凸，称为胃大弯。临床上通常以贲门口、角切迹和幽门口为标记，把胃分为贲门部、胃底、胃体和幽门部。

（二）胃的分部

根据胃癌日本的规范分型方法，以胃大弯、胃小弯三等分点的对应连线将胃分为上、中、下 3 个部分，分别以 U(upper)、M(middle)和 L(lower)记录，而食管和十二指肠分别以 E(esophagus)和 D(duodenum)记录(图 36-1)。胃癌的位置可以根据侵犯的部位进行记录，如果超出一个部分，所有受侵部位都应该根据侵犯程度以降序的方式进行记录，受侵犯体积较大的部分首先记录，如 LM 或 UML。

解剖学上胃-食管结合部上、下各 2 cm 范围被称为胃-食管结合部区域（esophagogastric junction，EGJ）。不论病理类型如何，中心位于该区域的肿瘤被定义为胃-食管结合部肿瘤。EGJ 肿瘤的位置用 E(近端 2 cm 范围)和 G(远端 2cm 范围)记录，主要侵犯的区域首先记录，如 E、EG、E＝G(两侧侵犯距离相等)、GE 或 G，同时记录肿瘤中心距离 EGJ 的长度。

西方国家则采用Siewert分型方法(图36-1)将胃-食管结合部肿瘤分为Ⅰ、Ⅱ和Ⅲ型。Ⅰ型为下段食管癌(常与Barret's食管相关),肿瘤中心位于解剖学胃-食管结合部上1～5 cm范围;Ⅱ型为贲门癌,肿瘤中心位于胃-食管结合部上1 cm至下2 cm范围;Ⅲ型为贲门下肿瘤,肿瘤中心位于胃-食管结合部下2～5 cm范围。

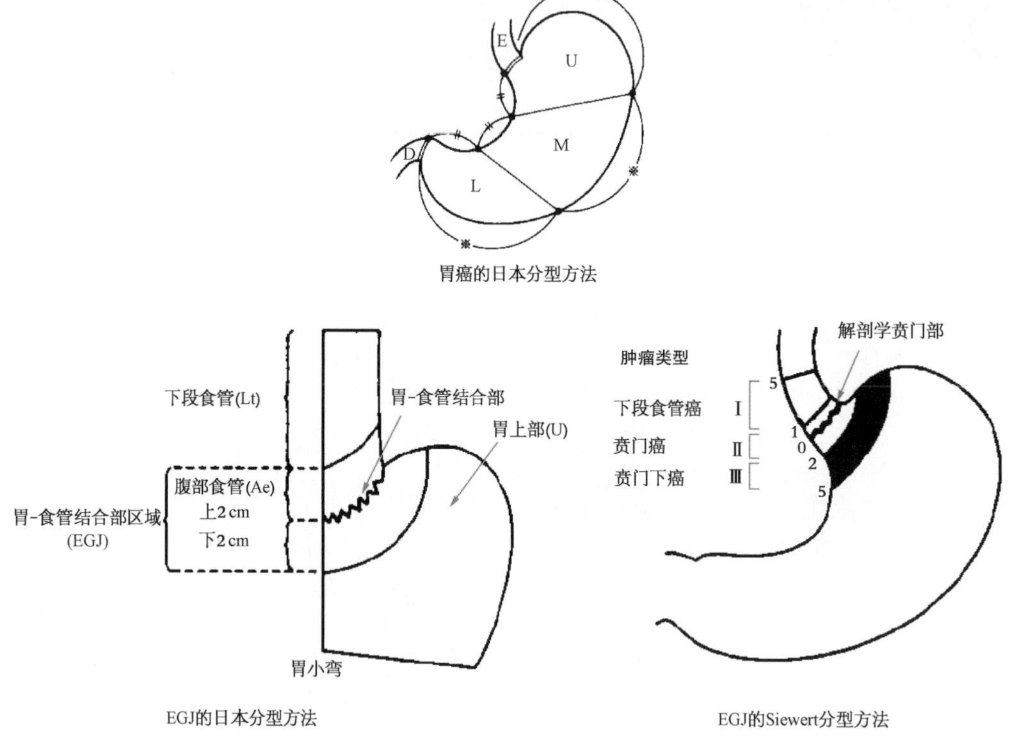

图36-1 胃的分部及胃-食管结合部的分型方法

二、胃的血管与淋巴引流

(一)胃的血管

胃的血管丰富,动脉血供均来自腹腔干,以保证充分的营养,多支静脉回流入门静脉或脾静脉,门静脉高压时易受影响而形成静脉曲张。

1. 胃的动脉 全部来自腹腔干的分支,他们沿胃大弯和胃小弯形成两个动脉血管弓,然后从动脉弓上发出许多小的动脉分支,分布到胃大弯侧和胃小弯侧的胃壁。胃动脉包括:①胃左动脉,起于腹腔动脉;②胃右动脉,起源自肝固有动脉或胃十二指肠动脉;③胃网膜左动脉,起于脾动脉末端;④胃网膜右动脉,起自胃十二指肠动脉;⑤胃短动脉,系脾动脉末端的分支;⑥胃后动脉,系脾动脉分支;⑦左膈下动脉,由腹主动脉分出。胃的动脉间有广泛吻合支,如结扎胃左动脉、胃右动脉、胃网膜左动脉及胃网膜右动脉4根动脉中的任何3条,只要胃大弯、胃小弯动脉弓未受损,胃仍能得到良好血供。

2. 胃的静脉 与各同名动脉伴行,均汇入门静脉系统。胃的静脉包括:①胃左静脉,即胃冠状静脉;②胃右静脉;③胃网膜左静脉;④胃网膜右静脉;⑤胃短静脉;⑥胃后静脉。

(二)胃的淋巴引流

胃的淋巴系统发达,淋巴管相互吻合;胃周围淋巴结众多,有利于淋巴回流。胃癌时亦容易通过淋巴系统发生转移。

1. 胃的淋巴管 胃的淋巴管很丰富,在胃壁的黏膜层、黏膜下层、肌层和浆膜下都存在毛细淋巴管网和淋巴管。胃的淋巴管大部分沿血管走行,注入沿腹腔干各级分支配布的淋巴结。

2. 胃的淋巴结 胃的淋巴结分站定义见图36-2、表36-1。

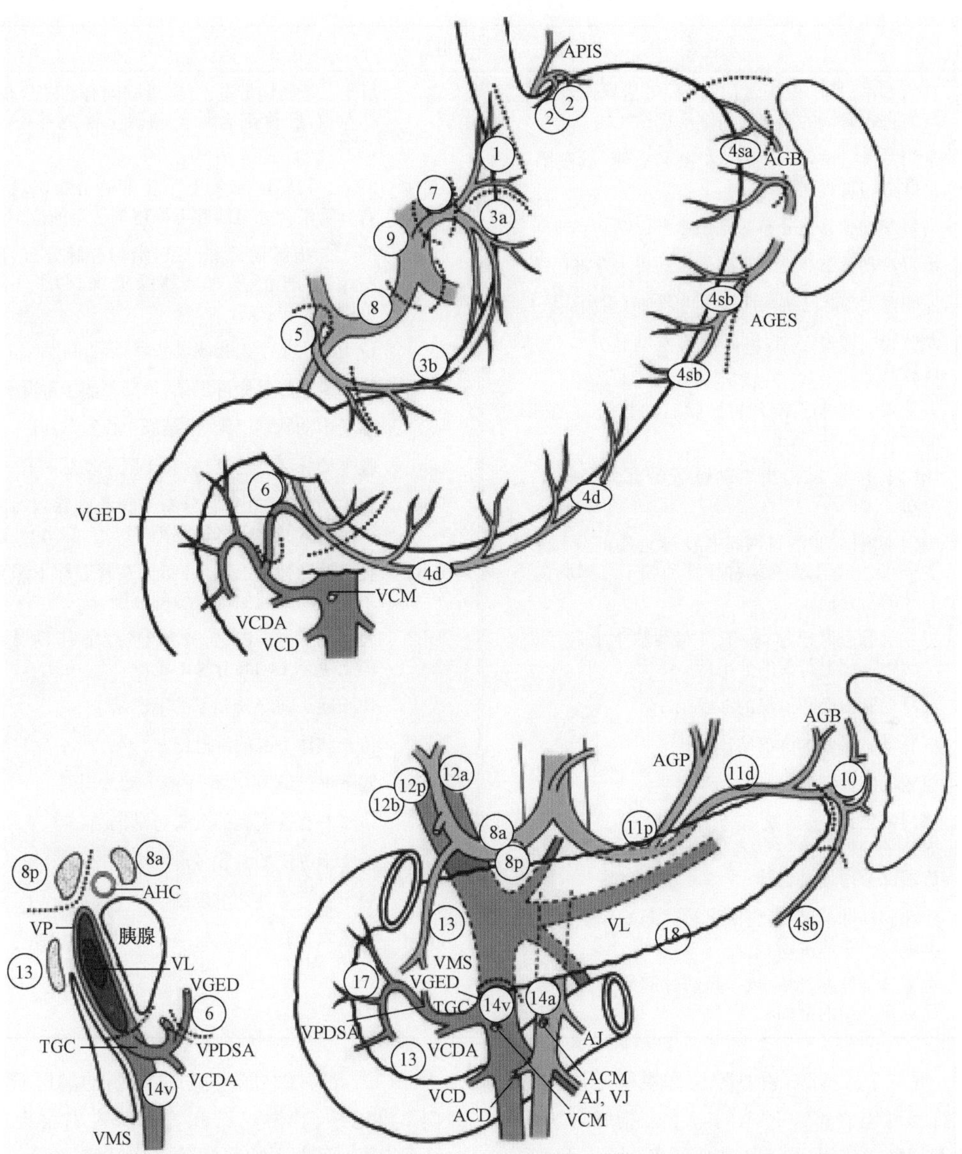

图 36-2　胃的淋巴结分站

注：APIS：左膈下静脉；AGB：胃短动脉；AGES：胃网膜左动脉；VGED：胃网膜右静脉；VCM：结肠中静脉；VCDA：右结肠副静脉；VCD：右结肠静脉；AHC：肝总动脉；VP：门静脉；VL：脾静脉；TGC：胃结肠静脉干；VPDSA：胰十二指肠前上静脉；VMS：肠系膜上静脉；ACM：结肠中动脉；AGP：胃后动脉；AJ：空肠动脉；ACD：右结肠动脉；VJ：空肠静脉。

3. 胃与相邻器官之间淋巴引流的联系

（1）胃与食管：在贲门处，胃与食管壁内各层的毛细淋巴管和淋巴管可互相吻合；在贲门淋巴结、胃左淋巴结、胃胰淋巴结，以及腹腔淋巴结等处，胃与食管的淋巴管亦可相互汇合。因此，胃贲门癌可经胃与食管壁内吻合的淋巴管侵及食管下段，并可通过胃壁外淋巴管转移至膈上淋巴结和食管旁淋巴结。

表 36-1　胃的淋巴结分站定义

分站	定义	分站	定义
1	贲门右淋巴结，位于贲门右侧，包括胃左动脉上行支进入胃壁的第 1 支周围淋巴结	12a	肝十二指肠韧带淋巴结，沿肝固有动脉分布，包括左、右肝管汇合处至胰腺上缘尾端一半的范围
2	贲门左淋巴结，位于贲门左侧和后侧，沿左膈下动脉贲门食管支分布	12b	肝十二指肠韧带淋巴结，沿胆管分布，包括左、右肝管汇合处至胰腺上缘尾端一半的范围
3a	沿胃左动脉分支分布的胃小弯淋巴结	12p	肝十二指肠韧带淋巴结，沿门静脉分布，包括左、右肝管汇合处至胰腺上缘尾端一半的范围
3b	沿胃右动脉第 2 支和末端分布的胃小弯淋巴结	13	位于胰头至十二指肠乳头背面的淋巴结
4sa	左侧胃大弯淋巴结，沿胃短动脉分布(胃周区域)	14v	肠系膜上静脉旁淋巴结，沿肠系膜上静脉分布
4sb	左侧胃大弯淋巴结，沿胃网膜左动脉分布(胃周区域)	15	结肠中动脉淋巴结，沿结肠中血管分布
4d	右侧胃大弯淋巴结，沿胃网膜右动脉第 2 支和末端分布(胃周区域)	16a1	腹主动脉旁淋巴结，分布于膈主动脉裂孔
5	幽门上淋巴结，沿胃右动脉近端部分和第 1 支分布	16a2	腹主动脉旁淋巴结，分布于腹腔动脉起始部上缘至左肾静脉下缘的范围
6	幽门下淋巴结，沿胃网膜右动脉近端部分和第 1 支分布，向下至胃网膜右静脉和胰十二指肠前下静脉的汇合部	16b1	腹主动脉旁淋巴结，分布于左肾静脉下缘至肠系膜下动脉起始部上缘的范围
7	胃左动脉干淋巴结，位于胃左动脉干上，即胃左动脉根部到上行支的分出部	16b2	腹主动脉旁淋巴结，分布于肠系膜下动脉起始部上缘至主动脉分叉的范围
8a	肝总动脉前面和上缘的淋巴结	17	位于胰头前缘胰鞘下的淋巴结
8p	肝总动脉后面的淋巴结	18	位于胰体下缘的淋巴结
9	腹腔动脉周围淋巴结	19	膈下淋巴结，主要位于膈下动脉周围
10	脾门淋巴结，包括胰尾远端脾动脉附近淋巴结、胃短动脉根部淋巴结和胃网膜左动脉第 1 分支近端部分附近淋巴结	20	位于膈食管裂孔的食管旁淋巴结
11p	近端脾动脉淋巴结，包括脾动脉起始部至胰腺尾端近端一半的范围	110	位于下纵隔的食管旁淋巴结
11d	远端脾动脉淋巴结，包括脾动脉起始部到胰腺尾端远端一半的范围	111	膈上食管旁外的淋巴结
		112	后纵隔食管旁和食管裂孔旁外的淋巴结

(2) 胃与十二指肠：胃黏膜层和黏膜下层的毛细淋巴管和淋巴管可越过幽门与十二指肠黏膜层和黏膜下层的毛细淋巴管和淋巴管相吻合。另外，胃与十二指肠的淋巴管可共同汇入幽门上、下淋巴结，肝淋巴结，胰十二指肠淋巴结或腹腔淋巴结等局部淋巴结。因此，胃幽门癌可侵及十二指肠。

(3) 胃与肝：胃与肝淋巴管彼此之间不存在直接吻合，但它们的淋巴管可汇入同一局部淋巴结。胃幽门部与肝右叶的集合淋巴管可共同汇入肝淋巴结或幽门淋巴结；胃贲门部、胃体左侧部与肝左叶的淋巴管或共同汇入贲门淋巴结、胃左淋巴结、胃胰淋巴结，以及膈下淋巴结。由于器官淋巴管的瓣膜较薄且柔软，在病理情况下淋巴可以逆流。因此，胃癌的癌细胞可转移至肝。

(4) 胃与横结肠：胃与横结肠的淋巴管可在幽门下淋巴结、脾淋巴结和胃网膜左右淋巴结处汇合，胃癌可经上述途径转移至横结肠。

(5) 其他：胃癌患者在卵巢内亦可见到转移的癌细胞，这可能是通过胃淋巴管的逆向转移。晚期胃癌患者可通过胸导管逆向蔓延至左侧锁骨上淋巴结，即 Virchow 淋巴结。

三、胃癌的发展与扩散

(一) 胃癌的浸润

胃黏膜上皮癌变后首先在黏膜内蔓延播散。肿瘤突破黏膜肌层后可向外依次侵犯黏膜下层、浅肌层、深肌层、浆膜下层，以及小网膜、肝、胰、横结肠、脾等邻近组织。

（二）胃癌的转移

1. 淋巴转移 胃壁各层均存在淋巴管网，特别是黏膜下层及浆膜下层最为丰富，沿淋巴道扩散是胃癌的主要转移途径。一般按照淋巴引流顺序由近及远地发生淋巴结转移，但也存在“跳跃式”转移现象。

2. 血行转移 晚期胃癌常发生血行转移，以肝转移最为多见，其他常见的转移部位包括肺、骨、肾、肾上腺、脑等。

3. 种植转移 当胃癌穿透浆膜后，癌细胞可自浆膜脱落并种植于腹膜、大小网膜或其他脏器表面，形成转移性结节，常见于直肠膀胱（子宫）凹陷形成种植结节。腹腔种植是胃癌手术后复发最常见的类型，多表现为腹腔积液、癌性腹膜炎和不完全性肠梗阻。

4. 卵巢转移 卵巢转移性癌多来源于胃癌，常见两侧卵巢受累。卵巢转移的途径尚不完全清楚。

四、病理

WHO将来源于胃的上皮性肿瘤分为癌和类癌两大类。癌又可分为腺癌肠型、腺癌弥漫型、乳头状腺癌、管状腺癌、黏液型腺癌、印戒细胞癌、腺鳞癌、鳞癌、小细胞癌、未分化癌及其他类型癌。

最近，也有人根据分子亚型的改变，把胃癌分为4个亚型，但其临床应用还需要进一步验证。

第三节 临床表现与诊断

一、胃癌的临床表现

（一）症状

早期胃癌症状可以不明显或与胃炎、胃溃疡相似的非特异性症状，最常见的为上腹部不适、疼痛和消化不良。随着肿瘤的进展，以上早期症状加重，并可出现厌食、恶心、呕吐、黑便、贫血、呕血、腹胀、腹痛和吞咽困难等，甚至出现食欲减退伴恶心，常有黑便和贫血，偶见呕血，并开始出现体重减轻。如果胃癌晚期肿瘤外侵，依据肿瘤所在部位不同，可以侵犯其周围不同的组织和器官，从而产生相应的症状。如肿瘤侵犯贲门时，可出现吞咽困难、吞咽异物感；侵犯幽门时，可导致幽门梗阻而出现呕吐宿食现象。

（二）体征

早期胃癌无明显阳性体征，腹部检查常无任何表现。部分患者有上腹部深压痛，伴有轻度肌抵抗感，可能是唯一值得注意的体征。进展期胃癌有时腹部可扪及肿块，多在上腹部偏右相当于胃窦处，质地坚硬，呈结节状，有压痛。当肿瘤向邻近器官或组织浸润时，肿块常固定不能推动。胃体肿瘤有时可触及，但发生在贲门及胃底者常不能扪及。肿瘤侵及结肠可以形成胃结肠瘘；肿瘤累及肝门造成胆管压迫梗阻，可形成梗阻性黄疸。如果出现转移，则可能出现相应的症状和体征。如当胃癌发生肝转移时，肝可肿大，并可扪及坚实结节。当胃癌出现远处淋巴结转移时，可发现左侧锁骨上淋巴结肿大，质地坚硬。当胃癌发生盆腔转移时，肛门指检在直肠膀胱陷凹可摸到肿块或结节；并发库肯勃（Krukenberg）瘤时，阴道检查可扪到两侧卵巢肿大，在下腹部可扪及包块。肿瘤穿透浆膜在腹腔内种植时，可以产生腹腔积液，出现移动性浊音。当发生胸部转移出现胸腔积液时，同侧呼吸动度减低，局部叩诊呈浊音，听诊呼吸音减低。骨转移时可出现局部骨压痛，少数有局部肿块。脑转移时可出现相应的定位体征。

二、胃癌影像学和实验室检查

对于恶性肿瘤的检查主要目的是明确分期，一般分为局部检查和全身检查。局部检查主要评估肿瘤的侵犯范围和深度及区域淋巴结状态，胃癌一般采用腹部增强CT扫描和上消化道造影，胃镜检查可获取肿瘤组织送病理活检。全身检查主要评估肿瘤是否存在身体其他部位的转移，如X线胸片或胸部CT、盆腔超声或盆腔CT扫描。晚期病变需要检查骨扫描，除外骨转移。实验室检查包括血常规、血液生化和肿瘤标记物。

（一）腹部CT检查

胃癌在检查时通常需要应用静脉造影剂和口服造影剂，而且早期就可以出现淋巴结转移，所以通常选用增强CT扫描作为临床分期的首选手段。多排螺旋CT检查对胃癌的诊断具有明显优势，高质量的分层图像和三维图像，可立体显示胃癌与周围组织器官的关系，对胃癌的范围、胃周血管和淋巴转移的了解更加清晰，明显提高了CT分期的准确性。值得注意的是，检查时需要使胃充盈，以利于显示胃病灶范围和外侵程度。

(二) 上消化道造影检查

上消化道造影检查对于胃癌而言是不可或缺的，有利于显示胃镜和CT扫描不容易显示的肿瘤大体边界，以及胃壁的僵硬程度和胃潴留情况。

(三) 胃镜检查

胃镜检查则是评估胃病灶和获取肿瘤组织活检的首选检查手段，不仅可以直视下观察胃癌病灶的范围，还可以取得活检组织，进行一些必要的治疗如止血等。

(四) MRI检查

MRI检查对于胃癌的临床分期有一定价值，特别是适用于判断局部浸润的深度、对周围器官和组织有无侵犯，以及肝脏、局部区域淋巴结有无转移。

(五) 骨扫描检查

用于筛查胃癌骨转移的常规检查。当骨扫描检查提示骨可疑转移时，应对可疑部位进行CT或MRI检查。

(六) PET -CT检查

PET- CT可用于胃癌的分期，但是弥漫型和黏液型病变对于示踪剂的浓聚水平较低，导致PET-CT的检出率较低。在区域淋巴结受侵的检测中，尽管PET-CT的特异性高于CT检查，但PET-CT的敏感性显著低于CT。

(七) 超声内镜检查

超声内镜(EUS)可用于评估肿瘤浸润深度。EUS对肿瘤T分期和N分期的准确度分别为65%～92%和50%～95%，具体情况视操作而定。由于EUS探测深度浅，传感器的可视度有限，因此用于评估远处淋巴结转移的准确性并不令人满意。

(八) 腹腔镜检查

腹腔镜能够发现其他影像学检查无法发现的转移灶，其局限性在于仅能进行二维评估，并且对肝转移及胃周淋巴结转移的评估作用有限。术前影像学提示为T3和(或) N^+ 期患者，如果未接受术前治疗而准备直接手术治疗者，行腹腔镜检查可能有助于发现影像学隐匿性转移病灶。对于接受过术前治疗的患者，推荐行腹腔镜加腹腔灌洗细胞学检查。

(九) 肿瘤标记物检查

1. 癌胚抗原(CEA) 一般情况下把CEA看作是消化道肿瘤特别是肠癌的标记物，但并不是消化道肿瘤的特异抗原，对其他肿瘤也有较高的敏感性，临床上CEA诊断胃癌的敏感性为20%～30%。在治疗过程中监测和预测复发也有一定意义，有报道胃液的CEA含量高于血液。

2. CA19-9 CA19-9在消化道上皮内含量最高，是与胰腺癌、胆囊癌、胃癌和肠癌相关的标记物。在胃癌中的阳性率为30%～40%，对随访监测具有一定作用。

3. CA72-4 对各种上皮癌有较高的敏感性，在各种消化系统肿瘤或卵巢癌时均可异常升高，在胃癌的诊断和病情监测中都表现出了较高的特异性和敏感性。作为胃癌的首选标记物，常与CEA或CA19-9同时测定，以提高对胃癌的诊断敏感性。CA72-4和CA19-9是胃癌最敏感的标记物，CA72-4对胃癌诊断的敏感性为40%～50%，与CA19-9或与CA19-9和CEA同时测定可将早期诊断胃癌的敏感性提高10%～20%。

4. AFP 产生AFP的胃癌患者预后较差，并多见于进展期胃癌。在极少数早期胃癌中，若属于产生AFP的胃癌，则极易出现肝转移。持续的AFP升高，表明预后极差。

5. CA50 CA50在食管癌、胰腺癌、肝癌、胃癌等消化道肿瘤中升高，但也在肺癌等非消化道肿瘤中升高。胃癌的阳性率为47%～73%，可用于术后监测是否复发。

6. CA242 在消化道肿瘤和其他系统肿瘤中也有较高表达，在胃癌的阳性率为60%左右，但特异性不高。

三、胃癌的诊断与鉴别诊断

胃癌的诊断依据病史、临床表现、组织病理学和(或)细胞学、影像学检查等。组织病理学和(或)细胞学检查是胃癌诊断的最可靠证据，也是胃癌诊断的金标准。其他诊断方法可帮助判断肿瘤的侵犯范围，确定临床分期及胃癌的定性诊断。

胃癌在临床上应该与胃的良性溃疡、巨大胃黏膜肥厚症、胃反应性淋巴组织增生、增生性息肉、胃腺瘤、胃间质瘤、胃间质肉瘤、胃淋巴瘤、胃神经内分泌肿瘤和Kaposi肉瘤等疾病相鉴别。

第四节 临床分期与治疗原则

胃癌治疗策略的制订、疗效的评估及诊疗经验的信息交流有赖于准确的临床分期。胃癌的分期标准主要有两种分类方法，即日本分期方法和AJCC分期方法。目前国际上常用的是AJCC分期方法。

一、胃癌的TNM分期与临床分期

胃癌的分期采用AJCC的TNM分期标准（第7版，2010）。

1. 原发肿瘤（T）

Tx：原发肿瘤无法评估。

T0：无原发肿瘤的证据。

Tis：原位癌，上皮内肿瘤，未侵犯固有层。

T1：肿瘤侵犯固有层、黏膜肌层或黏膜下层。

T1a：肿瘤侵犯固有层或黏膜肌层。

T1b：肿瘤侵犯黏膜下层。

T2：肿瘤侵犯固有肌层。

T3：肿瘤穿透浆膜下结缔组织，而尚未侵犯脏层腹膜或邻近结构。

T4：肿瘤侵犯浆膜（脏层腹膜）或邻近结构。

T4a：肿瘤侵犯浆膜（脏层腹膜）。

T4b：肿瘤侵犯邻近结构。

2. 区域淋巴结（N）

Nx：区域淋巴结不能评价。

N0：没有区域淋巴结转移。

N1：1～2个区域淋巴结转移。

N2：3～6个区域淋巴结转移。

N3：≥7个区域淋巴结转移。

N3a：7～15个区域淋巴结转移。

N3b：≥16个区域淋巴结转移。

3. 远处转移（M）

M0：无远处转移。

M1：有远处转移。

4. 组织学分级 Gx，分级无法评估；G1，高分化；G2，中分化；G3，低分化；G4，未分化。

5. 临床分期 胃癌的临床分期见表36-2。

表36-2 胃癌的TNM临床分期（AJCC，第7版，2010）

分期	T	N	M
0	Tis	N0	M0
ⅠA	T1	N0	M0
ⅠB	T2	N0	M0
	T1	N1	M0
ⅡA	T3	N0	M0
	T2	N1	M0
	T1	N2	M0
ⅡB	T4a	N0	M0
	T3	N1	M0
	T2	N2	M0
	T1	N3	M0
ⅢA	T4a	N1	M0
	T3	N2	M0
	T2	N3	M0
ⅢB	T4b	N0	M0
	T4b	N1	M0
	T4a	N2	M0
	T3	N3	M0
ⅢC	T4b	N2	M0
	T4b	N3	M0
	T4a	N3	M0
Ⅳ	任何T	任何N	M1

2016年底，AJCC公布了第8版胃癌TNM分期，将于2018年正式使用。

二、胃癌的治疗原则

胃癌的治疗应当采用多学科综合治疗的原则。综合治疗即根据患者的机体状况、肿瘤的病理学类型和临床分期，采用多学科综合治疗模式，有计划、合理地应用手术、化疗、放疗和靶向治疗等手段，以达到根治或最大程度地控制肿瘤、提高治愈率、改善患者生存质量、延长患者生存期的目的。

（一）ⅠA期胃癌的治疗

内镜下黏膜切除术（endoscopic mucosal resection，EMR）/内镜下黏膜剥离术（endoscopic submucosal dissection，ESD）可应用于淋巴结转移概率非常小的早期胃癌。

1. T1aN0M0期胃癌 在《日本胃癌治疗指南》中，对于T1a期胃癌患者，在条件具备的医院，若病灶直径≤2 cm，组织病理学为高分化或中分化，在无溃疡的情况下，可以选择内镜下切除术。在选择内镜下切除前必须精确评估胃壁肿瘤浸润的深度、肿瘤大小、组织学类型，以及有无淋巴结转移。另外，需对术后病理检查进行详尽的评估。如果病理检查证实为低分化、具有血管浸润、淋巴结转移或侵犯胃壁黏膜下层深肌层，则认为切除不完全，应该考虑行胃切除及D1淋巴结清扫术。

2. T1bN0M0期胃癌 对于T1b期患者，若病灶直径≤1.5 cm，组织病理学为高分化或中分化，建议行胃切除及D1淋巴结清扫术。对于不符合上述条件者，建议行胃切除及$D1^+$淋巴结清扫。

ⅠA期胃癌患者的预后很好，术后辅助化疗并不能给患者带来生存获益，故ⅠA期患者不主张进行术后辅助化疗或放疗，但仍需要定期随访。

（二）ⅠB期胃癌的治疗

对于ⅠB期患者（T1N1M0和T2N0M0），D2根治术是目前包括我国在内的亚洲国家推荐的标准手术，也逐渐得到西方国家的认可。目前，该期患者术后的辅助治疗，应根据术后病理分期进行。如果体质状况较好，对于有淋巴结转移的ⅠB期患者，只要能耐受化疗，均应进行术后辅助化疗。对于没有淋巴结转移的T2N0期患者，部分复发风险较小，尤其是术后恢复差的患者可以随访观察。如果有高危复发因素，应接受术后辅助化疗和放疗。这些不良因素包括肿瘤分化差、分级高、淋巴管或血管侵犯、年龄<50岁。

（三）Ⅱ期胃癌的治疗

标准D2根治术适用于所有Ⅱ期（T1N2M0，T2N1M0，T3N0M0，T4aN0M0，T3N1M0，T2N2M0，T1N3M0）胃癌。围术期化疗是该期患者可以选择的一种术前治疗策略，MAGIC研究奠定了术前新辅助化疗作为可切除胃癌患者的标准治疗地位。对于EGJ肿瘤，术前放化疗也是一种术前治疗的方法。

新辅助治疗较辅助治疗有如下优势：①使肿瘤缩小，进而使肿瘤切除更容易；②可提高手术切除率及R0切除率；③可能降低局部复发率和区域复发率；④可降低肿瘤细胞的活性，从而降低手术过程中腹膜种植的发生率；⑤相同剂量的术前化放疗可能较术后化放疗更有效，因为术前肿瘤的血供和氧合度较术后更丰富；⑥具有更好的耐受性。早期的研究显示放疗在不可切除胃癌中的有效性后，有学者也开始探索新辅助放疗在胃癌治疗中的价值。

CROSS研究，是针对可切除食管或胃-食管结合部癌进行的新辅助放化疗的临床试验，共入组366例，包括75%腺癌、23%鳞癌和2%大细胞未分化癌。随机分为两组，对照组给予单纯手术治疗，试验组给予新辅助放化疗+手术治疗，放疗剂量为41.4 Gy/23次，同期化疗方案为每周给予卡铂+紫杉醇。结果显示，新辅助放化疗组显著提高了R0切除率（92%对比69%，$P<0.001$）。在放化疗组获得了29%的病理完全缓解率，术后并发症两组类似，院内死亡率在两组均为4%。放化疗组的中位生存期（49.4个月对比24个月）和总生存（HR=0.657；95% CI=0.495～0.871；$P=0.003$）均显著高于单纯手术组。根据病理类型的分层分析发现，无论腺癌和鳞癌，新辅助放化疗都可以提高患者的总生存率。

对于Ⅱ期患者的辅助化疗，目前认为所有的Ⅱ期胃癌都应该接受辅助化疗，除非患者年龄或体质因素不能耐受。来自日本的ACTS试验表明，S-1单药能够显著降低胃癌术后复发率。来自韩国的CLASSIC研究显示，XELOX方案辅助化疗也可以提高生存。所以，目前常用的辅助化疗方案为单药S-1或XELOX方案。

关于辅助放疗，INT0116 Ⅲ期临床试验显示，同期放化疗可明显提高生存率，该研究使胃癌术后同期放化疗成为标准治疗。该试验经过10年长期随访后，仍然显示辅助放化疗的生存获益，表明对长期生存的影响并未随时间的增加而减弱。

（四）Ⅲ期胃癌的治疗

对于该期可切除患者，治疗方法同Ⅱ期患者，可进行围术期化疗；对于EGJ癌患者，则可以选择术前放化疗+手术的方法进行治疗。而日本《胃癌的治疗指南》推荐手术加术后辅助化疗的治疗策略。对于不可切除患者，则推荐行5-Fu或紫杉醇为基础的放化疗（循征医学Ⅰ类证据）或化疗；治疗后对患者再进行评估，视情况制订进一步的治疗方案。而对于身体状况较差的患者，可选择同期以5-Fu或紫衫醇为基础的放化疗或姑息治疗。未采用术前放疗的患者，建议行术后辅助放化疗；术后辅助化疗者则建议选择联合治疗方案。

（五）Ⅳ期胃癌的治疗

该期患者均发生了胃外的远处转移，已失去根治性手术切除的机会，以化疗为主的综合治疗能够缩小肿瘤，减轻症状，延长生命。姑息性放疗，姑息性改道，支架植入，肠内、外营养支持，以及其他的最佳支持手段，对提高患者的生存质量、延长生存时间起着重要作用，也可参加临床试验。

第五节　胃癌的放疗

对于局部进展期胃癌患者，局部病灶的完整切除和足够的淋巴结清扫仍是根本的治疗方法，辅助治疗的研究和实施则是为了在手术的基础上改善局部进展期胃癌患者的预后。根据与手术配合的时机可以分为新辅助和辅助治疗。胃癌放疗的发展经历了姑息治疗、辅助治疗再到新辅助治疗的阶段，放疗技术也不断进步，胃癌放疗的相关临床问题也逐渐明确。

一、放疗适应证

1. 姑息性放疗适应证　①局部晚期无法达到R0切除或未达到R0切除的患者；②任何原因无法接受手术治疗的患者；③胃癌脑转移、骨转移等转移病灶的减症治疗；④远处转移灶控制后局部病灶的放疗或减症放疗。

2. 术后辅助放疗适应证　R0切除术后辅助放疗适用于：①一般情况较好，KPS≥70；②T3-4期和(或)淋巴结阳性或切缘阳性；③无远处转移的证据；④肺、肝、肾、心脏功能无严重损伤。

3. 术前新辅助放疗适应证　①一般情况较好，KPS≥70；②T3-4期和(或)淋巴结阳性胃-食管结合部癌患者；③无远处转移的证据；④肺、肝、肾、心脏功能无严重损伤。

建议放疗技术采用三维适形放疗(3D-CRT)或者调强放疗技术(IMRT)。

二、靶区概念与勾画

1. GTV　按照ICRU 50号报告和ICRU 62号报告的定义，3D-CRT和IMRT的GTV定义为影像学和病理评估的疾病范围大小(原发病灶＋转移淋巴结＋术后残留病灶)，即在CT、PET-CT、MRI、超声、胃镜和造影等影像学检查所见及病理检查的阳性病灶，临床体检发现的肿块经病理检查证实的病灶都属于GTV。

对于采用术前放疗的患者，内镜下放置银夹有利于确定肿瘤的局部边界。确定原发灶的GTV需要结合增强CT扫描、上消化道造影和内镜下标记等综合分析后确定。PET-CT显像检查可对于GTV的勾画提供一定的参考价值。此外，传统的方法认为淋巴结最大短径≥1 cm应该包括在GTV中。实际上，有些患者区域淋巴结转移<1 cm很常见，PET-CT检查可以提供帮助，比CT检查特异性更高。

2. CTV　是指在GTV的基础上再包括亚临床病灶的范围，CTV考虑到了目前影像学上不能显示的微小病灶。

(1) 术前放疗：对于胃癌术前放疗而言，CTV包括了原发灶外放一定范围形成的体积＋转移淋巴结外放一定范围形成的体积＋需要预防性照射的区域淋巴引流区。其中，原发灶纵向外放距离一般为3～5 mm，横向外放距离为6～8 mm；转移淋巴结的外放范围一般为3～5 mm；需要预防性照射的淋巴引流区包括D2范围的淋巴结加上16 a～16 b1范围的腹主动脉旁淋巴结区域。

(2) 术后放疗：对于术后放疗而言，CTV包括切缘不足的吻合口、十二指肠残端或残胃、肿瘤床和需要预防性照射的淋巴结引流区域。需要预防性照射的淋巴引流区域为高复发风险的区域，包括未清扫的D2范围淋巴引流区域、胰腺周围淋巴结区域和腹主动脉旁淋巴结区域(主要为16 a2和16 b1区)。

3. ITV靶区的确定　根据ICRU 62号报告的定义，ITV为CTV加器官运动所导致的CTV体积变化的范围。胃癌患者内部器官的运动主要是呼吸运动的影响。获得ITV靶区的主要方法是四维CT扫描，包括一个呼吸周期内不同时相的一组图像进行融合，在普通模拟机上测量腹部肿瘤运动的范围，采用慢速CT扫描的方法等。

4. PTV　由CTV外扩一定边界形成，这一边界包括器官运动、摆位误差及每日放疗的重复性误差，或者ITV加上摆位误差及每日放疗的重复性误差。胃癌腹部病灶的照射主要器官运动包括呼吸运动、胃充盈程度等。随着呼吸运动在不同的方向也有不同的移动范围，因而在靶区勾画方面应该采用个体化的治疗原则。

三、体位固定及CT模拟定位范围

胃癌放疗计划剂量的计算参考图像是CT扫

描所得图像，患者一般在CT模拟机下行定位CT扫描。定位CT扫描时，患者应该处在与治疗一致的治疗位置，采用适当的固定技术，使患者不易移动而相对舒适，便于治疗计划的实施。常用的定位固定装置为真空体模或热塑体模。一般采用螺旋CT扫描，层厚3～5 mm，造影剂增强便于腹腔内靶体积的勾画。也可以采用平扫定位CT计算剂量，与增强定位CT进行融合，以作为勾画靶区的参考。

定位CT扫描的范围：上界为气管分叉，根据肿瘤的部位和淋巴结转移情况适当上移至胸廓入口；下界为肾下缘或主动脉分叉较低者(最好包括部分髂骨)。

四、正常组织的勾画和剂量-体积限制

腹部照射中的主要剂量限制器官是肝、脊髓、肾、心脏、小肠、胰腺和肺等。设计放疗计划时，必须使这些正常组织的受照射剂量控制在可耐受的范围之内。

(一) 腹腔正常组织照射剂量-体积限制

放疗计划系统应用剂量-体积参数直方图(dose-volume histogram, DVH)评估正常组织的照射耐受剂量。胃癌放疗计划DVH评估的正常组织器官中主要的剂量限制器官是肝、脊髓、肾、心脏、小肠、胰腺和肺等。在胃癌接受高剂量放疗后，肾和肝是两个容易发生晚期反应的器官，同时脊髓和小肠也会部分受到照射。虽然在适形照射的条件下不会超过限制剂量，但是需要注意的是避免热点。

对于肝的限量，QUANTEC报告建议肝的平均受照量＜30 Gy。在临床实践中，除非由于需要包括肝门淋巴结区域导致靶区体积覆盖较多的肝实质，很多治疗技术包括AP/PA都可以满足此要求。鉴于在我国患者肝癌研究中获得的数据，目前采用的平均肝受照量建议＜23 Gy。

肾的剂量限制则尚不确定，很少有精确清晰定义，且临床相关的终点事件确定的肾放疗效应的相关剂量-体积资料仅供临床参考。常用的Emami估算模型更多基于临床判断，而不是详细的剂量和体积资料，并且应用肾硬化作为终点来估计肾的耐受剂量。QUANTEC报告中肾的剂量限制差异较大，并非来自于胃癌放疗的资料(而是精原细胞瘤和淋巴瘤)。在多数病例中，胃癌的放疗常伴随着相对高剂量的单侧或双侧的肾照射，所以应保证实施时满足剂量限制条件。

小肠的剂量限制在较高剂量照射时需要特别注意，小肠受到较高剂量(＞50 Gy)后会有部分患者出现肠腔狭窄或出血。

3D-CRT和IMRT常规分割放疗正常组织的剂量限制、体积限制标准为：①≥95%的等剂量面必须包绕计划靶体积(PTV)；②肺组织V20≤30%，V5≤65%，肺平均剂量≤16～18 Gy；③心脏V30≤46%，V45＜60%，心脏平均剂量≤26 Gy；④小肠V15＜120 ml(基于小肠袢体积)，V45＜195 ml(基于腹腔体积)，小肠最高剂量＜50 Gy；⑤脊髓最大剂量≤50 Gy；⑥肾V15≤50%，肾平均剂量≤16 Gy。⑦胰腺V45＜50%，胰腺平均剂量≤26 Gy。

(二) 正常组织勾画

1. 肺的勾画 建议在CT图像上勾画充气的肺实质，而不包括胸腔积液和不张的肺。可以使用自动勾画工具，但必须设置适当的勾画阈值。在每层治疗计划CT图像上勾画，自动勾画的靶区必须经过人工检查或修改。近端支气管树，离肺门＜1 cm的血管应该包括在肺内。左、右肺可以勾画成为1个器官，也可以分开勾画成为两个器官。

2. 心脏的勾画 心脏应该包括整个心脏，从心底部至心尖部，心底部从升主动脉的起始开始勾画。

3. 小肠的勾画 有两种勾画和计算方法。一种是基于小肠袢体积的勾画；另一种是基于腹腔体积的勾画。

4. 脊髓的勾画 治疗胃癌建议勾画由椎管而组成脊髓的体积，从食气管分叉开始至双侧肾下缘。

5. 肾的勾画 建议两侧肾分开进行勾画和计算剂量，建议在CT图像上勾画肾实质。

6. 胰腺的勾画 建议在CT图像上勾画胰腺实质，包括胰腺勾突、胰头和胰体尾。

五、放疗剂量

放化疗联合治疗总剂量45～50.4 Gy，每次1.8～2.0 Gy，每周5次，共5～6周。

六、放疗技术

（一）放疗技术的选择

放疗的目标是取得最大的肿瘤控制和最小的正常组织损伤。近10年来，放疗技术取得了很大的进步。先进的放疗技术如四维放疗模拟技术、IMRT、容积调强弧形治疗技术（VMAT）、图像引导放疗（IGRT）、生理运动控制技术（ABC技术、PBG技术、门控技术）等的使用减少了正常组织的毒性。

（二）AP/PA、3D-CRT和IMRT的比较

鉴于胃癌靶区的复杂性和单纯的AP/PA前后野照射的传统技术较多的毒性反应，以及三维精确放疗技术的发展，为了提高疗效，对于新的放疗技术的需求也越来越迫切，首先应用的是3D-CRT技术。早期报道显示，该技术较AP/PA野照射提高了靶区的覆盖并降低了肾的照射剂量。此后更多的学者开始探索IMRT技术应用于胃癌术后放疗，并且很多计划和剂量学研究对3D-CRT和IMRT技术进行了比较。这些研究显示IMRT技术有降低肾、脊髓和肝照射剂量的趋势，有少量的研究报道了临床结果。Minn等比较了胃癌术后放疗应用IMRT技术和3D-CRT技术的临床结果和毒性反应。该研究有31例患者接受了IMRT技术，26例患者接受了3D-CRT技术，≥2级急性胃肠道不良反应在两组类似（61.5%对比61.2%）。但是，3D-CRT组有3例患者由于毒性反应而中断治疗，IMRT组则没有患者因为毒性反应而中断治疗。IMRT降低了肾和肝的照射剂量。中位随访1.3年，3D-CRT组有3例患者发生3级晚期反应，均为小肠梗阻，在IMRT组有1例患者发生了小肠狭窄的3级晚期反应。该研究显示，IMRT技术能更好地保护肾功能，在其他术前治疗的研究中也有类似报道。

复旦大学附属肿瘤医院经整合呼吸因素后对3D-CRT和MIRT在胃癌术后放疗中的剂量学因素进行了分析，提示整合呼吸移动因素后，IMRT较3D-CRT计划有更好的靶区覆盖率和较低的肝及左肾受照量。尽管很多研究报道了IMRT技术可降低肾的照射剂量，由于各研究在研究设计、剂量限制、毒性终点定义和靶区勾画等方面的差异和异质性，目前还不能确定IMRT较3D-CRT有绝对的优势。

（三）4D-CT和呼吸控制技术

四维放疗（respiratory gated and four-dimensional radiotherapy，4D-CT）是解决呼吸运动而引起肿瘤运动的一种理想工具。由4D-CT图像而设计的放疗计划使放射野的轮廓随呼吸的运动而改变，始终保持在呼吸的每一个时相与肿瘤轮廓勾画相一致。由此可明显减少PTV所设定的照射野的体积，减少了正常组织受照的体积和剂量。

4D-CT模拟定位时患者采集10个呼吸周期用于设计治疗计划，模拟时医生根据常规模拟机或者4D-CT运动观察呼吸运动幅度决定是否使用腹部加压。患者采用立体框架固定或者真空体模，或者热塑体模固定。图像传输至治疗计划系统，综合平均图像代表总的10个时相的综合平均数。GTV在最大正常吸气时相和最大正常呼气时相上勾划，ITV产生于此两个时相的综合。GTV综合了10个时相的信息，由医生精确确定，用于创建GTV-ITV。CTV定义为GTV-ITV外放3～5 mm，CTV均匀外放5 mm形成PTV。对于肿瘤运动幅度＜5 mm者，可以简单地外扩PTV边界。但对于肿瘤运动幅度＞1 cm者，肿瘤运动个体化测定及减少运动的管理是需要的。

对于呼吸运动引起的靶区移动的解决方法，复旦大学附属肿瘤医院进行了初步的研究，并且研发了新的呼吸控制方法——被动呼吸控制（PBG）技术。胡伟刚等报道了新的门控系统，在保持一定精度的基础上，较目前商用的门控技术可以延长患者呼吸控制的时间（15～25秒），从而提高需要控制呼吸运动的治疗效率。

七、放射源的选择

放射源的选择以4～10 MV的光子射线为优，对于肥胖患者也可以采用15～18 MV的光子线进行照射。

八、放疗期间的观察及放疗后的随访

（一）放疗期间的观察

患者的一般状况是保证放疗计划完成的重要条件。应观察患者的饮食、睡眠、体重等一般情况，以及放疗不良反应的情况。白细胞计数原则上每周复查1次，但遇白细胞计数偏低的患者，则至少每周2次或隔日1次检查血象。

肿瘤的退缩情况、有无发生远处转移和体重及

体表轮廓的变化，是放疗期间重要的观察指标，尤其是目前采用精确放疗的时代。由于根治性放疗持续照射间期较长，因此，有足够的时间让临床医师在放疗期间观察肿瘤的退缩情况和体表轮廓的改变，临床医生可根据肿瘤退缩及位置移动情况适当地调整放疗计划。

腹部照射的急性放射反应常在放疗开始后 2 周内出现，但因患者的耐受性不同而出现的时间和强度也会不同。如果临床上出现急性放射性食管炎/胃肠炎的表现，应加强对症处理和支持治疗，帮助患者尽可能度过急性反应期。如出现 3 级以上急性反应，则必须停止放疗，并给予相应的积极处理。

（二）放疗结束后的随访

对于胃癌术后放疗患者，放疗结束后一般在 3 个月内复查腹部 CT，评估局部区域情况，观察正常组织的放射损伤情况；以后每 3～6 个月进行病史和体格检查、腹部增强 CT 扫描和肿瘤指标检查，持续 2 年；此后每年至少随访一次病史和体格检查、腹部增强 CT、胸部和盆腔 CT 扫描。如有症状，可提前腹部 CT 复查。如出现骨转移症状如局部疼痛，可做骨放射性核素扫描，可疑处做 X 线摄片或者 MRI 扫描，观察骨质有无破坏，确定是否发生骨转移并决定下一步的治疗方案。

对于新辅助治疗患者，治疗结束后应在 1～2 个月内及时进行复查评估；如果没有明显进展和转移，应在放疗结束 6～8 周后进行手术治疗；对局部不可切除的姑息性治疗患者，也应进行复查评估；如果转化为可切除，则建议进行根治性手术治疗。

第六节　胃癌多学科联合治疗

一、局部进展期不能够手术胃癌的放化疗联合治疗

（一）不可切除的定义

《NCCN 治疗指南》中定义无法手术切除的情况包括：①局部晚期定义，即影像学检查高度怀疑，或经活检证实的肝十二指肠韧带，或肠系膜根部、腹主动脉旁淋巴结转移，肿瘤侵犯或包绕主要大血管(脾血管除外)。②远处转移或腹膜种植(包括腹水细胞学检查阳性者)。

（二）局部晚期胃癌的同期放化疗

胃癌姑息性治疗的探索开始于 20 世纪 60 年代，包括局部无法切除的胃癌应用高能射线进行外照射，美国 Mayo 医学中心的 Moertel 等比较了 5-Fu 联合放疗和单独放疗治疗局部无法切除的胃癌。研究结果显示，联合治疗组的中位生存期和 5 年生存率均比单独放疗组有显著改善。由美国胃肠协作组进行的另一项研究，有 90 例局部晚期患者随机分为两组，一组接受联合化疗，另一组接受联合放化疗(5-Fu＋CCNU)。结果显示，联合放化疗对部分患者有效，且手术切除原发灶可以提高生存率。Hazard 等回顾性分析认为，无法切除的胃癌患者应用联合放化疗比单用放疗有优势。复旦大学附属肿瘤医院针对该类患者进行了一项Ⅱ期临床试验，旨在研究同期放化疗是否可以提高潜在可切除胃癌患者 R0 手术切除率。结果显示 PCR 为 14%，R0 切除率达 73.7%，并且可以手术切除患者的预后明显高于不能手术的患者。

二、胃癌的术前放疗

（一）适应证

胃癌手术前放疗适应证：①一般情况较好，KPS≥70；②T3-4 期和(或)淋巴结阳性的胃-食管结合部癌患者；③无远处转移的证据；④肺功能、肝、肾、心脏功能无严重损伤。局部晚期胃癌患者应该行多学科讨论，作出最佳判断，给予最适合的治疗计划。

（二）术前放疗的照射范围和剂量

1. 照射范围　手术前放疗的靶区为胃部原发病灶、区域转移淋巴结和复发风险较高的淋巴引流区。

2. 放疗剂量　胃癌术前放疗常使用常规分割放疗，分次剂量为 1.8～2.0 Gy，总剂量为 45～50.4 Gy。一般主张行化疗加术前放疗的诱导治疗，常规分割放疗总剂量为 45 Gy 左右。放疗和手术间隔时间 8 周左右为佳。

（三）术前放疗的治疗结果

较早期的Ⅲ期临床研究为中国医学科学院肿瘤医院 1998 年的报道。研究显示，贲门癌患者接受术前放疗加手术较单纯手术可提高生存率。研究入组 370 例患者，随机分为术前放疗联合手术组和单纯手术组，放疗剂量为 40 Gy/20 次。结果显示术前放疗可提高肿瘤切除率(89.5% 对比

74.9%)和 R0 切除率(80.1%对比 60.8%),并且取得了长期生存率的提高,10 年生存率分别为 20.3%和 13.3%(P=0.009)。局部失控在两组分别为 39%和 55%(P<0.05)。此项研究显示了术前放疗对贲门癌患者局部控制和生存的获益。

鉴于在辅助治疗中观察到同期放化疗优于单纯放疗后,在此后进行的Ⅱ期研究中,新辅助放疗均采用联合放化疗。Ajani 等报道的术前放化疗 34 例多中心研究结果,术前化疗为 5-Fu、亚叶酸和顺铂,放疗同期的化疗为 5-Fu,照射剂量为 45 Gy,85%的患者随后接受了手术;R0 切除率为 70%,病理完全缓解率为 30%,部分缓解率为 24%;显示对新辅助治疗有反应的患者,其中位生存时间为 63.9 个月,明显长于无反应者的 12.6 个月(P=0.03)。而且新辅助放化疗后提高了手术切除率,显示了新辅助放化疗的疗效。在此后的一项Ⅱ期研究中,同期放化疗在 5-Fu 的基础上增加了每周 45 mg/m² 的紫杉醇同期化疗。然而,结果并非如预期设想的加强同期化疗可提高疗效。41 例入组患者,病理完全缓解率并未提高(20%)。研究报道时的中位随访时间为 36 个月,在 41 例患者中有 28 例(68%)仍存活,故未达中位生存时间。与前一项Ⅱ期研究相似的是,同样观察到新辅助治疗后肿瘤有降期的患者具有较好的疗效。但放疗同期的毒性反应较单药 5-Fu 明显较高。因此,在胃癌放疗同期采用较强烈的同期化疗方案需谨慎。

前述 CROSS 研究的结果证实,无论腺癌和鳞癌新辅助放化疗都可以提高患者的总生存率。

三、胃癌的术后放疗

(一) 术后放疗适应证

术后放疗适应证:①一般情况较好,KPS 评分≤70;②T3-4 期和(或)淋巴结阳性或切缘阳性患者;③无远处转移的证据;④肺功能、肝、肾、心脏功能无严重损伤。

(二) 术后放疗的治疗结果

SWOG9008/INT-0116 研究是一项具有里程碑意义的临床研究。研究了可手术切除的胃癌或胃-食管结合部腺癌患者手术联合术后放化疗对于生存的影响。研究中有 556 例胃或胃-食管结合部腺癌患者(ⅠB~Ⅲ期)随机分组,分别接受单独手术 (275 例)或手术联合放化疗(281 例,静脉注射 5-Fu+亚叶酸,在同期放化疗之前或之后)。大部分患者为 T3 或 T4 期肿瘤,85%患者淋巴结阳性,仅有 31%患者为 T1-2 及 14%患者为淋巴结阴性。对手术的清扫范围并不作为该研究要求关注的内容。术后放化疗(针对于所有≥T1,伴或不伴淋巴结转移的患者)可明显改善总生存期和无复发生存期。中位总生存期在单纯手术组和手术+放化疗组分别为 27 个月和 36 个月(P=0.005)。放化疗组相比于单纯手术组,具有更好的 3 年总生存率(50%对比 41%),以局部复发为首次复发的比例在联合放化疗组明显降低(19%对比 29%)。当中位随访时间>10 年时,接受术后同步放化疗的ⅠB~Ⅳ(M0)期胃癌患者的生存仍保持获益,并且没有观察到远期毒性的增加。该项研究的发表,确立了放疗在胃癌辅助治疗中的价值。而且,在后续 7 年和 11 年长期随访结果均表明,术后辅助放化疗对无病生存和总生存仍保持获益,并未随时间的延长而减弱。

虽然,INT-0116 研究结果建立了未接受术前治疗的胃癌完全切除术后放化疗为标准治疗的模式。但是也存在一些问题,如较大的毒性反应、不足的淋巴结清扫和相对较弱的辅助化疗方案。INT-0116 研究中放化疗组具有较高的 3~4 级的血液学毒性和胃肠道不良反应(分别为 54%和 33%)。放化疗组的 281 例患者,仅有 64%的患者完成了所有治疗,而 17%的患者因为不良反应中断治疗。3 例患者(1%)死于化疗引起的不良反应,包括肺纤维化、心血管事件和骨髓抑制。研究中接受 D2 根治术的比例仅有 10%。因此有学者认为,辅助放疗仅对手术彻底性有局限的患者才有意义,对于 D2 清扫术后是否需要辅助放化疗仍存有争议。对此,韩国学者开展了一项 D2 术后患者接受辅助化疗(XP)与辅助化疗(XP)联合放疗的 ARTIST 研究。该研究入组的 458 例患者手术均规定必须接受 D2 根治术。研究结果显示,放化疗组和单纯化疗组的 3 年无病生存率分别为 78.2%和 74.2%(P=0.0862),差异无统计学意义。但在有淋巴结转移的患者中,接受放化疗患者的 3 年无病生存率为 77.5%,高于单纯化疗组的 72.3%(P=0.0365),提示有淋巴结转移患者值得进一步进行放化疗的相关研究。为此,启动了针对淋巴结阳性患者的 ARTIST-Ⅱ临床试验。需要注意的是,由于事件的发生较预期的较少,该 ARTIST 研究最终分析的时间早于最初计划的时间。这可能与60%的患者均为早期(ⅠB～ⅡA)有关，这些早期的患者中有超过20%的为T1或T2期，而在西方国家多数这些早期患者并不需要辅助放化疗。因此，在目前的研究证据中，INT-0116研究中接受D2根治术的比例较低，而ARTIST研究中，纳入的早期患者比例过高，使得局部进展期患者术后辅助放化疗真实作用的共识尚未能达到一致。

（三）照射范围与放疗剂量

1. 照射范围 胃癌术后患者常见的局部区域复发是区域淋巴结的复发转移，容易出现复发的淋巴结区包括腹主动脉旁淋巴结、肝十二指肠韧带淋巴结和胰周淋巴结。其他可能出现复发的部位有吻合口、瘤床、十二指肠残端等。术后放疗的照射范围应该包括高危复发淋巴结区域、瘤床、吻合口或十二指肠残端，以及存在肿瘤残留的区域。

2. 术后放疗剂量 切缘阴性者45～50.4 Gy，存在肿瘤残留的区域可以局部加量至54 Gy，采用常规分割照射。

四、胃癌的靶向治疗

ToGA研究是首个在HER-2阳性胃癌患者中评价曲妥株单抗联合顺铂及一种氟尿嘧啶类药物的前瞻性多中心随机Ⅲ期临床研究。这项研究证实，对于HER-2阳性的晚期胃癌患者，曲妥株单抗联合标准化疗的疗效优于单纯化疗。该研究中，有594例HER-2阳性(IHC-3阳性或FISH阳性)胃或胃-食管结合部腺癌(局部晚期、复发或转移性)，其中大部分为胃癌患者。患者被随机分组，分别接受曲妥株单抗联合化疗或单纯化疗。中位随访时间在两组分别为19个月和17个月。与单纯化疗相比，曲妥株单抗联合化疗组的中位总生存期显著改善(分别为13.8个月和11个月，$P=0.046$)。这一研究确立了曲妥株单抗联合化疗在HER-2阳性晚期胃癌或胃-食管结合部癌患者中的标准治疗地位。

第七节 胃癌复发和转移的治疗

肿瘤局部进展、转移或复发者推荐患者接受姑息治疗(包括化疗、减症放疗、临床试验或者最佳支持治疗)，对于局部复发可耐受手术的患者，手术也是一种治疗选择。

一、局部区域复发

对于局部区域复发而言，部分患者仍能取得较好的预后。当前，胃癌根治术后局部或区域性复发的治疗方法主要包括手术治疗和局部放疗。对于部分胃切除后的残胃复发可以进行全胃切除，并可能获得长期生存；对于其他类型的局部复发，通常难以再次实施手术切除。对于不能再次进行手术治疗的患者，放疗作为一种局部治疗手段，可在一定程度上帮助控制局部或区域性复发病灶，缓解症状，提高生活质量。

胃癌根治术后局部或区域性复发的放疗指征：无再次手术可能且无远处转移，或者伴有远处转移但需行局部姑息减症治疗。

李桂超等对于胃癌术后局部区域复发患者应用放化疗进行治疗取得了较好的效果。在43例患者中，吻合口或十二指肠残端复发11例(25.6%)，肿瘤床复发5例(11.6%)，残胃复发2例(4.6%)，区域淋巴结转移35例(81.4%)。所有患者放疗后的中位随访时间为19个月，中位术后复发时间为胃癌根治术后15个月。放疗后的中位生存时间为15个月，1年生存率为59%，2年生存率为31%。中位肿瘤缓解时间为14个月，预后与复发部位($P=0.023$)和性别($P=0.038$)有关。该研究结果还显示，N分期较高的患者，其术后复发时间也较短，由此提示淋巴结转移患者可能更需要接受术后放疗。

二、远处转移的治疗

远处转移包括骨转移、脑转移、腹膜种植转移等，以化疗为主的综合治疗能够缩小肿瘤，减轻症状，延长生命。姑息性放疗，姑息性改道手术，支架植入，肠内、肠外营养支持，以及其他的最佳支持手段对提高患者的生活质量、延长生存时间起到重要作用，也可以参加临床试验。

第八节 放疗并发症

胃癌进行放疗的主要目的是杀灭肿瘤细胞，在放疗的同时，周围的正常组织和器官也可能受到一定的损伤。随着精确放疗技术的应用，周围正常组织的损伤较以往明显减少。胃癌常见的放疗并发症如下。

一、放射性胃炎

几乎是胃癌放疗中必然发生的并发症，多在照射 30～40 Gy 时出现。此时有明显的食欲减退、恶心、呕吐和上腹部疼痛等症状。防治的办法是：此时患者应注意卧床休息，多饮水，以利代谢物的排泄。应少食多餐，吃易消化的食物，不要吃过甜、过咸、辛辣油腻的食物。口服维生素 B_6、甲氧氯普胺等药物，可减轻恶心。如呕吐明显，可使用 5-羟色胺受体拮抗剂和激素治疗。如果症状较重者，治疗效果不好时可考虑外周静脉营养和停止放疗。

二、放射性肝损伤

自从运用精确放疗技术以来，放射性肝损伤的发生率已明显下降。由于肝的代偿功能强大，少部分肝接受较高剂量的照射，对其功能影响不大。临床上一般出现恶心、食欲下降、转氨酶升高等，可以给予对症处理，一般放疗结束后会较快恢复。如果出现转氨酶升高，可酌情给予口服或静脉保肝药物，一般 1～2 周内可以恢复正常。可视病情的轻重，考虑是否暂停放疗。

三、放射性肾损伤

肾跟肝的情况类似，目前在严格剂量限制的情况下，肾的受照剂量被限制在一定的范围内，很少出现明显的肾损伤和毒性。早期反应可能表现为肌酐的升高，而剂量超过一定的范围，受照肾组织晚期会出现肾功能减退甚至丧失。一旦出现晚期损伤，很难恢复，所以需要严格限制肾的照射剂量。

四、放疗后红细胞、白细胞、血小板减少

造血系统对放射线高度敏感。其产生的原因是放疗时骨髓内各种造血细胞的分裂繁殖受到抑制，导致向外周血中释放的成熟细胞减少，包括白细胞、红细胞和血小板。放射线对生成这 3 种细胞的前体细胞的放射敏感程度是一样的，但由于白细胞和血小板的寿命很短，因此外周血中计数会很快下降，而红细胞的生存时间较长，贫血出现较晚。因此放疗期间应每周检查血常规 1～2 次，对白细胞计数和血小板下降明显者，给予造血细胞因子治疗，严重时输血及停止放疗。

五、放射性食管损伤

食管是胸部放疗的剂量限制性器官之一。食管黏膜组织属早期反应组织，反应的严重程度反映了死亡的干细胞和存活的克隆源性细胞再生之间的平衡。对于 EGJ 肿瘤，可能会对食管受到一定的照射。但是胃癌放疗的总剂量不高（＜60 Gy），所以一般不会出现比较严重的食管损伤。

急性放射性食管炎一般在接受 20～30 Gy/2～3 周常规照射后症状逐步明显，合并化疗者发生的会更早。对于 1、2 级急性放射性食管炎可继续接受放疗，并密切观察病情的变化，同时给予适当的对症处理。如患者不能正常饮食，可改用半流质或流质，或采用全能营养素服用。同时，必须改变饮食习惯和结构，对于 3 级以上的放射性食管炎，应停止放疗，并适时采用肠道内或肠道外营养支持治疗。无法进食时，可考虑置胃管、胃造瘘等措施。

六、放射性心脏损伤

放射性心脏损伤的发生率与心脏受照射的体积密切相关，受照射的体积越大，放射性心脏损伤的发生率就越高。心脏受到照射后，心包最容易发生损伤，因此放射性心包炎是最常见的临床表现。心肌、心瓣膜、心内膜也可受到损伤。心脏的放射性损伤可以发生在放疗期间，但一般发生在放疗后 6 个月至 8 年。放疗前或放疗过程中应用某些化疗药物如 ADM 等会加重心脏的损伤。

七、其他器官放射性损伤

（一）放射性脊髓损伤

在常规分割放疗中，以脊髓炎和（或）脊髓坏死为观察指标，脊髓在受照体积（长度）为 1/3(5 cm)、2/3(10 cm)、3/3(20 cm)时的 $TD_{5/5}$ 分别为 50 Gy、50 Gy、47 Gy，$TD_{50/5}$ 分别为 70 Gy、70 Gy、68 Gy；单次剂量照射的 $TD_{5/5}$～$TD_{50/5}$ 为 15～20 Gy。

脊髓损伤的临床表现为感觉异常（麻刺样感觉、发散样疼痛和 Lhermitte's 综合征）、感觉麻木、运动无力和大小便失禁等，不同段位的脊髓损伤有特定的受损平面。Lhermitte's 综合征一般发生在放疗结束后 2～4 个月，以后持续存在或在 6 个月后再度出现。感觉麻痹、麻木或大小便失禁等出现在放疗后 6～12 个月。同期应用神经毒性药物如 MTX、DDP、VP-16 等会加重损伤。诊断为脊髓损

伤时需与肿瘤压迫或转移所引起的症状相鉴别。预防损伤发生是最好的治疗。目前的治疗方法主要是采用皮质激素，如地塞米松 10 mg，静脉点滴，每日 1 次，持续 10～14 天，以后逐渐减量。其他神经营养药物的应用具有一定的作用。

（二）皮肤损伤

皮肤损伤常见于腹壁或背部皮肤，一般较轻微，不需特殊处理。

（李桂超）

参 考 文 献

[1] 陈万青，张思维，曾红梅，等. 中国 2010 年恶性肿瘤发病与死亡. 中国肿瘤，2014，23：1-10.

[2] 李桂超，章真，马学军，等. 胃癌根治术后局部或区域性复发部位规律及复发后放疗疗效在确定术后放疗靶区中的意义. 肿瘤，2012，32：794-799.

[3] 孙文洁，章真，胡伟刚，等. 整合呼吸因素后三维适形及调强放疗计划在胃癌术后放疗中的剂量学研究. 中华放射肿瘤学杂志，2010，19：528-531.

[4] Bang YJ, Kim YW, Yang HK, et al. Adjuvant capecitabine and oxaliplatin for gastric cancer after D2 gastrectomy (CLASSIC): a phase 3 open-label, randomised controlled trial. Lancet, 2012, 379: 315-321.

[5] Bang YJ, van Cutsem E, Feyereislova A, et al. Trastuzumab in combination with chemotherapy versus chemotherapy alone for treatment of HER2-positive advanced gastric or gastro-oesophageal junction cancer (ToGA): a phase 3, open-label, randomised controlled trial. Lancet, 2010, 376: 687-697.

[6] Hazard L, O'Connor J, Scaife C. Role of radiation therapy in gastric adenocarcinoma. World J Gastroenterol, 2006, 12: 1511-1120.

[7] Hu W, Xu A, Li G, et al. A real-time respiration position based passive breath gating equipment for gated radiotherapy: a preclinical evaluation. Med Phys, 2012, 39: 1345-1350.

[8] Japanese Research Society for Gastric Cancer. The general rules for the gastric cancer study in surgery and pathology (ed12). Tokyo: Kanahara Shuppan, 1993.

[9] Lee J, Lim dH, Kim S, et al. Phase Ⅲ trial comparing capecitabine plus cisplatin versus capecitabine plus cisplatin with concurrent capecitabine radiotherapy in completely resected gastric cancer with D2 lymph node dissection: the ARTIST trial. J Clin Oncol, 2012, 30: 268-273.

[10] Leong T, Willis D, Joon DL, et al. 3D conformal radiotherapy for gastric cancer-results of a comparative planning study. Radiother Oncol, 2005, 74: 301-306.

[11] Macdonald JS, Smalley SR, Benedetti J, et al. Chemoradiotherapy after surgery compared with surgery alone for adenocarcinoma of the stomach or gastroesophageal junction. N Engl J Med, 2001, 345: 725-730.

[12] Marks LB, Yorke ED, Jackson A, et al. Use of normal tissue complication probability models in the clinic. Int J Radiat Oncol Biol, phys, 2010, 76: S10-19.

[13] Matzinger O, Gerber E, Bernstein Z, et al. EORTC-ROG expert opinion: radiotherapy volume and treatment guidelines for neoadjuvant radiation of adenocarcinomas of the gastroesophageal junction and the stomach. Radiother Oncol, 2009, 92: 164-175.

[14] Nam H, Lim DH, Kim S, et al. A new suggestion for the radiation target volume after a subtotal gastrectomy in patients with stomach cancer. Int J Radiat Oncol Boo Phys, 2008, 71: 448-455.

[15] Roder JD, Bottcher K, Busch R, et al. Classification of regional lymph node metastasis from gastric carcinoma. German Gastric Cancer Study Group. Cancer, 1998, 82: 621-631.

[16] Sasako M, Sakuramoto S, Katai H, et al. Five-year outcomes of a randomized phase Ⅲ trial comparing adjuvant chemotherapy with S-1 versus surgery alone in stage Ⅱ or Ⅲ gastric cancer. J Clin Oncol, 2011, 29:

4387-4393.

[17] Smalley SR, Gunderson L, Tepper J, et al. Gastric surgical adjuvant radiotherapy consensus report: rationale and treatment implementation. Int J Radiat Oncol Biol Phys, 2002, 52: 283-293.

[18] van Hagen P, Hulshof MC, van Lanschot JJ, et al. Preoperative chemoradiotherapy for esophageal or junctional cancer. N Engl J Med, 2012, 366:2074-2084.

[19] Wo JY, Yoon SS, Guimaraes AR, et al. Gastric lymph node contouring atlas: a tool to aid in clinical target volume definition in 3-dimensional treatment planning for gastric cancer. Prac Radiat Oncol, 2013,3:e11-19.

[20] Wydmanski J, Suwinski R, Poltorak S, et al. The tolerance and efficacy of preoperative chemoradiotherapy followed by gastrectomy in operable gastric cancer, a phase Ⅱ study. Radiother Oncol, 2007, 82:132-136.

[21] Yoon HI, Chang JS, Lim JS, et al. Defining the target volume for post-operative radiotherapy after D2 dissection in gastric cancer by CT-based vessel-guided delineation. Radiother Oncol, 2013, 108:72-77.

[22] Zhang ZX, Gu XZ, Yin WB, et al. Randomized clinical trial on the combination of preoperative irradiation and surgery in the treatment of adenocarcinoma of gastric cardia (AGC) — report on 370 patients. Int J Radiat Oncol Biol Phys, 1998, 42: 929-934.

第三十七章 直肠癌

第一节 概 述

直肠癌是指从齿状线至直肠乙状结肠交界处之间的肿瘤，一般距离肛缘 15 cm 以内。直肠癌是最常见的恶性肿瘤之一。2016 年，美国有 39 220 例新发直肠癌病例，其发病率和死亡率均位居恶性肿瘤的第 3 位。各个国家和地区之间直肠癌的发病率存在差异，亚洲和非洲国家及南美地区直肠癌的发病率较低。我国直肠癌发病率呈现逐年增加的趋势；在上海，结直肠癌发病率已经高居所有恶性肿瘤的第 2 位。根据中国国家癌症中心统计的数据，2015 年我国结直肠癌的发病人数为 37.6 万。我国年轻人直肠癌发病率较国外为高，占全部直肠癌的 5%～6%，而且年轻人罹患直肠癌预后较差。

在过去 20 年中，由于诊疗技术的进步，使直肠癌的早期诊断和手术前分期有了很大的进步，治疗计划的设计也更加合理，直肠癌的疗效有了明显提高，局部复发率明显下降，长期生存率得以提高。由于外科病理的进步，更多地了解了局部区域复发的原因，并优化了外科治疗技术；新的影像技术如 MRI，有助于选择治疗方案和计划性外科；新辅助治疗的规范化应用，提高了直肠癌患者的长期生存率。

一、病因

直肠癌是与饮食结构和生活方式关系非常密切的肿瘤，如高蛋白、高脂肪及高糖饮食，低纤维素的摄入，以及体力活动减少、肥胖、吸烟、饮酒、Ⅱ型糖尿病等与直肠癌的发生明显相关。健康的饮食方式可以降低直肠癌发生的风险。

直肠癌的遗传倾向性明显，有 20%～30%的患者与遗传相关，有家族聚集性，新诊断的结直肠腺癌或腺瘤的一级亲属患结直肠癌的风险增高。结直肠癌遗传易感性包括明确定义的遗传综合征，如林奇综合征和家族性腺瘤样息肉增生。直肠息肉可以恶变，直肠息肉的发病率随着年龄的增加而增加，息肉体积越大，恶变率越大。

二、应用解剖

直肠为大肠的终末段，上界于第 3 骶椎水平，与乙状结肠相连；向下延伸，由两侧肛提肌组成肛管中止于肛门。直肠长 12～15 cm。直肠壁可以分为黏膜层、黏膜肌层、黏膜下层、肠壁肌层及浆膜层(腹膜反折以下的直肠无浆膜层)。直肠上皮起源于内胚层为腺上皮，故直肠癌多为腺癌。

直肠上 1/3 前及两侧有腹膜覆盖，直肠中 1/3 前有腹膜覆盖并向前反折形成直肠膀胱凹或者直肠子宫凹，直肠下 1/3 无腹膜覆盖。解剖结构上决定直肠上 1/3 肿瘤手术后的局部复发率较低，而中下 2/3 肿瘤手术后的局部复发率相对较高。

黏膜下层有丰富的血管网和淋巴管网，故一旦起源于黏膜层的癌变突破黏膜肌层进入黏膜下层时，即有发生淋巴结转移的可能。齿状线以上的直肠淋巴管主要向上引流为上组，沿直肠上动脉和肠系膜下动脉而行。直肠腹膜反折以下的直肠淋巴引流除上述向上引流途径外，还向两侧经侧韧带内的直肠下动脉、静脉旁淋巴结再进入闭孔淋巴结、髂内淋巴结、髂总淋巴结。

直肠的淋巴结有以下几组：直肠系膜淋巴结，沿直肠上动脉、肠系膜下动脉分布的淋巴结，闭孔淋巴结，髂内淋巴结，髂外淋巴结，腹股沟淋巴结。

直肠系膜是指直肠背侧的血管、淋巴管及脂肪组织，在直肠癌现代手术中具有重要的临床意义。

三、病理和分子生物学

结直肠癌为结直肠的恶性上皮性肿瘤，只有肿瘤穿过黏膜肌层到黏膜下层才视为恶性。直肠癌的病理类型包括腺癌、黏液腺癌、印戒细胞癌、小细胞癌、鳞癌、腺鳞癌、髓样癌、未分化癌、梭形细胞癌或肉瘤样癌等。

绝大多数（95%～98%）直肠癌为腺癌。多数直肠腺癌表现为染色体不稳定性，而微卫星不稳定性则很少。约1/3的直肠癌与DNA甲基化异常有关。WNT信号通路是直肠癌重要的信号通路。直肠癌患者肿瘤抑癌基因APC常有突变。此外，常见有肿瘤抑制基因p53、TGF-β、k-ras和PI3CKA基因激活。而BRAF突变在直肠癌中罕见。

四、播撒途径

（一）直接浸润

当肿瘤浸润至黏膜肌层以下时，由于其沿淋巴管、血管周围的间隙扩散、阻力小，因此比黏膜层进展更快，在黏膜下层、肌层及浆膜层中的蔓延比黏膜层要广。直肠癌浸润穿透肠壁时，即可直接侵犯邻近的组织器官，如膀胱、子宫、阴道、前列腺、精囊、输尿管或骶骨。

（二）淋巴结转移

当肿瘤突破黏膜肌层到达黏膜下层时可发生淋巴结转移，且随着向肠壁深层及向肠壁外浸润，淋巴结转移的机会明显增多。

（三）血道转移

直肠癌常伴有血道转移，常见的转移部位依次为肝、肺、骨及脑。

第二节　诊断与分期

一、临床表现

早期直肠癌常无临床症状，便血是直肠癌最常见的症状。当肿瘤发展到一定体积时，常使大便的外形发生改变，表现为大便变细、变形等。另外，常见的症状还有大便习惯的改变，如排便次数多、大便不成形或稀便、排便困难、肛门疼痛或肛门下坠等。肿瘤出现淋巴结转移时，有淋巴结转移压迫的相应临床表现。直肠癌患者偶尔有以血道转移为首发症状，如肝转移、骨转移等。

二、检查方法

1. 直肠指检　至少可以触及距离肛门7 cm以内的直肠壁情况。直肠指诊时应注意确定肿瘤的大小、形状、硬度、有无带蒂或广阔基底，以及是否固定等。

2. 肠镜　可以观察到距离肛门25 cm内的病变情况，并可以对病灶取活检标本。

3. 结肠气钡双重造影　是诊断直肠癌的首选方法。可观察病变的大小、位置、形态及与周围组织的关系，可以发现结肠的多发病变。

4. CT扫描　CT对确定局部侵犯广泛的直肠癌及直肠癌术后盆腔复发的范围有帮助。可以提供直肠及其邻近盆腔结构精确的图像，但其图像分辨率低于MRI或直肠内超声（ERUS）技术。因而，CT扫描不是直肠癌局部区域分期的优选模式，但可用于排除肝、肺等器官转移，并直接观察肿瘤是否侵犯盆腔肌肉。手术后CT检查可见骶前出现瘢痕性软组织影，手术后4～9个月会随时间的延长，其软组织影退缩，最后表现为横条状或碎片状阴影。因而手术后3个月时，CT检查可作为基础图像。

5. MRI检查　可以了解直肠癌侵犯范围及盆腔复发。T2加权图像可提供高分辨率的直肠和盆腔结构，有利于提供准确的T分期，特别是T3分期造影剂增强扫描和高级的功能序列如弥散权重成像（diffusion-weighted，DWI）和动态增强扫描，可用于直肠癌新辅助治疗后肿瘤反应的早期评估。

6. ERUS　可以明确直肠壁内外的侵犯情况及淋巴结转移情况，对临床分期及判断是否需要术前放疗提供帮助。ERUS是最好的大肠壁分层方式，对于早期直肠癌的分期尤其有效。但是，ERUS聚焦范围相对局限，在评估局部晚期肿瘤与邻近组织结构的关系方面不如MRI检查。

7. 实验室检查　包括血常规、肝肾功能、大便常规及肿瘤标记物等。

三、诊断与鉴别诊断

临床上应警惕上述临床表现，并结合直肠指检、肠镜检、盆腔CT或MRI、ERUS、大便潜血试验、血清癌胚抗原（CEA）等检查明确诊断。直肠癌的确诊依赖病理学诊断，应该与女性直肠子宫内膜异位症、内痔注射硬化剂治疗后等相鉴别，另外还需与直肠息肉、痢疾肛裂等相鉴别。

四、分期

（一）分期前的相关检查

分期前应该采集完整的病史和体格检查。检测全血细胞计数、肝肾功能、CEA、胸部X线片或者胸部CT扫描、肝和腹部CT或MRI、超声检查。为了正确选择直肠癌手术前的治疗措施和决定手术范围，对于(cT1-2)分期有条件者应该行ERUS，所有患者应该行直肠MRI检查。需要手术者，术前应行结肠镜。

为了准确病理分期，在直肠癌病理检测中应该报告如下内容:肿瘤的分化等级，肿瘤的浸润深度(T)，送检淋巴结个数和阳性淋巴结个数，近端、远端和环周切缘(CRM;CRM阳性是指肿瘤距离切缘≤1 mm)，以及肠系膜边缘的情况，新辅助治疗的疗效，淋巴管/血管浸润，神经周围浸润，肿瘤沉积(直肠旁孤立肿瘤结节)等。

（二）直肠癌TNM分期

结肠癌和直肠癌的分期与生存结果基本相似，因而采用相同的分期系统。结直肠癌TNM分期目前采用AJCC/UICC的TNM分期系统(第8版，2016)。分期检查包括常规盆腔MRI和肝、肺CT。TNM分期中采用的“c”、“p”和“yp”分别是指临床分期、病理分期、新辅助治疗后术后的病理分期。前缀“r”用于经治疗后获得一段无瘤间期复发的患者(rTNM)。AJCC推荐至少切除12个淋巴结来准确对直肠癌进行分期。在接受术前化疗的患者中有可能不能获得12个淋巴结标本，最少需要多少淋巴结数目前的文献缺乏一致性。

1. 原发肿瘤(T)

Tx：原发肿瘤无法评价。

T0：无原发肿瘤证据。

Tis：原位癌，局限于上皮内或侵犯黏膜固有层。

T1：肿瘤侵犯黏膜下层。

T2：肿瘤侵犯固有肌层。

T3：肿瘤穿透固有肌层到达浆膜层，或侵犯无腹膜覆盖的结直肠旁组织。

T4a：肿瘤穿透腹膜脏层。

T4b：肿瘤直接侵犯或粘连于其他器官或结构。

2. 区域淋巴结(N)

Nx：区域淋巴结无法评价。

N0：无区域淋巴结转移。

N1：有1～3枚区域淋巴结转移。

N1a：有1枚区域淋巴结转移。

N1b：有2～3枚区域淋巴结转移。

N1c：浆膜下、肠系膜、无腹膜覆盖的直肠周围组织内有肿瘤种植(TD)，无区域淋巴结转移。

N2：>4枚区域淋巴结转移。

N2a：4～6枚区域淋巴结转移。

N2b：>7枚区域淋巴结转移。

3. 远处转移(M)

M0：无远处转移。

M1：有远处转移。

M1a：远处转移局限于单个器官或部位(如肝、肺、卵巢、非区域淋巴结)。

M1b：远处转移分布于一个以上的器官/部位或腹膜转移。

M1c：腹膜转移有或者没有其他远处转移。

4. 分期

0期：TisN0M0。

Ⅰ期：T1-2N0M0。

ⅡA期：T3N0M0。

ⅡB期：T4aN0M0。

ⅡC期：T4bN0M0。

ⅢA期：T1-2N1-1cM0；T1N2aM0。

ⅢB期：T3-4aN1-1cM0；T2-3N2aM0；T1-2N2bM0。

ⅢC期：T4aN2aM0；T3-4aN2bM0；T4bN1-2M0。

ⅣA期：任何T任何NM1a。

ⅣB期：任何T任何NM1b。

ⅣC期：任何T任何NM1c。

（三）直肠癌Duke分期

直肠癌传统的临床分期采用Duke分期，该分期简单，至今仍广为应用。Duke分期的A、B、C期对应于TNM分期的Ⅰ、Ⅱ、Ⅲ期。临床应用较多的是改良Astler-Coller Duke分期，即MAC分期。

A期:肿瘤未穿透固有肌层(T1N0M0)。

B1期:肿瘤侵犯固有肌层(T2N0M0)。

B2期:肿瘤穿透固有肌层到达浆膜层，或侵犯无腹膜覆盖的结直肠旁组织，或肿瘤穿透腹膜脏层(T3-4aN0M0)。

B3期:肿瘤直接侵犯或粘连于其他器官或结构(T4bN0M0)。

C1 期：肿瘤限于直肠壁内，有淋巴结转移(T1-2N1-1c M0；T1N2aM0；T2-3N2aM0；T1-2N2bM0)。

C2 期：肿瘤侵出直肠壁，有淋巴结转移(T3-4a N1-1cM0；T2-3N2aM0；T4aN2aM0；T3-4aN2bM0)。

C3 期：肿瘤直接侵犯或粘连于其他器官或结构，有淋巴结转移(T4bN1-2M0)。

第三节 治疗策略

单一的外科手术切除效果较差，在直肠癌全系膜切除术(total mesorectum excision，TME)广泛应用之前，直肠癌术后局部复发率(local recurrence，LR)较高，在 Dukes' B 期患者手术后复发率高达 31%，Ducks' C 期则高达 50%。局部复发是直肠癌治疗失败的主要原因之一，局部晚期直肠癌的标准治疗是术前放疗或放化疗后全直肠系膜切除。

一、手术治疗

根治性手术是直肠癌的主要治疗方法，目的是切除原发肿瘤包括其血供和周围淋巴结。根据肿瘤所在部位及肿瘤侵犯程度选择不同的手术方式，这些手术方式包括腺瘤切除术、经肛门手术切除、经肛内镜微创手术、经腹切除术等。

(一) 经肛门手术切除

1. 经肛门手术的适应证 T1 肿瘤；内镜下切除的息肉伴癌浸润，或病理学不确定；无血管、淋巴管浸润(LVI)或神经浸润；高-中分化；治疗前影像学检查无淋巴结肿大的证据者。

如果能在直肠内充分显露肿瘤，可以考虑经肛门内镜微创手术。其适应证为：肿瘤侵犯肠周径<30%；肿瘤直径<3 cm；切缘阴性>3 cm；肿瘤不固定；距离肛缘 8 cm 以内。

2. 经肛门手术的术后处理 如为 T1、Nx 无高风险者给予观察；伴有高风险的 T1、Nx 者考虑经腹切除或者化疗/放疗。

3. 高危因素定义 切缘阳性、血管或淋巴管侵犯、分化不良，或肿瘤侵犯至黏膜肌层深度。

(二) 经腹切除

在 TME 原则下行腹-会阴联合切除术、低位前切除术或者结肠肛管吻合。

1. 切除原则 切除原发肿瘤，保证足够的切缘；尽可能保留器官结构的完整性；长程新辅助放化疗应该在 5～12 周内进行手术；采用 TME 手术清扫区域淋巴结；推荐使用腹腔镜手术，但对于局部进展期患者、有肠梗阻和存在高风险等情况时更合适开放手术。

2. 经腹切除适应证 临床分期为 T3N0 或任何 TN1-2 或 T4 和(或)局部不可切除或者无法耐受手术者给予化疗/放疗后经腹切除，手术后化疗，或者化疗后放化疗，然后手术。

3. 经腹切除的术后处理 cT1-2 经腹切除后 pT1-2N0M0 者观察；pT3-4N0M0 者观察或化疗或化放疗；pT1-4N1-2M0 者化放疗。

(三) TME 手术

TME 手术减少了 CRM 的阳性率。要求 TME 切除肿瘤下缘 4～5 cm 的直肠系膜才算足够。下段直肠癌(距离肛缘<5 cm)切除肿瘤远端肠管 1～2 cm 是可以接受的，但需要术中做冷冻病理检查证实切缘为阴性。游离全部直肠，可保证切缘阴性并切除足够的直肠系膜。对于直肠远端 2/3 的中低位直肠癌，病理科医生应该评价 TME 手术的质量(直肠系膜的完整性)。

(四) 淋巴结清扫

直肠癌手术应该尽可能地清扫可疑的转移淋巴结。如无临床可疑淋巴结，NCCN 治疗指南不推荐施行扩大淋巴结清扫术。

(五) 恶性息肉的处理

恶性息肉(癌细胞浸润穿透黏膜肌层到达黏膜下层，pT1)局部切除后，病理检查提示高风险(切缘阳性、淋巴血管侵犯、分化程度差、SM3 等)患者的后续治疗一直是临床上比较有争议的问题。2017 版 NCCN 治疗指南建议，对具有预后不良的组织学特征者(病理检查提示高风险)经过放化疗以后根据情况可以有 3 种选择：①CR 患者监测随访；②追加经腹直肠切除术；③FOLFOX/CAPEOX 方案辅助化疗。

(六) 术前临床评估与术后病理分期不相符的处理

虽然直肠癌目前利用 ERUS、CT、MRI 和 PET-CT 进行术前评估，评估的准确性有了明显的提高，仍然有 20%左右的评估不足和评估过度。直肠癌患者往往涉及放疗，如果评估不足术后追加放疗，那么患者急慢性不良反应较术前放疗显著增加；而评估过度，则可能发生过度治疗。2017 版

NCCN治疗指南推荐3种选择:①监测随访(新推荐);②辅助化疗(新推荐);③辅助放化疗。临床医师可以结合患者的情况,选择其中一种方案。

(七)肝转移的治疗

有50%~60%的直肠癌患者会出现转移,80%~90%出现不可切除的肝转移。肝转移患者若未接受手术,则5年生存率较低。选择性患者手术切除肝转移有可能治愈,5年无病生存可达20%。

1. 原发灶和肝转移灶都能切除 原发病灶及肝转移灶能够切除,患者可耐受手术,则原发病灶及周围淋巴结行短程放疗(5 × 5 Gy)联合化疗后6~8周进行评估,3个月后再施行手术。

2. 不可切除转移性病灶 大部分转移患者都是不可切除的疾病。但肝的有限转移如累及关键结构,则肿瘤退缩后可行手术切除。这种患者要考虑积极化疗以减小转移灶,使其尽可能切除;肝或肺有多个转移者,单纯化疗不能获得R0切除。任何用于治疗转移性疾病的化疗方案都可试用于转移患者的化疗,目的不是去除微转移灶,而是试图获得肿瘤退缩。

3. 非手术治疗 尽管可切除转移性疾病的标准治疗是手术切除,也可对某些患者进行肝局部非手术治疗:①肝动脉灌注;②动脉栓塞治疗(TACE);③放疗,包括动脉内置入放射性粒子栓塞和SBRT,其治疗肝转移的1年局部控制率为56%~100%;④肿瘤消融治疗。

(八)肺转移的治疗

结直肠癌患者10%~20 %会出现肺转移。肺转移多见于直肠癌有RAS基因突变的患者。肺转移能够手术切除的5年总生存率为40%~68%。有作者前瞻性研究82例结直肠癌SABR治疗的结果(包括60例肺转移),单器官1~3个转移灶不能手术也不适宜其他治疗者,SABR治疗后CR为37%,PR为18%,5年局部控制率为70%,5年生存率为39%。肺转移性病灶射频消融治疗也是可以选择的治疗方法。

二、非手术治疗

(一)早期直肠癌放疗

对早期直肠癌的治疗手段有多种。高度选择的T1和T2期、无淋巴结转移证据的病例、无预后差因素的肿瘤,可以考虑局部治疗。局部治疗的方法有局部手术切除原发肿瘤和腔内放疗两种。采用局部治疗时需严格掌握适应证。术前采用直肠腔内超声或腔内MRI扫描正确评估肿瘤的浸润情况非常重要。

1. 适合放疗的早期直肠癌适应证 ①低位肿瘤,T1或T2N0期;②肿瘤无固定,病灶占肠腔不超过肠壁的40%;③病理检查为分化好或中等分化;④直肠指检或影像学检查无区域淋巴结转移证据;⑤肿瘤<3 cm。对T2期病灶需慎重,因为隐匿淋巴结转移的发生随T分期而增加。

2. 放疗方法与剂量 低能射线(50kV)接触治疗适用于上述早期直肠癌的治疗。对于肿瘤非常小且恶性程度低的肿瘤,每次给予20~30 Gy,由于体积小,虽然剂量高,患者可很好的耐受。单纯腔内治疗后的局部控制率可达86%~91%,有报道局部复发率仅为0~6.9%。

3. 盆腔外照射 未联合盆腔外照射的单纯腔内放疗与单纯局部切除术相比,局部控制率更低。盆腔内外联合照射可降低亚临床病灶的转移和减小原发灶的体积。通常在腔内治疗前的5~7周进行,剂量为45 Gy/25次。

(二)局部晚期直肠癌放疗和放化疗

局部晚期直肠癌单纯手术治疗后有较高的复发率,T3N0M0期的病例术后复发率高达15%~35%,T1-4N1-2M0期的病例术后复发率高达45%~65%。TME手术虽然显著降低了中低位直肠癌的局部复发率,但直肠癌术后局部复发和远处转移仍然是直肠癌的主要致死因素。近年来,新辅助治疗包括新辅助放疗、新辅助化疗,受到广泛关注,特别是术前基于5-Fu为基础增敏的新辅助放化疗在肿瘤降期、增加手术切除率、减少局部复发率等方面取得了明显的效果。新辅助放疗/放化疗联合TME手术是局部晚期(Ⅱ/Ⅲ期)患者的标准治疗方案。

不能切除或者医学原因不能手术的T3-4N0期、任何TN1-2期的患者,其处理有3种选择:①化疗加长程放疗,如果能够手术则手术切除,手术后再行化疗;②短程放疗(T4期不推荐),如果能够手术则手术切除,手术后化疗;③化疗后化放疗,如果能够手术则手术切除。放化疗中首选5-Fu灌注化疗加放疗或者卡培他滨加放疗。可以替代的方案是5Fu/亚叶酸/RT方案。手术前化疗方案为FOLFOX或者CapeOX方案。手术后化疗方案选择FOLFOX(首选)、CapeOX方案(首选),或者

5-Fu/亚叶酸或者卡培他滨方案。不能切除者，其放疗剂量要>54 Gy。

（三）进展期或转移性疾病的治疗

1. 化疗方案的选择　治疗多发性转移结直肠癌的药物既可联合应用，也可单独应用，包括5-Fu/亚叶酸、卡培他滨、伊立替康、奥沙利铂、贝伐单抗、西妥昔单抗、帕尼单抗、阿柏西普和瑞格菲尼。治疗的选择应依据治疗目的、既往治疗类型和时间、治疗药物毒性。若患者体力状态等能耐受较强化疗，推荐如下5个方案：FOLFOX、FOLFIRI、CapeOX、5-Fu/亚叶酸或FOLFOXIRI。Gilbert病和血清胆红素升高的患者要谨慎使用伊立替康。

2. 基因检测与靶向治疗　推荐转移性结直肠癌患者对原发或转移肿瘤检测RAS、BRAF、NRAS基因突变。推荐RAS检测并不意味着一线治疗中优先考虑某种方案。早期建立RAS状态，对保证治疗连续性有益，如果存在突变则考虑其他方式治疗。抗EGFR制剂对Ⅰ、Ⅱ、Ⅲ期患者中无作用，不推荐检测。RAS突变的患者不应接受含西妥昔单抗和帕尼单抗的治疗。

诊断为Ⅳ期时推荐行BRAF检测。尚无证据表明，可以根据BRAF突变状态使用抗EGFR治疗。越来越多的研究表明，BRAF V600E突变直肠癌患者无论是采用西妥昔单抗或帕尼单抗还是联合化疗，疗效均较V600E基因野生型更差。

根据CALGB/SWOG 80405研究结果，推荐采用西妥昔单抗+FOLFOX初始治疗进展期或转移性疾病。但西妥昔单抗用于围术期治疗可能有害，西妥昔单抗+FOLFOX治疗可切除转移患者及潜在可转化切除患者时要谨慎。

3. 二线化疗的选择　二线治疗方案的选择主要依据初始治疗方案：①接受FOLFOX或CapeOX初始治疗患者，建议二线治疗选用FOLFIRI或伊立替康单药或联合西妥昔单抗或帕尼单抗（RAS野生型），贝伐单抗或阿柏西普也是推荐的选择。②接受FOLFIRI方案作为初始治疗患者，FOLFOX或CapeOX或联合贝伐单抗，西妥昔单抗或帕尼单抗联合伊立替康，单药西妥昔单抗或帕尼单抗也是推荐的选择。③接受5-Fu/亚叶酸或卡培他滨单药治疗患者，二线治疗选择包括FOLFOX、CapeOX、FOLFIRI、单药伊立替康或伊立替康联合奥沙利铂。上述方案都可与贝伐单抗或帕尼单抗联合。④接受FOLFOXIRI作为初始治疗患者，西妥昔单抗或帕尼单抗单药或联合伊立替康是RAS野生型患者的推荐选择。

第四节　新辅助放疗与辅助放疗

新辅助放化疗后行根治性手术已经成为《NCCN治疗指南》推荐的局部进展期中低位直肠癌的标准治疗模式。Ⅱ期和Ⅲ期直肠癌，由于局部复发的风险很高，需要新辅助或者辅助局部治疗。

目前常采用的治疗模式有两种：①手术前新辅助放化疗后手术加辅助化疗；②采用化疗后再放化疗，然后手术，整个围手术治疗时间在6个月内完成。目前的治疗指南或规范大多建议Ⅱ～Ⅲ期直肠癌以术前新辅助治疗取代传统的术后放疗；③临床分期为T1-2期者直接行手术治疗；④术后病理检查为Ⅱ～Ⅲ期、术前未接受放化疗者，应采取术后放化疗；⑤对于T4期病变或局部晚期无法手术者行术前同步放化疗，治疗后经过评估，如果可以接受R0手术，建议手术治疗。否则行根治性放化疗。

一、新辅助放疗与新辅助放化疗

1. 丹麦研究　奠定了新辅助放疗在局部晚期直肠癌治疗中的地位。该研究为随机对照研究，比较了术前短程（每天5 Gy，共5天）放疗联合TME手术与单独TME手术的治疗效果，新辅助放疗联合手术组和单纯手术组2年局部复发率分别为2.4%和8.2%，但两组总体生存无显著差异；新辅助放疗仅在Ⅲ期且术后病理检查环周切缘为阴性的直肠癌中有长期生存获益（50%对比40%，$P=0.032$）。

2. CAO/ARO/AI0-94研究　德国研究比较了新辅助放化疗和术后辅助放化疗对T3-4期或淋巴结阳性直肠癌的疗效，823例入组。结果发现与辅助放化疗相比，5年局部控制率辅助放疗组更低（6%对比13%，$P=0.006$），但总生存率相似。急性毒性反应在新辅助放化疗组明显低，手术后并发症、吻合口瘘及后期并发症无显著差异。表明新辅助放化疗组术后毒性反应、保肛率方面具有显著的优势。中位随访11年后发现肿瘤的局部控制率优势仍存在，但DFS、远处转移率及总生存方面没改善。>5年随访的局部复发率为12%，远处转移率为 7.6%。

3. FFCD 9203 研究 与单纯新辅助放疗相比较，增加新辅助化疗可提高 pCR 和提高保肛率。FFCD 9203 试验比较了手术前单独放疗与手术前放化疗的疗效。入组标准为可切除的 T3-4NxM0 期直肠腺癌。手术前放疗为 45 Gy/25 次/5 周，放化疗组在放疗第 1 周和第 5 周接受 5-Fu 加 LV 化疗，放疗结束后 3～10 周手术，两组均接受手术后辅助化疗。共有 733 例入组，5 年局部复发率手术前放化疗组更低，总生存率无显著性差异；pCR 两组分别是 8.1%和 16.5%($P<0.0001$)；局部复发率放化疗组更低(8.1%对比 6.5%，$P<0.05$)。两组生存率无显著性差异。放化疗组发生 3～4 度急性反应较单纯放疗组多(14.6%对比 2.7%，$P<0.05$)。

EORTC 进行了一项Ⅲ期大样本可切除的 T3-4NxM0 期随机研究(22 921 例)，随机分成术前放疗＋手术、术前放化疗＋手术、术前放疗＋手术＋术后化疗、术前放化疗＋手术＋术后化疗组 4 组。放疗剂量分割为 45 Gy/25 次；化疗为 5-Fu/亚叶酸连用 5 天，在放疗的第 1 周和第 5 周应用；术后化疗为 5-Fu/亚叶酸 4 个疗程。结果显示接受术前放化疗的患者，pCR 分别为 14%和 5.3%，表明化疗的应用对肿瘤的局部控制起到重要作用。术前未使用化疗的单纯放疗组，其局部复发率为 17.1%，明显高于其他组。研究组间的生存期无差异，但在亚组分析中术前治疗后肿瘤有降期者能够从术后辅助化疗中获益。中位随访 10.4 年，10 年总生存期或 DFS 在 4 组间无显著性差异，单独放疗组局部复发率显著高于其他组，远处转移率无显著性差异。最近的荟萃分析也显示 T3-4 期直肠癌新辅助放疗中增加化疗可提高 R0 切除率、pCR 和局部控制率，但在总生存期、DFS、保肛率及后期毒性反应方面无显著性差异。

以往认为新辅助放化疗主要应用于局部晚期直肠癌，而现有的研究表明似乎 T2/T3 期患者通过新辅助放化疗可获得更高的 pCR。在 ACCORD 研究中，所有 pCR 患者中有 63.2%(86/136 例)为 T2 期患者。经荟萃分析发现，纳入 T2 期患者的新辅助治疗的 pCR 更高。达到 pCR 的中早期直肠癌者若不进行手术，则可避免永久性造口，因此显著提高生活质量，而一旦复发，也可进行挽救性手术治疗。为此有学者主张采用“wait & see”的办法。已有的研究表明，T2/T3 期的直肠癌患者“wait & see”后的局部复发常在 2 年内，一旦复发多数患者可以行挽救性治疗。

T3N0 期直肠癌能否从新辅助放化疗中获益仍然需要更多的前瞻性随机对照试验验证。大多临床研究试图通过新辅助治疗增加保肛机会，但是最近的两项荟萃分析表明术前放化疗并不能增加保肛率。此外，距肛缘＞10 cm 的直肠癌很可能不能从术前放化疗中获益。

准确的术前分期是决定治疗模式的基础。2013 年《ESMO 治疗指南》首先提出了基于“肛门指诊＋直肠腔内超声＋高分辨率盆腔 MRI”联合一体的综合手段来对直肠癌术前精确分期，然后依据肿瘤位置(距离肛门距离)、T 分期、N 分期、肠壁外血管浸润(EMVI)和直肠系膜筋膜(MRF)等因素来对直肠癌的局部复发风险进行分级，最后根据复发风险程度选择不同的治疗模式。

有 50%～60%的新辅助治疗可能降期，其中有 20%的患者可能达 pCR。最近的研究显示，新辅助治疗的反应与直肠癌患者的长期治疗相关。MERCURY 的研究显示，MRI 扫描评估的新辅助治疗降期与 PFS 及总生存期有显著相关性。对新辅助治疗反应的评估至少包括有治疗反应、无治疗反应。

二、新辅助化疗与诱导化疗

(一) 临床研究情况

MSKCC 开展了一项单中心单臂的前瞻性临床试验，共入组了 32 例Ⅱ～Ⅲ期的直肠癌患者，所有患者均进行 6 个周期 FOLFOX 化疗，前 4 个周期联合贝伐单抗靶向治疗，随后进行 TME 手术。若患者化疗期间出现疾病稳定或疾病进展，则行新辅助放疗。结果显示，32 例患者均达 R0 切除，其中 2 例患者因心脏毒性反应未能完成新辅助化疗而转行新辅助放化疗。完成新辅助化疗的 30 例患者均出现肿瘤退缩，术后病理检查提示有 8 例达到了 pCR(25%)，4 年 LR 为 0%，DFS 为 84%。

FOWARC Ⅲ期临床试验比较了术前新辅助化疗(疾病稳定及疾病进展者不增加放疗)与新辅助放化疗的疗效，结果显示新辅助 FOLFOX 组的 pCR 更低(6.6%对比 14.0%)。

几个小样本资料比较了诱导化疗后新辅助放化疗后手术是否带来治疗获益。西班牙 GCR-3 随机Ⅱ期研究显示，增加诱导化疗在病理反应率方面相似，诱导化疗组显示更少的毒性反应及更好的耐受性。AVACROSS Ⅱ期研究显示，贝伐单抗诱导化疗组耐受性好，pCR 为 36%。

在围术期放化疗中化疗药物使用方面的研究显示，卡培他滨与 5-Fu 相比较疗效无显著性差异。NSABP R-04 比较了局部晚期直肠癌（Ⅱ期或Ⅲ期）5-Fu 加或不加奥沙利铂，卡培他滨加或不加奥沙利铂的疗效，入组 1 608 例患者，结果显示两组在 pCR、OS、DFS、保肛率及手术后降期方面无显著性差异，而奥沙利铂增加了毒性反应。另外一项Ⅲ期研究显示，在放疗同步术前新辅助治疗中卡培他滨的疗效不差于 5-Fu。AACORD 12/0405 Prodige 2 临床试验也得出相似的结果，即增加奥沙利铂不能带来生存获益。EXPERT-C 的Ⅱ期临床试验在放疗中增加分子靶向药物西妥昔单抗，主要研究目的是评价 pCR，结果显示 k-ras 野生型者应用西妥昔单抗的总生存期有显著的提高（HR＝0.27，P＝0.034），然而主要研究终点 pCR 率未达到。其他Ⅱ期研究显示增加西妥昔单抗没有生存获益，需要更多的临床研究证实该药物的临床试验结果。Ⅱ期研究显示，帕尼单抗在 K-ras 野生型直肠癌中接近病理完全反应或者病理完全反应者明显高于对照组（53%对比 32%）。使用帕尼单抗者≥3 级的毒性反应明显增加。

（二）NCCN 推荐的直肠癌辅助治疗方案

1. 辅助化疗

（1）mFOLFOX6：奥沙利铂 85 mg/m^2，静脉注射，第 1 天；亚叶酸 400 mg/m^2，静脉注射，第 1 天；5-Fu 1 200 mg/m^2，持续静脉滴注 2 天（46～48 小时总量 2 400 mg/m^2），每 2 周重复，术前总疗程为 6 个月。

（2）简化 2 周 5-Fu 灌注/亚叶酸方案（sLV 5 Fu2）：亚叶酸 400 mg/m^2，静脉注射，第 1 天；5-Fu 400 mg/m^2，静脉推注，第 1 天；然后 5-Fu 1 200 mg/m^2，持续静脉滴注 2 天（46～48 小时总剂量为 2 400 mg/m^2），每 2 周重复，围术期总疗程为 6 个月。

2. 同期放化疗的剂量　①放疗＋5-Fu 持续灌注，每天 225 mg/m^2，放疗期间每天 24 小时持续静脉滴注，每周持续 5～7 天。②放疗＋卡培他滨，卡培他滨 825 mg/m^2，每天 2 次，放疗期间每周 5 天，共 5 周。

三、辅助化疗及新辅助放疗后的辅助化疗

对于术前未使用新辅助化疗的Ⅱ～Ⅲ期直肠癌患者均应行辅助化疗。在 NCCN 治疗指南中新辅助化疗-放化疗-手术-辅助化疗也可作为治疗的选择。目前的临床研究趋向于将辅助化疗提前。

术前新辅助放疗后可显著降低局部复发率，但局部缓解率并没有转化为长期的生存获益。最近 4 项前瞻性随机对照Ⅲ期临床试验均认为，术后辅助化疗并不能改善患者的长期生存。Breugom 对这 4 个临床试验的荟萃分析显示，术后辅助化疗对总生存期、DFS 和远处转移均没有影响。但亚组分析中，对距肛门 10～15 cm 直肠癌的新辅助化疗可降低远处转移，提高 DFS，但对总生存期没有影响，这提示在接受了新辅助化疗的高位直肠癌患者可能从辅助化疗中获益。一项在亚洲开展的多中心Ⅱ期随机对照临床试验（ADORE 试验）已证实，奥沙利铂加 5-Fu 的联合化疗与 5-Fu 单药化疗相比，可以显著提高 ypⅢ期直肠癌的 3 年 DFS（71.6%对比 62.9%），但对 ypⅡ期直肠癌的预后没有影响。

一项包括 21 项随机研究显示，以 5-Fu 为基础的术后化疗有效的常用化疗方案为 5-Fu 和卡培他滨。一项荟萃分析包括 10 项 15 000 例患者的结果显示，化疗延迟 4 周，相应的总生存期则下降 14%。由此可见术后化疗应该尽早进行。

口服药物卡培他滨可能是连续静脉灌注 5-Fu 的一种较好的替代品，欧洲研究资料显示，卡培他滨在 5 年总生存率方面不差于 5-Fu，在 3 年的 DFS 中甚至优于 5-Fu。在术前放疗中，5-Fu 或卡培他滨联合或不联合奥沙利铂的治疗效果无显著性差异。在一项 1 608 例患者的临床试验中，增加奥沙利铂导致 3～4 级腹泻者更多，但以 pCR 为外科终点，4 组之间无显著性差异。随后的一些研究显示，在术前放化疗中 5-Fu 加奥沙利铂增加了治疗相关毒性反应，而无明显治疗获益。

四、术后辅助放疗

多数研究显示，术后放疗可提高直肠癌局部控制率，但术后放疗总生存率提高不显著。病理分期Ⅱ/Ⅲ期直肠癌患者，如果术前未行放化疗，术后放化疗也是标准的辅助治疗。

第五节 直肠癌复发的治疗

现代外科技术条件下直肠癌手术后复发率为4%～11%。复发性直肠癌的预后较差，复发的主要症状有疼痛、便血、盆腔感染和梗阻等。对于孤立性盆腔/吻合口复发尽可能给予手术切除，术后再行化放疗，或者术前化放疗后再施行手术。术后吻合口复发者，若无法手术且既往盆腔未行放疗，可考虑行放疗挽救。其他部位复发者，放疗可作为其中的治疗手段，并配合手术及化疗。

先前照射过的直肠癌局部复发为一种很不均质性疾病，应该争取外科完全切除。手术前再照射似乎是安全的，增加了R0切除率。Wout等分析9个临床研究共474例直肠癌手术后复发患者的治疗结果，其治疗方案差异较大，大多为根治治疗目的，再照射方式包括新辅助放疗（加或不加化疗）、术中放疗或者单纯术中放疗。放疗毒性、围术期并发症或者死亡率可接受。以根治为目的的治疗、外科切除（特别是R0切除）是预后好的因素。再照射可增加R0切除率，并影响局部控制率和总生存率。再照射大多采用外照射加或不加化疗，然后采用手术治疗。5年局部控制率为≤48%，5年无转移率为42%～66%，5年无疾病生存率为13.1%～40.0%。

Mohiuddin等研究了复发性直肠癌的再程放疗，剂量为30 Gy，如果放射野中包括的小肠体积小，可加至40 Gy左右。103例患者，初次接受的放疗剂量为30～74 Gy（平均50.4 Gy）。复发后，仅照射局部的复发病灶，再放疗剂量为15～49.2 Gy。放疗后有34例患者可手术切除，5年生存率为22%，而未能手术的仅15%（$P=0.001$）。Valentini等报道残留病灶完全切除后的2年局部控制率和总生存率分别为69.0%和83.5%。

有3个临床研究报道了再照射的毒性反应，3级及以上急性毒性反应见于0～7%，3级以上后期毒性反应见于5.0%～16.7%。围术期并发症12.8%～80.5%，无围术期死亡。

先前照射过的直肠癌复发采用重离子治疗可取得较好的疗效。在日本的一组患者5年局部控制率为93%，5年生存率为45%（$n=136$）。在另一组23例患者中，盆腔接受过外照射的患者中复发后采用重离子治疗，3年总生存率为65%，疾病特异性生存率为51%，3级以上毒性反应（白细胞计数下降及感染）为26%。但是，复发后单独重离子治疗的患者远处转移率较高，应该考虑增加全身治疗。

第六节 放疗技术

一、放疗剂量及分割方式

（一）术前放疗剂量及分割方式

1. 常用放疗剂量 盆腔剂量45～50.4 Gy/25～28次。对于可切除的肿瘤，在照射45 Gy后应该考虑瘤床外扩2 cm范围加量，术前加量5.4 Gy/3次。

2. 分割方式 直肠癌术前放疗的合适分割照射方式及手术时间仍然存在争议。术前放疗的剂量及分割方式常采用以下两种中的一种：①短程快速大分割放疗，多采用每次5 Gy，25 Gy/5次/1周，放疗结束后1周内进行手术。②常规长程分割，每次1.8～2.0 Gy，45～50.4 Gy/5～6周，在放疗结束后6～8周进行手术。在大多数国家，术前放疗采用常规长程分割（即在5～6周内每次照射1.8～2.0 Gy），同步5-Fu化疗。北欧地区常采用短程放疗方案，而北美及其他欧洲地区多采用长程放疗方案。

3. 短程放疗与长程放疗的比较研究

（1）CAO/ARO/AI0-94研究：该研究比较长程放疗方案在新辅助放化疗和术后辅助放化疗对于T3-4期或淋巴结阳性的直肠癌的疗效。共有823例入组，结果发现与辅助放化疗相比，5年局部控制率新辅助放疗组更低（6%对比13%，$P=0.006$），但总生存率相似。急性毒性反应在新辅助放化疗组明显较低，手术后并发症、吻合口瘘及后期并发症无显著差异。表明新辅助放化疗组术后毒性反应、保肛率方面具有显著的优势。中位随访11年后发现，肿瘤的局部控制率优势仍存在，但DFS、远处转移率及总生存时间没有改善。>5年随访的局部复发率为12%，远处转移率为7.6%。

（2）NSABP R-03研究：采用长程放疗方案，比较了新辅助放化疗和术后辅助放化疗在T3-4期或淋巴结阳性直肠癌的差异。该研究由于入组慢，在研究开始后6年终止入组。267例入组患者中5年DFS在术前放化疗组优于术后辅助放化疗组，但局部复发和总生存时间无显著性差异。

(3) Swedish研究：采用短程术前放疗方案，5×5 Gy作为标准治疗方案。1 168例可切除的直肠癌随机分为手术前25 Gy/5次/1周，1周内手术；另外一组单独手术。5年随访在放疗组局部复发率为11%，未照射组为27%($P<0.001$)。亚组分析显示，在Dukes'各期中都有显著性差异。在照射组5年OS和DFS得到提高，住院死亡率两组相当。中位随访13年，放疗的OS、CSS和局部复发率仍然有显著性差异，局部复发率分别为9%和26%($P<0.001$)。作者认为总生存率的提高可能是由于局部控制率的提高所致。

(4) 荷兰临床试验：由于手术技术的进步如TME，可显著减少局部复发率，有学者怀疑短程放疗有无必要。荷兰临床试验入组了1 861例患者，随机分为TME＋短程放疗和单独TME组。随访12年后短程放疗组仍然显示其局部控制的优势，10年累计局部复发率分别为5%和11%($P<0.0001$)。在TNM分期Ⅲ期及CRM阴性者中提高了生存率，10年OS分别为50%和40%($P=0.032$)。

(5) MRC CR07和NCIC-CTG CO16研究：有1 350例可手术的直肠癌随机分为术前短程放疗及术后加选择性手术后放化疗组。短程放疗组为25 Gy/5次，手术后放化疗组为45 Gy/25次同步5-Fu。结果术前放疗局部复发的相对危险度减少61%，3年局部复发率分别为4.4%和10.6%。该临床试验病理评估是很重要的一部分。虽然92%的手术记录为TME，但实际TME只为52%。

(6) 波兰研究：其主要研究终点是比较长程放疗与短程放疗在保肛率方面是否有差异。短程放疗盆腔照射25 Gy/5次/1周，在1周内手术。长程放疗为照射50.4 Gy/1.8 Gy，在放疗第1周和第5周5-Fu加亚叶酸化疗，放疗结束后4～6周手术。入组条件为可切除的T3-4期直肠腺癌、肛门括约肌无肿瘤侵犯、肛门指诊能够触及。有316例患者入组，随机分为长程和短程放疗两组。两组保肛率相似（短程放疗组61%，长程放疗组58%；$P=0.57$)。pCR在短程放疗组更低(1%对比16%)，阳性切缘长程组为4.4%，短程放疗组为12.9%；两组OS、RFS、局部复发率无显著性差异；4年总生存期短程放疗组和长程放疗组分别为67.2%和66.2%($P=0.960$)。3、4级治疗相关毒性反应在术前长程放疗组更高(3%对比18%，$P<0.001$)；手术后并发症及30天死亡率相似，严重后期毒性反应相似(10.1%对比7.1%，$P=0.360$)；两组的生活质量、肛门直肠功能、性功能无显著性差异。

(7) 澳大利亚研究：该研究比较了超声或者MRI分期为T3期患者长程放疗和短程放疗，主要研究终点是应用长程放疗在T3期直肠癌的局部复发率低于短程放疗。入组者为ERUS或MRI检查分期为T3N0-2M0、肿瘤位于距离肛缘12 cm以内。短程放疗盆腔照射25 Gy/5次/1周，在1周内手术。长程放疗为照射50.4 Gy/1.8 Gy/5.5周，同步5-Fu灌注化疗，放疗结束后4～6周手术。所有患者接受辅助化疗。有326例入组，短程组接受全剂量放疗；长程组93%接受全剂量放疗、84%接受全剂量化疗。3年局部复发率在短程组为7.5%，长程组为4.4%($P=0.24$)；两组远处转移率、DFS和OS无显著性差异。后期3～4级毒性反应短程组为5.8%，长程组为8.2%($P=0.53$)。作者认为长程组比短程组在减少局部复发的风险上可能更好。

(8) Johan等报道了直肠癌手术前放疗的合适分割及与手术的间隔时间的多中心随机研究结果(Stockholm Ⅲ)。入组条件为病理检查证实的直肠腺癌：距离肛门15 cm以内、无远处转移、能够手术者。入组者随机分为两组：一组为5×5 Gy照射1周内手术(短程组)，或者4～8周手术(短程延迟组)；另一组为25×2 Gy照射4～8周手术(长程延迟组)。主要的研究终点为局部复发率。有840例入组，短程组的复发中位时间为33.4个月(18.2～62.2个月)，短程延迟组为19.3个月(8.5～39.5个月)，长程延迟组的中位复发时间为33.3个月(17.8～114.3个月)。与短程组相比较，短程延迟组的HR为1.44(95%CI＝0.41～5.11)，长程延迟组HR为2.24(95%CI＝0.71～7.10)，$P=0.48$。急性放射毒性反应在短程组为<1%，长程延迟组为5%。手术后并发症短程组为50%，短程延迟组为38%，长程延迟组为39%。与短程组相比较，短程延迟组OR为0.59(95%CI＝0.36～0.97)，长程延迟组OR为0.63(95%＝0.38～1.04)，$P=0.075$。在合并分析中，短程延迟组的术后并发症明显低于短程组(53%对比41%；OR＝0.61，

95%CI=0.45～0.83)，P=0.001)。作者建议短程放疗延迟手术是常规短程放疗后立即手术的一种替代方案。

此外，2014年的一项包含16项临床试验的荟萃分析比较了短程放疗组中手术的合适时间，结果显示放化疗后间隔1～2周手术组的急性放射毒性反应更低，但手术后轻微并发症者更多；在放化疗后间隔3～12周组的pCR更高，但在R0切除率及保肛率方面无显著性差异。

根据已有的资料，短程和长程两种放疗方案都是安全有效的方案。长程放疗对于远端直肠癌、高危T3期和所有T4期肿瘤、保肛边缘候选的肿瘤更有优势。而短程放疗更加方便经济，应多学科讨论，但不推荐用于T4期患者。

(二) 术后放疗剂量

盆腔照射DT 45 Gy/25次/5周，肿瘤残留者肿瘤病灶缩野加量照射5.4～14.4 Gy。

(三) 局部晚期不能手术直肠癌根治性放疗剂量

盆腔照射DT 45～50 Gy/25次/5周，针对GTV外放1～2 cm加量照射至总剂量66～70 Gy。

二、设野技术

外照射放疗采用高能射线，多野照射，剂量由治疗计划系统计算优化，使照射的靶体积受到所需的高剂量，且可保护周围正常组织。外照射常采用三野或四野盒式照射，包括原发性肿瘤及盆腔转移淋巴结。鼓励多野照射技术，可以减少正常组织的受照射剂量。鼓励采用改变体位或其他照射技术可以减少小肠的照射剂量。Urbano等剂量学研究显示，与3D-CRT相比较，逆向IMRT照射45～50 Gy，小肠照射体积减小了64%，以5野照射技术显示较好。然而，对于直肠癌放疗，IMRT常用于临床试验及外照射后复发的患者。

三、放疗靶区

(一) 常规定位技术

术前放疗多采用3野等中心照射。常采用俯卧位，并用有孔腹部定位装置，一后两侧野照射技术，剂量比为2∶1∶1，侧野用楔形板。

常规放疗设野：前后野上界在第5腰椎下缘；下界依据骨性标记，综合考虑手术及术前肿瘤的位置情况来决定；建议射野的下界在术前病灶下缘下3 cm(术前放疗)或者闭孔下缘(Dixon手术)，或者会阴瘢痕放置标记处下1.5 cm手术；侧界包括真骨盆外1.0～1.5 cm。侧野上下界与前后野相同，后界需包括所有的骶前软组织，通常为从骶骨前缘向后1.5～2 cm；前界需考虑到直肠充盈状态的差异，一般在造影剂显示的直肠前2～3 cm(手术前放疗或Dixon手术)，或者根据手术后CT检查，包括直肠前1/3处(Mile手术)。

(二) CT模拟定位技术

(1) 定位前准备。定位前1小时排空膀胱和大便，并饮入造影剂，以充盈膀胱，显影小肠和结肠。

(2) 定位时患者俯卧于带有腹孔的定位板上，腹部自然置于孔内下垂。

(3) 扫描时肛门口放置铅点显示肛像。扫描范围上至膈水平，下至股骨中段。扫描层厚5 mm。

(三) 三维适形照射靶区

运用CT模拟和三维适形技术可以更好地照射肿瘤，保护正常组织，是目前推荐应用的技术。直肠癌复发的高危区域依次为骶前区、盆侧壁、坐骨直肠陷凹、会阴区和盆腔前部。盆腔淋巴结最常复发的区域依次为直肠系膜、直肠上动脉/肠系膜下动脉、髂内淋巴结、髂外淋巴结，而腹股沟淋巴结最少发生转移。淋巴道转移主要有3个方向，即向上进入肠系膜下淋巴结、侧向进入髂内淋巴结、少数病例向下进入髂外淋巴结及腹股沟淋巴结。复发的危险度与肿瘤的分期和原发病灶的位置相关。勾画CTV图像时，应该考虑可能产生复发的原发灶和淋巴引流区域，主要包括肿瘤或原肿瘤床、直肠系膜区、坐骨下窝、骶前区及闭孔淋巴引流区、髂内淋巴引流区。在有盆腔其他脏器如膀胱、前列腺、阴道、子宫等受侵犯时需包括髂外淋巴引流区。PTV应考虑包括摆位和器官移动的误差，常给予CTV病灶外围约1 cm的边界。

(四) IMRT照射靶区

1. RTOG 0826临床试验 评估了IMRT在直肠癌治疗中的作用。盆腔上部分的靶区形态接近U形(避免小肠照射)。此种形态靶区，常规放疗或三维适形放疗的剂量分布无法得到，故IMRT可提供更佳的剂量分布。在有肿瘤存在时，如术前放疗、复发灶放疗，或针对术后高度复发危险区缩野加量放疗时，同期加量调强放疗可得到较理想的剂量分布。

2. RTOG 0822研究 了解局部晚期直肠癌新

辅助化放疗后应用 IMRT 是否可减少胃肠道毒性反应(同步卡培他滨 825 mg/m²,每日 2 次;奥沙利铂 50 mg/m²,每周 1 次,共 5 次)。该研究的基础来自 RTOG 0247。RTOG 0247 是应用 3D-CRT 技术,结果因为胃肠道毒性反应较大而终止。RTOG 0822 放疗采用逆向调强 IMRT 照射原发性病灶及淋巴结至 45 Gy(每次 1.8 Gy),随后采用 3D-CRT 化放疗对于 GTV 病灶及周围外 2 cm 进行加量照射,包括所有骶骨前区至 5.4 Gy(每次 1.8 Gy)。该研究按照 RTOG 肛门直肠癌图谱勾画盆腔 CTV。T3 期肿瘤的 CTV 包括 GTV 以及髂内淋巴结区和直肠系膜(即直肠周围脂肪组织及骶骨前间隙)。T4 期的肿瘤,CTV 包括上述 T3 期肿瘤的相同结构及髂外淋巴结区。GTV 至 CTV 的外放,直肠 GTV 周径外放 1.5 cm,上下外放 2.5 cm,淋巴结 GTV 均匀外放 1.5 cm,无转移的髂内外血管均匀外放 1 cm。肠系膜/直肠周围淋巴结及骶骨前间隙 CTV 统一定义为第 1～5 骶椎的骶骨前 8 mm 软组织。PTV 由 CTV 均匀外扩 0.5 cm 形成。照射剂量要求为≤93%处方剂量覆盖≥98%的 PTV;≤10%的 PTV 允许接受≥105%的处方剂量;≤5%的 PTV 允许接受≥110%的处方剂量。危及器官主要有小肠(即包含小肠的腹膜腔),其 V35<180 ml,V40<100 ml,V45<65 ml,最大点剂量<50 Gy。其他剂量限制器官还有股骨头和膀胱。该研究的主要研究终点为≤2 级胃肠道毒性反应,与 RTOG 0247 相比较减少 12%。但是,该研究显示有 51.5%≥2 级胃肠道毒性反应,超过 RTOG 0247 的 40%的急性毒性反应。该研究也提示,小肠接受低剂量照射的体积更加重要(即 15 Gy)。

3. 欧洲专家委员会建议的统一 CTV 定义

(1) CTV-A:定义为髂内、骶骨前和直肠周围淋巴结。

(2) CTV-B:髂外淋巴结区。

(3) CTV-C:腹股沟淋巴结区。

大多数直肠癌仅照射 CTV-A。在某些选择性直肠癌患者除照射 CTV-A 外,应考虑增加照射 CTV-B,甚至是 CTV-C。

(4) 加量体积(boost volumes)和 PTV:加量体积依据不同的治疗及研究方案而定。加量 CTV 应该包括病灶水平的肠系膜及骶前区,包括直肠系膜头侧和尾侧各 1～2 cm 及肛门直肠内 GTV 外放 2 cm。PTV 一般由 CTV 均匀外放 0.7～1.0 cm 及皮肤内 2～5 mm 形成。

表 37-1 为欧洲专家委员会建议的直肠癌放疗各淋巴结亚区域的定义,可供参考。表 37-2 为根据肿瘤分期及肿瘤所在部位等,欧洲专家委员会建议 CTV 应该包括淋巴结区。

表 37-1　直肠癌照射亚区域的定义

亚区域	界限	建议
骶前间隙	腹腔	
	上界:腹主动脉与髂总动脉分叉处或者最上阳性淋巴结上 5 mm	如有阳性淋巴结,应该包括
	下界:骶骨岬	
	前界:腰椎腹侧 1 cm	
	后界:腰椎前缘	
	中界:—	
	侧界:髂总血管侧面	
	盆腔	
	上界:髂总动脉与髂内、外动脉分叉处/骶骨岬	(1) 骶前间隙在直肠系膜和侧方淋巴结水平时建议包括在此两结构中,其他情况骶前间隙应该分开勾画
	下界:直肠系膜下界	
	前界:腰椎腹侧 1 cm	
	后界:腰椎前缘	(2) 椎间孔不包括在内,除非肿瘤临近或者直接侵犯
	中界:—	
	侧界:骶髂关节	
直肠系膜	上界:肠系膜上动脉与乙状结肠动脉和直肠上动脉分叉处	考虑膀胱、子宫运动所致的 CTV-PTV 前界不均匀性
	下界:肛提肌进入外括约肌(环绕直肠的直肠系膜脂肪消失)	
	前界:直肠上动脉外 7 mm,不包括肠结构	
	中-下界:直肠系膜筋膜,前盆腔器官的后缘	

续表

亚区域	界限	建议
	后界：骶骨和坐骨直肠陷凹尾骨水平前面（包括骶骨前间隙中间部分） 中界：— 侧界及上/中界：可见的直肠系膜筋膜，侧方淋巴结及髂外淋巴结的中缘 下界：肛提肌内侧缘	
侧方淋巴结	后部（髂内淋巴结） 上界：髂总动脉与髂内、外动脉分叉处 下界：肛提肌进入外括约肌（骨盆底） 前界 上盆腔：环绕血管 7 mm 中盆腔：膀胱与髂外血管的连接处，在冠状面可见的经过输尿管前壁处 下盆腔：坐骨直肠陷凹后界 后界：骶髂关节侧缘 中界 上部：直肠系膜上环绕血管 7 mm，除外正常的解剖结构 中-下部：直肠系膜筋膜、盆腔器官 侧界 上部：髂腰肌、盆骨 中-下部：盆壁肌肉的中间缘（梨状肌和闭孔内肌）	上界： (1) 如有 cT3N0 期、MRF0^-，上界可低至肠系膜下动脉，在乙状动脉和直肠上动脉的分叉处（相当于直肠系膜的上界） (2) 其他情况（MRF$^+$、cT4 或者 N$^+$期），考虑髂总动脉与髂内、外动脉分叉处解剖界限
	前部（髂内淋巴结） 前界 中盆腔：髂外淋巴结的后壁 下盆腔（髂外血管离开盆腔水平）；闭孔动脉前面	如有以下 3 种情况考虑包括：①侧方淋巴结阳性（髂内淋巴结）；②cT4 期；③多个直肠系膜淋巴结（cN2 期）
髂外淋巴结	上界：髂总动脉与髂内、外动脉分叉处 下界：旋髂深静脉经过髂外动脉处；如 CT 检查不能够显示，则为髋臼顶部与耻骨分叉上部之间 前界：血管前 0.7 cm，沿髂腰肌前侧 1.5 cm，包括前侧淋巴结 后界：髂外静脉后界 中界：血管腹侧 7 mm，除外盆腔器官 侧界：髂腰肌	如有以下 2 种情况考虑包括：①cT4 期；② 侧方淋巴结阳性（髂内淋巴结）
腹股沟淋巴结	上界：旋髂深静脉经过髂外动脉处；如 CT 检查不能够显示，则为髋臼顶部与耻骨分叉上部之间 下界：大隐静脉进入股静脉处 前界：距离股血管外缘至少 2 cm，包括任何可见的淋巴结及淋巴管 后界：髂腰肌、耻骨肌和外展肌组成的股三角 中界：围绕股血管 1～2 cm，包括任何可见的淋巴结及淋巴管 侧界：缝匠肌或髂腰肌的中缘	如有以下 3 种情况考虑包括：①腹股沟淋巴结阳性；②肛管/肛门外括约肌侵犯；③cT4 期有阴道下 1/3 侵犯
坐骨直肠凹	上界：盆腔下阴部动脉水平（坐骨结节、闭孔内肌、臀大肌） 下界：连接括约肌复合体和坐骨结节的斜平面 后界 中-上部：臀大肌 下部：括约肌后水平的可见切线 中界：肛提肌 侧界：坐骨结节、闭孔内肌、臀大肌	肛门外括约肌或坐骨直肠陷凹侵犯
括约肌复合体	来自肛门-直肠连接，包饶括约肌	如括约肌侵犯应该包括在内

（资料来源：Valentini V, et al. International consensus guidelines on clinical target volume delineation in rectal cancer. Radiother Oncol, 2016, 120:195-201）

表 37-2　根据肿瘤分期及部位建议的 CTV 应该包括的淋巴结区

分期与部位	直肠系膜	骶前间隙		侧方淋巴结		髂外淋巴结	坐骨直肠陷凹	腹股沟淋巴结	括约肌复合体
		盆腔	腹腔	后	前				
cT3	＋	＋	淋巴结阳性时＋	＋	N2 时＋				
cT4(前盆腔器官)	＋	＋	淋巴结阳性时＋	＋	＋	＋		当阴道下1/3侵犯时＋	
cT4(肛门括约肌)	＋	＋	淋巴结阳性时＋	＋	＋	＋	当坐骨直肠陷凹或者肛门外括约肌直接侵犯时＋	＋	＋
cT3(直肠系膜外淋巴结)	＋	＋	淋巴结阳性时＋	＋	＋	＋			

注：＋表示需要照射的区域(资料来源：Valentini V, et al. International consensus guidelines on clinical target volume delineation in rectal cancer. Radiother Oncol, 2016, 120:195-201)。

(五) 正常组织勾画与剂量限制

1. 正常组织勾画　股骨头及股骨颈是应尽量避免照射的结构，小肠及大肠是治疗计划中考虑的重要结构，尤其小肠的绝对体积很重要，建议肠腔勾画应该紧密勾画，而不是一个宽泛而不明确的边缘。因为所有直肠和大多数乙状结肠都包括在 CTV-A 中，因此未涉及的大肠作为 CTV 外未累及的一部分与直肠分开勾画。此外，如小肠正好落在 CTV 中，则 CTV 不修改，落在 CTV 中的小肠仍然计算体积。

盆腔正常组织勾画采用《RTOG 盆腔正常组织勾画指南》的相关内容。目前比较一致的标准述语：Rectum(直肠)、AnoRectum(肛门直肠)、SmallBowel(小肠)、Colon(结肠)、BowelBag(肠袋)、Bladder(膀胱)、Utero Cervix(尿道子宫)、Adnexa-R(右附件)、Adnexa-L(左附件)、Prostate(前列腺)、Seminal Vesc(精囊)、Penile Bulb(阴茎球)、Femur-R(右股骨头)、Femur-L(左股骨头)、AnoRectumSig Mesorectum(直肠系膜)。

2. 正常组织的受照射剂量限制　50%的膀胱照射剂量<50 Gy；照射 50 Gy 的股骨头体积<5%；50%小肠照射剂量<15～20 Gy；小肠及结肠 V50<10%，D_{max}<52 Gy。

第七节　放疗并发症

放疗所致的毒性反应包括早期和晚期毒性反应。其中早期毒性反应主要包括腹泻、急性肠炎、会阴皮肤炎、膀胱炎等。晚期毒性反应则包括排便失禁、肠梗阻、泌尿生殖系统功能障碍。术前放化疗者的急性毒性反应高达 23%，盆腔照射剂量>50 Gy 时可高达 37%。大多数研究显示小肠急性及后期并发症的发生率与受照射小肠的最大剂量相关。照射 45～50 Gy 的小肠后期毒性反应 5 年发生率为 5%，包括腹泻、肠狭窄、出血或穿孔。

放疗会增加会阴部伤口的并发症，荟萃分析提示新辅助放疗后会阴部伤口的并发症(感染、裂开、会阴脓肿)显著高于直接手术者(15.3%对比 7.6%，P<0.001)。低位直肠癌保肛手术的吻合口瘘发生率高达 26.6%。因此，很多中心都采取预防性造瘘的方式，以期降低吻合口瘘的发生率，但有近 50%的患者需要永久造瘘。排便控制功能是影响直肠癌患者远期生存质量的重要指标之一，50%左右的接收新辅助治疗的患者伴随排便控制功能不良。

直肠出血是常见的放疗并发症之一。大多数直肠出血是轻中度、自限性。放疗后直肠出血的治疗包括内科治疗、内镜治疗、高压氧治疗等。

对于慢性腹泻或者大便失禁者考虑止泻药、促进大便成形药、调节饮食、盆底康复等。对于奥沙利铂引起的神经损害,可使用度洛西丁缓解神经疼痛。

对于有阴道狭窄的女性患者,应该考虑使用阴道扩张器来缓解阴道狭窄。另外,需告知男、女性患者,盆腔放疗有导致不孕不育的风险。

第八节 随 访

根治性手术和辅助化放疗后应进行治疗后监测,包括评估可能的治疗并发症、发现潜在可切除的复发、鉴定新的处于非侵袭阶段的肿瘤。研究显示,有95%的复发发生在5年内。目前对不同分期患者采取的监测强度仍有争议,长期随访可能的危害包括放射线暴露、不停随访及假阳性结果造成的心理压力等。

Ⅰ期患者推荐1年、3年时行结肠镜检,然后每5年镜检一次;除非发现进展期腺瘤(绒毛状息肉、息肉>1 cm,或高级别异常增生)时应每年进行一次结肠镜。

对Ⅱ/Ⅲ期成功接受治疗后的患者建议每3～6个月进行一次病史询问和体检,共2年;然后每6个月1次,共3年。CEA检查推荐基线时,每3～6个月一次,共2年;然后每6个月1次,共3年。Ⅱ/Ⅲ期患者结肠镜推荐切除术后1年(或术前因肠梗阻未进行者,应在术后3～6个月进行一次),共3年,然后每5年进行一次;除非发现进展期腺瘤(绒毛状息肉、息肉>1 cm,或高级别异常增生)时应每年进行一次结肠镜。对年龄<50岁患者结肠镜检应进行的更为频繁一些,对有林奇综合征的患者的镜检频度应更高。结肠镜检主要用于鉴别和摘除非同时发生的息肉,因为具有结肠癌病史者发生二重癌风险增高,特别是切除后2年内。

胸部、腹部及盆腔CT检查推荐每年一次,共5年,主要适用于高复发风险的Ⅱ/Ⅲ期患者。5年后不推荐常规监测CEA及CT检查。PET-CT检查不是理想的常规监测检查。CT检查用于监测是否存在潜在可切除的转移性疾病,主要用于发现肺和肝转移性病灶。

对Ⅳ期接受了根治性治疗的患者监测同Ⅱ/Ⅲ期患者,但某些检查应更频繁,推荐在最初2年里每3～6个月进行一次胸部、腹部及盆腔增强CT扫描;在辅助治疗后每6个月进行一次,共3年。不推荐常规PET-CT检查。

对CEA增高者应进行结肠镜检,胸部、腹部、盆腔CT及体检,也可考虑PET-CT检查。如果影像学检查正常,而CEA不断升高,应重复CT检查每3个月一次,至发现疾病或是CEA水平稳定或下降为止。研究显示,R0切除后一半的CEA增高是假阳性,当CEA>35 ng/ml时通常为真正阳性。

(吴开良 李桂超)

参考文献

[1] 蔡三军,章真,张文,等. 结直肠癌. 见:汤钊猷主编. 现代肿瘤学. 第三版. 上海:复旦大学出版社,2011:958-1018.

[2] 殷蔚伯,余子豪,徐国镇,等. 肿瘤放射治疗学. 第四版. 北京:中国协和医科大学出版社,2010.

[3] Baglan KL, Frazier RC, Yan D, et al. The dose-volume relationship of acute small bowel toxicity from concurrent 5-Fu-based chemotherapy and radiation therapy for rectal cancer. Int J Radiat Oncol Biol Phys, 2002, 42: 176-183.

[4] Biagi JJ, Raphael MJ, Mackillop WJ, et al. Association between time to initiation of adjuvant chemotherapy and survival in colorectal cancer: a systematic review and meta-analysis. JAMA, 2011, 305: 2335-2342.

[5] Bosset JF, Calais G, Mineur L, et al. Fluorouracil-based adjuvant chemotherapy after preoperative chemoradiotherapy in rectal cancer: long-term results of the EORTC 22921 randomised study. Lancet Oncol, 2014, 15: 184-190.

[6] Bujko K, Nowacki MP, Nasierowska-Guttmejer A, et al. Long-term results of a randomized trial comparing preoperative short-course radiotherapy with preoperative conven-

tionally fractionated chemoradiation for rectal cancer. Br J Surg, 2006, 93:1215-1223.

[7] Chen W, Zheng R, Peter D, et al. Cancer statistics in China, 2015. CA Cancer J Clin, 2016, 66:115-132.

[8] Comito T, Cozzi L, Clerici E, et al. Stereotactic ablative radiotherapy (SABR) in inoperable oligometastatic disease from colorectal cancer: a safe and effective approach. BMC Cancer, 2014, 14:619.

[9] Fernández-Martos C, Nogué M, Cejas P, et al. The role of capecitabine in locally advanced rectal cancer treatment: an update. Drugs, 2012, 72:1057-1073.

[10] Folkesson J, Birgisson H, Pahlman L, et al. Swedish rectal cancer trial: long lasting benefits from radiotherapy on survival and local recurrence rate. J Clin Oncol, 2005, 23: 5644-5650.

[11] Hiram AG, Barthold HJ, Elizabeth OM, et al. Pelvic normal tissue contouring guidelines for radiation therapy: a Radiation Therapy Oncology Group consensus panel atlas. Int J Radiat Oncol Biol Phys, 2012, 83: e353-e362.

[12] Hofheinz RD, Wenz F, Post S, et al. Chemoradiotherapy with capecitabine versus fluorouracil for locally advanced rectal cancer: a randomised, multicentre, non-inferiority, phase 3 trial. Lancet Oncol, 2012, 13:579-588.

[13] Hong TS, Moughan J, Garofalo MC, et al. NRG oncology radiation therapy oncology group 0822: a phase 2 study of preoperative chemoradiation therapy using intensity modulated radiation therapy in combination with capecitabine and oxaliplatin for patients with locally advanced rectal cancer. Int J Radiation Oncol Biol Phys, 2015, 93:29-36.

[14] Jasper N, Danielle FM, Jasper N, et al. Target volume delineation variation in radiotherapy for early stage rectal cancer in the Netherlands. Radiother Oncol, 2012, 102:14-21.

[15] Johan E, Torbjörn H, David P, et al. Optimal fractionation of preoperative radiotherapy and timing to surgery for rectal cancer (Stockholm Ⅲ): a multicentre, randomised, non-blinded, phase 3, non-inferiority trial. Lancet Oncol, 2017, 25:195-198.

[16] Ngan SY, Burmeister B, Fisher RJ, et al. Randomized trial of short-course radiotherapy versus long-course chemoradiation comparing rates of local recurrence in patients with T3 rectal cancer: trans-tasman radiation oncology Group trial 01. 04. J Clin Oncol, 2012, 30: 3827-3833.

[17] O'Connell MJ, Colangelo LH, Beart RW, et al. Capecitabine and oxaliplatin in the preoperative multimodality treatment of rectal can-cer: Surgical end points from national surgical adjuvant breast and bowel project trial R-04. J Clin Oncol, 2014, 32: 1927- 1934.

[18] Petersen SH, Harling H, Kirkeby LT, et al. Postoperative adjuvant chemotherapy in rectal cancer operated for cure. Cochrane Database Syst Rev, 2012, 3:CD004078.

[19] Robert JM, Michael CG, Issam EN, et al. Elective clinical target volumes for conformal therapy in anorectal cancer: an RTOG consensus panel contouring atlas. Int J Radiat Oncol Biol Phys, 2009, 74: 824-830.

[20] Roh MS, ColangeloLH, O'Connell MJ, et al. Preoperative multimodality therapy improves disease-free survival in patients with carcinoma of the rectum: NSABP R-03. J Clin Oncol, 2009, 27:5124-5130.

[21] Sarah R, Wim D, Karin H, et al. Definition and delineation of the clinical target volume for rectal cancer. Int J Radiat Oncol Biol Phys, 2006, 65:1129-1142.

[22] Sauer R, Liersch T, MerkelS, et al. Preoperative versus postoperative chemoradiotherapy for locally advanced rectal cancer: results of the german CAO/ARO/AIO-94 randomized phase Ⅲ trial after a median follow-up of 11 years. J Clin Oncol, 2012, 30:1926-1933.

[23] Sebag-Montefiore D, Stephens RJ, Steele R, et al. Preoperative radiotherapy versus selective postoperative chemoradiotherapy in patients with rectal cancer (MRC CR07 and NCIC-CTG C016): a multicentre, randomised trial. Lancet, 2009, 373:811-820.

[24] Urbano MTG, Henrys AJ, Adams EJ, et al. Intensity-modulated radiotherapy in patients with locally advanced rectal cancer reduces volume of bowel treated to high dose levels. Int J Radiat Oncl Biol Phys, 2006, 65: 907-916.

[25] Valentini V, Organtia G, Gambacorta M, et al. Study group for therapies of rectal malignancies (stoRm). Pre-operative hyperfractionated chemoradiation for locally recurrent rectal cancer in patients previously irradiated to the pelvis: a multicentric phase Ⅱ study. Int J Radiat Oncol Biol Phys, 2006, 64:1129-1139.

[26] van Gijn W, Marijnen CA, Nagtegaal ID, et al. Preoperative radiotherapy combined with total mesorectal excision for resectable rectal cancer: 12-year follow-up of the multicentre, randomised controlled TME trial. Lancet Oncol, 2011, 12:575-582.

第三十八章 前列腺癌

第一节 概　述

前列腺是男性泌尿生殖系统最大的附属腺体，从胚胎起源上可分为中央带、外周带和移形带。前列腺癌多发生于外周带。前列腺癌是男性泌尿生殖系统常见的恶性肿瘤，连续数年在美国男性新发肿瘤病例中位居首位。近年来我国发病率持续上升，以北京为例，2014 年的发病率为 20.58/10 万，位居男性恶性肿瘤新发病例第 5 位。

放疗是前列腺癌的根治性治疗手段之一，它具有疗效好、适应证广、并发症少等优点，适用于各期前列腺癌。近年来，随着放疗技术和设备的发展，特别是随着调强适形放疗技术和图像引导放疗技术的开展，放疗剂量和疗效进一步提高，不良反应明显降低。

前列腺癌的病因尚未明确，但下列危险因素应引起注意。

1. 已确定的危险因素

(1) 年龄因素：前列腺癌发病率随着年龄的增长而增加，50 岁后发病率和死亡率均以近似指数的比例增加，其增长比例明显高于其他肿瘤。超过 70%的前列腺癌病例是年龄 65 岁以上的男性。

(2) 种族因素：前列腺癌发病风险的种族相关性差异涉及许多方面，其中包括暴露差异、饮食差异、疾病诊断差异，以及遗传学差异。黄种人发病率很低，黑种人和白种人高。发病率最高的地区有北美、欧洲、澳大利亚和新西兰。

(3) 家庭因素：研究证实前列腺癌患者男性亲属中发病率较普通人群明显升高。有研究表明前列腺癌家族的发生与某些基因突变有关。

2. 可能的危险因素

(1) 脂肪：类似于乳腺癌，前列腺癌死亡率与饮食脂肪摄入高度相关。有人认为是因为饮食形式能改变性激素的产生，从而影响前列腺的致癌危险性。

(2) 激素：前列腺是雄激素依赖性器官，睾酮对于正常前列腺上皮的生长是必要的。前列腺癌已被证明是激素依赖性的。

3. 潜在的危险因素　如输精管结扎术、镉、维生素 A、维生素 D、男性秃顶等。

第二节 临床表现和诊断

一、临床表现

(一) 症状

早期前列腺癌缺乏特异性的症状，由于常伴有良性前列腺增生，或者由于肿瘤侵犯引起尿道、膀胱颈梗阻，因此与良性前列腺增生症状相似，多为下尿路症状，严重者可能出现急性尿潴留、血尿等。骨转移时会引起骨骼疼痛、病理性骨折、贫血、脊髓压迫导致下肢瘫痪等。

(二) 体征

1. 直肠指检　可发现肿瘤。检查时要注意前列腺大小、形状、硬度、边界，在腺体内任何部位出现硬度加大的区域并有坚实的边缘者，即可能有癌灶存在，但同时要注意并非所有肿瘤都是坚硬的。晚期者较易触及肿大、坚硬、固定的结节状病变。侵及精囊时可触及硬索状并向两侧盆壁伸展的肿块。

2. 转移癌出现的体征　如骨骼转移时可有疼痛或肿块、骨折等，表浅淋巴结转移时可能触及淋巴结肿大。

二、诊断

(一) 诊断方法

前列腺特异性抗原(prostatic specific antigen, PSA)检查是早期发现前列腺癌的筛查方法。最初可疑前列腺癌，通常由血清 PSA 检查后再决定是否进一步做影像学检查和前列腺活检。临床上大多数前列腺癌患者通过前列腺系统性穿刺活检取得组织病理学诊断得以确诊。少数患者是在前列腺增生手术后病理学检查时偶然发现前列腺癌。以下是推荐的前列腺癌诊断方法。

1. PSA 自20世纪80年代开始广泛应用于临床并作为前列腺癌最重要的肿瘤标记物。国际通用的血清总 PSA(tPSA)正常参考值为0～4.0 μg/L。目前认为 PSA 4～10 μg/L 是前列腺癌检出的"灰区"，此时可参考游离 PSA(fPSA)与 tPSA 比值，国内目前推荐 fPSA/tPSA＞0.16 为正常参考值，有助于区分前列腺增生症和前列腺癌造成的 PSA 值升高。但需要注意的是，血清 PSA 半衰期为2.2～3.2天，有许多因素如药物、前列腺素及其他泌尿系统疾病，或泌尿外科操作可能在短时间内影响 PSA 检测水平。一般规定检测 PSA 需要在前列腺按摩、直肠指检、导尿等操作48小时后，以及性行为48小时后、前列腺穿刺4周后进行，且检测时无急性前列腺炎、尿潴留等疾病。

2. PSA 密度(PSA density, PSAD) 即血清总 PSA 值与前列腺体积的比值。前列腺体积由直肠超声测定计算得出。PSAD 正常值＜0.15。PSAD 有助于区分前列腺增生症和前列腺癌造成的 PSA 升高。当患者 PSA 在正常值高限或轻度增高时，采用 PSAD 可指导医师决定是否进行活检或随访。

3. PSA 速率(PSA velocity, PSAV) 即连续观察血清 PSA 水平的变化。前列腺癌的 PSAV 显著高于前列腺增生症和正常人，其正常值＜0.75 μg/(L·年)。如果 PSAV＞0.75 μg/(L·年)，应怀疑前列腺癌的可能。PSAV 比较适用于 PSA 值较低的年轻患者，在2年内至少检测3次 PSA。PSAV 计算公式：[(PSA2－PSA1)＋(PSA3－PSA2)]/2。

4. 多参数 MRI 是目前最常用的检查方法。MRI 检查显示前列腺癌主要依靠 T2 加权图像，表现为周围带有低信号缺损区和高信号的周围带有明显差异。但是，T1 加权图像序列上癌组织和正常前列腺信号相似，无法发现局限于前列腺内部的肿瘤。癌结节在弥散加权成像(DWI)为高信号，ADC 值下降。动态增强扫描时癌灶明显强化，曲线为流出型。MRI 检查能直接观察前列腺癌是否穿破包膜，表现为病变侧前列腺外缘不规则膨出，双侧血管神经束不对称。MRI 检查对显示前列腺癌侵犯精囊较敏感，表现为正常 T2 加权图像高信号的精囊内的低信号灶，前列腺精囊角消失。

5. 直肠指检(DRE) 大多数前列腺癌起源于前列腺的外周带，DRE 对前列腺癌的早期诊断和分期都有重要价值。考虑到 DRE 可能影响 PSA 值，应在 PSA 检验后进行 DRE。

6. 经直肠超声检查(TRUS) 在 TRUS 上典型前列腺癌的征象是在外周带的低回声结节，而且通过超声可以初步判断肿瘤的体积大小。但 TRUS 对前列腺癌诊断特异性较低，发现一个前列腺低回声病灶需与正常前列腺、BPH、PIN、急性或慢性前列腺炎、前列腺梗死等鉴别。而且很多前列腺肿瘤表现为等回声，在超声上不能发现。目前，TRUS 的主要作用是引导进行前列腺的穿刺活检。

7. 前列腺穿刺活检 是诊断前列腺癌最可靠的检查。因此，推荐经直肠B超引导下的前列腺系统穿刺。

(1) 穿刺时机：穿刺出血可能影响影像学临床分期，因此，前列腺穿刺活检应在 MRI 检查以后进行。

(2) 前列腺穿刺指征：①直肠指检发现结节，任何 PSA 值；②B超发现前列腺低回声结节或 MRI 检查发现异常信号，任何 PSA 值；③PSA ＞10 μg/L，任何 f/tPSA 和 PSAD 值；④PSA 4～10 μg/L，f/tPSA 异常或 PSAD 值异常。对于 PSA 4～10 μg/L，如果 f/tPSA、PSAD 值、影像学检查正常，应严密随访。

(3) 穿刺针数：系统穿刺活检得到多数医师的认可。研究结果表明，10针以上穿刺的诊断阳性率明显高于10针以下，并且不明显增加并发症。有人建议，根据 PSA 水平和患者的具体情况采取不同穿刺针数的个体化穿刺方案，可能提高阳性率。

8. 放射性核素全身骨扫描(ECT) 前列腺癌的常见远处转移部位是骨骼。ECT 通常比常规X线检查提前3～6个月发现骨转移灶，敏感性较高，但特异性较差。一旦前列腺癌诊断成立，建议进行全身核素骨显像检查（特别是在 PSA＞20μg/L，GS 评分＞7 的病例），有助于判断前列腺癌准确的临床分期。目前有敏感性和特异性更高的 PET-CT 检查，逐渐在临床中广泛应用。

三、病理

（一）细胞学分类

（1）腺癌：占 95％以上，多为高分化细胞癌。

（2）鳞癌：占 3％左右。

（3）未分化癌及其他：很少见。

（二）组织学分级

1. Gleason 评分（GS） 是对前列腺癌分化程度的一种评定方法，WHO 已将此方法作为判断前列腺癌分化程度的标准推荐使用。根据前列腺的组织构型，即按照腺体结构、大小、密度和分布等情况的不同，将肿瘤分为 1～5 级，1 级分化最高，5 级最低。在对肿瘤进行评分时，首先观察肿瘤中不同分级所占的比例大小，前列腺癌常有不同分级的结构同时存在，以所占比例最大的和其次的两个级别作为组织学分级标准，两个 Gleason 级数相加即为该例前列腺癌的组织学总分。分级标准如下。

Gleason 1：癌肿极为罕见。其边界清楚，膨胀性生长，几乎不侵犯基质。癌腺泡简单，多为圆形，中等大小，紧密排列在一起，其胞质和良性上皮细胞胞质极为相近。

Gleason 2：癌肿很少见，多发生在前列腺移行区，癌肿边界欠清晰。癌腺泡被基质分开，呈简单圆形，大小不一，可不规则，疏松排列在一起。

Gleason 3：癌肿常见，多发生在前列腺外周区，重要的特征是肿瘤呈浸润性生长。癌腺泡大小不一，形状各异，核仁大而红，胞质多呈碱性染色。

Gleason 4：癌肿分化差，呈浸润性生长。癌腺泡不规则融合在一起，形成微小乳头状或筛状，核仁大而红，胞质可呈碱性或灰色反应。

Gleason 5：癌肿分化极差，边界可为规则圆形或不规则状，伴有浸润性生长，生长形式为片状单一细胞型或粉刺状癌型，伴有坏死。癌细胞核大，核仁大而红，胞质染色可有变化。

2. 前列腺癌分级分组 与 2004 年第 3 版《泌尿系统和男性生殖器官肿瘤 WHO 分类》有所不同，2016 年第 4 版 WHO 提出了一种新的前列腺癌分级分组系统，该系统是基于 2014 年国际泌尿病理协会（ISUP）共识会议上提出的一种新的分级系统，称为前列腺癌分级分组（grading groups）系统。

该系统根据 Gleason 总评分和疾病危险度的不同将前列腺癌分为 5 个不同的组别：分级分组 1 组，Gleason 评分≤6；分级分组 2 组，Gleason 评分 3＋4＝7；分级分组 3 组，Gleason 评分 4＋3＝7；分级分组 4 组，Gleason 评分 8（包括 Gleason 3＋5，Gleason 5＋3 以及 Gleason 4＋4）；分级分组 5 组，Gleason 评分 9、10（包括 Gleason 4＋5，Gleason 5＋4 以及 Gleason 5＋5）。

四、蔓延与转移

1. 直接浸润 通常前列腺癌局限于腺体内，后期可向周围蔓延。

（1）原发于腺体后叶肿瘤，常见侵犯侧叶及膀胱三角区下的组织、精囊和输精管，很少侵犯尿道和膀胱黏膜。

（2）原发于腺体前叶肿瘤，较常见向外侧侵犯。

（3）原发于腺体侧叶肿瘤，一般局限于叶内。但当侵犯被膜后，则侵犯方向与后叶肿瘤相似。

（4）晚期肿瘤侵犯膀胱，可继发输尿管不同程度的梗阻，可致肾盂积水、肾感染、肾功能衰竭等。

2. 淋巴道转移 通过淋巴管到达盆腔淋巴结，继之可到髂内、闭孔、骶前、髂外、髂总、腹主动脉旁淋巴结，甚至转移到纵隔、颈部淋巴结。

3. 血行转移 因前列腺静脉和椎静脉系统相连接，故其成为血行转移途径之一。通过血液可转移到骨骼，多见盆骨、脊柱、股骨、肋骨，亦可到颅骨。内脏转移以肺居多，其次为肝、肾、肾上腺、脑等。

五、鉴别诊断

1. 前列腺增生 直肠指检可发现结节，其位于腺体中间沟的多为良性病变，腺体增生多数呈对称性、质韧、光滑、中间沟浅平，并可推动。

2. 前列腺结石 可依靠 X 线、超声等检查进行鉴别。因结石可合并腺癌，故必要时做活检也很重要。

3. 前列腺结核 常有结核病史，身体其他部位存在结核病灶，特别是并发附睾结核时，如果难于鉴别可行活检。

4. 其他 还需与前列腺肉瘤、非特异性前列腺炎、原发性尿道球腺腺癌、原发性精囊癌，以及变形性骨炎等疾病相鉴别，确诊主要依靠活检等手段。

第三节 临床分期和治疗原则

一、前列腺癌的危险度分级

表 38-1 为 NCCN 指南推荐的前列腺癌危险度分级标准，是目前最常用的用于指导临床的方案。根据血清 PSA、Gleason 评分和临床分期将前列腺癌分级，以便指导治疗和判断预后。

二、TNM 分期

AJCC 第 7 版前列腺癌 TNM 分期见表 38-2。

表 38-1 NCCN 指南推荐的前列腺癌危险度分级标准

临床分期	极低危	局限期			局部进展期	转移性
		低危	中危	高危	极高危	
tPSA(μg/L)	<10	<10	10～20	>20	—	—
临床分期	T1c	T1-2a	T2b-2c	T3a	T3b-4	N1 和(或)M1
Gleason 评分	≤6	≤6	7	8～10	首要评分为 5 或>4 针 8～10	—
ISUP 分级	1	1	2～3	4～5	5	—
其他	穿刺活检<3 针阳性，每针肿瘤所占比例≤50%；PSA 密度<0.15 μg/(L・g)					

表 38-2 AJCC 第 7 版前列腺癌 TNM 分期

分期	标准	分期	标准
T	原发肿瘤	T3a	突破包膜(单侧或双侧)
临床 T(cT)		T3b	侵及精囊
Tx	原发肿瘤不能评估	T4	肿瘤固定或侵犯精囊以外的邻近组织，如膀胱颈、外括约肌、直肠、提肛肌和(或)盆壁
T0	没有原发肿瘤的证据		
T1	临床不显著肿瘤(直肠指诊或影像学均未见肿瘤)	病理 T (pT)	
T1a	组织学检查偶然发现肿瘤≤5%	pT2	肿瘤局限在前列腺内
T1b	组织学检查偶然发现肿瘤>5%	pT2a	肿瘤侵犯前列腺单侧叶<1/2
T1c	血清 PSA 升高，针刺活检发现肿瘤	pT2b	肿瘤侵犯前列腺单侧叶>1/2
T2	肿瘤局限在前列腺内	pT2c	肿瘤侵犯前列腺两叶
T2a	肿瘤侵犯前列腺单侧叶<1/2	pT3	肿瘤突破前列腺包膜
T2b	肿瘤侵犯前列腺单侧叶>1/2	pT3a	突破包膜(单侧或双侧)或微浸润膀胱颈
T2c	肿瘤侵犯前列腺两叶	pT3b	侵及精囊
T3	肿瘤突破前列腺包膜	pT4	侵及膀胱、直肠

续表

分期	标准
N	有无淋巴结转移
Nx	局部淋巴结不能评估
N0	无局部淋巴结转移
N1	局部淋巴结转移
M	有无远处转移
Mx	不能评价是否有远处转移
M0	无远处转移
M1	远处转移
M1a	非区域淋巴结转移
M1b	骨转移
M1c	其他部位转移±骨转移

分期	T	N	M	PSA(μg/L)	(GS)评分
Ⅰ	T1a-c	N0	M0	<10	≤6
	T2a	N0	M0	<10	≤6
	T1-2a	N0	M0	PSAx	GSx
ⅡA	T1a-c	N0	M0	<20	7
	T1a-c	N0	M0	≥10～<20	≤6
	T2a	N0	M0	<20	≤7
	T2b	N0	M0	<20	≤7
	T2b	N0	M0	PSAx	GSx
ⅡB	T2c	N0	M0	任何 PSA	任何 GS
	T1-2	N0	M0	≥20	任何 GS
	T1-2	N0	M0	任何 PSA	≥8
Ⅲ	T3a-b	N0	M0	任何 PSA	任何 GS
Ⅳ	T4	N0	M0	任何 PSA	任何 GS
	任何 T	N1	M0	任何 PSA	任何 GS
	任何 T	任何 N	M1	任何 PSA	任何 GS

三、治疗原则

前列腺癌的治疗原则见表 38-3。

表 38-3　前列腺癌的治疗原则

危险度分级		治疗方案
极低危		预期寿命<10 年:观察等待 预期寿命 10～20 年:积极监测 预期寿命>20 年:积极监测;放疗或近距离放疗;前列腺癌根治术
局限期	低危	预期寿命<10 年:观察等待 预期寿命>10 年:观察等待,积极监测;放疗或近距离放疗;前列腺癌根治术
	中危	预期寿命<10 年:观察等待,积极监测;放疗±内分泌治疗(4～6 个月)±近距离放疗或单用近距离放疗 预期寿命>10 年:前列腺癌根治术;放疗±内分泌治疗(4～6 个月)±近距离放疗或单用近距离放疗
	高危	放疗+内分泌治疗(2～3 年)[循证医学Ⅰ类证据];放疗+近距离放疗±内分泌治疗(2～3 年);前列腺癌根治术
局部进展期	极高危	放疗+内分泌治疗(2～3 年)[循证医学Ⅰ类证据];放疗+近距离放疗±内分泌治疗(2～3 年);前列腺癌根治术(仅限于前列腺无固定的患者);一般状况差者仅用内分泌治疗
淋巴结转移		放疗+内分泌治疗(2～3 年)[循证医学Ⅰ类证据];一般状况差者仅用内分泌治疗
远处转移		内分泌治疗;放疗可作为减症治疗手段
术后放疗		辅助放疗:pT3-4,或切缘阳性,或 GS 8～10 者,或术后 PSA 可测出,术后症状如尿失禁缓解后开始,原则上<1 年 挽救放疗:术后 PSA 水平升高,达生化复发标准,应尽早开始放疗

注:以上参考 NCCN 指南。鉴于中国尚无预期寿命预测模型,可参照当地男性平均寿命。

第四节 放 疗

一、适应证与禁忌证

1. 根治性放疗 局限期低、中、高危和局部晚期前列腺癌，以及有区域淋巴结转移的患者，NCCN指南推荐可选择放疗作为根治性治疗手段；并且在高危、局部晚期和N1患者中，外放疗联合2～3年的长程内分泌治疗为Ⅰ类推荐。

2. 术后放疗 对于已行手术治疗的患者，基于3项RCT研究——SWOG 8794、EORTC 22911、ARO 96-02的结果，NCCN、AUA(美国泌尿外科协会)、EAU(欧洲泌尿外科协会)指南均推荐有病理高危因素者(包膜受侵、精囊受侵、T4期、切缘阳性，GS评分8～10)以及淋巴结转移pN1期者，推荐术后辅助放疗。时机可选在排尿控制基本恢复以后，原则上<1年。其中切缘阳性患者最有可能从术后辅助放疗中获益。

对于术后6周PSA值未下降至接近零，或者降低后又升高至0.2 μg/L(即术后生化复发)，建议在PSA低水平时尽早接受术后挽救放疗。

3. 减症放疗 对于有远处转移的前列腺癌，放疗可作为姑息治疗手段作用于有症状部位，如骨转移灶的止痛治疗。近期有探索性研究，对低转移负荷的患者行局部根治性放疗，有望取得生存获益。

二、放疗前准备

1. 根治性放疗 完善血常规、生化、PSA等血液学检查，以及盆腔增强MRI扫描、前列腺穿刺活检、骨扫描，必要时行腹部超声或CT，胸部X线平片或CT、PET-CT检查。根据以上检查，确定患者的诊断、分期及危险度分级，制订放疗方案，放疗前新辅助内分泌治疗时间等。

前列腺体积较大的患者，放疗前先行2～3个月新辅助内分泌治疗，使前列腺缩小和固定，以便提高局部放疗剂量。

2. 术后放疗 完善诊断和分期检查。若术前未行全身检查，强烈推荐高危患者在术后内分泌治疗前完善全身检查。排尿控制基本恢复正常者，原则上术后辅助放疗时机不超过术后1年。

三、定位与固定技术

1. 直肠准备 定位前一晚及当天，患者各使用一支开塞露，排空直肠。

2. 膀胱准备 扫描前排空膀胱，然后饮水500 ml，适度充盈膀胱至患者舒适状态。CT扫描前20分钟静脉注射碘帕醇(碘必乐)20 ml，使膀胱显影。

3. 体位固定 患者仰卧于全身体架上，双手上举抱肘置于额前，热塑成型体膜固定下腹部，肚脐部位制作凹陷标记，静止平卧15～20分钟。

4. CT扫描 目前国内最常采用的定位方式是CT定位。扫描范围自第3腰椎椎体至坐骨结节下5 cm，层厚3 mm。有条件者可行MRI定位或MRI融合，其在分辨前列腺及包膜方面有明显优势。

四、靶区与正常组织的勾画

(一) 根治性放疗靶区

1. 肿瘤靶区GTV 由于前列腺癌常为多灶病变，影像学等手段不能发现前列腺内的所有癌灶，因此需要把前列腺和包膜整体视为GTV。T3期以上者需要把明确受侵的部分划入GTV，如明确的精囊受侵部分、膀胱及直肠受侵部分等，以便局部增加照射剂量。转移淋巴结定义为GTVnd。

2. 临床靶区CTV(图38-1)

(1) 低危：CTV＝前列腺及包膜。

(2) 中危：CTV＝前列腺及包膜＋1 cm精囊根部±盆腔淋巴结引流区。

(3) 高危：CTV＝前列腺及包膜＋2 cm精囊根部＋盆腔淋巴结引流区。

(4) 极高危(T_{3b})：CTV＝前列腺及包膜＋全部精囊＋盆腔淋巴结引流区。

3. 计划靶区PTV 应考虑直肠、膀胱的充盈状态，器官生理运动，呼吸运动，摆位误差等因素。推荐前列腺和精囊腺的PTV在CTV基础上外扩5～10 mm，其中上下方向为10 mm，左右、前后方向为5 mm。但直肠方向应适当缩小，特别是在高剂量照射时更要注意保护直肠；如果有条件，应每天做IGRT；PTV外扩范围缩小至3～5 mm，可以明显减少直肠出血等不良反应的发生。如果直肠前壁超量不能从物理学上达到满意时，有时需要人工修改该方向的PTV。盆腔淋巴引流区的PTV在CTV基础上外扩5～10 mm，其中上下方向10 mm，

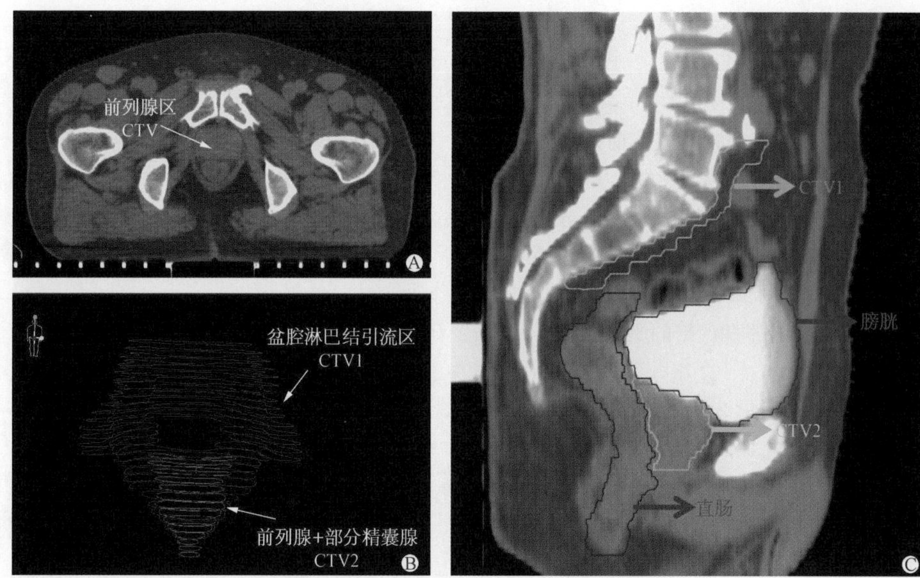

图 38-1 前列腺癌 CTV 勾画示意图

注：A. 为前列腺区 CTV；B. 前列腺癌靶区勾画三维图，为盆腔淋巴结引流区 CTV1，以及前列腺＋部分精囊腺 CTV2；C. 矢状位图像。

左右、前后方向 5 mm。

4. 盆腔淋巴结照射 基本原则是低危患者无需盆腔预防性照射，中危患者视具体情况决定，高危病例盆腔淋巴结引流区照射合并内分泌治疗可降低生化复发率。盆腔照射范围包括部分髂总、髂外、髂内及骶前淋巴结引流区，以及闭孔淋巴结引流区。参照《RTOG 共识指南》，具体范围如下：①起自第 5 腰椎～第 1 骶椎水平，即髂总血管远端、骶前淋巴结区近端；②髂内、髂外血管外扩 7 mm，避开肠道、膀胱、股骨头等；③骶前淋巴结后界为第 1～3 骶椎骶骨前，前界为骶骨前 1 cm，避开肠道、膀胱、股骨头等；④外淋巴结区终止于股骨头上缘（腹股沟韧带的骨性标志）；⑤闭孔淋巴结终止于耻骨联合上缘。

（二）术后放疗靶区

1. 术后放疗原则 术后放疗分为辅助放疗和挽救放疗。

（1）辅助放疗：术后 PSA 值下降至测不出水平，但符合 pT3-4 期、切缘阳性、GS 评分 8～10 至少一条的患者，需要在手术的并发症如尿失禁得到改善后（最好 1 年之内）行辅助放疗。

（2）挽救放疗：生化失败定义为根治术后 PSA 值未降到测不出水平，或降至很低水平后连续 2 次升高的患者，同时各种临床检查未见临床失败证据。国内习惯将术后 PSA 值升高>0.2 μg/L 界定为生化失败。生化失败者需尽快行挽救放疗。

（3）其他：术后发现淋巴结阳性者可考虑放疗联合内分泌治疗。

2. 照射范围 参考《RTOG 术后靶区勾画指南》，详见表 38-4。

表 38-4 前列腺癌术后 CTV 范围

耻骨联合上缘以下水平
前界：耻骨联合后边界
后界：直肠前壁
下界：膀胱尿道吻合口向下 8～12 mm（若分辨不清，可定为尿道球上方）
侧方：闭孔内肌、肛提肌的内侧缘
耻骨联合上缘以上水平
前界：膀胱后壁 1～2 cm
后界：直肠系膜
上界：输精管断端水平或耻骨联合上方 3～4 cm
侧方：侧方系膜（如果有包膜外侵犯，范围应适当扩大至闭孔内肌）

五、治疗计划设计与实施

（一）靶区处方剂量

1. 根治性放疗 常规分割模式下前列腺癌放疗剂量为76～80 Gy/38～40次，共8周。近年来的研究表明，前列腺癌的α/β值为1～3，适合大分割剂量方案放疗。大分割放疗是目前前列腺癌放疗领域的研究热点，该模式可大大缩短疗程，提高效价比，但需要完备的图像引导技术和严格的质量控制。

（1）大分割模式

1）中等分割：单次剂量2.4～4 Gy，治疗时间4～6周。多个RCT研究证实该模式的疗效和安全性与常规分割相当，北京大学第一医院前列腺癌放疗中心已逐渐用该模式替代常规分割放疗。

2）SBRT：单次剂量≥6.5 Gy，治疗时间1周。目前临床研究的数据较少，需更长时间的随访评估。

高剂量照射时强烈推荐每日图像引导，大分割照射时强烈推荐实时图像监测。不具备条件的医院可适当降低总剂量，原则上>70 Gy。

（2）盆腔淋巴结引流区剂量（常规分割）：每日照射剂量1.8～2.0 Gy，每周5次，总剂量45～50 Gy。

2. 术后放疗 放疗范围为前列腺癌瘤床，淋巴结转移风险高者需照射盆腔。推荐剂量是常规分割64～72 Gy。

（二）放疗危及器官限量

前列腺癌放疗危及器官限量（常规分割条件下）见表38-5、表38-6。

表38-5 前列腺癌危及器官剂量限制（北京大学第一医院）

正常器官	体积剂量限制（%）	正常器官	体积剂量限制（%）
直肠	V50≤40	耻骨联合	V70≤25
	V60≤30	股骨头	V50≤5
	V66≤20		D_{max}<52 Gy
	V70≤10	小肠	V50≤5
膀胱	V50≤30		D_{max}<52 Gy
	V60≤20		
	V70≤10		

表38-6 前列腺癌危及器官剂量限制RTOG标准

正常器官	体积剂量限制			
	<15%	<25%	<35%	<50%
膀胱（Gy）	80	75	70	65
直肠（Gy）	75	70	65	60
阴茎球（Gy）	平均剂量≤52.5			

六、近距离放疗

近距离放疗包括腔内照射、组织间照射等，是将放射源密封后直接放入人体的天然腔内或放入被治疗的组织内进行照射。前列腺癌近距离放疗包括短暂插植放疗和永久粒子种植放疗。永久粒子种植放疗常用^{125}I，短暂插植放疗常用^{192}Ir。

1. 适应证 推荐参考美国近距离照射治疗协会（American Brachytherapy Society，ABS）的标准。

（1）同时符合以下3个条件为单纯近距离照射治疗的适应证：①临床分期为T1-2a期；②Gleason分级为2～6；③PSA值<10 μg/L。

（2）符合以下任一条件为近距离照射治疗联合外放疗的适应证：①临床分期为T2b-2c；②Gleason分级8～10；③PSA>20 μg/L；④周围神经受侵；⑤多点活检病理结果阳性，双侧活检病理结果阳性；⑥MRI检查明确有前列腺包膜外侵犯。多数学者建议，先行外放疗再行近距离照射治疗，以减少放疗并发症。

（3）Gleason评分为7或PSA值10～20 μg/L者，则应根据具体情况决定是否联合外放疗。

（4）近距离照射治疗（或联合外放疗）联合内分泌治疗的适应证：前列腺体积>60 ml，可行新辅助内分泌治疗，使前列腺缩小。

2. 并发症

（1）短期并发症：尿频、尿急及尿痛等尿路刺激症状，排尿困难和夜尿增多；大便次数增多及里急后重等直肠刺激症状、直肠炎（轻度便血、肠溃疡甚至前列腺直肠瘘）等。

（2）长期并发症：以慢性尿潴留、尿道狭窄、尿失禁为常见。

第五节 内分泌治疗与化疗

一、内分泌治疗

（一）适应证

前列腺癌内分泌治疗（ADT）的适应证包括：①转移前列腺癌，包括N1和M1期（去势或最大限度雄激素阻断）；②局限期前列腺癌，无法行根治性前列腺切除术或放疗（去势或最大限度雄激素阻断、间歇性内分泌治疗）；③根治性前列腺切除术或根治性放疗前的新辅助内分泌治疗（去势或最大限度雄激素阻断），配合放疗的辅助内分泌治疗（去势或最大限度雄激素阻断）；④治愈性治疗后局部复发，但无法再行局部治疗（去势或最大限度雄激素阻断、间歇性内分泌治疗）；⑤治愈性治疗后远处转移（去势或最大限度雄激素阻断、间歇性内分泌治疗）；⑥雄激素非依赖期的雄激素持续抑制（去势或雄激素生物合成抑制剂）。

（二）前列腺癌内分泌治疗原理

下丘脑以一定的节律分泌促性腺激素释放激素（GnRH）受体，GnRH可以作用于腺垂体释放促性腺激素，包括黄体生成素（LH）和卵泡刺激素（FSH）。LH可作用于睾丸的Leydig细胞，从而激发睾酮的合成；FSH可作用于睾丸的Sertoli细胞，促进睾酮转化为雌激素。90%～95%睾酮由睾丸合成，另外5%～10%来源于肾上腺皮质醇及类固醇的转化。睾酮在5a还原酶催化作用下转换为双氢睾酮（DHT）。DHT与雄激素受体相结合调节性腺激素信号传导通路，导致生精和性成熟。因为雄激素是前列腺癌发生、发展和进展的源头，阻断睾酮的合成或作用即可治疗前列腺癌。持续给予GnRH类似物可以阻断LH和FSH的释放，从而阻断雄激素的产生并治疗前列腺癌。

早在1941年，Huggins和Hodges发现了手术去势和雌激素可延缓转移性前列腺癌的进展，并首次证实了前列腺癌对雄激素去除的反应性，奠定了前列腺癌内分泌治疗的基础。任何去除雄激素和抑制雄激素活性的治疗均可成为内分泌治疗。

1. 内分泌治疗途径 ①去势，即去除产生睾酮的器官或抑制睾酮器官的功能，包括手术去势或药物去势（黄体生成素释放激素类似物，LHRH-a）；②阻断雄激素与受体结合，即应用抗雄激素药物竞争性阻断雄激素与前列腺细胞上雄激素受体的结合，两者联合应用可达到最大限度雄激素阻断的目的。其他策略包括抑制肾上腺来源雄激素的合成以及抑制睾酮转化为双氢睾酮等。

2. 内分泌治疗的目的 降低体内雄激素浓度、抑制肾上腺来源雄激素的合成、抑制睾酮转化为双氢睾酮或阻断雄激素与其受体的结合，从而抑制或控制前列腺癌细胞的生长。

3. 内分泌治疗方案 ①单纯去势（手术或药物去势）；②单一抗雄激素治疗（AAM）；③最大限度雄激素阻断（MAB）；④根治性治疗前新辅助内分泌治疗（NHT）；⑤间歇性内分泌治疗（IHT或IAD）；⑥根治性治疗后辅助内分泌治疗（AHT）。

（三）内分泌治疗方法

1. 去势治疗

（1）手术去势：可使睾酮迅速且持续下降至极低水平（去势水平）。主要的不良反应是对患者的心理影响和治疗中无法灵活调整方案等问题，且有少数患者对内分泌治疗无效，因此一般应该首先考虑药物去势。

（2）药物去势：自首个人工合成的黄体生成素释放激素类似物（LHRH-a）畅销的亮丙瑞林（leuprorelin）上市以来，亮丙瑞林、戈舍瑞林（goserelin）、曲普瑞林（triptorelin）等药物在临床的应用已经>20年。在注射LHRH-a后，睾酮水平逐渐升高，在1周时达到最高点（睾酮一过性升高），然后逐渐下降，至3～4周时可达到去势水平。但是，有10%的LHRH-a治疗患者睾酮不能达到去势水平。

由于初次注射LHRH-a时有睾酮一过性升高，故应在注射前2周或当日开始给予抗雄激素药物至注射后2周，以对抗睾酮一过性升高所导致的病情加剧（flare-up）。对于已有骨转移脊髓压迫的患者，应慎用LHRH-a，可选择迅速降低睾酮水平的手术去势。与1个月的剂型相比，3个月的剂型使用更为方便。

（3）雌激素：即通过抑制LHRH的分泌，抑制雄激素活性，直接抑制睾丸Leydig细胞功能，以及对前列腺细胞的直接毒性作用。最常见的雌激素是已烯雌酚，可以达到与去势相同的效果。但心血管方面的不良反应发生率较高，目前已经很少使用。

2. 单一抗雄激素治疗(AAM)

(1) 目的:单一应用较高剂量的雄激素受体拮抗剂,抑制雄激素对前列腺癌的刺激作用及雄激素依赖前列腺癌的生长,而且几乎不影响患者血清睾酮和LH的水平。

(2) 适应证:适用于治疗局部晚期、无远处转移前列腺癌,即T3-4NxM0期。

(3) 方法:推荐应用非类固醇类抗雄激素类药物,例比卡鲁胺150 mg,每天1次。

(4) 结果:与药物或手术去势相比,患者的总生存期无显著差异;服药期间,其性能力和体能均明显提高,心血管和骨质疏松发生率降低。

3. 雄激素生物合成抑制剂治疗 前列腺癌接受去势治疗后,体内仍存在低水平雄激素,前列腺也可产生雄激素。阿比特龙通过抑制雄激素合成途径的关键酶CYP17,从而抑制睾丸、肾上腺和前列腺癌细胞的雄激素合成。2011年阿比特龙被美国FDA批准用于无症状或症状轻微的化疗后进展的mCRPC患者,2012年批准用于化疗前mCRPC。关于其是否能用于更早期的患者,是目前的研究热点。

4. 最大限度的雄激素阻断(MAB)

(1) 目的:同时去除或阻断睾丸来源和肾上腺来源的雄激素。

(2) 方法:常用的方法为去势加抗雄激素药物,主要是非类固醇类药物,如比卡鲁胺。

(3) 结果:MAB比单纯去势可延长患者总生存期3~6个月。

5. 根治术前新辅助内分泌治疗(NHT)

(1) 目的:在根治性前列腺切除术前,对前列腺癌患者进行一定时间的内分泌治疗,以缩小肿瘤体积,降低临床分期和前列腺切缘肿瘤阳性率。

(2) 适应证:适合于T2、T3a期。

(3) 方法:采用LHRH-a联合抗雄激素药物的MAB方法,也可单用LHRH-a或抗雄激素药物,但MAB方法疗效更为可靠。新辅助治疗时间为3~9个月。

(4) 结果:新辅助治疗可能降低肿瘤临床分期,可以降低手术切缘阳性率和淋巴结浸润率,降低局部复发率,>3个月的治疗可以延长PSA复发的生存期,而总生存期无明显改善。

6. 间歇性内分泌治疗(IHT) 在雄激素缺如或低水平状态下,能够存活的前列腺癌细胞通过补充的雄激素获得抗凋亡潜能而继续生长,从而延长肿瘤进展到激素非依赖期的时间。IHT的优点包括提高患者生活质量,降低治疗成本,可能延长肿瘤对雄激素依赖的时间,与传统内分泌治疗相比可能有生存优势。IHT的临床研究表明,在治疗间歇期患者生活质量明显提高(如性欲恢复等),可使肿瘤细胞对雄激素依赖时间延长,而对病变进展或生存时间无大的负面影响。IHT更适用于局限性病灶及经过治疗后局部复发者。

(1) IHT的治疗模式:多采用MAB方法,也可用于药物去势治疗。

(2) IHT的停止治疗标准:各家报道不一,国内推荐停药标准为PSA≤0.2 μg/L后,持续3~6个月。

(3) 间歇性治疗后重新开始治疗的标准:目前各家报道不一,仍未能达成统一标准。不同文献报道的重新开始治疗标准如下:PSA值>4 μg/L后;PSA值升至10~20 μg/L时;PSA值>20 μg/L后;PSA值升至治疗前水平的1/2。目前,国内推荐当PSA值>4 μg/L后开始新一轮的治疗。

(4) IHT适应证:局限前列腺癌,无法行根治性手术或放疗;局部晚期患者(T3-4期);转移前列腺癌;根治术后病理切缘阳性;根治术或局部放疗后复发。对内分泌治疗敏感的,内分泌治疗一定时间后PSA值降低能达停药标准者。

(5) IHT的注意事项:①IHT的基础是间歇性去势,因而只有可以取得去势效果的药物才能被考虑。②诱导期至少持续6~9个月。③只有在患者有明确的PSA反应后才能停止治疗。④当有临床进展或PSA值上升超过经验性阈值时重新开始治疗。依据取得PSA值最低点需要的时间与诱导期相同,治疗至少持续6~9月。⑤必须严密随访,每3~6个月检测PSA。⑥应该注意间歇期肿瘤是否会发生快速进展。

(四) 前列腺癌内分泌治疗常用药物

前列腺癌内分泌治疗常用药物见表38-7。

二、化疗

(一) 激素敏感性前列腺癌

激素敏感性前列腺癌(castration sensitive prostate cancer, CSPC)患者治疗的选择取决于是否存在远处转移。对于转移性CSPC,基于对GETUG-AFU15、CHAARTED 和 STAMPEDE

表 38-7 前列腺癌内分泌治疗常用药物

药物名称	作用机制	适应证	短期不良反应
GnRH 类似物 亮丙瑞林 戈舍瑞林 曲普瑞林 组胺瑞林	下调下丘脑 GnRH 受体，导致 LH 水平以及下游睾酮水平降低	局限期、局部进展，生化复发，远地转移前列腺癌	睾酮短期一过性升高，需辅用抗雄激素药物，预防“肿瘤闪烁现象”。体重增加、潮热、盗汗、乏力、性欲降低
GnRH 拮抗剂 地加瑞克 (degarelix)	直接抑制下丘脑 GnRH 受体	转移性前列腺癌	过敏、潮热、注射区疼痛、体重增加、肝转氨酶升高
抗雄激素药物 比卡鲁胺 尼鲁米特 氟他胺	直接与雄激素受体结合，竞争性抑制其与睾酮和双氢睾酮的结合	与 GnRH 类似物联合 (CAB)用于各期前列腺癌	男性乳腺发育、乳房胀痛及肝转氨酶升高
CYP17 抑制剂 酮康唑 氨鲁米特 阿比特龙	抑制由肾上腺和肿瘤内甾体类物质转化来的雄激素	进展期二线用药，阿比特龙用于多西他赛化疗失败进展的前列腺癌	恶心、呕吐、肾上腺功能不全(需合用氢化可的松)、皮肤反应、肝转氨酶升高、神经肌肉毒性

3 项研究荟萃分析的结果，ADT 联合多西他赛化疗可以显著改善 mCSPC 患者的总生存（HR＝0.74，P＝0.003）和无进展生存（HR＝0.63，P＜0.001）。为此，NCCN 指南推荐将 ADT 联合 6 个周期多西他赛（75 mg/m^2）±泼尼松作为 mCSPC 的治疗方案之一。

由于这 3 项研究中的大部分患者是新发现的转移性前列腺癌，因此有研究者推测多西他赛可以用于更早期的前列腺癌治疗。已有 GETUG-12 和 RTOG 0521 两项研究证实，联合多西他赛可以改善高危前列腺癌的预后。不过，尽管多西他赛已被推向全线应用于转移和非转移的去势敏感性前列腺癌，但在有更为成熟的数据可用之前，还应该谨慎地限制其在非转移患者中的使用。

（二）去势抵抗性前列腺癌

转移性前列腺癌内分泌治疗的中位缓解时间为 18～30 个月，但此后几乎所有的患者逐渐失去对激素的敏感性，发展为去势抵抗性前列腺癌（castration resistant prostate cancer，CRPC），即激素非依赖性前列腺癌。CRPC 的预后差，其全身治疗原则包括继续应用内分泌治疗，确保血睾酮维持于去势水平，采用化疗改善症状、提高生活质量和延长生存时间。对骨转移者应用双膦酸盐预防骨相关事件。

化疗在前列腺癌中的应用始于 1996 年美国 FDA 批准米托蒽醌用于 CRPC 的治疗。但米托蒽醌的作用仅以缓解骨转移灶的疼痛、提高生活质量为主，对延长总生存无明显益处。直至 2004 年，根据 TAX-327 和 SWOG-9916 两项研究结果，美国 FDA 批准多西他赛用于 mCRPC 治疗。前列腺癌常用化疗方案如下。

（1）DP 方案：多西他赛 60～75 mg/m^2，静脉注射，第 1 天；泼尼松 5 mg，口服，每天 2 次，第 1～21 天；21 天为 1 个周期。

（2）MP 方案：米托蒽醌 10～12 mg/m^2，静脉注射，第 1 天；泼尼松 5 mg，口服，每天 2 次，第 1～21 天；21 天为 1 个周期。

（3）卡巴他赛：25 mg/m^2，静脉注射，第 1 天；泼尼松 5 mg，口服，每天 2 次，第 1～21 天；21 天为 1 个周期。

对于 mCRPC 患者采用多西他赛治疗失败后的其他最佳治疗方案尚未达成共识。治疗方案包括阿比特龙＋泼尼松（Ⅰ类推荐）、恩杂鲁胺（Ⅰ类推荐）、^{223}Ra（针对以骨转移为主无内脏转移的疾病）（Ⅰ类推荐）、sipuleucel-T（如果无症状或症状轻微，并且无内脏或肝转移，预期寿命＞6 个月，ECOG 评分 0～1）、参加临床试验、再次使用多西他赛、替代化疗（米托蒽醌）和二线 ADT。所有患者可继续完成所有治疗，并应接受最佳支持治疗。

第六节 复发和转移的治疗

一、前列腺癌复发的治疗

（一）根治手术后生化复发标准与治疗

1. 根治手术后生化复发标准 EAU指南及国内将根治术后生化失败界定为PSA值>0.2 μg/L。①持续型，根治术后PSA持续未降到测不出水平；②复发型，术后PSA值下降至测不出水平后连续2次升高；③少数PSA持续存在但水平较低的患者是由于PSA代谢率较低或残留良性组织。目前，关于PSA真正"测不出"的阈值并无共识。第3类患者无需进一步评估，PSA值升高者除外；但第1类和第2类患者必须进一步评估是否有远处转移。

2. 根治手术后生化复发治疗 根治手术后生化复发患者如未发生远处转移，NCCN指南推荐继续观察或者行挽救性EBRT±ADT治疗。大型回顾性队列研究证明，挽救性EBRT较单纯观察可降低全因死亡率，延长前列腺癌特异生存率。

NCCN指南推荐前列腺癌术后挽救性放疗的处方剂量是64～72 Gy，单次1.8～2 Gy。活检证实有临床复发时需要的剂量更高。照射野包括瘤床，部分患者可包括全盆腔。根据RTOG 9601研究结果，NCCN指南推荐放疗联合2年长程ADT治疗，而不是6个月的短程ADT治疗。治疗前PSA值<0.5 μg/L者的治疗最有效。

根治手术后生化复发患者如证实或高度怀疑发生远处转移，则单独应用ADT作为挽救性治疗，NCCN指南不推荐单独应用放疗。但对于特殊案例，如承重骨受侵时，放疗可以联合ADT用于治疗转移灶或者改善症状。对于部分患者采用观察也是可接受的。在出现症状或者PSA水平较高者，应出现症状时再开始应用ADT治疗。

（二）根治放疗后生化复发标准与治疗

1. 根治放疗后生化复发标准

（1）2006年RTOG-ASTRO Phoenix的前列腺癌放疗后生化复发标准：①EBRT±HT治疗后生化复发标准定义为PSA最低值基础上增加≥2 μg/L；②对于年轻、既往体健的行挽救性局部治疗患者，即使PSA值升高未达上一条标准，也考虑行复发评估。特别是PSA值升高较快时，建议行前列腺穿刺活检进行评估。

（2）满足以下条件且可以行局部治疗的根治放疗后复发患者建议行进一步检查：①初始临床分期T1-2；②预期寿命>10年；③目前PSA值<10 μg/L。该类患者需行以下检查：PSA倍增时间、骨扫描、X线胸片、前列腺MRI，以及腹部/盆腔CT/MRI、TRUS活检及PET检查。局部放疗后复发最大的可能是治疗时PSA水平较低(<5 μg/L)。对于放疗后生化复发患者，如果分期检查未发现转移灶，建议行前列腺活检，明确是否局部复发。前列腺活检应包括精囊与前列腺结合部，这是局部治疗失败的常见部位。

2. 根治放疗后生化复发的治疗 根治放疗后复发且可以行局部治疗者，对于活检阳性且基本无远处转移的患者，NCCN指南推荐观察或者由经验丰富的外科医生行根治性前列腺切除术+PLND。另外，也可以选择其他局部治疗，如冷冻治疗、近距离放疗。对于活检阴性者且基本无远处转移的患者，可以选择观察、ADT治疗或者参加临床试验。对于影像学检查证明有远处转移或者无法行局部治疗者，可以行ADT治疗或者随访观察。对于根治放疗后复发且有远处转移者，可行去势治疗。根治放疗后复发且无法行局部治疗者，可行单纯性骨扫描，阴性者可继续观察，阳性者可行ADT治疗。

二、前列腺癌转移后的治疗

对于前列腺癌转移患者，ADT是金标准治疗方法。间断性ADT治疗与持续ADT治疗相比，前列腺癌患者的生存率无明显差异，但间断性ADT治疗后性功能及心理水平疗效更佳。但应用间断ADT治疗者需密切检测PSA及睾酮水平，如有疾病进展情况，应及时变更为持续性ADT治疗方案。

放疗对于前列腺癌骨转移的减轻症状治疗很有效，孤立的症状性骨转移灶推荐应用EBRT。对于非椎体转移灶，推荐单次分割8 Gy放疗方案，与30 Gy/10次相比疗效相当，且花费较少。

对于广泛骨转移患者，推荐应用锶-89或钐-153±局部外照射放疗，特别是无法耐受化疗者，这些是释放β放射性粒子的药物。但该治疗方法对延长生存期无显著意义。

三、CRPC 标准及治疗原则

前列腺癌患者应用内分泌治疗后，如果 PSA 水平仍控制不理想，则转化为 CRPC。PCWG2 定义 CRPC 标准为：PSA 最低值基础上增加≥2 μg/L 或≥25%，且需至少 3 周后复查 PSA 再次验证，同时要求患者处于去势水平（睾酮＜50 μg/L）。《美国泌尿协会（AUA）指南》将 CRPC 分为以下 6 种。

（1）无转移 CRPC 者：即仅有 PSA 值升高，无影像学证明转移者。该类患者推荐继续 ADT 治疗并观察（推荐水平，C 类证据）。拒绝继续观察者，可选择第一代抗雄激素药物如氟他胺、比卡鲁胺或尼鲁特米，或第一代雄激素合成抑制剂如酮康唑＋激素（可选，C 类证据）。

（2）无症状或轻度症状性 mCRPC 患者：一般情况尚可（ECOG 分级 0～2），既往未行多西他赛化疗者，推荐应用阿比特龙＋泼尼松（标准，A 类证据）、恩杂鲁胺（标准，A 类证据）、多西他赛（标准，B 类证据）或者 sipuleucel-T（标准，B 类证据）。如不愿或无法耐受上述治疗，可以应用第一代抗雄激素药物、酮康唑＋激素，或观察（可选，C 类证据）。

（3）有症状，一般情况尚可，既往未行多西他赛化疗的 mCRPC 患者：推荐阿比特龙＋泼尼松（标准，A 类证据）、恩杂鲁胺（标准，A 类证据）或多西他赛（标准，B 类证据）。如不愿或无法耐受上述治疗，可以应用酮康唑＋激素（可选，C 类证据）、米托蒽醌（可选，B 类证据）或放射性核素（可选，C 类证据）。推荐放射性^{223}Ra 治疗有症状的骨转移、无内脏转移的 mCRPC 患者（标准，B 类证据）。

（4）有症状，一般情况较差（ECOG 3～4），既往未行多西他赛化疗的 mCRPC 患者：可应用阿比特龙＋泼尼松或恩杂鲁胺（可选，C 类证据）。如不愿或无法耐受上述治疗，可以应用酮康唑＋激素或放射性核素（可选，C 类证据）。

（5）一般情况尚可，既往行多西他赛化疗的 mCRPC 患者：应用阿比特龙＋泼尼松（标准，A 类证据）、卡巴他赛（标准，B 类证据）或恩杂鲁胺（标准，A 类证据）。如不愿或无法耐受上述治疗，可以应用酮康唑＋激素（可选，C 类证据）。对于停用多西他赛时（由于可逆性化疗的不良反应）评估有效患者，临床医生再次使用多西他赛（可选，C 类证据）。推荐放射性^{223}Ra 治疗有症状的骨转移、无内脏转移者（标准，B 类证据）。

（6）一般情况较差，既往行多西他赛化疗的 mCRPC 患者，建议行姑息治疗。部分患者可行阿比特龙＋泼尼松、恩杂鲁胺、酮康唑＋激素或放射性核素（专家意见）。

第七节　随访和预后

前列腺癌是男性老年疾病，一般发展缓慢，病程较长，其预后因素包括肿瘤分期、治疗前 PSA 水平、GS 评分、淋巴结和远端转移情况。根据 2014 年中国发布的最大型癌症生存数据报告，前列腺癌 5 年生存率为 53.8%（2003～2005 年）。美国 SEER 数据库最新数据显示，其 5 年总体生存率高达 98.9%（2004～2010 年），其中局限期病例 5 年生存率高达 100%，而远处转移患者 5 年生存率仅有 28%。以上数据说明中国前列腺癌患者的分期普遍偏晚。

一、前列腺癌的随访

1. 观察的患者　应每隔 6～12 个月监测一次是否出现症状及 PSA 水平。

2. 动态监测的患者　合适的动态监测时间包括（除非有临床指征）不短于 6 个月进行一次 PSA 测定，不短于 12 个月进行一次 DRE 检查，不短于每 12 个月进行一次前列腺活检。如果初始活检少于 10 针，或评估结果显示不一致，需在确诊后 6 个月内重复一次前列腺活检。

前列腺癌进展的可靠参数还有待于正在进行中的临床试验的结果。在前列腺检查改变或 PSA 水平升高时，可由医生判断是否考虑实施活检复查。可以考虑每年进行一次前列腺活检复查，以对疾病进展进行评估。当患者的预期寿命＜10 年或处于观察期，则不适合进行活检复查。如果 PSA 水平升高，系统前列腺活检仍为阴性，可以考虑使用 mpMRI 排除前位癌。PSA 倍增时间单独用于检测疾病进展被认为不够可靠。

如果重复活检显示分级为 GS 评分 4～5，或者很多次数的活检空芯针穿刺发现肿瘤或给定针芯次数下肿瘤比例更高，那么可能发生了癌症进展。

3. 治愈为目的的初始治疗患者　应当在治疗后最初 5 年内，每 6 个月测量一次血清 PSA 值，然后每年复查一次。对于高复发风险患者，每 3 个月进行一次 PSA 检测可能更好，并建议每年至少一次 DRE 检查。如果 PSA 水平始终处于检测不出的水平，临床医生可以选择省略 DRE 检查。如血清 PSA 持续升高，DRE 检查阳性，则应行骨盆 CT/MRI 及骨扫描；若存在骨痛，不论 PSA 水平如何，应行骨扫描。当影像学检查提示局部复发时，TRUS 活检可能有帮助。

4. 存在淋巴结阳性或转移性疾病的患者 随访评估应当包括基于临床判断每 3～6 个月一次的病史采集和体检、DRE 检查和 PSA 测定。随着 PSADT 的下降，骨转移或死亡的相对风险增加。重要的转折点出现在 PSADT 为 8 个月时，对这些患者应更频繁地进行骨显像检查。

5. 接受药物或手术 ADT 治疗的患者发生骨质疏松症的风险更高 对于这些患者，应当考虑对基线骨矿物质密度进行研究。建议采用钙剂（500 mg）和维生素 D（400 IU）的补充治疗。存在骨质减少、骨质疏松症的患者应当考虑接受地诺单抗、唑来膦酸或阿仑膦酸治疗。使用 ADT 治疗后应注意肝功能情况，治疗开始后前 3 个月应每月检查肝功能，以后每 3～6 个月检查一次；1 个月和 6 个月时复查睾酮水平，每 3 个月进行糖尿病筛查。

二、放疗并发症

随访应检查与治疗相关的并发症，正常组织的不良反应主要包括直肠和泌尿道毒性反应以及血液系统毒性反应。直肠毒性反应表现为排便次数增多、里急后重；泌尿道毒性反应多表现为尿频、夜尿次数增多。但这些急性症状是可逆的，多在放疗后 3 周左右恢复。影响患者生活质量≥3 级的晚期泌尿道和直肠毒性反应随着放疗新技术的应用逐渐减少，在 IMRT 为 5％左右，在图像引导技术＜1％，很少有过去常见的尿路狭窄、长期脓血便。约 30％患者在放疗过程中会出现轻微的白细胞、血红蛋白、血小板减少。

（亓 昕 高献书）

参考文献

[1] 亓昕，高献书，李飞宇，等. 局限期前列腺癌放疗精囊临床靶区勾画范围的研究. 中华放射医学与防护杂志，2014，34(7)：518 -522.

[2] 高献书，亓昕. 前列腺癌根治性放疗靶区勾画共识与争议. 中华放射肿瘤学杂志，2014，23(4)：279-281.

[3] Boehmer D, Maingon P, Poortmans P, et al. Guidelines for primary radiotherapy of patients with prostate cancer. Radiother Oncol, 2006，79：259-269.

[4] Dearnaley D, Syndikus I, Mossop H, et al. Conventional versus hypofractionated high-dose intensity-modulated radiotherapy for prostate cancer: 5-year outcomes of the randomised, non-inferiority, phase 3 CHHiP trial. Lancet Oncol, 2016，17：1047-1060.

[5] Epstein JI, Egevad L, Amin MB, et al. The 2014 International Society of Urological Pathology (ISUP) consensus conference on Gleason grading of prostatic carcinoma: definition of grading patterns and proposal for a new grading system. Am J Surg Pathol, 2016，40：244-252.

[6] Hannan R, Tumati V, Xie XJ, et al. Stereotactic body radiation therapy for low and intermediate risk prostate cancer-results from a multi-institutional clinical trial. Eur J Cancer, 2016，59：142-151.

[7] Incrocci L, Wortel RC, Alemayehu WG, et al. Hypofractionated versus conventionally fractionated radiotherapy for patients with localised prostate cancer (HYPRO): final efficacy results from a randomised, multicentre, open-label, phase 3 trial. Lancet Oncol, 2016，17：1061-1069.

[8] James ND, Sydes MR, Clarke NW, et al. Addition of docetaxel, zoledronic acid, or both to first-line long-term hormone therapy in prostate cancer (STAMPEDE): survival results from an adaptive, multiarm, multistage, platform randomised controlled trial. Lancet, 2016，387：1163-1177.

[9] Lawton CA, Michalski J, El-Naqa I, et al. RTOG GU radiation oncology specialists reach consensus on pelvic lymph node volumes for high-risk prostate cancer. Int J Radiat Oncol Biol Phys，2009，74：383-387.

[10] Mason MD, Parulekar WR, Sydes MR, et al. Final report of the intergroup randomized study of combined androgen-deprivation therapy plus radiotherapy versus androgen-deprivation therapy alone in locally advanced prostate cancer. J Clin Oncol, 2015,33:2143-2150.

[11] Qi X, Gao XS. Optimal contouring of seminal vesicle for definitive radiotherapy of localized prostate cancer: comparison between EORTC prostate cancer radiotherapy guideline, RTOG 0815 protocol and actual anatomy. Radiat Oncol, 2014, 9:288.

[12] Siegel RL, Miller KD, Jemal A. Cancer statistics, 2017. CA Cancer J Clin, 2017,67:27-30.

[13] Sweeney CJ, Chen YH, Carducci M, et al. Chemohormonal therapy in metastatic hormone-sensitive prostate cancer. N Engl J Med, 2015,373(8):737.

[14] Wolff RF, Ryder S, Bossi A, et al. A systematic review of randomised controlled trials of radiotherapy for localised prostate cancer. Eur J Cancer, 2015,51:2345-2357.

第三十九章 肾癌

第一节 概 述

一、病因

肾癌又称肾细胞癌，占原发性肾恶性肿瘤的85%左右。肾癌高发年龄段为50～60岁。肾癌的确切发病原因尚不清楚。吸烟可能是肾癌发病的危险因素。有些化学物质如二甲胺、铅、镉等可使动物发生肾癌。但对于人类是否可诱导肾癌发生，尚不明确。此外，其他因素，包括肥胖、职业接触(如石棉、皮革等)可能也与肾癌有关。肾癌也有家族遗传性，尤其是第3、11号染色体异常家族性肾癌。

二、病理变化

肾癌按照WHO分类的病理类型有：①透明细胞癌，占70%～80%，其中75%可发生VHL基因突变；②乳头状癌，又称嗜色细胞癌，占10%～15%；③嫌色细胞瘤，占4%～5%；④集合管癌，相对少见，占1%；⑤未分类肿瘤，如髓样癌、神经内分泌癌等。

第二节 诊断与分期

一、临床表现

无痛性肉眼血尿和镜下血尿是最常见的表现。腰痛是另一种常见症状，多为隐痛或钝痛。疼痛多因肿块增大使肾包膜膨胀所致。血尿、疼痛、肿块是肾癌典型的“三联征”，但只有10%患者才出现“三联征”。其他表现包括发热、贫血、红细胞增多症、高钙血症、高血压等。

二、辅助检查

静脉尿路造影可发现肾盏、肾盂不规则变形、狭窄或充盈缺损。CT及MRI检查可发现较小的肾癌，并能了解肿瘤侵犯范围，明确有无肾静脉或下腔静脉癌栓等，可对肾癌进行明确分期。

三、TNM分期

肾癌目前采用AJCC的TNM分期(第7版，2010)。

1. 原发肿瘤(T)

Tx：原发肿瘤不能评估。

T0：无原发肿瘤证据。

T1：肿瘤限于肾，且最长径≤7 cm。

T1a：肿瘤限于肾，且最长径≤4 cm。

T1b：肿瘤限于肾，且4 cm<最长径≤7 cm。

T2：肿瘤限于肾，且最长径>7 cm。

T2a：肿瘤限于肾，且7 cm<最长径≤10 cm

T2b：肿瘤限于肾，最长径>10 cm。

T3：肿瘤延伸至大静脉或侵犯肾上腺或肾周组织，但未超过Gerota筋膜。

T3a：肿瘤侵犯肾上腺或肾周组织和/或肾窦脂肪组织，但未超过Gerota筋膜。

T3b：肉眼见肿瘤延伸至肾静脉或其包含肌层的分支或横膈以下的下腔静脉。

T3c：肉眼见肿瘤延伸横膈以上的下腔静脉或者侵犯下腔静脉壁。

T4：肿瘤侵犯超过Gerota筋膜。

2. 区域淋巴结(N)

Nx：区域淋巴结不能评估。

N0：无区域淋巴结转移。

N1：有区域淋巴结转移。

3. 远处转移(M)

Mx：远处转移无法评估。

M0：无远处转移。

M1：有远处转移。

4. 临床分期

Ⅰ期：T1N0M0。

Ⅱ期：T2N0M0。

Ⅲ期：T3N0-1M0；T1-2N1M0。

Ⅳ期：T4N0-1M0；任何T任何NM1。

第三节 综合治疗

对于T1a(Ⅰ期)的患者，首选保留肾单位的部分切除术。但若肿瘤位于肾盂等非表浅位置，则需行根治性肾切除术；局部消融术适用于高度选择的T1a患者。T1b(Ⅰ期)患者，根据肿瘤情况，可选择肾部分切除术或根治性肾切除术。对于Ⅱ期和Ⅲ期患者，根据详细的相关检查，若手术可完全切除肿瘤，可考虑予以根治性肾切除术。对于Ⅳ期肾癌患者，若为潜在可切除且仅有单个转移灶，可行根治性肾切除术＋转移灶切除术；若肿瘤为潜在可切除且有多个转移灶，对于部分经筛选后的患者，可行减瘤性肾切除术。

其次，对于术后复发或Ⅳ期不可切除的患者，首选帕唑替尼或舒尼替尼(推荐等级1级，首选)，其次可考虑贝伐单抗＋干扰素(推荐等级1级)。对预后较差患者(符合以下3个因素以上者：乳酸脱氢酶超过正常上限1.5倍、血红蛋白低于正常下限、血钙＞2.5 mmol/L、1年内即开始系统治疗、KPS≤70分、≥2个远处转移灶)，可考虑予以西罗莫司(推荐等级1级)，或者予以阿西替尼、索拉菲尼。而对于上述治疗无效的患者，二线治疗可予以卡博替尼或尼鲁单抗(nivolumab；推荐等级1级，首选)，其次可予以阿西替尼或乐伐替尼＋依维莫司(推荐等级1级)。

此外，对于Ⅱ期、Ⅲ期的患者，虽然放疗未被纳入治疗指南中，但众多研究表明有益于患者的预后，因此可以行术后放疗。而对于转移灶，可根据病灶情况予以调强放疗或立体定向放疗。

第四节 放疗

一、放疗的地位

自20世纪30年代就开始了对肾癌辅助性放疗的临床研究。虽然肾癌的放疗研究较早，但是放疗在肾癌治疗中仍有一定的争议。纵观先前传统放疗技术治疗肾癌的研究，既有明显改善患者预后，也有无明显效果，甚至导致明显的放疗不良反应，其中可能的原因是肾癌细胞对于放疗的敏感性。目前普遍认为肾癌细胞对于放疗抗拒，也有研究证实其对射线敏感。

一些非随机临床研究结果表明，手术辅助放疗的总生存率和局部控制率要优于单纯手术。但其他研究表明该结果值得商榷。加拿大一家肿瘤中心分析了肾癌术后的失败模式，发现单纯的局部失败率较罕见，远处转移是主要的失败模式，因此他们认为手术辅助放疗并非必要。

此外，最新欧洲泌尿外科协会关于《肾癌的治疗指南》指出，放疗仅立体定向放疗可用于转移性肾癌，尤其是骨转移或脑转移，(证据等级为3级，推荐等级为3级)。同样，在最新的《NCCN治疗指南》中，立体定向放疗也被作为2A级推荐，用于转移性肾癌的局部支持治疗，可明显缓解患者疼痛症状，提高患者的生活质量。

(一) 术前放疗

术前放疗一般适用于局部晚期或复发的肾癌患者，以降低肿瘤负荷、为最终的手术治疗为主要目的。但术前放疗效果在不同研究中有一定的差异。梅奥诊所对11例局部晚期肾癌患者进行术前放疗，总剂量为45～50.4 Gy。所有患者的疾病无进展时间为15～50个月，75%患者疾病无进展时间为29个月，对肿瘤控制起到了较好的疗效。此外，另一项研究对22例局部晚期和复发的肾癌患者进行术前放疗及术中放疗，中位总剂量为45 Gy，5年的局部控制率＞60%，较好地改善了患者的预后。

然而，也有持质疑观点的临床研究。一项前瞻性研究随机将88例局部晚期肾癌患者分为单纯手术组和术前放疗联合手术组，其总剂量为33 Gy(3周)。术前放疗联合手术组和单纯手术组的5年生存率分别为 47%和 63%，联合治疗未提高患者生存时间。其次，另一项研究随机对 174 例不同分期肾癌(T1-4N1-0M0)患者进行单纯手术或术前放疗联合手术治疗。照射总剂量为 30～40 Gy(3～4 周)。两组的 5 年生存率均为 50%、10 年生存率均为 45%。35%早期肾癌患者并未从术前放疗中获益，仅局部晚期、侵犯肾门血管者、行术前放疗的肾癌患者术后切缘阳性率明显低于无术前放疗患者，但未提高总生存率。

以上两项研究虽然提示术前放疗联合手术较单纯手术未提高 5 年总生存率，但两者的照射剂量均为 30 Gy，没有达到根除显微病灶的剂量。此外，另一项研究包含了各期的肾癌患者，存在一定的研究缺陷。而梅奥诊所的研究中照射剂量达到根除剂量，因此遏制了肿瘤的生长，但未统计总生存率。综上所述，给予一定剂量的术前放疗，然后联合手术治疗，也可作为局部晚期或复发肾癌的一种治疗方法。

（二）术后放疗

术后放疗一般适用于手术切缘阳性、存在淋巴结转移或肾周包膜及肾门侵犯的肾癌患者。对于肾癌术后放疗，也有一些前瞻性或回顾性研究，所得出的结论也有所不同。早在 20 世纪 50 年代，就有 3 个比较肾癌术后放疗和单纯手术的研究，其结论均认为术后放疗联合手术均可明显延长 5 年和 10 年总生存率(OS)。

此外，Stein 回顾并比较 56 例行术后放疗联合手术和 91 例单纯手术的疗效，前者 5 年、10 年总生存率均高于后者。同时就肿瘤分期而言，术后放疗联合手术较单纯手术可明显降低 T3N0M0 患者的局部复发率。Makarewicz 等，研究也证实了术后放疗联合手术较单纯手术可明显延长疾病复发时间，尤其是 T3N0M0 患者。前者局部复发和远处转移的中位时间分别为 27 个月和 21 个月，后者局部复发和远处转移的中位时间分别为 16 个月和 12.5 个月，但对于 5 年总生存率无明显改善。另一些研究结果也证实，术前放疗可提高肿瘤控制率和疾病无进展生存时间(表 39-1)。

表 39-1 肾癌术后放疗的回顾性研究

临床研究	治疗方式	患者人数	总剂量(Gy)	5 年 OS(%)	10 年 OS(%)
Riches EW 等	放疗＋手术	131	—	49*	27*
	手术	685	—	30*	17*
Flocks RH 等	放疗＋手术	40	—	52.5*	33.3*
	手术	56	—	48*	23*
Bratherton DG 等	放疗＋手术	—	—	43*	33*
	手术	—	—	29*	26*
Stein M 等	放疗＋手术	56	46(1.8～2 Gy/次)	50	44
	手术	91	—	40	32
Makarewicz R 等	放疗＋手术	114	50(1.8～2 Gy/次)	37.9	—
	手术	72	—	35.5	—
Ulutin HC 等	放疗＋手术	26	46～50(2 Gy/次)	70	
	手术	14	—	20	

注：* $P<0.05$。

此外，一项包括多个回顾性和前瞻性研究的荟萃分析提示三维适形放疗或调强放疗用于高危患者时(T3 期肿瘤、包膜浸润、肾静脉侵犯)较单纯手术可以明显提高局部控制率，且消化道不良反应小，但未明显延长总生存时间和疾病无进展时间。

Kjaer 等前瞻性研究中，随机对 32 例Ⅱ期和Ⅲ期肾癌术后患者进行术后放疗，并与 33 例Ⅱ期和Ⅲ期单纯肾癌术后进行疗效比较。放疗剂量为

50 Gy/20 次。术后放疗组和单纯手术组 5 年总生存率分别为 38%和 63%，且接受术后放疗的患者并发症发生率和死亡率明显高于单纯手术组。因此，该研究认为肾癌术后放疗对预后无益，却增加并发症发生率和死亡率。此外，另一项研究发现术后切缘阳性并未增加局部复发或转移的风险，进一步说明术后辅助放疗的非必要性。然而，在 Kjaer 研究中，分次剂量为每次 2.5 Gy，高于常规的每次 1.8～2.0 Gy，所以高放疗不良反应发生率和死亡率的原因可能源于过高的分次照射剂量。因此，并不能由此说明术后放疗对患者预后无明显改善。

结合肾癌术后放疗的相关研究，发现术后放疗可以有效控制肿瘤局部复发或远处转移，提高肿瘤无进展生存时间，尤其是对于 pT3 期肾癌，其效果可能更为明显。但同时在制订放疗计划时，需防止正常组织受到过高剂量的照射，以免出现放疗不良反应，降低放疗的效果。此外，对于术后放疗是否提高总生存率，仍需进一步研究。

（三）肾癌远处转移的姑息性治疗

肾癌的好发转移部位为脑和骨骼。有 4%～11%的晚期肾癌患者在病程中会出现脑转移；若患者不接受脑转移灶治疗，中位生存期为 1～2 个月。有 30%～40%晚期肾癌患者会出现骨转移，并出现溶骨性破坏，导致病理性骨折、骨痛，以及脊柱压缩性骨折引起脊髓压迫。其余转移部位包括肾上腺、肺、肝脏、纵隔等。

1. 多发性脑转移的放疗 全脑照射适用于颅内多发转移灶，即颅内病灶多于 4 个，且病灶较大（多个病灶直径>3 cm）、一般情况欠佳的患者。美国 MD Anderson 肿瘤中心分析了 119 例肾癌脑转移全脑放疗后的效果，中位生存期仅 4.4 个月；其他相关研究也证实单纯接受全脑放疗后，总生存时间为 4～7 个月。因此对于肾癌脑转移灶，一般选用手术治疗或立体定向放疗，或者在全脑放疗基础上联合立体定向放疗。众多研究表明，联合立体定向放疗和全脑放疗较单纯全脑放疗可显著延长肿瘤无进展时间，降低肿瘤远处转移发生率，但未能明显延长总生存时间。

2. 立体定向放疗脑转移灶 若颅内转移灶较少（一般少于 3～4 个），且体积较小，同时患者一般情况较好，可以选用立体定向放疗颅内转移灶。

至少有 16 项立体定向放疗肾癌脑转移灶的临床研究，所有研究的中位生存时间为 7～26 个月，1 年总体生存率为 36%～90%，2 年总生存率为 15%～54%。其中，最大一项研究对 158 例肾癌脑转移行立体定向放疗的患者进行分析，其中 6 个月、1 年、2 年的总生存率为 60%、38%、19%，中位生存时间为 8.2 个月，局部控制率为 92%，有症状的放疗不良反应发生率为 7%。此外，多变量分析提示年龄较轻、KPS 评分较高、脑转移灶少、先前未行全脑照射或化疗或免疫治疗是预后良好的因素。有研究证实局部控制率与照射剂量和颅内病灶体积明显相关。

3. 颅外转移灶的放疗

（1）颅外转移灶的三维适应放疗和调强放疗：姑息性放疗对于转移性肾癌可以明显缓解症状。对于骨转移灶的肾癌患者而言，其生存期较长，因此有效的放疗对于提高患者生活质量具有重要意义。如果手术可以切除转移灶，那么术后放疗可以防止肿瘤复发。在一项评估生活质量的前瞻性研究中，Lee 等发现，83%患者在接受 30 Gy/10 次照射后，其疼痛明显缓解。Dibiase 等证实，姑息性照射的有效率与剂量相关。生物有效剂量>50 Gy（$\alpha/\beta=10$）可明显提高治疗有效率，即 59%对比 39%（$P=0.001$）。

（2）立体定向放疗颅外转移灶：立体定向放射适用于预期寿命较长、年老患者不能耐受化疗等治疗的患者，同时对于一些三维适形放疗或调强放疗不敏感的肿瘤具有较好的效果，如转移性肾癌。

一项肾癌颅外转移灶的前瞻性研究中，随机对于患者进行单次立体定向放疗（≤24 Gy）或大分割照射（60 Gy/5 次），结果显示单次接受 24 Gy 照射的患者 3 年局部无复发率为 88%，明显高于那些接受单次照射剂量<24 Gy 及大分割照射的患者。此外，多因素分析显示单次剂量>24 Gy 可获得较好的局部无复发率。但是，由于单次照射剂量偏高，对于脊柱转移灶应用该照射剂量需慎重。其他一些相关研究也证实单次高剂量照射有助于提高肿瘤无进展生存时间。目前，对于立体定向放疗肾癌颅外转移灶的研究中（表 39-2），1 年局部控制率为 86%，肿瘤无进展生存率为 71.2%～82%，总生存时间为 12～32 个月。

在这些研究中，晚期放疗不良反应较小，仅<5%患者出现严重的放疗不良反应。因此，立体定向放疗可作为无法手术切除转移灶的另一种较好的治疗方法。

表 39-2 立体定向放疗肾癌颅外转移灶的临床研究

研究者	患者人数（病灶数）	部位	平均或中位剂量(Gy)	1年局部控制率(%)	中位生存时间(月)	放疗不良反应
Balagamwala EH 等	57(88)	脊柱	15/次	50	12	2%(1/57)3 级恶心呕吐
Gerszten PC 等	48(60)	脊柱	16/次	96	NR	无放疗不良反应
Jhaveri 等	18(24)	脊柱、肋骨、锁骨、骨盆	40/5 次	NR	NR	无 3 级及以上不良反应
Nguyen QN 等	48(55)	脊柱	27/3 次	80	22	2%(1/48)3 级疼痛；2%(1/48)3 级贫血
Staehler M 等	55(105)	脊柱	20/次	94	17	无 3 级及以上不良反应
Zelefsky MJ 等	55(105)	脊柱、骨盆、股骨、淋巴结	24/次	72	NR	2%(1/55)4 级皮肤红斑
Svedman C 等	26(77)	肺、纵隔、肾上腺、骨盆、肝、脾、胸壁	40/4 次	100	>32	4%(1/26)4 级不良反应(具体未列在 CTCAE)
Teh B 等	14(23)	眼眶、头颈、纵隔、胸骨、锁骨、肋骨、脊柱、股骨	24/3 次	81	NR	无 3 级及以上不良反应
Wersäll PJ 等	50(154)	肺、肾上腺、胸壁、骨、肝、脾	32/4 次、40/4 次、45/3 次	99	NR	无 3 级及以上不良反应
Ranck MC 等	18(39)	骨、淋巴结、纵隔、肺、肾上腺、肝	50/10 次	96	NR	无 3 级及以上不良反应
Stinauer MA 等	13(25)	肺、肝、骨	45/5 次、50/10 次	88(1.5 年)	NR	3%(2/58)3 级不良反应

二、放疗技术参数

(一) 正常组织限制剂量

当对无法手术切除的肾癌或复发病灶进行姑息性治疗时，一些危及器官所受剂量必须考虑在放疗计划中。这些器官包括脊髓、肝、脾、胃、十二指肠、小肠，以及对侧功能正常的肾及双侧肾上腺。

对于保留部分肾单位的肾切除术或肾癌姑息性治疗中，无明确既定的限制剂量。对于双侧功能正常的肾，临床中正常组织效应定量分析(aualitative analyses of normal tissue effects in the clinic, QUANTEC)的肾癌放疗共识推荐双侧肾平均剂量＜15～18 Gy，双侧肾体积关系为 V12＜55%、V20＜32%、V23＜30%、V28＜20%。胃的总受照剂量＜45 Gy。小肠受照剂量与体积关系为 V45＜195 mm^3。肝的平均剂量需＜30～32 Gy，但不包括那些已有肝疾病或肝癌患者，这类患者的肝耐受剂量则更低。由于肝是并联器官，因此至少 700 mm^3 正常肝组织未受到照射是避免出现放疗不良反应的另一个重要因素。对于肾上腺及脾无公认的限制剂量。但是，基于脾是照射敏感器官，因此脾总剂量可限定在 5～10 Gy。脊髓最大限制剂量为45 Gy(图 39-1)。

由于立体定向放疗的技术与调强放疗或三维适形放疗有所差异，因此美国医学物理学家协会对其正常组织限制剂量有明确规定(表 39-3、表 39-4)。

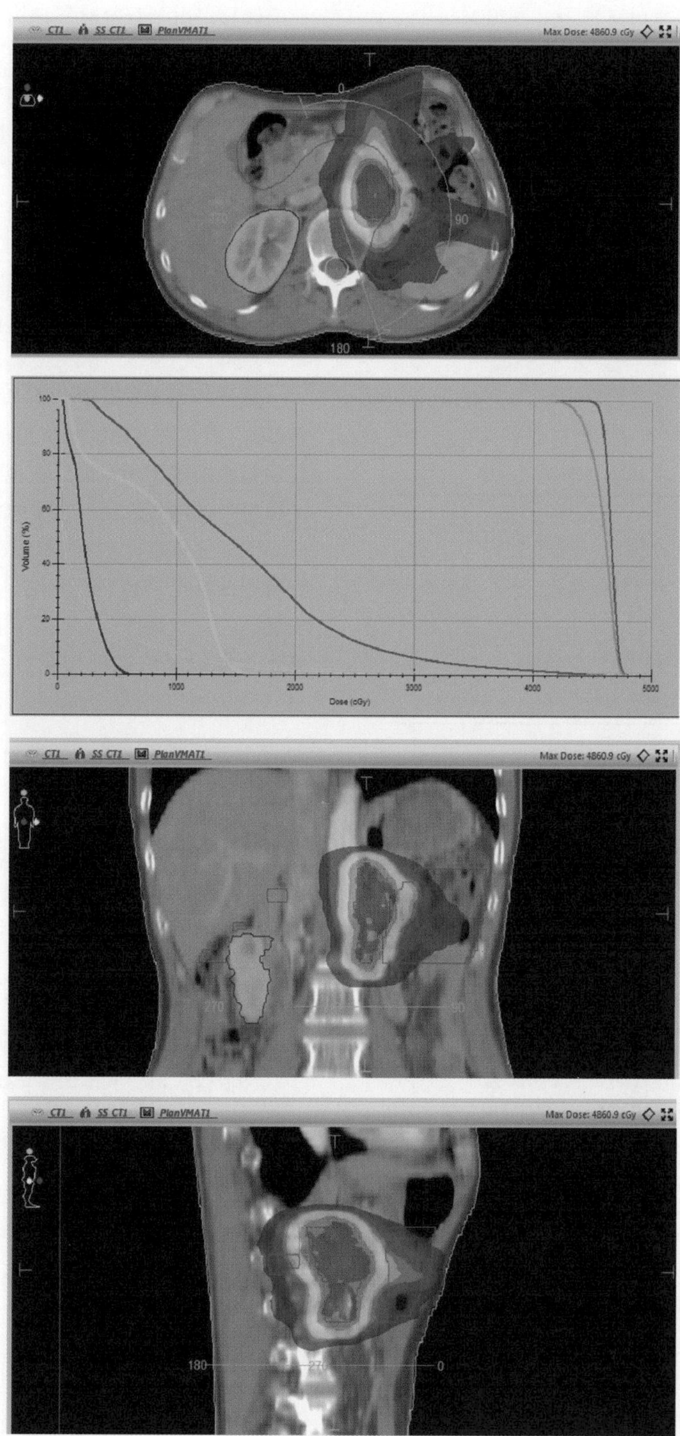

图 39-1　1 例左侧肾癌术后患者的放疗计划，pT3N0M0，病理检查显示左肾透明细胞癌。应用 6 MV 容积调强放疗技术，靶区照射剂量为 46 Gy/23 次。95%处方剂量线包含 95%靶区体积，小肠、右肾及脊髓的受照剂量均小于限制剂量。患者在治疗 1 个月后，腰部疼痛消失

表 39-3 危及器官限制剂量(串联组织)

器官	限制剂量(5次总剂量)(Gy)	最大点剂量(5次分割)(Gy)	最大受照射体积(cm^3)
肾门	23(每次 4.6)	—	<2/3 总体积
脊髓	23(每次 4.6)	30(每次 6)	0.35
十二指肠	18(每次 3.6)	32(每次 6.4)	5
	12.5(每次 2.5)	—	10
小肠	19.5(每次 3.9)	35(每次 7)	5
胃	18(每次 3.6)	32(每次 6.4)	10
食管	19.5(每次 3.5)	35(每次 7)	5
结肠	25(每次 5)	38(每次 7.6)	20

表 39-4 危及器官限制剂量(并联组织)

器官	限制剂量(5次总剂量)(Gy)	最小豁免体积(mm^3)
肝	21(每次 4.2)	>700
双侧肾皮质	17.5(每次 3.5)	>200

(二) 靶区剂量

在常规放疗技术中,调强放疗可能是较好的治疗技术。因为调强放疗既做到三维适形,又可以根据临床实际需求兼顾靶区,同时避开危及器官,做到靶区剂量均匀分布。由于肾活动度较大,因此在实施放疗计划时,四维 CT 计划、影像引导技术、腹部制动装置、呼吸门控技术等可减少因呼吸活动度所致照射范围的误差。

在无法手术切除的肿瘤中,针对肿瘤和局部淋巴引流区域的新辅助放疗可以提高可切除率,其照射总剂量为 40～50 Gy,单次剂量为 1.8～2.0 Gy。多野照射用于术前放疗。

基于 CT 的放疗计划可以达到较好的肿瘤局部控制率和较小的计划误差。过量的使用前后野技术,尤其是在右侧照射时,容易导致小肠及肝受到照射的体积较大,超过其限制剂量。因此,多野照射对于保护周围正常组织具有重要作用。术后放疗的照射范围包括术后瘤床和局部淋巴引流区域,总剂量为 45～50 Gy,单次剂量为 1.8～2.0 Gy。同时,对于局部残余或微小病灶需予以同步加量 10～15 Gy(因此靶区总剂量为 50～60 Gy)。

(三) 照射靶区

肾细胞癌转移途径包括直接侵犯、淋巴转移和血道转移。由于双肾毗邻结构的差异,因此淋巴结引流区也有所不同。右侧易于引流至腔静脉周围以及腹主动脉前淋巴结,左侧易于引流至腹主动脉周围以及腔静脉前淋巴结。因此,未行手术者,肿瘤靶区和临床靶区包括肿瘤、区域淋巴引流区(左肾引流区包括左肾门和主动脉旁淋巴结;右肾引流区包括右肾门、下腔静脉旁及腔静脉主动脉间淋巴结)。若在术后行放疗,肿瘤靶区和临床靶区包括瘤床、患侧肾床(同时包括手术所使用的止血夹)以及区域淋巴引流区。

此外,Stein 等报道两例切口瘢痕处出现肿瘤转移灶,因此认为靶区应该包括手术切口。如果因正常组织的限制剂量而无法包含手术瘢痕,那么需予以额外的电子束野照射手术瘢痕区域。

对于立体定向放疗,肿瘤靶区包括肿瘤、已受到侵犯的淋巴结或肾门血管。临床靶区等同于肿瘤靶区。计划靶区外放范围无明确规定,多项研究显示计划靶区可在肿瘤靶区外放 3～10 mm。但是,外放时需充分避开周围危及器官。

(张火俊 朱晓斐)

参考文献

[1] 殷蔚伯,余子豪,徐国镇,等. 肿瘤放射治疗学. 第 4 版. 北京:中国协和医科大学出版社,2007.

[2] Balagamwala EH, Angelov L, Koyfman SA, et al. Single-fraction stereotactic body radiotherapy for spinal metastases from renal cell carcinoma. J Neurosurg Spine, 2012, 17: 556-564.

[3] Benedict SH, Yenice KM, Followill D, et al. Stereotactic body radiation therapy: the report of AAPM task group 101. Med Phys, 2010, 37: 4078-4101.

[4] De Meerleer G, Khoo V, Escudier B, et al. Radiotherapy for renal-cell carcinoma. Lancet Oncol, 2014, 15: e170-177.

[5] Fokas E, Henzel M, Hamm K, et al. Radiotherapy for brain metastases from renal cell cancer. should whole-brain radiotherapy be added to stereotactic radiosurgery: analysis of 88 patients. Strahlenther Onkol, 2010, 186:

210-217.

[6] Goyal LK, Suh JH, Reddy CA, et al. The role of whole brain radiotherapy and stereotactic radiosurgery on brain metastases from renal cell carcinoma. Int J Radiat Oncol Biol Phys, 2000, 47: 1007-1012.

[7] Guo J, Ma J, Sun Y, et al. Chinese guidelines on the management of renal cell carcinoma (2015 edition). Chin Clin Oncol, 2016, 5: 12.

[8] Hallemeier CL, Choo R, Davis BJ, et al. Long-term outcomes after maximal surgical resection and intraoperative electron radiotherapy for locoregionally recurrent or locoregionally advanced primary renal cell carcinoma. Int J Radiat Oncol Biol Phys, 2012, 2: 1938-1943.

[9] Juusela H, Malmio K, Alfthan O, et al. Preoperative irradiation in the treatment of renal adenocarcinoma. Scand J Urol Nephrol, 1977, 1: 277-281.

[10] Kano H, Iyer A, Kondziolka D, et al. Outcome predictors of gamma knife radiosurgery for renal cell carcinoma metastases. Neurosurgery, 2011, 69: 1232-1239.

[11] Kothari G, Foroudi F, Gill S, et al. Outcomes of stereotactic radiotherapy for cranial and extracranial metastatic renal cell carcinoma: a systematic review. Acta Oncol, 2015, 54: 148-157.

[12] NCCN clinical practice guidelines in oncology: kidney cancer. Version 3. 2016.

[13] Nguyen QN, Shiu AS, Rhines LD, et al. Management of spinal metastases from renal cell carcinoma using stereotactic body radiotherapy. Int J Radiat Oncol Biol Phys, 2010, 76: 1185-1192.

[14] Pan CC, Kavanagh BD, Dawson LA, et al. Radiation-associated liver injury. Int J Radiat Oncol Biol Phys, 2010, 76: S94-S100.

[15] Rades D, Heisterkamp C, Schild SE. Do patients receiving whole-brain radiotherapy for brain metastases from renal cell carcinoma benefit from escalation of the radiation dose? Int J Radiat Oncol Biol Phys, 2010, 78: 398-403.

[16] Ranck MC, Golden DW, Corbin KS, et al. Stereotactic body radiotherapy for the treatment of oligometastatic renal cell carcinoma. Am J Clin Oncol, 2013, 36: 589-595.

[17] Staehler M, Haseke N, Nuhn P, et al. Simultaneous anti-angiogenic therapy and single-fraction radiosurgery in clinically relevant metastases from renal cell carcinoma. BJU Int, 2011, 108: 673-678.

[18] Ulutin HC, Aksu G, Fayda M, et al. The value of postoperative radiotherapy in renal cell carcinoma: a single-institution experience. Tumori, 2006, 92: 202-206.

[19] Wersäll PJ, Blomgren H, Lax I, et al. Extracranial stereotactic radiotherapy for primary and metastatic renal cell carcinoma. Radiother Oncol, 2005, 77: 88-95.

[20] Zelefsky MJ, Greco C, Motzer R, et al. Tumor control outcomes after hypofractionated and single-dose stereotactic image-guided intensity-modulated radiotherapy for extracranial metastases from renal cell carcinoma. Int J Radiat Oncol Biol Phys, 2012, 82: 1744-1748.

第四十章 膀胱肿瘤

第一节 概　　述

一、病理类型

膀胱肿瘤是泌尿系统最常见的肿瘤之一，组成膀胱的各种组织都可发生肿瘤，上皮细胞发生的尿路上皮癌、鳞癌、腺癌，占全部肿瘤的 95%以上，其中尿路上皮癌约占 90%。其他的纤维瘤、平滑肌瘤、血管瘤、嗜铬细胞瘤等，以及膀胱以外异位组织发生的横纹肌肉瘤、软骨瘤、皮样囊肿等均极为罕见。

膀胱肿瘤中最直接威胁生存的是膀胱癌。临床上膀胱癌诊断时基本上属于两大类肿瘤：①非肌层浸润型，大约有 70%的新发病例为非肌层浸润性疾病，为低级别的肿瘤，发生率高。该型肿瘤一般不会侵犯肌层，几乎没有转移，预后佳。乳头状外生型肿物多局限于黏膜（70%）或黏膜下层（25%），或扁平高级别病变（CIS，5%）。这些肿瘤组织一般比较脆，易出血，常发生原位或膀胱其他部位复发，复发肿瘤与原始肿瘤级别相同或更高。乳头状肿瘤局限于黏膜层或黏膜下层，通常在内镜下可完整切除。如发生进展则可能出现局部症状，或不太常见的转移性症状。有 31%～78%肿瘤局限于黏膜或黏膜下层的患者 5 年内发生局部复发或新的尿路上皮（移行细胞）癌。②肌层浸润型，为高级别肿瘤，约为 20%，常复发。在诊断初期就表现为浸润性生长，甚至转移，预后不佳；复发率与初始肿瘤分期、分级、大小和多样性相关。认识这两类生物学行为截然不同的肿瘤，对于膀胱癌的诊断、治疗选择、预后评估、随访均有重要意义。

二、病因

膀胱癌的发生是复杂、多因素、多步骤的病理变化过程，既有内在的遗传因素，又有外在的环境因素。较为明确的两大致病危险因素是吸烟和长期接触工业化学产品。

（一）吸烟

吸烟是目前最为肯定的膀胱癌致病危险因素，有 30%～50%的膀胱癌由吸烟引起，吸烟可使膀胱癌的危险率增加 2～6 倍，其危险率与吸烟强度和时间成正比。

（二）职业因素

职业因素是最早获知的膀胱癌致病危险因素，约 20%的膀胱癌是由职业因素引起的，包括从事纺织、染料制造、橡胶化学、药物制剂和杀虫剂生产、油漆、皮革及铝、铁和钢生产。柴油机废气累积也可增加膀胱癌的发生危险。

（三）遗传因素

膀胱癌可能与遗传有关，有家族史者发生膀胱癌的危险性明显增加。遗传性视网膜母细胞瘤患者的膀胱癌发生率明显升高。对于肌层浸润性膀胱癌，慢性尿路感染、残余尿及长期异物刺激（留置导尿管、结石）与之关系密切。

膀胱癌的遗传学改变缺乏特异性，迄今为止尚未找到一个特异的膀胱癌发生的分子学事件。目前认为，膀胱尿路上皮癌的发生、发展主要存在 2 条遗传学路径：①与低级别的尿路上皮肿瘤相关，主要表现为 9 号染色体畸变，预后相对较好；②与高级别的肿瘤发生相关，表现为 p53 基因突变后出现 Rb 基因的失活，以及 9 号染色体杂合性丢失等一系列的遗传学改变，而发展为高级别肿瘤，包括原位癌和浸润性癌。

（四）其他因素

其他可能的致病因素包括慢性感染（细菌、血吸虫及人类乳头状瘤病毒感染等）、应用化疗药物环磷酰胺（潜伏期为 6～13 年）、滥用含有非那西汀的止痛药（10 年以上）、近期及远期的盆腔放疗史、长期饮用砷含量高的水和氯消毒水、咖啡、人造甜味剂及染发剂。

三、应用解剖

膀胱的形态、大小和位置会随着充盈状态的改变而有所变化。膀胱空虚时呈三棱锥体形，可分为顶、底、体、颈 4 个部分，各部分之间分界不明显。膀胱顶朝向耻骨联合，借脐正中韧带与脐部相连；膀胱底朝后下，呈三角形。底的两个外角有输尿管穿入，下角接尿道，顶底之间为膀胱体。膀胱体与尿道相接处为膀胱颈，该处的管腔为尿道口。充盈的膀胱呈卵圆形，可上升至耻骨联合上缘以上，伸入腹前壁的腹膜与腹横筋膜之间。成人膀胱正常容积为 350～500 ml，最大容积可达 800 ml。

膀胱的前外侧为膀胱前间隙，亦称耻骨后间隙，该间隙是膀胱和前列腺手术腹膜外入路的分离平面。该间隙下界，在男性为耻骨前列腺韧带，在女性为耻骨膀胱韧带，其相对面为盆内侧壁。该间隙内有丰富的静脉丛及蜂窝组织。膀胱的两侧与肛提肌、闭孔内肌、盆壁筋膜相邻。男性尚有输精管，女性与子宫圆韧带相邻。膀胱后下壁与直肠相邻，在男性，两者之间有精囊腺、输精管、输精管壶腹和腹膜会阴筋膜。在女性膀胱后面为膀胱子宫陷窝及子宫体，其后下壁即在陷窝的下方借疏松结缔组织与阴道和子宫颈紧密结合。膀胱的上面被覆腹膜，常附以小肠襻和乙状结肠，有时为横结肠、盲肠和阑尾。

膀胱前壁的淋巴引流沿脐动脉到髂内淋巴结。膀胱后壁的淋巴引流到髂外淋巴结，有的注入髂内淋巴结、髂总淋巴结和骶淋巴结。膀胱三角区的淋巴引流到髂外淋巴结和髂内淋巴结。膀胱颈的淋巴引流有些直接注入主动脉旁淋巴结（腰淋巴结）、主动脉淋巴结或主动脉后淋巴结。

第二节　临床表现与诊断

一、临床表现

膀胱癌的发病年龄可见于各个年龄阶段，高发年龄为 50～70 岁。男女患者比例为 3～4∶1。血尿是膀胱癌最常见的症状，尤其是间歇全程无痛性血尿，可表现为肉眼血尿或镜下血尿，大部分表现为全程肉眼血尿，部分患者则表现为初始或终末血尿。初始血尿常提示病变部位在膀胱颈部，而终末血尿常提示为病变部位在膀胱三角区、膀胱颈部或后尿道。血尿出现的时间及出血量与肿瘤恶性程度、分期、大小、数目、形态并不一致。

10％的膀胱癌患者伴有膀胱刺激症状，表现为尿频、尿急、尿痛和排尿困难，多提示具有广泛性原位癌，或浸润性尿路上皮癌、鳞癌、腺癌，其预后不良。

其他症状有输尿管梗阻所致腰肋部疼痛、下肢水肿、盆腔包块、尿潴留。有的患者就诊时即表现为体重减轻、肾功能不全、腰痛或骨痛，均为晚期症状。

二、辅助检查

（一）超声检查

超声检查可通过 3 种途径（经腹、经直肠、经尿道）进行，可同时检查肾、输尿管、前列腺和其他脏器（如肝等）。经直肠超声显示膀胱三角区、膀胱颈和前列腺较清楚。经尿道超声的应用不太广泛，需麻醉，但影像清晰，分期准确性较高。总之，超声检查不仅可以发现膀胱癌，还有助于膀胱癌的分期，了解有无局部淋巴结转移及周围脏器侵犯。

（二）膀胱镜检查和活检

膀胱镜检查和活检是诊断膀胱癌最可靠的方法。通过膀胱镜检查可以明确膀胱肿瘤的数目、大小、形态（乳头状或广基的）、部位，以及周围膀胱黏膜的异常情况，同时可以对肿瘤和可疑病变进行活检以明确病理诊断，对原发病灶做出病理分期，对浅表性膀胱癌有一定治疗价值。

（三）泌尿系统X线平片和静脉尿路造影

泌尿系统X线平片及静脉尿路造影（KUB+IVU）检查一直被视为膀胱癌患者的常规检查，以期发现并存的上尿路肿瘤。泌尿系统CT成像（CTU）可替代传统的IVU检查，可提供更多的检查信息，并对泌尿上皮肿瘤具有更高的诊断准确率。

（四）CT检查

传统CT（平扫+增强扫描）对诊断膀胱肿瘤有一定价值，可发现较大肿瘤，还可与血块鉴别。近年来，多排（64～128排）螺旋CT的分辨率显著提高，可以发现较小肿瘤（1～5 mm）。但是，原位癌仍不易被发现，不能了解输尿管情况，分期准确性不高，且既往有肿瘤切除史者可因局部炎症反应所致的假象而造成分期过高。

（五）胸部检查

术前应常规拍摄胸部X线片了解有无肺部转移。临床上对肺部转移最敏感的检查方法是胸部CT。

（六）MRI检查

传统的MRI检查对膀胱癌并无明显优越。MRI检查膀胱，T1加权像尿液呈极低信号，膀胱壁为低至中度信号，而膀胱周围脂肪为高信号。T1加权像有助于了解扩散至邻近脂肪的肿瘤、淋巴结转移及骨转移情况，甚至可评价除前列腺以外的邻近器官受侵犯情况。T2加权像尿液呈高信号，正常逼尿肌呈低信号，而大多数膀胱癌为中等信号。低信号的逼尿肌下方的肿瘤出现中断现象提示肌层浸润。因此，MRI检查有助于肿瘤分期。动态MRI检查在显示是否有尿路上皮癌存在，以及肌层侵犯程度方面准确性高于CT或非增强MRI检查。由于膀胱肿瘤的平均表观弥散系数（ADC）较周围组织低，弥散加权成像（DWI）能更好地对肿瘤T分期进行术前评估，且可能对评估肿瘤侵犯周围组织有参考价值。

（七）骨扫描

浸润性肿瘤患者常规行骨扫描检查。需要注意的是，部分膀胱癌患者骨转移病灶呈成骨性改变。

（八）PET-CT

PET-CT检查可以发现部分远处转移病灶，但对原发灶的诊断价值有限，因尿液FDG摄取较高会掩盖病灶显像。目前正在研究使用新型示踪剂（如胆碱、蛋氨酸）的报道，有限的数据显示^{11}C-胆碱可能是检测淋巴结转移的一种很有前途的示踪剂，但还需进一步证实。

（九）尿细胞学

尿细胞学检查是膀胱癌诊断和术后随诊的主要方法之一。尿标本的采集一般是通过自然排尿，也可以通过膀胱冲洗，这样能得到更多的癌细胞，有利于提高诊断率。尿细胞学阳性意味泌尿道的任何部分，包括肾盏、肾盂、输尿管、膀胱和尿道存在尿路上皮癌的可能。

（十）尿液膀胱癌标记物

为了提高无创检测膀胱癌的水平，尿液膀胱癌标记物的研究受到了很大的关注，美国FDA已经批准将BTAstat、BTAtrak、NMP22、FDP、ImmunoCyt和FISH用于膀胱癌的检测。其他还有许多的标记物，如端粒酶、存活素（survivin）、微卫星分析、CYFRA21-1和LewisX等，在检测膀胱癌的临床研究中显示了较高的敏感性和特异性。虽然大部分尿液膀胱癌标记物显示出了较高的敏感性，但是其特异性却普遍低于尿细胞学检查。到目前为止，仍然没有一种理想的标记物能够取代膀胱镜和尿细胞学检查而对膀胱癌的诊断、治疗、术后随诊和预后等方面做出足够的判断。相信随着新技术的出现，尿液膀胱癌标记物的研究和应用前景是光明的。

三、诊断

膀胱肿瘤依据临床表现和实验室检查多能诊断，细胞组织学诊断是诊断膀胱肿瘤的最可靠标准。

四、分期

膀胱癌的临床和病理分期按照膀胱肿瘤的浸润深度和转移程度，采用美国癌症联合会（AJCC）TNM分期系统。

非肌层浸润性膀胱癌包括Ta、T1和Tis期膀胱癌，又称为表浅性膀胱癌。肌层浸润性膀胱癌是指T2期以上的膀胱癌。局限于黏膜和黏膜下的非肌层浸润性膀胱癌占75%～85%，肌层浸润性膀胱癌占15%～25%。前者中约有70%为Ta期病变，20%为T1期病变，10%为原位癌（Tis）。虽然Tis也属于非肌层浸润性膀胱癌，但一般分化差，属于高度恶性肿瘤，向肌层浸润发生率较高。因此，应将Tis与Ta、T1期膀胱癌区别。

(一) 膀胱癌 TNM 分期

膀胱癌 AJCC 的 TNM 分期(第 8 版,2017)如下。

1. 原发肿瘤(T)

Tx:原发肿瘤无法评估。

T0:无原发肿瘤证据。

Ta:非浸润性乳头状癌。

Tis:原位癌。

T1:肿瘤侵及上皮下结缔组织。

T2:肿瘤侵犯肌层。

T2a:肿瘤侵犯浅肌层 (内侧半)。

T2b:肿瘤侵犯深肌层 (外侧半)。

T3:肿瘤侵犯膀胱周围组织。

T3a:显微镜下发现肿瘤侵犯膀胱周围组织。

T3b:肉眼可见肿瘤侵犯膀胱周围组织(膀胱外肿块)。

T4:肿瘤侵犯以下任何器官或组织,如前列腺、子宫、阴道、盆壁和腹壁。

T4a:肿瘤侵犯前列腺、子宫或阴道、精囊。

T4b:肿瘤侵犯盆壁或腹壁。

2. 区域淋巴结(N)

Nx:区域淋巴结无法评估。

N0:无区域淋巴结转移。

N1:真骨盆区(髂内、闭孔、髂外,或骶前)或膀胱周围单个淋巴结转移。

N2:真骨盆区(髂内、闭孔、髂外,或骶前)或膀胱周围多个淋巴结转移。

N3:髂总淋巴结转移。

3. 远处转移(M)

Mx:远处转移无法评估。

M0:无远处转移。

M1:远处转移。

M1a:远处淋巴转移。

M1b:其他部位转移。

(二) 膀胱癌的分级

膀胱癌的分级与其复发和侵袭行为密切相关。G1 高分化; G2 中分化; G3 低分化。

第三节　放　　疗

一、治疗原则

非浸润性膀胱尿路上皮癌的标准治疗方案应首选经尿路膀胱肿瘤切除术,术后用膀胱内灌注治疗预防复发。浸润性膀胱癌首选手术治疗或加术前放疗,根据膀胱外脂肪是否受侵及血管内是否有瘤栓决定手术后辅以全身化疗。转移性膀胱癌以化疗为主,可用姑息性放疗缓解症状。膀胱鳞癌、腺癌患者首选全膀胱切除术。

二、放疗

传统上放疗对膀胱癌不能说是主流方法,尤其在我国应用较少。然而,在欧美国家,放疗在膀胱癌的治疗中仍然占有一定的地位。首先对 T2-4N0M0 的膀胱癌放疗联合化疗具备根治价值,而对有淋巴转移或远处转移的膀胱癌是具有姑息性价值。膀胱癌术前、术后放疗的应用目前尚缺乏大宗前瞻性临床研究,但也有一些回顾性资料显示,术前放疗具有一定的临床价值,而术后放疗的应用前景已有学者进行了系统的论证。

(一) 术前放疗

膀胱癌术前放疗系统性的研究较少。英国皇家肿瘤医院一项研究报道,一组病例接受 40 Gy 照射,然后再行膀胱切除;另一组病例仅接受 60 Gy 的根治放疗。结果两组的 5 年生存率分别为 38% 和 29%,无显著性差异。

美国 MD Anderson 的一组回顾性研究显示,T3 期患者术前接受 50 Gy 的放疗,5 年生存率为 91%;对照组为单纯手术切除,5 年生存率为 72%。$P=0.003$。

Parsons 和 Million 的荟萃分析表明,放疗能提高 5 年生存率 15%～20%,他们还发现术前放疗后,手术标本达 pCR 的约占 1/3 左右。

(二) 术后放疗

膀胱癌术后放疗目前尚缺乏系统的临床资料,因为术后放疗是否有益需取决于明确膀胱癌术后淋巴结转移的规律。最近,美国芝加哥大学的学者分析了 334 例需手术切除的 T3-4 期膀胱癌患者,结果发现 T4 或 N1 期患者的 2 年局部失败率 >30%;在局部失败的患者中有 34%的仅为局部复发而无其他病灶。鉴此,作者建议对 T3-4 期膀胱癌术后应接受辅助放疗,即针对盆腔淋巴引流区包括髂内外、闭孔、骶前区予以预防性放疗,对切端阳性的病例还应包括肿瘤床(即原膀胱区)。

(三) 姑息性放疗

对失去根治机会(或年龄因素)的患者,放疗有改善生活质量、减轻症状的作用。英国学者进行了随机前瞻性研究。500例晚期患者分为两组：一组为35 Gy/10次剂量；另一组为接受21 Gy/3次的放疗。有68%的患者改善了全身状况，减轻了症状。两组的疗效和毒副反应基本一致。

第三节 膀胱癌的综合治疗

随着人们对肿瘤治疗后生活质量要求的提高，保留器官的根治性治疗在肿瘤治疗上的地位日显重要。对T1期表浅性膀胱癌而言，经尿路膀胱肿瘤切除术（TURBT）既可根治又可保留器官，故已成为标准治疗方式；而对T2期以上的浸润性膀胱癌患者而言，既能根治又可保留膀胱的治疗方式就是以放疗为主的综合治疗，这已成为目前治疗浸润性膀胱癌的研究热点之一。

应用单一治疗手段保留膀胱治疗浸润性膀胱癌的疗效，无论是TURBT，还是单纯放疗或化疗都不理想（表40-1）。若采用根治性膀胱切除术，则其5年生存率可达68%，10年生存率亦达66%，但代价是失去膀胱。现有的资料表明，对这部分患者采用以放疗为主的综合治疗不但可保留膀胱，治疗后的5年生存率也可达40%～60%，已十分接近根治性手术的水平。本方案的优点是保留膀胱，提高了患者的生活质量，并且即使肿瘤复发但仍然有挽救性手术的机会。

表40-1 浸润性膀胱癌保留膀胱单一治疗的疗效

治疗方法	研究组数	病例数	局部控制率(%)
经尿道肿瘤切除	2	331	20
单纯放疗	5	949	41
单纯化疗	1	27	19

目前，采用这种治疗方式比较成熟的国家是美国、英国和德国，其共同之处是：①首先行TURBT，最大限度地切除肿瘤；②采用同期放、化疗，化疗方案多选择以顺铂（DDP）为主的联合方案，或加5-Fu，或多柔比星；③放、化疗后再行膀胱镜检查对疗效进行评估，若治疗不成功再改行根治性膀胱切除术。不同之处是：美国学者放疗至40 Gy即行膀胱镜检查以评估疗效，而英国、德国学者则在放疗至根治剂量再评估其疗效（图40-1）。

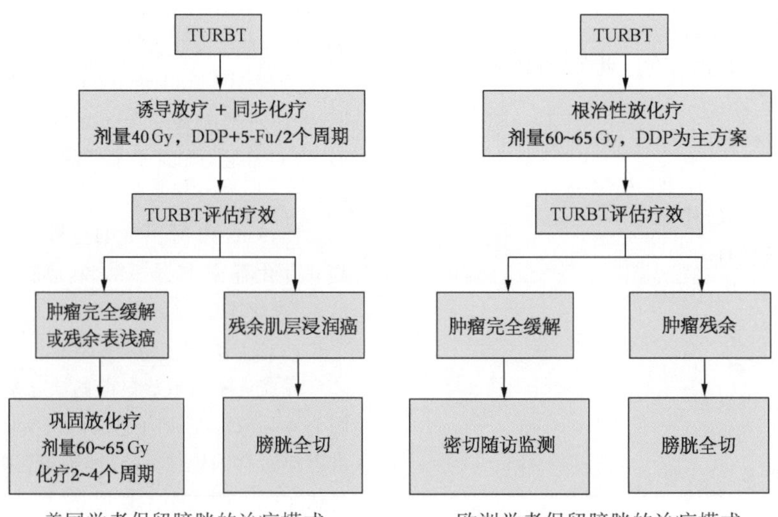

图40-1 美国与欧洲学者保留膀胱的治疗模式

英国伯明翰大学研究组，于2001年和2004年分别报道了两组患者，采用同期放、化疗治疗膀胱癌的结果，病例数分别为31例和41例，放疗总剂量为55 Gy/20次，1年生存率为68%，5年生存率为36%。德国学者报道，采用在TURBT后同步化、放疗，化疗在第1、5天进行，放疗先采用大野照射全盆腔至50.4 Gy（常规照射），再做局部全膀胱加量至59.6 Gy，结果49例患者5年总生存率达65%，有54%的患者保留了膀胱。美国放射肿瘤协作组（RTOG）总结了过去15年共415例浸润性膀胱癌患者接受同步放、化疗的结果，完全有效率为70%左右，5年保留膀胱的生存率达50%。美国马萨诸塞总医院自1986～1997年共治疗190例T2-4a期的膀胱癌患者，5年总生存率为54%，10年生存率达36%；保留膀胱的5年生存率为45%，其中T2期者为50%，T3-4a期患者为34%（表40-2）。

表40-2　膀胱切除术和保留膀胱治疗的结果对比

研究方法及研究单位	期别	例数	5年生存率(%)	10年生存率(%)
膀胱切除术				
美国癌症协会(2001)	T2-4a	633	48	32
美国纽约纪念医院(2001)	T2-4a	181	36	27
保留膀胱的综合治疗				
德国研究组(2002)	T2-4	326	45	29
马赛诸塞总医院(2001)	T2-4a	190	54	36
美国RTOG(1998)	T2-4	123	49	—

由此可见，欧洲模式中放疗是连续性的，美国模式中的放疗是分段给予的。那么，欧洲模式和美国模式哪个较为优越呢？最近（2015年）意大利国立癌症研究所的学者对过去5年发表的31个临床试验进行了荟萃分析，结果表明连续放疗组的5年生存率较高，因失败而必须行挽救性手术的比例较低。所以，放疗连续给予的欧洲模式似优于放疗分段给予的美国模式。

保留膀胱的综合治疗模式中，TURBT的准确、彻底施行是该模式能否取得成功的关键，应尽量切除所有在膀胱镜下可见的肿瘤，并借此取得比较精确的临床分期；在此后第2次进行的旨在评估疗效的TURBT中，仍然必须遵循第1次TURBT的原则。对全部治疗结束后取得完全缓解（CR）的患者进行随访时，若发现孤立性的浅表病灶仍可行TURBT，尽可能达到保留膀胱的目的。

目前，同步化疗有两种给药策略，第1种给予顺铂，每3周1次，70 mg/m^2；另一种是将顺铂作为增敏剂使用，25 mg/m^2，第1～5天和第29～33天。由于膀胱癌部分患者有肾功能不全的情况，不适合用顺铂者，可改用5-Fu和丝裂霉素（MMC），或改用吉西他滨（健择），也可取得相似的疗效。

第五节　放疗技术

患者通常取仰卧位，膝关节、踝关节予以固定。放疗前15分钟应排空肠道和膀胱。制订TPS及放疗时膀胱均应呈排空状态，以最大限度地缩小照射野，从而保护盆腔内脏器。PTV通常取全膀胱并外放1.5 cm。对有缩野要求的患者，应在行TURBT时做好标记。放射总剂量一般全膀胱照射是55 Gy/20次或64 Gy/32次。

至于是否应用缩野技术，英国皇家肿瘤医院的学者进行了临床研究。一组给予全膀胱照射；另一组全膀胱照射至总剂量的80%，其余作为同期加量至肿瘤部分，两组的总剂量均为64 Gy/32次。从2001～2006年，来自45个英国肿瘤中心共录入458例，多数患者接受了同期化疗。结果两组的急性反应和后期反应均无明显差异，5年生存率两组分别为38%和44%，均无统计学差异。

放疗时照射野的边界问题，推荐应超出膀胱外1.5～2.5 cm。表40-3列出了在适形放疗的条件下计算机靶区（CTV）至计划靶区（PTV）的边界范围，可供参考。

表40-3　全膀胱照射时CTV至PTV的边界

边界	朝脚方向	朝头方向	左	右	前	后
摆位误差(cm)	0.6	0.3	0.2	0.3	0.3	0.4
内在误差(cm)	1.0	2.0	1.1	0.8	2.0	1.4
CTV至PTV的边界(cm)	1.6	2.3	1.3	1.1	2.3	1.8

第六节　膀胱的放射耐受量及放疗并发症

膀胱照射并发症的发生与剂量及体积呈明显相关性。全膀胱接受中等剂量的照射（<40～50 Gy）时，全膀胱损伤较少发生，膀胱损伤的发生主要依赖于膀胱接受的最大剂量；当接受50～60 Gy照射时，发生全膀胱损伤的风险开始增加；接受60～65 Gy

者，并发症的发生率较高。1/3～1/2 的膀胱施以 50～65 Gy 照射时，并发症发生率为 5%～10%。对 1/5 的膀胱施以 60～75 Gy 照射时，并发症发生率为 5%～10%。以 60～70 Gy 照射后，在未接受过 TURBT 的患者，有 0～5%出现尿道狭窄；在接受 TURBT 者，尿道狭窄的发生率为 5%～15%。

化疗与放疗同时应用时会增加放疗对膀胱的损伤作用。联合应用放、化疗，9～12 个月出现组织和功能性反应较单纯放疗显著。因此，对膀胱放疗的患者，应避免应用环磷酰胺等对膀胱有损害的药物；对联合化疗的患者，应降低膀胱的放疗剂量。

放疗对膀胱的不良反应通常可分为急性期、亚急性期和晚期反应 3 种类型。急性反应常发生于放疗过程中和放疗后 3 个月内，常见症状为尿频、尿急、尿痛和血尿。亚急性临床表现与急性大致类似，晚期反应的临床表现有多种。

常用的分级方法为：①轻度后遗症，是指膀胱刺激症状轻微，病变为自限性；②中度后遗症，包括持续的膀胱刺激征或间歇性血尿，需长时间口服药物治疗；③重度后遗症，包括出血性膀胱炎、膀胱瘘及其他需要外科手术的情况，直至死亡。

保存膀胱的患者其生活质量要明显优于膀胱全切除者，尤其在排尿功能、性功能、外表观感、自我信心等方面均要显著高于膀胱全切除者。但是，保留膀胱组的患者由于盆腔接受了较多的照射剂量，在以后的生存期间，其消化道症状较膀胱全切者更重。

第七节 预 后

膀胱癌的预后与肿瘤分级、分期、肿瘤大小、肿瘤复发时间和频率、肿瘤数目，以及是否存在原位癌等因素密切相关，其中肿瘤的病理分级和分期是影响预后的重要因素，鳞癌、腺癌较移行性细胞癌预后差。国内一项研究显示，各期膀胱癌患者 5 年生存率分别为 Ta-1 期 91.9%，T2 期 84.3%，T3 期 43.9%，T4 期 10.2%；各分级膀胱癌患者 5 年生存率分别为 G1 级 91.4%，G2 级 82.7%，G3 级 62.6%。

（姚伟强 李燕燕）

参考文献

[1] 刘继红，袁响林. 膀胱癌的放射治疗. 见：周四维，杨维民，李家贵. 现代膀胱肿瘤学，北京：人民军医出版社，2005:436-467.

[2] 王春荣，林宗明. 膀胱肿瘤标记物的研究进展. 国际泌尿系统杂志，2006，26:12-15.

[3] Cookson MS. The surgical management of muscle invasive bladder cancer. Semi Radiat Oncol, 2005, 15:10-18.

[4] Duchesne GM, Bolger JJ, Griffiths GO, et al. A randomized trial of hypofractionated schedules of palliative radiotherapy in the management of bladder carcinoma: results of medical research council trial BAO9. Int J Radiat Oncol Biol Phys, 2000, 47 (2): 379-388.

[5] Giorgio A, Stefano A, Lidia S. A systematic review and meta-analysis of clinical trials of bladder-sparing trimodality treatment for muscle-invasive bladder cancer (MIBC). Crit Rev Oncol Hematol, 2015, 94:105～115.

[6] Gofrit ON, Mishani E, Orevi M, et al. Contribution of ^{11}C-choline positron emission tomography/computerized tomography to preoperative staging of advanced transitional cell carcinoma. J Urol, 2006, 176:940-944.

[7] Hussain SA, James N. Management of muscle invasive bladder cancer-British approaches to organ conservation. Semin Radiat Oncol, 2005, 15:19-27.

[8] Koraitim M, Kamal B, Metwally N, et al. Transurethral ultrasonic assessment of bladder carcinoma: its value and limitations. J Urol, 1995, 154:375-378.

[9] McBain CA, Logue JP. Radiation therapy for muscle invasive bladder cancer: treatment planning and delivery in 21st century. Semi Radiat Oncol, 2005, 15:42-48.

[10] Michael A. F, Anuj G. Quality of life outcomes for bladder cancer patients undergoing bladder preservation with radiotherapy. Curr Urol Rep, 2015, 16:75.

[11] Nolte-Ernsting C, Cowan N. Understanding multislice CT urography techniques: many roads lead to Rome. Eur Radiol, 2006, 16: 1670-1686.

[12] Picchio M, Treiber U, Beer AJ, et al. Value of ^{11}C-choline PET and contrast enhanced CT for staging of bladder cancer: correlation with histopathologic findings. J Nucl Med, 2006, 47:938-944.

[13] Robert AH, Emma H, Syed AH, et al. Randomized noninferiority trail of reduced high-dose volume versus standard volume radiation therapy for muscle-invasive bladder cancer: results of the BC2001 trail (CRUK/01/004). Int J Radiat Oncol Biol Phys, 2013, 87: 261-269.

[14] Rodel C, Weiss C, Sauer R. Organ preservation by combined modality treatment in bladder cancer. Semi Radiat Oncol, 2005, 15: 28-35.

[15] Shipley WU, Zietman AL, Kaufman DS, et al. Selective bladder preservation by trimodality treatment for patients with muscularis propria-invasive bladder cancer and who are cystectomy candidates — The Massachusetts general hospital and radiation therapy oncology group experiences. Semi Radiat Oncol, 2005,15:36-41.

第四十一章 睾丸肿瘤

睾丸肿瘤约占人类恶性肿瘤的2%，是15～34岁男性的好发恶性肿瘤之一，该病在过去40年间发病率增加1倍以上。根据我国癌症中心统计数据估计，2015年全国新发睾丸肿瘤病例4 000例。睾丸恶性肿瘤有明显的地域分布特点，北美和北欧的发病率远高于亚洲和非洲。睾丸恶性肿瘤绝大部分发生于阴囊内睾丸，也可发生于异位睾丸，如盆腔隐睾或腹股沟隐睾等。

第一节 概　　述

一、病理类型

睾丸恶性肿瘤在病理上分为生殖细胞瘤和非生殖细胞瘤，其中前者约占95%，是主要的病理类型。生殖细胞瘤分为精原细胞瘤和非精原细胞瘤，两者各约占50%。精原细胞瘤再分为经典型、间变型和精母细胞型。精母细胞型精原细胞瘤是极少见的病理类型，常发生于年龄>65岁，生长缓慢，极少转移，预后较好。15%～20%精原细胞瘤患者血清人绒毛膜促性腺激素(β-HCG)增高，但甲胎蛋白(AFP)阴性。表41-1为WHO睾丸肿瘤新的病理分类(2016)。

表41-1 WHO睾丸肿瘤病理分类(2016)

精原细胞瘤来源于精原细胞原位瘤
非侵袭性精原细胞瘤
原位精原细胞瘤
特殊型小管内精原细胞瘤
单一组织型肿瘤（纯型）
精原细胞瘤
精原细胞瘤含合胞体滋养层
非精原细胞瘤
胚胎癌
卵黄囊瘤，青春期后型
滋养层瘤
绒毛膜细胞癌
非绒毛膜细胞癌滋养层瘤
胎盘滋养层瘤
上皮滋养层瘤
囊性滋养层瘤
畸胎瘤，青春期后型
畸胎瘤合并体细胞恶性肿瘤
多发性非精原细胞瘤
混合型精原细胞瘤
精原细胞瘤未知型
退行性精原细胞瘤
精原细胞瘤与精原细胞原位瘤无关
生殖细胞瘤
畸胎瘤，青春期型
皮样囊肿
表皮样囊肿
分化好的神经内分泌肿瘤（中胚层畸胎瘤）
畸胎瘤和卵黄囊瘤混合型，青春期型
卵黄囊瘤，青春期型

非精原细胞性生殖细胞瘤占睾丸生殖细胞瘤的50%，包括胚胎癌、绒毛膜细胞癌、内胚窦癌和畸胎瘤等，畸胎瘤又可分为成熟和不成熟两种类型。大部分非精原细胞性生殖细胞瘤为混合性生殖细胞瘤，含有多种非精原细胞瘤成分。病理上任何非精原细胞性生殖细胞瘤成分都会影响预后。当精原细胞瘤和非精原细胞性生殖细胞瘤同时存在时，治疗上必须根据非精原细胞性生殖细胞瘤处理。因此，纯精原细胞瘤是指组织学上纯精原细胞瘤和血清AFP阴性，因为AFP仅由非精原细胞分泌。

二、睾丸肿瘤淋巴结转移规律

睾丸肿瘤淋巴结转移与睾丸淋巴引流区域的解剖位置有密切关系。睾丸的淋巴汇入后腹膜其胚胎起源部位，通常在肾血管位置；附睾的淋巴则汇入盆腔淋巴结。根据解剖及淋巴造影所见，睾丸的淋巴引流由从睾丸纵隔穿出的 4～8 条集合淋巴管伴随精索上行到达腹股沟内环，在精索血管跨越输精管的部位淋巴管形成扇形，呈凹弓状上行汇入到肾血管周围淋巴结。此后淋巴管引流取道胸导管，汇入左锁骨下淋巴结和锁骨下静脉。临床研究发现，右侧睾丸肿瘤早期转移首先到达左、右肾静脉-腔静脉交界水平的主动脉旁淋巴结；左侧睾丸肿瘤的转移首先到达左肾静脉-性腺静脉交界水平的主动脉左侧淋巴结，在第一站转移部位的转移灶增大后，才按放射性方向扩展到其他部位的淋巴结。

右侧睾丸肿瘤最常见的转移部位是动静脉区，正好在肾静脉下方；左侧睾丸肿瘤淋巴播散，最常见的部位是左肾动脉前和左肾动脉周围区。在分期较早的病例，如ⅠB期，罕见有左、右肾门上区的受累。如果原发灶在右侧的ⅠB期，肾门上淋巴结不会发生转移；如果原发灶在左侧的ⅠB期，肾门上淋巴结可能有 21%出现转移。对ⅡB期来说，如果原发在右侧，肾门上淋巴结受累为 13%～33%；如果原发灶在左侧，肾门上淋巴结会有 16%～42%出现转移。病灶所在哪一侧及病灶范围与肾门上淋巴结是否受累有明确关系。

淋巴引流罕见有低位交叉，睾丸淋巴引流的 X 线造影证实淋巴引流干穿越中线是在第 11 胸椎高度。这是淋巴引流左右交叉的部位，成为后腹膜放疗照射野的最小区域及正确区域的标记。在睾丸肿瘤的放疗中，必须认真对待淋巴引流及淋巴转移问题，如在睾丸非精原细胞的生殖细胞肿瘤中，确诊时有 60%～ 70%的患者会出现后腹膜淋巴结转移。

睾丸肿瘤一般通过腹腔淋巴引流通道进入纵隔，也容易发生纵隔淋巴结转移及随后发生的左锁骨上区淋巴结转移。在睾丸肿瘤较低分期的患者，淋巴转移一般在肾门以下，很少有肾门以上的淋巴结转移，更少见纵隔及左锁骨上区淋巴结转移。

睾丸肿瘤在治疗后的随访过程中，要注意观察睾丸肿瘤的各淋巴引流区域，包括盆腔、腹股沟、经腹主动脉周围、纵隔、锁骨上区的全部淋巴结都应密切观察，一旦发现转移或复发，应及时治疗，仍会有极为满意的疗效。

第二节　临床诊断与治疗原则

一、临床诊断

1. 临床表现

睾丸肿瘤常见于 20～40 岁的青壮年。早期症状不明显。典型的表现为睾丸无痛性增大。极少数睾丸恶性肿瘤患者最初表现为肿瘤转移所致，偶尔有内分泌失调的表现。

2. 影像学检查

(1) B超检查：阴囊超声探测睾丸肿瘤的敏感度为 100%。B超还可以用于探测腹膜后有无转移肿瘤，肾区有无转移淋巴结，或腹腔脏器有无转移，有助于肿瘤的分期和疗效的观察。

(2) MRI 尿路成像：对于睾丸肿瘤，MRI 尿路成像能提供 100%的敏感度和 95%～100%的特异度。

(3) X 线胸部检查：睾丸肿瘤容易转移至肺部，X 线胸部检查有助于判断有无转移，必要时做胸部 CT 扫描，能够进一步了解病情。

(4) 肿瘤标记物：约 90%的非精原细胞瘤 AFP 及 β-HCG 升高。

3. 诊断

睾丸肿瘤的诊断可根据常见症状、体征，以及 AFP、β-HCG 等监测，睾丸超声及胸部 X 线检查进行初步诊断，更进一步的诊断需要行穿刺或活检。

4. 分期

睾丸肿瘤的分期较多，比较常用的为修订的 Samuels 分期法（表 41-2），也常采用 TNM 国际分期。

二、治疗原则

无论何种类型的睾丸肿瘤，首先行经腹股沟切口的睾丸高位切除手术，切除后的睾丸送病理学检查。

表 41-2 修订的 Samuels 睾丸肿瘤分期法

分期	特征
Ⅰ期	肿瘤局限于睾丸。肿瘤切除后 6 周，血清肿瘤标记物、X 线胸片、腹部和盆腔 CT 扫描及淋巴造影均为阴性
Ⅱ期	肿瘤转移至腹膜后淋巴结
ⅡA	睾丸切除后，AFP、β-HCG 水平升高
ⅡB	腹膜后淋巴结≤2 cm
ⅡC	腹膜后淋巴结>2 cm，<5 cm
ⅡD	腹膜后淋巴结≥5 cm，<10 cm
Ⅲ期	纵隔、锁骨上淋巴结转移和远处转移
ⅢA	纵隔和(或)锁骨上区淋巴结转移，但无远处转移
ⅢB	远处转移仅限于肺
ⅢC	任何肺以外的转移
ⅢD	根治性手术后无明确的残存病灶，但肿瘤标记物为阳性

(一) 精原细胞瘤

精原细胞瘤的标准治疗是患侧睾丸切除加术后腹主动脉旁淋巴结预防照射(para-aortic strip，PA)，或 PA 加同侧髂血管旁淋巴结"狗腿野"放疗(dog-leg field，DL)。复发风险<5%，且复发的患者还可采用联合化疗，治愈率接近 100%。精原细胞瘤对放疗极为敏感，低剂量的术后放疗可以根治后腹膜动脉周围的亚临床病灶。Ⅰ期精原细胞瘤术后腹主动脉旁淋巴结预防照射 25 Gy，或者严密观察；作为补充选择，可以选择以铂类为基础的化疗。ⅡA/B 期精原细胞瘤的标准治疗为放疗，其中ⅡA 期的放疗剂量为 30 Gy，ⅡB 期的放疗剂量为 36 Gy，标准的照射区域为腹主动脉旁淋巴结区域及同侧髂血管旁淋巴结区域。不能耐受放疗者，应该进行 3～4 个疗程的 BEP 方案化疗，4 个周期的 EP 方案也是替代方案。Ⅲ期以上精原细胞瘤如无远处转移者首选放疗，远处转移者首选化疗。

化疗在睾丸生殖细胞瘤的治疗中占有重要的地位，可显著改善患者的生存率，多数患者有很高的治愈率。如何进一步限制或减轻与治疗相关毒性及提高复发和难治性病例的疗效，是当前研究的热点。

(二) 非精原细胞瘤

早期非精原细胞性生殖细胞瘤的治疗主要为手术或化疗。Ⅰ期非精原细胞瘤手术后治愈率为 75%，5 年疾病特异性生存率为 100%。Ⅰ期非精原细胞瘤如果无淋巴结侵犯，建议密切随访；有淋巴结侵犯者可密切随访，或者采用 2 个周期 BEP 方案化疗。

晚期非精原细胞性生殖细胞瘤应以化疗为主。放疗对早期非精原细胞性生殖细胞瘤的作用极小，放疗后远处转移复发率高，并可降低化疗耐受性。

第三节 放疗与化疗

一、放疗

(一) Ⅰ期精原细胞瘤术后放疗

术后放疗是Ⅰ期精原细胞瘤手术后的标准治疗。精原细胞瘤睾丸切除术后在密切随访的研究中发现，精原细胞瘤术后有 15%～20%的患者会出现复发。复发主要发生在腹膜后淋巴结，其次是同侧髂血管旁淋巴结和纵隔淋巴结。因此，Ⅰ期精原细胞瘤的术后放疗的目的是预防淋巴结的复发。辅助化疗(使用 1～2 个疗程的卡铂)具有一定优越性。睾丸精原细胞瘤不同分期和不同病情的放疗照射野及放射剂量有所不同，放疗对于睾丸精原细胞瘤和非精原细胞瘤两大类肿瘤的作用各不相同。

1. 照射范围 Ⅰ期精原细胞瘤术后放疗照射范围包括双侧腹主动脉周围区域、下腔静脉周围区域，以及髂总淋巴结区和髂外淋巴结区。放疗区域不包括纵隔及左锁骨上区，因为Ⅰ期睾丸精原细胞瘤在这两个部位复发的危险只有1%～2%。标准照射野上缘在第10胸椎体的上缘，下缘包括同侧精索断端（典型的位置是闭孔上端）。照射野的宽度一般在腹主动脉周围淋巴结区的边界、肾门淋巴结和髂血管淋巴结区。

“狗腿野”是常用的常规放疗设野方式。“狗腿野”包括腹主动脉旁和同侧髂外淋巴结，上界位于第10胸椎体下缘，双侧界在体中线各旁开4～5 cm，健侧在第5腰椎下缘至闭孔内缘垂线与耻骨联合上2 cm交点的连线，患侧向下延伸至第4腰椎下缘与髋臼外侧连线。然后，双侧沿闭孔内缘或髋臼外缘垂直向下，下界至闭孔下缘。腹主动脉旁照射野的上界位于第10胸椎下缘，两侧在体中线各旁开4～5 cm，下界至第5腰椎下缘。左侧睾丸肿瘤可适当包括左侧肾门。在照射过程中，可采用铅挡避免照射对侧睾丸，减少对侧睾丸的照射剂量。采用三维立体适形放疗时，可将下腔静脉外侧或前侧及下腔静脉与腹主动脉之间及腹部主动脉外侧勾画CTV，根据病情可包括同侧髂外淋巴引流区，上下界可参考前述普通放疗的规定。将CTV头脚外放10mm、前后左右外放7 mm为PTV。

如果睾丸肿块较大，或肿瘤侵入阴囊，或精索断端阳性，需放疗同侧阴囊及腹股沟淋巴结区，可用电子线。治疗范围应包括原发病灶的下界。对阴囊受侵或以前腹股沟进行过手术的患者，治疗方案仍有不同意见。过去认为阴囊和腹股沟区放疗，对阴囊受累的病人是必要的，可以减少局部复发。但Princess Margaret医院的经验认为，即使有阴囊受累，实际局部复发的危险也<10%。因此，腹股沟和阴囊并不作为典型治疗方案的一部分，这些部位放疗还会引起明显的持久不育。腹股沟淋巴结和髂外淋巴结受累，是从腹主动脉周围和下腔静脉周围淋巴结逆行转移所致。隐睾、腹股沟外伤或手术可能改变淋巴引流的模式，增加腹股沟和髂外淋巴结转移率。对于以前未做过睾丸、阴囊、腹股沟手术的精原细胞瘤的患者，这些部位转移率很低。因此，现在已经进行了降低放疗剂量和减少照射体积的研究，睾丸切除术后只放疗腹主动脉周围区。临床实验证明，减少治疗体积并未增加转移率。相反，却可以降低治疗的毒副反应，降低不育症和继发恶性肿瘤的发病率。

2. 照射剂量　可给予25 Gy，每天1次，每次1.25～2.0 Gy。

（二）Ⅱ期精原细胞瘤手术后放疗

Ⅱ期精原细胞瘤要根据病灶的大小分别对待。接受纵隔放疗的Ⅱ期患者，病灶在5～10 cm的复发率与病灶<5 cm的复发率一样低。但是，病灶在5～10 cm的病例，其复发率明显升高。病灶位置、大小及对病灶的处理可影响复发率及预后。按后腹膜淋巴结体积大小，肿块直径>10 cm为大肿块，<5 cm为普通肿块。

1. 普通肿块Ⅱ期精原细胞瘤　治疗首选经腹股沟通路行睾丸根治切除术，随后辅助放疗。放疗采用标准腹主动脉周围照射野，剂量为25 Gy，每次1.25～2.0 Gy。然后缩小照射野至肿瘤区域，用小野补充剂量到35～40 Gy。无需纵隔预防性放疗。

2. 大肿块Ⅱ期精原细胞瘤　其后腹膜有大块病灶，即有直径>10cm的病灶，腹部触及肿块，均应先给予多药联合化疗，应以CDDP为基本药物。化疗后Ⅱ期大肿块病灶或进展期病例的5年DFS达90%以上；而用腹部和纵隔放疗的病例，最好的5年DFS也仅50%～75%。如果患者不适宜化疗，可用放疗作为首选治疗，放疗范围应包括纵隔及左锁骨上区，可以把复发率控制在25%以下；而单用腹部放疗的复发率为50%。

ⅡB及ⅡC、Ⅲ期病例必须首选化疗或联合化疗，否则预后极差，特别是对后腹膜病灶≥10 cm的病例，必须采用CDDP为基础的联合化疗方案。化疗后复发的病例，还可用放疗挽救，校正并发症后的生存率仍可达100%。

（三）放疗剂量及照射野的研究进展

1. 是PA野还是DL野照射　目前精原细胞瘤放疗的重点是不降低生存率的情况下能否缩小照射野、能否降低照射剂量，从而减小治疗的毒性作用，提高生活质量。1999年，Fossa等报道了英国医学会睾丸癌工作组的TE10Ⅲ期临床试验的结果，试验目的是比较Ⅰ期精原细胞瘤患者PA野或者DL野照射30 Gy/15次后复发率和毒性反应。共有478例患者，随机分到PA野组和DL野组，平均随访4.5年。结果PA组9例复发，其中有4例在盆腔内；DL野有9例复发，没有一个在盆腔内。PA组粒细胞减少和腹泻的发生率较DL组少，差别有统计学意义。PA野放疗后精子计数也较DL野多。单纯腹主动脉旁淋巴引流区放疗还保留了盆腔淋巴引流系统。尽管PA组有盆腔复发，但差别很小。两组 3 年无复发生存率分别为 96%、96.6%，3 年总生存率分别为 99.3%、100%，差别没有统计学意义。另外，照射体积减小，第二原位癌发生的可能性也会减少。因此，单纯腹主动脉旁淋巴结照射可能优于腹主动脉旁加同侧髂血管旁淋巴结照射。一些文献报道，既往有经腹股沟盆腔手术或者阴囊手术的患者盆腔淋巴结复发率高，建议这部分患者行 DL 野放疗。

2. 放疗剂量 2005 年，Jones 等报道了睾丸Ⅰ期精原细胞瘤术后腹主动脉旁或者腹主动脉旁加同侧髂血管旁淋巴引流区照射 30 Gy/15 次与 20 Gy/10 次的疗效比较。该Ⅲ期临床试验入组 625 例患者，随机分到两个剂量组中，中位随访 61 个月，高剂量组有 10 例患者复发，低剂量组有 11 例患者复发。高剂量组粒细胞下降较低剂量增多（$P=0.02$），低剂量组感到乏力或者不能正常工作的患者明显少于高剂量组（$P<0.001$），差别均有统计学意义。两组患者 2 年绝对复发率相差 0.7%，5 年绝对复发率相差 0.6%。但是，高剂量组第二原发癌较低剂量组多（9 例对比 6 例）。低剂量组的住院费用和平均住院时间均明显下降。另外，Oliver 等报道的一项放疗和单剂量卡铂化疗疗效比较的Ⅲ期临床研究中，放疗入组的患者包括了 30 Gy 和 20 Gy 两种，在亚组分析中两组结果与上述报道相似。因此，Ⅰ期精原细胞瘤放疗的总剂量 20 Gy/10 次可能优于 30 Gy/15 次。

二、化疗

睾丸精原细胞瘤是对化疗高度敏感的肿瘤。Oliver 等报道了一个多中心大样本随机研究辅助性放疗和单剂量卡铂治疗的结果。1 477 例患者中，有 885 例接受放疗，560 例病受卡铂治疗。随访 4 年，两组之间的无复发率分别是放疗组 96.7%和卡铂组 97.7%，两组比较无差别。有趣的是，放疗组 885 例中有 10 例出现对侧的睾丸生殖细胞瘤，而卡铂组中 560 例中仅 2 例出现睾丸生殖细胞瘤。这项研究证实单药卡铂可以作为Ⅰ期精原细胞瘤可选择的辅助治疗方法。在一些回顾性病例分析中术后单药卡铂化疗 1～2 个疗程，复发率为 3%～8%，且 2 个疗程复发率更低。2002 年，Warde 等对Ⅰ期精原细胞瘤术后密切随访的患者进行系统综述，10 年复发率达 21%，多因素分析发现肿瘤＞4 cm 或者睾丸网膜浸润是高危因素，同时具有两个因素者复发率更高。基于这一研究，西班牙生殖细胞瘤工作组提出了根据危险因素来选择术后辅助治疗方式，入组了 314 例患者，其中 100 例肿瘤＜4 cm，且没有睾丸网膜浸润者接受密切随访；214 例至少有一个高危因素者接受 2 个周期单药卡铂化疗。中位随访 34 个月，13 例患者复发，5 年总生存率为 100%。由于目前辅助化疗与放疗相似的结果，睾丸Ⅰ期精原细胞瘤的术后辅助放疗受到了挑战，已在《NCCN 治疗指南》中体现出来。但是，对于Ⅰ期精原细胞瘤术后辅助放疗已有 50 年的历史，长期效果很好，而化疗的随访时间还相对很短。因此，目前的睾丸Ⅰ期精原细胞瘤的常规治疗仍然是辅助放疗。

不适于做放疗ⅡA 和ⅡB 期的低负荷精原细胞瘤仍然需要考虑化疗。ⅡC 及Ⅲ期精原细胞瘤单纯放疗的生存率较低，为 60%～70%，化疗应为主要治疗手段。

第四节 放疗并发症

放疗在消灭肿瘤的同时也会给机体带来不可逆的损伤。最严重的是第二原发癌和心血管疾病。美国 MD Anderson 医院，最近报道一个放疗后长期有不良反应的结果，癌症相关的标准化死亡率和心血管疾病相关的标准化死亡率均增高。这在其他作者的报道中也有相似的结果。

睾丸精原细胞瘤放疗是否影响男性患者的生育能力，始终是临床关注的问题，而且是年轻的睾丸精原细胞瘤患者放疗前必须充分考虑的问题。正常男性睾丸一次剂量 15 cGy，可引起短期不育；睾丸受到一次剂量为 350～600 cGy 的照射，可引起永久性不育。在这个剂量发生的不育，很少伴有内分泌平衡引起的性欲或勃起能力明显改变。分次照射睾丸 20 cGy，不可能引起内分泌失调，这是因为间质细胞对射线相对抗拒，不如精原细胞敏感。现代放疗技术已经能比较安全地保护健侧睾丸。采用分次照射时，放射线散射到健侧睾丸的剂量只有 20～100 cGy，会使大部分病例产生精子缺乏或精子活动能力降低，完全恢复正常需 12～24 个月。但是，睾丸精原细胞瘤患者约有 50%在治疗前就有精子缺乏或精子活动能力差。许多文献报道，有 30%睾丸肿瘤的病例治疗前就有精子缺乏。一次放疗并不能造成不育，但可能损伤皮肤；分次放疗不会损伤皮肤，但可能产生不育。Rowly 等报道，一次放疗剂量<100 cGy，完全恢复需 9～18 个月；200～300 cGy，恢复需 30 个月；400～600 cGy，恢复需要 5 年以上。分次照射会比单次照射引起更多干细胞的死亡。遗憾的是睾丸分次照射后的损伤研究并不广泛，动物实验资料又难于推广到人。现在的研究认为低剂量放疗肯定会引起短时期精子计数降低，但这个计数值减少并不影响精子的其他参数。分次照射引起精子计数减少的放射剂量阈值是 20～60 cGy（Harisen 等，1990）。但也有人认为 20 cGy 的照射剂量没有明确的影响。Cenlola 认为影响精子缺乏的放射剂量阈值是 28 cGy。也有患者放疗前后精子计数均在正常范围，但放疗后精子计数减少 20%，30 个月后精子计数恢复到治疗前水平。

在精细胞发生过程中，B 型精原细胞对放射线最敏感，精母细胞居中，精子细胞最抗放射线。低剂量放疗使精子减少的机制可能是直接杀灭抑制了干细胞或精原细胞。完成精子细胞发育的周期是 60～90 天，放疗可能使精子发育停滞。此阶段精子可能具有致突变性，因此在未出现成熟精子之前不应受孕，并且在精子恢复正常 1 年左右再受孕比较安全。

何时精子计数和活力恢复正常，具有“生育力”，取决于放疗剂量。较低剂量放疗，患者有较好的耐受，都能恢复正常生育力。睾丸受量较高，如 116～120 cGy 之后，其生育能力的恢复需 30～43 个月；睾丸受量 143～240 cGy，治疗后 40 个月仍可见精子活动能力差。Hahn 等报道，阴囊照射受量<150 cGy，已出现精子缺乏和活动能力差，治疗后 7.5～22 个月才见恢复。但 Schlappack 在观察<100 cGy 的剂量时，发现剂量与精子恢复时间无关。Haen 认为精子恢复时间的决定因素是：①睾丸吸收剂量；②治疗前的精子计数；③年龄；④是否合并化疗。考虑到放疗后部分患者精子恢复时间可能较长，或可能有较持久的精子活动能力缺乏，因此建议在放疗前取患者精子存入“精子银行”，以备需要时使用。

为减少健侧睾丸受量，在放疗患侧睾丸或阴囊时必须仔细保护健侧睾丸，用低熔点铅做成 1 cm 厚的专用保护挡块放置被保护的睾丸上，这种铅块可使睾丸受量减少到处方剂量的 1%～2%，或平均 25～50 cGy。对同侧盆腔（髂区）放疗时，健侧睾丸受量约 50 cGy。

后腹膜淋巴结清扫术后有可能使大部分患者（86%）丧失射精功能。如果手术时保留腰交感神经节的节后纤维，就可能保留患者的射精功能。但如果Ⅱ期病例采用保留神经纤维的手术，就有可能造成 28%的后腹膜复发。因此，采用腹主动脉周围放疗的方法，对保留腰交感神经的功能有重要作用，且放疗后未见对射精功能的影响。

（梅　欣）

参考文献

[1] 汤钊猷主编. 现代肿瘤学. 第三版. 上海：复旦大学出版社，2011.

[2] Aparicio J, Terrasa J, Duran I, et al. SEOM clinical guidelines for the management of germ cell testicular cancer. Clin Transl Oncol, 2016, 18:1187-1196.

[3] Moch H, Humphrey PA, Ulbright TM, et al. WHO classification of tumours of the urinary system and male genital organs. Lyon: International Agency for Research on Cancer, 2016.

[4] Wanqing C, Rongshou Z, Peter D, et al. Cancer Statistics in China, 2015. CA Cancer J Clin, 2016, 66:115-132.

第四十二章 宫颈癌

第一节 概 述

全球宫颈癌年发病人数约 52 万人，大部分发生在发展中国家。根据中国国家癌症中心 2015 年的统计，我国宫颈癌年发病人数是 9.89 万，死亡 3.05 万，发病率在我国女性生殖系统恶性肿瘤中居首位。与大部分肿瘤不同，宫颈癌年轻患者较多，老年人发病率并不比年轻人高，其高发年龄为 45～59 岁，其次为 30～44 岁。

人乳头状病毒（human papillomavirus，HPV）慢性感染是宫颈癌的重要病因。宫颈癌的致病危险因素包括性活动年龄早、多次妊娠、多个性伴侣、长期口服避孕药、免疫抑制状态等。HPV 是双链 DNA 病毒，已经认识到有 30 多种致癌的 HPV 病毒，另有 70 多种非致癌病毒。70%的宫颈癌由 HPV-16、18 两种亚型感染所引起。但并不是感染了 HPV 就一定会发展成宫颈癌，仅 5%～15%的 HPV 感染可发展为宫颈非典型增生。另外，只有高危型 HPV 的持续感染，才可能进展为恶性病变。目前，HPV 疫苗已在全球 100 多个国家和地区上市，使用达数千万例，国外已证实 HPV 疫苗的使用可降低宫颈癌的发病率。不同国家推荐接种 HPV 疫苗的年龄有所不同，全球范围内的发病年龄为 9～45 岁。由于该疫苗并不能预防所有宫颈癌高危型 HPV，接种者依然要定期做宫颈癌筛查。我国于 2016 年批准了 HPV 疫苗上市。随着 HPV 疫苗的应用和宫颈癌常规筛查的推广，相信我国的宫颈癌发病率也会逐渐下降。

宫颈癌的发生是一个漫长过程，在进展为侵袭性病变之前，宫颈上皮可经历非典型增生的过程。宫颈上皮内瘤变（cervical intraepithelial neoplasia，CIN）是与宫颈浸润癌密切相关的一组癌前病变，它反映了宫颈癌发生发展中的连续过程。CIN 1 是病变局限于基底 1/3 上皮的低级别非典型增生；若基底部全部受累，则分类为 CIN 3，或称为宫颈原位癌（carcinoma in situ，CIS）。CIS 进展为侵袭性癌的发生率是 12%～22%。宫颈癌筛查技术（包括液基薄层细胞学及 HPV 检测等）已经相当成熟，30 岁后定期做宫颈癌筛查，对于已经有性生活或 HPV 感染的女性是非常重要的。

第二节 临床表现与诊断

一、宫颈癌的发展规律

宫颈癌主要以直接侵犯蔓延及淋巴转移为主，晚期可远处转移。

1. 直接侵犯蔓延 宫颈肿瘤向下可浸润至阴道穹窿及阴道壁。肿瘤也可沿阴道黏膜下的丰富淋巴管逆行播散，在远离原发癌的阴道出现孤立的肿瘤结节；向上侵犯宫颈内口和子宫峡部；突破子宫峡部可向上蔓延至宫体；由于子宫旁组织疏松且富有淋巴管，一旦肿瘤穿破宫颈肌层到外膜，便沿着宫颈周围结缔组织扩展到盆壁组织。若肿瘤增大可压迫或侵犯输尿管，造成其梗阻而引起肾盂积水；晚期肿瘤向前可侵犯膀胱，向后侵及直肠。

2. 淋巴转移 是宫颈癌最重要的转移途径。淋巴结转移一般是有规律的，跳跃转移少见。首先转移至宫旁、宫颈旁，其次到闭孔、髂内、髂外、髂总和骶前淋巴结；盆腔淋巴结转移后可导致腹主动脉旁淋巴结转移，少数可转移至腹股沟深浅淋巴结。晚期可转移到纵隔淋巴结和锁骨上淋巴结，或全身其他部位淋巴结。

3. 血行转移 宫颈癌的血行转移早期少见，约占宫颈癌总数的4%。晚期常见的转移部位是肺、肝、骨和脑等。

二、临床表现

早期宫颈癌多无明显特异性症状和体征，或仅有类似宫颈炎的表现。阴道出血和白带增多是宫颈癌的主要症状。有症状的宫颈癌患者40%是局部进展期。

1. 阴道出血 早期多为接触性出血(多发生在性交或妇科检查后)，晚期为不规则阴道出血。年轻患者可表现为经期延长、经量增多；老年患者为绝经后阴道不规则出血。一般外生型癌者阴道出血较早，且量较多；内生型癌者则阴道出血较晚。

2. 白带增多 初期由于癌的存在刺激宫颈腺体分泌功能亢进，产生黏液性或浆液性白带。随着病情进展，癌组织坏死脱落及继发性感染，白带变混浊，如米汤样或血性，继发感染时呈脓性或伴有特殊的臭味。

3. 压迫症状 疼痛和盆腔下坠感是常见的压迫症状。产生疼痛的原因主要是由于盆腔神经受到癌肿浸润或压迫所致。癌肿压迫或侵犯输尿管引起肾盂积水，可有腰部钝痛；向盆壁蔓延压迫血管或淋巴管造成循环障碍，引起患侧下肢和外阴水肿；向前压迫或侵犯膀胱，引起尿频、排尿困难、血尿；向后蔓延压迫或侵犯直肠，出现里急后重、便血或排便困难等症状。

4. 转移症状 盆腔以外的淋巴结转移以腹主动脉旁淋巴结转移常见。肺转移多数无症状，病灶增大时可出现胸痛、咳嗽等症状；骨转移可出现相应部位的疼痛。

5. 全身症状 早期无明显全身症状，晚期可出现贫血、恶病质等全身衰竭症状。

三、辅助检查

1. 一般检查 除一般的体格检查了解身体各系统功能状况外，应仔细检查浅表淋巴结，尤其是锁骨上及腹股沟淋巴结。早期宫颈癌浅表淋巴结转移少见。检查时应注意正常妇女有时亦可触及腹股沟淋巴结肿大。癌转移性淋巴结常表现为淋巴结增大、质硬，进一步发展为多个淋巴结融合、粘连、固定。

2. 妇科检查

(1) 视诊：包括直接观察外阴和通过阴道窥器观察阴道和宫颈。观察外阴应注意外阴部有无结节或湿疣等病变，观察阴道要注意有无癌侵犯及浸润范围。对宫颈的观察要注意肿瘤的位置、范围、形状、体积及与周围组织的关系。

(2) 触诊：首先检查外阴、阴道及宫颈，注意其质地，有无赘生物，记录病灶的部位、大小、浸润范围、深度，有无接触性出血。然后进行双合诊检查宫体的位置、大小、质地及活动度。之后再进行三合诊检查宫旁组织及盆壁情况，了解有无增厚、肿块、结节及压痛等。

3. 宫颈刮片细胞学检查 是发现早期宫颈癌的重要手段，婚后或有性生活的妇女均应常规做宫颈刮片细胞学检查。目前临床常用检测方法有巴氏涂片和液基薄层细胞学检测(thinprep cytologic test, TCT)等。

4. 碘试验 正常宫颈阴道部鳞状上皮含有丰富的糖原，碘溶液涂染后呈棕色或深褐色，不能染色区说明该处上皮缺乏糖原，可为炎性或有其他病变区。在碘不着色区行活检，可提高诊断率。

5. 阴道镜检查 若细胞学检查巴氏分类Ⅲ级以上或TBS法发现鳞状上皮病变者，应做阴道镜检查。

6. 宫颈活检 是诊断宫颈癌最可靠的依据。对宫颈细胞学、阴道镜检查可疑或阳性及对临床表现可疑宫颈癌或宫颈其他疾病不易与宫颈癌鉴别时，均应行宫颈活检。

7. 宫颈锥切术 适用于宫颈刮片检查多次阳性而宫颈活检阴性者；或宫颈活检为原位癌需确诊者。采用冷刀切除、环形电刀切除(LEEP)或冷凝电刀切除，切除组织应作连续病理切片检查。

8. 其他检查 肿瘤标记物、鳞状细胞癌抗原(SCC)、CA-125、CA-199等检测，可作为宫颈癌治疗前后的监测指标。

9. 影像学检查 常规进行盆腔MRI和胸、腹部增强CT扫描。有条件的情况下推荐进行PET-CT检查。盆腔MRI检查用于确定宫颈病变大小和侵犯范围及盆腔淋巴结转移与否。对放疗的照射野设计有很好的参考作用。腹部增强CT检查利于判断腹腔淋巴结转移与否，发现肾盂输尿管积水情况。胸部CT检查利于判断是否有肺转移和纵隔淋巴结转移。PET-CT检查用于全身肿瘤状况评估，可早期发现无症状的盆腔和腹主动脉旁转移淋巴结情况，以及其他远处转移，对选择正确的治疗方式和正确设计放疗照射范围有益。另外，PET-CT 扫描的一些参数如肿瘤标准摄取值(SUV)、肿瘤代谢体积(MTV)和肿瘤糖酵解体积(TVG)等可作为治疗效果的预测和评估。肾血流图可了解是否有输尿管梗阻及肾排泄功能，用于化疗前评估。

四、病理诊断及分型

1. 鳞癌 占 80%～85%，包括疣状鳞癌、乳头状鳞癌、淋巴上皮瘤样癌等。

(1) 原位鳞癌：是侵袭性癌的前期病变，表现为宫颈上皮全层非典型增生，宫颈腺体可能受累，但没有突破基膜。

(2) 微小浸润鳞癌：在大量瘤样非典型增生的基础上有小的巢状细胞突入基膜或侵入腺上皮。

(3) 浸润性鳞癌：由高级别非典型增生发展形成浸润癌。有 1/3 的原位鳞癌会发展为浸润癌(或称侵袭性癌)，这个病变过程需要超过 10 年时间。大部分侵袭性癌发病年龄＞40 岁，99%的患者有 HPV 感染。侵袭性癌容易出现淋巴结及血管间隙侵犯。

2. 腺癌 占 15%～20%，包括乳头状腺癌、宫颈子宫内膜样腺癌、透明细胞癌和浆液性乳头状腺癌等。腺癌患者 HPV-18 感染较多见。

3. 腺鳞癌 占 3%～5%，癌组织中含有腺癌和鳞癌两种成分。腺鳞癌通常更具有侵袭性和转移性，常伴有血管侵犯。

4. 其他 包括小细胞癌神经内分泌癌、腺样基底细胞癌和未分化癌等。

第三节 临床分期与治疗原则

一、分期

宫颈癌的分期采用国际妇产科联盟(International Federation of Gynecology and Obstetrics, FIGO)2009 年的临床分期标准。

Ⅰ期：肿瘤严格局限于宫颈(扩展至宫体将被忽略)。

ⅠA 期：镜下浸润癌。间质浸润≤5 mm，水平扩散≤7 mm。

ⅠA1 期：间质浸润≤3 mm，水平扩散≤7 mm。

ⅠA2 期：间质浸润＞3 mm，但≤5 mm，水平扩展≤7 mm。

ⅠB 期：肉眼可见，病灶局限于宫颈，或临床前病灶＞ⅠA 期。

ⅠB1 期：临床病灶最大径≤4 cm。

ⅠB2 期：临床病灶最大径＞4 cm。

Ⅱ期：肿瘤浸润超出宫颈，但未达盆壁或未达阴道下 1/3。

ⅡA 期：无明显宫旁浸润。

ⅡA1：临床病灶最大径≤4 cm。

ⅡA2：临床病灶最大径＞4 cm。

ⅡB 期：有明显宫旁浸润。

Ⅲ期：肿瘤浸润达盆壁和(或)阴道下 1/3 和(或)引起肾盂积水或肾无功能。

ⅢA 期：阴道下 1/3 受累，宫旁浸润未达盆壁。

ⅢB 期：宫旁浸润达盆壁和(或)引起肾盂积水或肾无功能。

Ⅳ期：肿瘤播散超出真骨盆(活检证实)或侵犯膀胱或直肠黏膜(膀胱泡样水肿不列入Ⅳ期)。

ⅣA 期：肿瘤侵及膀胱黏膜或直肠黏膜。

ⅣB 期：远处转移。

由有经验的妇科肿瘤专家通过妇科检查和简单的影像学检查资料确定分期。分期一旦确定，不能因为后来的检查而改变。所有肉眼可见局限于宫颈的病灶，甚至于仅仅是浅表浸润也都定为ⅠB 期；判定膀胱或直肠黏膜受侵，必须有活检和组织学检查证实；膀胱泡样水肿不列入Ⅳ期；无论有无静脉或淋巴结等浸润均不改变分期。在妇科检查确定具体期别有争议时，应定为较早期别。

宫颈癌进行影像学检查有助于补充临床分期的不足，了解病灶局部侵犯和淋巴结转移情况。常规进行盆腔 MRI 和胸、腹部增强 CT 扫描，有条件的情况下推荐行 PET-CT 检查。盆腔 MRI 检查用于确定宫颈病变大小和侵犯范围及盆腔淋巴结转移与否。

二、治疗原则

手术治疗和放疗是宫颈癌的主要治疗方法，化疗等作为综合治疗的一部分。多数宫颈癌治疗效果较好，首次治疗尤为关键。应根据临床分期、影像学资料、年龄和全身情况制订治疗方案。

手术治疗主要用于ⅠA～ⅡA1期相对早期患者。宫颈癌的经典术式是广泛性子宫切除加盆腔淋巴结清扫术。早期无高危因素的宫颈癌患者术后局部控制率为93%～95%，5年存活率在90%以上。对年轻的有生育要求的高选择性患者如病灶<2 cm，局限于宫颈，无淋巴结转移和高危病理学等因素者，可选择进行保留子宫的宫颈根治术。对年轻鳞癌患者，有保留卵巢需求者，可行单纯全子宫切除术；对年龄较大、体弱或伴心、肺、肝、肾等脏器疾病者不建议选择手术治疗，可给予放疗。对早期宫颈癌患者，建议选择根治性手术与根治性放疗，两者疗效相近。术后有高危因素的患者需要术后放疗或放化疗。

ⅠB2和ⅡA2，以及ⅡB～Ⅳ期患者以放疗和同步化疗为主。尤其是ⅡB～ⅣA期宫颈癌，应以放疗和同步化疗作为首选治疗。同步放化疗已成为中晚期宫颈癌治疗的标准模式，顺铂是宫颈癌同步放化疗的主要药物。

化疗主要用于放疗的同步增敏治疗，可作为手术或放疗的辅助治疗，也可以作为复发和全身转移患者的主要治疗方法。常用抗癌药物有顺铂、卡铂、紫杉醇等。

第四节　放　　疗

一、适应证与禁忌证

需要放疗的宫颈癌主要包括3类：根治性放疗、术后辅助治疗、晚期的姑息放疗。宫颈癌的放疗主要采用外照射和内照射结合的方式进行，其中内照射是宫颈癌根治性治疗不可缺少的技术。

1. 根治性放疗适应证　根治性同步放化疗是局部进展期宫颈癌（ⅠB2～ⅣA）的标准治疗方式。对早期宫颈癌患者（ⅠA～ⅠB1）期，如患者因高龄、基础疾病等原因无法手术或拒绝手术，也可选择根治性放疗，可获得与手术相似的疗效。

2. 手术后放疗适应证　对术后病理有高危因素的患者，应进行辅助放疗或放化疗。根治性子宫切除＋淋巴结清扫是有效的治疗方法，但仍有部分患者最终会复发。GOG 92把淋巴结转移、切缘阳性、宫旁浸润列为宫颈癌手术后复发的高危因素，应该术后行辅助放疗或放化疗。对于存在其他危险因素的患者，如肿瘤大小（TS）、浸润深度、宫旁浸润，GOG制订了术后放疗的指征，即GOG 92标准：①LVSI（＋）、DI＞2/3、任意TS；②LVSI（＋）、1/3＜DI＜2/3、TS≥2 cm；③LVSI（＋）、DI＜1/3、TS≥5 cm；④LVSI(-)、DI＞1/3、肿瘤≥4 cm。具备上述4种组合之一者，建议术后放疗。还有其他一些研究，把以上危险因素进行不同组合，指导术后辅助治疗的选择。

3. 姑息性放疗　对晚期患者或复发患者，可选择性地进行姑息放疗。对于远处寡转移灶的患者，针对原发灶和转移灶进行积极治疗，仍可能获得长期生存。

二、定位与固定技术

（一）常规定位技术

常规放疗技术在临床应用了数十年，对接受常规外照射的患者，以骨性标记为基础在常规模拟机下定位。上界在第4～5腰椎，下界在闭孔下缘，两侧界为真骨盆最宽处外放1～1.5 cm。如采用4野箱式照射，两侧野的前界应在耻骨联合前方，后界应用包括全部骶骨，特别是局部晚期的宫颈癌。

（二）三维适形或调强放疗技术

1. 定位前准备　接受三维适形或调强放疗的患者，需要在CT模拟机上进行定位扫描。定位前，需要行膀胱和直肠的准备，排大便，并适量憋尿，应用阴道内标记，对于勾画靶区时区分阴道和宫颈非常重要。

2. 体位固定　定位体位与治疗体位一致，患者感到舒适并易重复。一般采用仰卧位，由体膜或真空垫固定。

3. CT扫描　一般需要增强CT扫描，其能更好地区分正常组织和靶区，可以区分淋巴结和血管。扫描层厚要求3～5 mm。扫描范围一般从第3腰椎上缘至耻骨联合下5 cm，包含所有盆腔内脏器和组织。考虑腹主动脉旁淋巴结照射时，需要从膈肌上缘开始扫描。

三、正常组织和靶区勾画

（一）靶区勾画

靶区的确定是放疗的关键，在勾画靶区时一般描述两个靶体积——GTV和CTV。

1. GTV　GTV由肉眼可见肿瘤组成，通常ⅢB期以前的原发宫颈癌在常规CT上难以鉴别，但MRI能较好地显示，PET能很好地显示CT和MRI扫描不可见的病灶。如何将先进的影像资料如MRI、PET和定位CT进行融合以确定GTV是目前许多医院的研究工作。如有转移淋巴结，可勾画GTVnd。

2. CTV CTV一般包括肿瘤下方3～4 cm阴道、宫旁、骶前区域和盆腔淋巴结区（髂总、髂内外和髂总淋巴结区域）。未手术的患者全部子宫均需在CTV内。保留子宫的患者在进行IMRT时最好在图像引导下验证靶区和危及器官位置。在盆腔上部血管周围的扩展与在盆腔下部肿瘤的扩展是不一样的。

3. PTV CTV到PTV的外放需要个体化，需要考虑器官移动和摆位误差等因素。术后患者只需要进行亚临床病灶的照射。子宫宫颈切除者，需要照射的靶区为淋巴引流区和引导残端等，靶区移动范围不大，一般在头方向外扩1 cm。阴道远端CTV的扩展应根据病情确定，左右方向外放0.8～1 cm，前后方向1～1.5 cm。有完整子宫的根治性放疗者在进行调强放疗时，必须考虑器官的运动问题。膀胱和直肠的充盈会影响子宫宫颈的位置，通过对治疗分次间器官移动的研究发现，宫颈的移动范围：前后方向是2.3～16 mm，头脚方向是2.7～8 mm，左右方向是0.3～10 mm；子宫的移动范围更大，前后方向3.3～14.2 mm，上下方向6.1～9.5 mm，左右方向0.7～6.5 mm；子宫前后位的移动最大达到48 mm，18%的患者有子宫旋转。如果治疗期间每天位置验证实施，推荐CTV到PTV外放1.5～2 cm。小肠、直肠、膀胱和盆腔骨髓均作为正常组织勾画。

四、治疗计划设计与实施

（一）常规放疗

给予盆腔照射45～50 Gy，常规分割放疗。多数采用前后对穿照射，盆腔照射至30～36 Gy时，中央挡铅屏蔽直肠、膀胱，并开始腔内照射。应用低能X线或^{60}Co前后对穿照射盆腔时，其剂量分布有明显的缺陷，高剂量区域在皮肤下而不在治疗靶区内，膀胱、部分小肠和直肠的剂量，甚至超出靶区处方剂量。与前后对穿野相比，采用等中心的前后左右四野箱式照射，能产生较好的剂量分布，在盆腔中部产生类似箱式的高剂量分布，治疗靶区在高剂量的区域内，仅有部分膀胱和直肠在高剂量区域内。与6 MV X线相比较，直肠、膀胱和小肠的照射体积和剂量均减少，临床放射不良反应明显减小。图42-1为宫颈癌四野箱式照射的剂量分布。

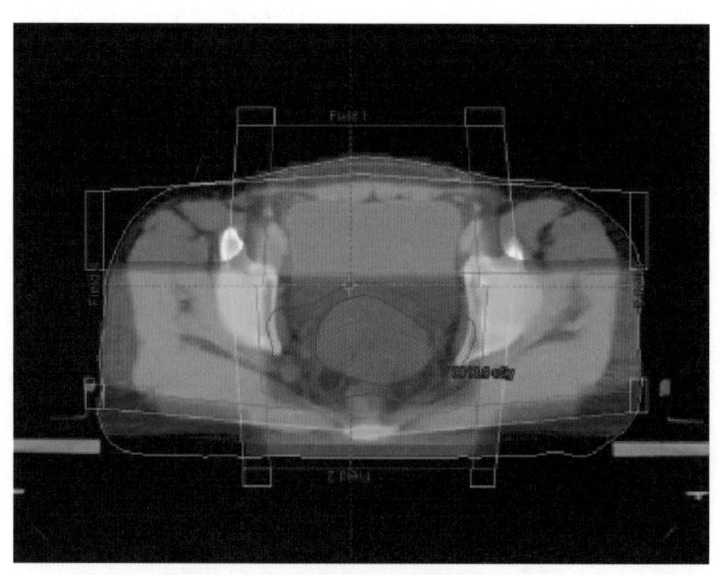

图42-1 宫颈癌四野箱式照射的剂量分布

（二）调强放疗技术

宫颈癌调强放疗的处方剂量仍保持常规剂量即45 Gy～50 Gy/1.8 Gy/5周。由于考虑到IMRT的内在剂量不均匀性，不推荐每次>2 Gy，特别是同步化疗和应用近距离治疗时。IMRT主要用于改进常规放疗的剂量分布，目的是给予正常组织予

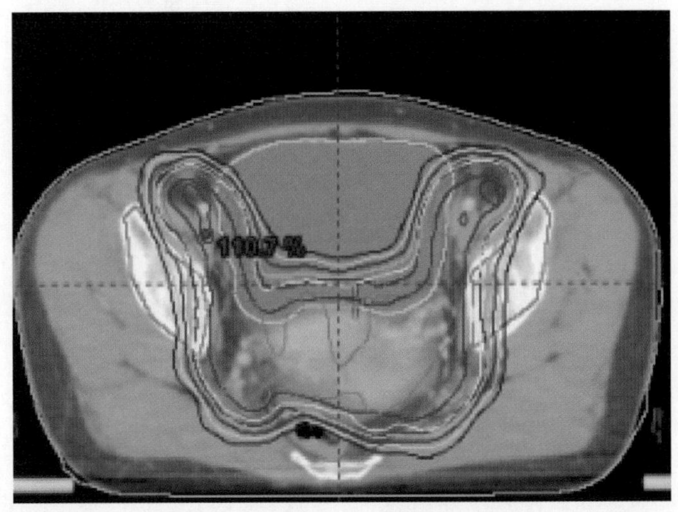

图 42-2　宫颈癌调强放疗的剂量分布

以保护，宫颈部位肿瘤主要靠内照射提高剂量，在保护危及器官的前提下，可给予盆腔肿大淋巴结同步加量。图 42-2 为宫颈癌根治性调强放疗患者的剂量分布。

宫颈癌调强放疗的主要优势：①能减少小肠、直肠和膀胱的照射体积，减少放疗急性反应；②能减少骨髓的受照射体积和剂量，使造血系统放疗急性反应减少；③通过减少小肠和直肠受照射体积，使慢性肠道毒性反应减少；④对局部晚期的宫颈癌对宫旁区域和肿大淋巴结区域同步补量，有更好的疗效，且治疗时间缩短(5 周)。

宫颈癌调强放疗中的最大问题是治疗期间由于内脏器官的运动、靶区的位移及形变，可能导致治疗“脱靶”。宫颈及宫体的位置、形态很可能因为膀胱及直肠的充盈变化而发生变化。如何设置靶区外放边界，如何在减少治疗体积和提高靶区覆盖度之间取舍，一直是面临的两难抉择。

2014 年的一篇综述显示，宫颈的移动在前后和头脚方向比左右方向更大，在分次放疗间前后方向的移动是 2.4～16 mm，头脚方向的移动是 1.5～8 mm，侧方移动是 0.3～10 mm。宫体分次放疗间前后方向的移动是 3.3～14.2 mm，头脚方向的移动是 6.1～9.5 mm，侧方移动是 0.7～6.5 mm。还有文章显示，18%的患者有子宫旋转，年龄<60 岁者旋转更多；11%的患者在计划时的子宫前位变成治疗时的子宫后位，子宫前后位的移动最大可达48 mm。在实际工作中，对 CTV 均匀外放 8～10 mm 是不合适的，目前 RTOG 推荐的外放边界是 1.5～2 cm。Ahmad 等发现，使用 IMRT 治疗的 14 例患者中，有 6 例患者仅 92.7%±9.5%的 CTV 接受了 95%的处方剂量照射，提示外放 15 mm 可能并不足够。

Khan 等对 50 例患者治疗期间每日进行锥形束扫描(cone beam computed tomography，CBCT)，共获取 972 人次的资料，试图得出最优的外放边界。他们的建议是，为保证 95%的临床靶区被 CTV 覆盖，平均外放需达 13 mm，其中前后方向外放 20 mm，头脚方向、侧方各外放 10 mm。Bondar 等研究获得了类似的结论，54%(7/13 例)的患者外放7 mm 是不合适的，90%的患者覆盖 95%的淋巴结和血管需要外放 13 mm。增加 CTV 到 PTV 的外放，势必会增加 PTV 和危及器官的受照射体积。Ahmad 等的研究显示，CTV 到计划靶区边缘从(4.3±2.7) mm 外放到(11.2±4.8) mm，保证了 95% ～ 100% 的 CTV 被覆盖，PTV 体积从 1 470 cm^3 增加至 2 030 cm^3(+38%)。Bondar 等发现，当淋巴结 CTV 外放 7 mm 时，体积是 313 m^3；而外放 13 mm 时，PTV 会增加 124.6%。

因此，为了减少脏器运动，缩小外放边缘，需要采取一些措施。在治疗期间需要做好肠道及膀胱准备，指导患者进行适当一致的膀胱和直肠充盈，可以尽量减少脏器形态变化。将来的研究是基于图像引导下的自适应放疗，可以在线调整计划，以及个性化外放边界，可能有助于减少危及器官的受照射体积。

第五节　近距离放疗

宫颈癌的内照射技术源于放射性镭的应用，主要是进行腔内照射。从 20 世纪 20 年代起，宫颈癌的腔内放疗研究发展产生了许多剂量学系统，比较著名的有巴黎系统、斯德哥尔摩系统、曼彻斯特系统，后来有美国的氟莱彻方法等。其中曼彻斯特系统确定的以 A 点、B 点为参考点剂量学系统仍是目前宫颈癌腔内放疗的主要剂量系统，在临床中广泛应用。20 世纪 80 年代初，开始应用以 ^{192}Ir 为代表的高剂量率（HDR）步进源后装治疗机治疗宫颈癌。其优点是治疗时间缩短，可以在三维方向重建施源器和危及器官参考点的空间位置，应用治疗计划设计，通过改变放射源驻留点的时间优化剂量分布，以满足临床需求。

1985 年，ICRU 发表了针对宫颈癌近距离治疗的 38 号报告，对宫颈癌治疗中的临床状态，包括治疗技术、时间剂量模式、治疗处方等均有详细规定，规范了治疗的剂量学系统。近几年，以 ^{192}Ir 为代表的 HDR 步进源后装治疗机逐步取代了镭源治疗机，改进了照射方法，对患者治疗更加便捷。

一、常规高剂量率腔内放疗

腔内照射是宫颈癌根治性放疗不可缺少的技术。目前多应用 HDR 后装照射。后装放疗是现将施源器植入患者体内，进行定位和剂量计算优化后，再通过计算机控制将放射源植入患者体内进行照射的过程。宫颈癌后装施源器由宫腔施源器和阴道施源器构成，常用的阴道施源器有卵圆形和环形两种，应根据患者的解剖特点、肿瘤的体积选择合适的施源器。置入施源器后，利用 X 线模拟机获取正交或变角图像，在三维方向重建施源器以及直肠、膀胱的位置，设计治疗计划。

宫颈癌的常规腔内近距离治疗的剂量学要求以 ICRU 38 号报告为标准，用 A 点为处方剂量参考点（阴道穹窿垂直向上 2 cm，与子宫中轴线外 2 cm 交叉处），以 B 点（A 点水平向外延伸 3 cm）作为宫旁组织的剂量参考点，通过点剂量评估直肠、膀胱、宫颈、子宫底和阴道的剂量，直肠、膀胱的剂量限制在 A 点的 60%～70%以下。一般情况下内照射在外照射中后期开始，与外照射交叉进行，即在外照射开始 3 周后进行第一次腔内治疗。肿瘤较大者，为保证内照射的高剂量能包绕肿瘤，可以在外照射后期开始；肿瘤较小且阴道狭窄者，可以于外照射开始 2 周后进行。

应用 HDR 腔内放疗时，每次剂量为 A 点 5～7 Gy，必要时进行组织间插值。A 点总剂量 30～36 Gy，每周 1～2 次。阴道受累者还需加阴道柱状施源器照射阴道，以黏膜下 0.5～1 cm 为参考点，每次 5～6 Gy，每周 1～2 次，共 2～4 次。内外照射的总治疗时间应控制在 8 周以内，延长治疗时间会影响治疗效果。图 42-3 为宫颈癌二维腔内放疗的剂量分布。

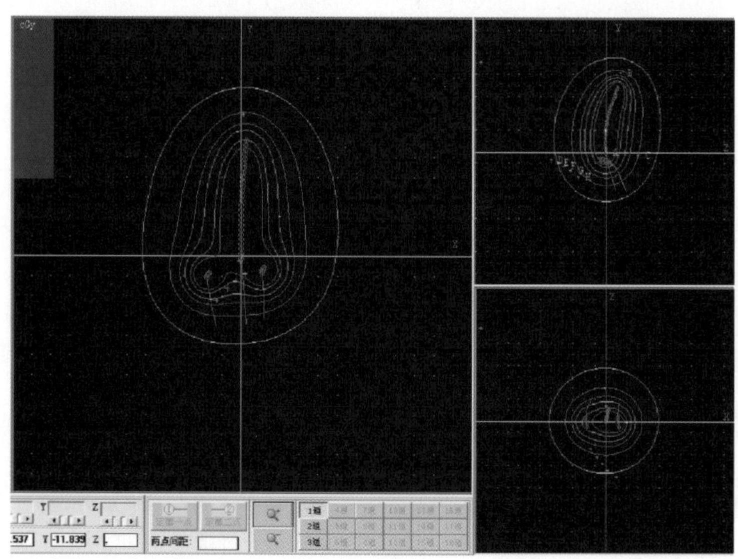

图 42-3　宫颈癌二维腔内放疗的剂量分布

二、三维高剂量率腔内放疗

二维腔内放疗在临床应用数十年，由于其是以A点剂量来代表肿瘤的体积剂量，其高剂量的分布曲线在三维空间上并不一定能很好包绕肿瘤，特别是对于局部偏心性的较大肿瘤，而且剂量分布也受制于插植的质量和患者的局部解剖情况，因此在临床的应用有局限性。自2000年后，以三维图像CT/MRI为基础的三维腔内放疗技术在临床逐渐开展。

GEC-ESTRO成立了妇科肿瘤(GyN)工作组，专门研究以三维影像为基础，尤其是基于MRI检查的宫颈癌腔内近距离放疗计划设计问题，目的是根据临床实践，提出可供交流、比较的三维腔内近距离放疗的基本概念和术语，并于2005年和2006年正式公布了关于三维腔内近距离放疗的建议。此建议考虑了宫颈癌近距离放疗前后的肿瘤体积变化，将GTV分为诊断时GTV和近距离治疗时GTV。前者是指在治疗前诊断时由临床检查和影像学资料特别是MRI所见到的肿瘤范围，表示为GTVD；后者是指在每次近距离治疗前检查所见的GTV，表示为GTVB1、GTVB2等。同时按照肿瘤负荷和复发的危险程度，将靶区分为3个临床靶体积(CTV)，即高危CTV(HR-CTV)、中危CTV(IR-CTV)和低危CTV(LR-CTV)。

HR-CTV定义为高肿瘤负荷区，为肉眼可见肿瘤区，包括全部宫颈和近距离治疗前认定的肿瘤扩展区，是需要给予处方剂量的靶体积，其剂量按肿瘤体积、分期和治疗策略确定。IR-CTV定义为明确的显微镜下可见肿瘤区，是包绕HR-CTV外5～10 mm的安全边缘区。IR-CTV的确定需要参考原肿瘤大小、位置、潜在肿瘤扩展和治疗后肿瘤退缓情况及治疗策略。LR-CTV是指可能的显微镜下肿瘤播散区，可用手术或外照射处理，在近距离治疗时不具体描述。目前，HR-CTV和IR-CTV的概念已经被广泛接受。考虑到近距离治疗时施源器与子宫、宫颈的位置关系相对固定，器官运动及摆位误差甚少，目前不建议扩大CTV的安全边缘，即PTV=CTV。

ESTRO的观点反映了治疗过程中肿瘤体积动态变化的过程。如果肿瘤完全消退或消退直径>10 mm，IR-CTV则包括HR-CTV和最初诊断时肉眼可见肿瘤区，无需增设安全边缘。如果肿瘤消退直径<10 mm，IR-CTV则包括超出宫颈的残存病灶(如宫旁的残存病灶)以及在潜在扩展方向上(宫旁、阴道、宫体)外放10 mm的安全边缘，即HR-CTV外加10 mm安全边缘。如果肿瘤体积稳定没有消退，IR-CTV包括最初肿瘤范围加上10 mm的安全边缘。

对靶体积的评估和报告，推荐D_{90}和D_{100}，即给予90%和100%靶体积的剂量。V100描述的是处方剂量覆盖的靶体积，反映治疗的目的，通常用于报告HR-CTV和IR-CTV处方剂量的靶体积。

三维腔内放疗需要勾画和评估的危及器官包括直肠、乙状结肠、膀胱、阴道，以及距离较近的小肠，建议将直肠和乙状结肠分开勾画。由于近距离治疗的剂量学分布特点，评估危及器官时应更多关注地是高剂量的小体积。推荐用邻近施源器的受照组织0.1、1、2、5 cm^3的最小剂量来评估，尤以D_{2cm^3}在临床中的应用更为广泛。

相比二维腔内放疗，三维腔内放疗具有靶区的高适形性、危及器官剂量的准确性等优点，也可以安全地提高部分肿瘤区的剂量，在近几年的研究中已体现出一定的临床获益。三维腔内放疗以HR-CTV的D_{90}为处方剂量，以D_{90}、D_{100}和V100评估靶体积剂量，以使用邻近施源器的正常器官受照组织0.1、1、2、5 cm^3的最小剂量D_{5cm^3}，D_{2cm^3}和$D_{0.1cm^3}$评估危及器官剂量。建议用EQD2(相当于2 Gy时的等效生物剂量)来进行内外照射剂量的叠加，肿瘤组织的α/β值为10，危及器官直肠和膀胱的α/β值为3。对于较小病灶(瘤体为2～3 cm)的ⅠB1、ⅡA1、ⅡB期患者，HR-CTV的剂量内外照射达到75～80 Gy；对于较大病灶(瘤体>3～4 cm)的ⅠB2、ⅡA2、ⅡB、ⅢA、ⅣA期患者，HR-CTV需要内外照射剂量>85 Gy。

三、宫颈癌术后的腔内放疗

对于宫颈癌术后患者，病理检查显示阴道切缘阳性或肿瘤邻近阴道切缘时，需行阴道残端腔内照射。与盆腔外照射结合，可以提高阴道残端的剂量，减少正常器官的损伤。外照射为常规照射或三维适形放疗时，于36～40 Gy时采用中央挡铅或MLC遮挡直肠和膀胱。外照射结束后开始进行腔内放疗，首次腔内放疗前需行妇科检查，了解阴道残端形态、阴道长度，选取适合的施源器，决定驻留长度。行口服钡剂或其他造影剂透视下观察小肠与残端距离，必要时充盈膀胱以推开邻近小肠。治疗时多采用阴道单通道或多通道柱状施源器照射，参考点为黏膜下 0.5 cm。如果阴道残端阳性或距切缘较近，应适当增加驻留长度。HDR 后装剂量为 10～20 Gy，每次 5～6 Gy，每周 2～3 次。推荐在图像引导下进行三维治疗计划的阴道残端的腔内放疗，采用三维打印模板的个体化治疗，可以准确给予靶区处方剂量，更好地计划阴道黏膜的剂量，保护直肠、膀胱、小肠。

第六节　宫颈癌腹主动脉旁淋巴结转移的诊断与治疗

一、腹膜后淋巴结转移的影像学诊断

淋巴结转移是宫颈癌重要的转移途径，一般经由原发灶通过附近淋巴管依次向宫旁、闭孔、髂内、髂外、髂总淋巴结转移，进而向腹主动脉旁淋巴结(PALN)转移，也可经骶前向腹主动脉旁淋巴结转移。腹主动脉旁淋巴结转移率随肿瘤期别的进展而逐渐增加。一项 GOG 研究显示，Ⅰ～Ⅲ期宫颈癌 PALN 发生率分别为 5%、16% 和 25%。而 PALN 转移为宫颈癌重要的预后不良因素。有研究证实，随着转移 PALN 的体积增大，将会对生存率产生不利影响。因此，对于伴有 PALN 转移的宫颈癌患者来说，早期诊断及采取合理的治疗方式，对高危患者进行预防性治疗，可能将成为改善预后的重要方法。

CT 和 MRI 检查主要根据淋巴结的大小、形态、密度或信号判断是否为转移。目前 CT 诊断 PALN 转移的敏感性和特异性分别波动在 40%～80%及 93%～97%，CT 诊断的敏感性相对较低，且难以区分相同大小的转移淋巴结、淋巴结反应性增生及淋巴结炎症，有部分短径<1 cm 的淋巴结实际已发生转移。MRI 检查相对于 CT 检查更能提高软组织的分辨能力，但仍主要根据淋巴结大小判定是否发生转移。研究显示，MRI 检查常规及弥散加权成像对淋巴结转移的敏感性为 68.4%，特异性为 96.8%，预测的准确性为 92%，与 CT 诊断大致相近。功能影像 MRI 检查在诊断上有更好的价值。北京协和医院评估了 DWI 对宫颈癌淋巴结转移的诊断价值，研究发现以 AD cmin＝759.0×(10～6) mm^2/s 作为鉴别转移淋巴结阈值时，敏感性和特异性分别为 95.2% 和 92.1%，高于常规 MRI 的诊断效能。

PET-CT 检查则在形态学诊断基础上，加入了功能影像学的成分。Lin 等对 PET-CT 的诊断价值进行了分析，发现其敏感性和特异性分别为 85.7%和 94.4%。并且当 CT 诊断为阴性时，使用 PET-CT 可进一步提高检查的准确性。由此可见，PET-CT 的诊断价值优于 CT 和 MRI 检查。2010 年来自韩国蔚山大学的一项荟萃分析显示，PET 或 PET-CT 诊断淋巴结转移的敏感性和特异性分别为 82%和 95%，MRI 检查的敏感性和特异性分别为 56%和 91%，而 CT 检查则为 50%和 92%，同样表明 PET 或 PET-CT 检查具有优越性。

宫颈癌 PALN 转移多数在肾动脉水平以下，且以左侧为多。美国 MD Anderson 肿瘤中心的研究人员分析了 30 例 PALN 转移的宫颈癌患者，共有 PET-CT 阳性的 PALN 72 枚，29 例存在盆腔淋巴结转移。其中 51%位于腹主动脉左侧(LPA)，44%位于腹主动脉与下腔静脉之间(AC)，4%位于下腔静脉左侧(RPC)。并且大部分转移淋巴结位于腹主动脉的下 1/3 区域(60%)，RPC 区域转移淋巴结较少，均位于腹主动脉分叉 3 cm 以内。

二、PALN 转移的病理诊断

病理诊断是判定淋巴结转移的金标准，但活检组织的获取是有创的，需要穿刺或腹腔镜下进行。Ramirez 等比较了 PET-CT 和经腹腔镜下淋巴结活检评估淋巴结转移的准确率，结果发现 26 例 PET-CT 检查阴性的宫颈癌患者中，有 3 例(12%)活检证实存在腹主动脉旁淋巴结转移。另有研究表明，手术分期可以指导下一步的治疗，宫颈癌 PET-CT 提示盆腔淋巴结阳性，而腹主动脉旁淋巴结阴性的患者，经腹膜外淋巴结切除术，根据病理检查结果制订靶区计划，相对于直接根据 PET-CT 检查结果制订靶区计划，能将 3 年 OS 提升 9%。但是，手术分期后行根治性放疗，会增加患者的肠道毒性反应。因此，国内多数医院根据影像学结果，结合病史和实验室检查进行放疗或放化疗。

三、PALN 转移的手术治疗

手术切除肿大淋巴结，既能获得明确的病理诊

断，又能获得一定的治疗效果。传统的开腹手术由于其对血管、胃肠道造成损伤的概率较大，已逐渐被腹膜外腹主动脉旁切除术和经腹腔镜腹主动脉旁淋巴结切除术所取代。根据2015年《NCCN治疗指南》的建议，对于影像学提示腹主动脉旁淋巴结阳性的患者，可行腹膜外或经腹腔镜腹主动脉旁淋巴结切除术，术后应给予延伸野外放疗＋腔内放疗＋以铂类为基础的同步化疗。因此认为手术切除对于腹主动脉旁淋巴结转移的宫颈癌患者，更多的意义在于明确诊断。另外，根据手术分期制订个体化的放化疗方案，似乎有可能改善预后。

四、PALN转移的放疗技术

延伸野照射是宫颈癌腹主动脉旁淋巴结转移的标准放疗方法，但常规放疗延伸野照射范围较大，带来的肠道、脊髓等相关不良反应较大。与传统的常规放疗及3D-CRT技术相比，IMRT能够使高剂量分布区与靶区的适形度进一步提高，靶区内剂量分布更加均匀，同时能够降低重要危及器官如小肠、直肠、膀胱、肾脏的受照剂量，同步提高转移淋巴结的受照剂量。Heron等所做的研究同样证实，应用IMRT技术可使小肠、直肠和膀胱受照体积较3D-CRT技术明显减少，V30分别可减少达52%、66%、32%。另外，Ahmed等进行了关于前后对穿野二野（AP/PA）、四野盒式、四野盒式＋PALN-IMRT 3种延伸野照射技术的剂量学研究。他们发现，处方剂量为45 Gy时，四野盒式＋PALN-IMRT技术能够显著降低骨髓的V40；并且证实可以将转移淋巴结剂量安全地推至60 Gy。

五、PALN转移的有效控制剂量

文献报道，对于PALN转移的照射剂量达＞55 Gy时，PALN转移的CR可达＞70%。Kim等的研究发现，对于影像学上短径＞10 mm的PALN，应用3D-CRT技术，使得照射剂量达59.4 Gy时，PALN转移的CR可达到79%。Jung等应用IMRT技术，将PALN照射补量至60 Gy，更是得到了高达89%的CR，同时不良反应发生率较低；在该研究的长期随访中发现，共有5例患者出现PALN区域复发，其中有2例属于上界边缘复发（在PCTV内，而未在CTV内），且上界均位于第1～2腰椎之间。这提示行腹主动脉旁区域照射时，上界至少应包括第1腰椎上缘。另外，曾有相关综述认为，短径＞1.5 cm的肉眼可见转移淋巴结，很难通过放疗得到有效的控制。但是RTOG 0116证实，对于CT/MRI检查直径＞1.5 cm的PALN，照射剂量为54～59.4 Gy时，仍可获得71% CR。

六、PALN转移的放化疗

宫颈癌PALN转移发生率随着疾病期别的进展而增加，Ⅲ期宫颈癌可高达25%，故大部分伴有PALN转移的宫颈癌患者都处于疾病的中晚期。文献显示，中晚期宫颈癌ⅡB、ⅢA、ⅢB期及以上的5年生存率分别为50%～70%、30%～50%及10%～45%。从总体上来看，伴有PALN转移的宫颈癌患者，整体预后相对较差。

RTOG 9210和GOG 125是两项关于宫颈癌PALN转移同步放化疗的研究。在RTOG 9210中，29例伴有PALN的宫颈癌患者接受了1.2 Gy、每日2次的超分割外照射放疗，全盆腔剂量24～48 Gy，宫旁补量12～36 Gy，腹主动脉旁淋巴引流区剂量48 Gy，局部淋巴结推量至54～58 Gy，腔内放疗使得A点总剂量达到＞85 Gy；另外，同步给予顺铂＋5-Fu化疗2～3个周期。中位随访时间18.9个月。研究结果显示1年和2年OS分别为59%和47%，LFR为38%和49%，4年OS为29%。GOG 125多中心研究纳入了95例PALN转移的宫颈癌患者，最终可供分析的有86例，其中84.7%为中晚期患者（FIGO分期Ⅱ～ⅣA期），最终的3年OS为39%。两项研究的结果并未显示超分割的优势，反而带来了高达31%的急性期非血液学毒性反应。

另外一项来自韩国的研究，回顾性分析了33例伴有PALN转移的宫颈癌患者，所有患者均接受了以铂类为基础的同步放化疗，结果5年OS和DFS分别为47%和42%，明显优于GOG和RTOG的研究。分析其原因，可能与该研究放疗剂量较高相关（盆腔41.4～50.4 Gy，腹主动脉旁45 Gy，转移淋巴结59.4 Gy）。

IMRT技术在剂量学中的优势已经得到了大量试验的证实。Jung等使用IMRT技术行EF-IMRT照射，包括45例患者，全盆腔和腹主动脉旁区域剂量为46 Gy/23次，局部淋巴结加量至60 Gy，腔内放疗A点剂量30 Gy/6次，同步予以铂类为基础的化疗，中位随访时间30个月，2年OS和DFS分别为85.4%和65.7%，并且急性期G3级以上消化道、泌尿道毒性反应分别为 9%和 2.2%。可见,应用 IMRT 技术似乎可改善 EF-IMRT 的疗效。考虑可能与 IMRT 技术能够同步提高转移淋巴结的剂量,缩短治疗时间,同时降低危及器官受量相关。但遗憾的是,还没有比较 IMRT 与 3D-CRT 或常规放疗疗效的前瞻性随机对照研究。

七、放化疗后的毒性反应

急性反应通常是指治疗期间,以及治疗结束后 90 天内出现的反应。相关资料显示,宫颈癌延伸野照射同步放化疗,最常见的为血液学毒性反应,其次较为常见的为消化系统和泌尿系统毒性反应。来自韩国 Kim 等的研究发现,宫颈癌患者接受延伸野照射的同步放化疗后,出现 G3 级以上血液学毒性反应的概率约为 70%,G3 级以上消化系统和泌尿系统毒性反应则分别为 9%和 3%。Jung 等则发现,应用 IMRT 技术行延伸野照射同步放化疗时,G3 级以上血液学毒性反应发生率高达 80%,相应的消化系统和泌尿系统毒性反应发生率则分别为 9%和 2.2%,与 Kim 的研究结果大体一致。在这项研究中,作者将血液学毒性反应发生率较高归因于在 IMRT 治疗时未特别限定骨髓的照射受量。这两项研究均提到,急性期血液学毒性反应经过相应干预,是可治愈的。然而,来自 GOG 125 的报道却发现,急性期 G3、G4 级消化系统毒性反应发生率达 18.6%,分析考虑与该研究中有 86.2%的患者 PALN 转移是经手术证实的,手术可能会在一定程度上影响肠道功能。另外,全组患者均采用加入了 5-Fu 化疗,而 5-Fu 可能会加重肠道不良反应。Gerszten 等应用了 IMRT 技术进行延伸野放疗,同时联用单药顺铂化疗,得到了较好的效果,全组并未发生 G3 级以上消化系统和泌尿系统不良反应,而 G3 级以上血液学不良反应发生率仅为 19%。

最常见的晚期不良反应为消化系统毒性反应。RTOG 0116 报道的 G3~G4 级晚期不良反应的发生率达 40%,其中大部分为消化系统不良反应。腹主动脉旁淋巴结区放疗后造成的小肠狭窄也有报道。国内复旦大学附属肿瘤医院的研究表明,同步放化疗结束后,约有 46%的患者出现 G1~G4 级晚期放射性肠炎,其中 3 级以上者占 6%。而晚期泌尿系统不良反应的发生率则为 9%,且仅表现为尿频、尿急和血尿,无 3 级以上泌尿系统不良反应。另外,尚有一些关于放射性骨质损伤,造成股骨头坏死的报道。

八、腹主动脉旁淋巴引流区的预防性照射

有报道称,宫颈癌经治疗后,PALN 的复发转移率为 2.1%~3.6%,并且随着疾病期别的进展,转移率逐渐升高。因此,有学者提出腹主动脉旁淋巴引流区预防性照射的概念,并对此进行了相关研究,但各项研究尚未得出一致性的结论。

RTOG 7920 入组了 367 例ⅠB、ⅡA 期大肿块和ⅡB 期宫颈癌患者,外照射剂量,盆腔放疗组为 40~50 Gy,盆腔+腹主动脉旁淋巴引流区组为 44~45 Gy,两组均为 LDR 腔内放疗,A 点剂量 30~40 Gy。最终 10 年 OS,盆腔组 44%,盆腔+腹主动脉旁淋巴引流区组 55%,并且盆腔+腹主动脉旁淋巴引流区组明显降低了远处转移率;两组 10 年 DFS、LFR 无明显差别。值得注意的是,盆腔+腹主动脉旁淋巴引流区组的毒性反应明显增加。遗憾的是,该研究并未加入化疗。

RTOG 9001 比较了盆腔放疗+化疗(CCRT 组)与延伸野放疗(EFRT 组)治疗ⅡB~ⅣA 期或ⅠB、ⅡA 期大肿瘤(瘤体直径≥5 cm)或盆腔淋巴结阳性宫颈癌的疗效,共入组了 403 例患者,最终可供分析的每组 193 例。结果显示 5 年生存率,CCRT 组 73%,EFRT 组 58%(P=0.004);5 年 DFS,CCRT 组 67%,EFRT 组 40%(P<0.001)。此外,EFRT 组的远转率、局部失败率均显著高于 CCRT 组,两组毒性反应无明显差别。由此可见,化疗的加入能显著改善宫颈癌患者的预后。

有关 EFRT 预防性照射+同步化疗是否能够提升高危宫颈癌患者的 OS,2014 年一项来自韩国的回顾性研究分析比较了 EFRT+化疗、单纯 EFRT、盆腔放疗+化疗、单纯盆腔放疗对局部进展期宫颈癌的治疗效果。入组的病例均为ⅠB、ⅡA(肿块直径>4 cm 或盆腔淋巴结转移阳性)、ⅡB、ⅢA和ⅢB 期,并且影像学证实无 PALN 转移。最终结果显示,单纯盆腔放疗组的 2 年、5 年 OS 显著低于其他 3 组(P=0.001),而其他 3 组之间并无显著差异;单纯 EFRT 组较单纯盆腔放疗组似乎有提升 5 年 OS 的趋势(72.1%对比 60.5%,P=0.056);4 组之间的毒性反应发生率并无显著性差异。因此,对于高危的局部进展期宫颈癌患者行腹主动脉旁预淋巴引流区预防性照射是安全可行的;在单纯放疗的

条件下，EFRT 可显著改善生存率似乎较为肯定。但同步化疗是否可进一步改善生存率，尚需前瞻性研究予以证实。

在临床实践中，筛选具有 PALN 转移潜在可能性的患者是关键。如髂总淋巴结转移、盆腔内单发>1.5 cm 肿大淋巴结、盆腔双侧多发淋巴结转移、巨块型宫颈癌、分化不良的组织学类型等都是发生 PALN 转移的潜在危险因素。对存在有以上危险因素的患者进行腹主动脉旁淋巴引流区预防性照射能否减少转移、提高患者的局部控制率和生存率是下一步研究的重点，需进一步前瞻性研究予以证实。

第七节　放疗的不良反应与处理

外照射和腔内照射的合理结合对于控制原发肿瘤和区域转移淋巴结具有很好的作用。由于宫颈癌多数是鳞癌和腺癌，治疗前多数肿瘤体积较大，放疗需要给予较高剂量才能控制肿瘤，而盆腔内主要脏器如脊髓、小肠、直肠和膀胱等对放疗相对敏感。因此，提高疗效、保护器官功能是放疗首要考虑的问题。几十年来，对宫颈癌的放疗技术进行了很多探讨和研究，其目的是提高肿瘤的控制率，同时减少正常组织的不良反应和损伤。由于技术普及和应用的局限性，以及缺乏对并发症的正确认识和处理，经过放疗的许多宫颈癌患者仍要承受不同程度的不良反应和损伤。

宫颈癌根治性放疗后，依据正常组织对射线的不良反应和所应用的技术，并发症发生的时间和严重程度有所不同。由于放疗属于局部区域治疗，患者主要表现以局部不良反应为主，大部分急性反应在放疗结束后可以逐渐减轻和消失。晚期并发症发生后多数不能治愈，可以通过适当的治疗缓解，影响患者器官功能的主要是晚期不良反应。体内的一些组织和器官倾向于早期反应，然而另一些则主要表达为晚期效应。这种对辐射效应的差别取决于组织本身自我更新的特性。在临床上，影响辐射效应或放疗并发症发生的主要因素有照射总剂量、分割剂量、疗程时间、分次放疗的间隔时间、剂量率、受照射器官的特性和照射体积等。

一、近期不良反应

近期不良反应是指发生在放疗中或放疗后 3 个月内的不良反应。

1. 全身反应　乏力、食欲缺乏、恶心，个别患者有呕吐，白细胞、血小板轻度下降，合并化疗者全身反应较重。不良反应的程度与年龄、全身情况等因素有关。一般对症处理，可继续放疗。

2. 直肠反应　多发生在放疗开始 2 周后，几乎所有的患者都会有不同程度的不良反应。主要表现为里急后重、腹泻，合并同步化疗者不良反应症状加重。可嘱患者食用高蛋白、多维生素、易消化的食物。用止泻和调整肠道功能药物如洛哌丁胺、地衣芽孢杆菌活菌、双歧三联活菌等对症治疗，严重者暂停放疗。

3. 膀胱反应　多发生在术后患者，表现为尿频、尿急、尿痛，少数可能有血尿。经抗炎、止血治疗后可以好转，严重者暂停放疗。

4. 内照射操作相关性反应　操作过程中会有出血、疼痛，程度多不重。若出血较多可用止血药物或纱布填塞。子宫穿孔、宫腔感染发生率较低。为进一步减少其发生率及减少由此导致的肠瘘、肠炎，建议操作前仔细地做妇科检查、阅片；对疑似穿孔者行 B 超、CT 检查；在施源器植入后需做位置验证。

二、远期并发症

患者合并糖尿病、高血压或有盆腔疾病手术史，都可能使远期并发症的发生率增加。

1. 放射性直肠炎、乙状结肠炎　常发生在放疗后 6～12 个月，主要症状为腹泻、黏液便、里急后重、便血，有时为便秘。少数患者可出现直肠狭窄，严重者可导致直肠-阴道瘘。处理措施主要是对症治疗。若出现直肠狭窄、梗阻、瘘管、穿孔，则需考虑手术治疗。

2. 放射性膀胱炎　多发生在放疗后 1 年左右，主要表现为尿频、尿急、尿血、尿痛。严重者可有膀胱-阴道瘘。以保守治疗为主，抗炎消炎、止血、药物膀胱冲洗（如苯佐卡因、颠茄酊、庆大霉素、地塞米松），严重者需行手术治疗。

3. 放射性小肠炎　任何原因导致腹腔、盆腔内小肠固定都可加重小肠的放射性损伤，表现为稀便、大便次数增加、黏液便、腹痛，严重者可有小肠穿孔、梗阻，需手术治疗。

4. 盆腔纤维化　大剂量全盆腔照射后可能引起盆腔纤维化，严重者继发输尿管梗阻及淋巴管阻塞，导致肾积水、肾功能减退、下肢水肿。可用活血化瘀的中药治疗，输尿管狭窄、梗阻者需手术治疗。

5. 阴道狭窄 建议放疗后定期检查阴道情况，行阴道冲洗半年，间隔 2～3 天 1 次或每周 1 次，必要时佩戴阴道模具。建议放疗后 3 个月开始性生活。

宫颈癌的这些并发症的发生并不仅仅与剂量、体积和分次计划有关，也与患者的身体状况和遗传有关。前者在临床上有很多的研究，但与患者的生理状况、身体状况和遗传因素的关系并没有更多的进一步研究。Andreyev 将放疗后的并发症归纳为 4 个可能的结果：①患者放疗后可能没有近期和长期的后遗症，其生活习惯与以往没有区别，这些患者只占 10%～20%；②患者由于并发症造成生活习惯可能改变，但这些改变没有影响生活质量；③由于脏器功能改变，干扰每日的活动，影响生活质量；④患者有影响生命的并发症发生。在放疗临床工作中，对并发症的记录和分级判断主要有 WHO、RTOG/EORTC、LENT-SOMA 和 CTC 系统等。

大量的临床文献研究在报道治疗效果的同时往往也对出现的并发症和器官功能的影响进行分析。但文献对并发症和器官功能报道的差异很大，主要原因是缺乏更细致的对并发症诊断指导，以及对器官功能的评估和结果分析，造成对并发症的记录分析欠全面，随访也是影响对并发症记录和判断的主要原因之一。首先，很多宫颈癌患者放疗后能存活超过 5 年以上，许多医生和患者都认为 5 年后原有肿瘤治愈，许多患者在 5 年后不再进行复诊，如果他们在此后发生辐射相关毒性反应可能不就诊或在其他医院治疗，则造成记录不全。第二，晚期并发症的发生也要求患者存活时间足够长才能显示。年轻患者可能有机会发现晚期并发症，而老年患者则没有机会。第三，老年患者在接受放疗前其胃肠道系统和泌尿系统的异常相对年轻人更多。如果在治疗前没有发现和做记录，则治疗后会认为是放疗的改变。文献研究发现，许多患者在放疗后发生胃肠道症状被认为与放射相关，如果进行仔细的研究会发现约有 1/3 患者的症状来自其他与放疗不相关的原因。第四，对放疗并发症的诊断多数是依据放疗医生通过询问症状来评估的，而不是通过特殊检查或组织学标记（本身也缺乏）进行诊断，可能也会产生错误的数据。第五，患者的心理问题也是造成对并发症认识不完整的原因。有些患者虽然有治疗后的并发症状，可能不愿意说出，担心对治疗造成影响。有不少患者可能不会告诉他们的症状，认为是放疗不可避免的结果。有些患者在与医生接触的有限时间内可能只有机会讨论肿瘤的治疗问题，而不是治疗后的症状。

肿瘤患者放疗后造成的并发症往往涉及许多系统，临床表现复杂，目前还没有针对肿瘤患者治疗造成晚期并发症进行诊断和治疗的专门机构，对人类多数组织放射损伤研究的分子机制的知识深度还很不够。多数专家关注的是对肿瘤的治疗效果和长期存活，缺少对并发症的真正认识，缺少大量的有组织的前瞻性详细研究。

为了更好地认识和记录治疗放疗后的并发症特别是晚期并发症，专家推荐了诊断和处理特殊并发症的指导模式，即正常组织的晚期效应（LENT）模式，包括有 10 个方面的内容：临床发现辐射诱发毒性的特殊症状和体征；认识并发症发生的临床病理时间过程；分析相关的放疗参数，包括时间、剂量、体积，这些因素是否能解释所有并发症；分析其他相关的治疗因素包括化学和生物修饰剂；进行放射学检查；确定相关的实验室异常发现；鉴别诊断，即在治疗后第一个 5 年内需要区分并发症与复发或转移癌，从 5～10 年区分退行性和炎性改变，在 10 年后注意继发肿瘤的出现；病理诊断，排除肿瘤存在和继发肿瘤问题；处理上包括药物治疗甚至手术等；积极随访，给予生活和诊断治疗的指导。

第八节　预后因素

一、分期

传统的 FIGO 分期只能部分反映宫颈癌的局部区域扩展。目前广泛采用的 FIGO 分期系统是通过临床妇科检查，应用放射性 X 线平片检查，对可疑病灶采用膀胱镜、直肠镜以及活检的发现所决定。但是，淋巴结情况、CT、MRI 影像和功能影像如 PET-CT 的发现都没有包括在 FIGO 分期系统中。近几年来，影像学技术的发展和应用能为临床带来更有意义的信息。与手术分期相比较，传统的 FIGO 分期对 20%～60%宫颈癌的病情可能低估，这就是为什么同一分期的宫颈癌治疗失败率和存活率有很大差异的原因。尽管 FIGO 分期系统的局限性，但仍然是现在临床实践的标准，是进行合作研究决定患者入组的入门标准。CT 和 MRI 检查特别是功能影像，可弥补分期的不足，在治疗前准确评估病变范围，设计更个体化有效的治疗方案，且治疗后对评估治疗效果是非常有帮助的。因此，功能影像在将来临床研究中能更加准确地对患者进行分层，辨别真正的临床分期(例如是局部晚期或远处转移)。

二、肿瘤大小/肿瘤体积

肿瘤大小(TS)和体积(TV)是明显影响预后的因素。多项研究对于肿瘤大小对根治性手术治疗后的疗效影响作了分析。Delgado 等进行的一项多中心前瞻性研究(GOG92)，纳入 645 例ⅠB 期宫颈癌根治性手术后患者。分析显示，TS≤3 cm 组的 3 年无病间期率(disease-free interval，DFI)为 88.1%，肿瘤>3 cm 组的为 67.6%，两者差异有统计学意义($P=0.013$)，提示肿瘤大小影响预后。Liu 等通过对 140 例ⅠB～ⅡA 期行根治性手术+术后盆腔放疗的患者统计发现，其 5 年总生存率和无病生存率(DFS)分别为 83%和 72%，单因素分析显示 TS 是决定预后的危险因素之一。TS<4 cm 组的 5 年 OS 为 86%，肿瘤≥4 cm 则为 79%，两者差异有统计学意义($P=0.0235$)，但对于 DFS 无明显影响($P=0.9174$)。Picke 等对 479 例行宫颈癌根治性手术的肿瘤大小对疗效的影响进行了分析。他们发现，肿瘤大小与患者生存密切相关。生存率最高的患者 TV<2 cm^3，其 5 年 OS 为91.6%；当 TV>30 cm^3，5 年 OS 降至 60.6%。进一步分析提示，即便存在淋巴结转移，TV<2.5 cm^3 的生存率也明显优于 TV>30 cm^3 的患者，其 5 年 OS 分别为 81.2%和 48.2%；且类似的结果也存在于淋巴结阴性患者中，小肿瘤组与大肿瘤组的 5 年 OS 分别为 94.2 和 81.6%。

三、侵犯宫颈的深度

病变侵犯宫颈深度(depth of invasion，DI)也是影响治疗效果的因素之一。GOG 92 的研究显示，DFI 与 DI 密切相关。绝对浸润深度≤5 mm、6～10 mm、11～15 mm、16～20 mm、≥21 mm 的患者，3 年 DFI 分别为 94.6%、86.0%、75.2%、71.5%、59.5%。以相对浸润深度来分析，浸润至浅层(<1/3)、中层(1/3～2/3)、深层(>2/3)患者的 DFI 分别为 94.1%、84.5%和 73.6%。但也有不同的观点，Liu 等的研究将患者依据 DI 分为<2/3 和≥2/3 两组。在单因素分析中，两组之间的 OS 和 DFS 均无显著差异。来自英国的另一项研究，纳入 137 例ⅠB～ⅡA 期患者，均进行根治性手术，在综合考虑淋巴结转移、肿瘤类型等因素后，DI 情况并不影响预后($P=0.385$)。因此，对于 DI 与预后之间的关系还需要更多的研究探讨。

四、淋巴结状况和脉管瘤栓

对于任何分期，有淋巴结转移者的 OS 减少 50%。淋巴结阳性的患者，其预后随着阳性淋巴结数量的增加而下降。在 GOG 的研究中发现，腹主动脉旁淋巴结受累有 11 倍的复发风险和 6 倍的死亡风险，常伴随盆腔外转移。然而，即使有腹主动脉旁淋巴结转移，对于局部晚期的患者存活率仍可以达到 20%～50%，应该积极治疗。尽管手术切除可疑淋巴结对结果的改进有争议，但是大量的回顾性研究在放疗前实施淋巴结切除，术后放疗，肉眼可见的肿大淋巴结患者的区域和远处转移与显微镜下阳性的淋巴结有相似的结果，能手术切除的患者比不能切除的有更好的结果。这个结果也支持影像学的应用来辨认受累淋巴结，并给予肿瘤综合治疗的模式。分子影像的应用，通过对淋巴结受累的辨认可以更加准确进行分期，采用更为合理的治疗选择。

脉管瘤栓(LVSI)对于预后的影响存在争议。GOG 92 的研究显示，LVSI 阳性组 3 年 DFI 为 77.0%，阴性组为 88.9%($P=0.038$)，故 LVSI 是影响预后的危险因素。但 Liu 等的研究提示，LVSI 并不影响 OS($P=0.5028$)和 DFS($P=0.1049$)。发表于 2003 年一篇综述总结了 25 项关于 LVSI 对预后影响的研究，共涉及 6 554 例患者。结果发现，只有 3 篇(12%)提示其为预后的独立危险因素。对于这一结果，该研究也给出了一些解释。认为淋巴结转移、TS、DI 等因素是相对客观的评价标准；而对于 LVSI 来说，高度依赖病理学家的水平和经验，各研究中心之间的判断标准也不尽相同，所以分析结果可能与真实情况存在一定偏差。要解决这个问题，还需要制订广泛接受的 LVSI 诊断标准并严格执行。

五、病理类型

在宫颈癌患者中，鳞癌占65%～85%，腺癌占15%～25%，其他病理类型还有腺鳞癌、神经内分泌癌等。其中，神经内分泌肿瘤，大量的研究公认其预后最差。对于占绝大部分的鳞癌以及腺癌，病理类型是否提示不良预后则存在很多争议。

Winer等针对早期宫颈癌患者进行了一项多中心研究，共纳入101例进行了宫颈癌根治术的患者，分期为ⅠA1～ⅠB2，其中鳞癌72例，腺癌29例。两组患者的肿瘤分期、淋巴结转移、SI、DI、LVSI等均无统计学差异。结果显示，鳞癌组复发率(recurrence rate，RR)为8/72例(13.7%)，腺癌组为4/29例(13.7%)，无显著统计学差异($P=0.50$)。同样，5年OS分别为92%和91%，无统计学差异($P=0.73$)。值得一提的是，两组患者中进行术后辅助放化疗的比例分别为33%和34%，减少了辅助治疗情况对结果的影响。Liu等的研究同样提示，不同病理类型(鳞癌和腺癌)不影响OS ($P=0.6908$)和DFS($P=0.0856$)。但更多的研究给出了不同的意见。

KROG 13-10的研究纳入1 323例患者，分期为ⅠB～ⅡA，均进行了宫颈癌根治术和术后辅助放疗。其中鳞癌组1 073例，腺癌组185例，腺鳞癌组65例。各组间的肿瘤分期、淋巴结转移、宫旁浸润、切缘阳性等情况均无统计学差异，但腺癌、腺鳞癌组联合辅助化疗患者的比例更高。对5年OS进行分析，鳞癌、腺癌和腺鳞癌组分别为87.6%、75.5%、83.2%，5年无复发生存率分别为83.7%、66.5%和79.6%，均有显著统计学差异(分别为$P=0.0028$、$P<0.0001$)，提示在早期宫颈癌中，腺癌较鳞癌有更差的预后，而腺鳞癌与腺癌大致相似。另一项大宗的研究纳入318例分期为ⅠB～ⅡB的患者，202例为鳞癌，116例为腺癌或腺鳞癌。进行根治性手术及辅助放疗/同步放化疗以后，5年RFS分别为83.4%和66.5%($P=0.0009$)。Farley等对腺鳞癌与腺癌进行了比较，发现在进展期宫颈癌中，腺鳞癌有更差的预后，但在Ⅰ期并无显著差别。

六、肿瘤标记物

在宫颈癌中，鳞癌占了大部分，在28%～88%鳞癌患者中有鳞状细胞抗原(squamous cell carcinoma antigen，SCCAg)升高。因此，它是宫颈鳞癌中非常重要的一项指标，与肿瘤的大小、DI、LVSI、宫旁受累、淋巴结转移情况均有关系。治疗过程中SCCAg下降提示治疗反应良好，再次升高往往提示肿瘤复发。对于治疗前SCCAg水平是否能提示预后，主流观点是SCCAg升高为一项危险因素。Yuan等对779例ⅠB～ⅡA期行根治术的患者进行分析，术前SCCAg水平升高在单因素分析中提示导致OS降低($P=0.034$)，但在多因素分析中无统计学差异($P=0.263$)。de Bruijn则发现，ⅠB～ⅡA期患者SCCAg升高提示复发风险会增高3倍，类似的结论也见于Strauss的研究，其总结了129例ⅠA2～ⅡB期根治术的患者，SCCAg>3 ng/ml对于OS及RFS均是独立危险因素。也有少量研究提示，SCCAg水平并不能提示预后情况。除了SCCAg外，还有研究涉及CYFRA21-1、CA-125、IL-6、血管内皮生长因子(VEGF)、肿瘤坏死因子受体(TNFR)等对于预后的影响，但目前尚缺乏更多的证据支持。

七、HPV感染

HPV与宫颈癌发病密切相关。数据显示，超过35种HPV感染与宫颈癌相关，其中，最常见的两种类型是HPV-16和HPV-18。不同类型HPV感染与病理类型也有一定关联。63%鳞癌患者与HPV-16感染相关，约32%腺癌患者可检测出HPV-18感染。目前，HPV感染与宫颈癌预后之间的关系尚不明确。Robert的研究纳入171例宫颈癌根治术后患者，多因素统计发现，HPV-18感染对于OS有影响，调整后的RR为2.59，95%CI为1.08～6.22，提示预后差。原因除HPV-18在腺癌中所占比例高外，还可能因为HPV-18与血管增生、肿瘤细胞快速增长有关，易导致不良预后。还有部分HPV阴性的宫颈癌患者，研究显示这部分患者的预后更差。Riou等研究显示，HPV阴性患者淋巴结转移风险是HPV阳性患者的2倍，复发风险为2.6倍，远处转移风险为4.5倍。Yoko等的研究同样发现，HPV阴性患者较阳性患者的OS、DFS均显著降低(分别为$P=0.007$、$P=0.005$)。原因可能与HPV阴性的宫颈癌患者肿瘤细胞发生其他突变相关。韩国的一项研究也证实，HPV不同感染状态下，对于治疗的预后呈现差异，与病毒引起的基因改变相关。HPV与宫颈癌预后的相关性及具体的机制仍需进一步研究。

八、基因突变

某些早期宫颈癌术的预后较差可能与特定基因突变存在一定关系。从20世纪90年代开始，多项研究开始关注p53、MDM2、c-erb-2、COX-2等基因突变对于早期宫颈癌预后的影响，遗憾的是，并没有发现特定的联系。一方面是这些研究多为回顾性分析，混杂因素太多；另一方面是疾病发展过程中，涉及的基因突变数目众多，相互之间关系密切，很难用几个基因改变来解释全貌。随着基因芯片、基因测序等技术的发展，这些技术在肿瘤研究中得到广泛运用。现已开始进行尝试，揭示宫颈癌发生、发展过程中部分基因突变事件，但目前还没有与早期宫颈癌预后相关方面的报道。

（王伟平　张福泉）

参考文献

[1] Chen W, Zheng R, Baade PD, et al. Cancer statistics in China, 2015. CA Cancer J Clin, 2016, 66: 115-132.

[2] Eifel PJ, Winter K, Morris M, et al. Pelvic irradiation with concurrent chemotherapy versus pelvic and para-aortic irradiation for high-risk cervical cancer: an update of radiation therapy oncology group trial (RTOG) 90-01. J Clin Oncol, 2004, 22: 872-880.

[3] Fokdal L, Sturdza A, Mazeron R, et al. Image guided adaptive brachytherapy with combined intracavitary and interstitial technique improves the therapeutic ratio in locally advanced cervical cancer: analysis from the retroEMBRACE study. Radiother Oncol, 2016, 120: 434-440.

[4] Grigsby PW, Georgiou A, Williamson JF, et al. Anatomic variation of gynecologic brachytherapy prescription points. Int J Radiat Oncol Biol Phys, 1993, 27: 725-729.

[5] Haie-Meder C, Potter R, van Limbergen E, et al. Recommendations from Gynaecological (GYN) GEC-ESTRO working group (Ⅰ): concepts and terms in 3D image based 3D treatment planning in cervix cancer brachytherapy with emphasis on MRI assessment of GTV and CTV. Radiother Oncol, 2005, 74: 235-245.

[6] Han X, Wen H, Ju X, et al. Predictive factors of para-aortic lymph nodes metastasis in cervical cancer patients: a retrospective analysis based on 723 para-aortic lymphadenectomy cases. Oncotarget, 2017, 8: 51840-51847.

[7] Kato S, Ohno T, Thephamongkhol K, et al. Long-term follow-up results of a multi-institutional phase 2 study of concurrent chemoradiation therapy for locally advanced cervical cancer in east and southeast Asia. Int J Radiat Oncol Biol Phys, 2013, 87: 100-105.

[8] Kidd EA, Siegel BA, Dehdashti F, et al. Clinical outcomes of definitive intensity-modulated radiation therapy with fluorode oxyglucose-positron emission tomography simulation in patients with locally advanced cervical cancer. Int J Radiat Oncol Biol Phys, 2010, 77: 1085-1091.

[9] Mell LK, Tiryaki H, Ahn KH, et al. Dosimetric comparison of bone marrow-sparing intensity-modulated radiotherapy versus conventional techniques for treatment of cervical cancer. Int J Radiat Oncol Biol Phys, 2008, 71: 1504-1510.

[10] Nag S, Cardenes H, Chang S, et al. Proposed guidelines for image-based intracavitary brachytherapy for cervical carcinoma: report from image-guided brachytherapy working group. Int J Radiat Oncol Biol Phys, 2004, 60: 1160-1172.

[11] Park SG, Kim JH, Oh YK, et al. Is prophylactic irradiation to para-aortic lymph nodes inlocally advanced cervical cancer necessary? Cancer Res Treat, 2014, 46: 374-382.

[12] Potter R, Haie-Meder C, van Limbergen E, et al. Recommendations from gynaecological (GYN) GEC ESTRO working group (Ⅱ): concepts and terms in 3D image-based treatment planning in cervix cancer brachytherapy-

3D dose volume parameters and aspects of 3D image-based anatomy, radiation physics, radiobiology. Radiother Oncol, 2006, 78: 67-77.

[13] Rotman M, Pajak TF, Choi K, et al. Prophylactic extended-field irradiation of para-aortic lymph nodes in stages ⅡB and bulky ⅠB and ⅡA cervical carcinomas. Ten-year treatment results of RTOG 79-20. JAMA, 1995, 274: 387-393.

[14] Shim SH, Kim DY, Lee SJ, et al. Prediction model for para-aortic lymph node metastasis in patients with locally advanced cervical cancer. Gynecol Oncol, 2017, 144: 40-45.

[15] Sturdza A, Potter R, Fokdal LU, et al. Image guided brachytherapy in locally advanced cervical cancer: Improved pelvic control and survival in RetroEMBRACE, a multicenter cohort study. Radiother Oncol, 2016, 120: 428-433.

[16] Wang W, Hou X, Yan J, et al. Outcome and toxicity of radical radiotherapy or concurrent chemoradiotherapy for elderly cervical cancer women. BMC Cancer, 2017, 17: 510.

第四十三章 外阴癌

第一节 概　　述

外阴癌是很少见的恶性肿瘤，占女性生殖道恶性肿瘤的3%～5%，多发生于老年女性，随着年龄的增加发病率也增加。外阴癌主要位于大阴唇，也可位于小阴唇、阴蒂和会阴。人乳头状病毒(human papillomavirus，HPV)和外阴营养障碍是外阴癌的主要两大发病机制。>85%的外阴癌是鳞癌，约40%的外阴癌中可检测到HPV-DNA，在外阴上皮内瘤变、外阴基底细胞癌和疣状癌中HPV-DNA的检出率较高。发病的高危因素与宫颈癌类似，包括过早的性生活、多个性伴侣、外阴湿疣、吸烟等。而角化型鳞癌多无HPV感染，也无上述的高危因素。根据这些发现，外阴癌可分成两型：角化型鳞癌(keratinizing squamous carcinomas)和基底细胞样鳞癌(basaloid squamous carcinomas)。角化型鳞癌更常见(80%)，多发生于有外阴营养障碍的老年女性，一般无HPV感染，不伴有上皮内瘤变，p53可能突变，p16阴性表达，预后较差。基底细胞样鳞癌发病更少(20%)，多发生于有HPV感染的年轻女性，多伴有上皮内瘤变，p53无突变，p16表达阳性，预后较好。对于早期的外阴癌，单纯手术可能就能获得满意的治疗效果；对于有高危因素的术后外阴癌患者或晚期患者，放疗具有重要的作用。

第二节 应用解剖与病理

一、应用解剖

外阴包括阴阜、大小阴唇、阴蒂、阴道前庭组成。阴阜位于耻骨联合前方隆起的皮肤脂肪组织。大阴唇位于外阴两侧隆起的长圆形皮肤皱襞，前连阴阜，后连会阴，表面分布毛发和皮脂腺体。小阴唇位于大阴唇内侧，两侧小阴唇前端联合形成阴蒂包皮，后端联合于阴道口后方，形成阴唇系带。阴蒂位于外阴两侧小阴唇的顶端，被两侧联合的小阴唇包绕。阴道前庭是由两侧小阴唇包围的菱形区，表面被覆黏膜，顶端是阴蒂，底端是阴唇系带，尿道口位于前庭上部，阴道口位于下部。

二、外阴的淋巴引流

淋巴结转移是外阴癌转移的主要途径。外阴癌一般首先转移到腹股沟浅淋巴结，然后转移到髂外淋巴结，也可能转移到腹股沟浅淋巴结，经腹股沟深淋巴结再转移到盆腔淋巴结，少数阴蒂或尿道累及的肿瘤，可能不经过腹股沟淋巴结，直接转移到闭孔淋巴结和髂内淋巴结。

三、外阴癌病理

2014年WHO发布了新的女性生殖器官组织学分类，详见表43-1。

表 43-1 WHO女性生殖器官组织学分类(2014)

1. 上皮肿瘤
(1) 鳞状细胞肿瘤和癌前病变
鳞状上皮内病变
低度鳞状上皮内病变
高度鳞状上皮内病变
分化型外阴上皮内病变
鳞状细胞癌
角化
非角化
基底细胞
湿疣性癌
疣状癌
基底细胞癌
良性鳞状细胞病变
尖锐湿疣
前庭乳头状瘤
脂溢性角化病
角化棘皮瘤
(2) 腺体肿瘤
派吉特病
由前庭大腺和其他特殊生殖器粗乱腺体所致肿瘤
前庭大腺癌
腺癌
鳞状细胞癌
腺鳞癌
囊腺癌
过度细胞癌
乳腺癌型腺癌
女性尿道旁腺腺癌
恶性分叶状肿瘤
其他类型腺癌
汗腺型腺癌
肠型腺癌
良性肿瘤和囊肿
乳头状汗腺腺瘤
混合性瘤
纤维腺瘤
腺瘤
腺肌瘤
前庭大腺囊肿
结节性前庭大腺增生
其他前庭腺体囊肿
其他囊肿
神经内分泌肿瘤
高级别神经内分泌癌
大细胞神经内分泌癌
小细胞神经内分泌癌
Merkel 细胞肿瘤
2. 神经外胚层肿瘤
Ewing 肉瘤
3. 软组织肿瘤
(1) 良性肿瘤
脂肪瘤
纤维上皮间质息肉
浅表血管黏液瘤
浅表纤维肌母细胞瘤
细胞性血管纤维瘤
浸润性浅表血管黏液瘤
平滑肌瘤
腺细胞肿瘤
其他良性肿瘤
(2) 恶性肿瘤
横纹肌肉瘤
胚胎性
小泡状
平滑肌肉瘤
上皮性肉瘤
部分小泡状软组织肉瘤
其他肉瘤
脂肪肉瘤
恶性外周神经鞘肿瘤
卡波肉瘤
纤维肉瘤
隆突性皮肤纤维肉瘤
4. 黑色素性肿瘤
(1) 黑色素性痣
先天性黑色素性痣

续表

后天性黑色素性痣
蓝痣
非典型黑色素囊肿痣(生殖器型)
发育不良黑色素性痣
(2) 恶性黑色素瘤
5. 生殖细胞肿瘤
卵黄囊瘤
6. 淋巴和髓样肿瘤
淋巴样瘤
髓样瘤
7. 继发肿瘤

第三节 临床表现与诊断

一、临床表现

外阴癌主要的症状是外阴结节或溃疡,可能伴有疼痛或瘙痒,部分患者伴有出血或渗出。多数患者表现为长期的外阴瘙痒,伴有湿疹、小结节或溃疡,有些患者伴有外阴白斑。病灶可累及尿道、阴道、肛门。转移到腹股沟,表现为腹股沟可触及一侧或双侧质硬、固定或活动的肿大淋巴结。发生于前庭大腺的肿瘤表现为大阴唇结节,表面皮肤黏膜可以光整,经常被误诊为前庭大腺囊肿。外阴派吉特病(Paget disease)表现为外阴湿疹样渗出病变,伴外阴瘙痒。

二、诊断

外阴癌有并发宫颈、阴道等其他部位病灶的可能,因此仔细完整的妇科检查是必须的。妇科检查包括腹股沟、外阴、会阴、尿道口、肛周、阴道、宫颈、阴道旁和宫旁检查,明确病灶累及的范围。腹股沟淋巴结需细针穿刺,获得病理学诊断。影像学检查对于疾病范围的评估、治疗方式的选择都有重要作用。由于 CT 检查的软组织分辨率较低,对于原发病灶累及范围不能很好显示,因此盆腔 MRI 检查具有诊断价值。对于腹股沟淋巴结、盆腔淋巴结、腹主动脉旁淋巴结的显示,CT 和 MRI 检查有类似的敏感性和特异性。

第四节 临床分期与治疗原则

一、临床分期

(一) 外阴癌 FIGO 分期

外阴癌 FIGO 分期(2009)见表 43-2。

表 43-2　外阴癌 FIGO 分期(2009)

分期	分期标准
Ⅰ	肿瘤局限在外阴
ⅠA	直径≤2 cm,间质浸润深度≤1 mm,局限于外阴或会阴,没有淋巴结转移
ⅠB	直径>2 cm,或间质浸润深度>1 mm,局限于外阴或会阴,没有淋巴结转移
Ⅱ	肿瘤累及周围器官(尿道的外 1/3、阴道的外 1/3、肛门),没有淋巴结转移
Ⅲ	无论肿瘤是否累及周围器官(尿道的外 1/3、阴道的外 1/3、肛门),伴有腹股沟淋巴结转移
ⅢA	1 个淋巴结转移(≥5 mm)或 1~2 个淋巴结转移(<5 mm)
ⅢB	2 个以上的淋巴结转移(≥5 mm)或 3 个以上的淋巴结转移(<5 mm)
ⅢC	阳性淋巴结出现包膜外扩散
Ⅳ	肿瘤侵犯邻近区域其他器官(尿道上 2/3、阴道上 2/3 或者肠黏膜),或远处转移
ⅣA	肿瘤侵犯下列任何器官:尿道上 2/3 或阴道黏膜上 2/3、直肠黏膜、膀胱黏膜,固定于盆骨;腹股沟淋巴结固定或溃疡形成
ⅣB	任何远处转移,包括盆腔淋巴结转移

注:肿瘤浸润深度是指肿瘤从最表浅的真皮乳头上皮间质连接处浸润至最深处的程度。

(二) AJCC 外阴癌 TNM 分期定义

1. 原发肿瘤(T)

T0:没有肿瘤病灶。

Tis:原位癌。

T1:肿瘤局限于外阴或外阴和会阴,病灶直径≤2 cm。

T1a:肿瘤局限于外阴或外阴和会阴,病灶直径≤2 cm,间质浸润≤1.0 mm。

T1b:肿瘤局限于外阴或外阴和会阴,病灶直径≤2 cm,间质浸润>1.0 mm。

T2:肿瘤局限于外阴或外阴和会阴,病灶直径>2 cm。

T3:任何肿瘤大小,肿瘤扩散至下尿道和(或)阴道或肛门。

T4:肿瘤扩散到上尿道、膀胱黏膜、直肠黏膜或固定于耻骨。

2. 淋巴结状态(N)

N0:无淋巴结转移。

N1:单侧淋巴结转移。

N1a:1~2 个淋巴结转移(<5 mm)。

N1b:1 个淋巴结转移(≥5 mm)。

N2:双侧淋巴结转移。

N2a:≥3 个淋巴结转移(<5 mm)。

N2b:≥2 个淋巴结转移(≥5 mm)。

N2c:阳性淋巴结出现包膜外扩散。

N3:腹股沟淋巴结固定或溃疡形成。

3. 远处转移(M)

M0:无远处转移。

M1:有远处转移。

(三) 外阴癌 FIGO 分期与 TNM 分期(AJCC)的比较

外阴癌 FIGO 分期与 TNM 分期(AJCC)的比较见表 43-3。

表 43-3　外阴癌 FIGO 分期与 TNM 分期(AJCC)的比较

FIGO 分期	AJCC 分期		
	T	N	M
Ⅰ	T1	N0	M0
ⅠA	T1a	N0	M0
ⅠB	T1b	N0	M0
Ⅱ	T2,T3	N0	M0
ⅢA	T1,T2,T3	N1a,N1b	M0
ⅢB	T1,T2,T3	N2a,N2b	M0
ⅢC	T1,T2,T3	N2c	M0
ⅣA	T4	N0-2	M0
ⅣB	任何 T	任何 N	M1

二、治疗原则

(1) 上皮内瘤变的治疗:局部手术切除、激光治疗或咪喹莫特软膏外用。

(2) 外阴肿瘤≤2 cm,临床淋巴结阴性:根治性局部切除,累及深度≤1 mm 者,随访。若累及深度>1 mm 者,根治性局部切除+同侧淋巴结清扫术。若病灶位于中线 1 cm 内,或累及小阴唇或同侧淋巴结清扫结果阳性,需行双侧淋巴结清扫。

(3) 外阴肿瘤>2 cm,未累及周围器官,临床淋巴结阴性：根治性局部切除＋双侧淋巴结清扫术。

(4) 肿瘤累及周围器官，切除不会引起大小便失禁：首选根治性切除。肿瘤累及周围器官，手术切除可能引起大小便失禁者，首选根治性放疗。放疗后若肿瘤有残留，应切除残留肿瘤。

(5) 肿瘤累及周围器官，腹股沟淋巴结无临床转移：要进行双侧腹股沟淋巴结清扫。

(6) 肿瘤累及周围器官，腹股沟和盆腔淋巴结肿大，穿刺组织病理学检查证实转移：应切除转移淋巴结后，给予双侧腹股沟及盆腔淋巴结引流区放疗。

(7) 腹股沟淋巴结固定或溃疡，若没有累及肌肉或血管：应切除转移淋巴结后放疗。若不能切除，给予根治性放疗；放疗后若有残留，局部切除。

(8) 腹股沟淋巴结清扫术后淋巴结 1 个转移伴包膜外累及，或 2 个以上淋巴结转移：应给予腹股沟和盆腔淋巴结放疗。

第五节 放 疗

一、放疗适应证

1. 术后放疗 ①术后病理检查显示切缘太近(＜8 mm)或切缘阳性者需放疗，照射范围为外阴放疗±双侧腹股沟区。②术后病理检查证实其间质浸润深度＞5 mm，血管癌栓阳性，肿瘤＞4 cm 者，其外阴局部复发风险增高。但外阴复发大部分可以再次手术切除，术后放疗可降低局部复发率，没有明确的证据提示提高总生存率，因此放疗是可选的，放疗范围为外阴±双侧腹股沟区。③肿瘤累及尿道、阴道和肛门，手术不易切除干净者，需术后放疗。④术后病理检查证实有腹股沟淋巴结单个转移伴包膜外侵犯或 2 个以上淋巴结转移者需放疗。放疗范围为外阴＋双侧腹股沟＋髂外淋巴结＋髂内淋巴结±髂总淋巴结。

2. 术前放疗 肿瘤累及尿道、阴道或肛门，预期不能完整切除或切除后会引起大小便失禁者，可以给予术前放疗。照射范围为外阴＋双侧腹股沟区＋髂外淋巴结区＋髂内淋巴结区±髂总淋巴结区。

3. 根治性放疗 患者不能耐受手术，或手术不能完整切除的患者可给予根治性放疗，照射范围为外阴＋双侧腹股沟区＋髂外淋巴结区＋髂内淋巴结区±髂总淋巴结区。

4. 姑息性放疗 有远处转移的患者根据转移范围给予姑息性放疗。

二、靶区概念和勾画

(一) 靶区概念

1. GTV 包括外阴病灶、腹股沟及盆腔转移的淋巴结，即包括临床体格检查及影像学检查发现的病灶。

2. CTV 包括术后瘤床及邻近的皮肤、黏膜及皮下组织，至少包括完整外阴、腹股沟淋巴结引流区、髂内和髂外淋巴结引流区。

3. PTV CTV 外扩 7～10 mm。

(二) 靶区勾画

由于 CT 扫描密度分辨率低，不能很好地显示外阴肿瘤的范围，GTV 的勾画最好有同体位的 CT-MRI 融合图像。若不能提供 CT-MRI 融合图像，至少需要同体位的 MRI 图像。外阴肿瘤累及皮肤的范围在 CT 或 MRI 图像上经常不能清晰的显示，因此需采用金属标记物标记外阴肿瘤的边界。同样，肿瘤累及阴道的范围必须结合妇科检查。腹股沟术后瘢痕需要完整包括，因此也需要用金属标记。

1. 外阴 CTV 应至少包括完整外阴，如阴阜、大小阴唇、会阴、阴蒂、阴道前庭。若有可见肿瘤，皮肤 CTV 应在 GTV 边缘外 1～2 cm；阴道、尿道和肛管勾画范围应根据肿瘤累及情况，CTV 应在 GTV 边缘外扩 0.5～3 cm(沿天然腔道方向 CTV 应外扩 3 cm，例如阴道累及应向上勾画 3 cm 作为 CTV；阴道累及病灶左右两侧仅需要外扩 0.5 cm 产生 CTV)。

2. 盆腔淋巴结的勾画 应在血管周围 7 mm，不包括肌肉和骨骼。

3. 腹股沟淋巴结的勾画 上界与髂外淋巴结相连，相当于子宫圆韧带跨过髂外动脉水平；下界为股骨小转子上缘；右侧界为缝匠肌及股直肌内缘；后界为髂腰肌及耻骨肌前缘；内侧界为耻骨联合外3 cm。前界若没有皮肤累及，PTV 在皮下 3 mm 处；若有皮肤累及，PTV 在皮肤表面，并加填充物，避免皮肤低剂量。

腹股沟淋巴结有转移者，照射野应包括髂内、髂外、闭孔淋巴结，上界在髂总分叉水平；若明确有髂内、髂外淋巴结转移，靶区应包括髂总淋巴结，上界在主动脉分叉水平；若髂总淋巴结有转移，上界应包括腹主动脉旁淋巴结。

4. 电子线照射　外阴术后瘤床照射、外阴病灶表浅、腹股沟淋巴结X线照射后对表浅肿大淋巴结加量可采用电子线照射，根据照射野深度选择适合能量的电子线。

三、正常组织的勾画和剂量-体积限量

1. 直肠及肛管　直肠上界为直肠乙状结肠交界处，相当于骶髂关节下缘水平；下界为坐骨结节下缘水平；肛管上界为坐骨结节下缘水平；下界为肛门口标记。直肠肛管剂量-体积限量为V40＜80％，V50＜35％。

2. 膀胱　CT检查显示的完整膀胱。膀胱剂量-体积限量为V50＜35％。

3. 股骨头　包括完整的股骨头及股骨颈，下界平坐骨结节下缘（股骨小转子上缘）。股骨头剂量-体积限量为V50＜5％，V45＜25％。

4. 小肠　包括肠袢，或包括小肠、大肠作为肠袋勾画。下界最低的小肠袢为小肠与乙状结肠交界处，上界为PTV上1 cm。小肠剂量-体积限量为V40＜30％，V45＜195 ml。

四、放疗剂量

1. 术前放疗　预防照射区域45～50 Gy，临床可见病灶约55 Gy。常规分割放疗。

2. 术后放疗　外阴、腹股沟盆腔区域为45～50 Gy，淋巴结囊外累及者为60 Gy，残留病灶为65～70 Gy。常规分割放疗。

3. 根治性放疗　预防性照射区域为45～50 Gy，临床可见病灶为65～70 Gy，盆腔转移淋巴结为60 Gy。常规分割放疗。

五、放疗技术

采用高能X线照射，射线能量≥6 MV。若使用电子线加量，射线能量应根据照射野厚度选择适合能量，一般＞9 MV。患者仰卧，蛙腿位固定，最大限度地展平腹股沟皮肤皱褶。定位前1小时排空膀胱后口服水500 ml，充盈膀胱，减少小肠照射体积。CT定位扫描的上界为第3腰椎上缘，下界为外阴下5 cm，层厚5 mm。对于肿大淋巴结、术后瘢痕、肛门边缘、外阴肿瘤应作金属标记，便于靶区勾画时进行鉴别。

六、放疗后的随访

由于外阴癌发病率较低，目前尚没有外阴癌的专用随访方法，外阴癌的随访主要参照宫颈癌的随访方法。第1～2年，每3～6个月随访一次，第3～5年每6～12个月随访一次，5年后每年随访一次。每次随访体格检查是必须的。因为部分外阴癌是HPV病毒感染导致的，而HPV感染也能引起阴道、宫颈病变。因此宫颈、阴道的细胞学检查也是必须的。对于有复发可疑症状和体征的患者，应该进行影像学及实验室检查。复发可疑的症状和体征包括外阴瘙痒、新生物，下肢及腹股沟区的疼痛、水肿、咳嗽、体重减轻等。对患者进行可疑复发症状和体征知识的宣教，鼓励患者进行自查发现早期复发病灶。由于外阴癌手术及放疗常引起性心理障碍，鼓励患者治疗后规律的性交或阴道模具的使用，能有效地预防阴道狭窄。

第六节　多学科治疗

一、术前放化疗

外阴癌尤其是局部晚期的宫颈癌，手术范围较大，能引起严重的心理及生理并发症。术前的放化疗能有效地减少手术范围和手术并发症，最大限度地保留器官功能，如尿道、阴道、直肠的功能，避免手术引起的大小便失禁及阴道狭窄。最常用的术前化疗方案是氟尿嘧啶和顺铂的联合用药，放疗的范围剂量参考本书的前述内容。

Beriwal等的研究入组42例外阴癌患者，所有患者接受调强放疗同期2个周期的顺铂＋氟尿嘧啶化疗，中位剂量46.4 Gy。33例患者接受手术，48.5％的患者病理评估为完全缓解，41.5％的患者病理评估为部分缓解；3年无病生存率72％，3年总生存率67.2％。病理完全缓解患者仅1例局部复发，病理检查部分缓解患者有47.1％局部复发。虽然部分缓解的残留病灶中位大小仅1.2 cm，但这部分患者放化疗前病灶一般较大，放化疗引起手术切缘的假阴性。因此对于部分缓解的患者，在保留功能的前提下，尽可能广泛地切除肿瘤，以提高局部

控制率。

二、根治性放化疗

通常早期外阴癌选择手术治疗，当肿瘤累及周围器官手术不能切除时才考虑根治性放疗。但是，一项来自 Cochrane 的综述分析显示，外阴根治性放化疗和根治性外科两种治疗方法总生存率和并发症没有统计意义的差别。最近的一项回顾性研究分析 1 352 例美国国家癌症数据库的外阴癌患者。结果显示同期放化疗的 5 年总生存率高于单纯放疗(49.9% 对比 27.4%)。因此，根治性放化疗可能会代替外阴癌手术治疗。

三、术后放疗

外阴癌术后局部复发是常见的复发方式，术后放疗能减少外阴癌术后的局部复发。外阴癌术后切缘阳性或切缘≤8 mm，术后放疗能使 58%的局部复发降至 16%。脉管癌栓、浸润深度>5 mm、肿瘤>4 cm 也是术后局部复发的高危因素。但局部复发后能通过再次手术获得术后放疗类似的总生存率，虽然这些不是随机对照研究的结果，也可选择术后补充放疗。而肿瘤累及尿道、肛门、阴道者，手术不易切除干净，一般需术后补充放疗。多于 1 个腹股沟淋巴结转移或淋巴结包膜外受侵者，接受腹股沟盆腔放疗能获得更高总生存率，因此手术后同样需要补充放疗。

第七节 放疗并发症

一、急性反应

1. 放射性皮肤黏膜炎 最常见的早期反应是放射性皮肤黏膜炎，同期化疗能加重皮肤急性损失，保持外阴腹股沟皮肤干燥是减轻放射性皮肤损伤最好的预防治疗措施。在放疗的第 3～5 周，干性放射性皮肤损伤会发展成湿性放射性皮肤损伤，保护修复皮肤损伤的乳膏可减轻损伤，伴有细菌感染时可用抗生素软膏，伴有真菌感染时可用抗真菌软膏，麻醉喷剂或软膏的应用可减轻疼痛。必须在放疗前清除所有的外用药物，否则可能加重放射性皮肤损伤。尽量避免因放射性皮肤损伤导致放疗中断，但严重的放射性皮肤损伤引起的放疗中断经常是不可避免的。

2. 放射性膀胱炎、放射性肠炎 是另一个经常发生的急性反应。非那吡啶可以减轻尿频、尿急、尿痛症状。洛哌丁胺及蒙脱石散剂可以减轻腹泻症状。肛门区域照射可能加重痔疮，肛门痔疮栓剂能减轻痔疮症状。

3. 血液毒性反应 不联合化疗的外阴癌放疗引起的血液毒性一般不常见。若联合化疗，可能明显加重血液毒性。粒细胞减少可以用粒细胞集落刺激因子治疗，血小板减少可以注射血小板生成素或白细胞介素-11，红细胞减少应给予输血治疗。

二、晚期反应

1. 下肢水肿 外阴癌放疗后最常见的晚期并发症是下肢水肿。在联合手术治疗时，下肢水肿的发生率高达 69%。腹股沟淋巴结清扫能明显增加下肢水肿的发生率，因此对需要放疗的患者应尽量减少手术的范围。对已经发生下肢水肿的患者，通过物理治疗减少下肢水肿的进展是主要的治疗措施。

2. 外阴、阴道皮肤萎缩干燥，阴道狭窄 阴道狭窄已经发生后很难治疗，放疗后阴道模具的使用能减少阴道狭窄的发生率。

3. 性心理障碍 这是易被忽视的放疗后并发症。由于外科损伤及放疗引起的阴道狭窄、阴道黏膜干燥，可导致性交困难。有研究显示，即使外科损伤没有引起性交困难，也因手术可能增加性功能障碍。因此，在不降低疗效的前提下联合放化疗，应减少手术范围，能提高外阴癌患者的生活质量。

第八节 外阴少见肿瘤的放疗

一、外阴恶性黑色素瘤的放疗

外阴恶性黑色素瘤的发病率仅次于外阴鳞癌。外阴黑色素瘤通常发生于老年白种人。多发生于大阴唇或小阴唇，也可以原发于阴蒂或会阴。临床分期通常采用 Clark 分期或 Breslow 改良分期。广泛局部切除是主要的治疗方法，足够安全边界的手术切除是必须的。恶性黑色素瘤对放疗不敏感，放疗不能作为根治性治疗方法。不可切除肿瘤可选择放疗联合化疗及免疫治疗，放疗剂量及分割方式参考皮肤恶性黑色素瘤。单次照射剂量较大，一般>5 Gy；总照射剂量较高，>40 Gy/8 次。

二、外阴派吉特病的放疗

外阴派吉特病（Paget disease）占外阴癌的1%，但占了乳房外派吉特病的 60%。外阴病灶常起始于阴唇部位，逐渐发展累及阴阜、阴蒂、尿道口、肛周或大腿内侧。外阴派吉特病可以是原发病变，也可继发于非皮肤腺癌，常见的是肛门、直肠和泌尿道腺癌。局部广切手术是原发性派吉特病的标准治疗。但是，有 40%～70%的患者手术后病理检查切缘阳性。真皮乳头浸润、切缘阳性或切缘近、淋巴结转移、伴腺癌及病灶广泛的患者可以辅助术后放疗。不能手术的患者给予根治性放疗，照射剂量>60 Gy。

三、前庭大腺癌的放疗

前庭大腺癌可以是鳞癌、腺癌、神经内分泌癌、腺鳞癌，其中腺癌最常见。前庭大腺癌经常被误诊为前庭大腺囊肿。根治性切除是主要的治疗方法，但前庭大腺癌经常较深，手术切缘经常阳性或切缘近需要术后放疗。对残留病灶放疗剂量为 65～70 Gy，预防性照射>50 Gy。

（柯桂好）

参 考 文 献

[1] Beriwal SI, Shukla G, Shinde A, et al. Preoperative intensity modulated radiation therapy and chemotherapy for locally advanced vulvar carcinoma: analysis of pattern of relapse. Int J Radiat Oncol Biol Phys, 2013, 85: 1269-1274.

[2] Hacker F, Eifel JF, Velden J, et al. FIGO cancer report 2015 cancer of the vulva. Int J Gynecol Obstet, 2015, 131: S76-S83.

[3] Rao YJ, Chin RI, Hui C, et al. Improved survival with definitive chemoradiation compared to definitive radiation alone in squamous cell carcinoma of the vulva: a review of the National Cancer Database. Gynecol Oncol, 2017, 146: 572-579.

[4] Rao YJ, Chundury A, Schwarz JK, et al. Intensity modulated radiation therapy for squamous cell carcinoma of the vulva: treatment technique and outcomes. Adv Radiat Oncol, 2017, 2: 148-158.

[5] Salani R, Khanna N, Frimer M, et al. An update on post-treatment surveillance and diagnosis of recurrence in women with gynecologic malignancies: society of gynecologic oncology (SGO) recommendations. Gynecol Oncol, 2017, 146: 3-11.

第四十四章 子宫内膜癌

第一节 概　　述

一、流行病学

子宫内膜癌在发达国家是最常见的妇科肿瘤之一。子宫内膜癌的发病率在全球范围内逐年上升：在欧洲，2012 年子宫内膜癌的新诊断数为 10 万例，欧洲女性的发病率为 13.6/10 万。2015 年美国新发病例 54 870 例，死亡 10 120 例。近 20 年来，该病在美国发病率升高 1.1%，死亡率升高 0.3%。英国近 20 年来发病率升高 1.5 倍。日本近 20 年来子宫内膜癌与宫颈癌的发病率由以往的 1∶9 升高至接近 1∶1，且有年轻化趋势。我国 2008 年后，子宫内膜癌成为发病率最高的女性生殖系统恶性肿瘤。2009 年上海市疾病预防控制中心发布的数据表明，2006 年上海市子宫内膜癌的发病率约为 10.11/10 万。90%以上的子宫内膜癌年龄＞50 岁，绝经后及围绝经期妇女占比约 75%，中位发病年龄为 50～59 岁。

绝大多数子宫内膜癌能够早期诊断（Ⅰ期占 80%），5 年生存率为 95%；局部扩散及远处转移患者预后较差，5 年生存率分别为 68%和 17%。

二、病因

大多数子宫内膜癌不能够预防，但减少危险因子及在生活中了解预防因子可能降低发生子宫内膜癌的危险度。目前认为，与子宫内膜癌发病相关的因素可能有以下几个方面。

1. 肥胖　子宫内膜癌患者大多为肥胖者，约有 80%患者的体重超过正常平均体重的 10%，大多为高体重指数（IBM 25～30）或者肥胖（IBM 30）。常伴有其他代谢综合征（如高血压、糖尿病等），合并代谢综合征发生子宫内膜癌的相对危险度为 1.89。除体重外，矮胖体型者（手脚短小臀部偏大）更易患该疾病，主要原因是内分泌不平衡，机体大量的脂肪增加雌激素的储存并使雄激素芳香化，雌激素的释放增加从而导致子宫内膜增生并可进一步导致癌变。高 IBM 常是子宫内膜癌预后差的因子。

2. 妊娠和生育　不孕不育是子宫内膜癌的高危因素。15%～20%子宫内膜癌患者有不育史，多囊卵巢综合征是重要的因素之一。而随着足月分娩次数增多，危险性下降。未孕者比生育过一个孩子的患子宫内膜癌的危险度增加 2～3 倍。主要是与内源性激素水平相关，即雌激素水平较高，孕激素水平较低。

3. 遗传性非息肉性结直肠癌（HNPCC）　该病＞50%患者以恶性妇科肿瘤为首发肿瘤，有 HNPCC 的患者发生子宫内膜癌的终生风险比其他患者高 50 倍。

4. PTEN 错构瘤综合征　该病患者患子宫内膜癌的比例高达 5%～10%。

5. 月经因素　月经初潮年龄越早，患子宫内膜癌的风险越高，有研究比较发现初潮年龄＜11 岁与＞15 岁者发生子宫内膜癌的相对危险度为 3.9。延迟绝经也是危险因素之一，年龄≥52 岁与年龄≤45 岁绝经相比，发生子宫内膜癌的风险增加 1.5～2.5 倍。

6. 饮食因素　由于饮食结构及营养摄入会影响初潮年龄，因此，脂肪等摄入较高者会增加子宫内膜癌发生的风险，而蔬菜和新鲜水果则具有保护作用。

7. 外源性雌激素　单独应用外源性雌激素而不与孕激素合用会增加子宫内膜癌的发生风险。

使用雌激素者较未用者发生子宫内膜癌的危险度高3～4倍，而且危险度与雌激素应用的剂量及时间长短相关。

8. 抗雌激素药　他莫昔芬作为抗雌激素制剂被用于乳腺癌的治疗，但由于它与雌激素受体竞争会刺激雌激素合成而提高血浆雌激素水平，并对阴道及子宫内膜有雌激素样作用，发生子宫内膜癌的相对危险性增加2.53倍。

9. 口服避孕药　复方口服避孕药可降低子宫内膜癌发生的风险，且作用随应用时间延长而增加。

10. 其他相关疾病　遗传性垂体功能异常引起的高血压及糖尿病均可增加患子宫内膜癌的风险，某些卵巢疾患如卵巢性索间质瘤和非典型子宫内膜增生症等，都与雌激素水平过高有关，因而与子宫内膜癌的发生密切相关。

第二节　临床表现与诊断

一、临床表现

（一）临床表现

1. 阴道出血　异常阴道出血是子宫内膜癌最主要的症状，几乎100%患者会出现，尤其是绝经后的出血更应引起警惕。临床上以阴道出血就诊的患者>80%，由于病变部位及病情程度不同，出血量的多少因人而异。在早期即可有出血症状，晚期则表现为严重且持续性出血。妇科检查通常不难发现阴道出血。

2. 阴道流液　该症状往往先于阴道出血，且在绝经后患者中出现的概率多于绝经前患者。初期仅有少量血性白带，后期发生感染坏死则有大量恶臭的脓血样液体排出。临床检查有时会发现患者阴道有血性液体或脓性液体。

3. 疼痛　早期患者无明显盆腔疼痛，随着病情加重，会出现下腹不适及酸胀，若有宫腔积血、积液时，因子宫收缩将其排出会有痉挛性疼痛，继发宫腔感染及积脓时也会出现疼痛。晚期患者则因肿瘤侵犯压迫盆腔神经丛而出现持续性疼痛。临床检查时可有下腹部压痛。

4. 盆腔肿块及腹水　虽不是常见症状，但特殊病理类型，如子宫浆液性乳头状腺癌或癌肉瘤等患者常可表现为盆腹腔肿块及腹水，临床检查易误诊为卵巢癌。

5. 其他症状　严重出血的患者可有贫血症状；宫腔感染者可伴有发热；晚期患者可出现转移部位压迫引发的相关症状，如肺转移引起咳嗽等。

（二）妇科检查

患者以中年肥胖者多见，依病情轻重不同可分别出现子宫轻度、中度及明显增大，晚期或有盆腔炎患者可发现子宫在盆腔内粘连固定。有时肿瘤可侵犯宫颈及阴道，妇科检查发现宫颈阴道肿块或子宫下段增粗。部分特殊病理类型患者，如子宫浆液性乳头状腺癌或癌肉瘤可早期出现子宫外转移，可发现盆、腹腔肿块、腹水，阴道壁肿瘤。晚期患者可有锁骨上淋巴结转移。

二、影像学与其他辅助检查

1. 脱落细胞学检查　根据脱落细胞取材部位不同，可分为阴道脱落细胞及宫腔脱落细胞检查，后者的阳性率更高。一般阴道脱落细胞检查准确率为60%～70%，宫腔脱落细胞检查准确率达85%。但值得注意的是，细胞学检查阴性并不能完全排除子宫内膜癌的可能性。

2. 子宫内膜活检　准确率可达90%，优于细胞学检查和分段诊断性刮宫，但因随机取材对早期患者可能出现漏诊。因此，若检查结果阴性但患者症状持续存在，仍应做分段诊断性刮宫。但该检查不利于术前分期。

3. 分段诊断性刮宫　是早期诊断子宫内膜癌的重要手段。尽管对于肿瘤的定位及分期不一定十分准确，仍是获得病变内膜较可靠的方式。分段诊断性刮宫的假阳性率高。

4. 宫腔镜检查　由于能直视宫腔及宫颈管内病灶并可进行定位活检，因而有助于了解病变范围及分期。主要适用于以下情况：异常子宫出血而诊断性刮宫为阴性者，了解宫颈管受累情况，对早期癌灶进行直视下活检。但以下情况为宫腔镜禁忌证：盆腔炎症、严重子宫出血、子宫穿孔和宫颈闭锁。

5. B超检查　可作为绝经后阴道出血患者的初步检查，因其简单易行且无创。子宫内膜癌在B超显示下，早期变化为子宫增大，内膜增厚，失去线状结构，可见不均匀回声增强光团，无包膜，内膜与肌层分界模糊。随着浸润加深，则肌层界限更为不清。B超检查有助于了解病灶大小及是否累及宫颈。但早期患者若病灶很小常难以做出诊断。因而不能由于B超检查阴性而完全排除子宫内膜癌。经阴道B超扫描可更清楚看到子宫层次，病灶显示更清晰，且可了解有无肌层浸润。绝经后阴道出血患者子宫内膜＞5 mm，多建议做内膜活检。

6. MRI和CT 子宫内膜癌、宫外病灶及转移淋巴结在MRI扫描上呈现高密度信号，容易与子宫肌层的低密度带相区别，因而适用于了解子宫内膜癌的浸润深度、宫颈有无侵犯、宫外转移及确立临床分期，对临床分期的判断准确性为83%～92%。CT检查对于宫颈侵犯及子宫内膜浸润的判断准确性不及MRI检查，对临床分期的判断准确性为84%～88%。但对于宫腔内有节育器或因某些原因无法进行MRI检查的患者，CT仍是重要的辅助检查方式。但是，MRI及CT对于淋巴结的检测取决于淋巴结的大小。若需要对病变范围及淋巴结转移情况进一步了解，可考虑做PET-CT扫描。

7. 肿瘤标记物测定 CA-125作为子宫内膜癌的标记物，可以在治疗前、中、后进行检测，若升高通常代表有子宫外转移。此外还可帮助评估疗效，随访观察及预测复发转移。

8. 子宫内膜雌、孕激素检测 雌激素受体(ER)和孕激素受体(PR)阳性，或含量高的子宫内膜癌对孕激素治疗的敏感性较高，且预后优于受体阴性者。

三、病理诊断与分型

（一）大体病理形态

大多发生于宫体部位，有两种生长方式。

1. 弥漫型 肿瘤呈息肉状或蕈状生长，累及全部或大部宫腔内膜，表面可有坏死溃疡，可进一步浸润肌层产生结节病灶，并可蔓延至浆膜产生结节状突起。病变组织呈灰白或灰黄色、质脆，为豆渣状。

2. 局限型 肿瘤局限于宫腔的某一部分，呈息肉或颗粒状，累及内膜面积不大，但仍可浸润肌层。

（二）病理分型

1. 内膜样腺癌(EEC) 是子宫内膜癌中最多见的类型，约占80%，预后相对较好。

2. 透明细胞癌 细胞大而不规则，且胞质透亮，可呈实心片状排列或腺状结构排列，似鞋钉样，预后较差。

3. 浆液性乳头状腺癌 类似卵巢来源的浆液乳头状腺癌，恶性程度很高，复发率亦高，常早期侵犯肌层并出现扩散。

4. 其他 包括黏液腺癌、鳞癌、移行性细胞癌、未分化癌和混合癌。

四、局部侵犯、淋巴、血行转移规律

（一）局部侵犯

1. 子宫肌层侵犯 子宫体内肿瘤可直接侵犯子宫肌层，突破子宫浆膜面后可形成腹膜种植，尤其是膀胱或直肠表面的种植。通常将子宫肌层分为三等分，根据肿瘤侵犯肌层的深度，分为浅肌层、中肌层及深肌层浸润。肿瘤浸润深度与病理分级密切相关。

2. 子宫颈受累 子宫内膜癌直接向下蔓延至子宫颈管黏膜也是很常见的，甚至可扩散至盆腔。还有部分子宫内膜癌经由淋巴癌栓导致宫颈间质浸润。

3. 附件转移 子宫内膜癌也可由内膜表面向输卵管管腔内蔓延生长，并通过输卵管伞端种植到腹膜及卵巢。附件转移与子宫肌层的浸润深度有关。浅肌层浸润仅有4%发生附件转移，深肌层浸润可有24%发生附件转移。附件转移者复发率明显高于无附件转移者(38%对比14%)，且腹水阳性比例亦明显升高(60%对比11%)。

（二）淋巴转移

(1) 子宫底部及输卵管的淋巴经卵巢引流到腰淋巴结。

(2) 子宫前壁与输卵管角部的淋巴经圆韧带引流到腹股沟浅淋巴结。

(3) 子宫体和子宫颈的淋巴向两侧引流至宫旁淋巴结，再至髂内淋巴结，或向后引流至直肠附近的髂总淋巴结。

(4) 子宫颈及阴道附近侧部的淋巴先引流至髂内淋巴结，再到髂外淋巴结，最后到达主动脉前和两侧的淋巴群。

由此可见，子宫内膜癌的淋巴结转移可直接转移至盆腔、腹主动脉旁及腹股沟淋巴结。若肿瘤累及子宫颈则其转移方式类似于宫颈癌。

通常以下情况的子宫内膜癌淋巴结转移发生率较低：①肿瘤局限于子宫内膜；②浅肌层浸润，病理分级为1～2级;③中肌层浸润,病理分级为1级;④宫颈及附件无侵犯。

以下情况的子宫内膜癌淋巴结转移发生率较高:①浅肌层浸润,病理分级为3级;②中肌层浸润,病理分级为2～3级;③深肌层浸润,病理分级为1～2级;④血管浸润;⑤子宫颈及附件受累。

（三）血行转移

子宫内膜癌可经血行转移至肺、肝、骨及脑部。

第三节 临床分期与治疗原则

一、临床分期

子宫内膜癌采用FIGO分期标准(表44-1)。

表44-1 FIGO子宫内膜癌分期标准(2009)

分期	描述
Ⅰ	肿瘤局限于子宫体
ⅠA	侵犯子宫肌层<1/2
ⅠB	侵犯子宫肌层≥1/2
Ⅱ	肿瘤侵犯宫颈间质,但无宫体外蔓延
Ⅲ	局部和(或)区域扩散
ⅢA	肿瘤侵犯子宫浆膜和(或)附件
ⅢB	阴道转移和(或)宫旁受累
ⅢC	盆腔和(或)腹主动脉旁淋巴结转移
ⅢC1	盆腔淋巴结转移
ⅢC2	腹主动脉旁淋巴结转移(和)盆腔淋巴结转移
Ⅳ	
ⅣA	肿瘤侵犯膀胱和(或)肠黏膜
ⅣB	肿瘤远处转移,包括腹腔内和(或)腹股沟淋巴结转移
G1	≤5%非鳞状或桑葚样实体生长状态
G2	6%～50%非鳞状或桑葚样实体生长状态
G3	≥50%非鳞状或桑葚样实体生长状态

二、危险度分组

下列危险度分组可用于子宫内膜癌术后辅助治疗时参考。

1. 低危组 Ⅰ期子宫内膜样腺癌,1～2级,子宫肌层侵犯<50%,淋巴结和血管未侵犯。

2. 中危组 Ⅰ期子宫内膜样腺癌,1～2级,子宫肌层侵犯≥50%,淋巴结和血管未侵犯。

3. 高中危组 Ⅰ期子宫内膜样腺癌,3级,子宫肌层侵犯<50%,无论淋巴结和血管是否侵犯;Ⅰ期子宫内膜样腺癌,1～2级,无论子宫肌层侵犯深度,明确淋巴结和血管有侵犯。

4. 高危组 Ⅰ期子宫内膜样腺癌,3级,子宫肌层侵犯≥50%,无论淋巴结和血管是否侵犯;Ⅱ～Ⅲ期子宫内膜样腺癌无疾病残留;非子宫内膜样腺癌(浆液性癌、透明细胞癌、未分化癌、癌肉瘤)。

5. 进展期 Ⅲ期疾病残留、ⅣA期。

6. 远处转移 ⅣB期。

三、治疗原则

治疗前必须采集完整的病史,包括家族史;常规盆腔体检及盆腔B超是FIGO分期必须的检查,临床进展期的子宫内膜癌患者应该行MRI、CT扫描和(或)者PET-CT扫描,手术前必须取得病理学检查的诊断。子宫内膜癌患者手术后无高危因素者复发率较低,无需辅助治疗;高危复发的患者,应该给予辅助治疗。

1. 临床Ⅰ期 若病灶局限于宫体,首选手术治疗。对于病理诊断为子宫内膜样腺癌者采用次广泛子宫切除(或全子宫切除)+双附件切除+盆腔和腹主动脉旁淋巴结切除+腹腔细胞学检查;对于病理诊断为非子宫内膜样腺癌者的手术范围除同于以上外,同时切除大网膜,以及包括膈面腹膜在内的腹膜多点活检。年龄<45岁者,子宫肌层侵犯<50%,EEC 1级,无卵巢附件侵犯者及无卵巢癌家族史者可考虑保留卵巢。目前,对于腹腔细胞学检查也是非强制性的。低危子宫内膜癌(EEC 1～2级及表浅性子宫内膜癌侵犯<50%)者,淋巴结转移低,可不做淋巴结清扫。术后则需根据患者的病理类型、年龄、分化程度、子宫肌层浸润深度及血管癌栓侵犯等情况,给予术后放疗或化疗配合术后放疗。

2. 临床Ⅱ期 若病灶侵犯宫颈但无子宫外转移者,首选手术治疗。子宫内膜样腺癌的标准术式为广泛子宫切除+双附件切除+盆腔和腹主动脉旁淋巴结切除＋腹腔细胞学检查，术后根据具体情况可观察或行术后放疗；对于病理诊断为非子宫内膜样腺癌者的手术范围除以上范围外，还要切除大网膜，以及进行包括膈面腹膜在内的腹膜多点活检；术后病理诊断为浆液性乳头状腺癌、透明细胞癌或癌肉瘤者，需要化疗辅助术后放疗。

3. 临床Ⅲ期 ⅢA期浆膜面或附件有肿瘤侵犯，若无手术禁忌证，应尽量采用手术治疗。手术方式为广泛或次广泛子宫切除＋双附件切除＋盆腔和腹主动脉旁淋巴结切除＋腹腔细胞学检查。对于病理诊断为非子宫内膜样腺癌者，其手术范围除以上范围外，还要切除大网膜，以及进行包括膈面腹膜在内的腹膜多点活检。ⅢB期有阴道转移者也首选手术切除，方式为阴道转移灶切除＋广泛或次广泛子宫切除＋双附件切除＋盆腔和腹主动脉旁淋巴结切除＋腹腔细胞学检查；ⅢB期有宫旁浸润者，需根据浸润情况判断是否可完整切除，对于完整切除有困难者可先行术前放疗；对于病理诊断为非子宫内膜样腺癌者，手术范围除以上范围外，还要切除大网膜，以及进行包括膈面腹膜在内的腹膜多点活检，术后给予盆腔外照射配合盆腔内放疗及化疗。ⅢC期分为ⅢC1期（有盆腔淋巴结转移）和ⅢC2期（有腹主动脉旁淋巴结转移）。前者术后需给予盆腔外照射配合化疗；后者需给予盆腔＋腹主动脉旁野外照射配合化疗。

4. Ⅳ期 一般采用子宫附件切除＋肿瘤细胞减灭术。ⅣA期患者肿瘤已累及膀胱及直肠黏膜，可行前盆腔切除或后盆腔切除，以达到尽量切除肿瘤的目的，术后给予辅助治疗；部分患者可考虑新辅助化疗为手术创造条件，放疗也是主要治疗手段。ⅣB患者已有远处转移，应尽可能切除盆腔、腹腔病灶，对于这部分患者化疗是主要治疗手段。

5. 辅助治疗 对于低危的子宫内膜癌手术后不建议做手术后辅助治疗。对于中危的子宫内膜癌建议辅助近距离放疗，以减少阴道复发。年龄＜60岁者也可以考虑不行辅助治疗。对于高危的子宫内膜癌Ⅰ期者，建议近距离放疗，以减少阴道复发或者不行辅助治疗，未做淋巴结分期者考虑序贯全身化疗。越来越多的证据表明，放疗和化疗结合可延长患者的生存期。对于高危的子宫内膜癌Ⅱ期者，建议近距离放疗以减少阴道复发或者不行辅助治疗，如放疗者应局部加大照射剂量；未做淋巴结分期者考虑序贯全身化疗，放疗和化疗的结合可延长生存期。对于高危的子宫内膜癌Ⅲ期者，建议近距离放疗加盆腔放疗及化疗。

6. 特殊类型子宫内膜癌的治疗（浆液性癌、透明细胞癌、癌肉瘤） 初始治疗前可行CA-125检查，有临床指征时行MRI、CT、PET检查。手术方式同卵巢癌，包括全子宫及双附件切除术，大肿块病例考虑行最大限度的肿瘤减灭术。术后如为ⅠA期，术后可观察（仅适用于全子宫切除标本无肿瘤残留的患者）或化疗±阴道近距离放疗或放疗；如为ⅠB期、Ⅱ期和Ⅲ～Ⅳ期患者，考虑行化疗±放疗。

第四节 放　　疗

一、适应证与禁忌证

（一）单纯根治性放疗

由于疗效不及手术治疗，故多用于有手术禁忌证的患者，或因某种原因如年龄及内科疾病等拒绝手术或极度肥胖不宜手术者。一般需要通过临床及影像学检查确定病变范围，无法手术者可根据患者具体情况进行盆腔内和体外联合放疗，并以盆腔内放疗为主。盆腔外照射每次1.8～2 Gy，总量40～45 Gy后，根据肿瘤残留及淋巴结残留情况予以外照射小野补量15～20 Gy，并进行盆腔内放疗适当补充宫腔及阴道剂量至足量。

（二）术前放疗

肿瘤累及宫颈或宫旁造成手术困难者，可考虑术前放疗。通过术前子宫腔及阴道放疗，可降低肿瘤活性，防止术中肿瘤扩散，亦可缩小子宫体，增加子宫外盆腔小病灶的杀灭，有利于进行手术。

术前放疗方式有两种：①对于大子宫者采用盆腔外照射40 Gy/20次及腔内放疗至阴道表面剂量40 Gy后，休息4～6周后行全子宫及双附件切除术；②对于宫颈间质侵犯者给予单纯腔内放疗达A点剂量50 Gy，放疗后2周进行广泛性全子宫＋双附件切除＋淋巴结清扫。值得注意的是，术前放疗必须对患者进行全面检查，对于放疗后可能出现的不良反应是否影响手术要有充分估计。

（三）术后放疗

先手术再放疗的优势在于可根据术中发现及病理诊断准确判断子宫肌层浸润深度、子宫外扩散范围、淋巴结转移部位及数目，这样便于制订术后放疗范围。对于有复发高危因素的子宫内膜癌术后患者，进行术后放疗可以减少复发的风险。主要的术后病理高危因素包括：高分级肿瘤、子宫深肌层浸润、肿瘤累及宫颈间质或周围其他解剖结构，以及有区域淋巴结转移。对于中危的子宫内膜癌建议辅助近距离放疗以减少阴道复发，年龄＜60岁者也可以考虑不行辅助治疗。对于高危的子宫内膜癌Ⅰ期者建议近距离放疗以减少阴道复发，或者不行辅助治疗，未做淋巴结分期者可考虑序贯全身化疗。Ⅰ期患者有高危因素(年龄＞60岁，淋巴管间隙侵犯，肿瘤直径＞2 cm，子宫下段或宫颈表面腺体浸润)，在阴道顶端愈合后尽早开始放疗(最好＜12周)，G2、G3者有高危因素应该采用盆腔放疗。对于高危的子宫内膜癌Ⅱ期者，建议近距离放疗，以减少阴道复发或者不行辅助治疗；如行放疗，局部加量；未做淋巴结分期者考虑序贯全身化疗，越来越多的证据表明放疗和化疗结合可提高生存。

手术方式影响Ⅱ期患者手术后放疗的选择。Ⅱ期筋膜外子宫切除G1者建议阴道近距离放疗和(或)盆腔放疗，G2、G3者加盆腔放疗；Ⅱ期广泛子宫切除术者切缘阴性、淋巴结阴性者可观察或者阴道近距离放疗；Ⅱ期广泛子宫切除术者切缘阳性和(或)淋巴结阳性者应按照Ⅲ期处理。Ⅲ期者无需考虑肿瘤分级，应该术后放疗。对于高危的子宫内膜癌Ⅲ期者，建议近距离外照射加化疗。

如无髂总及腹主动脉旁淋巴结转移，术后放疗一般采用盆腔野放疗，每次1.8～2 Gy，总量40～50 Gy/4～6周；如有髂总及腹主动脉旁淋巴结转移，可采用延伸野照射全盆腔＋腹主动脉淋巴引流区，每次1.8～2 Gy，总量40～50 Gy/4～6周；若患者术后有阴道切缘残留，则需补充阴道腔内放疗20～30 Gy/3～4次。三维适形放疗及调强放疗在子宫内膜的术后放疗中应用日益广泛，而且能提供更理想的计划靶区，减少邻近正常器官及组织如小肠、直肠、膀胱、骨髓等受照的体积，避免严重毒副作用，尤其在延伸野放疗中较常规放疗的优势更加明显。

(四) 姑息性放疗

对于晚期或复发伴有骨转移或脑转移的患者，放疗可以作为姑息性治疗手段，起到止血止痛、改善症状、提高生活质量的目的。一般采用每次3 Gy，总剂量30 Gy/10次的治疗方式。

(五) 近距离放疗

可以作为手术前后或单纯放疗时使用，目前近距离腔内放疗多采用后装技术，放射源采用^{60}Co和^{192}Ir。根据肿瘤病变范围及位置放置宫腔及阴道源，通过计算机辅助计算，达到剂量均匀及精确分布。

二、放疗前准备

1. 询问病史，排除放疗禁忌证 需仔细询问患者有无重大内科疾患，包括糖尿病、高血压、冠心病、脑缺血或脑梗死、精神疾患、皮肤病、急性传染病等，是否需要内服或外用可能影响放疗的药物。另外，排除放疗禁忌证。

2. 放疗前检查 包括一般检查、妇科检查及影像学检查。需要充分明确患者原发病变的部位和累及区域，以便选择合适的放疗方式。

3. 放疗前知情同意 放疗前医生应将放疗的作用、目的、不良反应，以及放疗的疗效等与患者及家属进行沟通，取得患者及家属同意后方可进行。若需采取综合治疗，亦应告知其治疗的相关不良反应。

三、放疗的定位与固定技术

1. 固定技术 采用盆腔前后大野及四野盒式照射时一般采用仰卧位，对上、下肢及躯干进行固定，复旦大学附属肿瘤医院多数采用常规固定头枕及脚垫固定的方式，也可采用塑形真空体模或体部固定架进行固定。采用三维适形放疗(3D-CRT)和调强放疗(IMRT)时，除以上固定方法外，若患者较为肥胖，腹部脂肪多且松弛，可考虑采取俯卧位并用腹板进行固定，避免因腹部皮肤松弛而造成的皮肤定位线不准确。固定方法以患者舒适、自然、重复性好为宜。

2. 定位 患者选取以上所述的某一合适体位固定后，在模拟机下进行模拟定位。一般建议患者在放疗前充盈膀胱，如需了解肠道情况可服用肠道造影剂。有些治疗中心会对膀胱在充盈和排空状态下分别进行CT扫描，以便确定照射体积。建议使用血管造影剂进行增强CT模拟定位，以便更好地观察血管及区分淋巴结。复旦大学附属肿瘤医院开展了CT-MRI、CT-PET图像融合研究，患者需在同一体位及膀胱充盈情况下进行扫描，以便进行图像融合。

四、正常组织和靶体积的勾画

由于目前放疗开展较多的是术后放疗，故国外对于靶区的共识也主要基于术后放疗。术后放疗的影像学检查如CT、MRI或PET-CT可供临床参考。

（一）术后放疗靶区

术后放疗靶区包括肿瘤床及淋巴引流区。由于肿瘤已切除，在此没有GTV。

CTV1：阴道残端。

CTV2：阴道旁或子宫旁组织，包括近端阴道（不包括阴道残端）。

CTV3：包括髂总、髂外及髂内淋巴引流区。若肿瘤累及宫颈间质，需包括骶前淋巴引流区；若肿瘤有腹主动脉旁淋巴结转移，需包括腹主动脉旁淋巴引流区；若肿瘤有腹股沟淋巴结转移，则需包括腹股沟淋巴引流区。

PTV1：CTV1＋15 mm。

PTV2：CTV2＋10 mm。

PTV3：CTV3＋7 mm。

勾画淋巴引流区时一般以伴行血管为中心＋7 mm，并需包括所有可疑淋巴结、淋巴囊肿及手术银夹标记。

勾画骶前淋巴结时，至少要包括第1～2骶椎前缘1 cm的软组织。

（二）正常组织勾画

要求勾画膀胱、直肠、小肠、结肠、脊髓、骨髓、股骨头和股骨颈等正常组织器官。必要时可对肛周组织及会阴部正常组织进行保护。

五、放疗计划设计与实施

医生勾画靶区结束后，由放射物理师采用与治疗机配套的治疗计划系统（TPS）进行放疗计划设计，以达到尽可能精确覆盖靶区，同时尽可能降低周边正常组织受照射量的目的。对于有特殊要求的患者，应根据正常器官限量及靶区要求进行优化。通常子宫内膜癌的3D-CRT和IMRT需要7～9个照射野以达到剂量的要求。医生审核计划后书写治疗单，物理师将治疗计划传输至治疗机，所有患者正式放疗前需进行EPID X线拍片验证，医生确认治疗剂量、治疗范围无误且误差范围在5 mm以内，可最终审核通过并开始实施治疗。

第五节　综合治疗

一、手术治疗

手术治疗是子宫内膜癌首选的治疗手段，目的是尽可能切除原发及转移病灶，对早期患者进行全面的手术分期，对晚期患者行积极的肿瘤减灭术，同时明确术后临床及病理高危因素，以确定术后辅助治疗方式。

1. 术前评估　需在术前明确有无手术禁忌证、病变范围及病理类型，以便决定相应的手术方式。

2. 手术方式

（1）子宫内膜样腺癌：若病灶局限于宫体，采用次广泛子宫切除术（或全子宫切除术）＋双侧附件切除术＋盆腔和腹主动脉旁淋巴结切除＋腹腔细胞学检查；若病灶侵犯宫颈但无子宫外转移，行广泛子宫切除术＋双附件切除＋盆腔和腹主动脉旁淋巴结切除＋腹腔细胞学检查。若病灶有子宫外转移，需仔细探查附件及盆、腹腔。若盆、腹腔未见广泛转移，可行次广泛子宫切除术（或全子宫切除术）＋双侧附件切除＋盆腔和腹主动脉旁淋巴结切除＋腹腔细胞学检查；若盆、腹腔已有广泛转移，则需进行肿瘤细胞减瘤术。

（2）非子宫内膜样腺癌：手术范围包括次广泛子宫切除术＋双附件切除＋盆腔和腹主动脉旁淋巴结切除＋腹腔细胞学＋大网膜切除，以及膈面腹膜在内的腹膜多点活检。对于病灶无法切除干净者也应行最大的细胞减灭术。术后除个别极早期病例可随访观察外，其余均应给予辅助治疗。

二、化疗

化疗在Ⅲ～Ⅳ期子宫内膜癌患者中已被NCCN指南推荐为标准辅助治疗手段之一，也可用于复发或远处转移的患者。紫杉醇＋卡铂是标准的辅助治疗方案。

1. 新辅助化疗　临床总体应用较少，在ⅣA患者中行新辅助化疗以期通过缩小病灶进行盆腔脏器切除术，以提高患者的生存率。

2. 术后辅助化疗 主要用于术后病理诊断有高危因素的患者。随着GOG-122研究，日本Susumu及意大利Maggi的大型随机研究结果显示，辅助化疗与单纯放疗的疗效相当，从而使辅助化疗在子宫内膜癌中的地位显著提高。

3. 术后放疗与化疗的联合应用 单用放疗或单用化疗仍有较高的盆腔复发率(在GOG-122研究中分别为13%和18%)，因此，对于术后病理诊断有高危因素的患者，采用放化疗联合治疗是否能在不过度增加毒性反应的前提下进一步减少复发及提高疗效是值得研究的。RTOG 9708的临床研究表明，采用放化疗联合治疗是安全可行的。当然，如何优化疗效也是值得关注的。

4. 姑息性化疗 对于有远处转移而无化疗禁忌证的子宫内膜癌患者，化疗是主要的治疗手段，联合化疗疗效优于单药化疗。RTOG 9708及SWOG采用紫杉醇+卡铂联合作为一线化疗方案，用于晚期和复发性患者。该方案也同样可应用于浆液性乳头状腺癌。

三、内分泌治疗

1. 孕激素治疗 通常用于有手术及放疗禁忌证的晚期或复发性患者的治疗，对于早期患者的辅助治疗目前的临床研究并未发现有明确获益。临床上可应用的孕激素有甲羟孕酮、甲地孕酮等。对于有保留生育功能要求的早期患者，采用孕激素治疗已取得了一些初步经验。但对没有保留生育功能要求的患者，尤其是非早期患者采用孕激素替代标准治疗仍有复发风险。

2. 其他激素治疗 孕激素治疗失败的患者采用他莫昔芬治疗仍有20%的有效率，因此他莫昔芬也可作为晚期及复发患者的治疗手段。此外，芳香化酶抑制剂与促性腺激素释放激素拮抗剂，用于孕激素治疗失败的晚期或复发性患者可取得10%～12%的有效率。

四、靶向治疗

目前研究发现，有48%～60%的子宫内膜癌可检测到表皮生长因子受体(EGFR)，并且与细胞分化、肌层浸润及预后相关；有40%～60%子宫内膜癌可检测到PTEN基因失活。近年来，越来越多的研究正在关注分子靶向药物在分子机制调控及信号传导通路中的作用。

1. 吉非替尼 可以抑制细胞外信号调节激酶(ERK-1、ERK-2)的磷酸化，动物实验证明对子宫内膜癌治疗有效。

2. 厄洛替尼 是口服可逆的EGFR酪氨酸激酶抑制剂，对于复发或转移的子宫内膜癌患者有一定的疗效。

3. 曲妥珠单抗 体外实验发现浆液性乳头状腺癌细胞株对于曲妥珠单抗介导的抗体依赖细胞毒作用十分敏感，因而可能作为治疗ErbB-2基因过度表达的复发或转移性浆液性乳头状腺癌新的治疗手段。

4. 贝伐珠单抗 是针对血管内皮生长因子(VEGF)的重组人源化单抗，可选择性抑制VEGF，阻止VEGFR-1和VEGFR-2介导的VEGF活化。通过抑制肿瘤血管生成而可能抑制肿瘤生长。目前仍在临床研究中。

5. 西罗莫司衍生物 PTEN基因失活后，可导致磷脂酰肌醇-3-激酶的靶点(mTOR)上调。该靶点通过一系列的生化过程，提高控制细胞生长和血管生成的靶基因mRNA转录。因而PTEN基因的改变，可导致该通路异常激活而引起细胞增殖。针对mTOR的抑制剂(西罗莫司衍生物)如依维莫司和坦罗莫司有望成为子宫内膜癌的靶向治疗药物。

五、复发的治疗

Ⅰ期和Ⅱ期患者术后复发率约15%，其中50%～70%的复发者有症状，大多数复发发生在治疗后3年内。局限于阴道或盆腔的复发经过治疗后仍有较好的效果。孤立的阴道复发经放疗后5年生存率达50%～70%，超出阴道或盆腔淋巴结的复发者则预后较差。复发后的治疗与复发位置、既往是否接受过放疗相关。

第六节 预后与疗效

一、影响预后的因素

近年来，子宫内膜癌的发病率持续上升，且受不合理的饮食结构影响，人群的肥胖趋势日趋明显，子宫内膜癌的发病率有可能进一步攀升。影响预后的因素主要有以下几个方面。

1. 年龄 初诊时为Ⅰ期的子宫内膜癌，Frick等报道年龄＜59岁患者的5年生存率为80%，年龄＞60岁的患者生存率＜56%，两者有显著性差异。

2. 分期 妇科年鉴报道各临床分期的5年生存率有明显差异，Ⅰ期约为75.1%，Ⅱ期为51.8%，Ⅲ期为30%，Ⅳ期为10.6%。

3. 组织分化级别 分化级别增高与淋巴结受累增加及子宫深肌层浸润增加相关，随着分级程度上升，生存率明显下降。G1期的5年生存率为81%，G2期的5年生存率为74%，G3期的5年生存率为50%。

4. 肌层受浸润程度 子宫肌层浸润深度与淋巴结转移概率密切相关。浅肌层浸润出现盆腔淋巴结转移和腹主动脉旁淋巴结转移的概率分别为5%和3%，中肌层浸润出现盆腔淋巴结转移和腹主动脉旁淋巴结转移的概率分别为6%和1%，深肌层浸润出现盆腔淋巴结转移和腹主动脉旁淋巴结转移的概率分别为25%和17%，故深肌层浸润是预后不佳的指标之一。

5. 淋巴结转移 有报道认为，Ⅰ期患者无淋巴结转移3年生存率为90%，而有淋巴结转移者仅为28%。淋巴结转移可能与肿瘤浸润深度及血管有无癌栓有关。

6. 病理类型 子宫内膜癌的病理类型复杂，不同病理类型其预后差别很大。Ⅰ期的子宫内膜样腺癌5年生存率可达90%，但Ⅰ期的浆液性乳头状癌5年生存率仅有30%。

二、疗效

在发病率基本稳定的情况下，美国近20年来子宫内膜癌的死亡病例数增加了1倍。这意味着还需要对治疗失败原因及死亡原因进行剖析，寻找解决方案，包括提倡更全面的手术分期，对于预后差的病理类型探索多学科综合治疗模式，开展基础与临床转化研究，寻找合适的治疗靶点、进一步开展靶向治疗研究。

（林　原）

参考文献

[1] Fader AN, Nagel C, Axtell AE, et al. Stage Ⅱ uterine papillary serous carcinoma: carboplatin/paclitaxel chemotherapy improves survival outcomes. Gynecol Oncol, 2009, 112:558-562.

[2] Garg K, Soslow RA. Endomestial carcinoma in women aged 40 years and younger. Arch Pathol Lab Med, 2014, 138:335-342.

[3] Greven K, Winter K, Underhill K, et al. Final analysis of RTOG 9708: adjuvant postoperative irradiation combined with cisplatin/paclitaxel chemotherapy following surgery for patients with high-risk endometrial cancer. Gynecol Oncol, 2006, 103:155-159.

[4] Heron DE, Gerszten K, Selveraj RN, et al. Conventional 3D conformal versus intensity-modulated radiotherapy for the adjuvant treatment of gynecologic malignancies: a comparative dosimetric study of dose-volume histograms. Gynecol Oncol, 2003, 91:39-45.

[5] Homesley HD, Filiaci V, Gibbons SK, et al. A randomized phase Ⅲ trial in advanced endometrial carcinoma of surgery and volume directed radiation followed by cisplatin and doxorubicin with or without paclitaxel: a gynecologic oncology group study. Gynecol Oncol, 2009, 112:543-552.

[6] Mell LK, Mundt AJ. Survery of IMRT use in the United States. Cancer, 2005, 104:1296-1303.

[7] Mell LK, Mundt AJ. IMRT in gynecologic cancers: growing support, growing acceptance. Cancer J, 2008, 14:198-199.

[8] Nicoletta C, Carien C, Frederic A, et al. ESMO-ESGO-ESTRO consensus conference on endometrial cancer. Int J Gynecol Cancer, 2016, 26:21-30.

[9] Nicoletta C, Carien C, Frederic A, et al. ESMO-ESGO-ESTRO consensus conference on endometrial cancer: diagnosis, treatment and follow-up. Radiother Oncol, 2015, 117:559-561.

[10] Small W Jr, Mell LK, Anderson P, et al. Consensus guidelines for delineation of clinical target volume for intensity-modulated pelvic radiotherapy in postoperative treatment of

endometrial and cervical cancer. Int J Radiat Oncol Biol Phys, 2008, 71:428-434.

[11] Tierney RM, Powell MA, Mutch DG, et al. Acute toxicity of postoperative IMRT and chemotherapy for endometrial cancer. Radiat Med, 2007, 25:439-445.

[12] Yonug R, Xu S, Jiang W, et al. Dosimetric comparison of postoperative whole pelvic radiotherapy for endometrial cancer using three-dimensional conformal radiotherapy, intensity-modulated radiotherapy and helical tomotherapy. Acta Oncol, 2010, 49: 230-236.

[13] Zhang Y, Liu H, Yang S, et al. Overweight, obesity and endometrial cancer risk: results from a systematic review and meta-analysis. Int J Biol Markers, 2014, 29: e21-e29.

第四十五章 中枢神经系统肿瘤

第一节 概 述

中枢神经系统肿瘤是指发生在颅内和椎管内的肿瘤，分为原发性和继发性两大类。原发性颅内肿瘤是指发生于脑组织、脑膜、脑神经(颅内段)、垂体、血管以及胚胎残余组织的肿瘤。原发性椎管内肿瘤是指发生于椎管内各组织如神经根、硬脊膜、血管、脊髓及脂肪组织的肿瘤。继发性颅内、椎管内肿瘤则是指身体其他部位的恶性肿瘤(如肺癌、乳腺癌、肝癌、肾癌、鼻咽癌等)转移或侵入形成的肿瘤。

颅内肿瘤依其生物学行为也分为良性颅内肿瘤和恶性颅内肿瘤。颅内肿瘤同其他部位肿瘤比较具有如下特点：①颅内肿瘤发生于有限的颅腔容积内，无论良性还是恶性肿瘤，占位效应本身会造成脑功能损害，甚至威胁生命；②某些原发性颅内肿瘤的生物学行为因多次复发而变化，如神经母细胞瘤多次复发后有逐渐成熟分化的倾向，而弥漫性星形细胞瘤复发时可能发生间变而转化为间变性星形细胞瘤，并可以进一步恶性进展为胶质母细胞瘤；③原发性颅内肿瘤可以在中枢神经系统内播散，很少向颅外转移。

一、流行病学

据国外统计资料报道，原发性颅内肿瘤的发病率为7.8/10万～12.5/10万，脑转移瘤为2.1/10万～11.1/10万，国内平均年发病率为10/10万。原发性椎管内肿瘤平均年发病率为0.9/10万～2.5/10万，也有报道高达12.9/10万。原发性椎管内肿瘤较原发性颅内肿瘤发病率低3～12倍。

颅内、椎管内肿瘤均可发生于任何年龄。颅内肿瘤以20～50岁最常见，发病率为3/10万。少年儿童以3～9岁为发病高峰，成人以40岁左右为发病高峰。椎管内肿瘤，以20～40岁最多见，儿童占19%。颅内肿瘤约占身体各部位肿瘤的1.8%。在儿童肿瘤中，脑肿瘤所占比例可高达7%，其发病率与致死率仅次于白血病。但随着近年儿童白血病治疗效果的提高，颅脑肿瘤有跃居儿童肿瘤致死率首位的趋势。成人肿瘤的年龄别发病率持续增加，达70岁左右。近年来颅内转移瘤的发病率有增高趋势。

一般来说，颅内肿瘤的总体发生率并无显著的性别差异，男性稍多于女性。某些颅内肿瘤以女性多见，如脑膜瘤、垂体腺瘤。根据颅内肿瘤发病的种族和地域调查表明，白种人中枢神经系统肿瘤的发病率高于黄种人和黑种人。

中枢神经系统肿瘤在成人与儿童也各有其特点。少年儿童以后颅窝及中线肿瘤较常见，如低度恶性星形细胞瘤、髓母细胞瘤、颅咽管瘤及室管膜瘤。成人则以大脑半球胶质瘤最多见，如星形细胞瘤、胶质母细胞瘤；老年人则以胶质母细胞瘤和转移瘤多见；其他较多见于成人的为脑膜瘤、垂体瘤、听神经瘤等。成人颅内肿瘤中，幕上肿瘤占71%，幕下肿瘤占29%；而儿童以幕下及中线部位肿瘤多见，幕下与幕上肿瘤之比约为3:1。

二、病因

神经系统肿瘤发病原因并不明确。有关病因学调查归纳起来分为环境因素和宿主因素两大类。

(一) 环境因素

环境致病因素包括物理因素如离子射线与非离子射线；化学因素如亚硝胺化合物、杀虫剂、石油产品、橡胶、多环芳香烃等化学物质；感染因素如致瘤病毒和其他感染。除了治疗性离子射线照射以外，迄今还没有毫无争议的环境因素。

1. 离子射线　对接受放疗的急性淋巴细胞白血病儿童回顾性调查发现，此类儿童发生胶质瘤、胚胎性肿瘤等的危险性是正常人的22倍，且常在治疗后10年内发病。接受低剂量照射的头癣患儿，脑肿瘤发生率也增高。成人头部接受高剂量离子射线，发生脑膜瘤或其他神经上皮肿瘤的危险性增高。这在有既往放疗史的颅内肿瘤患者和职业性接触X线照射的口腔科医护人员中均有证实。通过实验动物学研究，灵长类动物接受高剂量的离子射线照射，可以诱导产生胶质母细胞瘤和室管膜瘤。

2. 非离子射线　移动电话所发射的低强度射频波、高压线或变电站等设施发射的极低频电磁场均为非离子射线。但流行病学调查和实验动物模型研究尚不能得出严格的结论来明确非离子射线的照射与神经系统肿瘤之间的关系。

3. 化学因素及感染因素　有关化学因素同脑肿瘤发病的流行病学调查结果很不一致，更难确定各种化学制剂同人类脑肿瘤发病的量效关系。但一些化学致癌物无论是向脑组织还是向脑室内直接注射，确实可以诱发易感动物的脑肿瘤，尤其是亚硝基脲类烷化剂。致瘤病毒可能比化学物质更容易引起脑肿瘤。

（二）宿主因素

宿主的患病史、个人史、家族史同颅内肿瘤发生发展的关系，有些已经肯定，有些并未受到广泛的认可，而有些已基本排除。有报道，头部外伤史者患脑膜瘤的危险性提高；原发性癫痫患者继发脑肿瘤的危险性增加；乳腺癌患者脑膜瘤的发病率高于普通妇女；女性孕期体内激素的变化也可能促进脑膜瘤与泌乳素细胞腺瘤的生长。

某些脑肿瘤的发生具有家族背景或遗传因素。可以伴发脑肿瘤的遗传性神经肿瘤综合征包括神经纤维瘤病Ⅰ型及Ⅱ型、结节性硬化、Li-Fraumeni综合征、Cowden综合征、von Hippel-Lindau病、Turcot综合征、Gorlin综合征。估计有5%的脑肿瘤具有遗传背景。

三、病理分类

WHO分级系统依据神经系统肿瘤的细胞与组织学特点，如细胞非典型性、有丝分裂、血管增殖、坏死等，将肿瘤分成Ⅰ～Ⅳ级。Ⅰ级病变通常包括增生潜能低和单独外科手术能够治愈的肿瘤；Ⅱ级病变通常具有浸润的特性，尽管只有较低水平的增生能力，但经常复发，也可出现间变；Ⅲ级病变具有组织病理学恶性表现，包括核异型性和活跃的核分裂，多数情况下手术后应接受放疗和化疗；Ⅳ级病变具有细胞学恶性表现，核分裂活跃，具有坏死倾向，手术前后发展速度，某些Ⅳ级肿瘤还可有周围组织的广泛浸润以及脑脊髓播散。

神经系统肿瘤分类还尝试应用国际肿瘤性疾病分类（ICD-O）编码来标识肿瘤类别和级别（表45-1），以方便神经系统肿瘤登记和流行病学调查，可同时反应解剖部位、形态学和生物学行为。临床医生最需要了解的肿瘤生物学行为在“/”后一个编码：0代表良性；1代表生物学行为未定、未知或交界性；2代表原位癌或Ⅲ级上皮内瘤变；3代表恶性肿瘤。

过去颅内肿瘤的病理分类和诊断多参考2007年的第4版WHO中枢神经系统（CNS）肿瘤分类标准，2016年发表了新的WHO病理分类诊断标准。2016版WHO中枢神经系统肿瘤分类（表45-1）是在2007版的基础上，充分考虑并吸收了近年来CNS肿瘤的研究成果进行修订和完善，以求更有利于临床实践。

表45-1　2016版CNS肿瘤分类（WHO）

肿瘤分类	ICD-O
弥漫星形胶质细胞和少突胶质细胞瘤	
弥漫星形胶质细胞瘤，IDH突变型	9400/3
肥胖型星形胶质细胞瘤，IDH突变型	9411/3
弥漫星形胶质细胞瘤，IDH野生型	9400/3
弥漫星形胶质细胞瘤，NOS	9400/3
间变星形胶质细胞瘤，IDH突变型	9401/3
间变星形胶质细胞瘤，IDH野生型	9401/3
间变星形胶质细胞瘤，NOS	9401/3
胶质母细胞瘤，IDH野生型	9440/3
巨细胞型胶质母细胞瘤	9441/3
胶质肉瘤	9442/3
上皮样胶质母细胞瘤	9440/3
胶质母细胞瘤，IDH突变型	9445/3
胶质母细胞瘤，NOS	9440/3
弥漫中线胶质瘤，H3K27M突变型	9385/3
少突胶质细胞瘤，IDH突变型和1p/19q共缺失	9450/3
少突胶质细胞瘤，NOS	9450/3
间变少突胶质细胞瘤，IDH突变型和1p/19q共缺失	9451/3

续表

肿瘤分类	ICD-O
间变少突胶质细胞瘤，NOS	9451/3
少突星形胶质细胞瘤，NOS	9382/3
间变少突星形胶质细胞瘤，NOS	9382/3
其他星形胶质细胞肿瘤	
毛细胞型星形胶质细胞瘤	9421/1
毛黏液样型星形胶质细胞瘤	9425/3
室管膜下巨细胞星形胶质细胞瘤	9384/1
多形性黄色星形胶质细胞瘤	9424/3
间变多形性黄色星形胶质细胞瘤	9424/3
室管膜肿瘤	
室管膜下瘤	9383/1
黏液乳头型室管膜瘤	9394/1
室管膜瘤	9391/3
乳头状室管膜瘤	9393/3
透明细胞型室管膜瘤	9391/3
伸长细胞型室管膜瘤	9391/3
室管膜瘤，RELA 融合阳性	9396/3
间变室管膜瘤	9392/3
其他胶质瘤	
第三脑室脊索样胶质瘤	9444/1
血管中心性胶质瘤	9431/1
星形母细胞瘤	9430/3
脉络丛肿瘤	
脉络丛乳头状瘤	9390/0
非典型脉络丛乳头状瘤	9390/1
脉络丛癌	9390/3
神经元和混合性神经元-胶质肿瘤	
胚胎发育不良性神经上皮瘤	9413/0
节细胞瘤	9492/0
节细胞胶质瘤	9505/1
间变节细胞胶质瘤	9505/3
小脑发育不良性节细胞瘤（Lhermitte-Duclos 病）	9493/0
婴儿促纤维增生型星形胶质细胞瘤/节细胞胶质瘤	9412/1
乳头状胶质神经元肿瘤	9509/1
形成菊形团的胶质神经元肿瘤	9509/1
弥漫脑膜胶质神经元肿瘤	
中枢神经细胞瘤	9506/1
脑室外中枢神经细胞瘤	9506/1
小脑脂肪神经细胞瘤	9506/1
副神经节瘤	8693/1
松果体区肿瘤	
松果体区肿瘤	9361/1
中分化松果体实质肿瘤	9362/3

续表

肿瘤分类	ICD-O
松果体母细胞瘤	9362/3
松果体区乳头状瘤	9395/3
胚胎性肿瘤	
髓母细胞瘤，遗传学分类	
髓母细胞瘤，WNT 激活	9475/3
髓母细胞瘤，SHH 激活伴 TP53 突变型	9476/3
髓母细胞瘤，SHH 激活伴 TP53 野生型	9471/3
髓母细胞瘤，非 WNT/非 SHH	9477/3
髓母细胞瘤，3 组	
髓母细胞瘤，4 组	
髓母细胞瘤，组织学分类	
髓母细胞瘤，经典型	9470/3
髓母细胞瘤，促纤维增生/结节型	9471/3
伴有广泛结节的髓母细胞瘤	9471/3
髓母细胞瘤，大细胞型/间变型	9474/3
髓母细胞瘤，NOS	9470/3
胚胎性肿瘤伴多层菊形团，C19MC 变异	9478/3
胚胎性肿瘤伴多层菊形团，NOS	9478/3
髓上皮瘤	9501/3
中枢神经系统神经母细胞瘤	9500/3
中枢神经系统节细胞神经母细胞瘤	9490/3
中枢神经系统胚胎性肿瘤，NOS	9473/3
非典型畸胎样/横纹肌样肿瘤	9508/3
中枢神经系统胚胎性肿瘤伴横纹肌样特征	9508/3
脑神经和椎旁神经肿瘤	
神经鞘瘤	9560/0
细胞性神经鞘瘤	9560/0
丛状神经鞘瘤	9560/0
黑色素性神经鞘瘤	9560/1
神经纤维瘤	9540/0
非典型神经纤维瘤	9540/0
丛状神经纤维瘤	9550/0
神经束膜瘤	9571/0
混合型神经鞘瘤	
恶性周围神经鞘瘤（MPNST）	9540/3
上皮样 MPNST	9540/3
MPNST 伴神经束膜分化	9540/3
脑膜肿瘤	
脑膜瘤	9530/0
脑膜内皮细胞型脑膜瘤	9531/0
纤维型脑膜瘤	9532/0
过渡型脑膜瘤	9537/0

续表

肿瘤分类	ICD-O
砂粒体型脑膜瘤	9533/0
血管瘤型脑膜瘤	9534/0
微囊型脑膜瘤	9530/0
分泌型脑膜瘤	9530/0
富淋巴浆细胞型脑膜瘤	9530/0
化生型脑膜瘤	9530/0
脊索样脑膜瘤	9538/1
透明细胞型脑膜瘤	9538/1
非典型脑膜瘤	9539/1
乳头状脑膜瘤	9538/3
横纹肌样脑膜瘤	9538/3
间变(恶性)脑膜瘤	9530/3
间质,非脑膜内皮肿瘤	
孤立性纤维性肿瘤、血管外皮细胞瘤	
Ⅰ级	8815/0
Ⅱ级	8815/1
Ⅲ级	8815/3
血管母细胞瘤	9161/1
血管瘤	9120/0
上皮样血管内皮细胞瘤	9133/3
血管肉瘤	9120/3
卡波西肉瘤	9140/3
尤文氏肉瘤/原始神经外胚层肿瘤	9364/3
脂肪瘤	8850/0
血管脂肪瘤	8861/0
冬眠瘤	8880/0
脂肪肉瘤	8850/3
韧带样型纤维瘤病	8821/1
肌纤维母细胞瘤	8825/0
炎症性肌纤维母细胞瘤	8825/1
良性纤维组织细胞瘤	8830/0
纤维肉瘤	8810/3
未分化多形性肉瘤/恶性纤维组织细胞瘤	8802/3
平滑肌瘤	8890/0
平滑肌肉瘤	8890/3
横纹肌瘤	8900/0
横纹肌肉瘤	8900/3
软骨瘤	9220/0
软骨肉瘤	9220/3
骨瘤	9180/0
骨软骨瘤	9210/0
骨肉瘤	9180/3
黑色素细胞肿瘤	
脑膜黑色素细胞增多症	8728/0

续表

肿瘤分类	ICD-O
脑膜黑色素细胞瘤	8728/1
脑膜黑色素瘤	8720/3
脑膜黑色素瘤病	8728/3
淋巴瘤	
中枢神经系统弥漫大B细胞淋巴瘤	9680/3
免疫缺陷相关性中枢神经系统淋巴瘤	
AIDS相关性弥漫大B细胞淋巴瘤	
EB病毒阳性弥漫大B细胞淋巴瘤,NOS	
淋巴瘤样肉芽肿	9766/1
血管内大B细胞淋巴瘤	9712/3
中枢神经系统低级别B细胞淋巴瘤	
中枢神经系统T细胞和NK-T细胞淋巴瘤	
间变大细胞淋巴瘤,ALK阳性	9714/3
间变大细胞淋巴瘤,ALK阴性	9702/3
硬膜黏膜相关淋巴组织淋巴瘤	9699/3
组织细胞肿瘤	
朗格汉斯组织细胞增生症	9751/3
Erdheim-Chester病(脂质肉芽肿病)	9750/1
Rosai-Dorfman病	
幼年性黄色肉芽肿	
组织细胞肉瘤	9755/3
生殖细胞肿瘤	
生殖细胞瘤	9064/3
胚胎性癌	9070/3
卵黄囊瘤	9071/3
绒毛膜癌	9100/3
畸胎瘤	9080/1
成熟畸胎瘤	9080/0
未成熟畸胎瘤	9080/3
畸胎瘤恶变	9084/3
混合性生殖细胞瘤	9085/3
鞍区肿瘤	
颅咽管瘤	9350/1
造釉细胞型颅咽管瘤	9351/1
乳头状颅咽管瘤	9352/1
颗粒细胞肿瘤	9582/0
垂体细胞瘤	9432/1
梭形细胞嗜酸性细胞瘤	8290/0
转移瘤	

(陈　淑　汪　洋)

第二节　中枢神经系统肿瘤的临床表现与诊断

颅内肿瘤的临床表现概括起来可分为两类：颅内高压症状与体征，以及神经系统定位症状与体征。

一、颅内高压症状与体征

颅内高压症状通常表现为头痛、呕吐、视神经乳头水肿，称为颅内高压"三联征"。约90%以上的病例可观察到上述症状。头痛呈慢性进行性加重，主要是由于颅内压增高导致脑血管及神经牵拉所引起。呕吐多呈喷射性，与迷走神经或脑干呕吐中枢受刺激有关。在约25%脑瘤病例中可观察到视神经乳头水肿，同时可伴有视力减退，如持续性颅内高压，可导致视神经萎缩，甚至失明。

颅内高压同时还可以伴有精神状态的改变，如昏沉、倦怠、精神迟钝、性格改变、行为异常、思维活动能力障碍，部分患者可出现局限性或全身癫痫发作。颅内高压症状出现的早晚、严重程度与患者年龄、病变部位及性质有关。如病变位于中线部位，压迫或阻塞脑脊液循环要道，或肿瘤增长迅速，周围水肿明显，上述症状发生较早，且较严重。老年人由于脑萎缩，反应迟钝，症状则表现不明显。

二、神经系统定位症状与体征

（一）脑疝

颅内高压进行性加重或肿瘤继续增大，可将脑组织推进一些固定的颅内空隙处，出现脑疝综合征而危及生命。常见的危重脑疝有小脑幕切迹疝、小脑蚓疝、枕大孔疝、大脑镰疝等。

1. 小脑幕切迹疝　脑组织经过小脑幕切迹的移位称为小脑幕切迹疝。临床表现：①首先出现剧烈头痛、烦躁不安，频繁的恶心、呕吐，继而出现进行性意识障碍，甚至昏迷。②同侧瞳孔先短暂缩小，继而散大，对光反射减弱或消失。随后出现上眼睑下垂、眼外肌麻痹，最后眼球固定。③多数病例有对侧肢体偏瘫及病理反射阳性，少数发生在同侧。④当颅内压急剧增高，可出现血压升高、脉缓有力、呼吸缓慢而深、体温升高。如在上述情况发生后未能采取有效的措施，则病情继续恶化。对侧瞳孔也会出现短暂缩小，继而散大，对光反射减弱或消失，随后上眼睑下垂、眼外肌麻痹，最后眼球固定，出现去大脑强直，进而形成枕骨大孔疝，导致呼吸、心跳停止。

2. 小脑蚓部疝　即小脑蚓部上端和小脑前叶部分经小脑幕切迹向上疝出。临床表现与下行性小脑幕切迹疝基本相同。

3. 枕骨大孔疝　小脑扁桃体经枕大孔向下进入颈椎管上端时出现枕大孔疝。临床表现：①首先出现剧烈头痛，以枕部及上颈部最为严重，急性者可出现进行性意识障碍(在慢性患者则多无神志变化)。②有时表现为强迫头位，颈项强直。③可表现为颅内压增高的生命体征改变，如脉缓有力、血压升高。④延髓呼吸中枢受压，出现呼吸衰竭，乃至呼吸骤停。

4. 大脑镰下疝　一般此疝不引起特殊症状，有时大脑前动脉受大脑镰压迫、绞窄，同侧大脑前动脉压迫对侧大脑前动脉，则出现：①急性肢体麻痹，一般为对侧完全麻痹，同侧不完全麻痹；②急性脑脊液循环障碍；③意识障碍。

（二）神经系统定位症状与体征

1. 额叶　肿瘤累及皮质运动区可出现对侧肢体偏瘫、肌张力增高、腱反射亢进、病理反射阳性等一系列上位神经元受损表现，临床称为"硬瘫"。累及优势半球额下回后部可出现运动性失语，累及额中回后部可出现失写。如果累及皮质运动前区、双侧的额叶或累及胼胝体，可出现性格改变及精神症状，尤其是注意缺失与淡漠，以及共济失调性步态。如累及额叶凸面，往往引起进展性偏侧轻瘫，局限性或全身性癫痫发作与精神变化。若肿瘤累及额叶底部(特别是嗅沟脑膜瘤)，则可引起同侧嗅觉丧失。累及旁中央小叶，可引起尿急或尿失禁。如病变压迫视交叉，可引起视野缺损。蝶骨嵴内1/3处肿瘤可引起突眼与单侧的视力减退。

2. 顶叶　病变位于顶叶可产生全身性抽搐发作或局限性感觉性癫痫发作，表皮的触觉、痛觉与温度觉并无障碍，但对侧的形体辨别觉与其他皮质性感觉功能(如位置觉、二点辨别觉)则出现障碍，还可能出现同向性偏盲。若肿瘤累及优势半球顶下小叶角回可出现失读，累及顶下小叶缘上回可出现丧失使用工具的能力。

3. 颞叶　当肿瘤位于非优势半球内时，往往早期很少有临床症状，但可能引起抽搐性癫痫发作。颞叶深部的肿瘤，可引起对侧偏盲、复杂性部分性癫痫发作，或在抽搐性发作之前先有嗅幻觉，或由复杂形象组成的视幻觉。累及优势半球颞叶表面的肿瘤，可产生表达与感受混合性失语或言语困难，主要是命名性失语。

4. 枕叶 枕叶通常为视觉皮质区。病变累及枕叶通常引起对侧象限性视野缺损或同向偏盲伴黄斑区回避，可有抽搐发作，在发作前可有闪光等单纯的视幻觉，不出现复杂形象的视幻觉。

5. 皮层下受损 常累及内囊，常会产生对侧偏瘫、偏盲及偏身感觉障碍。侵犯丘脑可出现对侧面部或局部肢体麻木及感觉异常，对侧偏身手足徐动、舞蹈样不自主动作、深感觉障碍、共济失调或震颤。若侵犯下丘脑，可出现尿崩、体温调节异常、食欲下降、消瘦、性功能障碍及睡眠觉醒异常。

6. 鞍区肿瘤 通常可影响垂体功能异常，导致内分泌功能紊乱及水电解质代谢失衡。头颅硬膜外或硬膜下转移性肿瘤，可压迫或侵入大脑皮质，产生的定位性体征与原发的大脑皮质肿瘤相同。

三、影像学特征

（一）影像学检查方式

1. 头部CT检查 方便、快捷，对于肿瘤内出血、钙化及颅骨破坏更为敏感。

2. MRI检查 是诊断颅内肿瘤及评估治疗反应的首选方法，可明确肿瘤大小、数目、部位、边界、瘤内坏死、出血、肿瘤周围组织水肿等情况。对于临床症状不明显者，可早期发现病变，特别是直径<5 mm的小肿瘤或脑干和幕下肿瘤，可以提高早期诊断率。

3. 功能磁共振检查(MRS) 通过测定脑肿瘤的主要代谢变化，反应肿瘤的侵袭能力。

4. PWI 通过测定肿瘤血管密度，广泛用于鉴别良恶性肿瘤，鉴别肿瘤的复发与放射性坏死，以及确定肿瘤边界。

5. DWI 利用水分子扩散受限所得到的各种参数来鉴别肿瘤的良恶性，收集肿瘤细胞密度、核浆比、微血管密度等生物学信息。

6. PET-CT检查 对诊断脑转移瘤具有一定的局限性，但可反映肿瘤代谢方面的信息，从而发现MRI检查不能准确诊断的病灶。全身PET-CT检查不但有利于发现原发病灶，更有利于脑部病灶的定性诊断。

（二）影像学诊断要点

1. 病史 其他组织器官肿瘤的病史对于诊断转移瘤具有重要意义，脑白质内多发或单发的占位与原发肿瘤强化方式一致，首先考虑转移瘤。此外，有些预后较好的肿瘤如生殖细胞瘤、髓母细胞瘤等，患者多年前曾接受过放疗，可出现第二个原发肿瘤，故诊断时需警惕。

2. 肿瘤定位 区分颅内肿瘤还是颅外肿瘤，主要抓住以下几点：颅外肿瘤通常基底部较宽，紧贴于颅骨内面，邻近的蛛网膜下隙（脑池）增宽，或在脑池脑沟内有异常信号，邻近脑白质受压可向脑室侧偏移，肿瘤脑室缘附近有裂隙状脑脊液信号，可有“假包膜”征象。

3. 定性诊断 肿瘤的定性诊断需根据肿瘤病灶的数目、肿瘤的边缘、瘤周水肿情况、肿瘤自身血供情况及强化特点等指标综合判定。有些肿瘤边界清楚，信号强度均匀，如脑膜瘤、垂体瘤、转移瘤；有些肿瘤边界不清，信号不均匀，周围组织侵犯明显，如胶质瘤。瘤周水肿通常与血-脑屏障破坏或肿瘤压迫邻近静脉有关，如胶质瘤恶性程度越高，水肿范围则越大；脑转移瘤常表现为小肿瘤大水肿。恶性肿瘤通常血供丰富，强化明显，可伴有瘤内出血、坏死、囊样变性，有些肿瘤可有钙化（如低级别胶质瘤、松果体区肿瘤、颅咽管瘤）。

四、实验室检查

1. 脑脊液检查 是颅内肿瘤实验室有意义的检查，包括脑脊液常规生化及细胞学检查。但其检查结果具有局限性，仅作参考，对鉴别颅内炎症、脑血管出血性疾病等有特殊价值。脱落细胞学查到肿瘤细胞是明确诊断的金标准。但是，临床阳性率较低，特别是原发性脑肿瘤难以检测到肿瘤细胞，报道显示阳性率<20%。

2. 内分泌检查 对于鞍区肿瘤、垂体瘤、生殖细胞瘤等需监测内分泌指标。

3. 肿瘤标记物 大多数原发性颅内肿瘤无特异性肿瘤标记物，但少数原发性颅内生殖细胞来源的肿瘤其血AFP、CEA、β-HCG可升高，提示肿瘤含胚胎成分，预后较差。

（党雪菲　汪　洋）

第三节 常见中枢神经系统肿瘤的临床分级与治疗原则

颅内肿瘤可发生于任何年龄，以20～50岁多见。少儿以颅后窝及中线肿瘤较多见，主要为髓母细胞瘤、颅咽管瘤及室管膜瘤。成人以大脑半球胶质瘤多见，如星形细胞瘤、胶质母细胞瘤、室管膜瘤等；其次为脑膜瘤、垂体瘤，以及颅咽管瘤、神经纤维瘤、海绵状血管瘤、胆质瘤等。

一、WHO肿瘤分级

由于颅内缺乏向外的淋巴管道，颅内肿瘤发生颅外转移者少见。脑肿瘤的临床分期较少采用，提及较多的是WHO肿瘤分级标准。

Ⅰ级：增殖能力低，为手术可能治愈的肿瘤。

Ⅱ级：为浸润性肿瘤，增殖活性虽低，但常复发，并且具有进展为更高级别的恶性肿瘤倾向。

Ⅲ级：肿瘤具有恶性肿瘤的组织学证据，包括细胞核间变、有丝分裂活跃，多数Ⅲ级肿瘤患者需接受辅助性放疗和（或）化疗。

Ⅳ级：肿瘤具有恶性细胞学表现，有丝分裂活跃，有坏死倾向，肿瘤术前及术后进展快，多数为致死性临床结局，部分可向周围组织广泛浸润和向脑、脊髓播散。

表45-2列举了中枢神经系统肿瘤的病理分型与WHO分级的对应关系。

表45-2 中枢神经系统肿瘤的病理分型与WHO分级的对应关系

类型	病理分型	Ⅰ级	Ⅱ级	Ⅲ级	Ⅳ级
星形细胞肿瘤	室管膜下巨细胞星形细胞瘤	+			
	毛细胞型星形细胞瘤	+			
	毛黏液样星形细胞瘤		+		
	弥漫性星形细胞瘤		+		
	多形性黄色星形细胞瘤		+		
	间变性星形细胞瘤			+	
	胶质母细胞瘤				+
	巨细胞胶质母细胞瘤				+
	胶质肉瘤				+
少突胶质细胞肿瘤	少突胶质细胞瘤		+		
	间变性少突胶质细胞瘤			+	
少突星形细胞肿瘤	少突星形细胞瘤		+		
	间变性少突星形细胞瘤			+	
室管膜瘤	室管膜下瘤	+			
	黏液乳头状室管膜瘤	+			
	室管膜瘤		+		
	间变性室管膜瘤			+	
脉络丛肿瘤	脉络丛乳头状瘤	+			
	非典型脉络丛乳头状瘤		+		
	脉络丛癌			+	
其他神经上皮肿瘤	血管中心性胶质瘤	+			
	第三脑室脊索样胶质瘤		+		

续表

类型	病理分型	Ⅰ级	Ⅱ级	Ⅲ级	Ⅳ级
神经元和混合性神经元-胶质瘤	节细胞瘤	+			
	节细胞胶质瘤	+			
	间变性节细胞胶质瘤			+	
	婴儿促纤维增生星形细胞瘤和节细胞胶质瘤	+			
	胚胎发育不良性神经上皮肿瘤	+			
	中枢神经细胞瘤		+		
	脑室外神经细胞瘤		+		
	小脑脂肪神经细胞瘤		+		
	脊髓副神经节瘤	+			
	乳头状胶质神经元肿瘤	+			
	第 4 脑室菊形团胶质神经元肿瘤	+			
松果体肿瘤	松果体细胞瘤		+		
	中分化松果体实质瘤			+	
	松果体母细胞瘤	+			
	松果体乳头状肿瘤	+			
胚胎性肿瘤	髓母细胞瘤				+
	原始神经外胚层肿瘤(PNET)				+
	非典型畸胎样/横纹肌肿瘤				+
颅神经及椎旁神经肿瘤	神经鞘瘤	+			
	神经纤维瘤	+			
	神经束膜瘤	+	+	+	
	恶性外周神经鞘瘤(MPNST)		+	+	+
脑膜肿瘤	脑膜瘤	+			
	非典型脑膜瘤		+		
	间变性(恶性)脑膜瘤			+	
	血管周细胞瘤		+		
	间变性血管周细胞瘤			+	
	血管网状细胞瘤	+			
鞍区肿瘤	颅咽管瘤	+			
	神经垂体颗粒细胞瘤	+			
	垂体细胞瘤	+			
	腺垂体梭形细胞嗜酸性细胞瘤	+			

二、颅内肿瘤治疗原则

1. 降颅内压治疗 包括应用脱水药物及肾上腺皮质激素、脑脊液引流等。

2. 手术治疗 手术切除脑肿瘤是主要的治疗方法。由于神经导航、微创外科技术在神经外科的应用，拓宽了手术适应证和范围。手术原则及目的：尽可能行肿瘤全切除；保证术后能缓解颅内高压；手术应解除或部分解除对重要神经结构的压迫；不能全切除的肿瘤，应尽量多切除，以达到充分颅内减压，为后期放化疗创造条件；对脑脊液循环梗阻者，手术的主要目的是解除梗阻，恢复循环通畅；手术可明确肿瘤的组织学类型。晚期患者亦可采用姑息性手术治疗，如脑室引流、去骨瓣减压术等，以缓解颅内高压。

3. 放疗 放疗适应证：①多数颅内原发性肿瘤需行术后放疗。髓母细胞瘤、生殖细胞瘤对放疗敏感，应列为术后常规辅助治疗。各种胶质细胞瘤对放疗有一定效果，完全切除或未完全切除的肿瘤均应行放疗。对较良性的颅咽管瘤、星形细胞瘤的放疗早年存在争议，但近年来也倾向于术后放疗，能延缓肿瘤的复发。②肿瘤位于重要功能区或因部位深不宜手术者，对放射线敏感的恶性肿瘤也可选用放疗。③颅内转移肿瘤姑息性放疗。

4. 化疗 是利用化学抗肿瘤药物治疗恶性肿瘤的治疗手段。化疗常分为根治性化疗、术后辅助化疗、新辅助化疗、姑息性化疗。给药途径视药物的特征，可选择口服、静脉、动脉灌注等方式。由于存在血-脑屏障，化疗药物难以进入瘤体内，以及脑肿瘤的内在耐药性(如 $MGMT^+$)，使得中枢神经系统恶性肿瘤化疗存在一定难度。因此，根据化疗药物敏感试验或分子病理试验结果，指导化疗药物的选择显得尤为必要。常用的化疗药物有替莫唑胺、尼莫司汀、顺铂、甲氨蝶呤、依托泊苷、丙卡巴肼等。但要注意化疗药物、抗癫痫药物之间的相互影响。对于癫痫患者，应对其抗肿瘤药物的剂量进行调整。

化疗适应证：①高级别胶质瘤(Ⅲ/Ⅳ级)术后的辅助化疗；②对髓母细胞瘤脊髓内播散种植化疗可作为首选方法；③已无手术和放疗指征的晚期肿瘤或术后、放疗后复发转移患者。

5. 分子靶向治疗 分子靶向药物治疗是目前临床试验及基础研究的热点。临床常用的分子靶向药物有 VEGF 抗体如贝伐单抗(阿瓦斯汀)、EGFR 抗体如尼妥珠单抗(泰欣生)。贝伐单抗是世界上第一种抗肿瘤血管生成药物，其作用机制是通过特异性结合并阻断 VEGF 以抑制肿瘤的血管生成。自 2009 年起，美国 FDA 批准贝伐单抗用于复发性胶质母细胞瘤的治疗。初步研究发现，贝伐单抗用于成人复发性恶性胶质瘤具有临床疗效，包括瘤体减小、延长无进展生存期、控制肿瘤相关水肿等。其主要不良反应有高血压、高血压危象、出血、胃肠穿孔等。尼妥珠单抗作为全球新一代单克隆抗体，在鼻咽癌的临床研究上取得了突出的效果，在 2009 年 3 月载入《NCCN 临床实践指南(中国版)》。而它对神经胶质瘤的治疗作用尚不明确，有待进一步临床研究证实。

(韦小白　汪　洋)

第四节　神经胶质瘤

胶质瘤是指起源于神经上皮组织来源的肿瘤，是常见的原发性颅内肿瘤。常见病理类型有星形细胞起源的肿瘤、少突胶质细胞起源的肿瘤、室管膜细胞起源的肿瘤和星形细胞-少突胶质细胞混合性起源的肿瘤。近 30 年来，原发性恶性脑肿瘤发生率逐年递增，年增长率为 1%～2%，在老年人群尤为明显。根据美国脑肿瘤注册中心统计，胶质瘤约占所有中枢神经系统肿瘤的 27%，约占恶性肿瘤的 80%。

胶质瘤发病机制尚不明了，目前确定的两个危险因素是：暴露于高剂量电离辐射和与罕见综合征相关的高外显率基因遗传突变。

胶质瘤临床表现主要包括颅内压增高，以及神经功能缺失的症状和体征。主要依靠 CT 及 MRI 检查获得影像学诊断，PET、SPECT 检查对鉴别肿瘤复发与放射性坏死具有一定的帮助。但最终仍需通过肿瘤切除术或活检进行病理学诊断加以确诊。组织形态观察仍然是病理诊断的基础，但对胶质瘤进行分子生物学标记是现代诊断病理学的重要步骤之一，推荐胶质瘤患者对 MGMT 甲基化水平、染色体 1p/19q 杂合性缺失(1p/19q LOH)、异柠檬酸脱氢酶-1(IDH-1)及 IDH-2 基因突变、BRAF 基因突变等进行检测，以便进行分子亚型分型、个体化治疗及判断临床预后。

胶质瘤的治疗以手术切除肿瘤为主，结合放化疗等综合治疗方案，但疗效仍然欠佳。成人高级别胶质瘤的1年及5年生存率分别为30%和13%，间变性胶质瘤及GBM的中位生存时间分别为2～3年和1年。预后相关因素包括病理学特点、患者年龄、一般状况等。

一、高级别胶质瘤

高级别胶质瘤包括间变性星形细胞瘤、间变性少突胶质细胞瘤、间变性少突星形细胞瘤和胶质母细胞瘤。对于高级别胶质瘤，应最大范围地安全切除肿瘤，即以最低限度的组织和神经功能损失获得最大限度的肿瘤切除。前瞻性研究表明，与单纯活检相比，尽可能切除肿瘤是影响预后的重要因素。但由于高级别胶质瘤浸润性生长的特点，完全切除肿瘤常常较困难。术后72小时内推荐进行影像学复查，判断肿瘤的手术切除程度。

高级别胶质瘤术后放疗可以取得生存获益，并且术后应尽早开始放疗(术后2～4周)。该类患者的生存时间与放疗开始时间密切相关，术后早期放疗能有效延长高级别胶质瘤患者的生存期。既往研究表明，局部放疗与全脑放疗的疗效相当，而放射性不良反应明显降低，推荐采用3D-CRT或IMRT技术进行肿瘤局部放疗。推荐照射剂量为54～60 Gy，分割为30～33次。Walker等对高级别胶质瘤患者行剂量-效应分析后发现，总剂量从50 Gy提高至60 Gy时，患者的中位生存期从28周延长至42周。美国肿瘤放疗协作组(RTOG)和东部肿瘤协作组(ECOG)的临床研究证实，高剂量70 Gy与标准剂量60 Gy治疗无显著生存期差异，分割方式的改变对患者生存率无影响。而对老年患者低分割治疗是有效可行的。

对于高级别胶质瘤的放疗靶区目前仍有争议，其焦点主要是最初的临床靶区(CTV1)是否需要包括瘤周水肿区。RTOG推荐CTV1需包括瘤周水肿区外2 cm区域，给予46 Gy剂量照射；缩野后CTV2(GTV外扩2 cm形成)，剂量至60 Gy。欧洲癌症研究和治疗组织(EORTC)推荐的CTV设定并不强调一定要包括所有瘤周水肿区。最新的Ⅲ期临床试验RTOG 0525/EORTC 26052-22053的结果经COX分析显示，总生存时间(OS)与所采用的两组放疗靶区设定方法(EORTC/RTOG)无关。

《中国中枢神经系统胶质瘤诊断与治疗指南》推荐术后胶质母细胞瘤放疗靶区的设定如下：GTV为术后可见病灶和MRI的T2或FLAIR异常信号区；GTV向外扩展1～2 cm获得CTV。CTV的勾画应是放疗医师根据解剖结果进行修正后产生CTVS，在此基础上外扩0.3～0.6 cm，即PTVS。推荐GTV的剂量是60 Gy，CTVS的剂量为40～50 Gy。

同步化疗及辅助化疗可以显著延长该类患者的生存时间，常用化疗药物有替莫唑胺、尼莫司丁、依尼泊苷、丙卡巴肼、伊力替康、贝伐单抗等。目前，尚无足够的证据表明联合用药优于单药方案。可根据病理学诊断和分子标记物结果选择化疗药物。其中，替莫唑胺是胶质瘤化疗的一线药物。目前，替莫唑胺同步放化疗加辅助化疗联合治疗已经成为新诊断胶质母细胞瘤的标准治疗，并且在MGMT启动子甲基化患者中生存获益更显著。

胶质瘤经过放化疗后，可出现多种影像学改变，如无进展、早期进展、假性进展、复发、放射性坏死等。假性进展常见于同步放化疗患者，发生率为21%～31%，常发生于治疗结束后3～6个月，且多无临床症状和体征。MGMT启动子甲基化患者假性进展发生率明显高于非甲基化患者。对于早期无临床症状的影像学进展的病变，原则上应继续使用TMZ辅助化疗，并密切随访MRI检查。如果患者有明显临床症状，或增强病灶短期迅速增大，需对症治疗改善症状，必要时考虑手术干预。

二、低级别胶质瘤

低级别胶质瘤约占胶质瘤的30%，包括弥漫性星形细胞瘤、少突星形细胞瘤、少突胶质细胞瘤等。关于低级别胶质瘤的治疗策略和治疗时机存在不同意见。对于低级别弥漫性胶质瘤，如果可行也推荐最大限度地安全切除肿瘤。肿瘤切除程度的判定主要依据MRI的T2加权或FLAIR高信号影像学检查，应与术前影像检查结果比较。低级别胶质瘤术后的不良预后因素包括：组织学为弥漫性星形细胞瘤，年龄≥40岁，KPS评分<70，最大径≥6 cm，肿瘤跨中线，术前存在轻度以上的神经功能障碍，1 p/19 q仅有1个或无缺失，IDH-1或IDH-2野生型。具有≥3个不良预后因素，即可判断为高危级别。

目前前瞻性随机对照研究显示，术后高风险低级别胶质瘤早期放疗可明显延长患者的 PFS，但 OS 无明显改善。对于年龄较大（>40 岁）或术后有残留预后较差的患者，一致推荐术后尽早放疗。放疗总剂量为 45～54 Gy，分次照射剂量推荐为 1.8～2.0 Gy。GTV 确定的主要依据是 MRI 的 T2 加权图像及 FLAIR 的异常信号区域。术后低级别胶质瘤患者在放疗前应行 MRI 复查，以确定肿瘤是否残留，并以此作为确定 GTV 的依据。同时强调参考术前 MRI 检查结果，以排除由手术创伤所致的异常信号干扰。绝大多数研究都是以 GTV 外扩 1～2 cm 边缘作为低级别胶质瘤的临床靶区（CTV）。低级别胶质瘤患者放疗后可能造成远期不良反应，包括认知能力下降和脑组织局灶性坏死。在放疗技术上推荐使用 3D-CRT 或 IMRT 技术。对高危患者，推荐行放疗联合 PCV 方案或替莫唑胺化疗。

三、室管膜瘤

手术是室管膜肿瘤的首选治疗方法，WHO 分级的Ⅱ、Ⅲ级室管膜术后需要辅助放疗。回顾性研究显示，辅助放疗能够显著提高肿瘤控制率和生存率，5 年生存率为 33%～88%。推荐对患者常规做脊髓 MRI 增强检查，必要时行脑脊液脱落细胞学检查。对脊髓 MRI 或 CSF 检查为阴性的患者可行肿瘤局部照射；对于上述检查阳性的病例，必须行全脑全脊髓照射（CSI）。

1. 放疗 室管膜瘤的放疗模式包括局部照射、全脑全脊髓照射、原发脊髓室管膜瘤照射。

（1）局部野照射：远离室管膜腔的原发于颅内的室管膜瘤，应根据术前和术后的影像学检查（通常采用 MRI 增强 T1 和 FLAIR 的 T2 扫描）来限定颅内肿瘤的靶区范围。GTV 是术前肿瘤的边缘和术后显示的所有异常区域；CTV＝GTV＋1～2 cm；给予照射剂量 54～59.4 Gy，每次 1.8～2 Gy。

（2）全脑全脊髓照射：全脑包括硬脑膜以内的区域，全脊髓上起第 1 颈髓，下至尾椎硬膜囊。全脑全脊髓照射总剂量为 36 Gy，每次 1.8～2 Gy。后续颅内病灶区缩野局部追加剂量至 54～59.4 Gy，脊髓病灶区追加剂量至 45 Gy。

（3）脊髓室管膜瘤照射范围：原发于脊髓的室管膜术后无脑脊液播散证据者推荐局部照射，总剂量为 45～50.4 Gy，每次 1.8～2 Gy。如果肿瘤位于脊髓圆锥以下时，总剂量可以提高至 60 Gy。术后有脑脊液播散证据者，推荐 CSI 照射，总剂量为 36 Gy，每次 1.8～2 Gy。随后对脊髓病灶可考虑追加剂量至 45 Gy，颅内病灶局部加量至 54～59.4 Gy。

2. 化疗 在成人初发室管膜辅助治疗中的作用报道不一致，缺乏明确结论。对复发者建议给予化疗。但对间变性室管膜（WHO Ⅲ级）患者，在手术及放疗后可考虑进行化疗。选择的化疗方案包括以铂类为主的联合化疗方案，以及依托泊苷、亚硝脲类药物。

四、儿童胶质瘤

中枢神经系统肿瘤是儿童常见的实体肿瘤。术后切除是大部分胶质瘤的首选治疗方法，对位置较深如脑干胶质瘤，以及不能全切的肿瘤，辅助放化疗具有重要作用。由于放疗对年龄<3 岁的婴幼儿可能影响其认知、生长和内分泌功能，甚至可导致胶质瘤的恶性进展，化疗显得尤为重要。

1. 儿童低级别胶质瘤 首先应争取在安全前提下最大限度地手术切除。全切患儿不推荐其他辅助治疗；当出现复发时可行放化疗；如果肿瘤未能全切，则需考虑放疗或化疗。

2. 儿童高级别胶质瘤 也应争取在安全前提下最大限度地手术切除，但无论切除程度如何，术后均推荐行放化疗。对年龄>3 岁者可直接行放化疗；年龄<3 岁者建议先行化疗，3 岁后再行放疗。目前，小儿高级别胶质瘤尚无标准的化疗方案，而且效果还不理想。

3. 脑干胶质瘤 弥漫性内生型脑干胶质瘤（DIPG）一般不采用手术治疗。放疗起效快，能明显改善症状。化疗也是可以尝试的治疗手段，但是否能改善预后有待探讨。

五、复发性胶质瘤

由于胶质瘤的侵袭性生长特征，即使经过手术及积极的放化疗，复发率仍很高。胶质母细胞瘤患儿的无进展生存期仅为 6.9 个月。局部复发是其主要复发方式，其他复发方式包括脑脊液播散和远处转移。病理学诊断仍是判断复发的金标准。影像学检查对复发的诊断参考 RANO 标准，即 MRI 的 T1 加权序列上肿瘤增强病灶的最大直径与最大垂直横径的乘积增大≥25%，或 FLAIR 的 T2 加权上非增强病灶范围增大，或出现新病灶。

弥漫性低级别胶质瘤如果复发后仍为低级别胶质瘤，治疗方案可参照低级别的胶质瘤；如果复发后进展为高级别胶质瘤，治疗方案可参照高级别胶质瘤进行。目前，对于复发高级别胶质瘤进行再次放疗缺乏前瞻性研究结果。根据回顾性研究结果，复发患者病灶较小，且 KPS 评分较高，现代高精度放疗（如伽玛刀、X 线和射波刀等）可以作为复发性胶质瘤治疗的选择方案。

胶质瘤的治疗效果欠佳。治疗上仍需多学科合作，采取个体化的治疗方案，以期达到最大治疗受益，延长患者生存期，提高患者生活质量。

（倪春霞　汪　洋）

第五节　脑　膜　瘤

脑膜瘤是常见的颅内肿瘤之一，发病率占颅内原发性肿瘤的17%左右，仅次于脑胶质瘤。脑膜瘤曾被认为对放射抗拒，在早期的文献报道中放疗脑膜瘤的临床疗效微弱。但在近 40 年中，已有大量的证据证明放疗已成为脑膜瘤的重要治疗方法。

一、放疗适应证

脑膜瘤放疗适用于：①肿瘤未全切；②肿瘤术后复发；③相邻重要脑组织不能手术或有其他手术禁忌者；④术后病理证实为 WHO 分级的Ⅱ、Ⅲ级。

脑膜瘤首选的治疗方法为手术切除。术后是否进行放疗取决于手术切除肿瘤的程度（全切或次全切除术），以及脑膜瘤的病理类型（良性、非典型增生性或恶性脑膜瘤）。良性脑膜瘤完全切除复发率较小，大多数学者主张不需要行术后辅助放疗。但是，良性脑膜瘤次全切除术后复发率较高，5 年复发率为 33%～60%，15 年复发率达 90%以上。Condra 等报道脑膜瘤次全切除术后，未行放疗的患者 15 年后局部复发率达 70%，行术后放疗的患者复发率为 13%（P=0.0001）；未行放疗组疾病相关生存率为 51%，放疗组为 86%（P=0.0003）。脑膜瘤完全切除术后，15 年局部复发率为 24%，疾病相关生存率为 88%。Graholm 等报道脑膜瘤次全切除术后行放疗，5 年、10 年和 15 年肿瘤无复发率分别为 78%、67% 和 56%。该结果明显优于 Mirimanof 等报道的单纯脑膜瘤次全切除术后的 5 年、10 年和 15 年肿瘤无复发率 63%、45% 和 9%。尽管 90%以上的脑膜瘤为良性，但不到 10% 的非典型增生型和恶性脑膜瘤具有侵袭性，这些脑膜瘤在全切术后仍有可能复发和向周围脑实质生长。Jaaskelainen 等报道良性脑膜瘤 5 年局部复发率仅为 3%，而非典型增生型和恶性脑膜瘤的局部复发率分别为 38%和 78%。由于非典型和恶性脑膜瘤术后复发率高，术后放疗已成为常规治疗。

二、放疗方式

目前脑膜瘤的放疗一般采用立体定向放射外科（SRS）与常规分割放疗两种方式。两种方式各有优势，选择性使用可获得更佳治疗效果。

1. SRS　对于深部、多发或颅底、最大径≤3.5 cm 的脑膜瘤，尤其在海绵窦、脑干腹侧、岩斜等部位或有其他手术禁忌者，可首选伽玛刀治疗。Lee 等报道了 1987～2004 年美国匹兹堡大学附属医院治疗的 964 例脑膜瘤患者，肿瘤多位于颅底，5 年良性脑膜瘤的控制率为 93%，恶性脑膜瘤为 72%；良性脑膜瘤的 10 年控制率为 93%。Kondziolka 等报道 18 年的大样本病例，包括 972 例、1 045 个肿瘤，女性占 70%，49% 的患者治疗前曾行开颅手术。肿瘤的总体控制率为 93%，未曾开颅手术（即单纯伽玛刀治疗）患者的控制率为 97%。10 年后，良性脑膜瘤的控制率为 91%，单纯伽玛刀治疗患者的控制率为 95%。国内罗斌等报道了颅底脑膜瘤患者 225 例，伽玛刀治疗后，经过 25.0～95.0 个月的随访，肿瘤控制率为 96.8%，治疗后并发症发生率为 5.7%。由于有多项研究支持，目前美国 NCCN 治疗指南建议，对＜3.5 cm 的脑膜瘤可用 SRS 替代手术。SRS 作为一种侵袭性治疗，安全性及长期控制率高、并发症少，可作为外科手术的辅助性治疗，也可单独对较小的脑膜瘤进行治疗。

2. 常规分割放疗　对具有侵袭性及恶性脑膜瘤（WHO 分级Ⅱ～Ⅲ级）需考虑亚临床病灶，故靶区包含更多正常脑组织，以及与颅内重要血管、视神经等关系密切的脑膜瘤，常规分割照射的 3D-CRT 及 IMRT 对周围组织的保护更好、更安全。从放射生物学行为上说具有侵袭性及恶性脑膜瘤（WHO 分级Ⅱ～Ⅲ级）更适宜分次治疗，采用 3D-CRT 及 IMRT 可望取得更好的疗效。Metellus 等报道了 53 例海绵窦脑膜瘤常规分割的长期随访结果，其中有 28 例(52.8%)患者为初治，25 例(47.2%)为术后辅助治疗，平均随访 6.9 年，5 年和 10 年无进展生存率分别为 98.1%和 95.8%；31 例(58.5%)临床症状得到改善，20 例(37.7%)症状稳定；3 例(5.7%)出现急性放射毒性反应，1 例(1.9%)出现晚期损伤。

三、靶区范围和剂量

1. 放疗靶区

(1) GTV：脑膜瘤的精确靶体积基于脑 MRI 增强影像的勾画。良性脑膜瘤术后 GTV 为脑 MRI/T1 加权增强序列显示的残存病灶，恶性脑膜瘤的 GTV 为脑 MRI/T1 加权增强序列显示的术前病灶范围。

(2) CTV：放疗意义上的 CTV 是指在 GTV 的基础上再包括亚临床病灶的范围。由于脑膜瘤边界清楚，不存在亚临床病灶，故不需要勾画 CTV 图像。

(3) PTV：由 CTV 外扩一定边界形成，包括器官运动，摆位误差及每日放疗的重复性误差。对于 WHO 分级Ⅰ、Ⅱ级脑膜瘤，PTV 为 GTV 范围外扩 1～2cm；对于 WHO 分级Ⅲ级脑膜瘤，PTV 为 GTV 范围外扩 2～3cm。

2. 放疗剂量 根据 2017 年美国 NCCN 治疗指南推荐，WHO 分级为Ⅰ级脑膜瘤，放疗剂量为 45～54Gy；WHO 分级为Ⅱ级脑膜瘤，放疗剂量为 54～60Gy；WHO 分级为Ⅲ级脑膜瘤，放疗剂量为 59.4～60Gy，每次 1.8～2.0Gy。另外，对于 WHO 分级为Ⅰ级脑膜瘤，也可以单独使用 SRS，剂量为 12～16Gy。

(张玺炜　汪　洋)

第六节　听神经瘤

一、概述

听神经鞘瘤是颅内常见肿瘤之一，占 8%～10%，占桥小脑角肿瘤的 80%～95%，年发病率约为 1/10 万。WHO 在神经系统肿瘤的分类中将该类肿瘤的组织学恶性程度定义为Ⅰ级。生长于第Ⅷ脑神经的听神经瘤绝大部分起源于前庭神经，其中又以前庭下神经(56%)起源者最为常见。听神经瘤亦有起源于前庭上神经(12%)者。据文献记载，由蜗神经起源的肿瘤约占 4%。在听神经瘤中，以双侧听神经瘤发病的神经纤维瘤病Ⅱ型(NF2)约占其总体的 4%。

临床以桥小脑角综合征和颅内压增高症为主要表现。听神经瘤患者的早期症状多为听力减退(70%～85%)、耳鸣(46%)以及眩晕，其中听力受损多始于高频音域。在临床表现中，蜗神经功能障碍的患者占 95%，前庭神经功能障碍者约占 61%，三叉神经功能障碍与面神经功能障碍者分别为 9%与 6%。大多数患者的听力减退是逐渐发展形成的，但约有 16%的患者表现为急剧的听力减退(突发性耳聋)。

二、影像学检查

1. 颅骨 X 线平片 注意观察有无内听道的扩大、内听道上缘骨壁被侵袭破坏及内听道漏斗样改变等影像学表现。

2. 头部 CT

(1) 头部 CT 平扫＋增强扫描：听神经瘤患者头部 CT 平扫约半数病例的病灶区域显示等信号，其余病灶区域显示为低信号及低信号与等信号混杂的图像，造影后肿瘤实质部分常呈显著增强效果。肿瘤内钙化较为少见，偶有合并(梗阻性)脑积水的病例。

(2) 颞骨薄层 CT：听神经瘤患者行颞骨薄层 CT(层厚 1.5～2 mm)检查时可明显发现，患侧内听道扩大的概率较高(54%～87%)。

3. 颅脑 MRI 检查

(1) 颅脑 MRI 平扫＋增强扫描：若在颅脑 MRI 上观察到肿瘤向内听道内生长则应高度怀疑听神经瘤的诊断。听神经瘤在 MRI 的 T1 加权图像多呈低信号及等信号；在 MRI 的 T2 加权图像多呈稍高信号；造影后肿瘤实质部位呈现均匀一致的明显增强效应。听神经瘤大致可分为如下 3 种类型：肿瘤整体均匀一致的实体型、肿瘤中心部位变性坏死的坏死型及肿瘤以囊泡为主的囊性变性。

(2) 颅脑 MRI 扫描脑池成像：MRI 的 T2 加权图像是将脑脊液与其内部结构的对比度设定在较高数值后进行成像的技术。基于这种成像技术，在术前可较为充分地掌握肿瘤起源的前庭神经走向的连续性，以及内听道内部肿瘤与其他正常神经的相对位置关系。

三、耳鼻喉科及神经生理学检查与诊断

专科检查主要包括蜗神经功能检查、前庭功能神经检查、面神经功能检查和三叉神经功能的评价。

四、治疗策略

听神经瘤患者的治疗方案包括随访观察、显微外科手术切除和放疗。由于听神经瘤是良性肿瘤，对于大多数患者来说，应行手术彻底切除肿瘤。随着立体定向放疗的普及，在高龄患者、有系统性严重疾患或肿瘤巨大、与脑干粘连紧密等情况下，不应强求肿瘤的全切除，可做次全切除或囊内切除，残余肿瘤采用伽玛刀治疗。

1. 随访观察 对于年龄较大(＞70 岁)或寿命有限、有同侧听力丧失、但没有脑干压迫或脑积水证据的患者，可定期行 CT 或 MRI 检查随访(2 年内每 6 个月一次 CT 或 MRI 检查，如果稳定则改为每年一次)，并密切观察症状，反复检查神经系统相关体征。对听神经瘤的生长速度目前无法预测，通常认为其生长速度每年为 1～10 mm，有的多年不变，6%可以变小；另有一些每年直径可增大 20～30 mm，绝大多数(不适全部)在 3 年内会有不同程度的生长。症状和体征因肿瘤增大而加重，或肿瘤生长每年＞2 mm 的患者需给予积极治疗。在临床中患者一般情况良好时应采取手术治疗，如一般情况差则行放疗。

2. 手术治疗 听神经瘤是良性肿瘤，主要是手术治疗，尽可能安全彻底地切除肿瘤，避免周围组织损伤。手术治疗的并发症包括前庭神经功能障碍、脑脊液漏等。据有关文献报道，手术全切除率为 97%～99%，肿瘤复发率约为 20%。复发可发生于手术多年以后。

3. 放疗 可单独治疗或作为外科手术的辅助治疗。其分为外放疗和立体定向放疗(伽玛刀照射治疗)。目前临床以后者为主。术后放疗可以改善全切除患者的局部控制率。放疗剂量＞45 Gy 时，其局部控制率达 94%。

伽玛刀照射治疗听神经瘤的适应证：在原则上应局限于体积较小的肿瘤(肿瘤在桥小脑角池内的最大直径应＜2～3 cm)。目前学术界认为，当患者出现听力减退以外的症状(小脑症状及其他脑神经症状)，或影像学上有明确的肿瘤对于脑干的占位挤压效应时，应以手术切除作为首选的治疗方法。伽玛刀照射治疗尤为适用于全麻风险较高的年龄＞70 岁、合并较重的基础疾病、出血风险较高及手术后肿瘤复发的患者。对于年轻的听神经瘤患者，伽玛刀对于听神经瘤的长期抑制率及有效率等方面的研究数据尚不充分，并且伽玛刀照射治疗有迟发性放射性脑损伤及放射性照射致癌等风险，治疗前需在患者及家属签署知情同意书后再行治疗。另外，对于囊性听神经瘤，由于此类肿瘤的瘤细胞主要存在于囊壁而非放射线照射最为集中的囊泡中心，因此无法得到明显的治疗效果，并且照射后囊泡增大的概率较高，因此此类肿瘤原则上不适合伽玛刀照射治疗。

(陈 淑 汪 洋)

第七节 垂 体 瘤

垂体瘤是常见的鞍区良性肿瘤，占中枢神经系统肿瘤的 10%～15%。垂体瘤可发生在任何年龄，以 30～50 岁者居多。除了泌乳素瘤妇女的发病率明显高于男性外，其他各型垂体瘤并无明显性别差异。临床工作中常分类为良性、侵袭性和垂体癌。90%以上的垂体瘤为良性垂体瘤，约 1/3 的垂体瘤无分泌激素功能，2/3 的垂体瘤具有分泌激素的功能。垂体瘤患者经手术、放疗等综合治疗后，绝大多数可获得长期存活，部分患者可出现不同程度的垂体功能减退症。因此，需要长期随访及给予人文关怀。

一、相关解剖

正常垂体位于颅底中央、蝶鞍上面的垂体窝内，两侧以海绵窦为界，前上方是视交叉。由腺垂体(前叶)和神经垂体(后叶)组成。垂体瘤常发生在垂体前叶。

根据染色，垂体瘤可分为嗜色性(嗜酸性或嗜碱性)、嫌色性(中性)两大类。进一步可分为嗜酸性(橙色)，如生长激素(GH)和泌乳素(PRL)；嗜碱性(蓝色)，如促肾上腺皮质激素(ACTH)、促甲状腺素(TSH)、卵泡刺激素(FSH)、促黄体素(LH)、促黑素(MSH)；嫌色性(淡粉色)，如去颗粒细胞或

星形细胞。据报道，约 70%的垂体瘤产生 1～2 种激素水平升高，并伴有明显的临床表现。

二、临床表现

1. 分泌激素功能活跃的垂体瘤

（1）泌乳素瘤（约 40%）：PRL 过度分泌。女性表现为月经失调、闭经、溢乳等，男性表现为性欲、性功能减退、毛发稀少、乳房发育、血 PRL 水平明显升高（常>200 μg/L）。以微小腺瘤多见。

（2）促肾上腺皮质激素瘤（约 10%）：ACTH 过度分泌。临床典型表现为库欣综合征，如满月脸、水牛背、脂肪堆积、皮下紫纹、继发性高血压、电解质紊乱、性功能障碍等，血 ACTH 浓度升高（正常值为 20～30 μg/L）。

（3）生长激素腺瘤（约 10%）：GH 过度分泌。青春期骨垢未闭合前表现为巨人症，成年后表现为肢端肥大症。血 GH 水平明显升高。GH 水平越高，肿瘤越大，其侵袭性越强。

（4）甲状腺激素腺瘤（约 1%）：临床表现为甲状腺功能亢进，如甲状腺肿大、心率增快、基础代谢率增高，严重者可突眼，还可伴有性功能减退、闭经、不育等。血 TSH、T3、T4 水平均升高。

（5）其他：大的垂体瘤伴有占位症状，表现为头痛、视野受损、视力下降等。

2. 分泌激素功能不活跃的垂体瘤 主要表现为头痛、视野受损、视力下降、海绵窦颅内神经受损症状、蝶鞍骨质破坏、垂体功能不全等。

三、诊断与分级分类

1. 诊断 一般根据临床症状、体征、血液中相关激素水平异常、CT 扫描、MRI 增强扫描，可作出诊断。

（1）MRI 检查的优势：能观察肿瘤所在位置与周围结构的关系，尤其是观察肿瘤与视交叉的关系和距离。

（2）CT 骨窗：对观察是否伴有骨质破坏有价值。

（3）CT 血管造影（CTA）：对侵袭性垂体腺瘤可清楚显示肿瘤与血管、颅骨的三维关系，对外科手术前评估和观察周围血管位置很有价值。

（4）放射性核素显像技术：如 PET、铟[^{111}In]二乙烯三戊乙酸-奥曲肽（^{111}In-DTPA-eotreotide）扫描以及碘[^{123}I]-酪氨酸-奥曲肽（^{123}I-Tyreotreotide）扫描已用于临床垂体瘤的诊断。PET 技术因显像药物合成复杂等因素，目前在临床上的应用受到限制。

2. 分类分级

（1）垂体腺瘤冠状位 MRI 分级分类法（Knosp）

0 级：海绵窦未受侵，肿瘤局限在鞍内和颈内动脉内侧壁连线内。

Ⅰ级：肿瘤位于颈内动脉中央连线内，内侧静脉丛受侵消失。

Ⅱ级：肿瘤位于颈内动脉外侧壁连线内侧，内侧和上方或下方的静脉丛消失。

Ⅲ级：肿瘤长到颈内动脉外侧壁连线外，突出到海绵窦外，海绵窦内各静脉丛消失。

Ⅳ级：海绵窦外侧腔也消失，可见外侧壁隆突。

Ⅴ级：海绵窦内颈内动脉被肿瘤包裹，静脉丛消失。

（2）中国的垂体瘤分期

Ⅰ期：肿瘤直径≤10 mm，且限于蝶鞍内，蝶鞍可以有扩大，但结构完整，未见破坏。

Ⅱ期：肿瘤直径≥10 mm，蝶鞍扩大，但蝶鞍底无骨破坏。

Ⅲ期：肿瘤局限性穿破硬脑膜和蝶鞍底，少部分肿瘤组织入侵蝶窦。

Ⅳ期：肿瘤弥漫性破坏蝶鞍底及蝶窦结构。

Ⅴ期：侵犯蝶鞍上或蝶鞍旁结构及生长入第三脑室的侵袭性腺瘤。

四、治疗策略

垂体瘤治疗的目的是在不导致垂体功能不足和不损伤周围正常结构的前提下，去除和破坏肿瘤，控制分泌功能，恢复失去的功能。根据垂体瘤的内分泌功能状态不同可选择不同的治疗措施。

1. 内分泌功能活跃的垂体瘤治疗

（1）显微外科手术切除（首选）：要求全切除或大部分切除肿瘤，解除肿瘤对脑组织及视神经和视交叉的压迫。根据肿瘤的大小、侵及范围、方向、与周围结构的关系选择不同的手术入路。常用经蝶入路和经颅入路两种方式。

（2）术后放疗：适用于持续分泌功能过度的垂体瘤，不完全切除者，复发再次行手术的病例。常规治疗，每次 1.8 Gy，总剂量为 45～50 Gy，每周 5 次。

（3）单纯放疗：适应于不能耐受手术或拒绝手

术者。

(4) 内分泌药物治疗

1) PRL 腺瘤：采用外放疗＋溴隐亭联合治疗。适应证为手术未全切除、不能手术、拒绝手术的泌乳素垂体腺瘤。对术后出现高 PRL 症和复发性 PRL 腺瘤患者以溴隐亭药物治疗为主，放疗为辅。单纯服溴隐亭，可使 70%～100%的患者血清 PRL 水平降至正常，疗程 2～6 个月。部分患者耐药，停药后肿瘤增大，PRL 水平升高。少数患者有恶心和体位性低血压，偶有呕吐、头痛、疲倦、腹泻、便秘等。

2) GH 腺瘤：可选择生长抑素类似物奥曲肽或其他多巴胺激动剂。生长抑素类似物可使 50%～79%的患者血清中 GH 及胰岛素样生长因子-1 水平降至正常，并可使 40%～73%患者的肿瘤体积减小 30%～50%。

2. 内分泌功能不活跃的垂体瘤治疗

(1) 手术(首选)：减轻占位效应。

(2) 术后尽快放疗：放疗剂量 45～50.4 Gy/25～28 次/5～6 周。

五、放疗技术的选择

1. 常规放疗定位与照射技术　采用^{60}Co 机、直线加速器。常用三野照射技术(一前＋两侧野)，参考术前和术后 MRI 检查的结果。等中心照射，每次 1.8～2.0 Gy，总剂量 45～50.4 Gy/5 周。目前已不常用。

2. 三维适形放疗和调强放疗　是目前常用的方法。对于较大的肿瘤，可采用多个固定野，每个野使用整体适形挡块。95%剂量线为参考线，每次 1.8 Gy，总剂量 45～50.4 Gy/5 周。常用定位为斜架面罩固定，将头置于眉弓下缘至外耳道连线与床面垂直的位置。

3. 立体定向放疗

(1) SRT：根据肿瘤体积选择相应直径准直器，非共面多弧形旋转照射技术，单次剂量为 1.8～2.0 Gy，GTV 外放 2～3 mm 为 PTV，90%剂量线为参考线，总剂量 45～50.4 Gy/5 周。适用于比较小的垂体瘤。

(2) 立体放射外科(X 线刀或伽玛刀)：物理优势是定位精确，高剂量集中于靶区，靶区周围剂量衰减迅速，使肿瘤组织与周围正常组织剂量相差明显(肿瘤边缘剂量为 16～25 Gy)。适用于比较小的垂体瘤，尤其适用于术后复发病例、术后残留海绵窦或蝶窦内的肿瘤。对靠近视交叉和视神经的残留病灶，尤其要注意预防引起放射性视神经损伤。

4. 质子治疗　分割每次 1.8～2.0 CGE，总剂量为 54 CGE。适用于垂体微腺瘤(有症状者)，但肿瘤边缘距视通路至少 5 mm。适用于拒绝或禁忌开颅的患者、蝶窦内残留及复发病例。禁忌证为在 CT、MRI 检查上肿瘤显示不清，瘤内出血或囊性变者；浸润性大腺瘤周围骨质结构破坏；肿瘤压迫视交叉引起视力、视野损伤；肿瘤侵及海绵窦者；肿瘤压迫第三脑室后部，有下视丘功能障碍者。放疗不良反应有垂体激素功能减退，但严重并发症少见。

六、化疗

临床上发现有 35%～40%垂体腺瘤表现为恶性肿瘤的生物学特征，呈侵袭性生长，手术全切率较低，术后复发率很高，很多患者需要行二次手术或者术后需辅助放疗或药物治疗以提高疗效，这类肿瘤被称为侵袭性垂体瘤 。这种垂体腺瘤的治疗非常棘手，预后较差。国外有报道，发现替莫唑胺可用于治疗那些对常规治疗无反应的侵袭性垂体腺瘤。有研究显示其预后可能与侵袭性垂体腺瘤患者 MGMT 表达水平相关。由于目前在国内仍缺乏确切的试验研究基础，对替莫唑胺的使用仍需要谨慎，用药剂量及疗程也需进一步探讨。

国外部分研究给出的使用替莫唑胺的建议：①侵袭性泌乳素瘤，行手术和放疗后，溴隐亭或卡麦角林使用无效的患者；②侵袭性 ACTH 瘤，尤其是不能施行手术和放疗的 Crooke 细胞瘤和 Nelson 综合征患者；③手术和放疗后复发的肿瘤、非功能性肿瘤(指的是不影响内分泌的垂体瘤)；④手术和放疗后复发的患者(由于复发肿瘤质地硬、瘤体纤维化而不宜手术)，替莫唑胺具有软化瘤体的效果，可在手术前使用替莫唑胺；⑤垂体癌。

七、预后与随访

垂体瘤患者经手术、放疗后需终身随访，应定期监测垂体激素水平、视力、视野等指标。国外学者长期随访发现 50%以上患者有垂体功能不全，1.5%～2.3%患者出现继发性视力丧失。外放疗对激素水平的影响程度依次是促甲状腺素＞生长激素＞促肾上腺皮质激素。

1. 功能性垂体腺瘤

(1) GH腺瘤手术+放疗,或单纯放疗后10年无瘤生存率为69%~76%。以GH<5 ng/ml为标准,放疗后5年30%患者达标,10年53%达标,15年77%达标,20年89%达标。

(2) PRL腺瘤手术+放疗,或单纯放疗,PRL恢复至正常水平,治疗后5~9年为43%~71%,10年为50%~93%。

(3) ACTH腺瘤放疗后1~3年,无瘤生存率为56%~70%,治疗后5~9年无瘤生存率57%,治疗后10年无瘤生存率59%。

2. 非功能性垂体瘤 术后+放疗或单纯放疗,治疗后10年有89%~91%的病变稳定生存率。

(高洪元 汪 洋)

第八节 颅咽管瘤

颅咽管瘤(CD)是由外胚叶形成的颅咽管残余上皮细胞发展起来的一种常见的胚胎残余组织肿瘤,为颅内最常见的先天性肿瘤。好发于儿童,占儿童脑瘤5%左右,成年人较少见,好发于蝶鞍上及蝶鞍区。临床特点有下丘脑-垂体功能紊乱、颅内压增高、视力及视野障碍、尿崩症以及神经和精神症状。手术及放疗为主要治疗措施。

一、解剖与病理

颅咽管瘤大多位于鞍上区,可向第三脑室、下丘脑、脚间池、蝶鞍旁、两侧颞叶、额叶底及蝶鞍内等方向发展,压迫视神经及视交叉。

颅咽管瘤的发病机制仍未阐明,一般认为其起源可能为两种理论所致。①胚胎残余学说:一般认为釉质上皮型颅咽管瘤(ACP)多是起源于颅咽管的胚胎残余鳞状上皮,多发生在儿童和青少年。②鳞状上皮细胞化生学说:鳞型乳突细胞型颅咽管瘤(SCP)的鳞状上皮可能是由腺垂体的漏斗结节处的垂体细胞鳞状化生形成,此类患者常发生在成人。

目前WHO将颅咽管瘤分为Ⅰ级肿瘤,包括ACP和SCP两个亚型,两者均具有典型的细胞学特点。

二、临床表现

神经外科专家根据颅咽管瘤的部位分为以下4种类型。

1. 鞍上型肿瘤 约占颅咽管瘤的80%。肿瘤位于漏斗部前面者,与垂体柄及灰结节关系密切,可向视交叉前方生长(视交叉前型)。肿瘤位于漏斗部后方,则可向视交叉后生长(视交叉后型)。亦有生长在视交叉内者,少数肿瘤可长向第三脑室(脑室型)。根据肿瘤压迫正常神经组织的不同程度,患者可出现视力、视野受损,视觉障碍、内分泌功能障碍等。如病灶突入第三脑室,阻塞室间孔可引起脑积水、颅内压增高。

2. 鞍内型肿瘤 少见,主要见于成年人。多局限于蝶鞍内,亦可向蝶鞍上生长至视交叉前、视交叉后及第三脑室内,向下长入蝶窦、筛窦内。临床表现主要为肿瘤挤压垂体出现的内分泌功能障碍,如女性出现闭经、月经不调;男性出现性欲下降、第二性征不明显等。

3. 巨大型肿瘤 多见于儿童,呈多结节形,可长至视交叉前、后及向蝶鞍外生长。向前生长至额叶底部,向侧方可长入颞叶,向上长至第三脑室、基底节等处,向后生长可压迫脑底动脉环、大脑脚、脚间窝、导水管及脑干等处。儿童表现为身材矮小、发育迟缓、视神经功能障碍及脑积水等。

4. 非典型部位颅咽管瘤 少数肿瘤可长在蝶窦、斜坡、咽后、颅后窝及松果体等处。根据肿瘤与鞍膈、脑室等的关系,分为蝶鞍内(鞍膈下)、蝶鞍内-蝶鞍上(鞍膈上下)、鞍膈上(视交叉旁-脑室外)、脑室内外、脑室旁、脑室内。根据肿瘤与蛛网膜、软脑膜的关系,分为蛛网膜外、蛛网膜内-软脑膜外、软脑膜内。

三、诊断

根据临床表现、发病年龄、影像学特征及部分内分泌检查指标,一般可作出正确诊断。有时需与垂体腺瘤、视交叉部神经胶质瘤、鞍结节脑膜瘤、鞍区软骨瘤等鉴别诊断。

CT在显示颅咽管瘤钙化特征上优于MRI检查。根据肿瘤部位,囊性或囊实性在CT扫描图像上表现低密度区,蛋壳样钙化为特征;实性则密度较高、均匀,内有点片状钙化;注入造影剂后呈囊性、囊实性病变,其囊壁为环形强化,实性病变为均匀强化。

MRI 检查能从横断面、冠状面、矢状面三维上更好地显示肿瘤形态。冠状位可见肿瘤向蝶鞍上及第三脑室方向扩张，扩张范围对于手术入路有重要意义。冠状位还可了解肿瘤与正常垂体间的关系，用于与垂体腺瘤的鉴别诊断。

颅咽管瘤血清 GH、LH、FSH、ACTH 均可降低，有时 PRL 水平增高，内分泌指标检查对术后临床症状的控制具有意义。

四、治疗策略

1. 手术治疗 通过切除肿瘤达到解除肿瘤对视神经、视交叉及其他神经组织的压迫，解除颅内压增高，但丘脑及垂体的功能障碍则较难恢复。

2. 放疗

(1) 放疗适应证：颅咽管瘤全切除后的病例，大多数可以不做放疗。牙釉质型颅咽管瘤全切除后建议做放疗，也可以观察。尽管近年来显微外科的技术发展迅速，但全切的难度仍然较大。绝大多数颅咽管瘤的病例需要接受术后放疗，不全切除＋术后放疗的肿瘤控制率略低于全切术后的肿瘤控制率。

(2) 放疗相对禁忌证：①严重心、肝、肾功能不全；②肿瘤原因导致视力、视野受损，未实施视神经减压术者；③肿瘤突入第三脑室导致室间孔阻塞，引发脑水肿、颅内压增高，未得到有效控制者；④术后伤口不愈、合并感染、颅内有活动性出血。

(3) 放疗方式

1) 术后放疗：不能达到全切除的颅咽管瘤，术后应给予局部放疗。术后放疗可使接受手术患者的生存率提高 50%～80%。对于术后放疗时间仍有争议。有学者建议术后早期放疗，有学者建议采用观察的方法以最大限度地减少放疗后遗症。尽管术后主动早期辅助放疗有助于控制肿瘤进展，但有研究发现复发后给予放疗仍然显示良好的治疗效果。Moon 等认为手术后行早期放疗与复发后再行放疗，这两种方式对患者存活率没有差别。目前阶段较公认的观点是放疗前必须排除相关禁忌证，评估患者水、电解质及内分泌紊乱等症状是否已纠正，同时还需考虑患者的生活质量。

2) 单纯放疗：有手术禁忌证或拒绝手术或肿瘤体积小者，可考虑行单纯放疗。

(4) 放疗技术的选择：随着 CT 和 MRI 技术的发展，目前的影像学技术能精确地显示肿瘤边界，一般要求放疗安全的照射范围不超过肿瘤外 5 mm，而且还要考虑肿瘤位置、大小、构成(囊性、实体性、囊实性、钙化等)，以及邻近神经和血管情况如下丘脑、垂体、视路等。对于下丘脑部位受累者，照射范围应适当增加。

1) 三维适形放疗和调强照射：95%剂量线为参考线，分割每次 1.8 Gy，总剂量为 50.4～54 Gy。常用斜架面罩固定，将患者的头置于眉弓下缘至外耳道连线与床面垂直的位置。

2) SRT 和 SRS：根据肿瘤体积选择相应直径准直器，采用非共面多弧形旋转照射技术。单次剂量为 1.8～2.0 Gy；GTV 外放 2～3 mm 为 PTV，90%剂量线为参考线；总剂量为 45～50.4 Gy/5 周。适用于较小的颅咽管瘤(<3 cm)、实性、位置安全(距离脑干、脑神经、重要结构至少 5 mm)的患者。其优势：利于靶区周围重要结构的保护，提高局部控制率。

3) 质子束照射：相比较传统的外放疗，质子束治疗在保护周围结构方面更具有优势。分割每次 1.8～2.0 CGE，总剂量 50～54 CGE。适用于体积较小的颅咽管瘤(有症状者)，但瘤体边缘距视通路至少 5 mm；拒绝或禁忌开颅的患者；蝶窦内残留，复发病例。

(5) 放疗不良反应：主要是垂体内分泌功能减退，严重并发症少见。

3. 囊内治疗 为一种局部治疗方法，包括囊内化疗和囊内放疗。有报道，囊内予以博来霉素、α-干扰素能较好地控制肿瘤生长，可能是一种有希望的治疗方法。而对于单囊复发的病例，予以立体定向植入放射性核素是一种可行的方法，可用于巨大囊性或者囊实性肿瘤的术前治疗，以及经手术治疗和外放疗复发的肿瘤。但部分学者认为囊内植入放射性核素对患者远期的内分泌功能及生活质量有严重影响，不建议使用。

五、预后与随访

颅咽管瘤患者经手术、放疗后需终身随访，监测血糖、血脂、电解质、垂体激素水平、视力、视野等指标。根据近年的相关文献报道，全切者术后配合早期放疗，5 年无瘤生存率为 83%，10 年无瘤生存率为 70%；未全切者术后配合放疗，5 年无瘤生存率为 71%，10 年无瘤生存率为 36%；未全切者术后未配合放疗，5 年无瘤生存率为 9%。

就治疗效果而言，与主管医师的水平和经验有重要关系。最近有研究发现，凡是收治颅咽管瘤患者少的治疗中心，医师主要采用放疗的方法，结果导致肥胖、视力、激素水平障碍，严重影响患者生存质量。目前一种可能的趋势是建立多学科团队，包括神经外科、神经内分泌、神经放射和肿瘤学，该团队术前应充分考虑患者的影像学特点、内分泌功能、一般身体状况和术后生存质量，从而制订个体化的既能控制肿瘤又能提高生存质量的科学治疗方案。

（高洪元　汪　洋）

第九节　脑干肿瘤

一、脑干胶质瘤

脑干胶质瘤(brainstem gliomas)是指病灶生发中心位于脑干(脑桥、延髓、中脑)，且临床诊断为胶质瘤的疾病。该定义排除了起源于丘脑、小脑、颈髓而浸润脑干的胶质瘤。

成人脑干胶质瘤的生物学行为与儿童脑干胶质瘤存在明显差别，特别是弥漫内生型脑干胶质瘤(diffuse intrinsic braimstem gliomas，DIBG)。因为绝大部分病灶位于脑桥，所以又称为弥漫内生型脑桥胶质瘤(diffuse intrinsic pons gliomas，DIPG)。

由于脑干手术的特殊性，脑干胶质瘤的病理学诊断不一定是必须的，一般根据 MRI 来判定 DIBG。成人和儿童的 DIBG 生物学行为差异主要表现在发病率、预后和活检标本的病理学诊断级别。儿童 DIBG 占到儿童脑干胶质瘤的 80%左右，病理学诊断多为高级别胶质瘤，预后极差(总生存期仅为 7～14 个月)。成人 DIBG 占到成人脑干胶质瘤的 45%～50%，病理学诊断多为低级别胶质瘤，预后较好(总生存期为 4.9～7.3 年)。

（一）成人脑干胶质瘤

年龄>16 周岁的脑干胶质瘤患者定义为成人脑干胶质瘤。流行病学资料显示成人脑干胶质瘤仅占到成人原发性中枢神经系统肿瘤的 1.0%～2.5%，发病率较低。大部分患者以肢体乏力、视物障碍、步态障碍起病，吞咽困难、饮水呛咳、斜颈等后组脑神经损害症状起病的患者亦不在少数。体格检查常发现Ⅲ～Ⅻ脑神经损害征象、锥体束损害征象和共济失调等。

1. 成人低级别 DIBG　占成人脑干胶质瘤的 45%～50%，发病年龄高峰期主要集中于 20～50 岁。活检手术获得的病理学诊断以低级别胶质瘤(WHO Ⅱ级)为主。典型影像学表现如上述，波谱磁共振(MRS)可以帮助鉴别诊断。

(1) 治疗原则：对症支持治疗对于缓解患者症状尤为重要。由于脑干解剖和功能的特殊性，DIBG 不能像幕上胶质瘤可以行全切/次全切除病灶，手术(活检术)目的是明确病灶性质。传统观点认为脑干手术风险大，活检术只适合影像学表现不典型的脑干肿瘤。近年来，分子病理学诊断技术飞速发展，对个体化治疗方案的选择具有指导意义，加上影像检查技术和麻醉技术的成熟，活检术并发症和死亡率较前减少，因此越来越多的学者认同开展活检术。

(2) 常规放疗：是目前标准治疗手段，能够有效控制 DIBG，大部分患者治疗后获得临床症状的明显缓解。放射外科如伽玛刀和射波刀的运用历史较短，对于部分经选择的患者也有一定疗效，但相关文献报道不多(详见脑干胶质瘤的放疗)。

(3) 化疗：目前尚无确定的化疗方案在成人 DIBG 中的作用。但临床研究发现，替莫唑胺化疗方案治疗胶质瘤安全有效，可以尝试用于治疗成人 DIBG。

2. 恶性脑干胶质瘤　为增强 MRI 扫描，具有显著强化灶的脑干胶质瘤。这提示病灶内血-脑屏障破坏严重，肿瘤病理学诊断级别较高，预后极差，中位总生存期仅为 1 年左右。治疗原则上，向背外侧生长的肿瘤病灶能通过手术切除达到获取肿瘤标本及适当减少肿瘤负荷的目的；也可尝试行活检术，获得病理学诊断后再行后续治疗。对于恶性脑干胶质瘤，单纯放疗疗效不佳，只有 12%患者能够达到影像学缓解。化疗效果也不理想，有个案报道少数病例对 TMZ 非常敏感。

3. 顶盖局灶胶质瘤　在成人脑干胶质瘤中约占 8%。肿瘤病理学诊断几乎都为低级别胶质瘤(WHO Ⅱ级)，偶尔见毛细胞型星形细胞瘤(WHO Ⅰ级)。手术治疗上，大部分患者能够达到全切/次全切除。有部分患者行脑室分流术后，行随访观察治疗也是一种可选的治疗策略。由于肿瘤进展慢，放疗的时机和放疗方法的选择值得探讨。该亚类是成人脑干胶质瘤中预后较好的，生存期达10年的病例并不罕见。

4. 背外生型脑干胶质瘤　严格意义的背外生型脑干胶质瘤是指肿瘤的生发中心位于脑干背侧，但只向背外侧方向膨胀性生长，而不向脑干内侧浸润生长的脑干胶质瘤病灶。该亚类的病理大部分为毛细胞型星形细胞瘤(WHO Ⅰ级)，故背外生型脑干胶质瘤在成人脑干胶质瘤中很罕见，在儿童脑干胶质瘤中较常见。由于病理学诊断级别低，手术治疗效果较理想，所以预后很好。手术全切后一般无需放化疗。

（二）儿童脑干胶质瘤

儿童脑干胶质瘤是指发病年龄＜16周岁的脑干胶质瘤患者。流行病学调查儿童脑干胶质瘤在儿童原发性颅内中枢神经系统肿瘤中占10%～20%，比例较高。其中80%左右是DIBG，预后极差；10%是背外生型脑干胶质瘤，预后较好。

MRS能帮助鉴别诊断及判断预后。弥散张量成像(diffusion tensor imaging，DTI)也有助于鉴别诊断DIBG和脱髓鞘病变：在DIBG中，DTI显示的锥体束向背外侧偏移；而在脱髓鞘病变中，锥体束显示不清楚或截断。

通过活检术获得的病理学诊断往往恶性程度较高，大部分为高级别胶质瘤。

放疗是目前最常用的治疗方法，大多数患儿放疗后症状得以明显缓解，影像学检查显示病灶缩小(详见脑干胶质瘤的放疗)。

关于儿童DIBG的化疗，在已完成的Ⅱ期临床试验中，TMZ单药化疗方案未能提高儿童DIBG的预后(总生存期只有9～10个月)。有一个Ⅱ期临床试验的新辅助化疗方案值得期待，治疗策略为化疗-放疗(进展)-化疗，化疗方案是MTX＋BCNU＋顺铂＋他莫昔芬。该组总生存期达17个月。

二、脑干胶质瘤的放疗

放疗是脑干胶质瘤治疗的重要手段之一，特别是DIBG患者接受标准放疗后，多数能在短期内明显改善症状，生活质量提高，生存期延长。

1. 术后放疗和单纯放疗

(1) 术后放疗适应证：对于外生型病变经手术后病理学检查明确为胶质瘤，特别是术后有残留者应行术后放疗；毛细胞型星形细胞瘤术后残留亦可观察，待肿瘤进展时再放疗；呈弥漫浸润方式生长的脑干肿瘤，可先给予活检，明确病理学诊断后再行放疗。

(2) 单纯放疗适应证：呈弥漫浸润方式生长的脑干肿瘤，如难以行手术活检，可予单纯放疗；少数病灶局限、边界清晰且体积小的脑干肿瘤，可尝试立体定向放疗(SRT)或立体定向放射外科(SRS)治疗；SRT和SRS亦可作为常规放疗的推量照射。

2. 放疗技术

(1) 常规分割外照射：是目前最常用的放疗方法，疗效确切。大多数患者放疗后症状明显缓解，影像学检查显示病灶缩小(图45-1)。照射技术多采用三维适形(3D-CRT)或调强放疗(IMRT)技术。

放疗靶区通常为MRI(T1加权增强序列和T2/Flair加权序列)所示病灶外扩1 cm左右。放疗剂量每次1.8 Gy～2 Gy，每天1次，每周5次；对于病理或影像学诊断为低级别胶质瘤，放疗总量以45～54 Gy为宜；对于病理或影像学诊断为高级别胶质瘤，放射剂量则控制在50～60 Gy。尽管早期报道超分割放疗(每次1.17 Gy，每天2次，DT 70.2 Gy)较常规分割方案(每次1.8 Gy，每天1次，DT 54 Gy)可能会提高疗效，3年生存率为21%。但随后的Ⅲ期临床试验显示，超分割方案与常规分割方案疗效无明显差别。脑干肿瘤常规分割放疗增加照射剂量(＞60 Gy)的临床研究尚未发现明确的剂量-效应关系，放射性损伤的发生概率却明显增高。

(2) SRT和SRS：是利用立体定向技术进行的放疗。目的是通过提高定位精度和摆位精度，对靶点(病灶)实施单次大剂量或少次大分割照射，包括伽玛刀、射波刀和光子刀等。目前放射外科治疗脑干胶质瘤的文献报道不多，结果显示经放射外科治疗后患者症状也多能缓解。但这些研究基本上是单中心研究，病例数少，而且对于成人和儿童、DIBG和非DIBG这两个重要参数，很少进行分组分析。值得注意的是，当肿瘤体积较大或肿瘤呈弥漫性浸润方式生长时，无论是从放射生物学、放射物理学，还是从临床疗效看，放射外科的物理学优势难以体现，而且放射外科所采用的大分割照射剂量容易造成脑干正常组织的放射性损伤，特别是晚期放射性损伤。

3. 放疗并发症与处理　脑干肿瘤的放疗并发症主要是脑干放射性损伤。这是一个复杂的过程，涉及诸多因素，除了放射剂量过高外，还与放射容

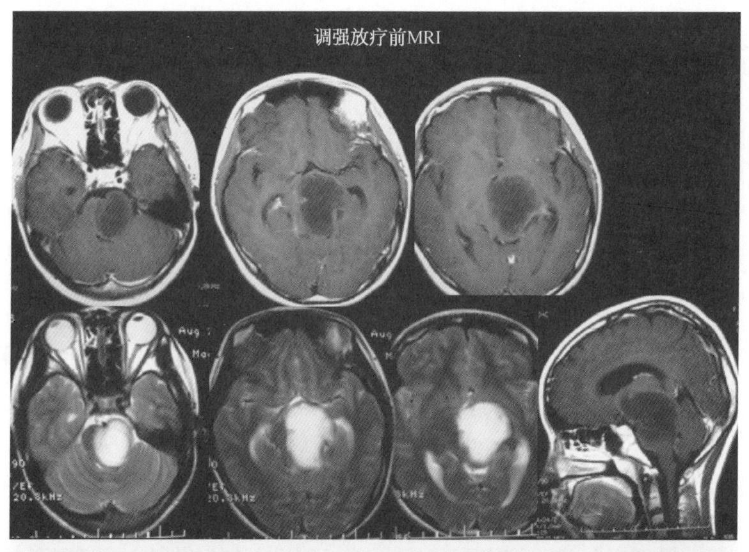

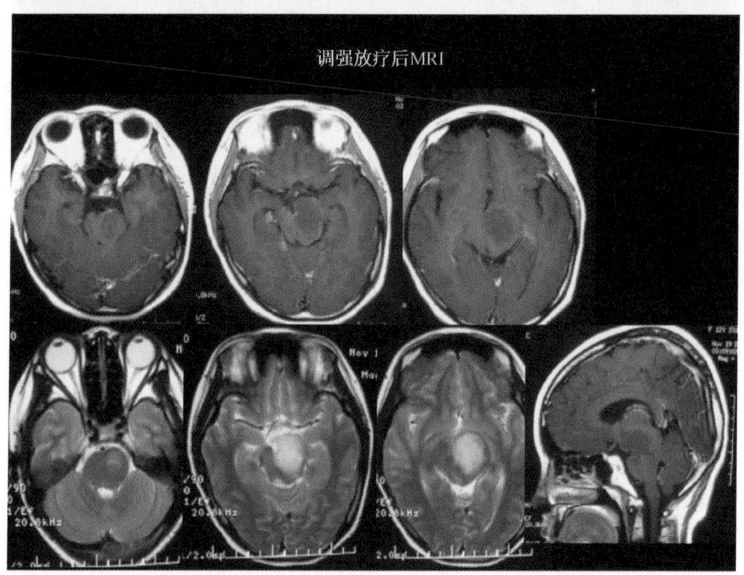

图 45-1 患者，女性，12 岁，走路不稳半年，加重 2 周伴吞咽困难和呛咳。影像学诊断为弥漫性内生型脑桥胶质瘤，接受常规分割放疗（调强技术，每次 2 Gy，总剂量 54 Gy）。放疗 10 次后症状即明显改善，放疗结束时 MRI 检查显示病灶明显缩小

积大小、分次照射和总疗程时间、单次照射剂量、并发疾病有关。一旦发生放射性坏死，应早期使用足量皮质激素，并维持一定时间，酌情调整剂量。常用皮质激素有甲强龙和地塞米松等。也有报道早期使用贝伐单抗能有效治疗脑干放射性坏死。

（汪　洋）

第十节　颅底脊索瘤

一、流行病学与病因

脊索瘤是原发于脊索（高等脊椎动物已退化的

组织)残留或异位脊索的罕见恶性肿瘤,年发病率仅 0.2/10 万～0.5/10 万,占原发性骨肿瘤的 1%～4%。脊索瘤可发生于沿脊椎中轴的任何部位,常见的发病部位包括颅底(32%)、骶尾部(29.2%)及其他椎骨(32.8%),而颅底脊索瘤则常发生于鞍背、斜坡和鼻咽。脊索瘤的发病率随着年龄的增加而上升,多见于 50～60 岁的中老年人群。

二、临床表现

脊索瘤的生长通常较为缓慢,起病后可长期无临床症状,直至肿瘤压迫和破坏周围组织而导致相应的症状,如头痛、枕颈疼痛、脑神经症状(海绵窦受侵)。脊索瘤具有很强的局部侵袭性,治疗后的局部复发率极高,也可能远处转移而出现相应的临床表现,其远处转移率仅 5%～20%,但晚期脊索瘤的远转率可高达 65%。肺、骨骼和颅脑为常见转移脏器。

三、影像学诊断

颅底脊索瘤的影像学诊断包括头颈部 CT、MRI。CT 对某些骨质侵犯具有优势,而 MRI 对显示周围软组织以及肿瘤侵犯具有明显优势。MRI 影像是治疗前和治疗后疗效评估的标准影像学诊断。

1. CT 颅底脊索瘤的典型 CT 表现为位于斜坡、边界清楚、呈膨胀性生长的软组织影,伴骨质溶解性破坏。肿瘤中的低密度影可能是因为肿瘤中含有黏液样或胶冻状成分所致。肿瘤内可有不规则钙化,尤其是软骨型脊索瘤,通常是因为骨质破坏后产生的分离性死骨所致。碘造影剂强化后肿瘤呈中度到明显强化。

2. MRI MRI 是显示颅底脊索瘤最好的影像学检查,能更好地显示肿瘤的范围。在传统的自旋回波 T1 加权 MRI 影像上,颅底脊索瘤通常表现为等信号和低信号,在 T2 图像上表现为高信号,肿瘤内的钙化、出血、高蛋白质样的黏液池使其在 T2 图像上表现为不均匀的高信号。增强扫描后大部分肿瘤呈现中度或明显强化。但当肿瘤存在坏死或含有较多的黏液样成分时则强化不明显,甚至不强化。而软骨型脊索瘤以软骨样结构代替了含水、胶冻样结构,表现为短 T1 和 T2 值,所以在 T2 上不表现为高信号。

四、病理学

尽管颅底脊索瘤在影像学有一定的特异性,其最终诊断仍依赖于组织病理学检查。术前可通过细针穿刺活检来明确诊断。对于位于颅底的脊索瘤来说,细针穿刺有一定难度,可通过 B 超引导下进行穿刺。

脊索瘤可分为 3 种类型,即经典型(classical)、软骨型(chondroid)与去分化型(dedifferentiated)或肉瘤样变型。经典型是最常见的病理类型,以软骨或其他间叶成分消失为特点。软骨型大概占脊索瘤的 5%～10%,组织学形态同时具脊索瘤和软骨肉瘤的特性。去分化型大概占脊索瘤的 2%～8%。在组织学上,肉瘤样成分可以为恶性纤维组织细胞瘤、骨肉瘤或软骨肉瘤,其间也存在经典型脊索瘤的成分。这种进展型脊索瘤大多数在 DNA 分析中存在非整倍体,而经典型者少见。病理亚型同预后无明显的相关性,但去分化型预后较差。

五、多学科综合治疗

由于脊索瘤发病率低,至今尚无一项前瞻性随机临床研究比较不同的治疗方法,因此最佳的治疗策略尚未明确。局部控制是颅底脊索瘤治疗的主要目的,且首次手术的切除程度成为可否根治的重要因素。颅底和颈椎脊索瘤的治疗极具挑战性,手术联合常规光子放疗的疗效不尽如人意。手术联合质子或重离子治疗是目前颅底及颈椎脊索瘤(和软骨肉瘤)的主要治疗策略。

1. 手术治疗 手术切除是脊索瘤治疗的主要手段。来自美国国家癌症中心 SEER 数据分析结果显示,接受手术治疗患者的中位生存期为 151 个月,明显高于未接受手术治疗患者的 81 个月(P=0.03)。脊索瘤是否可被完整切除对患者的预后具重要意义。但颅底脊索瘤通常因解剖位置靠近脑神经、脑干和主要血管,而无法完成肿瘤的完全且整块(en-bloc)切除。全切除或次全切除的概率即使在富有专科经验的外科中心也不及 50%,因此提倡根治性切除或近全切除。通过内镜手术仅可实现分块切除。因带有安全边界的“整块”切除几乎无法完成,故超过 50%的患者在手术后伴肿瘤残留,术后局部复发率仍高达 50%～100%。在一项包括 23 项观察性研究、807 例颅底脊索瘤的荟萃分析中,手术切除不完全患者的 5 年局部复发率是完全切除患者的 3.83 倍(95%CI=1.63～9.00),5 年死亡风险则为 5.85 倍(95%CI=1.40～24.5)。

一旦肿瘤累及颅底神经和(或)血管组织,手术应在保留神经功能为首要目的前提下尽可能地切除肿瘤,而不因欲切除残余肿瘤而伤害脑神经功能。鉴于单一手术治疗通常无法治愈脊索瘤,且术后局部复发后再程手术通常无法有效控制肿瘤,因此,术后辅助放疗是脊索瘤治疗的重要环节。

2. 光子放疗 由于手术通常无法完全切除脊索瘤,而原发于头颈部的脊索瘤和软骨肉瘤的远处转移率较低,局部控制是提高患者预后的关键,故放疗成为脊索瘤术后的重要手段。然而,颅底和颈椎部的脊索瘤通常临近重要器官包括视神经、视交叉、脑干和颞叶,上述器官的 $TD_{5/5}$ 为 54～60Gy,而<60Gy 的照射通常无法有效控制肿瘤进展(局部复发或进展率高达 70%～100%)。基于常规光子放疗的研究结果均显示,术后辅助光子治疗无法有效改善疗效。

3. 立体定向光子放疗 立体定向放疗(伽玛刀或 SBRT)较常规放疗可更精确地覆盖治疗靶区。针对立体定向放疗颅底脊索瘤和软骨肉瘤的数项研究结果显示,即使针对体积较小的颅底肿瘤,脊索瘤的局部控制率通常不及 50%。

4. 质子/重离子放疗 与常规光子放疗相比,质子重离子放疗具有更好的适形性,重离子还具有更高的生物学效应,因此,质子和碳离子治疗对颅底和颈椎部脊索瘤的治疗占据着重要地位。脊索瘤完成质子或重离子治疗后的 5 年局部控制率约为 70%。

美国 Loma Linda 大学的 Johnson 等回顾性分析了 78 例完成质子治疗的颅底或颈椎脊索瘤患者后发现,中位随访 53.1 个月后,患者的 5 年总生存率为 77.4%。质子治疗时肿瘤体积>25ml 为显著的不良预后因素。Yasuda 等报道的 40 例颅底或头颈部脊索瘤的患者中仅 42.5%完成了大体肿瘤切除,75%的患者完成了中位剂量 68.9GyE 的质子放疗后,5 年的 PFS 和 OS 分别为 75%和 83.4%。

5. 术后辅助质子或重离子放疗的时机 临床证据显示首次手术后直接完成辅助放疗相较于肿瘤复发后接受挽救性放疗在预后上的优势差异显著。Park 等的研究显示,原发性骶椎脊索瘤患者于首次手术后即接受辅助放疗(质子/光子),局部控制率显著高于单一手术复发后的再程手术继以辅助放疗。局部复发后再次手术切除的成功率远不及首程治疗。因此,临床上建议在手术后及早开始辅助质子或碳离子放疗,可提高局部控制率。

六、预后因素

颅底和颈椎脊索瘤的不良预后与病理类型有关,去分化型预后不佳。根据美国国家癌症中心 SEER 数据分析结果显示,1983～2009 年接受治疗的颅底或颈椎脊索瘤或软骨肉瘤患者的 5 年总生存率分别为 65%和 82%,10 年的数据则分别为 32.3%和 49.5%。脊索瘤患者的年龄和肿瘤体积皆为独立的不良预后因素。放疗时年龄、首次手术后即接受放疗、放疗时肿瘤体积>25ml、肿瘤尚未明显压迫 OARs、肿瘤部位可被放射高剂量覆盖(即 95%GTV 可被处方剂量覆盖)的患者预后较好。

(高 晶 孔 琳 汪 洋)

第十一节 椎管内肿瘤和其他肿瘤

一、概述

(一) 硬膜外肿瘤

硬膜外肿瘤主要起源于椎体及其附属结构,较少部分起于硬膜外腔。大多数肿瘤为转移瘤,最常发生于胸椎。另一类常见的椎管内硬膜外恶性肿瘤是淋巴瘤和多发性骨髓瘤,少数肿瘤为良性肿瘤。其中海绵状血管瘤是最具代表性的硬膜外出血性肿瘤,亦多见于胸椎。

当肿瘤生长引起椎体和椎板结构破坏时,可导致病理性骨折,压迫脊髓或神经根,引起相应的临床表现。

X 线平片和 CT 扫描检查可见椎体破坏或塌陷征象。MRI 检查可以从纵轴、矢状位和冠状位更清楚地显示病变和脊髓受压情况。增强后有助于鉴别病变和周围组织。

如为恶性肿瘤,应尽早行活检和系统检查明确诊断。明确诊断后应积极手术切除病变辅以全身治疗。总的说来,脊柱脊髓肿瘤普通放疗效果不佳,且有脊髓损害的危险。射波刀是一种新型放射外科治疗手段，对脊柱脊髓肿瘤的效果胜过传统放疗技术。糖皮质激素治疗可以减轻肿瘤引起的水肿，有助于改善或稳定脊髓功能。

（二）硬膜内髓外肿瘤

硬膜内髓外肿瘤是指发生在硬膜内脊髓实质之外的肿瘤。最常见的是起源于膜性结构的脊膜瘤和神经根的施万细胞瘤及神经纤维瘤，它们均系良性肿瘤。

大多数椎管内髓外肿瘤生长缓慢。硬膜内髓外肿瘤典型表现为脊髓压迫或神经根压迫症状。半侧脊髓横断综合征是最为典型的脊髓压迫症状。静息性根性疼痛是神经根受压的表现。

脊柱 X 线平片、CT 平扫、MRI 检查有助于诊断。

外科手术切除是最佳治疗选择。恶性肿瘤通常较为弥漫，且易浸润生长，很少能获得全部切除。因此，术后需要辅以放疗。总的预后较差。

（三）髓内肿瘤

髓内肿瘤起源于脊髓实质部分，原发性胶质瘤占髓内肿瘤的 80%，室管膜瘤和星形细胞瘤是常见的两类胶质瘤。少突胶质细胞瘤、神经节细胞瘤较少见。血管网状细胞瘤约占髓内肿瘤的 3%～8%。胚胎源性肿瘤少见。转移瘤以肺癌和乳腺癌最为常见，发生率约 5%。

髓内肿瘤良性的居多，病程通常比较缓慢。临床表现以缓慢进展的阶段性、非根性疼痛最常见。

脊柱 X 线平片和 CT 检测，诊断髓内病变价值不大。MRI 平扫加对比剂检查能较好地诊断肿瘤特征及脊髓形态变化。

髓内肿瘤的治疗方案取决于肿瘤的性质。肿瘤的组织学特征决定肿瘤是否能够获得全部切除。

本节主要对椎管内最常见的神经鞘瘤、脊膜瘤、室管膜瘤、星形细胞瘤及血管网状细胞瘤进行重点阐述。

二、神经鞘瘤与神经纤维瘤

神经鞘瘤是起源于周围神经施万细胞的一类肿瘤，主要发生于中枢神经系统和周围神经系统之间的移行带。神经鞘瘤与神经纤维瘤大约占椎管内肿瘤的 26%，是椎管内最常见的肿瘤。WHO 的肿瘤病理分型将其分为细胞型、从状型和黑色素型。

治疗以手术为主，按肿瘤部位一般有以下几种方式：颈段哑铃型肿瘤切除术、胸段哑铃型肿瘤切除术、腰段与骶段哑铃型肿瘤切除术。

三、脊膜瘤

脊膜瘤是椎管内第二常见的髓外硬膜下肿瘤，仅次于施万细胞瘤。椎管内脊膜瘤约占整个椎管内肿瘤的 25%，占整个脑（脊）膜瘤的 12%。以 40～70 岁多见，女性多见。约 80% 发生于胸椎。组织学上，脊膜瘤以脑膜皮型、纤维型和过渡型较常见。临床表现常见的有背部疼痛和脊髓受压表现。脊膜瘤偶尔可引起颅压增高的症状和体征，表现为头痛和眼底水肿。MRI 表现为较均匀的 T1 和 T2 等信号，注入对比剂后常呈均一强化，同时可为制定手术计划提供有价值的信息。需与椎间盘突出和颈椎病鉴别。

外科手术切除是脊膜瘤的最佳选择，初次手术如果能够全切除，将会获得治愈的机会。如果脊膜瘤有硬膜外侵袭性生长，则有较高的复发率。

放疗对生长缓慢的脊膜瘤而言疗效有限。对次全切除的脊膜瘤辅以术后放疗很久后复查，很难见到肿瘤缩小。因此，放疗应以肿瘤的具体情况而定。对有恶性临床特征及组织学生长活跃的脊膜瘤应辅以适量的放疗。我们建议对复发的脊膜瘤可以再次手术治疗，对初次手术后很快就复发的存在较大手术风险的患者或其他并发症者可以放疗。最新型的放射外科治疗技术射波刀对脊柱脊髓肿瘤具有较好的治疗效果，值得进一步研究。

四、髓内室管膜瘤

在脊髓髓内肿瘤的发病中，室管膜瘤最为常见，约占所有室管膜瘤的 30%，占所有髓内肿瘤的 60%。多见于中年人，男女发病率相同。脑内室管膜瘤病理类型可见于脊髓内，包括细胞型、乳头型、透明细胞型、伸长细胞型。以上病理类型在 WHO 分级中属于Ⅱ级。

早期症状无特异性，除了少见的恶性和转移性肿瘤外，通常病情进展缓慢。疼痛是常见的临床表现。根据肿瘤的部位，临床出现不同的症状。所有髓内病变的确诊和评价均依据 MRI。MRI 表现通常为 T1 低信号或等信号，T2 高信号，边界较清晰，大部分均一强化，并对称分布。鉴别诊断除了需和硬膜下髓外病变鉴别外，还需与星形细胞瘤鉴别。后者好发于脊髓颈段和颈胸交界部位。影像上比室管膜瘤显得形态不规则，缺少边界，强化不均一。

最终确诊需要病理检查。

争取肿瘤全切是低级别室管膜瘤最佳的治疗方法。一般全切后不需要辅助放疗。脊髓髓内肿瘤的术后治疗效果与术前神经功能状态呈正相关，故术前的神经功能状态直接影响到患者术后的生存质量。

对于已经达到手术全切的脊髓室管膜瘤术后常规随访，不推荐术后放疗，远期疗效满意。对于不能全切的室管膜瘤，术后局部 50～60Gy 的放疗有着很好的局部效果，并且也是安全的。除了弥漫型室管膜瘤，一般不需要全中枢放疗。

五、髓内星形细胞瘤

脊髓星形细胞瘤的发病率较低，大约每年每 10 万人中有 0.8～2.5 例，是颅内星形细胞瘤的 1/10。和颅内星形细胞瘤不同，髓内星形细胞瘤大多属于低级别(WHO 分级 Ⅰ～Ⅱ级)，成人髓内高级别星形细胞瘤比例只占 10%～30%，儿童中更低，只占 7%～25%。

在 MRI 影像上，星形细胞瘤的表现多样。一般表现为 T1 加权像上混杂低信号，T2 加权像上为混杂高信号，边界欠清。低级别胶质瘤几乎不增强，高级别胶质瘤增强明显。

约 30%髓内星形细胞瘤因边界和正常组织难以辨清，很少能做到完全切除，但积极的手术治疗仍然是髓内星形细胞瘤的首选。脊髓星系细胞瘤手术的目的在于明确诊断，实现脊髓减压，为进一步放疗提供基础。当肿瘤不能全切时，应考虑术后放疗。因为脊髓星形细胞瘤的发病率低，目前少量的随机治疗结果还不足以提供足够的证据来确立治疗指南，甚至没有明确的证据确定星形细胞瘤的术后放疗是否确实有效果。然而，考虑到肿瘤难以达到全切和肿瘤的组织病理性质，一般认为术后的放疗还是可取的。

化疗可以作为高级别胶质瘤已行手术和放疗以后挽救性治疗手段。目前还没有疗效确切的方案可供选择，可参考脑星形细胞瘤的化疗方案。

星形细胞瘤患者的预后主要取决于肿瘤分级和症状持续时间。高级别的肿瘤易复发，并且近一半会向颅内发展。

六、脊髓血管网状细胞瘤

血管网状细胞瘤(血管母细胞瘤)是血供丰富的良性肿瘤，至今对其组织发生没有定论。好发于后颅窝，发生在椎管内者少见，约占所有脊髓髓内肿瘤的 2%～5%，是第 3 位好发于髓内的肿瘤。平均年龄 33～35 岁，男∶女为(1.5～2)∶1。脊髓血管网状细胞瘤最常见的发生部位脊髓颈段和胸段，尤其是在男性患者。肿瘤常位于髓内，较多位于脊髓背侧或背侧方。

手术切除是髓内血管网状细胞瘤的最佳治疗选择，手术的目的是切除病变，保护脊髓功能，总的治疗效果良好。必须掌握严格的手术适应证。当外科手术无法切除时才考虑局部或全中枢放疗。射波刀可治疗孤立的实质性脊髓血管网状细胞瘤，避免了常规放疗的并发症。如果肿瘤直径/长径>3cm 或肿瘤为囊性，不适合射波刀治疗。由于肿瘤有一定边界，依靠现代功能检测和显微手术技术，90%以上的患者可以保留良好的神经功能，只有 10%左右的患者术后出现功能下降。血管网状细胞瘤属于 WHO 分级的Ⅰ级，手术切除后可望治愈，而部分切除将难免复发。

七、淋巴瘤

颅内淋巴瘤，以往曾被称为淋巴肉瘤、网状细胞肉瘤、小胶质细胞瘤等，有原发性和继发性之分。继发者为全身性淋巴瘤侵入中枢神经系统所致；原发性中枢神经系统淋巴瘤是少见的原发于颅内、眼、脊髓及脑脊膜等多个部位的淋巴结外非霍奇金淋巴瘤。

淋巴瘤约占颅内肿瘤的 1%～3%，多数病人伴有全身淋巴瘤。发病常与免疫系统疾病或免疫力下降有关。胼胝体、基底核、脑室旁为好发部位。免疫力下降的病人常呈颅内多发性结节。肿瘤有脑脊液播散者占 0～25%。

目前认为手术治疗不能改变病人的预后，主要作用是肿瘤活检、立体定向活检术最为适宜。除非肿瘤体积大、位于非功能区、瘤周水肿明显、中线结构明显移位、随时有发生脑疝的危险，否则开颅手术切除意义不大。皮质类固醇等治疗可用于临时缓解症状或试验性治疗，但在活检前应避免使用。

立体定向活检确诊后，可进行放疗、化疗等综合治疗，是提高颅内淋巴瘤病人生存期的最适方法。先行放疗随后化疗的疗效，比先化疗然后放疗的疗效更好，生存期更长。对于直径<3cm 的一个或多个病灶，可行伽马刀或光子刀治疗，效果优于

普通放疗。

化疗能显著延长生存期，多数报道超过 40 个月。因手术及放疗的效果不理想，目前治疗已由以前的全脑放疗辅以化疗转化为大剂量甲氨蝶呤为主的化疗辅以放疗。

八、黑色素瘤

颅内黑色素瘤是中枢神经系统少见肿瘤，可分为原发性和转移性两大类，以转移性多见。原发性者源于软脑膜的成黑色素细胞，转移瘤多为皮肤黑色素瘤血运转移至颅内。该肿瘤恶性程度高，生长速度快、病程短，颅高压症状出现早，肿瘤细胞易脱落，沿蛛网膜下隙播散。黑色素瘤约占颅内肿瘤的 0.2%～0.4%，占颅内转移瘤的 2%～7%。大宗尸检报告颅外黑色素瘤向颅内转移率高达 65%～75%，15%～20%的黑色素瘤首先转移至中枢神经系统。本病多见于青壮年男性，男女之比为 2∶1。原发性者以儿童多见。

MRI 上黑色素瘤的信号随黑色素含量的不同而不同，且易因瘤内出血而改变影像特征。

颅内黑色素瘤目前尚无好的治疗方法，临床上主张切除病灶（包括原发灶），在辅以放疗、化疗、免疫治疗等综合措施。但因肿瘤浸润性生长，与重要结构粘连紧密，且血供丰富，往往全部切除困难，对放疗、化疗也不敏感，伽玛刀立体定向放疗有一定疗效。

颅内转移性黑色素瘤确诊后平均生存期不超过 6 个月，而原发性者预后好得多，可达数年。

（孟　歌　汪　洋）

第十二节　中枢神经肿瘤放疗技术

一、放疗前准备

1. 了解手术过程及术后肿瘤情况　通过手术医生或手术记录，详细了解术中肿瘤的位置、大小、边界、侵犯范围以及肿瘤切除的多少和残留部位，并通过术后的影像学检查（如 MRI、PET）了解肿瘤切除术后的残存情况、脑水肿的程度以及正常解剖结构位置的改变，这对正确制订放疗计划十分重要。

2. 降低颅内压　放疗的不良反应可以引发脑水肿，因此，对于原有颅内压增高的患者应在降低颅内压后再进行放疗，以免诱发脑疝。

二、固定技术和定位方法

1. 治疗体位及固定技术　合适的体位依据肿瘤及其周围关键结构的位置和患者对体位要求的合作性而定，既要考虑布野要求，也要考虑患者的一般健康条件和每次摆位时体位的可重复性。

（1）颅内肿瘤：如胶质瘤、淋巴瘤等一般采取仰卧位，使用面罩固定头部（图 45-2）。患者后颈和枕部与头枕曲线弧度吻合，头自然后仰到位，双肩自然下沉，左右平行，高度一致。

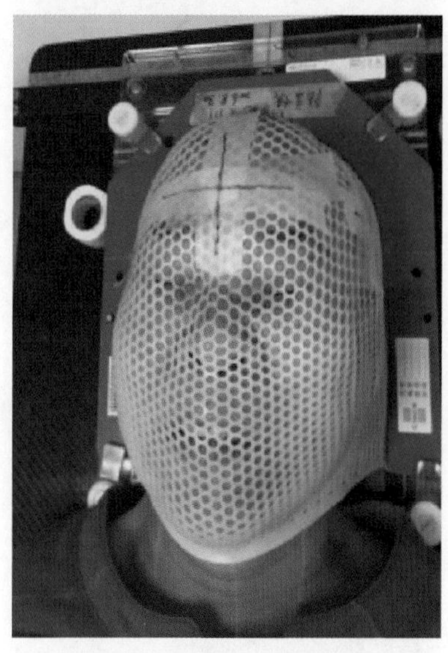

图 45-2　仰卧位头面罩固定

（2）颅底肿瘤：患者取仰卧位及头颈肩面罩固定（图 45-3）。选择合适头枕，塑形时轻压标志性部位如眉弓、鼻子、下颌、锁骨窝、双肩等处。

（3）髓母细胞瘤、室管膜母细胞瘤或生殖细胞瘤：需进行全中枢神经系统照射的，则可采取俯卧位。使用船型枕垫额部、下颌部，并尽量使脊柱伸直，颈项部与躯干呈水平面（图 45-4）。固定面罩均采用热塑材料并固定在碳纤维板上。

2. 定位方法

（1）传统的二维定位方法：即 X 线模拟定位。常规模拟定位是根据 CT 影像图片上肿瘤与周围骨性标记的相对位置，在 X 线模拟定位机上对肿瘤（或靶区）进行二维定位，测定患者的体厚、肿瘤深

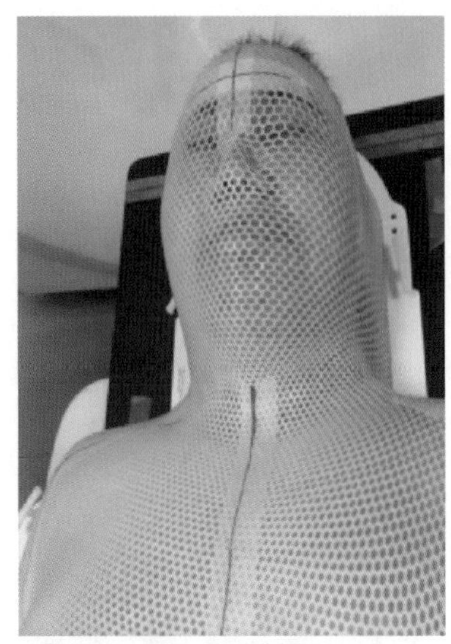

图 45-3 仰卧位头颈肩面罩固定

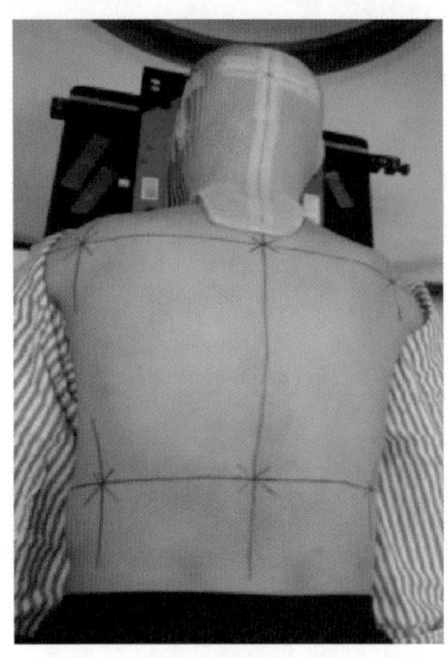

图 45-4 仰卧位固定

度等数据，以此确定照射范围。该定位方法准确性较差，也不能直观显示肿瘤和正常组织的照射情况，几乎不能用它来做三维治疗计划的设计，已经不适合现代放疗技术的要求。

(2) 三维定位方法：即 CT 模拟定位。实现的方式是患者处在治疗体位下，CT 扫描机对整个治疗体积进行螺旋薄层扫描，借助计算机技术将横断面的扫描图像进行重建，获得肿瘤及正常解剖结构的三维图像。笔者采用的技术是利用现有的 CT 扫描机再适当地增加一些辅助装备（放疗专用碳纤维治疗床板和 LAP 公司生产的三维定位激光系统），该 CT 模拟定位系统与三维治疗计划系统以网络的形式连成一个系统，这种方式适用于大多数医院。头部治疗的扫描范围一般是从颅顶往下至第 2 颈椎椎体下缘；扫描层厚一般为 2～3 mm，需要注射造影剂作为增强扫描。三维定位方法可以为治疗计划的设计提供精确的肿瘤靶区定义，校正组织的不均匀性。

三、靶区和危及器官定义

国际辐射单位与测量委员会（International Commission on Radiation Units and Measurements，ICRU）在 50 号（1993 年）、62 号（1999 年）、71 号（2004 年）、78 号（2007 年）、83 号（2012 年）报告中制订并定义了肿瘤放疗靶区和正常组织的相关区域，对放疗所涉及的物理参数和吸收剂量的制定也统一进行了规范。尤其是在图像引导技术（image guided radiation therapy，IGRT）和自适应放疗技术（automatic radiation therapy，ART）的“精准放疗”时代，ICRU83 号报告对靶区、危及器官的定义和勾画的准确性提出了更严格的要求。目前，国内外对肿瘤靶区和危及器官的勾画标准大部分以 ICRU 83 号报告为准（具体定义详见相关章节）。

颅内肿瘤的定位 CT 图像肿瘤边界常常显示不清楚，需要和 MRI 或 PET 等图像进行融合来确定靶区或正常组织。几乎所有的颅内肿瘤放疗患者都要求多序列的 MRI 图像资料，包括 T1、T1 增强加权、T2、FLAIR 序列，以及 DTI、DWI 等。在靶区设计的同时，对靶区周围的正常组织或危及器官（眼球、角膜、晶状体、视神经、视交叉、脑干和脊髓等）也要遵循指南进行勾画。如对头颈部脊髓的勾画应从其与脑干的连接处到第 1 胸椎椎体，并对危及器官限定安全剂量。

四、危及器官放射剂量限值

正常组织放射耐受量通常用 $TD_{5/5}$ 和 $TD_{50/5}$ 来表示，即照射 5 年内 5%和 50%受照射者发生严重并发症的剂量。表 45-3 列出了中枢神经系统正常组织的 $TD_{5/5}$。

表 45-3　中枢神经系统肿瘤放疗危及器官的耐受剂量($TD_{5/5}$)

危及器官	观察终点	剂量(Gy)
脑	坏死，梗死形成	60(1/3 脑)；45(全脑)
视神经、视交叉	失明	50
视网膜	失明	45
晶状体	白内障	10
脑干	坏死，梗死形成	60(1/3 脑干)；50(全脑干)
脊髓	脊髓炎、坏死	50(长 5～10 cm)；47(长 20 cm)

五、治疗计划设计

颅内肿瘤的放疗计划设计一般选用 6 MV 的 X 线，射野等中心在整个靶区几何中心处。

1. 垂体瘤的照射技术　患者定位为仰卧位标准体位。3D-CRT 设野常用方法是标准的一前正中野＋两侧水平野的三野照射。根据瘤体的位置、大小，需要躲避的重要器官有眼球、晶状体、视神经、视交叉、脑干等。IMRT 设野多采用 5 个固定照射野，分别为 0°、70°、110°、250°、290°。VMAT 计划设野常采用单弧旋转调强技术(图 45-5)，机架的起始角度为 182°，加速器机架围绕射野等中心顺时针旋转 356°，照射野剂量率设定最大剂量率为 600 MU/min，床角为 0°，90 秒治疗结束。

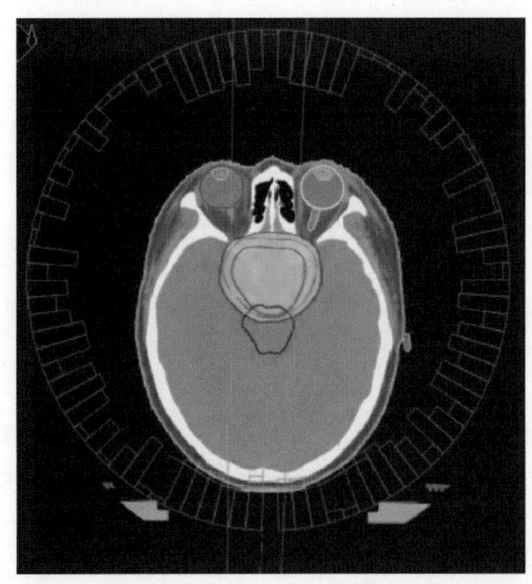

图 45-5　VMAT 单弧照射技术

2. 脑胶质瘤的照射技术　患者定位为仰卧位标准体位。3D-CRT 设计以避开正常脑组织的切线野为主，设 6～7 个照射野，同时避开正常组织或危及器官。如局部剂量不足，可以给予小野补量。IMRT 设计原则与 3D-CRT 基本相同，如靶区偏中心或为了规避危及器官，可以旋转床角度或小机头角度。如果靶区居中心，VMAT 可采用单弧旋转照射；如靶区偏中心，可采用两个半弧照射(图 45-6)。采用两个半弧照射时，机架的起始角度为 330°，加速器机架围绕射野等中心顺时针旋转 176°，再逆时针旋转 176°回到 330°。照射野剂量率设定最大剂量率为 600 MU/min，床角为 0°，90 秒治疗结束。

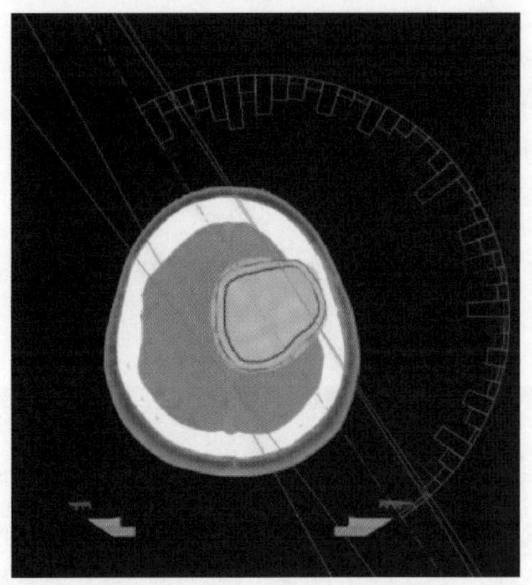

图 45-6　VMAT 两个半弧照射技术

3. 全中枢神经系统照射　患者取俯卧位。全中枢适形放疗常规是在模拟机下定位，全脑及第 4 颈椎以上的椎体采用两侧水平野等中心照射，全脊髓采用源皮距垂直照射，根据脊髓长度分为 2～3 个照射野(图 45-7)。注意相邻两野之间要有适当间隙；为防止剂量重叠或过低，每周上下移动。笔者在做全脑、全脊髓放疗的主要采用 3D-CRT 和 IMRT 技术。

治疗计划设计方法先将靶区分为 3 段，设 3 个等中心：第 1 段，全脑加第 2 颈椎下缘以上椎体，等中心在颅脑中心；第 2 段，第 3 颈椎上缘至第 12 胸椎下缘，等中心在胸部；第 3 段，第 1 腰椎上缘至骶

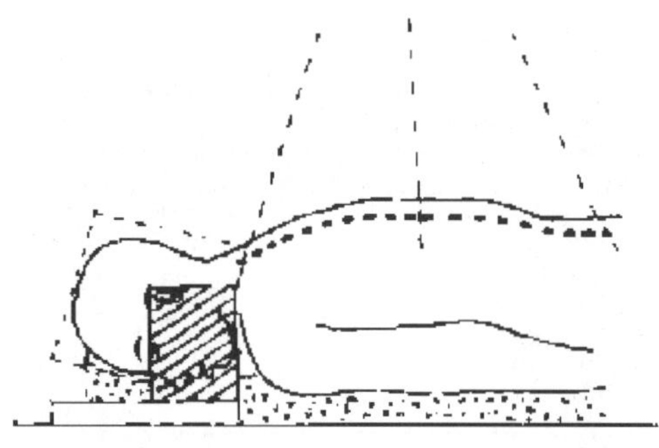

图 45-7 全中枢 3D-CRT 照射技术

尾，等中心在腹部。第 1 段计划设计采用两侧对穿野适形野，利用多叶光栅对晶状体、视神经等危及器官进行遮挡。第 2 段计划设计采用一前两侧斜交叉固定调强野照射，机架角度为 0°、50°、310°，注意避开肺组织。在剂量计算时，将第 1 段的剂量也同时叠加进去。第 3 段计划设计采用一前两侧斜交叉固定调强野照射，机架角度为 0°、30°、330°，设野角度也可根据正常组织受量进行微调。同时注意血象反应，每隔两周向下挪移一个椎体，重新设计治疗计划。3 段射野衔接处冷热点的处理，主要是通过调整准直器的范围和多叶光栅小子野的权重实现。通过计划评估，只要靶区体积达到 95%以上的处方剂量，危及器官不超过耐受量，衔接层面的冷热点区域满足临床要求即可(图 45-8)。

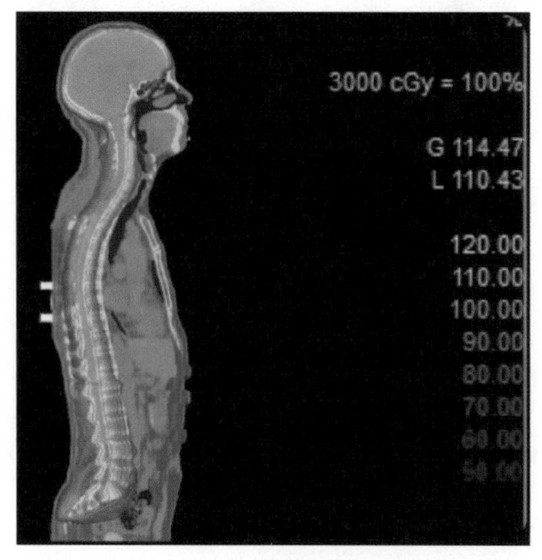

图 45-8 全中枢 IMRT 照射技术

(宋婷婷 汪 洋)

第十三节 颅内肿瘤的放射外科治疗

一、概述

立体定向放射外科(SRS)最早由瑞典神经外科专家 Lars Leksell 提出，是指采用单次大剂量的高能射线聚焦于颅内某一局限性病灶，使之发生放射性损毁，而靶区外正常组织因靶区边缘剂量迅速跌落而免受累及，达到类似外科手术切除的效果，极大地减少了手术创伤与风险。经过 60 余年的发展，SRS 已成为了神经外科及肿瘤放疗的重要手段，在听神经瘤、脑膜瘤、垂体腺瘤、脑转移瘤、脑动静脉畸形等良恶性病变的治疗中取得了显著效果。

SRS 的主要设备是以产生 γ 线的钴-60 为放射源来实施手术的设备称为伽玛刀。近来以直线加速器为基础的放射外科，通过影像引导摆脱了颅骨框架的限制，从最初的旋转照射理念到其他许多设想被提出并在临床上得以验证，除了用于治疗头部肿瘤外，还可以用于治疗体部肿瘤。此外，质子刀、中子刀、重离子束刀、负 π 介子刀等也在研制之中。随着技术及经验的日臻完善，SRS 这一划时代的名称将更加名副其实。

SRS 从概念到实践，已度过了 60 多年。这种新技术的发展一直伴随着来自于神经外科及肿瘤放疗专家们的争议。但无论如何，越来越多的循证医学资料证实了这种技术的有效性和可靠性，放射外科和放疗两种技术有了越来越多的融合点。早期的放射外科是单次大剂量照射，对于有正常组织演变的 AVM 和良性肿瘤也未觉察出分割照射治疗的益处。然而，在常规放疗中，分割治疗的效果非常明显。立体定向分次放疗(SRT)则是充分利用现代放疗技术、计算机技术和影像学技术，对病变部位和照射剂量进行精确定位和定量，并结合分次治疗方式，使放疗进入了精确定位、精确摆位和精确治疗的新阶段。

同常规放疗相比，SRT 精确的物理剂量分布和靶体积外剂量的锐利下降，可在周围正常组织照射剂量不增加的情况下，较大幅度地提高了肿瘤照射剂量，有其明显优越性。SRT 尤其对治疗颅内巨大转移瘤的表现更是异军突起。对于体积较大的肿瘤，立体定向分割照射是必要的。神经组织的单次最大耐受照射剂量很大程度上取决于靶区的体积，要达到颅内肿瘤良好的立体定向放射外科的治疗效果，要求剂量学特点必须满足以下 4 点：①剂量分布集中；②靶区周围剂量梯度变化要大；③靶区内及靶区附近的剂量分布不均匀；④周边正常组织接受剂量少。由于剂量的陡减，理论上有明确边界的每个病灶，都可以选择合适的照射剂量来治疗。

二、临床应用

国际放射外科协会（International Radiosurgery Association，IRSA）2003 年至今已出台了 5 篇《放射外科实践指南》，包括颅内动静脉畸形、难治性三叉神经痛、听神经鞘瘤、垂体腺瘤和脑转移瘤。

（一）良性肿瘤

放射外科治疗良性肿瘤的目的是控制肿瘤生长和保存功能，约占治疗病例的 40%。对于未治疗过的、残存或复发的良性肿瘤，尤其是位于颅底手术难度较大者，放射外科是替代显微外科的首选方法。长期随访证明脑膜瘤和神经鞘瘤的肿瘤控制率高，而放射导致并发症率较低。听神经鞘瘤的放射外科治疗比例逐年上升，管内型伽玛刀治疗后听力保存甚至优于显微外科。垂体瘤也逐步成为放射外科的主要适应证之一，占治疗良性肿瘤中的 25%。

1. 脑膜瘤　手术切除是良性脑膜瘤首选的治疗方法。术后复发率达 10%～26%，特别是那些位于颅底和侵及大静脉窦或海绵窦区、岩骨斜坡韧带区等手术特别困难解剖部位的脑膜瘤，术后残废率、死亡率很高，复发率高达 40%～50%。放疗后长期随访显示肿瘤生长停止或体积缩小，尤其是术后肿瘤残留或复发者特别有价值，可明显降低复发率与严重的并发症，是值得提倡的方法。多项研究表明，立体定向放射外科是治疗脑膜瘤安全有效的治疗方法。治疗效果相当，中位处方剂量 12.5～16.0 Gy，肿瘤控制率为 94%～98%。对于小体积肿瘤，其单次照射与分次照射控制率无差异，对于体积较大或者靠近视神经的病灶，分次照射可更好地保护视神经。

2. 听神经瘤　手术是听神经瘤的主要治疗手段，SRS 则是可替代手术治疗的另一有效方法。研究表明，SRS 在肿瘤控制率、颅神经功能保留等方面与手术相当，甚至优于手术，而且相对无创，更易为患者所接受。综合文献报道伽玛刀治疗的肿瘤控制率为 95%～98%，可用听力的保留为 60%～70%，面神经功能的保留和三叉神经的保留分别 >95%，无脑脊液漏、脑膜炎或其他感染的发生。最可能受益于中小型、无脑干压迫症状的前庭神经鞘瘤患者，或手术切除后肿瘤残留、复发的患者，免除了开颅手术风险，降低了治疗费用。对中小体积的听神经瘤病灶，伽玛刀和 X 线刀的治疗效果相当。中位处方剂量常为 12～13 Gy。肿瘤控制率为 90%～98%，颅神经功能保留率无差异。对于直径 >30 mm 的大体积病灶，伽玛刀不再适用，可进行分次照射。据匹兹堡大学伽玛刀中心研究认为符合以下条件之一者可行 SRS 治疗：伴有严重的全身性疾病者、老年病人、显微手术后肿瘤复发、肿瘤侧听力为仅存听力、双侧听神经瘤至少有一侧存有听力者、拒绝外科手术者。

3. 垂体瘤　对于垂体瘤来说，理想的治疗应该是减轻瘤体对周围组织的压迫效应及将激素值控制在正常范围。在治疗方法的选择上，临床上常用的措施有外科手术，包括开颅手术及经蝶显微外科术，也有药物治疗及放疗。但任何一种治疗方式均有其本身的缺陷及不可耐受的并发症，单凭一种治疗无法达到控制肿瘤生长及消灭临床症状的目的，应根据患者的临床症状、体征、内分泌表现、肿瘤生长规律而制订合理的治疗方案。随着立体定向放射外科治疗技术的广泛应用及深入探索，对于那些不能耐受手术、多次术后复发或是对周边组织侵犯严重的垂体瘤，此技术得到了更多同行的认可。多年来，众多学者对这项技术的疗效影响因素进行了大量研究，包括瘤体的体积、靶区的精确性、治疗前激素的水平、照射剂量、治疗前后激素拮抗药的放射保护作用等。但这些结果并不统一。Castinetti 等认为应该以能在 MRI 上定义的肿瘤靶区程度为主决定是否将立体定向放射外科治疗作为最适治疗方案。

在目前的指南中，放射外科治疗垂体瘤尚不是首选方法，对术后残留和复发的或累及海绵窦的垂体瘤疗效肯定。肿瘤生长的控制率为 90%～100%；对功能型垂体腺瘤，使高激素水平正常化需要数月至数年的疗效潜伏期，如肢端肥大症患者激素降到正常值需要 30～50 个月，对库欣综合征及高泌乳素症患者这个时间也需要 15～30 个月。为减缓激素对全身各功能器官的影响，立体定向放射外科治疗最适合应用在低水平激素增高征患者及对激素拮抗药敏感的患者。放射外科治疗后GH型正常化概率为60%～70%，ACTH型为63%～98%，PRL型不到30%。相关治疗并发症包括视力下降，发生率<1%；垂体功能低下0～33%。相对常规放疗，立体定向放射外科发生放射性相关并发症的概率少许多，尤其是远期发生的潜在认知障碍、脑血管病、脑坏死等。

Mingione等报道了100例非分泌性垂体腺瘤患者伽玛刀的治疗结果，肿瘤局部控制率为92.2%，放射剂量12 Gy组的肿瘤控制率高于放射剂量<12 Gy组，97.3%对比68.7%。当放射剂量>20 Gy时，肿瘤控制率不再提高。若肿瘤体积较大或者与距视交叉较近如<5 mm时，SRS不再适用，可采用大分割或者常规分割治疗，以减少视交叉的损伤。

（二）脑转移瘤

脑转移是很多恶性肿瘤的晚期表现之一，约有50%的恶性肿瘤患者在其生存期内会发生脑转移，随着MRI检查的广泛使用，小转移病灶检出率增高，多发脑转移发生率高达60%～75%。与生存期相关的因素包括KPS评分、颅外疾病、肿瘤总体积等。肿瘤总体积是总生存期的预测因子，脑转移瘤数则是颅内治疗失败的预测因子。

脑转移瘤治疗措施包括手术、放疗、化疗及联合治疗，但最佳治疗策略仍不明确。在决定某种治疗方案前宜结合病情、肿瘤病理特性、病灶多寡等条件慎重考虑。若患者已有脑疝表现或出现瘤内出血等征象，最好采用手术治疗，以便尽快解除颅内高压征，缓解危象。转移瘤与周围脑组织的边界清晰，是放射外科的良好适应证。在过去的10年中这是立体定向放射外科应用最高的增长点。Vuong等报道了脑转移瘤手术和SRS的治疗效果，表明SRS组的平均总生存时间（18.4个月对比13.0个月）及无瘤生存时间（13.8个月对比10.4个月）均显著优于手术组，且治疗费用更低。

脑转移瘤SRS适应证：肿瘤体积较小，直径<4 cm；颅内单发或<4个转移灶；手术或放疗后复发的转移瘤；瘤灶位置深，手术难度大；患者一般情况差，不能耐受手术或常规放疗，或患者拒绝手术。也有学者认为脑转移瘤SRS的适应证为：KPS评分>70分；无肿瘤全身转移，且原发灶控制稳定，脑内转移瘤无急性进展；复发或未控制的转移瘤需要进一步治疗者；生存期>3个月。

目前，大量的临床研究基于伽玛刀单次大剂量治疗，肿瘤周边剂量15～30 Gy。为提高肿瘤控制率，理论上只有提高照射剂量，但剂量增加或治疗容积较大时必然会增加晚反应脑组织损伤，从而增加放射并发症的概率。对于大体积或紧邻重要结构的脑转移瘤可采用分次照射，以保证肿瘤的控制并降低放疗毒性。

对于新发1～3个脑转移瘤患者应推荐SRS作为初始治疗，SRS对脑转移瘤的局部控制率为80%～90%，对肿瘤局部控制率和提高患者生存质量，尤其对维护神经认知水平大有帮助，联合WBRT可降低颅内治疗失败率。因为WBRT的“辐射诱导的痴呆”和认知功能障碍，许多学者对SRS常规联合WBRT的必要性提出质疑。美国安德森癌症中心开展对认知功能研究显示，WBRT有较高的认知功能下降风险，若不能延长患者生存，不建议联合WBRT。在SRS治疗中是否联合WBRT以降低转移瘤复发时，应根据患者的综合因素判断。对全身状况较好、分级为Ⅰ～Ⅱ级、原发病灶控制较好的患者，尽量采用联合治疗，以延长生存时间，提高颅内无病生存率及患者生存质量。

在多发性脑转移瘤姑息性治疗选择策略中，WBRT仍被认为是合理的姑息手段，SRS是否对生存有益尚不明确。对于颅内多发转移瘤，全脑放疗与追加立体定向放射外科治疗的间隔时间，目前尚无统一标准。有学者认为SRS也可用来治疗≥10个脑转移瘤，AANS公布单纯SRS治疗脑转移瘤能够获得与SRS＋WBRT相近的生存率，且SRS对于存在3个以上脑转移瘤患者的生存受益更好。日本在2006年发表的一个多中心随机研究显示，单纯立体定向外科与全脑放疗联合立体定向放射外科的随机对照结果表明，单纯立体定向外科治疗组的1年局部复发率（27.5%对比11.3%）、颅内治疗病灶外复发率（63.7%对比41.5%）和颅内总复发率（76.4%对比46.8%）明显高于联合治疗组。另外，单纯立体定向外科治疗组需要的挽救治疗多于联合治疗组（43.3%对比15.4%）。因此，对于单纯立体定向放射外科治疗后的颅内多发转移患者建议随访期间每2～3月个行影像学检查密切观察，若有复发尽行挽救治疗。

当转移瘤巨大时SRS治疗效果较差，且部分患者不愿接受多程SRS治疗。如果要得到相同的肿瘤控制率，大体积肿瘤需要更大的照射剂量。但大体积肿瘤受照射时周边剂量减小较慢，为保护周围正常组织，SRS治疗常是肿瘤体积越大其照射剂量越低，所以，难以达到满意的临床治疗效果。然而，分次立体定向放疗通过分次治疗、个体化给量，能有效控制大体积脑转移瘤，延长患者的生存时间并改善生活质量。对单发大体积脑转移瘤，当肿瘤位于非功能区且位置表浅时，患者整体情况较好者应尽量手术，特别是存在颅内高压的患者更应积极手术，术后复查MRI后再决定是否行SRS治疗。

脑转移瘤SRS及WBRT治疗后的复发，包括经治肿瘤继续生长和颅内其他部位再发两层含义，有5%～8%的经治肿瘤可继续增大或原肿瘤边缘复发。局部控制的失败可能与照射剂量不足、肿瘤体积大、数目多、邻近重要结构等因素有关，而脑转移瘤的颅内远处再发则是由转移瘤的固有生长特性决定的。单发脑转移瘤中13%的患者可出现新的颅内转移灶，而4个以上病灶的患者出现新发病灶的概率明显增多。虽然SRS治疗颅内复发脑转移瘤疗效肯定，但对于是否常规增加WBRT来预防脑转移瘤复发的做法各家意见不一。

脑转移患者在放疗过程中是否需要配合化疗或靶向治疗，目前的研究结果尚无明确结论。RTOG 0320的研究结果表明，放疗的同时配合替莫唑胺或厄络替尼不能使患者获益，反而可能降低患者的生存时间。原因可能与综合治疗后毒性反应明显增加有关。

（三）其他颅内病变

作为重要的辅助治疗手段，SRS还广泛用于其他多种颅内良恶性肿瘤及脑功能障碍的治疗，如海绵窦血管瘤、复发脑胶质瘤、血管外皮瘤、三叉神经痛等，均取得了一定的临床效果。

（王　鑫　汪　洋）

第十四节　颅内肿瘤放化疗综合治疗

一、化疗进展

近年来，颅内肿瘤的临床试验主要在颅内胶质瘤开展，放化疗进展亦主要集中于此。目前，应用于高级别胶质瘤的主要化疗药物有：①TMZ（一线药物）；②亚硝脲类，如洛莫司汀（CCNU）、卡莫司汀（BCNU）、尼莫司汀（ACNU）；③丙卡巴肼（PCBZ）；④植物类药物，如长春碱、喜树碱等药物，长春新碱常用于联合化疗，是PCV化疗方案的药物之一；⑤铂类抗肿瘤药物，如顺铂、卡铂。

Stupp等于2005年报道了EORTC和NCIC进行的573例患者参加的一项大规模Ⅲ期随机临床研究，采用术后放疗和替莫唑胺同步使用6周，然后继续替莫唑胺单用6个周期（每28天1次，5天为一个周期），结果显示TMZ联合放疗较单纯放疗可延长GBM患者中位生存时间2.5个月，同时2年生存率提高了16%，5年生存率由2%提高至9.8%。在同步治疗期间，3～4级血液学毒性反应为7%，其后单用替莫唑胺辅助化疗时为16%，证实了R-T方案是一个有效且安全的方案。故对于新诊断GBM的患者，强烈推荐术后TMZ同步放疗联合TMZ辅助化疗6个周期（该方案又简称Stupp方案）。对于TMZ治疗中有持续改善且毒性反应可耐受的患者，可考虑延长辅助化疗的治疗周期，推荐辅助化疗12个周期。最近，一项多中心试验对新诊断的GBM患者，在Stupp方案基础上增加术后2周开始TMZ早期治疗14天（每天75 mg/m^2）。虽然PFS没有显著延长，但显示总生存期比单纯Stupp方案明显延长（17.6个月对比13.2个月），而不良反应没有明显增加。

一项随机化研究指出同样使用TMZ的GBM患者，若MGMT启动子有甲基化，则其中位生存时间明显长于无启动子甲基化的患者（21.7个月对比12.7个月，Ⅰ级证据）。因此，有条件的单位尽快开展MGMT启动子甲基化的PCR检测。若有染色体1p/19q联合缺失的间变性少突胶质细胞瘤和间变性少突星形细胞瘤对PCV化疗方案（洛莫司汀+丙卡巴肼+长春新碱）反应率要明显高于1p/19q未缺失者。目前关于间变性少突胶质细胞瘤和间变性少突星形细胞瘤的化疗都采用PCV方案，但TMZ因为不良反应少也备受重视。有关TMZ在Ⅲ级胶质瘤的随机对照研究目前仍在进行中，且尚无PCV和TMZ之间比较的研究结果。

一项针对60岁以上、WHO大于Ⅱ级GBM患者的研究结果显示，术后替莫唑胺化疗或低分割放疗与常规分割放疗比较，可以取得较好的生存获益。鉴于GBM多发于老年患者，老年患者的治疗方案可以根据KPS评分<60和MGMT启动子是

否甲基化为选择基础，作如下选择：标准同步放化疗＋辅助化疗（替莫唑胺 TMZ）；低分割放疗＋同步化疗＋辅助化疗（TMZ）；低分割放疗＋辅助化疗（TMZ）；低分割放疗/标准放疗；单药化疗（TMZ）；支持治疗/姑息对症处理。

近年来，化疗在低级别胶质瘤患者中的作用逐渐得到重视和肯定，主要用于高危新诊断患者的辅助化疗和复发患者的挽救治疗。新发低级别胶质瘤患者的辅助治疗应根据是否存在高危因素实施个体化的治疗方案，高危患者术后辅助治疗推荐：放疗联合 PCV 方案化疗，或放疗联合 TMZ 化疗，或放疗联合 TMZ 同步和辅助化疗。但对 1 p/19 q 联合缺失的患者可以选择单纯化疗。目前推荐 TMZ 作为低级别胶质瘤化疗的首选药物。

原发性中枢神经系统淋巴瘤（PCNSL）一般不推荐单纯放疗，化疗已成为 PCNSL 的一线治疗，治疗 PCNSL 的药物分为低通透性（蒽环类、长春新碱、环磷酰胺）、中通透性（甲氨蝶呤、阿糖胞苷）、高通透性（类固醇、烷化剂）3 类。甲氨蝶呤（MTX）采用 3.5 g/m^2，因疗效佳、安全性好被推荐为常规治疗剂量，更高剂量的 MTX 并不能带来更大获益。PCNSL 的系统化疗多数研究主张 HD-MTX 与其他化疗药物联合应用。Ferreri 等开展一项多中心Ⅱ期临床研究，将 79 例初治 PCNSL 患者随机分为两组，试验组予 MTX（3.5 g/m^2，第 1 天）＋阿糖胞苷（Ara-C）（2 g/m^2，q12h，第 2～3 天），对照组予 MTX（3.5 g/m^2，第 1 天）。结果试验组的 CR 46%，3 年 OS 46%；对照组的 CR 18%，3 年 OS 32%。表明 MTX 联合 Ara-C 化疗优于 MTX 单独化疗。TMZ 可通过血-脑屏障，Rubenstein 等对 44 例初治 PCNSL 患者给予 MT-R（MTX＋替莫唑胺＋利妥昔单抗）化疗，达到 CR 者行序贯 EA（依托泊苷＋阿糖胞苷）巩固化疗，2 年 PFS 57%，4 年 OS 65%，不良反应可耐受。由于替莫唑胺毒性较小、安全性较高，可作为老年 PCNSL 患者的一种选择。预防性鞘内化疗对 PCNSL 的作用尚有争议。鞘内化疗的常用药物有 MTX、Ara-C、地塞米松。有研究表明，以 HDMTX 为基础的静脉化疗联合 MTX 鞘内注射或者单独 MTX 鞘内注射可治疗脑膜受累的 PCNSL，但需要进一步临床随机对照研究的验证。

对于视网膜母细胞瘤、髓母细胞瘤、生殖细胞瘤等化疗有效的肿瘤，化疗亦不能作为单一的治疗手段，可诱导、同步或序贯使用依托泊苷，以铂类为基础的化疗方案作为放疗增敏治疗；部分颅咽管瘤可从博来霉素囊内化疗取得获益。脑转移癌本身与其他部位转移癌有相同的治疗敏感性（包括靶向治疗），为了克服血-脑屏障的问题，化疗应在全脑放疗后或使用能通过血-脑屏障的药物来达到相似的反应率。经研究，一些新型的化疗药作为放射增敏剂能改善局部控制率。

二、靶向治疗

恶性胶质瘤的靶向治疗是全新的治疗理念，针对不同靶分子开发出许多靶向药物。截至目前，比较明确的疗效是针对抗肿瘤血管形成的靶向治疗。美国 Duke 大学脑肿瘤中心完成的一项贝伐单抗联合伊立替康（irinotecan, CPT-11），治疗复发性恶性胶质瘤的Ⅱ期临床研究结果表明，贝伐单抗提高了药物的客观应答率。目前美国 FDA 已经批准贝伐单抗用于脑胶质瘤。但是，有关贝伐单抗治疗复发胶质母细胞瘤的研究还仅限于少数几项Ⅱ期临床试验，大型随机对照研究还在进行当中，是否可显著缓解病情或者明显延长患者生存期，尚需要更多的临床数据证实。

尼妥珠单抗（nimotuzumab，h-R3）为抗 EGFR 人源化单抗，用于恶性肿瘤的治疗。尼妥珠单抗对于治疗神经胶质瘤在一定程度上可延长患者的生存。

利妥昔单抗（rituximab）是一种作用于 B 细胞表面 CD20 抗原的一种鼠/人嵌合型的单克隆抗体，可特异性地与 CD20 结合，诱导 B 细胞凋亡。在 2015 年国际淋巴瘤会议上，Ferreri 等首次报道 IELSG32 临床试验，将 227 例患者随机分为 3 组：A 组（MTX 3.5 g/m^2，第 1 天；Ara-C 2 g/m^2，每天 2 次，第 2～3 天）、B 组（利妥昔单抗 375 mg/m^2，第 5 天；MTX 3.5 g/m^2，第 1 天；Ara-C 2 g/m^2，每天 2 次，第 2～3 天）、C 组（利妥昔单抗 375 mg/m^2，第 5 天；MTX 3.5 g/m^2，第 1 天；Ara-C 2 g/m^2，每天 2 次，第 2～3 天；塞替派 30 mg/m^2，第 4 天）。结果 A 组的 CR 23%，OR 53%；B 组的 CR 30%，OR 74%；C 组的 CR 49%，OR 87%。该研究表明利妥昔单抗、MTX、Ara-C、塞替派方案可显著改善 CD20 阳性淋巴瘤患者的 CR 和 OR。

三、免疫治疗

免疫治疗为肿瘤的治疗开辟了一条新的治疗

路径，但目前疗效仍然有限，在肺癌患者中有效率仅20%～25%。据研究发现，SBRT与免疫治疗具有联合协同效应。SBRT可能改变人体微环境，激活更多抗原，刺激更多T细胞产生，增强免疫反应。

目前很多研究证明，放疗与免疫治疗联用特别是PD-1/PD-L1单抗有很好的协同作用。一项由John Hopkins大学主持的伊匹木单抗(ipilimumab)应用同步用于脑和脊髓肿瘤放疗的随机临床试验(NCT01950195)和另一项由Thomas Jefferson大学主持的伊匹木单抗同步用于脑部肿瘤放疗的随机临床试验(NCT01703507)也正在进行之中。之前的研究中，一些患者在联合治疗后，出现照射区以外肿瘤的自发退缩，这就是"远端辐射效应"(abscopal effect)，又称放疗远端效应，使得未经照射区域的肿瘤得到一定程度的控制。放疗远端效应的出现，颠覆了大家对放疗的认识。显然，放疗不仅能局部直接杀死癌细胞，还能引起某种全身性的变化。这种变化，目前认为主要是对免疫系统的调节。

美国FDA已经批准贝伐单抗用于脑胶质瘤治疗。2016年ASCO口头报道的临床试验中将其联合派姆单抗(pembrolizumab)用于治疗中枢神经系统肿瘤，探讨了免疫疗法加标准治疗的新型治疗方式。但报道中仅有安全性数据，而疗效的数据尚不完善。

还有一项正在进行的PD-L1抑制剂durvalumab(medi4736)联合放疗和替莫唑胺的研究，联合组的相关数据将于2017年公布。若数据是有效且是可靠的，免疫治疗可能将颅内肿瘤的化疗变得更加低毒高效。

此外，有些免疫治疗方法也在探索之中，伊匹单抗在黑色素瘤中做过一个21例的小样本临床试验，招募使用伊匹单抗治疗失败患者(4个疗程治疗之后病情进展)接受放疗(13个脑部放疗，8个颅外放疗)。21例患者中有11例出现了远端效应(放疗部位之外的肿瘤缩小或者控制)。最后发现，出现远端效应患者的中位生存时间是22.4个月，没出现的是8.3个月，结果令人振奋。

来那度胺为一种免疫调节剂，可通过改变肿瘤微环境、激活细胞毒性T细胞等机制达到抗肿瘤作用，用于多发性骨髓瘤和非霍奇金淋巴瘤的治疗。最新研究表明，复发/难治的DLBCL，应用来那度胺可达到28%～35%的缓解率。来那度胺能否应用于PCNSL目前正在进行Ⅰ期临床试验。

目前，免疫制剂的低毒性(至少单药治疗时)，使其与化疗联合时更具吸引力。免疫制剂的大部分不良反应都是较温和的并且比较好处理。从这点来看，对于患者来说具有潜在毒性的治疗方案联合低毒性药物就更具吸引力，但疗效尚需更多的临床试验证实。

(张正华　汪　洋)

第十五节　中枢神经系统肿瘤的疗效与预后

一、放疗过程中的观察

颅内肿瘤一般症状多为颅内压增高表现及神经功能障碍，如头痛、呕吐、视神经乳头水肿、视力和视野的改变、复视、癫痫、言语障碍、记忆力下降、多饮多尿、运动功能障碍等，以及生命体征的改变。治疗前应详细、准确地采集病史，重视患者是否伴有基础疾病。

由于类固醇激素能迅速缓解肿瘤相关的水肿并改善临床症状，放疗期间根据脑水肿和颅内高压情况接受激素和甘露醇治疗。有脑水肿的症状者，放疗前开始使用。使用过程中避免激素危象，有计划调整用药，监测血糖改变。无颅内高压情况下多不推荐预防使用。以癫痫为首发症状者应给予抗癫痫药物，无症状的患者一般不推荐预防性使用抗癫痫药物。

放疗期间对患者进行密切观察，详细记录患者的不良反应，分级方法主要参照美国NCI于2009年颁布的CCAE 4.0标准。放疗期间的不良反应多以放疗的急性反应为主，如脱发、放射性皮炎、放射性中耳炎、疲劳、乏力等，以及消化道症状和头痛。放疗期间患者每周至少随访1次，根据病情，随访血象、生化指标、头颅CT或MRI检查，记录放疗中的病情变化，认知功能的评测，警惕脑水肿加重或肿瘤进展，以及感染、电解质紊乱、血糖不稳定等并发症。

二、疗效评估方法与预后

（一）疗效评估方法

虽然实体瘤多采用基于肿瘤解剖变化所制定的RECIST疗效评估标准（2009年RECIST标准1.1版），由于缺乏前瞻性研究的验证，并未在中枢神经系统肿瘤领域内广泛应用。2010年，神经肿瘤相关领域专家共同制订了RANO标准。RANO标准将影像学表现、患者的状态及激素使用量的增减纳入评判标准，目前该标准被普遍应用。

1. 完全有效 所有可测量、不可测量病灶完全消失持续至少4周；无新发病灶；非增强病灶（T2或Flair像）稳定或改善；停用激素或仅使用生理替代量；临床症状改善或稳定。

2. 部分有效 所有可测量增强病灶的截面积总和与治疗前减少≥50%，且持续至少4周；不可测量病灶无进展；无新发病灶；非增强病灶（T2或Flair像）稳定或改善；评估时激素用量不超过治疗前；临床症状改善或稳定。

3. 疾病稳定 可测量病灶不符合有效，与治疗前比较，同一或更低剂量激素使用，非增强病灶（T2或Flair像）稳定，患者因临床症状或体征加重需增加激素剂量而无影像学证实的疾病进展，随后的影像学复查中证实进展，稳定时间点应在未增加激素剂量的最后一次影像学复查时间。

4. 疾病进展 下列任意一项：激素用量不变或增加，增强病灶的直径总和增加≥25%；激素用量不变，排除并发事件，非增强病灶（T2或Flair像）显著增大；出现任何新发病灶；排除肿瘤以外的其他原因或激素剂量改变引起的临床症状显著恶化；患者由于死亡或病情恶化无法评估；不可测量病灶明确进展。

（二）预后

颅内肿瘤的预后与患者的年龄、放疗前的KPS评分、病理分级、肿瘤部位、肿块大小，切除程度、有无神经功能障碍相关。近年来，随着颅内肿瘤分子病理学诊断的普及，如肿瘤组织中MGMT启动子甲基化也是脑胶质瘤临床预后的重要指标，同时一些生化指标如β-HCG表达也影响颅内生殖细胞瘤患者的预后。

三、复发与并发症的鉴别

颅内肿瘤的复发和并发症的鉴别一直是临床、影像学医师的难题，虽然新的影像学方法，如多模态MRI、PET-CT检查提供了组织血流灌注、生理、生化、代谢、功能等方面的信息，但由于肿瘤的复发和放射性损伤均为极其复杂的病理生理学过程，不同时期又会有不同的表现，对于新的影像学方法仍然不能鉴别的病例，病理活检依然是最终的确诊标准。

原肿瘤内强化范围增大或出现新的强化区，该现象可发生于肿瘤的早期进展（carly progressive disease，ePD）和肿瘤的假性进展（pseudoprogression disease，PsPD）。有研究认为放射性坏死（radiation necrosis，RN）作为假性进展形成的原因并归于假性进展的一种特殊表现形式。按照放疗后症状出现的时间，放射性损伤可分为3种类型：急性反应（放疗后1～6周）、早期迟发性反应（放疗后6个月内）和晚期迟发性反应（放疗后数月至数年内）。放射性坏死多见于大脑白质，放射性脑坏死多见于放疗后2年内，为进行性、不可逆性，甚至致死性坏死。与放射总量、时间、一次照射量、照射次数等有关。

脑肿瘤复发和放射性坏死的临床症状相似，均表现为恶心、呕吐、癫痫发作、局部神经功能损害和记忆力减退等，临床上难以鉴别。常规影像学上均表现为逐渐增大的强化灶，病灶内部易出现坏死、囊性变，病灶周围存在范围不等的水肿带。放射性脑坏死与肿瘤复发的平均发生时间无明显差异。常规的CT、MRI检查并不能可靠地鉴别肿瘤复发和放射性坏死。

目前有报道称磁共振波谱（MRS）被证实可以用于评估许多中枢神经系统肿瘤，可以用来区分肿瘤和正常组织及放射性坏死，与常规的MRI比较，MRS对肿瘤边界的判定更为准确。但是，复发的肿瘤组织常和放射性坏死组织同时存在，可干扰质子波谱的改变，对鉴别诊断产生影响。

PET借助不同的显像剂，如^{18}F-FDG在放射性坏死与复发性脑肿瘤有不同的葡萄糖代谢率，放射性损伤的区域由于胶质细胞减少，葡萄糖代谢率低于正常脑组织，PET图像上表现为放射性减低，甚至缺损区；而恶性肿瘤细胞有较高的葡萄糖代谢率，PET图像呈FDG浓聚区。在正常脑组织中，大脑灰质FDG摄取略高，大脑白质略低。但炎症、感染、癫痫发作等可产生假阳性。放疗后短期内存活的肿瘤代谢活性又可造成假阴性。^{11}C-MET是一种反应肿瘤组织氨基酸代谢的示踪剂，对肿瘤边缘界线、肿瘤的间变坏死区、近脑皮质的低恶性肿瘤的检出效果较好。

（卫海民　汪　洋）

参考文献

[1] 陈忠平主编. 神经系统肿瘤. 北京：北京大学医学出版社，2009.

[2] 赵继宗主编. 神经外科学. 北京：人民卫生出版社，2007.

[3] 吕传真，周良辅主编. 实用神经病学. 第 4 版. 上海：上海科学技术出版社，2009.

[4] 耿道颖，沈天真主编. 颅脑影像鉴别诊断学. 北京：人民军医出版社出版，2009.

[5] 殷蔚伯，余子豪，徐国镇，等. 肿瘤放射治疗学. 第 4 版. 北京：中国协和医科大学出版社，2010.

[6]《中国中枢神经系统胶质瘤诊断和治疗指南》编写组. 中国中枢神经系统胶质瘤诊断与治疗指南（2015）. 中华医学杂志，2016，96：485-509.

[7] 王忠诚. 神经外科学. 武汉：湖北科学技术出版社，2004.

[8] 李兴华，郑权，石建宏. 多发性脑膜瘤的伽玛刀治疗. 中华放射医学与防护杂志，2006，26(3)：267-272.

[9] 罗斌，刘阿力，王忠诚，等. 颅底脑膜瘤的伽玛刀治疗. 中华神经外科杂志，2005，21：297-299.

[10] 佐佐木富男（日）原著. 王运杰，官彦雷主译. 听神经瘤. 沈阳：辽宁科学技术出版社，2015.

[11] 杜国宏，毛颖，周良辅，等. 神经导航在垂体瘤显微手术中的应用. 中国微侵袭神经外科杂志，2001，6(2)：65-68.

[12] 马玉超，肖建平. 垂体瘤的立体定向放射治疗进展. 中国神经肿瘤杂志，2013，4：56-61.

[13] 齐春晓，王宁. 侵袭性垂体瘤的治疗现状. 中华临床医师杂志（电子版），2013，(19)：51-54.

[14] 蔡明，王国斌. 对肿瘤患者临终关怀的思考. 医学与社会，2007，20：9-10.

[15] 周良学，游潮. 颅咽管瘤的基础研究进展. 中国临床神经外科杂志，2009，14：188-192.

[16] 周良学，杨朝华，游潮. 颅咽管瘤：诊断、治疗和随访的现代概念. 中华临床医师杂志（电子版），2013，14：39-44.

[17] 李晗，姜曙. 颅咽管瘤放射治疗进展. 肿瘤预防与治疗，2014，04：59-63.

[18] 崔念基，卢泰祥，邓小武. 实用临床放射肿瘤学. 广州：中山大学出版社，2005.

[19] 胡逸民，张红志，戴建荣. 肿瘤放射物理学. 北京：原子能出版社，1999.

[20] 李玉，徐慧军. 现代肿瘤放射物理学. 北京：中国原子能出版社，2015.

[21] 罗京伟，徐国镇，高黎. 头颈部肿瘤放射治疗图谱. 北京：人民卫生出版社，2005.

[22] Abdel-Wahab M，Etuk B，Palermo J，et al. Spinal cord gliomas：a multi-institutional retrospective analysis. Int J Radiat Oncol Biol Phys，2006，64：1060-1071.

[23] Aoyama H，Shirato H，Tago M，et al. Stereotactic radiosurgery plus whole-brain radiation therapy vs stereotactic radiosurgery alone for treatment of brain metastases：a randomized controlled trial. JAMA，2006，295：2483-2491.

[24] Apicella G，Paolini M，Deantonio L，et al. Radiotherapy for vestibular schwannoma：review of recent literature results. Rep Pract Oncol Radiother，2016，21：399-406.

[25] Buatti J，Ryken TC，Smith MC，et al. Radiationtherapy of pathologically confirmed newly diagnosed glioblastoma in adults. J Neurooncol，2008，89(3)：313-337.

[26] Bzdusek K，Friberger H，Eriksson K，et al. Development and evaluation of an efficient approach to volumetric arc therapy planning. Med Phys，2009，(36)：2328-2339.

[27] Cairncross G，Wang M，Shaw E，et al. Phase Ⅲ trial of chemoradiotherapy for anaplastic oligodendroglioma：long-term results of RTOG 9402. J Clin Oncol，2013，31：337-343.

[28] Casentini L，Fornezza U，Perini Z，et al. Multisession stereotactic radiosurgery for large vestibular schwannomas. J Neurosurg，

2015,122:818-824.

[29] Castadot P, Lee JA, Geets X, et al. Adaptive radiotherapy of head and neck cancer. Semin Radiat Oncol, 2010,20:84-93.

[30] Castinetti F, Brue T. Gamma knife radiosurgery in pituitary adenomas: why, who, and how to treat? Discov Med, 2010, 10:107-111.

[31] Citterio G, Reni M, Ferreri AJ. Present and future treatment options for primary CNS lymphoma. Expert Opin Pharmacother, 2015, 16:2569-2579.

[32] David NL, Arie P. The 2016 World Health Organization classification of tumors of the central nervous system: a summary. Acta Neuropathol, 2016, 131:803-820.

[33] Dogan N, Siebers JV, Keall PJ. Clinical comparison of head and neck and prostate IMRT plans using absorbed dose to medium and absorbed dose to water. Phys Med Biol, 2006,51:4967-4980.

[34] Ebner D, Rava P, Gorovets D, et al. Stereotactic radiosurgery for large brain metastases. J Clin Neurosci, 2015, 22: 1650-1654.

[35] Ferreri AJ, Reni M, Foppoli M, et al. High-dose cytarabine plus high dose methotrexate versus high-dose methotrexate alone in patients with primary CNS lymphoma: a randomised phase 2 trial. Lancet, 2009, 374: 1512-1520.

[36] Flieger M, Ganswindt U, Schwarz SB, et al. Re-irradiation and bevacizumab in recurrent high-grade: an effective treatment option. J Neurooncol, 2014, 117:337-345.

[37] Galanis E, Wu W, Cloughesy T, et al. Phase 2 trial design in neuro-oncology revisited: a report from the RANO group. Lancet Oncol, 2012, 13: e196-204.

[38] Glibert MR, Dignam JJ, Armstrong TS, et al. A randomized trial of bevacizumab for newly diagnosed glioblastoma. N Engl J Med, 2014, 370:699-708.

[39] Goldbrunner R, Minniti G, Preusser M, et al. EANO guidelines for the diagnosis and treatment of meningiomas. Lancet Oncol, 2016,17:e383-391.

[40] Han JH, Kim DG, Chung HT. Hearing outcomes after stereotactic radiosurgery for vestibular schwannomas : mechanism of hearing loss and how to preserve hearing. Adv Tech Stand Neurosurg, 2016, 43:30-36.

[41] Hoang-Xuan K, Bessell E, Bromberg J, et al. Diagnosis and treatment of primary CNS lymphoma in immunocompetent patients: guidelines from the European Association for Neuro-Oncology. Lancet Oncol, 2015, 16: 322-332.

[42] Houillier C, Choquet S, Touitou V, et al. Lenalidomide monotherapy as salvage treatment for recurrent primary CNS lymphoma. Neurology, 2015, 84:325-326.

[43] Huang RY, Neagu MR, Reardon DA, et al. Pitfalls in the neuroimaging of glioblastoma in the era of antiangiogenic and immuno/targeted therapy — detecting illusive disease, defining response. Front Neurol, 2015, 6: 33.

[44] Iwata H, Sato K, Nomura R, et al. Long-term results of hypofractionated stereotactic radiotherapy with Cyber knife for growth hormone-secreting pituitary adenoma: evaluation by the cortina consensus. J Neurooncol, 2016,128:267-275.

[45] Jin H, Chung H, Liu C, et al. A novel dose uncertainty model and its application for dose verification. Med Phys, 2005,32:1747-1756.

[46] Karavitaki N, Cudlip S, Adams CB, et al. Craniopharyngiomas. Endocr Rev, 2006, 27: 371-397.

[47] Kondziolka D, Mathieu D, Lunsford LD, et al. Radiosurgery asdefinitive management of intracranial meningiomas. Neumsurgery, 2008, 62:53-58.

[48] Kondziolka D, Mathieu D, Lunsford LD, et al. Radiosurgery asdefinitive management of intracranial meningiomas. Neurosurgery,

2008,62:53-58.

[49] Koot RW, Stalpers LJ, Aronica E, et al. Cerebral necrosis after 25 Gy radiotherapy in childhood followed 28 years later by 54 Gy radiotherapy. Clin Neurol Neurosurg, 2007, 109: 607.

[50] Kshettry VR, Elshazly K, Evans JJ. Endoscopic transnasal surgery for planum and tuberculum sella meningiomas: decision-making, technique and outcomes. CNS Oncol, 2016,5(4):211-222.

[51] Lee JY, Kondziolka D, Flickinger JC, et al. Radiosurgery forintracranial meningiomas. Prog Neurol Surg,2007,20:142-149.

[52] Louis DN, Ohgaki H, Wiestler OD, et al. The 2007 WHO classification of tumours of the central nervous system. Acta Neuropathol, 2007, 114:97-109.

[53] Mao Y, Yao Y, Zhang LW, et al. Does early postsurgical temozolomide plus concomitant radiochemotherapy regimen have any benefit in newly-diagnosed glioblastoma patients? A multi-center, randomized, parallel, open-label, phase Ⅱ clinical trial. Chin Med J, 2015, 128(20): 2751-2758.

[54] Masui K, Komori T. Molecular genetics as best evidence in glioma diagnostics. Brain Nerve, 2016, 68:253-261.

[55] McGirt MJ, Chaichana KL, Attenello FJ, et al. Extent of surgical resection is independently associated with survival in patients with hemispheric infiltrating low-grade gliomas. Neurosurgery, 2008, 63: 700-707.

[56] Merchant TE, Kun LE, Wu S, et al. Phase Ⅱ trial of conformal radiation therapy for pediatric low-grade glioma. J Clin Oncol, 2009, 29:3598-3604.

[57] Metellus P, Batra S, Karkar S, et al. Fraetionated conformal radiotherapy in the management of cavernous sinus meningiomas: longterm functional outcome and tumor control at a single institution. Int J Radiat Oncol Biol Phys, 2010,78(3):836-843.

[58] Metellus P, Kharkar S. Kapoor S, et al. Cavernous sinus meningiomas: treatment strate in the stereotacticirradiation ear: a review. Neurosurg Quarterly, 2007, 17 (3): 226-234.

[59] Mingione V1, Yen CP, Vance ML, et al. Gamma surgery in the treatment of nonsecretory pituitary macroadenoma. J Neurosurg, 2006,104:876-883.

[60] Minniti G, Osti MF, Niyazi M, et al. Target delineation and optimal radiosurgical dose for pituitary tumors. Radiat Oncol, 2016, 11:135.

[61] Müller HL. Diagnostics, treatment, and follow-up in craniopharyngioma. Endocrinology (Lausanne), 2011, 2: 70.

[62] Moon SH, Kim IH, Park SW, et al. Early adjuvant radiotherapy to ward long-term survival and better quality of life for craniopharyngiomas — a study in single institute. Childs Nerv Syst, 2005, 21: 799-807.

[63] Muir CS, Storm HH, Polednak A. Brain and other nervous system tumours. Cancer Surv, 1994, 20:369-392.

[64] Nomikos P, Buehfelder M, Fahlbusch R. Current management of prolaetinomas. J Neurooncol,2011,54:139-150.

[65] Perkins GH, Schomer DF, Fuller GN, et al. Gliomatosis cerebri: improved outcome with radiotherapy. Int J Radiat Oncol Biol Phys, 2003, 56:1137-1146.

[66] Puget S, Garnett M, Wray A, et al. Pediatric craniopharyngiomas: classification and treatment according to the degree of hypothalamic involvement. J Neurosurg, 2007, 106: 3-12.

[67] Raverot G, Sturm N, Fraipont F, et al. Temozolomide treatment in aggressive pituitary tumours: merits and pitfalls of temozolomide treatment. Clin Endocrinol, 2012,76(6):769-775.

[68] Rubenstein JL, Hsi ED, Johson JL, et al. Intensive chemotherapy and immunotherapy in patients with newly diagnosed primary CNS lymphoma: CALGB 50202 (Alliance 50202). J Clin Oncol, 2013, 31:3061-3068.

[69] Rudà R, Franchino F, Soffietti R. Treatment of brain metastasis: current status and future directions. Curr Opin Oncol, 2016, 28: 502-510.

[70] Shaw EG, Wang M, Coons SW, et al. Randomized trial of radiation therapy plus procarbazine, and vincristine chemotherapy for supratentorial adult low-grade glioma: initial results of RTOG 9802. J Clin Oncol, 2012, 30:3065-3070.

[71] Smith JS, Chang EF, Lamborn KR, et al. Role of extent of resextion in the long-term outcome of low-grade hemispheric gliomas. J Clin Oncol, 2008, 26:1338-1445.

[72] Stupp R, Hegi M, Jaeckle KA, et al. RTOG 0525: a randomized phase Ⅲ trial comparing standrad adjuvant temozolomide with a dose-dense (dd) schedule in newly diagnosed glioblastoma (GBM). J Clin Oncol, 2011, 29:10.

[73] Stupp R, Mason WP, van den Bent MJ, et al. Radiotherapy plus concomitant and adjuvant temozolomide for glioblastoma. N Engl J Med, 2005, 352:987-996.

[74] Sun MZ, Oh T, Ivan ME, et al. Survival impact of time to initiation of chemoradiotherapy after resection of newly diagnosed glioblastoma. J Neurosurgery, 2015, 122: 1144-1150.

[75] Swanson EL, Amdur RJ, Morris CG, et al. Intracranial ependymomas treated with radiotherapy: long-term results from a single institution. J Neurooncol, 2011, 102:451-457.

[76] Tzika AA, Zarifi MK, Goumnerova L, et al. Neu-imaging in pediatric braintumors: Gt1-DTPA-er1-hanced, hemodynamic and diffusion MR imaging compared with MR spectroscopic imaging. Am J Neuroradiol, 2002, 23(2): 322-333.

[77] Vuong DA, Rades D, van Eck AT, et al. Comparing the cost-effectiveness of two brain metastasis treatment modalities from a payer's perspective: stereotactic radiosurgery versus surgical resection. Clin Neurol Neurosurg, 2013, 115:276-284.

[78] Wen PY, Macdonald DR, Reardon DA, et al. Updated response assessment criteria for high-grade gliomas: response assessment in neuro-oncology working group. J Clin Oncol, 2010, 28:1963-1972.

[79] Winder MJ, Mayberg MR. Recent advances in pituitary tumor management. Curr Opin Endocrinol Diabetes Obes, 2011, 18: 278-288.

[80] Yoshii Y, Sugimoto K, Fujiwara K. Progressive enlargement of a mass lesion in late cerebral radionecrosis. J Clin Neurosci, 2011, 18: 853.

[81] Zhang M, Ho AL, D'Astous M, et al. Cyber knife stereotactic radiosurgery for atypical and malignant meningiomas. World Neurosurg, 2016, 91:574-581.

第四十六章 骨与软组织肿瘤

第一节 概　述

一、流行病学

软组织肉瘤(soft tissue sarcomas,STS)是指起源于任何一种骨外软组织的恶性肿瘤,包括纤维组织、滑膜组织、平滑肌组织、横纹肌组织、脂肪组织、脉管组织等的恶性肿瘤。此外,起源于神经外胚层的恶性神经组织肿瘤与软组织肿瘤相类似,因此也被归入软组织肉瘤的范畴。软组织肉瘤约占所有美国成年人肿瘤的 1%。2014 年预测有 12 020 例新诊断的 STS 病例,男性患者稍多于女性患者,疾病造成 4 740 例死亡。STS 的发病高峰是 50～60 岁;有些组织亚型如横纹肌肉瘤多见于儿童时期,发病高峰为 1～10 岁。STS 最常见的发病部位是四肢(占 40%),其次是内脏(占 22%),腹膜后和腹腔(占 16%),躯干(占 10%),其他部位占 12%。STS 大约有 50 余种组织亚型,最常见的是脂肪肉瘤、未分化多形性肉瘤、黏液肉瘤、滑膜肉瘤和平滑肌肉瘤。65%的 STS 是高级别肿瘤,余下 35%是低级别肿瘤。

二、发病部位

大多数四肢 STS 被肌群筋膜包围在筋膜间室内,肿瘤沿着筋膜纵轴生长,很少横向穿透筋膜边界。以不同肌群筋膜间室划分,可将下肢 STS 分为筋膜间室内肿瘤,如臀大肌、内收肌群、股四头肌群、大腿后侧肌群、比目鱼肌及小腿后室(肿瘤);筋膜间室外肿瘤,如股三角、缝匠肌管、腘窝(肿瘤)。股四头肌群是四肢 STS 最常见的部位,以脂肪肉瘤为主;内收肌间隔是大腿部 STS 第二好发部位。上肢 STS 常见于腋窝,少见于上肢远端、前臂和上臂。

三、病因学

(一) 环境因素

大部分的 STS 发病没有一个明确的致病因素。在环境因素中,放射暴露是最常见的危险因素。放射相关肉瘤的具体发病机制依然是不明确的。很有可能的解释是,基因的缺损引起了第一肿瘤,这时予以放疗,也许反过来导致了放疗相关的肉瘤。一个例子就是遗传性视网膜瘤有发生第 2 肿瘤的风险,而非遗传性视网膜瘤则没有。一项来自芬兰的研究,有 295 712 例患者接受了放疗和(或)化疗,发现了 147 例肉瘤。一项 10 年的随访结果,接受了放疗患者肉瘤的累积发病率为 0.03%,未接受 RT 患者的累积发病率为 0.02%。放疗相关 STS 的预后明显比散发型 STS 要差,且与组织亚型无关。

化疗致癌因素暴露包括二氧化钍、氯乙烯和砷,被证明与肝血管肉瘤有关。工人暴露于苯氧基除草剂氯、酚和二噁英,有更高的肿瘤死亡率。

(二) 免疫因素

系统或者局部的免疫因素与 STS 有关。对于系统性因素,HIV 相关的卡波西肉瘤,与人类疱疹病毒感染有关,并得到了广泛的报道。免疫抑制的患者例如接受了器官移植有发生平滑肌肿瘤的风险,与 EB 病毒感染有关。慢性淋巴结水肿可以看作是一种局部免疫缺失现象(Stewart-Treves 症),对接受乳房根治术和腋窝淋巴结清扫的乳腺癌患者,与发生淋巴血管肉瘤有关。

(三) 遗传因素

神经纤维瘤病Ⅰ型是一种常染色体显性疾病,患者出现 17 号染色体上的 NF1 基因清除或者缺失。这些患者的整个生命周期中，会有10%的概率发生恶性外周神经鞘肿瘤。Li-Fraumeni综合征是另一种常染色体显性遗传性肿瘤综合征，会出现一系列的肿瘤，包括乳腺癌（最常见）、肉瘤（第2常见）、白血病、脑肿瘤、肾上腺皮质癌。其潜在的异常是因为生殖细胞p53抑癌基因的缺失。Gardner综合征是一系列家族性腺瘤性息肉病，与腹腔内硬纤维瘤的发生有关，这些患者中会出现腺瘤性肠息肉病基因（APC）的表达缺失。

四、病理分型与播散途径

（一）病理分型

STS约有50种组织亚型。传统方法的病理分类方法试图让STS的形态匹配肉瘤原发部位的软组织。这种方法存在限制性，例如滑膜肉瘤并不来源于滑膜本身。恶性纤维组织细胞瘤（MFH）是一种常见的组织类型，被认为是来源于组织细胞。不仅是起源没有被发现，MFH本身也是有疑问的，因为重新检查这些肿瘤可能会被归类于其他谱系。

目前，STS病理分型的重点更多的是注重肿瘤的分化类型，例如脂肪细胞（脂肪肉瘤）、成纤维细胞和肌纤维母细胞（黏液纤维肉瘤）、平滑肌（平滑肌肉瘤）、骨骼肌（横纹肌肉瘤）、神经鞘（恶性神经鞘肿瘤）、未分化（未分化多形性肉瘤）及分化不明确（滑膜肉瘤）等。

STS的分级非常重要，分期系统基于分级而来。分级对于软组织肉瘤的预后判断及对局部控制、远处传播、生存的影响都相当重要。分级系统分为MSKCC的2级系统（高级别和低级别）和AJCC的3级系统（1～3级）。MSKCC使用的2级系统因为简单，便于使用。MSKCC分级的低级别相当于AJCC分级系统中的1级，高级别则相当于AJCC的2～3级。

除了形态学外，免疫组化有助于评价分化程度。常用于确定分化程度的指标包括结蛋白、波形蛋白、细胞角蛋白和S-100蛋白等（表46-1）。一些新的标记用来检测特异性的分子异常，如脂肪肉瘤和去分化脂肪肉瘤中的MDM2/CDK4扩增，可以用于区别良性的脂肪肿瘤。分子检测是STS分型的最大进步，例如，特征性易位t(X;18)是滑膜肉瘤的诊断标准。2002年版WHO关于软组织肿瘤的分型标准依赖于形态学、免疫组化和基因特征（表46-2）。

表46-1　软组织细胞常用的标记抗体

抗原名称	标记细胞
角蛋白(keratin)	上皮与肌上皮细胞
波形蛋白(vimentin)	间叶分化细胞、内皮细胞
结蛋白(desmin)	肌组织分化细胞
肌动蛋白(actin)	肌细胞、肌上皮细胞、肌纤维
肌浆球蛋白(myosin)	肌母细胞、部分内皮细胞、肌细胞
层黏蛋白(laminin)	平滑肌与许旺细胞、基膜
纤连蛋白(fibronectin)	间叶细胞、纤维-组织细胞、滑膜细胞、间皮细胞
第Ⅷ因子(factor Ⅷ rag)	血管内皮细胞
肌球蛋白(myog lobin)	骨骼肌细胞
S-100蛋白(S-100 protein)	周围神经、朗格汉斯细胞、黑色素细胞、单核/巨噬细胞、淋巴结内的小结树突细胞
神经特异性烯纯化酶(neuro-specific enolase)	神经元、神经纤维
髓鞘基质蛋白(myelin basic protein)	周围神经细胞
A-1抗胰蛋白酶(α-antitrypsin)	组织细胞
A-1抗糜蛋白酶(α-1antichymotrypsin)	组织细胞
溶菌酶(lysizyme)	组织细胞、粒细胞、软骨细胞
酸性磷酸酶(acid phosphatose)	骨与软骨细胞
碱性磷酸酶(alkaline phosphatase)	骨与软骨细胞

表 46-2　软组织肉瘤(STS)WHO 分型(2002)

脂肪肿瘤
去分化脂肪肉瘤
黏液型脂肪肉瘤
圆细胞性脂肪肉瘤
多形性脂肪肉瘤
成纤维细胞性/肌纤维母细胞性肿瘤
成年纤维肉瘤
黏液纤维肉瘤
低度恶性黏液纤维肉瘤
硬化性上皮样纤维肉瘤
纤维组织细胞性肿瘤
多形性“恶纤组”/未分化多形性肉瘤
巨细胞性“恶纤组”/未分化多形性肉瘤伴巨细胞
炎症性“恶纤组”/未分化多形性肉瘤伴炎症反应
平滑肌肿瘤
平滑肌肉瘤
骨骼肌肿瘤
横纹肌肉瘤(胚胎性、腺泡状、多形性)
脉管肿瘤
上皮样血管内皮瘤
软组织血管肉瘤
外周神经肿瘤
恶性外周神经鞘瘤
软骨-骨肿瘤
骨外软骨肉瘤(间叶性或其他变异性)
骨外骨肉瘤
分化不明确肿瘤
滑膜肉瘤
上皮样肉瘤
腺泡部分 STS
透明细胞 STS
骨外黏液性软骨肉瘤
原始神经外胚层肿瘤(PTEN)/骨外尤文瘤
促结缔增生型小圆细胞肿瘤
肾外横纹肌样瘤
未分化肉瘤,肉瘤(非特异分型,NOS)

(二) 播散途径

1. 局部扩散　大部分的四肢 STS 会沿着原发部位的肌群长轴方向传播。STS 扩散时,病灶侵犯肌肉和邻近结构而包绕主要的神经、血管结构。扩张的边界包括组织水肿的外周,组织水肿中包含了反应性新生血管及内部播散的肿瘤卫星灶和伪足,其周围组织称为假包膜。假包膜可能造成对病灶的误解,故提倡手术完整切除。当存在残余肿瘤时,应该予以手术切除(一般称为壳出)。

因为骨、骨间膜和主要筋膜层的阻碍,STS 一般较少在四肢横轴方向播散。因此,在长轴方向放疗边缘应该适当放宽,在横轴方向尽可能保护正常组织。四肢骨筋膜的重要性在于可以作为一个功能单位,可以保护正常组织不受周围肿瘤的浸润,同样可以抑制肿瘤从浅表向更深肌肉组织的侵犯。

起源于四肢的肿瘤如腋窝、股三角、缝匠肌管及腘窝部位有邻近侵袭的倾向,在早期即会涉及神经、血管束。对于非四肢部位肿瘤,肿瘤可沿着肌肉组织生长,因此在手术或者放疗靶区勾画时应注意筋膜层的结构。

2. 区域淋巴结转移　在 STS 中,一般无需特殊的区域淋巴结治疗。但是,对于上皮样肉瘤、圆细胞性肉瘤、血管肉瘤和横纹肌肉瘤应特别注意。一般来说,淋巴结侵犯意味着不良的预后及远处转移。有数据表明,孤立的淋巴结转移并不是预后因子,这点在最新版本的 TNM 分级标准中亦有阐述。

3. 远处转移　大部分的肉瘤属于区域性疾病,约有 10%的病例在诊断时就已发现远处转移。怀疑存在远处转移的患者需要分期评估来验证。黏液型脂肪肉瘤最常见转移到骨组织,而腹膜后和腹腔内脏肉瘤最常见转移的部位是肝脏。

第二节　诊断与分级分期

一、临床表现

约有 40%的 STS 起源于四肢,其中又有 60%发生在大腿部位。四肢 STS 最常见的表现是无痛性肿块。如果出现疼痛或者其他症状,意味着肿块起源或者侵犯了神经、血管结构。红斑与皮温升高是血管与组织的反应。部分患者会因为肿瘤巨大而使关节活动受限、皮肤破溃及侵犯周围组织结构。通常浅表肿瘤的体积小于深达筋膜的肿瘤,上肢肿瘤小于下肢肿瘤。

临床评估应包括既往史、体格检查,尤其应关注深达皮下脂肪的深筋膜浅层与周围神经、血管、骨之间的关系,同时注意评估肿瘤大小及活动度。所有深达筋膜浅层的肿块应该首先被当作是肉瘤,除非之后被证明是其他性质的组织。不恰当的切除会损害局部治疗的形式与效果，因为这种操作会污染周围正常组织。因此，活检前的影像学检查对于减少这种风险是非常必要的。

二、影像学检查

四肢STS原发肿瘤最理想的检查是MRI，大部分的STS表现为T1加权低信号和T2加权高信号。MRI检查最有价值的信息是判断肿瘤大小、肿瘤与深筋膜浅层的关系（浅表或者深部），以及是否有邻近神经、血管结构或骨的侵犯。

四肢的CT检查是MRI扫描的有效补充。一项RDOG的双盲试验显示，对于恶性骨和软组织肿瘤患者，MRI并不比CT有特殊的优越性。对于软组织的分辨率，CT要逊于MRI，但是CT能更好地评估涉及骨组织的部位。X线平片对于评估STS没有很大的价值。

PET-CT扫描越来越多地用于STS的检查，但是其评估原发肿瘤的作用有待进一步研究。有研究建议，PET-CT扫描可以用来预测化疗的早期有效性。

肺是四肢STS最常见的转移部位。胸部CT是判断肺转移的金标准。但是，所有的STS是否都需要做胸部CT仍不明确。胸部X线平片与CT对确定肺转移的有效性相当，X线平片的准确度为96.9%，CT为99.6%。

黏液型脂肪肉瘤中可见脊柱转移，伴或不伴肺转移，因此脊柱MRI扫描应该是这类患者的常规检查。

三、诊断

手术及其他治疗前需要活检进行病理确诊。细针抽吸活检（FNA）是目前广泛应用的有效方法，精确度高达97.6%，区分高级别的肿瘤和低级别肿瘤的精确度达86.3%。在88%的肉瘤中可以精确地判断肿瘤亚型。

切取活检能提供更多的诊断信息，可以有足够的组织用来做免疫组化、电镜、分子分析及细胞基因学等检测。应尽可能地避免切除式活检，因为这会影响后续的手术或者放疗。如果手术切口是垂直的而不是沿着肢体的长轴进行，那么再次切除就会很困难。FNA对于STS的初始诊断仍存在争议，但是FNA对于评价复发（局部和远处转移）是很有价值的。

四、分期和分级

UICC/AJCC的TNM分期系统是应用最广的STS分期系统，有些肿瘤不属于TNM分期系统的范围，因为包含了解剖学疾病特征的组织分级。TNM分期系统涵盖了所有的组织亚型，除了空腔脏器肉瘤、卡波西肉瘤、纤维瘤病及起源于硬脑膜、脑、实质性脏器的肉瘤。

（一）2010年AJCC（第7版）软组织肉瘤分期

1. 原发肿瘤(T)

Tx：原发肿瘤无法评估。

T0：无原发肿瘤证据。

T1：原发肿瘤最大径<5cm。

T1a：表浅肿瘤。

T1b：深部肿瘤。

T2：原发肿瘤最大径>5cm。

T2a：表浅肿瘤。

T2b：深部肿瘤。

注：表浅肿瘤是指肿物位于深筋膜浅层而未侵入该筋膜；深部肿瘤是指肿物位于深筋膜深层，或侵犯深筋膜两侧。腹膜后、盆腔及纵隔均为深部。

2. 区域淋巴结(N)

Nx：区域淋巴结无法评估。

N0：无区域淋巴结转移。

N1：区域淋巴结转移。

注：存在淋巴结转移而无远处转移者，为Ⅲ期。

3. 远处转移(M)

M0：无远处转移。

M1：有远处转移。

（二）组织学分级

Gx：无法评估；G1：1级；G2：2级；G3：3级。

（三）TNM临床分期

Ⅰ期

ⅠA：T1a-1b N0 M0 G1 Gx。

ⅠB：T2a-2b N0 M0 G1 Gx。

Ⅱ期

ⅡA：T1a-1b N0 M0 G2 G3。

ⅡB：T2a-2b N0 M0 G2。

Ⅲ期

ⅢA：T2a-2b N0 M0 G3。

ⅢB：任何T N1 M0 任何G。

Ⅳ期：任何T 任何N M1 任何G。

第三节　四肢软组织肉瘤

一、治疗策略

（一）首选治疗

对于所有的STS首选治疗是手术。放疗作为辅助治疗，在四肢STS中的作用肯定。随机试验表明保肢手术联合放疗，患者的生存情况与截肢手术相同。在保肢手术中，辅助放疗可以明显地提高局部控制率。

放疗的类型主要是外照射(EBRT)，于术前或者术后实施。有随机试验比较了这两种治疗顺序后发现，术前放疗有更高的伤口不良反应，但是长期不良反应更少。术前EBRT典型的治疗方案是放疗总量50 Gy，每次2 Gy；术后EBRT的方案是总量63 Gy，每次1.8 Gy。临床靶区为在大体肿瘤靶区和瘤床的基础上外放纵轴4 cm，横轴1 cm(除非周围靠近骨组织，无法外放)。辅助化疗的作用仍存在争议。对于非四肢部位，辅助放疗的作用不明确，因此治疗应该个体化。

（二）姑息性治疗

STS复发的主要方式是远处转移，四肢STS最常见的转移部位是肺，腹膜后肉瘤、腹腔内肉瘤、内脏肉瘤最常见转移到肺和肝。化疗是大部分转移性STS的主要治疗手段。多柔比星联合异环磷酰胺比单纯使用多柔比星有更高的缓解率和毒性反应率，但是对生存率无显著影响。治疗应该采取个体化，滑膜肉瘤对联合化疗有更好的反应，血管肉瘤可用紫杉醇，平滑肌肉瘤可用吉西他滨和多西他赛。对于肺部转移的患者，如果患者状态较好且肿瘤转移有限的话，手术切除是恰当的选择。

对于腹膜后肉瘤及腹腔内肉瘤，局部复发比远处转移更常见，四肢与躯干STS情况则相反。四肢与躯干STS患者存活率最高，10年的疾病相关生存率为60%，腹膜后和内脏的为40%。

（三）手术治疗

保肢手术是四肢STS的主要治疗手段。手术的目标是获得大体肿瘤外2 cm的阴性切缘。放疗医师尤其应注意保肢手术的重点：①完整的肿瘤切除；②保护周围重要的神经和骨骼；③如何缝合伤口。完整的切除应该超过肿瘤的假性包膜，当然切缘也不一定需要达到2 cm的距离。筋膜、骨、神经、血管结构是STS局部播散的自然屏障。如果肿瘤靠近骨或主要神经，则需要剥离骨膜或神经松解以获得足够的阴性切缘。当予以辅助放疗时，这类骨或者神经的处理会增加骨折或神经病变的风险。如果STS侵犯骨或者神经，则需要切除皮质骨及受侵犯的神经。对于伤口的缝合，需要考虑是一期缝合，还是组织移植(植皮或肌皮瓣)。通常因为伤口并发症需要组织移植，特别是接受放疗的时候。

截肢手术极少用于STS的首选术式。NCI对于必须接受截肢手术的患者进行了一项随机试验。这项试验在四肢高级别STS中，比较了广泛切除截肢($n=16$)和保肢手术加术后外照射($n=27$)。在保肢组有4例局部复发，在截肢组没有出现($P=0.06$)，5年无病生存率(71%对比78%)和总生存率(83%对比88%)两者没有差异。MSKCC自1980年以来截肢率为5%～10%。只有在肿瘤涉及重要组织或者主要神经时才考虑截肢。下肢远端肿瘤时也应考虑截肢手术，因膝关节以下的假体可以提供更好的功能。

（四）辅助放疗

分析不同类型的STS敏感性，对是否做放疗至关重要。放射敏感性和放射反应是评价细胞、组织对射线反应的两个参数，而且在STS放疗的过程中，两者常常是不一致的。辅助放疗对于局部控制的获益在两个随机试验中得到验证。第一个是MSKCC的关于164例保肢术后接受放疗的患者[近距离放疗(BRT)和对照组-单纯手术]，BRT组78例，对照组86例，随访时间为76个月，5年的局部控制率为82%和69%($P=0.04$)。在高级别肿瘤组，放疗带来的获益更显著，BRT组为89%，对照组为66%($P=0.0025$)。对于低级别肿瘤组，没有发现上述差异。5年无远处复发率，BRT组为83%，对照组为76%($P=0.6$)，5年疾病特异性生存率没有差异(84%对比81%，$P=0.65$)。

第二个试验来自NCI，比较了EBRT和对照组-单纯手术组。91例高级别肿瘤患者随机分为47例接受术后EBRT，44例为单纯手术组。随访时间为9.6年，放疗可以带来更高的LR，但是对OS没有影响。50例低级别肿瘤(24例单纯手术，26例术后放疗组)，EBRT组有更低的LR，但是OS没有差异。

黏液型脂肪肉瘤对 RT 相对敏感，5 年局部控制率为 97%。Italiano 报道了 237 例原发切除的滑膜肉瘤，RT 可降低局部复发。另一项 83 例四肢滑膜肉瘤，10 年的局部控制率在上肢为 86%，下肢为 80%。RT 在四肢 STS 治疗中是有重要意义，但是对于使用的指征、时机、类型、靶区及剂量方面仍存在争议。

二、四肢 STS 的放疗

（一）辅助放疗指征

通过上述的两个临床试验，得知放疗可以有效地提高四肢 STS 保肢术后的局部控制率。亦有一些报道尝试于发现不适合放疗的患者类型。一项来自 MSKCC 的研究，对于＜5 cm 高级别 STS 患者，如果切缘为阴性，那么无论放疗与否，其局部控制效果是类似的。但是在这群患者中，年龄＞50 岁，肿瘤定位于中心者有更高的局部控制率。这意味着 1～2 个预后因子如体积和分级不足以决定患者是否接受放疗。MSKCC 学者制定了一个线图，以评估原发非转移性 STS 患者接受单独保肢手术后的局部复发的风险。这项研究包括 684 例患者，随访时间为 58 个月，结果 3 年局部复发率为 11%，5 年局部复发率为 13%。高危因素包括年龄（≤50 岁对比＞50 岁）、大小（≤5 cm 对比＞5 cm）、切缘状态（阴性对比接近阳性/阳性）、分级（低级别/高级别）、组织类型（非典型脂肪瘤和 WDL 对比其他），这些因素可以用来评估个体局部复发的风险和指导制订辅助治疗的决策。

（二）辅助放疗时机

加拿大国立癌症研究所（the national cancer institute of canada，NCIC）主持了一项四肢 STS 临床试验，比较了术前 EBRT（n=94）和术后 EBRT（n=96）。随访时间为 3.3 年，结果术前放疗组有更好的 OS 表现（P=0.0481）。但是在 5 年的随访中，未发现以上现象。5 年的随访结果如下：术前和术后的局部控制率分别为 93% 和 92%，无转移复发率分别为 67% 和 69%，无复发生存率分别为 58% 和 59%，病因特异性生存率分别为 78% 和 73%（P=0.64）。

一项荟萃分析，总结了 5 项研究共 1 098 例患者接受术前或者术后 EBRT 的预后情况。术前放疗存在更低的局部复发的风险，而且术前 EBRT 引起的手术延误并不会增加转移播散的风险。Sampath 等分析了放疗与手术顺序对总生存时间、疾病特异性生存时间的影响，术前放疗对比术后放疗有更高的总生存时间，中位数生存时间分别为 124 个月和 90 个月。

（三）辅助放疗方式

1. 近距离放疗 治疗时间短是 BRT 相对于 EBRT 的优势之一。手术暴露可以为 BRT 提供更好的视野暴露，并且靶区外剂量迅速降落有利于保护正常组织。BRT 亦有局限性，MSKCC 的一项试验显示 BRT 对于局部控制的获益仅限于高级别 STS。对于低级别 STS，未接受 BRT 组中有 5/23 例出现局部复发，在 BRT 组有 6/22 例（P=0.6）。MSKCC 的另一项报道，将患者限定于原发非转移高级别 STS 且接受 BRT（n=202），随访 61 个月时的 5 年局部控制率为 84%，在下肢肿瘤中局部控制率为 91%，上肢非肩部肿瘤为 76%，肩部为 44%。对于肩部 BRT 预后不佳的解释为肿瘤瘤床的几何形状。

2. IMRT 可以为四肢 STS 治疗提供更好的剂量分布。MSKCC 的一项包含 31 例原发非转移四肢 STS 的研究发现，IMRT 可以减少治疗过程中出现的不良反应，但是对于患者局部进展的作用有限。MSKCC 的另一项研究显示（包括 41 例患者），中位数随访时间为 35 个月，5 年的局部控制率为 94%，即便其中有 51%的患者存在阳性切缘或邻近切缘（＜1 mm）。另一项试验比较了 BRT（n=71）和 IMRT（n=63）治疗原发非转移高级别四肢肉瘤患者的效果，IMRT 可以显著提高局部控制率。随访时间中位数为 46 个月，IMRT 的 5 年局部复发率为 8%，BRT 为 19%（P=0.04）。在存在阳性切缘或者肿瘤＞10 cm 的患者中，这些差异更显著。对于原发非转移高级别四肢肉瘤患者，另有一项研究比较了 IMRT（n=164）和 EBRT（n=155）的治疗效果。中位数随访时间为 49 个月，IMRT 的 5 年局部复发率为 7.6%，EBRT 为 15.1%（P=0.05）。对于阳性切缘的患者，这个差异会更显著。

3. IGRT O'Sullivan 报道了包含 59 例下肢 STS 患者的图像引导 IMRT（IGRT）治疗的Ⅱ期试验，这项研究的目的是评价术前放疗对伤口的影响。随访时间为 49 个月，5 年局部控制率为 88.2%。RTOG-0630 Ⅱ期试验报道了术前 IGRT 对四肢 STS 的治疗效果。①对于高级别体积＞8 cm 的肿瘤，术前临床靶区应包括大体肿瘤、临床显微镜下边缘和可疑水肿区域，其长轴外放3 cm，只包括肌肉间隔的末端。其余的外放1.5 cm，包括任何有可能播散的肿瘤部分。②对于低级别肿瘤，CTV应包括大体肿瘤靶区和可能的水肿区域，其长轴外放2 cm，基余的外放1 cm，包括任何有可能播散的肿瘤部分。最近一项研究中，79例接受术前IGRT患者有5例未接受后续的手术，接受手术的74例中有69例获得局部控制。

(四) 放疗靶区勾画

RTOG认为，将增强MRI扫描中T1加权图像定义的大体肿瘤作为GTV。尽管MRI扫描有助于GTV的勾画，但是GTV外放多少才能形成CTV仍是一个挑战。RTOG建议CTV应该在GTV长轴方向的基础上外放3 cm，其余的在GTV基础上外放1.5cm形成CTV。但是，问题在于仅有的3 cm是否足以覆盖瘤体周围的水肿区域。因此在后续的一项研究中，圈出GTV与CTV后，又基于MRI扫描T2加权图像圈出可疑的水肿区域。CTV之外的可疑水肿区域体积中位数为0.3 cm^3。因此，CTV在GTV长轴方向的基础上外放3 cm，根治性放疗是在GTV基础上外放1.5 cm形成CTV，足以覆盖瘤体周围水肿区域。

MSKCC通常在长轴方向外放4 cm，以保持与临床试验数据的一致性，而NCIC外放距离为5 cm。其余的外放1～1.5 cm，除非有皮肤表面完好的筋膜屏障骨。MSKCC的PTV一般为CTV基础上外放1 cm。

固定对于减少摆位误差非常重要，在IMRT中尤其如此。四肢应当尽可能置于中性解剖位，以减少对周围正常组织结构的辐射损伤。当治疗大腿STS时，足部的固定比大腿本身的固定更为重要。将IGRT、固定技术与IMRT结合，可将CTV到PTV的外放距离从1 cm减少至0.5 cm。

对于接受术后EBRT的患者，首先要考虑的是瘤床部位而不是GTV。原发部位的肿瘤范围应该由计划CT扫描重新制订。对于CT扫描仿真轴向切割，相比于周围正常组织，瘤床表现为低密度区域。对于术前放疗，CTV为瘤床长轴外放4 cm，横轴外放1.5 cm。如果手术瘢痕与引流部位超过了瘤床，那么就将其纳入CTV。瘢痕或引流部位外放4 cm会导致正常组织无法耐受。在术后RT中，CTV在瘤床基础上长轴外放1～1.5 cm，其余的外放1 cm。PTV则均匀地外放1 cm。英国国家癌症研究网(national cancer research network，NCRN)主导的一项临床试验，将GTV外放5 cm或手术瘢痕外放1 cm，与长轴外放2 cm进行比较，目的在于评价术后放疗靶区的减少是否会增加肢体复发，并且不影响局部控制率。

MSKCC使用BRT治疗四肢STS时，将导管沿着四肢长轴平行放置并缝合到瘤床部位以保证稳定性。从肿瘤手术部位开始计算，到导管的距离约为1 cm，在长轴增加2 cm，横轴增加1 cm，无需覆盖瘢痕或引流部位。

(五) 放疗剂量

对于术前EBRT，典型的方案是50Gy/25次。肿瘤切除后切缘阳性是否应该接受额外放疗？在PMH的一项研究中，52例接受了单纯的术前放疗(50 Gy)，41例接受了术前放疗和术后放疗，总剂量为66 Gy。单纯术前放疗组的5年局部控制率为90.4%，另外一组为73.8%($P=0.13$)。尽管这项研究没有决定性的结论，但是>50 Gy放疗带来的优势在一定程度上受到高剂量带来的不良反应的影响。

术后放疗典型的初始剂量为45～50 Gy，随后依据肿瘤级别、切缘状态、部位等因素，将总剂量增加至63～66 Gy。对于术后切缘阳性者，辅助放疗可将5年局部复发的风险从46%(单纯手术组)下降至26%(接受了额外的放疗)。即使接受了放疗，这类患者的局部复发风险还是相对较高，问题在于是否应该将剂量逐步提高。Deplaney提倡>64 Gy的剂量，5年的局部控制率为82%。PMH报道，对于肿瘤切除手术可预见切缘阳性的患者，5年的局部控制率为85%，似乎小且孤立的切缘阳性更适合辅助放疗；相反，对于不可预见切缘阳性的患者，局部复发率为63.4%。

切缘状态不是一个孤立的问题，病理上的切缘阴性并不能保证绝对良好的局部控制率，特别是年老(>50岁)或者Ⅲ期的患者；同样，切缘阳性也不是放疗的绝对指征，尤其对于低级别WDL。对于存在术后大体肿瘤残余的患者，在正常组织耐受的范围内，照射剂量应该为66～70 Gy。

MSKCC使用BRT的剂量为中位数外周剂量率(MPDR)，导管到MPDR的距离为0.5 cm。在低剂量率BRT中，剂量一般为每天9～10 Gy，连续照射4～5天，共计45 Gy。在高剂量率BRT中，总剂量为36 Gy，每天2次，总计10次。美国近距离放疗协会对BRT在肉瘤中的作用达成共识：单独给予低剂量率照射45～50 Gy或者联合EBRT(45～50 Gy)时为15～25 Gy；对于高剂量率照射，单独使用时为30～54 Gy，联合EBRT(45～50 Gy)时为12～20 Gy。

（六）放疗不良反应

1. 皮肤反应

(1) 皮炎：四肢STS接受放疗最常见的急性不良反应是皮炎。对于传统的EBRT，湿性脱皮并不常见。大部分湿性脱皮会导致治疗中断，2级或者更高级别的皮炎在术后放疗的发病率为68%，在术前放疗的发病率为36%，其原因在于术前的剂量及靶区都较小。IMRT对比传统的EBRT有更少的2级或更高级别的放射性皮炎。

(2) 皮下纤维化：是常见的晚期毒性反应。在NCIC试验中，术前放疗组的2级或更高级的皮下纤维化发生率为31.5%，在术后组为48.2%。关节粘连在术前组发生率为17.8%，在术后组为23.3%。在NCIC试验中，2级和更高级的水肿发生率在术前组为15.1%，在术后组为23.3%。肿瘤体积>5 cm和深部肿瘤意味着更容易发生淋巴性水肿。IMRT可减少四肢STS的淋巴性水肿，2级或者更高级别的水肿在IMRT为7.9%，在传统放疗中为14.9%(P=0.05)。有一项Ⅱ期试验评估IGRT对下肢STS中的晚期毒性反应(2级或者更高级别)的作用，皮下纤维化为9.3%，关节粘连为5.6%，水肿为11.1%。RTOG 0630的Ⅱ期试验亦显示IGRT可以带来更少的晚期毒性反应，在57例患者中，皮下纤维化为4.5%。

2. 伤口并发症 是另一种常见的急性不良反应。在NCIC的一项试验里，伤口并发症(需要手术，>120天的伤口包扎，需要静脉使用抗生素为主要终点)在术前EBRT为35%，术后EBRT为17%(P=0.01)。在四肢不同的部位，伤口的并发症发生率不同。根据MSKCC报道，上肢的伤口并发症率为1%，下肢为11%(P=0.002)。在NCIC试验中，伤口并发症最常见于大腿STS。MSKCC的数据显示255例原发大腿STS，RT后大腿前侧的伤口并发症发生率为4.9%，大腿中后侧为14.6%(P=0.014)。

3. 植皮的影响 对于一些四肢STS需要植皮或者肌皮瓣等组织移植。一项研究有43例患者接受组织移植，术后放疗组需要再次手术的概率为6%。这意味一旦组织移植得到愈合，可以很好地耐受术后放疗。

4. 外周神经病变 外周神经病变亦见于四肢STS放疗。大腿STS，后侧部位的神经病变发生率为21.1%，前内侧为3.5%。

5. 骨折 在所有的四肢部位，骨折的发生率并不高(4%～5%)，大部分骨折出现在下肢。PMH建立了一个列线图来预测股骨骨折的风险，重要的预测因子包括女性、高龄、前侧部位、骨膜剥离范围、较大肿瘤体积、大剂量RT。在以下情况有着较低的骨折风险：V40<64%，平均剂量<37 Gy，或者沿着长骨的D_{max}<59 Gy。IMRT有助于减少治疗过程中股骨接受的不必要辐射。Folkert报道，在82例原发大腿STS接受辅助IMRT治疗的患者中，随访中位数为55个月，股骨骨折率为7.4%。

总之，在权衡四肢STS辅助放疗的获益和风险时，应该考虑到每个解剖部位的独特性。上肢STS更适合术前放疗，因为伤口并发症的概率相对较低。对于下肢STS，大腿内侧STS也获益于术前低剂量放疗，高剂量的术后放疗中会带来水肿的风险。先进的放疗技术IMRT和IGRT可以有效低减少不良反应的发生。

（七）单独放疗

放疗与手术联合使用有着最大的有效性。部分患者由于年龄、合并症等原因无法耐受手术。Tepper用光子照射单独治疗了51例患者，剂量为64～66 Gy，5年的局部控制率为33%，生存率为25%。<5 cm(87.5%)的肿瘤比5～10 cm(53%)的肿瘤有更好的肿瘤控制效果，>10 cm(30%)的效果最差。Kepka对112例患者的大体肿瘤予以放疗，对于<5 cm、5～10 cm、>10 cm的肿瘤，5年的局部控制率分别为51%、45%和9%。放疗剂量<63 Gy的患者，其5年的局部控制率(22%对比60%)、DFS(10%对比36%)及OS(14%对比52%)更差。

三、四肢STS的化疗

化疗对于原发的高级别四肢STS有效，特别是对于高级别的较大肿瘤(转移风险高达50%)。但是，多个临床试验并未对化疗得出明确的结论。

（一）辅助化疗

多柔比星被广泛用于STS的治疗，另有多个临床试验比较了手术对比手术+多柔比星的差异。一项纳入了 1 568 例患者(886 例四肢 STS)的荟萃分析显示,辅助化疗可显著性地提高 DFS,但不能增加 OS。10 年的 DFS 在化疗组为 55%,单纯手术组为 45%($P=0.0001$);化疗组的 OS 为 54%,单纯手术组为 50%($P=0.12$)。一项来自意大利的研究,将高级别肿瘤术后患者分为观察组($n=51$)和化疗组($n=53$),化疗方案包括 5 个周期的多柔比星和异环磷酰胺。长期的随访结果显示,OS 无显著性差异,可能的解释是样本量不足。EORTC 62931 试验将 351 例高级别 STS 术后患者分为观察组($n=176$)和化疗组($n=175$),化疗方案为多柔比星和异环磷酰胺。化疗组的 5 年 OS 为 66.5%,观察组为 67.8%,化疗组的 5 年无复发生存率为 54.9%,观察组为 52.9%。

(二) 新辅助化疗

意大利和西班牙肉瘤组织主导的一项临床试验,术前 3 个周期的多柔比星加异环磷酰胺方案($n=164$)对比术前 3 个周期的多柔比星加异环磷酰胺方案再加术后 2 个周期的同样方案($n=164$)。中位随访 64 个月,术前化疗组的 5 年 OS 为 68%,术前加术后化疗组为 71%。由于缺少大型临床试验比较辅助化疗和新辅助化疗的治疗差异,有人尝试从美国的大型癌症中心调取数据来分析。一项研究比较了 MDACC 和 MSKCC 中所有接受/不接受辅助化疗/新辅助化疗的患者。结果显示,对于接受化疗和不接受辅助化疗的患者,OS 没有差异。来自 UCLA 和 MSKCC 的数据显示,辅助化疗对滑膜肉瘤是有效的。来自 MSKCC 和 Dana-Farber 肿瘤中心的数据显示,对于高级别四肢 STS 的患者,肿瘤体积>10 cm,在无疾病生存上的获益更为明显。以上结果存在数据偏倚的可能,因此迫切地需要临床随机试验的论证。

(三) 放疗联合化疗

对于局部高级别,肿瘤>8cm 的四肢或者躯干 STS 术前患者,MGH 使用多柔比星、异环磷酰胺、美司那、氮烯唑胺(MAID 方案)3 个周期方案,穿插联合 2 次,每次为 22 Gy(分割为 11 次)的术前放疗(总剂量 44 Gy)。术后再给予 3 个周期的 MAID 化疗方案,对于阳性切缘再追加 16 Gy(分割为 8 次)的照射。入组患者为 63 例,中位随访时间 46 个月,5 年无局部复发率为 91%,5 年无复发生存率为 64%,5 年生存率为 86%,5 年疾病特异性生存率为 89%。其中有 34 例(52%)患者出现 3~4 级急性血液化疗相关毒性反应。

Fakhrai 报道了一项随机试验,比较术前放疗加术前化疗(6 个周期的多柔比星和异环磷酰胺)和单纯的术前放疗。在放化疗组,术前放疗为总剂量为 51 Gy 的加速方案(每天 2 次,每次 1.7 Gy,共 3 周)。放疗在周期 3 和周期 4 内执行,放疗期间只给予异环磷酰胺。放疗组的 LR 为 13%,单纯放疗组为 22%($P=0.38$)。

总之,大规范的临床试验不能证明化疗(包括多柔比星和异环磷酰胺)对非转移 STS 患者可提高 OS,只是在其他样本较小的试验发现,化疗对 OS 有轻微的改善。而对高级别黏液型脂肪肉瘤和滑膜肉瘤等化疗相对敏感类型的年轻患者接受化疗是合理的。

第四节 腹腔内软组织肉瘤

一、腹膜后肉瘤

腹膜后 STS 约占总 STS 的 15%。脂肪肉瘤(主要是分化良好类型和去分化亚型)是最常见的组织类型(42%)。大部分在出现症状时肿瘤就很大,有 60%的>10 cm,只有 6%<5 cm。部分患者这类肿瘤可长至非常巨大而没有症状,尤其是 WDL 类型。典型的症状包括非特异性腹痛、厌食、体重下降等。

腹膜后 STS 会出现肺和肝转移,因此首诊检查应该包括胸部、腹部、骨盆的 CT 检查。图像引导下的针芯活检优于盲穿针芯活检,因为这类肿瘤异质性较大,肿瘤实质为去分化脂肪肉瘤混合 WDL。腹膜后肉瘤目前是通过 TNM 系统进行分型。但是,另一个常用的分级系统(包括分级、完整切除、远处转移)为:1 型(低级别,大体完整切除及无转移),5 年生存率为 89%;2 型(高级别,大体完整切除及无转移),5 年生存率为 40%;3 型(任何级别,不完整切除及无转移),5 年生存率为 26%;4 型(远处转移),5 年生存率为 17%。

对于疑似腹膜后肉瘤治疗的重点是完整的手术切除。辅助放疗亦可使用,但是获益不像四肢 STS 明确。另外,对于这类患者的评估应该包括放疗或者手术可能导致的重要器官功能的损伤。化疗对疑似腹膜后肉瘤患者没有明显获益。

腹膜后 STS 术后的局部复发风险高者可能需要放疗，但是放疗的具体作用仍存在争议。目前，没有随机试验比较手术与手术+RT。腹膜后 STS 通常肿瘤体积较大，占位效应明显，因此会将小肠或其他放射敏感的内脏从放疗区域移开。关于术前放疗治疗腹膜后 STS，Pawlik 报道了 72 例患者接受术前放疗(剂量为 45～50 Gy)，随后接受手术切除。分析其中 54 例接受术前放疗及完整切除的患者，5 年的局部控制率为 60%，DFS 为 46%，OS 为 61%。

其他的策略包括术中放疗(IORT)联合 EBRT，典型的 EBRT 剂量为 45～50 Gy，IORT 剂量为 10～15 Gy。IORT 主要用于深部组织(椎旁组织和血管)肿瘤，这些部位手术很难获得足够的阴性切缘。IORT 的 5 年局部控制率为 59%～83%。5 年的 OS 为 48%～74%。因为 IORT 的剂量限制性毒性反应，所以需要小心外周神经病变的发生。根据 IORT 类型的不同，外周神经病变发生率为 6%～37%。

在 MSKCC 一般应用 IMRT 作为辅助放疗的形式。GTV 到 CTV 的外放距离一般为 1.5 cm，CTV 到 PTV 的放疗距离为 1 cm，放疗方案为 50.4 Gy，分割 28 次。深部组织肿瘤的方案为总剂量 60.2 Gy，每次 2.15 Gy。

总之，腹膜后 STS 的治疗是一个挑战。尽管如今完整切除率可达 90%，5 年的局部复发率仍有 30%。典型的复发模式为局部复发而不是远处转移，意味着需要辅助 RT 的可能。

二、原发胃间质瘤

原发胃间质瘤(GIST)是最常见的胃肠道间叶类型肿瘤。近年来，GIST 的发病率有所升高，由于免疫组化和分子诊断技术提高了 GIST 的诊断率。大部分的 GIST 存在 KIT 或者 PDGFR-α 基因突变。GIST 发病高峰年龄为 50～70 岁。首选治疗为手术切除。完整切除、肿瘤的体积、有丝分裂指数、肿瘤定位及术中是否破裂等是判断复发的独立因素。对于高危类型，10 年的无复发生存率为 36.2%，中危为86.9%，低危是 89.7%，极低危是 94.9%。

因为伊马替尼的使用，GIST 的治疗发生了很大的变化。伊马替尼提高了转移性 GIST 的中位数存活时间，从 9 个月提高到 4 年以上。伊马替尼对于高危患者的辅助治疗也是有效的。目前的研究主要关注于治疗的时间，以及激酶基因型与疗效的关系。对于大部分的转移性患者，伊马替尼每天 400mg 是足够的，治疗应该是终身的。外显子 9 突变的患者预后更差。至于辅助治疗，一项随机试验显示，3 年的伊马替尼治疗比 1 年的治疗有更好的 DFS 和 OS。

第五节 罕见部位的软组织肉瘤

一、头颈部 STS

头颈部 STS 约占全部 STS 的 5%。头颈部 STS 可能起源于上呼吸道、消化道或头皮皮下组织、面部或者颈部。依据肿瘤大小和位置的不同，症状表现为阻塞性上呼吸消化道的浅表肿块或者脑神经功能紊乱。

头颈部 STS 与四肢 STS 有着不同的表现。头颈部 STS 肿瘤体积更小，存在相对高风险的侵袭性组织亚型如血管肉瘤，并且局部复发的风险高于远处转移。Mattavelli 报道了 127 例头颈部 STS 患者接受手术治疗，其中 122 例肿瘤<5 cm，阳性切缘率为 32%。36%接受辅助 RT，26%接受辅助化疗。随访时间中位数为 66 个月，5 年的局部复发率为 17%，远处转移率为 11%，OS 为 73%。因为手术切缘较近，所以应当考虑辅助 RT。O'Sullivan 报道 40 例患者接受术前 RT(50Gy)，2 年无局部复发率为 80%，无转移率为 85%。在术后的 120 天内，20%的患者出现伤口并发症。

头颈部的皮肤血管肉瘤是这个组织类型最常见的发生部位，一般考虑手术治疗。这类肿瘤出现在头颈部的真皮层，典型的在头皮(约占 50%)或者面部皮肤。扩张越过真皮层导致难以判断手术切缘。Pawlik 报道了 29 例头皮血管肉瘤患者，其中只有 21.4%达到了完全切除。Guadagnolo 报道了 79 例患者 20 例接受单纯的手术，27 例接受单纯的 RT，23 例接受手术和放疗，44 例接受了化疗。随访时间中位数为 2.1 年。5 年 OS 为 43%，局部控制率为 43%。对于接受放疗(中位剂量 60 Gy)的患者，22 例出现 LR(68%在局部，23%在切缘，余下在照射范围之外)。接受手术和放疗的患者相比单纯的手术或者放疗有更好的局部控制率(84%对比 24%,$P<0.0001$)。

边缘较远者的术后放疗可使切缘复发最小化,但是由于头皮凸面的形状和大脑放射保护的需要,所以放疗技术是一个问题。新的技术联合 IMRT 和其他的技术使治疗变得可能。转移很常见,主要转移部位是区域淋巴结、肺。晚期患者预后不良,但是有少部分患者对化疗(紫杉醇)反应较好。一项Ⅱ期试验使用索拉非尼,亦可阻断 RAF 信号通路,可显著性地抑制血管肉瘤。

二、乳腺 STS

原发性乳腺肉瘤很罕见,但是组织类型为多样的,大部分患者表现为乳腺肿块,放疗相关的血管肉瘤表现为紫色的皮肤变色。乳腺 STS 表现为大体积肿瘤,经常需要接受乳房切除术。腋窝淋巴结清扫不是常规治疗,只有低风险类型的淋巴才会涉及。如能获得足够的阴性切缘,可以尝试乳房保留手术。

叶状肿瘤的治疗基于肿瘤的恶性程度,良性类型无需辅助放疗。对于临界或者恶性叶状肿瘤,是否接受放疗依赖于患者接受乳房切除手术或者乳房肿瘤切除术。Belkacemi 报道,乳房切除术患者 5 年局部控制率为 91%,乳房切除加放疗为 92%,这意味着术后无需辅助放疗,除非存在阳性切缘。Pezner 报道,169 例恶性叶状肿瘤患者接受单纯的乳房肿瘤切除手术,中位随访时间 64 个月,5 年的局部控制率为 79.4%,其他报道的乳房肿瘤切除术后的局部复发率为 20%。相反,Barth 报道的一项前瞻性研究关于 46 例肿瘤切除术后阴性切缘的患者接受了术后放疗(50.4 Gy),中位随访时间为 56 个月,5 年局部控制率为 100%。资料显示,化疗在这类疾病中的作用有限。

放射相关的血管肉瘤需要特殊对待,乳房照射后会出现一个潜在长期的后遗症。放疗相关的血管肉瘤倾向于老年人群,并且涉及真皮,在年轻患者中表现为实质性的肿块。放疗相关的血管肉瘤预后不佳,Torres 报道 95 例患者(95.7%为局部肿瘤),5 年的局部控制率为 50.7%,OS 为 53.5%。

三、胸部 STS

胸部 STS 是一个异质性的群体,起源于胸壁、纵隔、胸膜。Dyrani 报道 337 例(原发患者为 306 例)局部的胸部 STS 患者,平均年龄为 50 岁,大小中位数为 8 cm。定位为软组织和胸壁占 85.5%、纵隔占 9.5%、胸膜占 5%。51.4%的患者接受了辅助放疗,40.7%接受化疗。随访时间中位数为 4.7 年,5 年局部复发率为 14%。放疗可显著提高局部控制率,5 年的远处转移率为 17%,OS 为 65%。胸壁 STS 治疗策略与四肢 STS 类似。术前放疗有助于减少肺部高剂量靶区的范围。

(付　杰　易培强)

参 考 文 献

[1] Al-Absi E, Farrokhyar F, Sharma R, et al. A systematic review and meta-analysis of oncologic outcomes of pre-versus postoperative radiation in localized resectable soft-tissue sarcoma. Ann Surg Oncol, 2010, 17:1367-1374.

[2] Alektiar KM, Brennan MF, Singer S. Influence of site on the therapeutic ratio of adjuvant radiotherapy in soft-tissue sarcoma of the extremity. Int J Radiat Oncol Biol Phys, 2005, 63(1):202-208.

[3] Alektiar KM, Velasco J, Zelefsky MJ, et al. Adjuvant radiotherapy for margin-positive high-grade soft tissue sarcoma of the extremity. Int J Radiat Oncol Biol Phys, 2000, 48(4):1051-1058.

[4] Blanke CD, Rankin C, Demetri GD, et al. Phase Ⅲ randomized, intergroup trial assessing imatinib mesylate at two dose levels in patients with unresectable or metastatic gastrointestinal stromal tumors expressing the kit receptor tyrosine kinase: S0033. J Clin Oncol, 2008, 26:626-632.

[5] Davis AM, O'Sullivan B, Turcotte R, et al. Late radiation morbidity following randomization to preoperative versus postoperative radiotherapy in extremity soft tissue sarcoma. Radiother Oncol, 2005, 75:48-53.

[6] Delaney TF, Kepka L, Goldberg SI, et al. Radiation therapy for control of soft-tissue sarcomas resected with positive margins. Int J Radiat Oncol Biol Phys, 2007, 67:1460-1469.

[7] de Vreeze RS, de Jong D, Haas RL, et al. Effectiveness of radiotherapy in myxoid sarcomas is associated with a dense vascular pattern. Int J Radiat Oncol Biol Phys, 2008, 72:1480-1487.

[8] Fletcher CD, Gustafson P, Rydholm A, et al. Clinicopathologic re-evaluation of 100 malignant fibrous histiocytomas: prognostic relevance of subclassification. J Clin Oncol, 2001, 19(12): 3045-3050.

[9] Frustaci S, de Paoli A, Bidoli E, et al. Ifosfamide in the adjuvant therapy of soft tissue sarcomas. Oncology, 2003, 65(S2):80-84.

[10] Gladdy RA, Qin LX, Moraco N, et al. Do radiation-associated soft tissue sarcomas have the same prognosis as sporadic soft tissue sarcomas? J Clin Oncol, 2010, 28:2064-2069.

[11] Haas RL, Delaney TF, O'Sullivan B, et al. Radiotherapy for management of extremity soft tissue sarcomas: why, when, and where? Int J Radiat Oncol Biol Phys, 2012, 84:572-580.

[12] Grobmyer SR, Maki RG, Demetri GD, et al. Neo-adjuvant chemotherapy for primary high-grade extremity soft tissue sarcoma. Ann Oncol, 2004, 15:1667-1672.

[13] Gronchi A, Frustaci S, Mercuri M, et al. Short, full-dose adjuvant chemotherapy in high-risk adult soft tissue sarcomas: a randomized clinical trial from the Italian sarcoma group and the spanish sarcoma group. J Clin Oncol, 2012, 30(8):850-856.

[14] Guadagnolo BA, Zagars GK, Ballo MT. Long-term outcomes for desmoid tumors treated with radiation therapy. Int J Radiat Oncol Biol Phys, 2008, 71:441-447.

[15] Joensuu H, Hohenberger P, Corless CL. Gastrointestinal stromal tumours. Lancet, 2013, 382(9896):973-983.

[16] Kraybill WG, Harris J, Spiro IJ, et al. Long-term results of a phase 2 study of neoadjuvant chemotherapy and radiotherapy in the management of high-risk, high-grade, soft tissue sarcomas of the extremities and body wall. Radiation therapy oncology group trial 9514. Cancer, 2010, 116:4613-4621.

[17] Ladanyi M, Antonescu CR, Leung DH, et al. Impact of SYT-SSX fusion type on the clinical behavior of synovial sarcoma. A multi-institutional retro-spective study of 243 patients. Cancer Res, 2002, 62:135-140.

[18] Linch M, Miah AB, Thway K, et al. Systemic treatment of soft-tissue sarcoma-gold standard and novel therapies. Nat Rev Clin Oncol, 2014, 11(4):187-202.

[19] O'Donnell PW, Griffin AM, Eward WC, et al. The effect of the setting of a positive surgical margin in soft tissue sarcoma. Cancer, 2014, 120:2866-2875.

[20] O'Sullivan B, Davis AM, Turcotte R, et al. Preoperative versus postopera-tive radiotherapy in soft-tissue sarcoma of the limbs. A randomised trial. Lancet, 2002, 359: 2235-2241.

[21] O'Sullivan B, Griffin AM, Dickie CI, et al. Phase 2 study of preoperative image-guided intensity-modulated radiation therapy to reduce wound and combined modality morbidities in lower extremity soft tissue sarcoma. Cancer, 2013, 119(10):1878-1884.

[22] Pawlik TM, Pisters PW, Mikula L, et al. Long-term results of two prospective trials of preoperative external beam radiotherapy for localized intermediate or highgrade retroperitoneal soft tissue sarcoma. Ann Surg Oncol, 2006, 13: 508-517.

[23] Penel N, Le Cesne A, Bui BN, et al. Imatinib for progressive and recurrent aggressive fibromatosis (desmoid tumors). An FNCLCC/french sarcoma group phase Ⅱ trial with a long-term follow-up. Ann Oncol, 2011, 22:452-457.

[24] Pitson G, Robinson P, Wilke D, et al. Radiation response: an additional unique signature of myxoid liposarcoma. Int J Radiat Oncol Biol Phys, 2004, 60:522-526.

[25] Rhomberg W, Hassenstein EO, Gefeller D, et al. Radiotherapy vs radiotherapy and razoxane in the treatment of soft tissue sarcomas. Final

results of a randomized study. Int J Radiat Oncol Biol Phys, 1996, 36:1077-1084.

[26] Siegel R, Ma J, Zou Z, et al. Cancer statistics. CA Cancer J Clin, 2014, 64:19-29.

[27] Spierer MM, Alektiar KM, Zelefsky MJ, et al. Tolerance of tissue transfers to adjuvant radiation therapy in primary soft tissue sarcoma of the extremity. Int J Radiat Oncol Biol Phys, 2003, 56(4):1112-1116.

[28] Wang D, Zhang Q, Eisenberg B, et al. Significant reduction of radiation related morbidities in the extremity sarcoma patients treated with image guided radiation therapy to reduce target volume: Results of RTOG 0630. Int J Radiat Oncol Biol Phys, 2013, 87(Suppl 2):S63.

第四十七章 儿童肿瘤

第一节 概　　述

儿童放疗有别于成人的常规放疗，需要训练有素的放疗医师、物理师、技师、麻醉师等组成的专业团队密切配合。对于年幼的儿童需要掌握特殊的全麻技术。近年来，随着儿童肿瘤临床研究的蓬勃发展，多学科讨论的广泛开展，有放疗适应证的儿童肿瘤患者尤其是 3 岁以下儿童患者的数量在不断增加。

放疗的优势是能将肿瘤周围组织如大血管、神经、结缔组织和器官组织包括在治疗范围内，而治疗的并发症风险相对较小，放疗还可以减少功能损伤和毁容的发生。但是，对儿童患者（特别是处于发育期的儿童）使用放疗则需要综合考虑。既要权衡儿童患儿放疗带来的益处，又要考虑放疗带来的长期潜在不良反应。通过多学科讨论来合理选择放疗，既可将放疗作为单独一种治疗方式，又可作为肿瘤综合治疗方案中的一部分。在治疗肿瘤的同时，应该尽可能保护肿瘤周围的正常组织。

如何提高放疗疗效？可以通过以下两种措施：①采用先进的放疗设备（如螺旋断层放疗系统 TOMO、质子加速器等），通过立体定向、调强等技术来改善体内放射剂量的分布，即提高肿瘤组织的治疗剂量和减低正常组织的照射剂量；②通过使用药物来提高肿瘤组织放疗作用（放疗增敏剂如甘氨双唑钠）和降低正常组织对放疗的反应（放疗保护剂）等。

根据中国小儿肿瘤专业委员会讨论制订的《2009 重庆儿童肿瘤诊断治疗推荐方案》以及 SIOP 及 COG 制订的方案（根据每个疾病的放疗要求、放疗体积、照射剂量及器官限制来选择具体方案）选择儿童放疗适应证。选择的治疗体积应考虑儿童的年龄及其生长发育。例如，年幼儿童双侧颈部的照射可保持均衡生长发育，整个椎体必须在照射区内剂量均匀，最高可达 20 Gy，避免在青春期发育时造成畸形。

儿童放疗必须有严格的质量控制标准。必须在治疗前实施位置验证和治疗计划的剂量验证，每周应该有患儿的临床观察记录与放疗相关的不良反应记录。儿童放疗的完整资料应该包括治疗参数（总剂量、分割次数、时间、靶区、危险器官剂量）、放疗后总结、随访记录等，并存档。

作为儿童肿瘤放疗中心，至少需要两台加速器，从而能保证实施先进的放疗技术；需要具有放疗科专用的 CT 模拟机。还需要一些特殊设施和要求，包括：①小儿麻醉医师，在实施全身麻醉情况下给予分次放疗或立体定向放疗，即在加速器旁要有足够的设备（观察室、视屏监测、监护等）；②儿童肿瘤患者常有中心静脉置管，应有与小儿科相匹配的麻醉机或呼吸器，如儿童半自动除颤器、血压、脉搏、血氧饱和度、心电图、二氧化碳、呼吸频率监测仪等，能对麻醉深度进行监测。

儿童放疗中心应该具备以下条件：①除姑息治疗可以就近治疗外，其他不同的儿童肿瘤病例每年至少治疗 15 例（包括全身照射）；②放疗中心至少有一位受过小儿肿瘤综合治疗训练的放疗医师（负责儿童肿瘤的放疗），能确保治疗的连续性；③主管儿童放疗医师必须参加儿童多学科的讨论（儿童肿瘤放疗必须经过有关方面的认证，即必须有儿童多学科的讨论。如果没有被认证的医院，每例儿童肿瘤患者的放疗必须通过其他儿童肿瘤治疗中心进行多学科的讨论）；④在患儿的病史记录中必须注明危险器官的吸收剂量；⑤儿童放疗医师必须每年至少参加一次儿童肿瘤学会议；⑥儿童放疗医师必须服从相关小儿肿瘤专业委员会讨论制定所要求的质量控制;⑦ 儿童放疗医师应确保按照已经建立的儿童肿瘤治疗方案对患儿随访,至少每年有一次随访记录(包括局部控制和不良反应)。

第二节 儿童器官放射剂量限制及放疗不良反应

一、儿童器官放射剂量限制

在儿童放疗中靠近治疗区的器官被认为是危险器官。放疗可能对患儿的器官功能、美容、生长发育等带来危害,同时也有发生第二肿瘤的危害,对年幼儿童及有生长能力的器官危害会更大。表 47-1 为儿童放疗危险器官的限制剂量。

表 47-1 儿童放疗器官限制剂量

组织	剂量(Gy)	后遗症
皮肤	35	毛细管扩张
脑	< 1/3 体积:55 2/3 体积:40 3/3 体积:35	坏死 认知障碍 认知障碍
视神经	50	失明
视交叉	52	失明
脑干	55	坏死
脊髓	45	脊髓炎
晶状体	10	白内障
视网膜	40	失明
耳(内/外)	50	耳炎/耳聋
双侧腮腺	30	唾液缺乏
肾	12	肾功能不全
整个肝	20	肝功能不全
卵巢	5	内分泌紊乱
睾丸	5	绝育
子宫	10	绝育

注:推荐每次给予的照射剂量为 1.8~2 Gy。年幼儿童或大体积照射(整个腹腔、双肺)可每次减少至 1.5 Gy。

二、放疗不良反应

(一) 中枢神经系统放疗后的远期不良反应

1. 脑白质病变 其发生与少突胶质细胞逐渐消失和脱髓鞘有关。脑室周围和脑半球深部白质是最经常受到影响的区域,在临床上与渐进性痴呆、癫痫危象和共济失调相关联。主要的危险因素与照射总剂量(剂量限制在 60 Gy)、照射野体积(全颅照射与局部照射相比较,脑白质病变增加了 5 倍)。脑白质病变可能与每次的照射分割剂量有关,因此强烈推荐在儿童放疗中每次的分割剂量<1.8 Gy。如果放疗与甲氨蝶呤合用会增加对机体的危害性。

2. 脑底异常血管网症(Moya-Moya 病) 主要与颅底血管疾病有关(Willis 环的主要动脉),患儿逐步发生缺血意外、癫痫、运动麻痹和痴呆,最初的迹象通常出现在照射后 5~20 年。主要风险因素包括在治疗时年龄<5 岁、Ⅰ型神经纤维瘤病和相关的视交叉区域放疗。神经纤维瘤病的存在,发展成为 Moya-Moya 病需要的剂量更低(例如有神经纤维瘤病 36 Gy 就能发生 Moya-Moya 病,而无神经纤维瘤时则需要 50 Gy 才能发生)。

3. 放射性坏死 与照射剂量直接相关。照射剂量<54 Gy 放射性坏死发生率几乎为零,>60 Gy 则放射性坏死发生率增加,大分割照射的风险更大。

4. 神经认知障碍 神经认知后遗症的评估较困难,因为手术、化疗、放疗、诊断时的年龄、社会经济背景和肿瘤类型等与相关疾病的各种因素相互交织,最常遇到的问题是注意力、记忆、智力发展紊乱。智商的下降(IQ)直接与放疗的剂量、脑照射体积和照射时儿童的年龄有关。POG(儿童组织)的研究显示,全颅放疗 36 Gy 与 23 Gy 相比较,其智商相差 15 分。如果是 5 岁以下儿童,其差异又增加 10 分,总计相差 25 分。例如,幼儿全颅放疗 36 Gy,其智商为 70;而>5 岁儿童的全颅放疗 23.4 Gy,其智商为 90。估计>8 岁的儿童全颅放疗 23.4 Gy,每年其智商下降约 1 分;<8 岁的儿童全颅放疗 36 Gy,每年其智商下降约 3 分。

(二) 听觉损害

单用放疗量<54 Gy 很少会导致听力损害。而与顺铂联用对听觉器官会有协同损害作用,此时放疗剂量最好不应超过 45~50 Gy。

(三) 呼吸功能损害

儿童肺的耐受量与成人相比无差异。但存在一些特点,如儿童肿瘤患儿全肺照射较为常见,按照年龄,全肺放疗剂量为 12~18 Gy。缺乏临床症状并不意味着没有后遗症。有研究表明，儿童照射的患儿到成人后肺活量下降约30%。在其他研究中对儿童和青少年霍奇金病的照射治疗，约有50%的病例发生显而易见的肺弥散功能不足，这可能与肋骨的发育不足有关。

（四）中枢内分泌后遗症

生长激素的缺乏是下丘脑-垂体轴照射最常见的并发症。20 Gy放疗后可能会出现垂体生长激素的减少，36～40 Gy或者更高剂量的照射可能造成促甲状腺激素和促肾上腺皮质激素分泌紊乱。

（五）外周内分泌的不足

当甲状腺的放疗剂量超过10 Gy时可受到影响。由于激素分泌不足，增加了患甲状腺癌的风险。1 Gy和10 Gy之间危险性呈线性关系，20 Gy后上升缓慢，直至40 Gy后仍然显得重要。

（六）性腺后遗症

1. 女性儿童 盆腔、全颅及全脊髓照射，尤其是全身放疗能引起性腺及子宫的后遗症。全身放疗2 Gy就能使卵巢有功能不足的危险，盆腔照射30 Gy后几乎有不可逆的卵巢功能丧失。而Wilms瘤20 Gy的腹部放疗一般不会引起严重的卵巢后遗症。年幼女孩，其子宫对放射非常敏感，放疗10～15 Gy后一般不能怀孕，如果怀孕也会发生自发性流产。

2. 男性儿童 睾丸生殖上皮对放疗最为敏感，约3 Gy的放疗剂量能引起短暂的无精症。12 Gy照射后，通常会绝精。在青春期前照射20 Gy和青春期后照射30 Gy，可保留睾丸的内分泌功能。

（七）第二肿瘤的发生

第二肿瘤的发生与照射部位相关，还与给予的其他治疗（如化疗等）有关。一般女孩发生第二肿瘤的风险比男孩要高2倍。在幼小儿童中发生第二肿瘤为实体肿瘤的危险较高；而随着年龄的增加，第二肿瘤为白血病的发生概率则增大。有些种类的原发性肿瘤易发生继发性肿瘤，如遗传性视网膜母细胞瘤、霍奇金病和软组织肉瘤。第二肿瘤发生的危险性与放疗剂量增加有关，在年幼儿童中危险性最大；随访时间越长，则第二肿瘤的发生率越大。放疗如果与烷化剂或拓扑异构酶Ⅱ抑制剂化疗药物联用，则危险性会进一步增加。

一些与放疗有关的原发性和继发性肿瘤包括：①霍奇金病与乳腺癌，随访10年发生乳腺癌危险增加4倍，治疗后30%的30岁妇女可发生乳腺癌，女性在青春期放疗似乎危险性更高。②淋巴细胞性白血病和原发性脑肿瘤放疗后会产生继发性脑肿瘤。③视网膜母细胞瘤、尤文瘤、软组织肉瘤放疗后会产生骨肉瘤，放疗引起的骨肉瘤比原发性的更难治疗。

第三节 放疗技术

在成人中使用的所有放疗技术只需一些修改都能运用于儿童。对于儿童接受低剂量照射的风险并不清楚。有些数学模型显示，用高能量（18 MV）调强放疗照射诱发癌症的危险性增加1倍。

一、CT定位技术

CT模拟时的固定体位依不同肿瘤部位而定：①盆腔原发病灶，则采用真空气垫和脚垫固定盆腔和双下肢；②胸部原发病灶，则患儿双手上举，采用真空气垫固定；③头或颈部原发病灶，则采用头或头颈肩面罩固定；④四肢原发病灶，则采用相应的真空气垫或放疗定位固定膜。一个良好的重复摆位是必要的，这套重复摆位装置必须是个体化、舒适的、重复性好。重复摆位装置的制作应迅速和无痛，其使用是强制性的，即使是在每次放疗全身麻醉的情况下。

肿瘤的确定依赖于体检、CT扫描（明确是否有骨侵犯）、MRI扫描（明确是否存在软组织侵犯），以及PET-CT。放疗所需采集的影像：CT图像是必需的，尽可能与CT图像及其他多种图像相融合（如PET、MRI）。做治疗计划时必须勾画整个危险器官和靶区轮廓，以及相关体积，必须有剂量计算和剂量分布图。

二、儿童肿瘤靶区设计与勾画的基本原则

国际辐射单位及测量委员会（ICRU）提出了有关剂量报告的一些规定，目的是让放疗医师能执行正确的治疗方针并不断改进治疗方案，同时为交流经验提供依据。

1. 大体肿瘤体积（GTV） 是指采用以影像为主的一般诊断方法经肉眼可以观察到并可确定形状大小的可见肿瘤体积，包括肿瘤原发灶、转移淋巴结和远处血行转移灶。治疗时要给予肿瘤区足

够的剂量，力求消灭肿瘤，达到根治(CR)，通过观察肿瘤区的变化判断治疗效果、修改治疗方案和开展临床研究。

2. 临床靶体积(CTV) 按照放射生物学要求及肿瘤发生、转移因素应给予一定照射剂量的肿瘤原发灶周围浸润形成的亚临床灶、区域淋巴转移路径等，是肿瘤区域放疗控制复发转移的基础。

3. 计划靶区(PTV) 实施放疗时实际照射的范围。除CTV外，还包括由于呼吸、心跳、空腔脏器的充盈与排空等造成的生理变化范围，患者分次照射造成的摆位误差，仪器设备的机械误差等。扩大的照射范围是为了保证临床靶区获得有效的治疗剂量，不同治疗中心有各自的摆位边界。

4. 放疗数据的采集与保存 应该采集保存的数据包括：①复印所有术前诊断的影像(CT/MRI/PET资料)；②复印模拟定位影像资料，包含GTV勾画的每个照射野DRR图像；③复印每个照射野的验证片；④患儿在治疗体位的标记照片；⑤BEV、REV；⑥剂量总结，即每个靶区和危及器官的剂量；⑦处方剂量、剂量计算、DVH；⑧等剂量分布，清楚显示靶区3D剂量分布；⑨患儿放疗记录、处方及每天累积剂量。

第四节 肾母细胞瘤

一、概述

(一) 发病学

肾母细胞瘤(nephroblastoma)是小儿泌尿系统最常见的恶性肿瘤，为胚胎恶性混合瘤，其发生率仅次于神经母细胞瘤，又称肾胚胎瘤、肾胚细胞瘤、肾混合瘤。1814年由Rance首先报道此病，1899年Wilms对此病作了详细的组织病理学描述，因此，又被命名为Wilms瘤。肾母细胞瘤好发于儿童，是儿童第2位常见的腹部恶性肿瘤。98%的病例发生于年龄<10岁，最多见于年龄<3岁的儿童，3岁后发病率显著降低，5岁后少见，成人罕见。

(二) 临床表现和诊断

肾母细胞瘤不像成人肾胚胎瘤多有血尿，患儿首先引起人们注意的是腹部肿块。肾母细胞瘤的临床表现并不复杂，而是相当一致。一般为单侧性，双侧肿瘤较少见。肿瘤表面光滑、质地中度硬、无压痛，在上腹季肋部，可超越中线将腹部内脏推向一侧。少数病例可有贫血、排尿异常。偶见有血尿者，常有高血压。临床诊断该病的主要依据是影像学检查，包括腹部X线平片、排泄性尿路造影、腹部超声、腹部CT或MRI检查。其中，最简单的检查方法是腹部超声检查。腹部CT平扫和增强扫描是最重要的检查项目，诊断肾母细胞瘤的准确性高达95%以上。但对伴有肾功能不全、下腔静脉瘤栓的患儿应做腹部MRI检查。对不能手术切除的患儿应考虑做肿瘤穿刺活检进行病理学检查，以明确诊断，根据病理学检查结果指导制定治疗方案。

(三) 临床-病理分期

Ⅰ期：肿瘤局限于肾内，能完整切除。肾包膜表面无浸润，肾肿瘤在术前或术中无破裂，切除后无明显的肿瘤残留。

Ⅱ期：肿瘤已扩散至肾周组织，但能完整切除。肾外血管有浸润或肾静脉内有瘤栓存在，曾做肿瘤穿刺活检，切除范围外无明显肿瘤残留。

Ⅲ期：腹部残留有非血源性肿瘤，并有下列一种或多种情况：①肾门和腹主动脉旁淋巴结浸润；②弥漫性腹腔播散，术前或术中肿瘤散落；③切除面镜检或肉眼示有肿瘤残留；④腹膜有肿瘤种植；⑤由于局部浸润粘连，肿瘤无法被完整切除。

Ⅳ期：有血源性转移至肺、肝、骨和脑。

Ⅴ期：诊断时双侧均有肿瘤，按各侧情况分别进行分期。

(四) 综合治疗原则

儿童肾母细胞瘤对放化疗敏感。由于采用综合治疗，患儿的治愈率较高，是综合治疗恶性肿瘤成功的典范。20世纪50年代前，肾母细胞瘤的治疗方法只有手术，患儿5年生存率约为20%。至20世纪50～60年代开始采用手术联合放疗，患儿5年生存率达45%～50%。此后，采用手术联合放化疗的模式，患儿的5年生存率达85%以上。

(五) 分型

肾母细胞瘤按照预后分为预后良好型和预后不良型。各型手术后的放疗选择有一定的差异。

二、放疗

(一) 适应证和照射剂量

1. 预后良好型(FH) Ⅰ、Ⅱ期不需放疗；Ⅲ、Ⅳ期需术后放疗，Ⅲ期原发灶放疗剂量

1 080 cGy或全腹放疗 10.8 Gy，Ⅳ期原发灶放疗剂量同Ⅲ期及转移灶放疗；Ⅴ期每侧独立治疗。

2. 预后不良型(UFH) Ⅰ期可不做放疗；Ⅱ、Ⅲ、Ⅳ期所有患儿必须术后放疗。Ⅱ期瘤床放疗，设野同 FH，剂量 1 980 cGy/11 次。Ⅲ、Ⅳ期原发灶同 FH Ⅲ期，剂量 1 980 cGy/11 次，全腹放疗 1 080 cGy/6 次，局部瘤床加量 900 cGy/5 次。Ⅳ期转移灶放疗同 FH 的Ⅳ期。

（二）放疗技术参数

放疗技术参数：①照射野必须使治疗容积内剂量均匀(±5%)。②通常使用 4～6 MeV 能量加速器，治疗距离(源瘤距)100 cm。③肿瘤剂量是中心平面剂量；术后 10 天内放疗(手术日为第 1 天)，一般给予每天 180 cGy，5 天/周；当放疗容积较大时(如全腹)，肿瘤剂量可减少至每天 150 cGy；如有特殊情况，可考虑 14 天内放疗。④术后患儿只要无感染性原因(白细胞计数＞1×10^9/L)，即可放疗。⑤健侧肾脏＜1 200 cGy，对残留肾或双侧 Wilms 瘤的肾脏，放疗剂量＜1 440 cGy。⑥放疗容积＞1/2 肝脏，剂量＜1 980 cGy。

（三）放疗范围

PTV1＝CTV1(GTV1＋1～2 cm)＋5 mm。注意双腹侧壁应留 3～5 mm 皮肤在照射野外。女孩全腹要慎重，用调强技术尽量保护子宫和卵巢。具体放疗范围见表 47-2。

表 47-2 不同肿瘤状况与放疗范围

肿瘤范围	放疗范围
肾门淋巴结侵犯，术后有肉眼或镜下残留，腹主动脉旁淋巴结侵犯	患侧腹部，过中线包括双侧腹主动脉旁淋巴结
腹膜种植，腹部肿块残留，术前或术中肿瘤破裂污染	全腹

注：局部加量范围：肿瘤最大直径外放至少 2 cm。

肿瘤床放疗用于肾门淋巴结侵犯或局部残留。肿瘤床根据术前 CT 扫描或肾盂造影来确定肾脏和肿瘤轮廓，加 1 cm 范围，即上界肾脏上极外1 cm，内界肿瘤外 1 cm。照射野一般不包括膈顶(除非膈顶有侵犯)。若照射野过中线应包括层面内完整脊柱，但不包括对侧肾脏。

腹主动脉链受侵犯时照射野应包括双侧腹主动脉旁淋巴结。全腹放疗应用于腹腔内种植、术后巨大肿块残留或术前放疗，其照射野上界为膈顶，下界为闭孔，避开股骨头。

缩野放疗主要考虑瘤床放疗。若术前肿瘤范围大，推移正常器官(如肝)复位，应适当考虑正常器官复位后的解剖情况来设计照射野。放疗照射野上、下界主要考虑肿瘤术前上、下极范围，而左、右界需保护对侧正常肾脏。

（四）远处转移灶放疗

远处转移灶化疗无效时可考虑放疗。

1. 肝转移 全肝照射 1 980 cGy/12 次/2.5 周，缩野后加量 540～1 080 cGy。75%肝放疗剂量＜3 060 cGy。

2. 肺转移 双肺 1 200 cGy/8 次，局部加量 750c Gy/5 次。＜18 个月的婴儿肺转移建议用化疗。

3. 淋巴结转移 照射 1 980 cGy，局部加量 540～1 080 cGy。

4. 脑转移 全颅 3 060 cGy/17 次/3.5 周。

5. 骨转移 根据影像学病灶外放至少 3 cm，剂量 3 060 cGy。

（五）透明细胞肉瘤

Ⅰ期可不做放疗，Ⅱ～Ⅳ期都需放疗。Ⅱ期为瘤床放疗照射，最小剂量为 1 080 cGy。Ⅲ、Ⅳ期全腹照射 1 080 cGy 后原发灶局部加量。Ⅳ期转移灶同 FH 的Ⅳ期。

（六）横纹肌肉瘤样 Wilms 瘤

Ⅰ～Ⅳ期都需进行放疗，剂量为 1 980 cGy(不到 1 岁的患儿为 1 080cGy)。Ⅱ、Ⅲ期术后放疗范围同前。Ⅳ期照射同 FH Ⅳ期。

（七）复发性肾母细胞瘤的放疗

对于以往无放疗史者放疗剂量为 1 080 cGy，再次照射者给予 2 160 cGy(年龄不到 1 岁的患儿给予 1 260～1 800 cGy)，局部加量＜3 000 cGy。

三、疗效与预后

肾母细胞瘤影响预后的因素：①年龄是重要的预后因素，年龄＜2 岁的患儿，尤其是年龄＜1 岁的婴儿治疗后不复发者显著超过较大年龄的儿童；②肿瘤的大小，肿瘤越大预后越差；③肿瘤的组织学类型；④肿瘤的侵犯和扩散，对预后影响最大的是肿瘤的局部侵犯和远距离扩散。

第五节 神经母细胞瘤

一、概述

神经母细胞瘤(NB)是儿童最常见的颅外肿瘤,是婴幼儿最常见的肿瘤。有将近一半的神经母细胞瘤发生在年龄<2 岁的婴幼儿。神经母细胞瘤约占儿童肿瘤的 6%~10%,占儿童肿瘤死亡率的 15%。神经母细胞瘤属于神经内分泌性肿瘤,可以起源于交感神经系统的任意神经节部位。其最常见的发生部位是肾上腺,也可以发生在颈部、胸部、腹部,以及盆腔的神经组织。目前已知有少数几种人类肿瘤可自发性地从未分化的恶性肿瘤退变为完全良性肿瘤,神经母细胞瘤就属于其中之一。

(一) 临床表现

神经母细胞瘤的初发症状不典型,因此在早期诊断有所困难。比较常见的症状包括疲乏,食欲减退,发烧及关节疼痛。肿瘤所导致的症状取决于肿瘤所处的器官,以及是否发生转移。最终的诊断依赖于术后的病理,但同时也要综合考虑患儿的临床表现及其他的辅助检查结果。

(二) 分期与风险分类

1. 分期 神经母细胞瘤的分期采用国际神经母细胞瘤分期系统(international neuroblastoma staging system,INSS),该分期基于肿瘤的原发器官以及转移情况进行分期。

Ⅰ期:局限于原发器官,无转移灶。

ⅡA 期:次全切除的单侧肿瘤,同侧以及对侧淋巴结明确无转移。

ⅡB 期:次全切除或者是全切除单侧肿瘤,同侧淋巴结有明确转移,而对侧淋巴结明确无转移。

Ⅲ期:肿瘤跨中线侵袭,伴随或未伴随局部淋巴结转移,或者是单侧肿瘤伴有对侧淋巴结转移,或者是跨中线生长的肿瘤并伴有双侧淋巴结转移。

Ⅳ期:肿瘤播散到远处淋巴结、骨髓、肝或者是其他器官(除Ⅳs 期所定义的器官之外)。

Ⅳs 期:年龄<1 岁的患儿,肿瘤局限于原发器官,肿瘤扩散局限于肝、皮肤或骨髓(肿瘤细胞少于 10%的骨髓有核细胞)。

2. 风险分类 神经母细胞瘤根据风险程度的不同进行重新分期(INRGSS)。新的分类体系,将不具有 N-myc 突变的 12~18 个月患儿从以往的高危组重新划分至中危组。

L1 期:病灶局限,且无影像学确定的危险因素。

L2 期:病灶局限,但具有影像学确定的危险因素。

M 期:病灶发生转移。

Ms 期:病灶发生特异性转移(同上述Ⅳs 期)。

新的风险分层体系将基于新的 INRGSS 分期体系、发病年龄、肿瘤级别、N-myc 扩增状态、11q 染色体不均衡突变,以及多核型因素,将神经母细胞瘤患儿分为低危组、中危组及高危组。根据风险分层,治疗也相应有所不同。

低危组:允许进行观察,并待疾病进展或者有变化后才进行干预;或者进行手术治疗,且往往可以治愈。

中危组:手术切除并辅以化疗。

高危组:大剂量化疗、手术切除、放疗、骨髓/造血干细胞移植,基于 13-顺维甲酸的生物治疗,以及基于粒细胞集落刺激因子与白细胞介素-2 的免疫治疗。

经治疗后,低危组患儿治愈率>90%,中危组患者治愈率为 70%~90%。然而,高危组患儿的治愈率仅为 30%左右。近年来,随着免疫治疗及新药物的出现,高危组患儿的预后有了一定改善。

Ⅲ、Ⅳ期神经母细胞瘤复发率仍较高,尤其是Ⅳ期,其中 50%为局部复发。局部外照射(EBRT)放疗的安全性已由多个临床试验证实。对Ⅲ、Ⅳ期患儿,在手术和化疗基础上加放疗,期望通过放疗降低局部复发率,提高Ⅲ、Ⅳ期的远期疗效。

二、放疗

(一) 放疗指征

Ⅲ/Ⅳ期神经母细胞瘤原发灶区或残留病灶区需放疗的;转移灶减症放疗;Ⅰ~Ⅱ期手术不能切净残留病灶区需放疗的;年龄≥18 个月;新辅助化疗后肿瘤包绕大血管不能手术者,试用术前放疗。

(二) 放疗时间

放疗时间以自身造血干细胞移植 28~42 天内为宜,不做自身造血干细胞移植患者化疗结束后开始。化疗后,原发灶手术困难者(如椎管内浸润或肿瘤包绕大血管),可考虑手术前放疗,放疗后 3~4

周再施行手术。可考虑将全身放疗(TBI)+原发灶放疗,作为自身造血干细胞移植预处理方案的组成部分。

（三）放疗条件

粒细胞绝对计数>1 000;黏膜反应<G2;肝位于放射野内者,ALT<2 倍正常值,胆红素<1.5 倍正常值,无 VOD 依据;气道位于放射野内者,气管水肿<G2;腹部放疗者,白蛋白>30 g/L;部分肾放射野内者,血清肌酐<1.5 倍正常值;双肾或>20%单肾放射野内者,必须考虑不能损伤肾功能;肾或膀胱放射野内,需无血尿。

患儿诊断后出现由肿瘤压迫引起的危及生命,或器官功能时可考虑进行急诊放疗。

放疗不因发热、白细胞计数降低而中断。若出现严重感染中断放疗者,需要修改照射野。

（四）放疗野与剂量

1. 放疗范围 根据 CT/MR/PET,为了保护正常组织,一般采用 PTV2= CTV2(GTV2+1～2 cm)+5 mm,加量区为残留病灶。如果原发肿瘤<5 cm,采用 PTV1= CTV1(GTV1+1～2 cm)+5 mm。

2. 放疗剂量 肿瘤完全切除者,放疗剂量 21.6 Gy/12 次,手术残留区加量 14.4 Gy/8 次,放疗总量 36 Gy/20 次。局部放疗残留最多加至 45 Gy/25 次。术前放疗给予 21.6 Gy/12 次。移植前 TBI 剂量 10 Gy,原发灶加量 10 Gy。

3. 正常组织耐受 肝 V9<50%,V18<25%;双肾 V8<50%,V12<20%;脊柱<20 Gy;肺 V15<33%。肝、肾可利用非共面设野做到以上剂量限制。

（五）放疗技术

IMRT 已经被承认。胸腔肿瘤的调强必须有控制呼吸运动的呼吸门控或 4D-CT 扫描,螺旋断层放疗系统(TOMO)能更好地保护正常器官。

第六节 儿童横纹肌肉瘤

一、概述

横纹肌肉瘤是起源于横纹肌细胞或向横纹肌细胞分化的间叶细胞的一种恶性肿瘤,是儿童软组织肉瘤中最常见的一种。横纹肌肉瘤发病率次于恶性纤维组织细胞瘤和脂肪肉瘤,在软组织肉瘤中居第 3 位。成人少发,男性多于女性。胚胎型横纹肌肉瘤多发于 8 岁前儿童(平均年龄为 6 岁);腺泡型横纹肌肉瘤见于青春期男性(平均年龄为 12 岁);混合型横纹肌肉瘤常见于成人,也可见于儿童。不同类型者其临床表现各不相同。

横纹肌肉瘤以手术切除为主,切除范围包括肿瘤所在部位的全部肌肉。即使是手术完全切除的患儿,因为横纹肌肉瘤极易转移,化疗和放疗也很有必要。

横纹肌肉瘤的发病部位影响预后,发生于头颈部和泌尿生殖道者预后较好,发生于四肢及躯干者较差。目前,横纹肌肉瘤的治疗采用手术、放疗和化疗的综合治疗。如在开始治疗前无转移者,其 5 年生存率接近 80%。患横纹肌肉瘤的儿童 2/3 可存活下来,其中最重要的是肿瘤的切除情况。Ⅰ类横纹肌肉瘤的治疗效果很好,90%以上不会复发;Ⅱ类的 80%和Ⅲ类的 70%会长期存活;Ⅳ类的前景不好,5 年存活率<30%。腺泡型横纹肌肉瘤预后不如胚胎型横纹肌肉瘤,他们需接受强度更大的化疗。

二、放疗

（一）靶区范围

1. 瘤床预防放疗 PTV1= CTV1(GTV1+1～2 cm)+5 mm。肿大淋巴结包括淋巴结引流区,淋巴结阴性者不需包括整个淋巴结引流区。腹腔肿瘤有腹膜转移危险,为整个腹腔;肢体的瘤床边界需放大 2 cm,避免肢体整个圆周放疗,尽量不跨越关节。

2. 残留肿瘤放疗 PTV2=CTV2(GTV2+1～2 cm)+5 mm。如肿瘤体积>5cm 或周围有重要脏器,PTV2=GTV2+1～1.5 cm。

（二）按照危险度进行放疗

1. 低危

(1) 胚胎型和葡萄状横纹肌肉瘤:无残留不需放疗。临床 Group Ⅰ。

(2) 肿瘤微残留放疗:临床 Group Ⅱ,TD 36 Gy/20 次,放疗时间为第 3 周、第 2 次 AMD 使用后。

(3) 眼眶肿瘤残留放疗:临床 Group Ⅲ,TD 45 Gy/25 次,放疗时间为第 3 周、第 2 次 AMD 使用后。

(4) 淋巴结侵犯:需放疗,TD 41.4 Gy/23 次。

(5) 放疗时间:放疗间隔时间为:① 肿瘤微残

留 Group Ⅱ和眼眶肿瘤残留者，放疗于第 21 天开始；② 除了 Group Ⅲ的非眼眶肿瘤残留（非脑膜旁的头颈部、泌尿道肿瘤），其放疗时间延迟至第 12 周（除了阴道），省略第 15 周、第 18 周的 AMD；阴道肿瘤于第 28 周放疗，省略第 30 周、第 33 周的 AMD。

2. 中危

(1) 适应证：腺泡型及不能定型，Ⅰ、Ⅱ、Ⅲ期；胚胎型，Ⅱ、Ⅲ期；脑膜旁、膀胱、前列腺、四肢和其他（腹膜后、阴道、胃肠道和胆道）肿瘤。

(2) 缩野：总量 36 Gy/41.4 Gy 者，不需缩野，脑膜旁肿瘤不缩野；总量 50.4 Gy 者，于 36 Gy（淋巴结阴性）缩野，或 41.4 Gy 缩野（淋巴结阳性）。

(3) 放疗时间：手术后第 12 周，化疗后第 2～3 天开始；如做二期手术，术后第 2 周开始；脑膜旁肿瘤侵犯颅内，治疗初期即行放疗。

(4) 放疗剂量：第 12 周仍有残留者照射 50.4 Gy；影像及活检证实 CR 的治疗前淋巴结阳性者 41.4 Gy，淋巴结阴性者 36 Gy，分割剂量 1.8 Gy/次。

(5) 转移灶放疗：50.4 Gy/28 次；肺转移者全肺照射 15 Gy 后局部加量至 50.4 Gy。

3. 高危

(1) 放疗时间：手术后第 15 周（第 105 天）；脑膜旁直接侵犯脑组织、有脊髓挤压和视力缺失者行急诊放疗。

(2) 放疗剂量：原发灶和转移灶剂量 50.4 Gy；手术切除后微转移者及淋巴结阳性照射 41.4 Gy，淋巴结阴性照射 36 Gy。

(3) 放疗参数：4～20 MV 能量直线加速器。保持剂量均一性，其变化范围在 +7%～-5%。95%剂量线包绕 PTV。中断放疗>2 周者需要加照 1 次，中断放疗>3 周者加照 2 次。如中性粒细胞计数<7.5×10^9/L，且伴有不能控制的感染者应该中断放疗。

第七节　脑　肿　瘤

一、髓母细胞瘤

(一) 概述

髓母细胞瘤（medulloblastoma，MB）是首先由 Bailey 和 Cushing 命名的一种儿童后颅窝恶性胶质瘤。髓母细胞瘤的细胞形态很像胚胎期的髓母细胞，因此采用这个名称。髓母细胞是一种很原始的无极细胞。在人胚胎中仅见于后髓帆，这点与髓母细胞瘤好发于小脑下蚓部相符合。在儿童，髓母细胞瘤通常发生于小脑的中线部位，几乎均位于小脑蚓部，突入第四脑室，甚至充满小脑延髓池。偶见于小脑半球。

髓母细胞瘤是颅内恶性程度最高的胶质瘤。其高度恶性表现在 3 个方面：①生长极其迅速；②手术不易全部切除；③肿瘤细胞有随脑脊液产生播散性种植的倾向。

髓母细胞瘤常见于 4～6 岁：20%的患者年龄<2 岁；80%的患者年龄<15 岁；在成人中较少见；男性发病率较女性稍高（男女发病之比 3∶2）；无种族差异。髓母细胞瘤的发病率仅次于小脑星形细胞瘤，而居儿童后颅窝肿瘤的第 2 位。在美国每年有 250～500 例儿童被确诊为髓母细胞瘤。在 15 岁以下的儿童中，其发病率为 0.5/10 万。

(二) 治疗前分期

1. 原发灶(T)

T1：原发灶<3 cm，局限于中线附近，如小脑蚓部、第四脑室顶部。

T2：原发灶>3 cm，侵犯周围组织，或者充满部分第四脑室。

T3a：肿瘤侵犯两个邻近组织结构，或者从第四脑室顶开始生长，充满整个第四脑室，引起脑积水。

T3b：肿瘤由第四脑室底开始生长，充满第四脑室。

T4：肿瘤扩展到中脑、第三脑室、脊髓上段。

2. 转移灶分期(M)

M0：无远处转移。

M1：脑脊液中可检查到肿瘤细胞。

M2：广泛种植于大脑半球、蛛网膜下隙、双侧脑室、第三脑室。

M3：脊髓种植转移。

M4：神经系统外转移。

手术后 MRI 或 CT 检查对肿瘤残余的判断较外科医师的估计更有价值。MB 分期包括手术后 72 小时做脑 MRI 检查，以评估手术切除程度，手术 2 周后必须做脊髓 MRI 检查和腰椎穿刺脑脊液细胞学分析。只做其中一种检查，可能漏掉 15%有脑脊液散播的病例。

目前一般分为 2 组：①标危组，年龄>3 岁，术后残留＜1.5 cm³，肿瘤局限在后颅窝，无远处转移，无中枢外血源性转移及无蛛网膜下隙转移；②高危组，年龄≤3岁，术后残留≥1.5 cm³，有远处转移和播散。

（三）治疗原则与预后

手术后放疗是延长生存期的重要手段，辅助化疗也有一定作用。化疗联合全颅全脊髓放疗可使60%～70%患者的生存期＞5年。此外，患者年龄与预后也有密切关系。多数文献指出，较大年龄的儿童及成人髓母细胞瘤的预后较好。目前，仍在进行临床评价的治疗方案是放疗前用高剂量化疗和外周血干细胞移植。

随着近年来临床医学和基础研究的不断发展，髓母细胞瘤的预后不断改善。目前多数统计5年生存率在30%以上，最高达80%。个别的可生存达10年以上。影响预后的因素是多方面的。彻底切除病灶、术后辅以足够剂量的放疗，有条件配合化疗等综合治疗措施，可能会显著延长髓母细胞瘤患儿的生存期和改善其生活质量。应注意的是复发和有转移的病例，其存活率明显低于第一次治疗，即使使用放疗和化疗，也不会获得满意的疗效。

（四）放疗

对于年龄＞3岁的儿童，全颅全脊髓照射是标准的放疗方案。如果不放疗，很少有患者可以存活（Cushing收治的一组61例患者中只有1例存活了3年）。在另一组病例中（Landberg，20世纪80年代），仅后颅窝接受放疗的患者只有5%的生存期达到了10年；如果加上全脊髓照射，有50%的生存期可达10年。

给予后颅窝＞50 Gy的照射剂量对于降低复发风险是必要的。同时，手术后至开始放疗的时间延迟（＞4周）与较差的预后相关，特别是年龄＞5岁的儿童。对于肿瘤区的照射范围是否需要扩大，或整个后颅窝是否需要高剂量照射，目前还存在着争议。

1. 标危组（T1、T2、M0）放疗　放疗与多药化疗相结合，减少了放疗预防剂量。通常是全颅全脊髓放疗24 Gy，后颅窝或残余肿瘤加量至54 Gy。放疗后5年生存率为75%～80%。

2. 高危组（T3a，T3b，T4，M1-4）放疗　全颅全脊髓放疗，治疗剂量为30～36 Gy，分割次数为15～18次，后颅窝或残余肿瘤加量至54 Gy。

3. 照射靶体积　GTV＝手术或其他治疗前的病灶范围，该范围由MRI-CT融合确定。CTV＝GTV加上外扩1.5 cm的区域（骨与骨界面除外，局限在后颅窝范围内）。PTV＝CTV加上外扩0.3～0.5 cm区域。

二、脑干肿瘤（脑干胶质瘤）

（一）概述

脑干肿瘤多见于儿童，发病高峰年龄为6～10岁，占儿童颅脑肿瘤的10%～20%，占儿童后颅窝肿瘤的30%。脑干肿瘤分为脑干内弥漫型、局限型和外生型。局限性肿瘤主要见于中脑、脑桥（向背侧外生性生长者）及延髓；而脑桥肿瘤多数呈浸润性生长，侵及整个脑桥和邻近组织。病理学特征主要为神经胶质瘤，其中以星形细胞瘤和极性成胶质细胞瘤较为多见。有80%～90%脑干肿瘤患儿为高级别脑胶质瘤，患儿病程短、进展快，常在较短时间（数周至数月）内即引起严重的脑干症状。

约80%的脑干胶质瘤为恶性，可扩散和浸润脑桥。可分为一般症状和局灶性症状两类。临床上儿童常有性格改变，表现为行为异常，如烦躁、学习成绩下降、脑神经的侵犯（如吞咽障碍、眼球运动障碍、面神经受侵）、平衡失调。神经损伤的进程很快。CT检查显示，脑干低密度体积增大；在脑干MRI显示脑桥肿瘤密度均匀（弥漫性病变）；几乎没有或根本没有增强，有时有一个或多个囊性图像；部分肿瘤向外生长，可在第四脑室或小脑脑脑桥角体外。半数人以枕后部头痛为常见症状。因此，对于进行性交叉性麻痹或多发性脑神经麻痹合并锥体束损害，无论有无颅内压增高，均应首先考虑脑干肿瘤的可能。脑干肿瘤的局灶性症状随着肿瘤的部位而异。由于肿瘤呈浸润性生长，很难明确划分具体部位如中脑或脑桥。

（二）治疗原则与预后

过去认为脑干肿瘤为不能手术切除的肿瘤。随着手术显微镜、双极电凝、超声吸引器、术中神经监护、神经导航仪等的使用，过去被视为手术禁区的观点已发生改变。目前的观点是脑干弥漫性肿瘤不主张手术，手术治疗适用于局限性、外生性和肿瘤较小的延髓型脑干肿瘤。

放疗是脑干胶质瘤治疗的主要手段，尤其对不适合手术的脑干弥漫性胶质瘤及脑干肿瘤术后患儿。放疗前脑干肿瘤造成第四脑室和导水管堵塞而导致颅内压增高者，应先行脑室腹腔分流术来缓解颅内压增高，为放疗的安全性提供有力的保障，也能使患儿生存期得到延长。放疗对患儿进行性加重的症状有一定的缓解作用，故患儿生存期和生存质量得到延长和提高。但是，所有患儿缓解的症状会在数月或半年左右复发，一旦复发，临床症状迅速恶化。化疗对脑干肿瘤的疗效不确定。

(三) 放疗

采用CT-MR扫描图像融合来识别肿瘤体积(通过使用颅骨基部的骨性界标，将诊断MRI图像融合到计划CT来实现)。GTV＝使用MRI扫描识别的肿瘤体积。CTV＝临床肿瘤体积，GTV＋1～1.5 cm。PTV＝CTV加上外缘0.3～0.5 cm区域。常规照射剂量为54 Gy/30次。

三、室管膜瘤

(一) 概述

室管膜瘤占儿童脑肿瘤的8%～10%，大多发生于年幼儿童(诊断时平均年龄为5岁)。这些肿瘤常常较为局限，可以生长在所有有室管膜的中枢神经系统内，尤其是生长在第四脑室与幕上比较常见，后者主要发生于婴幼儿。

室管膜瘤起源于第四脑室的室管膜上皮，因刺激第四脑室室底，发病早期常引起较频繁的呕吐，CT平扫时肿瘤呈高密度或略高密度病灶，半数以上可见多发斑点状或砂粒状高密度的钙化灶，周围无脑水肿带。

(二) 治疗原则与预后

对于大多数室管膜瘤，手术切除后放疗可降低局部复发风险。如肿瘤不能完全切除，给予患者新辅助化疗以缩小瘤体，然后再进行外科手术切除残留肿瘤。

室管膜瘤对放疗比较敏感，术后放疗对改善患者的预后有一定帮助。室管膜瘤是否能从放疗中获益，取决于肿瘤的位置和病理学特征。有人认为变异的室管膜瘤不需要放疗，可能与这些肿瘤的不同生物学特性有关。例如室管膜下瘤，仅单独手术即可取得好的治疗效果；脊柱的黏液性乳头状室管膜瘤，单独手术可以取得良好的局部控制；幕上低级别肿瘤，全切除后可以取得良好的治疗效果，不需要进行辅助放疗。在先前的COG ACNS 0121研究中，完整切除幕上的低级别肿瘤术后不需放疗。室管膜瘤的化疗疗效已十分肯定，主要适应于<3岁儿童或复发后不能手术和放疗者。多采用多药联合化疗，药物为环磷酰胺、长春地辛、依托泊苷和顺铂。

所有的治疗步骤必须经过多学科的讨论，包括外科手术。术前必须行脊髓MRI检查，如有可能可行脑脊液细胞学检查(脑脊液穿刺)。WHO组织学分级要求必须区分室管膜瘤Ⅱ级与间变性室管膜瘤(WHO Ⅲ级)的区别。

预后的主要影响因素是室管膜瘤手术切除的质量。

(三) 放疗

室管膜瘤易发生椎管内播散性种植转移。幕下室管膜瘤的椎管内种植转移比幕上多见。高级别室管膜瘤发生椎管内播散性种植比低级别室管膜瘤的比例要高，故术前应常规行脊髓MRI检查及脑脊液细胞学检查。有时MRI检查为阴性，但脑脊液细胞学检查呈阳性。原则上，WHO组织学分级Ⅱ～Ⅲ级的室管膜瘤不管是否全切除均应进行放疗，但对放疗范围意见尚不统一。基于后颅窝室管膜瘤复发主要发生在瘤床局部，而非脑脊髓其他部位，倾向性的观点是后颅窝低级别室管膜瘤进行局部放疗即可。对影像学和脑脊液细胞学检查为阴性的(不管肿瘤的病理级别)，其放疗范围为后颅窝及上颈髓，照射剂量为54～60Gy；WHO组织学分级Ⅲ级的，其放疗应包括全颅全脊髓。

1. 放疗靶区勾画　GTV1＝手术瘤床和(或)增强后肿瘤；CTV1＝GTV＋5～10 mm(根据病理学特征)；GTV2残留病灶，CTV2＝GTV2＋5～10 mm(根据病理学特征)；PTV1或PTV2＝CTV1或CTV2＋2 mm(如果是立体放疗)或3～5 mm(如果是三维放疗)。放疗必须尽可能地与肿瘤大小一致，小的病灶有可能获益于超分割立体定向放疗。

2. 放疗剂量　总剂量为54 Gy/30次，每次分割剂量1.8 Gy(PTV1)，术后残余的肿瘤(PTV2)加量5.4～6 Gy。加量放疗可行大分割立体定向放疗。

四、视神经胶质瘤

(一) 概述

视神经胶质瘤是发生于视神经内胶质细胞的良性肿瘤，病理学特征是低级别毛细胞性星形细胞瘤，可沿视神经向颅内蔓延。多发于学龄前儿童，成人少见。部分与神经纤维瘤病伴发，疑有遗传倾向。预后较颅内胶质瘤好。

临床症状首先是视力受影响,但对于年幼儿童的诊断很困难。有以下症状时应考虑进一步检查:①视觉敏锐度降低,导致眼球震颤或斜视;②视野受损;③眼底视乳头苍白。当肿瘤巨大时,可阻塞脑室孔,引起脑积水。在一些婴儿,可能合并间脑综合征。有30%的视神经胶质瘤伴有Ⅰ型神经纤维瘤病。

（二）治疗原则与预后

对于没有侵犯视交义的一侧视神经胶质瘤,其治疗为手术切除。如果需要保护对侧受影响的视神经以保存视力,可用三维适形放疗、立体定向放疗、质子放疗或化疗的保守治疗方法(根据年龄和是否为Ⅰ型神经纤维瘤)。如果肿瘤侵犯了视交叉,伴或不伴有邻近器官受侵,也不可能全部切除肿瘤。放疗能有效地控制肿瘤,但会引起内分泌和认知障碍等后遗症。目前越来越多的做法是采用化疗替代放疗,或至少可以缓解放疗开始的年龄。

总体而言,低级别胶质瘤的儿童即使仍携带有一个稳定肿瘤,多数患儿能得到治愈或可能有正常的寿命。治疗方法是多学科的,目标是最大限度地减少因治疗而带来的后遗症。

视神经胶质瘤 NF1 型患者有较好的预后,但存在以下放疗的不良反应:发生第二原发肿瘤、内分泌失调、发育和神经问题、血管病变、烟雾综合征、诱发脑动脉瘤等。

（三）放疗

放疗可实现局部控制,一般不用于<5 岁的儿童,并尽量避免 5～10 岁的儿童。在<5 岁的儿童中可以使用化疗来尽可能延迟放疗时间,这样可以降低远期毒性风险。如果复发,可调整一线化疗为二线化疗,尽量延迟进行放疗。

采用先进的放疗技术(如立体定向放疗、调强放疗和质子放疗),可以保护病灶周围的正常结构,肿瘤边缘需外放 1～1.5 cm。放疗剂量一般在 45～54 Gy(分次剂量 180 cGy)。

五、视网膜母细胞瘤

（一）概述

视网膜母细胞瘤为儿童最常见的原发眼内恶性肿瘤,起源于未分化的视网膜母细胞。世界范围内,视网膜母细胞瘤的年龄累计发病率为 1∶18 000～1∶30 000 活产婴儿。本病的确切病因不明。

早期诊断非常重要,这不仅根据鉴别诊断决定眼球是否需要摘除,还关系到患儿的生命。有时鉴别又相当困难,需要全面细微地询问与检查。多数视网膜母细胞瘤病例,在其发展过程常有典型的临床表现,一般可从病史及临床检查中作出诊断。患者多为婴幼儿童,就诊时多有在瞳孔内发现黄光反射病史。扩瞳检查一般可在视网膜上见到很多特殊黄白色或灰白色隆起肿块,表面布以怒张血管或出血;玻璃体内有大小不等的颗粒状混浊体。超声波检查能探测到实质性肿块;眼眶 X 线摄片和 CT 检查能显示细碎的钙质阴影,则诊断基本可以确定。

按肿瘤发展过程,临床常将视网膜母细胞瘤分为眼球内期、青光眼期、眼球外及远处转移 4 期。患儿常以瞳孔区发白、发黄、灯光下反光等就诊,也可出现斜视、继发性青光眼、假性色素膜炎及眼眶蜂窝织炎。

（二）治疗原则与预后

眼球摘除术仍是目前较好的治疗方法。如是单眼,肿瘤尚局限于眼球内时,需早期行眼球摘除术。术后病理检查,如发现肿瘤已侵及视神经残端者则应进行放疗;如眶内容亦受累,还应进行眶内容剜除术,术后放疗加化疗。另外还有冷冻疗法、光凝疗法及经瞳孔温热疗法(TTT)等治疗。

患儿的预后与许多因素有关,如肿瘤的大小和部位、诊断和治疗的迟早、治疗措施是否合理等。预后亦与组织学改变有关。一般来说,分化程度好的较分化程度低的预后好;肿瘤限于视网膜者较侵犯脉络膜、视神经或已有眼外扩散者好。死因分析发现有 50%的患儿死于肿瘤的眼外转移,另有 50%是由于发生了第二恶性肿瘤。

（三）放疗

外放疗适用于体积较大、多病灶、双侧视网膜母细胞瘤化疗或局部治疗后肿瘤处于活动期或复发的肿瘤。照射范围应至少包括视神经 1 cm,总剂量为 42～46 Gy,眼球的保存率可达 58%～88%。外放疗曾经被用于许多眼内视网膜母细胞瘤的治疗,但近些年来由于它与生殖细胞突变的视网膜母细胞瘤发生眼外第二肿瘤有关,而逐渐减少应用。有些研究表明,年龄>1 岁的患儿接受放疗并不会增加第二肿瘤的风险,因此某些医疗机构认为对于年龄>1 岁的患儿应用这个方法治疗是安全的。放疗通常被作为局部治疗失败后的补救治疗。对于双眼进展期的眼内病变,可以采用双眼外放疗,但最终单眼或双眼可能需要眼球摘除。

近距离放疗(敷贴放疗),是把含有放射性核素的粒子或者物体制成一定的形状,植入眼眶或肿瘤对应的巩膜壁处,利用其射线照射肿瘤,引起肿瘤细胞死亡。其照射范围局限于眼部结构,并且不会增加第二肿瘤发生和导致眼眶发育障碍。目前,最常用的放射性核素是^{125}I。巩膜外敷贴放疗适用于基底<18 mm、厚度<8 mm,没有玻璃体种植,且距离视盘和黄斑超过 2 倍视盘直径的肿瘤。照射时间 2～4 天,总剂量 40～45 Gy。

据报道,近距离敷贴放疗是视网膜母细胞瘤的主要治疗方法,治疗后 1 年肿瘤的复发率为 12%。敷贴放疗也被作为其他治疗失败的补救治疗。Merchant 等最近报道,化疗和放疗后再用敷贴治疗作为补救治疗,总体眼球保存率为 60%(15/25 例)。Shield 等报道,148 个肿瘤在其他治疗失败后用敷贴放疗,1 年肿瘤复发率在曾经化疗组为 8%,曾经外放疗组为 25%。

(蒋马伟)

参 考 文 献

[1] Angelini P, Plantaz D, de Bernardi B, et al. Late sequelae of symptomatic epidural compression in children with localized neuroblastoma. Pediatr. Blood Cancer, 2011, 57: 473-480.

[2] Avery RA, Ferner RE, Listernick R, et al. Visual acuity in children with low grade gliomas of the visual pathway: implications for patient care and clinical research. J Neurooncol, 2012, 110:1-7.

[3] Bhavsar D, Subramanian K, Sethuraman S, et al. Management of retinoblastoma: opportunities and challenges. Drug Deliv, 2015, 23: 2488-2496.

[4] Dial C, Doh K, Thiam I, et al. Pathological profiles of retinoblastoma in Senegal. J Fr Ophtalmol, 2016, 39:739-743.

[5] Dome JS, Perlman EJ, Graf N. Risk stratification for Wilms tumor: current approach and future directions. Am Soc Clin Oncol Educ Book, 2014, 34:215-223.

[6] Ferrari A, Sultan I, Huang TT, et al. Soft tissue sarcoma across the age spectrum: a population based study from the surveillance epidemiology and end results database. Pediatr Blood Cancer, 2011, 57:943-949.

[7] Griessenauer CJ, Rizk E, Miller JH, et al. Pediatric tectal plate gliomas: clinical and radiological progression, MR imaging characteristics, and management of hydrocephalus. J Neurosurg Pediatr, 2014, 13:13-20.

[8] Shields CL, Leahey AM. Detection of retinoblastoma at risk for metastasis using clinical and histopathologic features and now mRNA. JAMA Ophthalmol, 2016, 10:2994.

[9] Taylor MD, Northcott PA, Korshunov A, et al. Molecular subgroups of medulloblastoma: the current consensus. Acta Neuropathol, 2012, 123:465-472.

[10] Yanik O, Gunduz K, Yavuz K, et al. Chemotherapy in retinoblastoma: current approaches. Turk J Ophthalmol, 2015, 45: 259-267.

第四十八章 脑转移性肿瘤

第一节 概 述

脑转移瘤是指原发于颅外其他部位的恶性肿瘤转移到颅内，发病年龄高峰为50～70岁，男性多于女性。恶性肿瘤患者中有20%～40%会出现脑转移，其中70%～75%为多发脑转移瘤。约50%患者在确诊时存在3个以下病灶，超过40%患者存在5个以上病灶，60%的患者同时存在颅外病变。脑转移瘤发生率增加除了和恶性肿瘤发病率增加相关，还与系统治疗带来患者生存期延长及MRI等影像学技术进展密切有关。

脑转移瘤最常见的原发肿瘤是肺癌，几乎占据了所有脑转移瘤的一大半，其次为乳腺癌、黑色素瘤、肾癌、结肠癌，还有一部分为原发灶未明的肿瘤。乳腺癌、结肠癌和肾癌倾向于单发转移，而肺癌和恶性黑色素瘤等以多发脑转移多见。还有部分患者无明确原发灶，即使脑转移瘤手术后仍不能确定肿瘤来源。小细胞未分化癌如生存期＞2年者，脑转移率达80%。

肿瘤细胞通过血液途径到达颅内，形成脑转移瘤。常见于灰白质交界处，这是由于此处血流由不同的动脉系统支配(颈内动脉和椎动脉)，血管发生改变、血管变窄变小，使肿瘤细胞易于滞留于此并穿透血管形成转移。约80%的脑转移瘤发生在大脑半球，小脑约占15%，脑干约占5%。病理类型多为腺癌，其次是鳞状上皮癌、小细胞癌、乳头状癌及黑色素瘤等；在血液及淋巴系统中，白血病为常见。颅外头颈部肿瘤，如视网膜母细胞瘤、鼻咽癌、口底癌等通过直接浸润破坏颅骨、脑膜或经颅底先天性裂孔、缝隙等到达脑外表面，进一步在脑实质内转移生长。

脑转移癌病灶部位大致如下：①脑实质，为最常见的颅内转移部位，其中幕上转移病灶以额叶、顶叶和颞叶等部位较多见，幕下转移灶以小脑半球较常见，幕上的肿瘤转移灶较幕下的多见。②脑膜，肺癌、乳腺癌、非霍奇金淋巴瘤、黑色素瘤、急性白细胞等可以出现蛛网膜及软脑膜转移，又名癌性脑膜炎。脑膜转移以血源性播散为主要途径，也可由脑转移癌再次引发脑膜播散转移，常见的转移灶部位为基底池、侧裂池等，表现为蛛网膜增厚、脑脊液脉络膜丛及脑室壁可有肿瘤结节。乳腺癌、前列腺癌、淋巴瘤等原发肿瘤可出现颅骨和硬脑膜的转移。

第二节 临床表现与诊断

(一) 临床表现

头痛为脑转移瘤患者最常见的症状，多在清晨发生，有20%～40%的患者表现为局灶性神经功能缺损，30%～35%表现为认知障碍，另有5%～20%表现为癫痫或脑卒中。有症状的脑转移患者往往预后差。约80%的脑转移病变发生在原发病变诊断后，也有脑转移病变与原发肿瘤同时发现和诊断，少数患者以脑转移为首发症状就诊。

(二) MRI 表现

MRI检查是诊断脑转移的首选影像学方法，其检出率和准确性明显高于脑部CT检查，尤其是脑膜转移。MRI平扫时多数转移瘤的T1WI呈低信号或等信号，恶性黑色素瘤呈短T1高信号，与肿瘤内部黑色素有关。T2WI上一般呈等高信号或混杂信号，部分呈低信号，可见于消化道腺癌转移或肿瘤内陈旧性出血。MRI增强扫描多为灰白质交界处的病灶，呈“小病灶，大水肿”，脑膜受侵时可出现脑膜增厚或“鼠尾征”。

(三) CT 表现

CT 平扫多为低密度或等密度的结节或环形病灶,少数呈稍高密度病灶。病灶多位于皮质及皮质下区,多发常见,少数为单发。瘤体周围常伴有明显的瘤周水肿,呈分指状低密度改变,累及白质,少数累及灰质,并伴有不同程度的占位征象。

CT 增强扫描后可见瘤体轻度或中度结节状或环形强化,个别瘤体内有出血、囊性变及钙化。

(四) 诊断

根据患者的肿瘤病史、临床表现及影像学检查可对脑转移作出诊断,对于无明确原发肿瘤的脑转移的诊断还需结合内镜、PET-CT 等检查进一步明确原发病灶。脑转移瘤需与脑胶质瘤、淋巴瘤及一些良性脑部疾病相鉴别。

第三节 脑转移肿瘤的治疗

脑转移瘤的治疗需根据患者的年龄、KPS 评分、神经功能状态、原发肿瘤部位及控制情况、有无颅外转移,以及脑转移瘤数目、大小及部位等综合考虑。

一、激素治疗

激素可通过减轻水肿,从而降低颅内压。除无颅内高压症状者和存在激素应用禁忌证外,脑转移瘤的患者均可给予激素和甘露醇脱水治疗。激素治疗 6～24 小时后症状开始出现改善,3～7 天可达到最佳效果。

二、手术

脑转移瘤的手术治疗适应证:①脑转移瘤为单发或相邻两个孤立性病灶,特别是肿瘤最大直径>3 cm 或中线移位>1 cm;②原发灶不明,需要获得病理诊断者;③肿瘤部位表浅、位于非重要功能区,易于切除的转移瘤;④有明显的占位效应和水肿,已引起颅内高压威胁生命者;⑤脑室扩张明显或严重脑积水需要施行脑脊液分流术,病灶有巨大囊腔需要引流;⑥放疗抗拒的肿瘤。

对于单发或一些预后较好的 1～3 个寡转移瘤患者,手术切除可以延长其生存期。对于多发转移瘤,外科的作用仅限于获取病理诊断或者减轻占位效应及颅内高压症状。在选择脑转移瘤患者实施手术时,其原发肿瘤是否控制、患者一般状态、KPS 评分、预期生存期、转移瘤的数量等均需严格考虑,否则手术并不能使患者获益。

Patchell 等于 1990 年开创性地研究手术切除在脑转移瘤治疗中的价值。在一项多中心随机试验中对比颅内单发转移灶经完整切除后随机进入术后全脑放疗(WBRT)组(49 例)(50.4 Gy/28 次)或观察组(46 例)。对中位生存期、脑功能性和局部控制率进行比较。研究表明,手术组中位生存期为 43 周,脑转移原发部位复发/进展率为 46%;手术+WBRT 组中位生存期为 46 周,脑转移原发部位复发/进展率为 18%。全脑照射可降低局部和远处复发以及随后的神经系统相关性死亡事件,术后辅助放疗有更好的局部和远程控制率。同样,对有生存期较长和颅外病灶有限的患者采用用手术切除+WBRT,要比单用 WBRT 为好。手术切除+WBRT 对比立体定向放疗(SRS)+WBRT,两者都是有效的治疗方法,有相似的生存率。Hart 等荟萃分析表明,与单纯 WBRT 相比,WBRT 联合手术延长了患者功能独立生存时间,减少了神经系统相关性死亡事件,但对患者生存期的影响无明显统计学差异。

有报道,11%的已知原发灶肿瘤患者手术后不再发生新的脑转移瘤,因此对于可切除肿瘤,手术有其不可替代的作用。随着外科手术技术的进步,手术的死亡率已经从既往的 11%下降至目前的 0%～6%,这归功于现代麻醉学、定向技术、导航技术及纤维神经外科的应用。

三、放疗

恶性肿瘤脑转移患者一般首选放疗,而化疗和手术等手段仅用于部分患者。放疗方式包括 WBRT、SRS、WBRT+SRS 和术后辅助放疗。无论是单纯放疗还是联合放疗,对于经过选择的脑转移瘤患者来说,均能起到缓解症状和延长无局部进展时间的作用。

(一) WBRT

自 20 世纪 90 年代以来,WBRT 一直是脑转移的标准治疗模式,中位生存期也由对症支持的 2～4 个月延长至 4～6 个月。而未治疗者仅 1 个月,肾上腺皮质激素治疗者为 2 个月。经 WBRT 治疗后,有 50%～70%患者的临床症状缓解,1 年总生存率为10%～15%。全脑放疗目的在于治疗已有病灶，预防颅内新发病灶的发生。尽管WBRT是脑转移瘤患者的主要治疗方法，但单纯实施WBRT的疗效多年来尚未有改善。

既往认为脑转移瘤患者的标准治疗方式为WBRT，但随着立体放射外科、手术、各种新型药物的应用，以及患者不同状态的前提下，是否对所有患者都实施WBRT仍需要更多的探讨和临床研究验证。

WBRT在一般状态差的患者中其临床获益可能是有限的。英国和澳大利亚研究者开展了一项QUARTZ非劣效性、随机对照Ⅲ期临床试验。进入研究的包括不能行手术或SRS，且未行脑部放疗的晚期非小细胞肺癌多发脑转移患者538例，1∶1随机分配，分别行最佳支持治疗（OSC）或联合WBRT组（20 Gy/5次）。WBRT组困倦、脱发、恶心、头皮干燥或瘙痒等并发症发生率更多，但两组严重不良事件发生率并无显著差异。两组间的总生存期（HR∶1.06，95%CI∶0.90～1.26）、总体生活质量、地塞米松的使用均无显著性差异。单纯OSC组中位生存质量年41.7天，联合WBRT组46.4天。在QUARTZ研究中，全组生存期均较短，入组人群整体状态较差，提示WBRT对一般状态差患者的临床获益是有限的。WBRT组的年轻患者（年龄<60岁）中位总生存期为10.4周，高于单纯OSC组的7.6周。而且在KPS>70的患者中，WBRT治疗有生存期改善的趋势。

在脑转移治疗中，WBRT不仅可单独应用，还可以作为外科切除后辅助放疗、联合SRS，以及作为局部治疗后复发患者的挽救治疗。但多项研究均显示分割方式和总剂量对生存期并没有太大影响，其中位生存期时间未随剂量增加而提高。

WBRT剂量：目前仍沿用3 Gy/次，共10次，总剂量30 Gy；或2.5 Gy/次，总剂量37.5 Gy/15次的分割方式。对一般状态差、预期生存短的患者，可采用20 Gy/5次的短疗程放疗。

全脑放疗的急性不良反应包括脑水肿、恶心呕吐、黏膜炎、脱发、疲乏、轻度的皮肤反应，一些患者还会出现急性耳毒性。晚期并发症包括视网膜病变、痴呆、视神经病变、耳毒性、内分泌疾病，以及神经认知功能缺陷。

（二）SRS

1. 适应证 ①转移数目较少，多为3～4个以下；②直径<3 cm；③位置较深或位于功能区不适合手术；④WBRT后的复发；⑤肿瘤边界较清，易于周围组织区分；⑥对常规治疗相对不敏感的肿瘤（如肾癌、黑色素瘤等）的脑转移。

SRS为近年新兴的放疗技术，在脑转移治疗中的地位日渐提高。其具备起效快、精度高、不良反应少的特点。同时还有肿瘤局部控制率高、治疗周期短等优势。对于单发或<3个以下的寡转移、KPS评分高、颅外病灶控制、颅内肿瘤总体负荷小的患者，SRS的疗效是快速而显著的。SRS后中位生存期5～40个月，平均9.9个月。1年的局部控制率高达71%～79%。

与外科手术相比，SRS微创、水肿较轻；与WBRT比较，放射性坏死等晚期并发症少见，而且照射剂量更高、局部控制更好，并显著延长生存期。

2. 照射剂量 RTOG 90-05试验中，肿瘤最大直径为31～40 mm、21～30 mm和≤20 mm的最大耐受剂量分别为15、18、24 Gy。

3. 预后因素 总肿瘤体积可能比转移灶个数更能预测脑转移瘤患者SRS治疗后的生存期。1项对205例行SRS的脑多发转移（>4个）患者的多元回归分析显示，总体积是最重要的预后因素，而转移灶个数对预后无明显影响。治疗总体积<7 ml，且转移灶<7个的患者亚群预后更好，这些患者生存期显著延长（13个月对比6个月，$P<0.0005$）。另一项随机对照研究显示，脑转移瘤治疗总体积<10 ml患者的生存期明显长于>10 ml的患者，单发与多发脑转移患者的生存期无明显差异。

对于>3个转移瘤的多发脑转移行SRS是否也有价值呢？目前文献报道，部分多发转移瘤实施SRS也能达到和2～3个转移瘤相似的生存期。23个中心共有1 194例脑转移患者的研究发现，颅内转移灶1～10个，肿瘤最大体积<10 ml，最长直径<3 cm，总体积<15 ml，照射剂量分别为肿瘤体积<4 ml，肿瘤周边剂量为22 Gy；肿瘤体积4～10 ml，给予20 Gy。研究结果显示，SRS治疗脑转移瘤2～4个与5～10个的疗效无显著性差异。

总体来说，总肿瘤体积较小的多发脑转移瘤患者适合行SRS。另外，预后好的病理类型（如乳腺癌），以及原发性肿瘤得到控制的患者无论转移灶的多少，更能从SRS治疗中获益。对一些放疗抗拒的病理类型如恶性黑色素瘤及肾癌，SRS也取得了较好的局部控制率。

（三）WBRT＋SRS

两种照射方式联合的治疗，理论上可以加强转移灶的照射剂量，提高局部控制率，同时覆盖全脑范围，消灭亚临床病灶，预防新发病灶。但是，在具体应用中是否达到了预期目的，仍无明确定论。

两个随机对照研究评估了 WBRT 后行 SRS 加量的疗效。RTOG9508 研究将 333 例 1～3 个脑转移瘤的患者随机分为 WBRT 组和 WBRT＋SRS 组。尽管没有排除一些不适合 SRS 治疗的大体积转移瘤患者(直径 3～4 cm)，仍然发现单发脑转移瘤患者联合治疗组有显著的生存获益(6.5 个月对比 4.9 个月，$P=0.04$)，但 2～3 个转移瘤患者并没有从联合治疗中获得生存期的延长。另一项针对 2～4 个病灶的小样本临床研究表明，WBRT 后行 SRS，尽管延长了无局部失败时间(36 个月对比 4 个月，$P=0.005$)，但是两组间的生存期无显著差别。

日本学者，将直径＜3 cm、病灶数 1～4 个的 132 例脑转移瘤患者随机分为两组，即 SRS 组和 SRS＋WBRT 组。SRS 后行 WBRT 降低了 1 年局部复发率(47％对比 76％，$P<0.01$)，但是并没有延长中位生存期(7.5 个月对比 8 个月)。Paul 的 N0574 研究也显示，SRS＋WBRT 延长了局部控制时间，但对比单独 SRS 未显示总生存优势。2015 年一项荟萃分析发现仅在在＜50 岁人群中，单纯 SRS 生存优于＞SRS＋WBRT 组。EORTC 22952-26001 研究入组了 359 例 1～3 个脑转移瘤的患者，这些患者先行手术或者 SRS 治疗，然后根据是否行 WBRT 将患者分为两组，联合 WBRT 组颅内复发率及神经相关性死亡率下降，但总生存期并未改善。

几项脑转移瘤放疗的临床试验(NCCTG N0574、EORTC 22952-26001、JROSG 99-01 研究)都是评估 SRS±WBRT 组治疗≤4 个非小细胞肺癌脑转移疗效的。尽管表明 WBRT 能改善颅内病灶控制，但均未能证实 WBRT 可以提高 NSCLC 患者的生存期。

Halasz 从 2006～2010 年，NCCN 数据库中纳入 413 例确诊为脑转移瘤的患者。其中 118 例(29％)实施 SRS，295 例(71％)实施 WBRT，13 例(3％)接受了两种治疗方式。脑转移瘤个数≤3 个的患者多数接受 SRS，而≥4 个的多接受 WBRT ($P<0.001$)。转移灶较小、无颅外疾病的患者更倾向于选择 SRS。其中，有 197 例脑转移瘤数目＜4、直径＜4 cm、两种治疗方法均适用的患者，有 48％的患者选择了单纯的 SRS。SRS 组中位生存期为 9 个月，而接受 WBRT 患者为 3.9 个月。该研究表明，脑转移灶＜4 个的非小细胞肺癌患者，接受 SRS 治疗较 WBRT 中位生存期明显延长。SRS 技术使肿瘤靶区得到更高剂量的照射，症状改善迅速，原位复发少见。荟萃分析 40 个非随机对照研究，共有 2 697 例患者，共 3 922 个病灶，肿瘤中位局部控制率为 81％，WBRT 单独应用局部控制率为 50％，合用 SRS 后局部控制率提高了 30％。中位有效率为 69％，中位生存期为 8～10 个月。

WBRT 比较对症支持治疗能改善患者生存，而 WBRT 射后的局部加量的治疗获益有待进一步研究。WBRT 加局部补量提高了局部控制率，在单发或少数转移者能改善生存率。对多发脑转移者，不能改善总生存。

（四）WBRT＋手术

Kentucky 大学进行的随机对照试验，证实手术＋WBRT 比单纯 WBRT 可提高中位生存期(40 周对比 15 周，$P<0.0001$)，脑转移复发两组分别为 20％和 52％($P<0.02$)。Netherlands 多中心试验结果显示，手术＋WBRT 和单独 WBRT 的中位生存期分别为 10 个月和 6 个月($P=0.04$)。加拿大 Mintz 报道多中心研究也是对照手术＋WBRT 和单纯 WBRT，MST 5.6 个月对比 6.3 个月，两组总生存期无区别。上述随机对照试验证明手术切除＋WBRT 比单用 WBRT 效果更好。

脑转移术后辅以 WBRT，目的在于消灭残存的病灶或亚临床病灶。目前，研究显示术后 WBRT 能提高局部控制率，但对总生存期的影响还不确定。Smalley 等分析了梅奥 85 例单发脑转移瘤术后失败模式发现，其中有 34 例接受了术后 WBRT，51 例术后观察。WBRT 组和观察组的颅内局部失败率分别为 21％和 85％，接受 39 Gy 剂量的患者相对 39 Gy 以下人群有更小的局部失败率，分别为 11％和 31％。接受 WBRT 组的中位生存期为 21 个月，远高于对照组的 11.5 个月。提示术后 WBRT 可降低颅内局部复发，进而提高了生存期。

手术＋WBRT，比单纯手术切除可改进脑原发转移部位和远位转移的控制，NCCN 作为Ⅰ级推荐。对于颅内单发脑转移瘤，手术切除后是否需要加 WBRT 的问题，Patchell 进行了随机对照试验。95 例单发脑转移瘤患者随机分为单纯手术组和手术＋WBRT 组。随访显示术后行 WBRT 可明显减少颅内肿瘤复发（18％对比 70％，$P<0.001$）及颅内其他部位复发（14％对比 37％，$P<0.01$）；但两组中位生存期无显著性差异（48 周对比 43 周）。Vecht 的研究发现，原发肿瘤稳定的患者，其手术加放疗和单纯手术两组间的，中位生存时间及生活自理时间差别最大：中位生存期分别为 12 个月和 7 个月，生活自理期分别是 9 个月和 4 个月。另一项入组 84 例患者的研究却显示术后是否加用 WBRT 方案的生存期无明显差异，可能是因为全身广泛转移和体力状态比较差的患者未被排除在入组标准之外，这部分患者行外科切除的预后较差。

因此，脑转移瘤术后是否补充 WBRT，应根据患者的整体情况具体分析。对于有多发脑转移倾向的原发肿瘤、手术未完全切除、放疗相对敏感、一般情况较好和有限的颅外病灶的患者可以给予术后辅助全脑放疗。

四、全身治疗

（一）化疗

治疗脑转移瘤的药物不仅要求对肿瘤有效，也要能够进入血脑屏障，因此化疗很少作为脑转移瘤患者的初始治疗措施。但是，随着靶向药物和新型化疗药物的开发研制，有些药物可以通过血-脑屏障，在颅内有较高浓度，因此可以应用于部分脑转移患者。

替莫唑胺（TMZ）是第二代烷化剂，能够透过血-脑屏障，在脑脊液中的浓度是血浆浓度的 40％。目前，有多项试验证实 TMZ 和放疗联合应用能增加脑转移患者的无进展生存期和放疗有效率。TMZ 对初治恶性黑色素瘤脑转移患者也有效。

大剂量甲氨蝶呤方案治疗乳腺癌脑转移可以获得 56％的疾病控制率，铂类、依托泊苷、卡培他滨±拉帕替尼对乳腺癌脑转移也有效。Ⅰ/Ⅱ期临床研究证实托泊替康＋WBRT 治疗 75 例脑转移瘤患者取得了 72％的有效率。培美曲塞＋顺铂化疗方案对于肺腺癌脑转移有效。

（二）靶向治疗

EGFR-TKI 单纯应用或联合放疗，使得有驱动基因突变的非小细胞肺癌脑转移人群获益。HER-2 过表达的乳腺癌脑转移患者亦能从靶向治疗中获得生存改善。

（三）免疫治疗

免疫治疗为近几年新兴的抗肿瘤治疗手段，PD-1 抑制剂尼沃鲁单抗（nivolumab）、CTLA-4 抑制剂伊匹单抗（lipilimumab）和 BRAF 抑制剂达拉菲尼（dabrafenib）和威罗菲尼（vemurafenib）对恶性黑色素瘤脑转移有效，但尚需积累更多病例验证。

五、脑转移放疗后复发的处理

脑转移瘤放疗后复发的治疗方案选择取决于患者身体状态、颅外肿瘤是否稳定，以及是否有效的全身治疗措施。全身肿瘤属于进展期的患者可考虑姑息治疗、最佳支持治疗或者放疗；全身肿瘤控制较好的患者可考虑行手术、放疗或者化疗。

先前接受 WBRT 的复发患者一般不再推荐应用 WBRT，可考虑对复发病灶再程局部放疗或 SRS、或手术切除；对于多发性弥漫病灶建议选择全身治疗。如患者再次复发后体力状态很差，无有效治疗选择时则给予最佳支持治疗。Flickinger 回顾分析了 5 个中心接受伽玛刀治疗的 116 例单发脑转移瘤患者，其中有 39％为 WBRT 后复发，中位生存期仍能达到 11 个月，新确诊的脑转移患者中位生存期为 14 个月。

先前接受 SRS 患者如果有效时间持续 6 个月以上，可考虑再次行 SRS。同一部位复发再次行 SRS 是 NCCN 的 2B 类推荐，而且第二次照射剂量要适当减少。SRS 后颅内新增转移灶的治疗方式则取决于新增转移灶的数目，＞3 个者可全脑放疗或系统化疗，1～3 个新增转移灶的患者还可以考虑手术或 SRS。

第四节　常见恶性肿瘤脑转移的处理

一、肺癌脑转移治疗的选择

对单发 NSCLC 脑转移瘤，手术或 SRS 可以获得较好生存，是否联合 WBRT 需根据患者情况综合判断。多发性脑转移瘤，治疗手段有限，预后差，WBRT 为首选。SCLC 患者脑转移选择 WBRT 治疗。

分子靶向治疗对有基因突变的肺癌患者具有重要地位。大样本分析显示，肺癌脑转移的生存期和治疗策略与基因分型相关，235 例 EGFR 突变的肺癌脑转移患者，从脑转移治疗开始的中位生存期为 23 个月；而 EGFR 无突变的 687 例患者，其中位生存期则为 15 个月。

EGFR-TKI 和 ALK 抑制剂都表现出颅内抗肿瘤活性，这对 WBRT 患者的选择提供了新的思路。厄洛替尼联合 WBRT 的临床Ⅱ期试验，有 40 例非小细胞肺癌脑转移患者，采用 DNA 测序法对患者 EGFR 突变状态进行检测。随访显示整体有效率为 86%(n=36)，平均存活期为 11.8 个月(7.4～19.1 个月)。在已知 EGFR 状态的 17 例患者中，EGFR 野生型患者平均生存期为 9.3 个月，EGFR 突变型患者生存期为 19.1 个月。表明 EGFR 突变患者 WBRT 联合靶向治疗可显著提高生存期。

在 2016 年 ASCO 年会上报道了两个第三代 EGFR-TKI 药物对肺癌脑转移及脑膜转移患者的疗效。AZD 3759 的Ⅰ期试验，有 29 例入组患者，其中 21 例存在可测量病灶的脑转移，5 例脑膜转移和 3 例无法测量病灶的脑和脑膜转移。所有患者既往均接受过一线的 EGFR-TKI 治疗和化疗，17 例患者接受过头部放疗。AZD3759 在 300 mg、每日 2 次显示了良好的耐受性，最长治疗时间＞40 周。在 20 例可测量脑转移病灶患者中，有 8 例肿瘤缩小，3 例达到 PR。5 例脑膜转移患者，有 3 例患者通过 1 周治疗后脑脊液中肿瘤细胞 pEGFR 水平抑制＞50%，4 例患者脑脊液中肿瘤细胞减少＞50%，无论是影像学检查或是神经系统症状方面均得到了缓解。BLOOM 研究采用三代 EGFR-TKI 药物——奥斯替尼(osimertinib；AZD-9291)治疗 20 例肺癌患者。12 例患者在 12 周治疗后进行了疗效评估：7 例影像检测有改善，2 例 SD，其余 3 例未作评估。

多中心、随机对照Ⅲ期试验(PROFILE 1014)奠定了克唑替尼作为 ALK 阳性晚期 NSCLC 标准一线治疗的地位。Ⅱ期试验(PROFILE 1005)，以及Ⅲ期试验(PROFILE 1007)结果表明，在先前未接受治疗 ALK 阳性晚期 NSCLC 且发生无症状脑转移患者中(n=275)，接受克唑替尼治疗 12 周后，脑内肿瘤控制率(IC-DCR)可达 60%。PROFILE 1029 是另一个多中心、随机对照Ⅲ期研究，比较了东亚 ALK 阳性的 NSCLC 患者克唑替尼和培美曲塞联合铂类的疗效和安全性。无论是否有脑转移，克唑替尼均能显著提高 ORR，延长 PFS，并且显示可降低颅内病灶进展的趋势。PROFILE 1014、PROFILE 1005/1007 和 PROFILE 1029 均证实，克唑替尼治疗 ALK 阳性 NSCLC 脑转移有效，可延缓脑转移疾病进展时间。

总体而言，肺癌脑转移瘤靶向治疗患者样本量偏小、既往治疗手段不一，但为基因突变脑转移人群的治疗还是提供了进一步的依据。期待更多临床试验，使得携带驱动基因的肺癌脑转移患者的从中获益。

二、乳腺癌脑转移的治疗选择

乳腺癌患者大多生存期长，脑转移发病率总体约为 20%左右，HER-2 阳性患者则可高达 30%～50%。不同期别和不同分子分型的乳腺癌脑转移发生率不同，治疗方案和生存期也存在差异。年龄、分期晚、HER-2 过表达及三阴性均为高风险因素。对于预后良好、1～4 个转移灶的患者应首选 SRS。

王松探等的研究为单队列Ⅱ期多中心研究，入组了 45 例 HER-2 阳性脑转移乳腺癌患者，既往未接受全脑放射、卡培他滨和拉帕替尼治疗。每日口服 1 250 mg 拉帕替尼，每个疗程为 21 天，同时在疗程第 1～14 天按 2 000 mg/m^2 剂量口服卡培他滨。99%的患者可评估治疗有效性，中位随访时间为 21.2 个月。所有患者疗效均为 PR。29 例患者存在客观中枢神经系统治疗反应，没有出现药物毒性反应所致的死亡事件。

Yap 等对 6 个亚洲国家 HER-2 阳性脑转移的乳腺癌患者进行了一项回顾性分析。共 280 例患者，在发生脑转移之前，有 63%的患者接受过抗 HER-2 治疗。这部分患者的脑转移发生时间明显长于未接受抗 HER-2 治疗患者(33 个月对比 19 个月，P<0.002)。脑转移后，有 93%患者接受了放疗，57%患者接受了化疗，41%患者应用抗 HER-2 治疗(曲妥珠单抗或拉帕替尼)。出现脑转移后使用这两种抗 HER-2 药物治疗的患者，其脑转移后生存期最长，比未经抗 HER-2 治疗患者的生存期获益显著(26 个月对比 6 个月，HR=0.37)。

CEREBEL 试验比较了 HER-2 阳性患者在接受拉帕替尼＋卡培他滨治疗或接受曲妥珠单抗＋卡培他滨治疗后出现疾病的复发，且以中枢神经系统转移为最先表现的发生率。两组脑转移发生率相似(分别为 3%和 5%)。拉帕替尼联合卡培他滨组的中位无进展生存期(HR=1.30)和总生存期更短(HR=1.34)。

因此,乳腺癌脑转移的治疗应在结合患者一般状态、病理、分子分型等情况下,综合考虑放疗、手术及药物的联合应用,对于预期生存期较长的患者给予更积极的治疗。

三、黑色素瘤脑转移的治疗

黑色素瘤脑转移的治疗包括手术、SRS 及 WBRT。黑色素瘤对常规放疗抗拒,疗效差;同时黑色素瘤脑转移多为单发,如能采取手术切除或 SRS 则疗效可提高。而对于多个脑转移灶的治疗,一般只能采用 WBRT 或 SRS 联合 WBRT。虽然 SRS 联合 WBRT 改善了总体的脑转移复发率,但 WBRT 对总生存无显著影响,并且对神经认知功能有损害。

化疗对黑色素瘤无效,靶向治疗和免疫治疗有望提高治疗效果,目前发现免疫治疗药物(伊匹单抗)和 BRAF 抑制剂(达拉菲尼和威罗菲尼)都对恶性黑色素瘤脑转移有效。但尚需前瞻性研究进一步评估这些新药的作用。

第五节　脑膜转移的诊断与治疗

在脑膜转移的原发灶中,黑色素瘤有强烈的脑膜转移倾向,乳腺癌和肺癌由于其发病率较高而成为脑膜转移瘤中最常见的。脑膜转移中黑色素瘤 20%,肺癌 9%～25%,乳腺癌 5%,胃癌 1.7%～5.5%。

一、脑膜转移的诊断

脑膜转移通常会伴发脑膜刺激征。而且脑脊液中可能出现蛋白含量增高,糖含量降低;腰穿肿瘤细胞学检查中可找到肿瘤细胞,阳性率为 50%～90%。MRI 平扫几乎无法发现脑膜转移的特征。脑膜转移通常无占位效应,且病变信号与邻近脑脊液无明显对比。增强 MRI 扫描可表现为脑膜圆形结节状,或线状增厚型,呈现为脑膜的弥漫性增厚。脑膜转移需与感染性脑膜炎、肉芽肿、结节病、手术后改变等多种病变鉴别。

二、脑膜转移的治疗

脑膜转移瘤的治疗是姑息性的,仅有少部分患者接受姑息治疗能延长生存期和无症状时间。治疗手段包括大剂量激素、鞘内治疗、系统治疗、局部放疗等。

1. 激素治疗　大剂量的皮质激素能暂时改善和缓解症状,但不能延长生存期。

2. 鞘内化疗　是脑膜转移的主要治疗方法。鞘内化疗可选择药物主要包括 MTX、Ara-C 和噻替派。但总体鞘内化疗的疗效不高,常用药物对血液肿瘤有效,但对多数实体瘤疗效差。鞘内药物分布依赖正常的脑脊液循环,而脑膜转移时脑脊液循环多数遭破坏。

3. 全身化疗　作为脑膜转移的一个治疗手段被重新重视。既往认为大多数的化疗药物不能通过血-脑屏障,因而对脑膜转移瘤无效。但有研究显示,当出现广泛脑膜转移后,血-脑屏障被破坏,全身化疗可能有效。

4. 靶向治疗　存在 EGFR 基因突变的肺癌脑膜转移患者,TKI 治疗是一项新的选择。吴一龙报道 5 387 例肺癌脑转移患者,其中 184(3.4%)例为脑膜转移。发现脑膜转移更常见于 EGFR 突变患者(9.4%对比 1.7%),而 EGFR 19del 与 L858R 脑膜转移的发生率并无统计学差异(9.2%对比 11.0%)。160 例 EGFR 状态明确患者的脑膜转移后其 OS 是 8.7 个月。109 例 EGFR 敏感突变患者的生存分析显示,有 88 例服用 EGFR-TKI 有生存获益(10.0 个月对比 3.3 个月),而其中 24 例脑膜转移前未应用过 EGFR-TKI 者似乎从中能获得更长 OS(12.2 个月对比 9.2 个月),但 42 例患者接受了 WBRT 并未明显改善 OS(9.3 个月对比 8.1 个月)。

5. 放疗　对引起症状的病灶进行放疗常能有效改善症状。放疗对化疗不能到达的区域如神经根梢、Virchow-Robin 间隙、大肿块的内部等也能有效的治疗。但脑膜转移放疗的效果明显差于脑实质内转移。脑膜转移只有少量文献报道,中位生存期只有 4～6 周。

第六节 放射性脑损伤

一、病理机制

放射性脑损伤是脑转移瘤放疗后的常见并发症。对治疗前后的患者认知功能检测发现，401 例未经放疗的患者，已有 21%～65%的患者存在认知功能损害，3 个月后则达到 73%～94%的认知功能障碍，且在后期逐渐加重。放射性脑损伤的病理改变主要是少突胶质细胞脱髓鞘、小血管闭塞、血栓形成和坏死。损伤按时间顺序分为 3 期：早期（1～30 天）放射性损伤、早期-迟发性（1～3 个月）放射损伤、晚期放射损伤（>4 个月）。一般发生在放疗后 10 个月至数年，有 70%的患者在放疗后 2 年出现症状。伴有局部神经、精神症状和颅内压增高等表现。

二、诊断

放射性脑坏死要结合脑部照射病史、临床表现和影像学检查来综合分析。由于脑组织取检困难，绝大多数的诊断依靠影像学改变。CT 平扫可见病灶呈均匀低密度，边界不清，或囊性病变伴中央液化坏死。MRI 平扫 T1W1 呈低信号，T2W1 呈高信号。MRI 检查没有颅骨伪影的干扰，而且对小病灶亦能清晰显示，增强 MRI 扫描可显示强化。在放射性脑损伤的诊断中，MRI 明显优于 CT 检查。CT 和 MRI 的灌注成像、MRI 的弥散成像、MRI 波谱分析、PET 及 SPECT 在诊断放射性脑损伤方面及其与肿瘤复发的鉴别诊断方面均有一定的价值，有助于鉴别放疗后损伤和肿瘤复发。

根据意大利 Minniti 及 Chao 等研究，定义放射性脑坏死的标准为：①MRI 扫描 T1WI 有明显强化和明显水肿；②病灶退缩或稳定至少 4 个月；③MRI 增强的高血供结节必须是低灌注区域；④病灶区 FDG 摄取降低。

三、治疗

虽然放射性脑损伤的治疗方式较多，但疗效均不理想。

1. 激素治疗 最常用的治疗药物是糖皮质激素和脱水治疗，但长期应用不良反应较大、疗效变差。

2. 抗血小板和抗凝治疗 抗血小板和抗凝治疗方案曾经被推荐治疗放射性脑损伤，包括华法林、肝素和阿司匹林等，但应用此方案有增加出血的风险，要给予关注。

3. 高压氧 曾被用于治疗难治性 CRN。但在全身其他肿瘤未控制时，可能会促进肿瘤生长。

4. 手术治疗 当出现药物难以控制的神经障碍、激素依赖性或影像学表现局限性脑坏死伴水肿和明显占位病变时，可考虑手术治疗。

5. 贝伐单抗 是一种人源化抗-VEGF 单克隆抗体，可抑制内皮细胞增殖和新生血管形成，放射性脑损伤的发生机制与 VEGF 相关。贝伐单抗可特异性抑制 VEGF，使血-脑屏障达到相对正常化，从而为治疗放射性脑坏死提供了可能。

Gonzalez 于 2007 年首次进行了一项贝伐单抗治疗放射性脑坏死的Ⅱ期临床试验，有 8 例经 MRI 确诊为放射性脑坏死患者，其中 2 例由病理证实。从放疗到开始使用贝伐单抗平均间隔时间为 38.8 个月。贝伐单抗静脉注射 5 mg/kg，每 2 周 1 次或 7.5 mg/kg，每 3 周 1 次，4 个周期后 8 例患者均有临床症状缓解和影像学上的好转，地塞米松用量也显著减少。随后的几项研究也验证了贝伐单抗在放射性脑坏死治疗中的价值。Wong 等报道，患者经贝伐单抗治疗后患者神经系统症状如运动失调及疲劳消失，记忆及认知功能均有明显改善，并且在用药后 6 个月内患者认知功能仍在不断改善。Torcuator 等，对 6 例放射性脑坏死患者应用贝伐单抗 10 mg/kg，每 2 周 1 次，平均治疗 6.8 个周期，治疗后 MRI 增强强化区域平均减少 79%，FLAIR 上高信号区域平均减少 49%，且地塞米松用量显著减少。2011 年，Levin 把 14 例经影像学及活检病理检查证实存在放射性脑坏死患者随机分为安慰剂组及贝伐单抗组，给药剂量均为 7.5 ms/kg，每 3 周 1 次。在治疗第 6 周时治疗组 MRI 检查显示脑坏死面积明显减少，与治疗前相比差异接近有统计学意义（$P=0.063$），而慰剂组则无差异。从 2007 年至今，国内、外关于贝伐单抗应用于放射性脑坏死的临床病例都是小样本量研究，并且随访时间最长也只有 12 个月。因此，扩大样本量及延长随访时间以观察疗效是否持久很有必要。

四、放疗性脑损伤的预防

放疗照射野的设计应尽可能减少正常脑组织受照射体积，避免使用大分割或高剂量照射；接受化疗的患者需注意对脑放射毒性的叠加；使用血管扩张剂或活血化淤中药预防放疗后的认知功能下降。RTOG 0933 试验显示，保护海马结构有助于减轻患者的认知障碍。

第七节　影响脑转移治疗效果的预后因素

脑转移癌的预后一般与原发肿瘤部位及病理类型、颅内转移部位、从原发灶确诊到出现脑转移的间隔时间长短、是否伴发脑神经症状、颅内病灶数量及肿瘤大小、放疗剂量和分割方式、颅外肿瘤控制情况及肿瘤对治疗的反应等因素相关。临床上，两个分级系统对于脑转移预后的判定及治疗选择有一定指导意义。

一、RPA 分级

Gaspar 等人，采用回归分析研究了 1 200 例脑转移瘤患者的相关预后因素，RPA 分为 3 个等级：Ⅰ级包括 KPS≥70，原发灶可控制，年龄<65 岁，单独脑转移；Ⅲ级为 KPS<70；Ⅱ级介于Ⅰ级和Ⅲ级之间。Ⅰ、Ⅱ、Ⅲ级脑转移患者的中位生存时间分别为 7.1、4.2 和 2.3 个月。

有研究多因素分析 777 例脑转移患者，分别接受 SRS+WBRT(16.3%)及单纯 WBRT(83.7%)。RPA Ⅰ级、Ⅱ级及Ⅲ级的比例分别为 11.2%、69.6%及18.4%。3 组 OS 分别为 20.1、5.1 和 2.3 个月。RPA 能相对准确地预测生存，指导治疗方式的选择。

二、GPA 分级

2008 年 RTOG 分析了 1 960 例脑转移患者资料，建立了 GPA 评分体系(表 48-1)。根据年龄、KPS、脑转移个数和颅外病变情况将患者分为 4 个等级。在 RPA 基础上，引入了颅外病变情况和区分了脑转移个数。

表 48-1　GPA 预后评估量表

分值	0	0.5	1
年龄(岁)	≥60	50～59	<50
KPS	<70	70～80	90～100
CNS 转移数目	>3	2～3	1
颅外转移	有	—	无

GPA 分为 4 个等级，中位生存期分别为：GPA 0～1 分，2.6 个月；GPA 1.5～2.5 分，3.8 个月；GPA 3 分，6.91 个月；GPA 3.5～4 分，11 个月。不同分值的生存期具有明显差异，因此，GPA 是一较准确的预后评判体系。

日本的 99-1 试验更新分析显示，SRS 组中位生存期为 8.6 个月，SRS+WBRT 组为 7.9 个月($P=0.20$)；GPA 为 0.5～2.0 分患者人群中，两种治疗方式生存无差异(6.5 个月对比 4.75 个月)；而 GPA2.5～4.0 分，SRS+WBRT 组生存期较 SRS 组明显延长(16.7 个月对比 10.6 个月，$P=0.04$)，GPA 评分高的患者在联合治疗中获益。

（马秀梅　张铁宁　白永瑞　陈廷锋）

参考文献

[1] 王忠诚主编. 王忠诚神经外科学. 武汉：湖北科学技术出版社，2005：742.

[2] Andrews D W, Scott C B, Sperduto P W, et al. Whole brain radiation therapy with or without stereotactic radiosurgery boost for patients with one to three brain metastases: phase Ⅲ results of the RTOG 9508 randomized trial. Lancet, 2004,363:1665-1672.

[3] Antoni D, Clavier JB, Pop M. et al. Institutional, retrospective analysis of 777 patients with brain metastases: treatment outcomes and diagnosis-specific prognostic factors. Int J Radiat Oncol Biol Phys, 2013, 86: 630-637.

[4] Caballero JA, Sneed PK, Lamborn KR, et al. Prognostic factors for survival in patients treated with stereotactic radiosurgery for recurrent brain metastases after prior whole brain radiotherapy. Int J Radiat Oncol Biol

Phys, 2012, 83: 303-309.

[5] Chang EL, Wefel JS, Hess KR, et al. Neurocognition in patients with brain metastases treated with radiosurgery or radiosurgery plus whole-brain irradiation: a randomized controlled trial. Lancet Oncol, 2009, 10: 1037-1044.

[6] Fink J, Born D, Chamberlain MC. Radiation necrosis: relevance with respect to treatment of primary and secondary brain tumors. Curr Neurol Neurosci Rep, 2012, 12:276-285.

[7] Gaspar LE, Scott C, Murray K, et al. Validation of the RTOG recursive partitioning analysis (RPA) classification for brain metastases. Int J Radiat Oncol Biol Phys, 2000, 47: 1001-1006.

[8] Gorovets D, Rava P, Ebner D K, et al. Predictors for long-term survival free from whole brain radiation therapy in patients treated with radiosurgery for limited brain metastases. Fronti Oncol, 2015, 5:110.

[9] Hidefumi A, Masao T, Hiroki S, et al. Stereotactic radiosurgery with or without whole-brain radiotherapy for brain metastases secondary analysis of the JROSG99-1 randomized clinacal trial. JAMA Oncol, 2015, 1: 457-464.

[10] James W, McGovern, Susan L, et al. Should erlotinib be coadministered with whole-brain radiotherapy in patients with brain metastases and non-small-cell lung cancer? J Clin Oncol, 2013, 31: 3165-3166.

[11] Levin VA, Bidaut L, Hou P, et al. Randomized double-blind placebo-controlled trial of bevacizumab therapy for radiation necrosis of the central nervous system. Int J Radiat Oncol Biol Phys, 2011, 79: 1487-1495.

[12] Magnuson WJ, Yeung JT, Guillod PD, et al. Impact of deferring radiotherapy in patients with EGFR-mutant NSCLC that develop brain metastases. Inte J Radiat Oncol Biol Phys, 2016, 95: 673-679.

[13] Nanjo S, Ebi H, Arai S, et al. High efficacy of third generation EGFR inhibitor AZD9291 in a leptomeningeal carcinomatosis model with EGFR-mutant lung cancer cells. Oncotarget, 2016, 7: 3847-3856.

[14] Patchell RA, Tibbs PA, Regine WF, et al. Postoperative radiotherapy in the treatment of single metastases to the brain: a randomized trial. JAMA, 1998, 280: 1485-1489.

[15] Rangachari D, Yamaguchi N, Vanderlaan PA, et al. Brain metastases in patients with EGFR-mutated or ALK-rearranged non-small-cell lung cancers. Lung Cancer, 2015, 88: 108-111.

[16] Rockoff MA. Stereotactic radiosurgery for the management of brain metastases. New Engl J Med, 2010, 362: 592-303.

[17] Samuel T Chao MD, Barnett GH, et al. Salvage stereotactic radiosurgery effectively treats recurrences from whole-brain radiation therapy. Int J Radiat Oncolo Biol Phys, 2005, 63: 2198-2204.

[18] Shultz DB, Modlin LA, Jayachandran P, et al. Repeat courses of stereotactic radiosurgery (SRS), deferring whole-brain irradiation, for new brain metastases after initial SRS. Inte J Radiat Oncol Biol Phys, 2015, 92: 993-999.

[19] Slottje DF, Kim JH, Wang L, et al. Adjuvant whole brain radiation following resection of brain metastases. J Clin Neurosci, 2013, 20: 771-775.

[20] Soomon BJ, Cappuzzo F, Felip E, et al. Intracranial efficacy of crizotinib versus chemotherapy in patients with advanced ALK-positive non-small-cell lung cancer: results from PROFILE 1014. J Clin Oncol, 2016, 25:151-154.

[21] Sperduto PW, Shanley R, Luo X, et al. Secondary analysis of RTOG 9508, a phase 3 randomized trial of whole brain radiation therapy (WBRT) versus WBRT plus stereotactic radiosurgery (SRS) in patients with 1～3 brain metastases; poststratified by the graded prognostic assessment (GPA). Int J Radiat

Oncol Biol Phys, 2014, 90: 526-531.

[22] Suzuki K, Yamamoto M, Hasegawa H, et al. Magnetic resonance imaging and computed tomography in the diagnosis of brain metastases of lung cancer. Lung Cancer, 2004, 46: 714-719.

[23] Welsh JW, Komaki R, Amini A, et al. Phase Ⅱ trial of erlotinib plus concurrent whole-brain radiation therapy for patients with brain metastases from non-small-cell lung cancer. J Clin Oncol, 2013, 31:895-902.

[24] Wong E T, Huberman M, Lu X Q, et al. Bevacizumab reverses cerebral radiation necrosis. J Clin Oncol, 2008, 26:5649-5650.

[25] Wu YL, Zhou C, Cheng Y, et al. A phase Ⅱ study (CTONG0803) of erlotinib as second-line treatment in advanced non-small cell lung cancer (NSCLC) patients (pts) with asymptomatic brain metastases (BM) after first-line chemotherapy (CT). J Clinic Oncol, 2011, 29:suppl 7605.

[26] Yamamoto M, Sato Y, Serizawa T, et al. Subclassification of recursive partitioning analysis class Ⅱ patients with brain metastases treated radiosurgically. Int J Radiat Oncol Biol Phys, 2012, 83: 1399-1405.

[27] Yamamoto M, Serizawa T, Shuto T, et al. Stereotactic radiosurgery for patients with multiple brain metastases (JLGK0901): a multi-institutional prospective observational study. Lancet Oncol, 2014, 15: 387-395.

[28] Yap YS, Cornelio GH, Devi BC, et al. Brain metastases in Asian HER-2 positive breast cancer patients: anti-HER-2 treatments and their impact on survival. Br J Cancer, 2012, 107:1075-1082.

[29] Zimmermann S, Dziadziuszko R, Peters S. Indications and limitations of chemotherapy and targeted agents in non-small cell lung cancer brain metastases. Cancer Treat Rev, 2014, 40: 716-722.

第四十九章 急诊放疗与肿瘤姑息性放疗

第一节　脊髓压迫症

脊髓压迫症是恶性肿瘤转移至脊柱，或硬膜外腔并压迫硬膜囊及其内容物（脊髓和马尾）所造成的急性或亚急性脊髓压迫而产生的一系列神经压迫症状，可出现肢体瘫痪。约10%的肿瘤急症患者首先表现为脊髓压迫症。

一、病因

脊髓压迫症病因在成人以肿瘤最为常见，约占1/3以上。最常见的为前列腺癌、乳腺癌、肺癌、淋巴瘤、肉瘤和脊髓瘤等，其中，前列腺癌、乳腺癌和肺癌各占15%～20%，其余的肿瘤各占5%～10%。

二、转移途径

肿瘤转移到脊髓的途径包括：①肿瘤转移至脊柱，然后再突入椎管；②肿瘤转移至椎旁引起椎间隙狭窄，椎间盘突出进入椎管；③经血液循环或淋巴引流直接进入椎管。

三、临床表现

（一）受累部位

不同的肿瘤发生硬膜外转移的部位有所不同，一般认为与解剖部位及静脉和淋巴引流有关。胸椎受累最为多见（59%～78%），其次为腰椎（16%～33%、颈椎（4%～15%）、骶椎（5%～10%）。乳腺癌和肺癌常造成胸段脊髓压迫；胃肠道肿瘤大多转移至腰骶部；淋巴瘤造成的脊髓压迫，常因肿瘤局部的直接侵犯所致。

（二）临床表现

脊髓压迫的表现在起初时虽较为隐匿，但呈渐进性发展并有一定的特点。

（1）疼痛：是脊髓压迫的常见症状之一，约占90%以上。通常与脊髓受累的部位一致，体格检查病变椎体可能有棘突压痛或叩击痛。常见于硬膜外肿瘤。

（2）感觉障碍：表现为束带感、肢体麻木、烧灼或针刺感，其次为上行性麻木或感觉异常。

（3）运动障碍：表现为肢体无力、行动困难、瘫痪等。脊髓压迫所引起的截瘫由4种情况所致：①椎体变形或压缩；②椎管内肿瘤侵犯；③脊髓梗死；④髓内转移。

（4）自主神经功能障碍。

四、诊断

早期缺乏特异性症状，故早期诊断困难。常见症状和体征有疼痛、感觉障碍、运动障碍和自主神经功能障碍等。有肿瘤病史者出现上述症状和体征应该警惕脊髓压迫征的可能。MRI检查可明确病变部位和范围。做MRI检查有禁忌证时，可采用CT及CT脊髓重建明确诊断。

五、治疗

硬膜外脊髓肿瘤患者的治疗目的是恢复和保留正常神经功能，控制局部肿瘤进展和缓解疼痛，提高患者的生活质量。

（一）镇痛治疗

可应用止痛药物控制疼痛，减轻患者痛苦。

（二）激素的应用

有神经症状时，高剂量激素可减少水肿并迅速改善神经症状。静脉给予地塞米松10 mg，每6小时静脉内可再次给予4 mg，4天后逐渐减量；症状再次加重时，剂量上升为前一剂量水平。应用激素时，需同时应用黏膜保护剂防治消化道溃疡。

（三）放疗

放疗是硬膜外脊髓压迫最常用且有效的方法，其目的是通过减少肿瘤细胞的负荷达到缓解神经结构的压迫，防止神经损害进展，缓解疼痛和防止局部复发。从1950年开始，姑息性放疗就已经成为脊髓压迫的标准治疗方法。众多回顾性研究已证实放疗对于脊髓压迫患者神经功能的维持和改善作用。

1. 剂量分割方式 尽管放疗的疗效肯定，但是对于放疗分割方式及放疗剂量仍然存有较多争议。争论的焦点是每日给予较低剂量而增加分割次数的放疗方案是否优于每日大剂量短疗程的方案。Sze等的综述比较了多种不同的放疗方式，发现对于疼痛的缓解而言，单次分割的放疗方式与多次分割的放疗方式没有差异。Maranzano等进行的一项随机对照试验，比较了两种不同的放疗方案：短疗程16Gy在1周内完成和长疗程30Gy在2周内完成。研究结果提示，两组的有效率无论是对背痛的缓解（56%对比59%）、行走能力的维持（68%对比71%）还是膀胱功能的保留（90%对比89%）方面差异均无统计学意义。Rades等回顾性研究提示，放疗后患者行走能力的恢复及运动功能的改善并不受初始放疗剂量和放疗分割次数的影响，但多次分割的放疗方式患者症状的复发率较低。

总的来说，对于预期生存时间较短或仅有数月的患者而言，大剂量短疗程的方案可能比较合适，但其带来的不良反应也更加明显，对于急性压迫症状的缓解和预防复发作用有限。而对于一般情况较好、原发灶得到良好控制、预期生存时间较长的患者，则可考虑选择多次分割长疗程的放疗方案。

2. 影响放疗疗效因素

（1）放疗前运动功能受限的程度：对于没有椎体压缩而接受放疗的患者，如果他们治疗前的运动情况为能够行走、辅助行走、四肢瘫、截瘫，则放疗后的行走率分别为100%、94%、60%、11%；而存在椎体压缩的患者放疗后的行走率分别为92%、65%、43%、14%。对存在椎体压缩的患者，特别是那些伴有中度四肢瘫痪的患者，与无椎体压缩的患者相比，放疗后行走功能恢复的概率则更低。

（2）肿瘤类型：原发性肿瘤对放疗最敏感的是淋巴瘤和生殖细胞肿瘤，而大多数的实体瘤如乳腺癌、前列腺癌和肺癌等则对放疗中度敏感，黑色素瘤、骨肉瘤和肾细胞癌为对放疗抗拒性肿瘤。原发性肿瘤对射线抗拒也就意味着放疗对脊髓压迫的疗效不佳。

（3）神经症状的恶化速度：患者神经症状的进展速度也影响放疗的预后，神经症状的进展速度越快，放疗后症状改善的机会就越小。

（四）手术治疗

手术治疗脊髓压迫在过去颇有争议，但近年来手术技术的发展使其在治疗特定患者中突显一定的优势。在放疗得到广泛应用之前，简单的椎板切除是治疗脊髓压迫的唯一方法。然而，放疗联合椎板切除与单独放疗相比，疗效的差异并无统计学意义。当多个回顾性研究和1个小样本的随机试验发现，椎板切除无论是否联合放疗都不能带来任何益处后，椎板切除就很少被采用了。椎板切除减压这一技术本身并非治疗脊髓压迫最好的手术策略。绝大多数的脊髓压迫都是脊髓前方的椎体受累，而椎板切除减压并不能清除肿瘤达到即刻减压的效果。另外，椎板切除减压需要切除脊柱后方附件，这些结构往往是脊髓压迫患者仅存完好的支撑结构，减压后会导致脊柱不稳定。

20世纪80年代，脊柱前路手术被用于治疗脊髓压迫。通过前路手术切除肿瘤组织，达到即刻的环绕减压，并进一步实施脊柱即刻稳定性重建。若干非对照的手术病例报道和1项荟萃分析均支持前路开放减压手术的效果优于单纯放疗。

Patchell等的随机对照试验，对前路开放减压手术联合术后放疗与单纯放疗进行了比较。该项研究纳入的患者均确诊患有恶性肿瘤，并出现MRI扫描证实的脊髓压迫。患者起始给予地塞米松10mg，然后每6小时给予地塞米松4mg，直到开始进一步治疗后减量并一直维持至放疗结束。对患者原发肿瘤类型、行走状态、脊柱稳定性是否丧失等方面进行分层后，患者被随机分配到两个治疗组。单纯放疗组在入组后的24小时内开始接受总剂量为30Gy的放疗（共10次，每次3Gy）。手术联合放疗组在入组后24小时内接受前路开放减压手术，并在术后2周接受相同的放疗方案。在研究纳入到100例患者时，因为两组间显著的疗效差异而终止试验。手术联合放疗组患者术后行走率显著高于单纯放疗组（84%对比57%，$P=0.001$）。手术联合放疗组术后行走能力维持时间也显著长于单纯放疗组（122天对比13天，$P=0.003$）。有32

例入组时不能行走的患者(两组各16例),手术联合放疗比单纯放疗让更多的患者获得了再次行走的能力(10例对比3例,$P=0.01$)。同时,患者对激素和阿片类止痛药物的需求在手术联合放疗组更低,手术联合放疗组的生存时间也显著延长(中位生存时间为126天对比100天,$P=0.003$)。该随机对照试验提示开放前路减压手术联合术后放疗与单纯放疗相比能够让更多的患者维持更长时间的行走能力。手术能让大部分患者在他们的余生中保持行走能力。而对单纯放疗的患者,大部分人其余生将在瘫痪中度过。Patchell等试验证实了手术联合放疗脊髓压迫的有效性,但试验设计中并没有进一步分析手术对不同类型的原发肿瘤及患者不同临床表现的作用。此外,该研究局限于放疗不敏感的肿瘤,这仅仅是引起脊髓压迫的一类情况,研究的结果仅能适用于罹患相同肿瘤类型和临床表现的患者。

经皮椎体成形术,作为微创治疗手段在解决肿瘤引起的椎体塌陷、脊柱后突和背痛方面有确切的作用。Alvarez等应用经皮椎体成形术治疗椎体肿瘤,有90%的患者即刻疼痛消失,近70%的患者恢复行走。该手术的总有效率为81%,椎体高度平均恢复42%,且疗效稳定。但是,由于在脊髓减压方面作用局限,对于有明确脊髓压迫的患者而言,单纯的经皮椎体成形术则是相对禁忌证。目前,有将放疗、等离子体射频手术(plasma-mediated radiofrequency,PMRF)等治疗方法与经皮椎体成形术相结合,用于部分脊髓压迫患者的报道。新技术的出现与应用,通过微创手术的方法切除肿瘤、重建脊柱稳定性成为外科手术治疗脊髓压迫的新选择。

(五) 化疗

一般为辅助治疗。对化疗敏感且广泛播放的成人肿瘤,或化疗敏感的儿童肿瘤可先施行化疗。

(成宁宁 陈廷锋)

第二节 上腔静脉综合征

上腔静脉综合征(superior vena cava syndrome,SVCS)又称上腔静脉阻塞综合征,是上腔静脉或其周围病变引起上腔静脉完全或不完全性阻塞,导致经上腔静脉回流到右心房的血液部分或全部受阻,从而引起急性或亚急性的呼吸困难和上肢、颈部和颜面部瘀血水肿,以及上半身浅表静脉曲张,进一步发展可导致缺氧和颅内压升高的一组临床症候群。

一、解剖学

上腔静脉位于上纵隔右前部,由左、右头臂静脉在右侧第1胸肋结合处后方合成,沿第1～2肋间隙前端后面下行,穿心包至第3胸肋关节高度注入右心房,长4～6 cm,宽1.5～2 cm。上腔静脉为一薄壁低压的大静脉,周围为相对较硬的组织,如胸骨、气管、主动脉、肺动脉、肺门和气管旁淋巴结,这些部位的病变都有可能压迫上腔静脉导致SVCS。

二、病因

主要是由在上腔静脉血管途经区域的,肿瘤生长、浸润、压迫、包绕,使上腔静脉血管变细,引起回流心脏的血液受阻,并在受阻以外区域出现淤血、压力增高。可由肿瘤性原因所致,也可能是非肿瘤原因所致。肿瘤所致的以肺癌引起的最为常见(约80%),也可见于淋巴瘤、纵隔转移性癌、胸腺瘤、甲状腺瘤等。非肿瘤原因有结核、经静脉直入心内起搏器、静脉内介入性操作和静脉导管等。

三、临床表现

1. 静脉回流障碍的表现 ①头颈部及上肢出现非凹陷性水肿、护肩状水肿及发绀,平卧时加重,坐位或站立时症状减轻或缓解,常伴有头晕、头胀。当阻塞发展迅速时上述症状加剧,水肿可涉及颜面、颈部,甚至全身,有时还可并发胸水、腹水及心包积液。②上腔静脉出现急性阻塞后,若阻塞部位在奇静脉入口以上者,血流方向正常,颈部、胸部可见静脉怒张;若阻塞部位在奇静脉入口以下者,血流方向向下,胸、腹壁静脉均可发生曲张;如上腔静脉和奇静脉入口均阻塞时,侧支循环的建立与门静脉相通,则可出现食管、胃底静脉曲张,少数患者出现腹水,易误诊为肝硬化或其他腹腔疾病。

2. 气管、食管及喉返神经受压的表现 咳嗽、呼吸困难,进食不畅、声音嘶哑及Horner综合征。

3. 不可逆性静脉血栓形成和神经系统损害(脑水肿、椎弓根压迫等) 可出现颅内压增高症候群;持续时间较长者出现头痛、恶心、呕吐、意识障碍等脑水肿表现;重者可出现全身水肿,胸水、腹水及心包积液。

四、影像学检查

X线胸片、CT或MRI扫描及上腔静脉造影对SVCS有很大的诊断意义。检查的目的主要是找到病因,查出肿瘤所在部位、大小、形态及上腔静脉压迫的程度。

胸部CT检查可以了解肿瘤情况及压迫血管的病灶。通过右上肢静脉血管注入造影剂,X线显像,了解上腔静脉沿途狭窄部位和程度,以提供特殊治疗方法的准确性,适用于预期手术的患者。纵隔镜、剖胸探查及骨髓穿刺活检等也有助于明确病因。上腔静脉造影是诊断SVCS的金标准。

五、诊断与鉴别诊断

1. 诊断 根据特征性临床表现,如静脉回流受阻表现和体格检查发现的阻性特征,影像学检查结果等,诊断一般不难。诊断SVCS后应尽可能明确病因。

2. 鉴别诊断 SVCS需与下列疾病鉴别,如各种原因的低蛋白血症、心脏病、呼吸衰竭、心力衰竭等。

六、治疗

根据SVCS的病因、患者的一般情况、原发肿瘤的分期,合理地有计划地应用现有的治疗手段,不仅可改善SVCS的症状,而且力图治愈原发肿瘤。

(一) 一般处理

一般治疗以减轻症状治疗为主。SVCS患者宜取半卧位,给予吸氧,及减少心输出量和降低静脉压,给予限盐饮食,液体尽量避免经上肢静脉输入,同时给予大剂量糖皮质激素(如地塞米松20~40 mg,每日1次,连用3~5天)及利尿剂或脱水剂,对于缓解局部的炎症和水肿有一定的作用。但不能忽视利尿脱水治疗后有可能引起血栓形成和电解质紊乱。对于有明显凝血倾向的患者可给予肝素治疗。一般内科治疗可能起到姑息性治疗的效果,为进一步减轻症状治疗和病因治疗赢取时间。

(二) 放疗

放疗是治疗SVCS最常用和最有效的方法,可与利尿、激素或化疗同时进行。在放疗的1~3天,SVCS的症状可能会加重。并非所有的患者都有明确的病理学诊断,因此对无病理诊断但病情危急时放疗可作为首选。

传统的照射野一般应包括纵隔、肺门和邻近的肺部病变。三维适形或者调强放疗可更加精确地在CT图像上勾画放疗靶区,可以把SVCS及其周围的原发病灶一起照射。放疗适用于由支气管肺癌等恶性肿瘤所致的SVCS,对大多数恶性肿瘤所致的SVCS有效,能使70%~90%的患者症状得到缓解。

1981年,Rubin等首次应用早期大剂量照射(每次4 Gy、连续3天),然后以每次2 Gy的剂量进行常规分割照射。因为可克服局部放射性水肿带来的不适,而使该技术得到广泛应用,1周内可有75%~95%的患者上腔静脉阻塞症状得到改善,一般主张从大剂量开始,每次3~4 Gy,最好合用激素及(或)化疗,可迅速缓解症状,2~4次后再改为每次2 Gy。照射总量应视肿瘤的病理类型而定,小细胞肺癌和恶性淋巴瘤以30~35 Gy/3~4周为宜,肺鳞癌常为50~60 Gy/5~6周可达到较好的局部控制。传统的常规分割放疗技术可发生局部水肿而使上腔静脉阻塞加重,因而对于治疗SVCS受到限制。李革等报道31例肺癌导致的SVCS,先联合化疗,之后配合消炎、利水、抗凝等治疗,患者症状体征缓解后开始放疗,总剂量DT为40~60 Gy,放疗结束3~4周再加强1个周期的化疗,总缓解率可达80.6%(25/31例)。刘晶杰报道,在66例肺癌合并SVCS病例中,冲击放疗的患者症状完全缓解的比例明显高于常规放疗组,症状完全缓解的时间明显短于常规放疗。对于有血栓形成的患者疗效较差。

体部伽玛刀属于三维立体定向放疗的一种,具有定位精确、靶区剂量集中、周围正常组织受照射剂量低、治疗增益比高等特点。尤其是体部伽玛刀对于治疗SVCS具有缓解时间长、复发率低、不良反应少等优点。与普通放疗相比,体部伽玛刀治疗耗时短,仅2周左右,为化疗等综合治疗争取了时间。吴彩珍等报道,采用体部伽玛刀治疗31例SVCS患者。单次给予周边剂量为5~6 Gy,总剂量为36~48 Gy,分6~8次,每日1次,连做2~4

次后休息1天。治疗结束时31例患者临床症状和体征均显著改善，获随访的29例患者在治疗后1～6个月后复查CT，总有效率(CR＋PR)为100%。虽然大部分患者都出现了食欲下降、偶感恶心和胃肠道症状，个别患者出现轻度白细胞计数下降及肝、肾功能受损等不良反应，因其有良好的疗效，因此伽玛刀在临床上治疗SVCS备受推崇。

(三) 化疗

对化疗敏感的小细胞肺癌、恶性淋巴瘤及生殖细胞瘤有时可先做化疗。其优点是避免放疗开始时引起的暂时性水肿，导致病情一过性加重。对于病变较广泛，需要照射的范围过大的患者也可先做化疗，可单独或与放疗同时进行，使用时必须自下肢注入。

当前恶性肿瘤是SVCS的主要原因，其中小细胞肺癌、肺鳞癌和恶性淋巴瘤占绝大多数。化疗是此类SVCS最为常用的治疗方法之一。如赫鸿昌依据病理类型选择相应的联合化疗方案治疗肺癌及恶性淋巴瘤所致的SVCS，结果1周内缓解率为73%(45/62例)，总缓解率为90%。邢晓静等采用联合化疗治疗肺癌合并SVCS者也取得了确切疗效，小细胞肺癌与非小细胞肺癌的有效率分别为85.7%和72.2%。阿其图报道7例SVCS患者应用CAP方案收到良好效果。在应用化疗前应制订合适的联合化疗计划并考虑之后的局部放疗方案。同时避免从上肢静脉输入，一方面因容量增加而加重病情；另一方面因血流流速较慢，药物在局部静脉内浓度增高，易导致血栓形成和静脉炎的发生。尤其值得注意的是，癌性SVCS患者经过治疗后很容易复发，因此化疗多用于缓解症状。

(四) 手术治疗

以往一直将恶性肿瘤引起的SVCS作为手术禁忌证，随着外科操作的进步，手术已成为不可替代的SVCS治疗手段。根据SVCS的病因、病变范围及患者的一般情况决定手术方式已成为共识。恶性病因引起SVCS术后远期效果较差，但只要手术成功，就可以减少患者的痛苦，延长生存期。凡良性病因者，其手术后效果很好。

1. 适应证　以下情况可以考虑行手术治疗：①良性肿瘤或者纵隔纤维化导致的逐渐发生的慢性SVCS；②良性或者恶性肿瘤引起的急性SVCS伴有脑水肿症状；③恶性肿瘤瘤体压迫上腔静脉产生SVCS，并且肿瘤能被完整切除的；④非小细胞肺癌；⑤身体一般情况良好能够耐受开胸手术者。

出现SVCS的胸内恶性肿瘤的治疗，尤其是非小细胞肺癌侵犯上腔静脉的外科治疗至今意见不一致。支持的理由是远期效果尚可接受(5年生存率为24%)，可显著改善患者的生活质量，为后续的内科治疗争取时间；反对的理由是大部分远期效果差，风险高，手术价值不大。总体来说，严格选择病例，手术仍具有很大价值。

2. SVCS手术治疗的主要目的　SVCS属于肿瘤急症，手术治疗主要达到以下目的：通过血管重建或旁路迅速缓解梗阻症状；改善患者的生活质量；争取整块切除肿瘤和受累的上腔静脉，达到根治目的；部分切除肿瘤减轻肿瘤负荷以利于后续的放疗、化疗及其他治疗。

(五) 介入治疗

自1984年Charnsangavej等首先报道使用内支架植入术治疗SVCS以来，已成为近年来治疗SVCS日益成熟的一种血管内介入技术。与放疗、化疗等相比，能迅速缓解静脉阻塞症状，与常规手术相比具有创伤小、并发症少的特点，广泛应用于急性发病、放疗和化疗效果差、无手术指征的良、恶性疾病所致的SVCS。Kim等认为，上腔静脉内支架植入术应成为SVCS患者姑息性治疗的首选方法。冉鹏等报道了35例SVCS患者，所有置入支架病例狭窄段血管均获得了足够的腔径，术后2～5天内症状得到迅速缓解或完全缓解。孙勇等报道39例SVCS患者植入支架，有效率为89.7%，并发症发生率为15.4%。季强等报道介入治疗10例肺癌导致的SVCS患者，所有患者术后血流恢复通畅，狭窄远心端压力明显降低，术后无肺栓塞、支架移位等并发症。随访12～18个月，仅有1例患者再次出现SVCS。鉴于血管内支架成形术安全可靠，并发症少，很多人甚至主张该治疗可作为减轻症状治疗的首选方法。

总之，SVCS是胸部肿瘤的严重并发症，一旦出现意味着患者病情严重。预后取决于原发病变的性质、治疗效果及侧支循环的建立情况。但是，目前随着各种治疗方式的不断完善和外科技术及人工器材的不断发展，采取恰当的联合治疗方式，可以在选择性的患者中取得较好的预后。

(成宁宁　陈廷锋)

第三节　脑转移性肿瘤

详见第四十八章。

第四节　骨　转　移

一、流行病学

骨转移肿瘤是指原发于骨以外的其他器官恶性肿瘤，包括癌及肉瘤，通过血液或淋巴系统转移继发于骨骼形成肿瘤。就骨肿瘤而言，骨转移性肿瘤的发病率远高于原发恶性骨肿瘤。恶性肿瘤中乳腺癌、前列腺癌、肺癌、甲状腺癌和肾癌发生骨转移的概率较高。

骨转移癌好发于中老年，男性多于女性。原发灶常在骨转移癌被诊断后查出，部分患者早年有肿瘤手术病史。骨转移癌一般是由血行播散而来，多见于扁骨，因为成年后仍保留造血功能的红骨髓能够提供肿瘤栓子生长的适当条件。脊柱、骨盆和长骨骨干骺端是好发部位，躯干骨多于四肢骨，下肢多于上肢，膝关节、肘关节以远各骨少见。骨转移癌常为多发，极少为单发。脊柱是转移癌发生率最高的部位，这与其脊椎静脉系统位于硬脊膜和脊椎周围，本身无静脉瓣，易为通过的癌细胞制造停留和繁殖的机会的特点有关。

随着诊疗技术的进步，特别是早期诊断的开展，癌症患者死亡人数呈下降趋势，肿瘤患者生存期进一步延长，肿瘤的远处转移发生概率也显著增加。骨骼是恶性肿瘤常见的转移部位之一。

二、临床特点

骨肿瘤早期往往无明显的症状，易被忽视。若没有原发恶性肿瘤病史，早期诊断骨转移癌比较困难。但随着疾病的发展，症状和体征的加剧，特别是局部症状。其临床表现因疾病的性质、部位，以及发病阶段的不同而不同，常见的表现如下。

1. 疼痛　是早期的主要症状。一般在开始时较轻，呈间歇性，随着病情的进展，疼痛可逐渐加重，且由间歇性发展为持续性，夜间疼痛居多甚至影响睡眠；其可限于局部，也可以向远处放射。

2. 肿胀或肿块　多发生于疼痛出现后。若肿瘤发生于骨膜下或表浅部位，疼痛出现较早，有时伴有可触及的骨膨胀及变形。如肿瘤穿破到骨外，可产生固定的软组织肿块，表面光滑或者凹凸不平，并于短期内出现巨大肿块。

3. 功能障碍　随着肿瘤进展，疼痛、肿胀将导致功能障碍，可伴有不同程度的肌肉萎缩。

4. 压迫症状　根据发生部位的不同，肿瘤将导致不同的压迫症状。如脊椎肿瘤可压迫脊髓导致瘫痪；颅腔肿瘤可压迫脑组织，因而出现中枢神经症状；盆腔肿瘤可压迫肠管与膀胱，产生排便及排尿困难等。

5. 病理性骨折及畸形　肿瘤部位由于影响肢体骨骼的发育，骨质受到破坏，易引起骨骼畸形及病理性骨折。

6. 全身症状　肿瘤进展的后期由于肿瘤的消耗、毒素的刺激和痛苦的折磨，可出现一系列全身症状，如失眠、烦躁、食欲减退、精神萎靡，进行性消瘦、贫血、恶病质、高钙血症、骨髓抑制等。

三、诊断与鉴别诊断

(一) 影像学检查

X线检查是骨肿瘤主要的检查方法。X线可以在判断骨肿瘤的位置、肿瘤对宿主骨的影响、宿主对肿瘤的反应、肿瘤组织的密度等。转移性骨肿瘤的影像学表现可分为溶骨性、成骨性及混合性3种。前者最多，形成虫蛀样或地图状骨质缺损，界限不清，边缘不规则，周围无硬化。溶骨区内可见残留骨小梁、残留骨皮质，无骨膜反应。少数病例有骨皮质膨胀。X线检查，骨转移癌多数没有软组织阴影。成骨性破坏影像学可见斑点状、片状致密影，甚至为象牙质样，骨小梁紊乱、增厚、粗糙，受累骨体积可增大。混合性骨转移兼有成骨和溶骨两种阴影。

如果普通X线片不能很好地显示骨盆、脊柱等部位肿瘤，CT扫描、B超、MRI、ECT等新型显像技术可以帮助明确肿瘤的部位和范围。CT、MRI检查可清楚显示病灶大小范围及与周围组织器官的毗邻关系。

骨扫描对骨转移性肿瘤的诊断非常重要，可以早期发现病灶及病损的数目和范围，可用于早期筛查全身病灶，但必须除外假阳性。对可疑者应选择性地行锝-99(^{99}Tc)骨扫描。肾癌骨转移和多发性骨髓瘤在放射性核素扫描中常表现为冷区，有效的放疗后转移癌病灶的核素浓聚程度会减低。另外，PET 作为一项新兴技术，在骨转移癌的诊断过程中正逐渐发挥更重要的作用。

相比较而言，X 线是骨转移诊断的最基本、最主要的方法，但敏感度仅为 44%～50%。CT 扫描敏感性和特异性均较高，敏感性为 82%～100%，特异性为 73%～100%。MRI 扫描是否为判断骨破坏的最可靠方法尚存在争议，但可以较早地反映肿瘤骨转移。ECT 作为初筛的诊断方法，假阳性率较高。PET-CT 检查可以在临床早期诊断转移性骨肿瘤，敏感性为 62%～100%，特异性为 96%～100% 。

（二）实验室检查

血常规、肌酐、血钙、肝肾功能及生化指标尚不能作为骨转移诊断的可靠方法，仅作为辅助检查。骨生化标记物检查具有一定的特异性，包括尿的标记物如钙（Ca/Cr）、羟脯氨酸、氨基末端肽（NTX/Cr）、羧基末端肽（Ctx/Cr）、吡啶啉（PYD/Cr）、脱氧吡啶啉（DPD/Cr）；来自血清代表骨重吸收的标志物为氨基末端肽（S-NTX）、羧基末端肽（S-Ctx）、RANKL/OPG，代表骨形成的血清标记物有骨碱性磷酸酶（BALP）、骨钙素、C 端 1 型前胶原（PICP）、N 端 1 型前胶原（PINP）。

高钙血症是骨转移癌的致死原因之一。血钙增高的原因有：①患者极度衰弱，蛋白降低，血中游离钙增高；②骨折与肿瘤病灶可以释放钙离子；③长期卧床脱钙；④病灶内类甲状旁腺素的分泌增多，血钙增高；⑤乳腺癌雌激素治疗可以增高血钙。

（三）病理检查

活检是最确切的诊断方法，其方法包括经皮穿刺、抽吸、取芯等。

四、治疗

骨转移性肿瘤的治疗取决于原发肿瘤的恶性程度，也取决于放、化疗等治疗的有效性，多数情况下是姑息性治疗。治疗的目的是缓解疼痛、改善功能和提高患者的生存质量。骨转移治疗包括全身抗肿瘤治疗、止痛药物治疗、双磷酸盐治疗、放疗、外科治疗等。

（一）全身抗肿瘤治疗

根据疾病的特点进行系统治疗，包括全身化疗和分子靶向治疗等。雌激素和睾酮分别对前列腺癌和卵巢癌有效。

（二）止痛药物治疗

1. 目的　疼痛治疗的目的是缓解疼痛，恢复功能。

2. 癌症疼痛药物止痛治疗的原则　①口服及无创途径给药；②按阶梯给药；③按时给药，个体化给药。

3. 止痛药物的选择　①轻度疼痛，使用非类固醇类抗炎镇痛药±辅助药物；②中度疼痛，使用阿片类止痛药＋非类固醇类抗炎镇痛药±辅助药物；③重度疼痛，使用强阿片类止痛药＋非类固醇类抗炎镇痛药±辅助药物。

（三）放疗

放疗是骨转移性肿瘤最常用的方法。治疗的目的是缓解疼痛、改善功能和提高患者的生存质量。放疗常可取得满意的疗效，有 80%～90%的疼痛可以得到缓解，其中有 50%～60%患者的疼痛可得到完全缓解。骨痛放疗显效时间有 50%的疼痛在放疗开始后 1～2 周内出现缓解，约 90%的疼痛在 3 个月内达到缓解，放疗显效前仍需使用止痛药物治疗。

外放射是首选的模式，放疗剂量通常为 3 000 cGy，分 10 次完成。如不能耐受，可 5 次内给予 2 000 cGy，或者 800 cGy 一次完成。长骨病灶放疗后 6 周内建议患肢免负重，3 个月内减负重锻炼。接受手术治疗后的患者应常规接受放疗，单纯手术治疗的局部复发率为 15%～20%，放疗对肿瘤的局部控制作用不可忽视。

骨放射性核素治疗是有严重骨疼痛的全身广泛骨转移患者的治疗选择之一。将亲骨性强、能发射 β 线、半衰期适宜的放射线物质注入体内，使骨转移部位出现高度选择性的放射性核素浓聚，利用该核素不断发射的 β 线对转移灶进行照射，达到止痛和杀死肿瘤细胞的作用。放射性核素有 ^{89}Sr、SmEDTMP、Re-HEDP、P 等。属于全身治疗，非首选治疗手段，主要用于治疗乳腺癌、前列腺癌、肺癌等导致的骨转移。骨放射性核素治疗要注意发生严重骨髓抑制（血小板减少）的风险，一旦发生其恢复较慢（约 12 周）。

（四）双膦酸盐治疗

双膦酸盐是治疗骨转移的基本用药。其作用机制是抑制破骨细胞介导的骨吸收作用，直接改变破骨细胞的形态学，干扰破骨细胞功能，在骨表面形成一个浓度梯度，干扰其他细胞对破骨细胞的激活，改变骨基质的活性。双膦酸盐治疗骨转移骨痛疗效明显，它可以明显减少骨相关事件的发生。但其不能代替常规的抗肿瘤和止痛治疗。建议遵循：确诊为骨转移即开始应用，持续用药 6 个月以上，若出现不能耐受的不良反应则停止用药。在骨扫描异常，X 线平片正常，且 CT 或 MRI 检查未显示骨破坏时不推荐使用。另外，不建议作为预防性用药。

（五）外科治疗

1. 负重长管状骨内固定的适应证 即将发生骨折，已发生骨折，病变直径＞2.5 cm，病变＞50%皮质完全溶骨，负重下疼痛，放疗后疼痛。

2. 脊柱转移癌的适应证 神经功能受损，脊柱不稳定，即将发生骨折，疼痛。

3. 骨盆转移癌的适应证 髋臼即将或已发生病理骨折，顽固性疼痛。

4. 手术禁忌证 高度恶性侵袭性原发肿瘤；预计原发肿瘤治疗后，无瘤生存期很短；经全身治疗后，骨转移灶的溶骨破坏未见好转；全身多发骨破坏，涉及多器官转移，全身情况差。

五、常见肿瘤骨转移临床特点

（一）乳腺癌骨转移

乳腺癌骨转移的发生率高达 65%～75%，这与乳腺癌良好的预后有关。发现骨转移灶后患者的中位生存期仍长达 2 年，因此对乳腺癌患者应采取相对积极的治疗策略。

（二）前列腺癌骨转移

前列腺癌患者也有很高的骨转移发病率，转移灶多为成骨性，骨转移常常发生于内脏转移前。前列腺特异性抗原（PSA）是重要临床参数，当 PSA ＞20 μg/L 时，应常规行全身骨扫描检查。大多数早期前列腺癌具有激素依赖性，因而预后很好。

（三）肺癌骨转移

肺癌骨转移的发生率为 30%～40%，部分数据显示国人骨转移发病率最高的原发肿瘤为肺癌。腺癌发生率最高，且发病很早；其次为小细胞肺癌和鳞癌。部位以脊柱尤其是胸椎最常见。患者预后很差，1 年生存率为 5%左右。

（四）肾癌骨转移

肾癌骨转移比例高达 25%。大量证据证实，在切除肾脏原发肿瘤后，部分病例的转移性病灶会出现自愈倾向，因此对肾癌骨转移的预防性内固定应采取积极态度。

（五）甲状腺癌骨转移

甲状腺癌骨转移同样被认为是亲骨性肿瘤，骨转移灶溶骨破坏程度往往非常严重，病理性骨折的发生率很高。预防性内固定可有效预防骨折发生，术后可配合 ^{131}I 内照射或放疗，预后良好。

（刘　勇　陈廷锋）

第五节　肝 转 移 癌

肝是恶性肿瘤发生远处转移的最常见部位之一，肿瘤可经血行或淋巴途径转移至肝。常见的肝转移肿瘤多来自消化道、肺、胰腺、肾及乳腺等部位。一般先有原发癌症状，晚期才出现转移癌症状。对大多数肿瘤来说，出现肝转移表示肿瘤已属晚期，生存期短，预后差。本节以结直肠癌肝转移的治疗为例，讨论肝转移与原发肿瘤的治疗关系及肝转移瘤治疗方法。

肝是结直肠癌血行转移最主要的靶器官，结直肠癌肝转移是结直肠癌治疗的重点和难点之一。有 15%～25%结直肠癌患者在确诊时即合并有肝转移，有 15%～25%患者将在结直肠癌原发灶根治术后发生肝转移，其中绝大多数（80%～90%）的肝转移灶无法获得根治性切除。结直肠癌肝转移也是结直肠癌患者最主要的死亡原因。未经治疗的肝转移患者的中位生存期仅 6.9 个月，无法切除患者的 5 年生存率接近 0。而肝转移灶能完全切除患者的中位生存期为 35 个月，5 年生存率可达 30%～50%。研究表明，有部分最初肝转移灶无法切除的患者经治疗后可以转化为可切除。因此，通过多学科合作团队对结直肠癌肝转移患者进行全面的评估，个体化地制订治疗目标，开展相应的综合治疗，以预防结直肠癌肝转移的发生，提高肝转移灶手术切除率和 5 年生存率。

一、病理

转移癌的大小、数目和形态多变，以多个结节灶较普遍，也有形成巨大肿块的。其组织学特征与原发癌相似。转移灶可发生坏死、囊性变、病灶内出血，以及钙化等。

二、结直肠癌确诊时肝转移的诊断常规

对已确诊结直肠癌的患者，除血清 CEA、CA19-9 检查以及病理分期评估外，应常规进行肝超声和(或)增强 CT 等影像学检查，以了解有无肝转移的发生。对于怀疑肝转移的患者，可加行血清 AFP 和肝 MRI 检查。PET-CT 检查不作为常规推荐，可在病情需要时酌情应用。肝转移灶的经皮针刺活检仅限于病情需要时应用。结直肠癌手术中必须常规探查肝，以进一步排除肝转移的可能，对可疑的肝脏结节可考虑术中活检。

三、不可切除的结直肠癌肝转移的综合治疗

对于无法切除的结直肠癌肝转移的综合治疗包括全身和介入化疗、分子靶向治疗，以及针对肝脏病灶的局部治疗(如射频消融、无水酒精注射、放疗等)，治疗方案的选择应基于对患者治疗前的精确评估。

部分初诊无法切除的肝转移灶，经过系统的综合治疗后可转为适宜手术切除，其术后 5 年生存率与初始肝转移灶手术切除的患者相似。此类患者应当采取较为积极的诱导方案，应用有效的化疗，并考虑联合肝动脉灌注化疗(HAI)及分子靶向药物治疗。对于肝转移灶始终无法根治性切除的患者，综合治疗也可明显延长中位生存期，控制疾病快速进展，明显改善生存质量。因此，积极的综合治疗对于不可切除结直肠癌肝转移患者同样意义重大。

(一) 治疗策略

1. 结直肠癌确诊时合并无法手术切除的肝转移

(1) 结直肠癌原发灶存在出血、梗阻症状或穿孔：应先行切除结直肠癌原发病灶，继而全身化疗(或加用肝动脉灌注化疗)。可联合应用分子靶向治疗。治疗后每 6～8 周进行肝脏超声检查、增强 CT 或(和)MRI 扫描，予以评估。如果肝转移灶转变成可切除时，即予以手术治疗；如果肝转移灶仍不能切除，则继续进行综合治疗。

(2) 结直肠癌原发灶无出血、梗阻症状或无穿孔：可以行全身化疗(或加用 HAI)，时间为 2～3 个月，并可联用分子靶向治疗。如果转移灶转化成可切除时，即手术治疗(一期同步切除或分阶段切除原发病灶和肝转移灶)；如果肝转移灶仍不能切除，则视具体情况手术切除结直肠癌原发病灶，术后继续对肝转移灶进行综合治疗。也可选择先行切除结直肠癌的原发病灶，继而进一步治疗，具体方案同上。但是，对于结直肠癌原发灶无出血、梗阻症状或无穿孔时合并始终无法切除肝转移灶的患者，是否必须切除原发灶目前仍有争议。

2. 结直肠癌术后发生的无法手术切除的肝转移

(1) 氟尿嘧啶/亚叶酸(5-Fu/LV)或卡培他滨联合奥沙利铂或伊立替康作为一线化疗，并可加用分子靶向治疗，或联用 HAI。

(2) 在肝转移发生前 12 个月内使用过奥沙利铂为基础的化疗作为辅助治疗的患者，应采用 FOLFIRI 方案；化疗结束后 12 个月以上发生肝转移者，仍可采用 FOLFOX 或 CapeOX 化疗方案，并可加用分子靶向药物治疗，或联用肝动脉灌注化疗。治疗后每 6～8 周检查肝超声、CT 和(或)MRI 扫描，予以评估。如果化疗有效，肝转移灶转为可切除的患者，即应接受肝转移灶切除手术，术后再予以辅助化疗；如果肝转移灶仍不能切除，则应继续进行综合治疗。

(二) 治疗方法

1. 全身化疗和 HAI　化疗开始前应充分评估患者的身体状况和肿瘤分期，事先规划好后续治疗和预计有严重化疗不良反应时剂量和方案的调整。开始治疗时，必须考虑患者的分类、化疗的安全性，以及将来手术治疗的可能性。

(1) 初始化疗：对于肝转移灶有潜在 R0 切除可能的患者进行转化治疗至关重要，转移灶出现的早期退缩更是预后的重要指标之一。5-Fu/LV 或卡培他滨联合奥沙利铂或伊立替康的化疗方案具有较高的转化切除率，应该作为首选。如果化疗联合分子靶向药物，可以进一步提高转化率。现有的研究数据显示，RAS 野生型患者化疗联合西妥昔单抗治疗，能明显提高肝转移的切除率。因此，对于 RAS 野生型患者应首先考虑化疗联合西妥昔单抗。而 RAS 突变型患者应考虑化疗联合贝伐单抗。FOLFOXIRI 也有较高的切除转化率，但毒性也大，可以作为化疗联合分子靶向药物治疗的替代方案，尤其在分子靶向药物无法使用且患者体质较好的情况下应该作为首选。目前，该方案联合贝伐单抗的研究有了较好的临床数据，但仍需进一步深

入探讨，可在严格选择的患者中谨慎应用。对于肝转移灶始终无法R0切除的患者，5-Fu/LV或卡培他滨联合奥沙利铂或伊立替康的化疗方案是首选，也可以联合分子靶向药物治疗。FOLFOXIRI尽管有较高的反应率，但毒性也较大，是否应在此类患者中应用尚不明确。

(2) 病情进展后的化疗选择：①FOLFOX(或CapeOX)、FOLFOXIRI方案或联合分子靶向治疗，如果病情进展可以考虑互为二线，仍可考虑与分子靶向药物联合应用。如果病情第二次进展，则可改用西妥昔单抗治疗(未用过此类药者)或进行最佳支持治疗。②5-Fu/LV联合分子靶向药物治疗后如果病情进展，应改用FOLFOX、FOLFOXIRI或CapeOX(均可联合分子靶向药物治疗)，病情再次进展时进行最佳支持治疗。

(3) 诱导化疗后病情缓解或稳定，但肝转移灶仍无法R0切除时，可考虑维持治疗，如采用毒性较低的5-Fu/LV或卡培他滨单药，均可联合贝伐单抗，或暂停化疗，以降低持续高强度联合化疗的不良反应。

(4) 上述治疗期间，可在适当时机联合应用HAI或肝动脉化疗栓塞(TACE)，有助于延长疾病无进展时间和总生存期。尤其是HAI灌注含伊立替康或多柔比星的药物洗脱微球，可以进一步提高疗效。但是，单独应用这些治疗并不比全身化疗更具优势。

2. 分子靶向治疗 在无法切除的结直肠癌肝转移治疗中加入分子靶向药物，其有效性已得到广泛的证实。目前认为，化疗联合应用靶向分子药物治疗是提高肝转移灶切除率的最有前景的治疗方法。

(1) 西妥昔单抗：西妥昔单抗为人鼠嵌合型EGFR单克隆抗体，现有的研究已显示，西妥昔单抗单用或联合化疗治疗结直肠癌肝转移有良好的临床效果。但是，西妥昔单抗只对RAS基因野生型患者有较好的效果，而对RAS基因突变型患者并不能提高疗效。BRAF的突变与西妥昔单抗的治疗效果无关，而与疾病的不良预后有关。目前认为，可以与西妥昔单抗联合的化疗方案包括FOLFOX和FOLFOXIRI；不建议其与CapeOX或5-Fu推注方案联用。如果在一线治疗时已使用了西妥昔单抗，在病情进展后也不建议继续使用。约有3%的患者会在西妥昔单抗的给药过程中出现严重的输液反应，包括过敏性反应，应引起足够的重视。

(2) 贝伐单抗：贝伐单抗为人源化VEGF单克隆抗体，联合化疗作为不可切除的结直肠癌肝转移一线治疗有良好的效果。同样，贝伐单抗在肿瘤进展后的二线治疗上疗效也得到了证实(无论一线是否使用过贝伐单抗)。但贝伐单抗易引起出血和伤口延迟愈合。如在其治疗后需进行手术，建议手术时机选择在最后一次贝伐单抗使用后的6～8周。尽管分子靶向药物的治疗效果可喜，但目前的研究资料不建议多种靶向药物联合应用。

3. 消融治疗

(1) 射频消融：使用方便，安全性好，且能高效破坏肝转移灶的肿瘤细胞。但其在结直肠癌肝转移治疗中的地位仍有争议。现有资料表明，单独使用射频消融治疗肝转移的生存率仅略微高于其他非手术治疗。目前，仅作为化疗无效后的治疗选择或肝转移灶术后复发的治疗。建议应用时选择肝转移灶最大直径<3 cm，且一次消融最多5枚。肝转移灶的解剖位置是制约射频消融应用的另一个方面。肿瘤邻近大血管，使瘤内温度下降过快，从而使肝转移灶不能完全消融；同时，也应注意肝外热损伤和针道转移。

以下情况可考虑射频消融：①一般情况不适宜或不愿意接受手术治疗的可切除结直肠癌肝转移患者；②预期术后残余肝体积过小时，可先切除部分较大的肝转移灶，对剩余直径<3 cm的转移病灶进行射频消融。

(2) 微波消融：微波消融较之射频消融有一定技术上的优势，如微波的传导不受组织干燥碳化的限制，使肿瘤内部在较短时间内就可产生较高的温度和更大的消融带，而使肿瘤细胞的坏死更彻底。与单纯化疗相比，结合微波消融治疗不可切除的结直肠癌肝转移患者可以更有效地提高生存率。

(3) 冷冻治疗：在一定程度上提高了不可切除的结直肠癌肝转移患者生存率，但是有较高的局部复发率和并发症发生率(可达35%，包括ARDS和DIC等)，故限制了该技术的广泛应用。

4. 放疗 对于无法手术切除的肝转移灶，若全身化疗、肝动脉灌注化疗或射频消融无效，可考虑放疗，但不作常规推荐。

由于全肝放射耐受剂量远低于肿瘤细胞所需的致死剂量，常规放疗在大的或多发肝转移灶的治疗中仅能起到姑息性作用。无肝硬化时的全肝平均安全照射剂量为30 Gy。虽然该剂量可以显著地减轻由于肝转移灶侵犯而引起的疼痛或黄疸，但尚无依据表明能延长生存期。为了减少放射性肝损伤，采用超分割或限制肝受照射体积，针对转移灶的局部剂量可提高至60～70 Gy。如果有足够的正常肝组织被保护，肝部分受高剂量照射将不会产生严重的放射性肝病。随着放疗设备的发展，最近出现的诸如射波刀等立体定向放疗(SBRT)，对小的(直径<5 cm)不能切除的孤立性肝转移灶进行低分割放疗，结果是安全有效的。放疗前肝功能必须正常，肝受到射线照射的剂量必须在安全范围，以防止发生严重放射性肝损伤。

5. 其他治疗方法　包括无水酒精瘤内注射、选择性内放射和中医中药治疗等，但其疗效并不优于上述各项治疗，仅能作为综合治疗的一部分，单独使用可能会失去治疗意义。

（成宁宁　陈廷锋）

参考文献

[1] Fan Y, Zhu X, Lan Q, et al. Thermal radiofrequency ablation as an adjuvant therapy for patients with colorectal liver metastasis. Oncol Res, 2016, 23: 219-228.

[2] Fatimi S, Sheikh S, Mansoor S. 5 year survival of a patient with malignant thymoma with superior vena caval syndrome. J Coll Physic Surg, 2006, 16: 565-566.

[3] Fuchida S, Yamada N, Uchida R, et al. Malignant lymphoma presenting as a cardiac tumor and superior vena caval syndrome successfully treated by haploidentical stem cell transplantation. Leuk lymphoma, 2005, 46: 1517-1521.

[4] Funaba M, Kanchiku T, Imajo Y, et al. Transcranial magnetic stimulation in the diagnosis of cervical compressive myelopathy: comparison with spinal cord evoked potentials. Spine, 2015, 40(3): E161-167.

[5] Groom K, Penna M, Arul D, et al. Capecitabine-related liver lesions: sinusoidal dilatation mimicking liver metastasis. Clin Case Reports, 2016, 4(6): 545-548.

[6] Hazrah P, Sharma D, Borgharia S, et al. Appraisal of Laparoscopic liver resection in the treatment of liver metastasis with special reference to outcome in colorectal malignancies. Indian J Surg, 2014, 76: 392-401.

[7] Higuchi D. Characteristics of coping strategies for dysesthesia in preoperative patients with compressive cervical myelopathy. Asian Spine J, 2014, 8(4): 393-399.

[8] Higuchi D. Prognostic value of preoperative coping strategies for pain in patients with residual neuropathic pain after laminoplasty for compressive cervical myelopathy. Asian Spine J, 2015, 9(5): 675-682.

[9] Kassahun WT. Controversies in defining prognostic relevant selection criteria that determine long-term effectiveness of liver resection for noncolorectal nonneuroendocrine liver metastasis. Int J Surg, 2015, 24: 85-90.

[10] Khouzam RN. Positional skin color changes helping in the diagnosis of superior vena caval obstruction syndrome. J Emerg Med, 2011, 40: 547-548.

[11] Kimbung S, Johansson I, Danielsson A, et al. Transcriptional profiling of breast cancer metastases identifies liver metastasis-selective genes associated with adverse outcome in luminal a primary breast cancer. Clin Cancer Res, 2016, 22: 146-157.

[12] Liu X, Wang H, Zhou Z, et al. Anterior decompression and fusion versus posterior laminoplasty for multilevel cervical compressive myelopathy. Orthopedics, 2014, 37(2): e117-122.

[13] Messner GN, Azizzadeh A, Huynh TT, et al. Superior vena caval bypass using the superficial femoral vein for treatment of superior vena cava syndrome. Texas Heart Inst J, 2005, 32: 605-606.

[14] Mitchell-Jones N, McEwan M, Johnson M. Management of venous thromboembolism

secondary to ovarian hyperstimulation syndrome: a case report documenting the first use of a superior vena caval filter for upper limb venous thromboembolism in pregnancy, and the difficulties and complications relating to anticoagulation in antenatal and peri-partum periods. Obstet Med, 2016, 9: 93-95.

[15] Nakanishi K, Tanaka N, Sasaki H, et al. Assessment of central motor conduction time in the diagnosis of compressive thoracic myelopathy. Spine, 2010, 35 (26): E1593-1598.

[16] Narayan D, Brown L, Thayer J. Surgical management of superior vena caval syndrome in sarcoidosis. Ann Thorac surg, 1998, 66: 946-948.

[17] Nguyen L, Fifis T, Christophi C. Vascular disruptive agent OXi4503 and anti-angiogenic agent sunitinib combination treatment prolong survival of mice with CRC liver metastasis. BMC Cancer, 2016, 16: 533.

[18] Ogawa Y, Yukawa Y, Morita D, et al. 10-second step test for quantitative evaluation of the severity of thoracic compressive myelopathy. Spine, 2013, 38(16): E1405-1408.

[19] Okada M, Minamide A, Endo T, et al. A prospective randomized study of clinical outcomes in patients with cervical compressive myelopathy treated with open-door or french-door laminoplasty. Spine, 2009, 34 (11): 1119-1126.

[20] Ozdemir A, Ilgit ET, Konus OL, et al. Breast varices: imaging findings of an unusual presentation of collateral pathways in superior vena caval syndrome. Eur J Radiol, 2000, 36: 104-107.

[21] Pantiora EV, Kontis EA, Michalaki V, et al. Granuloma mimicking local recurrence on PET-CT after liver resection of colorectal liver metastasis: a case report. Cureus, 2016, 8: e717.

[22] Roberts JR, Bueno R, Sugarbaker DJ. Multimodality treatment of malignant superior vena caval syndrome. Chest,1999, 116: 835-837.

[23] Sasaki K, Andreatos N, Margonis GA, et al. The prognostic implications of primary colorectal tumor location on recurrence and overall survival in patients undergoing resection for colorectal liver metastasis. J Surg Oncol, 2016, 114: 803-809.

[24] Stockton PA, Ledson MJ, Walshaw MJ. Persistent superior vena caval syndrome due to totally implantable venous access systems. J R Soc Med, 2001, 94: 584-585.

[25] Tang H, Li B, Zhang A, et al. Prognostic significance of neutrophil-to-lymphocyte ratio in colorectal liver metastasis: a systematic review and meta-analysis. PloS One, 2016, 11: e0159447.

[26] Tighe DA, Paul JJ, Huhta JC. Superior vena caval syndrome: color flow doppler detection of collateral venous channels. J Am Soc Echocardiography,2000, 13: 780-784.

[27] Wang LN, Wang L, Song YM, et al. Clinical and radiographic outcome of unilateral open-door laminoplasty with alternative levels centerpiece mini-plate fixation for cervical compressive myelopathy: a five-year follow-up study. Int Orthopaedics, 2016, 40 (6): 1267-1274.

[28] Zattar-Ramos LC, Bezerra RO, Siqueira LT, et al. Associating liver partition and portal vein ligation for staged hepatectomy (ALPPS) in colorectal liver metastasis: the radiologist's perspective. Abdom Radiol, 2016, 41: 2150-2160.

[29] Zhang Y, Zhao H, Yan D, et al. Superior mesenteric veincaval-right atrium Y shunt for treatment of Budd-Chiari syndrome with obstruction to the inferior vena cava and the hepatic veins — a study of 62 patients. J Surg Res, 2011, 169: e93-99.

附　　录

附录 1　实体瘤的疗效评价标准(RECIST)

1. 肿瘤病灶的测量

(1) 肿瘤病灶基线的定义：肿瘤病灶基线分为可测量病灶(至少有一个可测量病灶)：用常规技术，病灶直径长度≥20 mm 或螺旋 CT≥10 mm 的可以精确测量的病灶。不可测量病灶：所有其他病变(包括小病灶即常规技术长径<20 mm 或螺旋 CT<10 mm)包括骨病灶、脑膜病变、腹水、胸水、心包积液、炎症乳腺癌、皮肤或肺的癌性淋巴管炎、影像学不能确诊和随诊的腹部肿块和囊性病灶。

(2) 测量方法：基线和随诊应用同样的技术和方法评估病灶。

1) 临床表浅病灶：如可扪及的淋巴结或皮肤结节可作为可测量病灶，皮肤病灶应用有标尺大小的彩色照片。

2) 胸部 X 线片检查：有清晰明确的病灶可作为可测量病灶，但最好采用 CT 扫描。

3) CT 和 MRI 检查：对于判断可测量的目标病灶评价疗效，CT 和 MRI 是目前最好的并可重复随诊的检查方法。对于胸、腹和盆腔，CT 和 MRI 检查用 10 mm 或更薄的层面扫描，螺旋 CT 采用 5 mm 层面连续扫描，而头颈部及特殊部位要用特殊的方案。

4) 超声检查：当研究的终点是客观肿瘤疗效时，超声检查不能用于测量肿瘤病灶，仅可用于测量表浅可扪及的淋巴结、皮下结节和甲状腺结节，亦可用于确认临床查体后浅表病灶的完全消失。

5) 内镜和腹腔镜检查：作为客观肿瘤疗效评价至今尚未广泛充分的应用，仅在有争议的病灶或有明确验证目的高水平的研究中心中应用。这种方法取得的活检标本可证实病理组织上的 CR。

6) 肿瘤标记物：不能单独应用判断疗效。但治疗前肿瘤标记物高于正常水平时，临床评价 CR 时，所有的标记物需恢复正常。疾病进展的要求是肿瘤标记物的增加必须伴有可见病灶进展。

7) 细胞学和病理组织学：在少数病例，细胞学和病理组织学可用于鉴别 CR 和 PR，区分治疗后的良性病变还是残存的恶性病变。治疗中出现的任何渗出，需细胞学区别肿瘤的缓解、稳定及进展。

2. 肿瘤缓解的评价

(1) 肿瘤病灶基线的评价：要确立基线的全部肿瘤负荷，对此在其后的测量中进行比较，可测量的目标病灶至少有一个，如是有限的孤立的病灶需组织病理学证实。

1) 可测量的目标病灶：应代表所有累及的器官，每个脏器最多 5 个病灶，全部病灶总数最多 10 个作为目标病灶，并在基线时测量并记录。目标病灶应根据病灶长径大小和可准确重复测量性来选择。所有目标病灶的长度总和，作为有效缓解记录的参考基线。

2) 非目标病灶：所有其他病灶应作为非目标病灶并在基线上记录，不需测量的病灶在随诊期间要注意其存在或消失。

(2) 缓解的标准

1) 目标病灶的评价

CR：所有目标病灶消失。

PR：基线病灶长径总和缩小≥30%。

SD：基线病灶长径总和有缩小但未达 PR 或有增加但未达 PD。

PD：基线病灶长径总和增加≥20%或出现新病灶。

2) 非目标病灶的评价

CR：所有非目标病灶消失和肿瘤标记物水平正常。

PD：出现一个或多个新病灶或(和)存在非目标病灶进展。

SD：一个或多个非目标病灶和(或)肿瘤标记物高于正常持续存在。

3. 总的疗效评价(见附表 1)

(1) 最佳缓解评估：最佳缓解评估是指治疗开始后最小的测量记录直到疾病进展/复发(最小测量记录作为进展的参考)；虽然没有 PD 证据，但因全身情况恶化而停止治疗者应为“症状恶化”，在停止治疗后应详细记录肿瘤客观进展情况。要明确早期进展、早期死亡及不能评价的患者。在某些情

附表 1 总疗效评价

目标病灶	非目标病灶	新病灶	总疗效
CR	CR	无	CR
CR	未达 CR/SD	无	PR
PR	无 PD	无	PR
PD	任何	有/无	PD
任何	PD	有/无	PD
任何	任何	有	PD
SD	无 PD	无	SD

况下，很难辨别残存肿瘤病灶和正常组织，评价 CR 时，在 4 周后确认之前应使用细针穿刺或活检检查残存病灶。

(2) 肿瘤重新评估的频率：肿瘤重新评估的频率决定于治疗方案，实际上治疗的获益时间是不清楚的，每 2 个周期(6～8 周)的重新评价是合理的，在特殊的情况下应调整为更短或更长的时间。治疗结束后，需重新评价肿瘤决定于临床试验的终点是缓解率，还是出现事件时间(time to event，TTE)，即到进展/死亡时间(time to progression，TTP；time to death，TTD)。如为 TTP/TTD，那需要常规重复的评估，二次评估间隔时间没有严格的规定。

(3) 确认：客观疗效确认的目的是避免 RR 的偏高，CR、PR 肿瘤测量的变化必须反复判断证实，必须在首次评价至少 4 周后复核确认。SD 患者在治疗后最少间隔 6～8 周，病灶测量至少有一次 SD。对于以无进展生存(PFS)和总生存 (OS)为终点的临床研究不需要反复地确认肿瘤大小的变化。

(4) 缓解期：是从首次测量 CR 或 PR 时直到首次疾病复发或进展时。

(5) 稳定期：是从治疗开始到疾病进展的时间。SD 期与临床的相关性因不同的肿瘤类型、不同的分化程度而变化。

缓解期、稳定期，以及 PFS 受基线评估后随诊频率的影响，由于受到疾病的类型、分期、治疗周期及临床实践等多种因素的影响，至今尚不能确定基本的随诊频率，这在一定程度上影响了试验终点的准确度。

(6) PFS/TTP：在一些情况下(如脑肿瘤或非细胞毒药物的研究)PFS/TTP 可考虑为作为研究的终点，尤其是非细胞毒性作用机制的生物药物的初步评估。

4. 结果报告 试验中的所有患者包括偏离了治疗方案或不合格的患者必须判断对治疗的疗效(intend to treatment，ITT)，每个患者都必须按 CR、PR、SD、PD、死于肿瘤、死于毒性、死于其他肿瘤、不明(没有足够的资料评估)进行分类。所有合格的患者都应包括在 RR 的分析中，所有 PD 和死亡都应考虑为治疗失败。结论是基于符合标准的患者，其后可在患者的不同亚群中进一步分析，并提供 95%可信限区间。

5. WHO 与 RECIST 疗效评价标准比较 见附表 2。

附表 2 WHO 与 RECIST 疗效评价标准比较

疗效	WHO (两个最大垂直径乘积变化)	RECIST (最长径总和变化)
CR	全部病灶消失维持 4 周	全部病灶消失维持 4 周
PR	缩小 50%维持 4 周	缩小 30%维持 4 周
PD	增加 25% 病灶增加前非 CR/PR/SD	增加 20% 病灶增加前非 CR/PR/SD
SD	非 PR/PD	非 PR/PD

附录 2　RTOG 急性放射性损伤分级标准

RTOG 急性放射性损伤分级标准详见附表 3。

附表 3　RTOG 急性放射性损伤分级标准

器官组织	分级标准				
	0	1 级	2 级	3 级	4 级
皮肤	无变化	滤泡样暗色红斑，脱发，干性脱皮，出汗减少	触痛性或鲜色红斑，片状湿性蜕皮，中度水肿	皮肤褶皱以外部位的融合湿性脱皮，凹陷性水肿	溃疡，出血，坏死
黏膜	无变化	充血，可有轻度疼痛，无需镇痛药	片状黏膜炎，或有炎性血清血液分泌物，或有中度疼痛，需给予镇痛药	融合的纤维性黏膜炎，可伴重度疼痛，需给予麻醉药	溃疡，出血，坏死
眼	无变化	轻度黏膜炎，有或无巩膜出血，泪液增多	轻度黏膜炎伴或不伴角膜炎，需给予激素和(或)抗生素治疗；干眼，需采用人工泪液；虹膜炎，畏光	严重角膜炎伴角膜溃疡，视力或视野有客观性减退，急性青光眼，全眼球炎	失明(同侧或对侧)
耳	无变化	轻度外耳道炎伴红斑、瘙痒，继发干性脱皮，无需用药，听力图与治疗前比较无变化	中度外耳炎，需给予外用药物治疗，浆液性中耳炎，仅测试时出现听觉减退	重度外耳炎，伴溢液或湿性脱皮，有症状的听力减退，耳鸣，与药物无关	耳聋
涎腺	无变化	轻度口干，涎液稍稠，可有味觉的轻度变化如金属味，这些变化不会引起进食行为的改变，如进食时需水量增加	轻度到完全口干，涎液变稠变黏，味觉发生明显改变	—	急性涎腺坏死
咽和食管	无变化	轻度吞咽困难或吞咽疼痛，需麻醉性镇痛药，需进流质	持续声音嘶哑但能发声；牵引性耳痛，咽喉痛，片状纤维性渗出或轻度喉水肿，无需应用麻醉剂；咳嗽，需镇咳药	讲话声音低微，咽喉痛或牵引性耳痛，需麻醉剂，融合纤维性渗出，明显的喉水肿	明显呼吸困难，喘鸣或咯血，气管切开或气管插管
上消化道	无变化	厌食伴体重下降≤5%，恶心，无需应用镇吐药；腹部不适，无需给予抗副交感神经药或镇痛药	厌食伴体重下降≤5%，恶心、呕吐，需给予镇吐药；腹部不适，需给予镇痛药	厌食伴体重下降≥5%，或需鼻胃管或肠胃外支持，恶心、呕吐，需给予插管或肠胃外支持；腹痛，用药后仍较重，呕血或黑粪，腹部膨胀(平片示肠管扩张)	急性或亚急性肠梗阻，胃肠道出血需输血，腹痛需置管减压，或肠扭转
下消化道包括盆腔	无变化	排便次数增多或排便习惯改变，无需用药；直肠不适，无需镇痛治疗	腹泻，需应用抗副交感神经药；黏液分泌增多，无需卫生垫；直肠或腹部疼痛，需给予镇痛药	腹泻，需给予肠胃外支持；重度黏液或血液分泌物增多，需卫生垫；腹部膨胀(X 线平片示肠管扩张)	急性或亚急性肠梗阻，瘘或穿孔；胃肠道出血，需输血；腹痛或里急后重，需置管减压，或肠扭转

续表

器官组织	分级标准				
	0	1级	2级	3级	4级
肺	无变化	轻度干咳或劳累时呼吸困难	持续咳嗽,需给予麻醉性镇咳药,稍活动即呼吸困难,但休息时无呼吸困难	重度咳嗽,对麻醉性镇咳药无效,或休息时呼吸困难,临床或影像学有急性放射性肺炎的证据,间断吸氧,或可能需皮质激素治疗	严重呼吸功能不全,需持续吸氧或辅助通气
生殖泌尿道	无变化	排尿频率或夜尿为治疗疗前的2倍,排尿困难,尿急,无需用药	排尿困难或夜尿少于每小时1次,排尿困难、尿急、膀胱痉挛,需局部用麻醉剂(如非那吡啶)	尿频伴尿急和夜尿,每小时1次或更频,排尿困难,盆腔痛或膀胱痉挛,需定时频繁地给予麻醉剂,肉眼血尿伴或不伴血块	血尿需输血,急性膀胱梗阻,非继发血块、溃疡或坏死
心脏	无变化	无症状,但有客观的心电图变化证据,或心包异常,无其他心脏病证据	有症状,伴心电图改变和影像学充血性心力衰竭的表现,或心包疾病,无需特殊治疗	充血性心力衰竭,心绞痛,心包疾病,对治疗有效	充血性心力衰竭,心绞痛,心包疾病,心律失常,对非手术治疗无效
CNS	无变化	功能完全正常(如能工作),有轻微的神经体征,无需用药	出现神经体征,需家庭照顾,可能需护士帮助,包括使用皮质激素、抗癫痫药物	有神经体征,需住院治疗	严重的神经损害,包括瘫痪、昏迷或癫痫发作,即使用药仍每周>3次,或需住院治疗
血液学					
WBC ($\times10^9$/L)	≥4.0	3.0~<4.0	2.0~<3.0	1.0~<2.0	<1.0
血小板 ($\times10^9$/L)	>100	75~<100	50~<75	25~<50	<25或自发性出血
中性粒细胞 ($\times10^9$/L)	≥1.9	1.5~<1.9	1.0~<1.5	0.5~<1.0	<0.5或败血症
血红蛋白 (g/L)	>110	100~95	<95~75	<75~52	—
红细胞沉降率 (%)	≥32	28~<32	<28	需输浓红细胞	—

注:CNS:中枢神经系统。WBC:白细胞计数。

附录 3 RTOG/EORTC 晚期放射性损伤分级标准

RTOG/EORTC 晚期放射性损伤分级标准见附表 4。

附表 4 RTOG/EORTC 晚期放射性损伤分级标准

器官组织	0	1 级	2 级	3 级	4 级	5 级
皮肤	无	轻度萎缩，色素沉着，少许脱发	片状萎缩，中度毛细血管扩张，完全脱发	明显萎缩，显著的毛细血管扩张	溃疡	直接死于放射晚期反应
皮下组织	无	轻度硬化(纤维化)和皮下脂肪减少	中度纤维化，但无症状，轻度挛缩，<10%线性减少	重度硬化和皮下组织减少，挛缩>10%线性单位	坏死	
黏膜	无	轻度萎缩和干燥	中度萎缩和毛细血管扩张，无黏液	萎缩伴完全干燥，中度毛细血管扩张	溃疡	
涎腺	无	轻度口干，对刺激有反应	中度口干，对刺激反应差	完全口干，对刺激无反应	纤维化	
脊髓	无	轻度 L'Hermitte 综合征	重度 L'Hermitte 综合征	对低于治疗脊髓水平有客观的神经体征	同侧及对侧象限性瘫痪	
脑	无	轻度头痛，轻度嗜睡	重度头痛，中度嗜睡	重度头痛，严重中枢神经功能失调(行动能力部分丧失或运动障碍)	癫痫发作或瘫痪，昏迷	
眼	无	无症状的白内障，轻微角膜溃疡或角膜炎	有症状的白内障，中度角膜溃疡，轻微视网膜病或青光眼	严重角膜炎，严重视网膜病或视网膜脱剥	全眼球炎，失明	
喉	无	声音嘶哑，轻度喉水肿	中度喉水肿，软骨炎	重度水肿，重度软骨炎	坏死	
肺	无	无症状或轻微症状(干咳)，轻微影像学表现	中度有症状的纤维化或肺炎(重度咳嗽)，低热，影像学片样改变	重度有症状的纤维化或肺炎，影像学致密性改变	严重呼吸功能不全，需持续吸氧，辅助通气	
心脏	无	无症状或轻微症状，心电图检查一过性 T 波倒置和 ST 改变，窦性心动过速>110 次/分(静息时)	轻微劳累时有心绞痛，轻度心包炎，心脏大小正常，持续异常 T 波和 ST 改变，QRS 低	严重心绞痛，心包积液，缩窄性心包炎，中度心力衰竭，心脏扩大，心电图检查正常	严重心力衰竭，重度压缩性心包炎	
食管	无	轻度纤维化，吞咽固体食物稍有困难，无吞咽疼痛	不能正常进固体食物，进半固体食物，可能有食管扩张指征	严重纤维化，只能进流质，可有吞咽疼痛，需食管扩张	食管坏死，穿孔，瘘	

续表

器官组织	0	1级	2级	3级	4级	5级
小肠/大肠	无	轻度腹泻,轻度痉挛,直肠分泌物轻度增多或出血	中度腹泻和肠绞痛,大便>5次/日,多量直肠黏液或间断出血	肠梗阻或出血,需手术治疗	肠坏死,穿孔,瘘	
肝	无	轻度乏力,恶心,消化不良,轻度肝功能异常	中度症状,肝功能异常,血清白蛋白正常	肝功能不全,肝功能异常,低白蛋白,水肿或腹腔积液	肝坏死,肝性脑病	
肾	无	一过性蛋白尿,无高血压,轻度肾功能损害,尿素 9～12 mmol/L,肌酐 133～179 μmol/L,肌酐清除率>75%	持续中度蛋白尿(++),中度高血压,无相关贫血,中度肾功能损害,尿素>13～21 mmol/L,肌酐清除率 50%～74%	重度蛋白尿,重度高血压,持续贫血(Hb<100 g/L),重度肾衰竭,尿素>21 mmol/L,肌酐>354 μmol/L,肌酐清除率<50%	恶性高血压,尿毒症昏迷,尿素>100 mmol/L	
膀胱	无	轻度上皮萎缩,轻度毛细血管扩张(镜下血尿)	中度尿频,广泛毛细血管扩张,间断性肉眼血尿	重度尿频和排尿困难,重度广泛毛细血管扩张(常伴瘀斑),频繁血尿,膀胱容量减少(<150 ml)	坏死,膀胱挛缩(容量<100 ml),重度出血性膀胱炎	
骨	无	无症状,无生长停滞,骨密度降低	中度疼痛或触痛,生长停滞,不规则骨硬化	重度疼痛或触痛,骨生长完全停滞,致密骨硬化	坏死,自发性骨折	
关节	无	轻度关节强直,轻度运动受限	中度关节强直,间断性或中度关节疼痛,中度运动受限	重度关节强直,疼痛伴严重运动受限	坏死,关节僵直固定	

附录 4 KPS 功能状态评分标准

KPS 功能状态评分标准详见附表 5。

附表 5 KPS 功能状态评分标准

评分	体力状况
100	正常,无症状和体征
90	能进行正常活动,有轻微症状和体征
80	勉强可进行正常活动,有一些症状或体征
70	生活可自理,但不能维持正常生活和工作
60	生活能大部分自理,但偶尔需要别人帮助
50	常需人照料
40	生活不能自理,需要特别照顾和帮助
30	生活严重不能自理
20	病重,需要住院和积极的支持治疗
10	重危,临近死亡
0	死亡

附录 5　体力状况分级标准

体力状况(performance status)分级标准(Zubrod-ECOG-WHO，ZPS；5 分法)详见附表 6。

附表 6　体力状况分级标准

分级	体力状况
0	正常活动
1	症状轻，生活自理，能从事轻体力活动
2	能耐受肿瘤症状，生活自理，但白天卧床时间＜50％
3	肿瘤症状严重，白天卧床时间＞50％，但还能起床站立，部分生活自理
4	病重卧床不起
5	死亡

附录 6 基于三维适形放疗的正常组织耐受剂量

基于三维适形放疗的正常组织耐受剂量详见附表 7。

附表 7 基于三维适形放疗的正常组织耐受剂量

器官	分割体积	放射类型	终点	剂量(Gy),或剂量/体积参数①	发生率(%)	剂量/体积参数说明
大脑	整个器官	三维适形放疗	症状性坏死	$D_{最大}$<60	<3	72 Gy 和 90 Gy 时的数据是从 BED 模型推断得出;
	整个器官	三维适形放疗	症状性坏死	$D_{最大}$=72	5	
	整个器官	三维适形放疗	症状性坏死	$D_{最大}$=90	10	
	整个器官	立体定向放射外科治疗(单次剂量)	症状性坏死	V12<5~10 ml	<20	V12>5~10 ml 时急速上升
脑干	整个器官	整个器官	永久性脑神经病变或坏死	$D_{最大}$<54	<5	
	整个器官	三维适形放疗	永久性脑神经病变或坏死	D_{10}④≤59	<5	
	整个器官	三维适形放疗	永久性脑神经病变或坏死	$D_{最大}$<64	<5	点剂量<1 ml
	整个器官	立体定向放射外科治疗(单次剂量)	永久性脑神经病变或坏死	$D_{最大}$<12.5	<5	针对听神经瘤患者
视神经/视神经交叉	整个器官	三维适形放疗	视神经病变	$D_{最大}$<55	<3	考虑到体积较小,三维适形放疗通常是针对整个器官⑧
	整个器官	三维适形放疗	视神经病变	$D_{最大}$55~60	3~7	
	整个器官	三维适形放疗	视神经病变	$D_{最大}$>60	>7~20	
	整个器官	立体定向放射外科治疗(单次剂量)	视神经病变	$D_{最大}$<12	<10	
脊髓	部分器官	三维适形放疗	脊髓病变	$D_{最大}$=50	0.2	包括完整的脊髓横截面
	部分器官	三维适形放疗	脊髓病变	$D_{最大}$=60	6	部分脊髓横截面接受照射
	部分器官	三维适形放疗	脊髓病变	$D_{最大}$=69	50	
	部分器官	立体定向放射外科治疗(单次剂量)	脊髓病变	$D_{最大}$=13	1	
	部分器官	立体定向放射外科治疗(低分割)	脊髓病变	$D_{最大}$=20	1	3 次分割,部分脊髓横截面接受照射
耳蜗	整个器官	三维适形放疗	感音神经性听觉丧失	平均剂量≤45	<30	耳蜗的平均剂量,为 4 kHz 的听力
	整个器官	立体定向放射外科治疗(单次剂量)	感音神经性听觉丧失	处方剂量≤14	<25	可用听力
腮腺	双侧整体腮腺	三维适形放疗	长期腮腺、唾液腺功能降低到先前 RT 水平的 25%	平均剂量<25	<20	针对联合腮腺⑤

续表

器官	分割体积	放射类型	终点	剂量(Gy),或剂量/体积参数①	发生率(%)	剂量/体积参数说明
腮腺	单侧整体腮腺	三维适形放疗	长期腮腺、唾液腺功能降低到先前RT水平的25%	平均剂量<20	<20	针对单个腮腺,至少有一个腮腺接受的照射剂量<20 Gy⑤
	双侧整体腮腺	三维适形放疗	长期腮腺唾液腺功能降低到先前RT水平的25%	平均剂量<39	<50	针对联合腮腺
咽	咽缩肌	整个器官	吞咽困难症状和穿刺吸引	平均剂量<50	<20	
喉	整个器官	三维适形放疗	声带功能障碍	$D_{最大}$<66	<20	使用化疗,基于单一研究
	整个器官	三维适形放疗	穿刺吸引	平均剂量<50	<30	使用化疗,基于单一研究
	整个器官	三维适形放疗	水肿	平均剂量<44	<20	未使用化疗,基于未患有喉癌患者的单一研究⑥
	整个器官	三维适形放疗	水肿	V50<27%	<20	
肺	整个器官	三维适形放疗	症状性肺炎	V20≤30%	<20	针对联合肺,渐进型剂量反应
	整个器官	三维适形放疗	症状性肺炎	平均剂量=7	5	不包括有目的的全肺放疗
	整个器官	三维适形放疗	症状性肺炎	平均剂量=13	10	
	整个器官	三维适形放疗	症状性肺炎	平均剂量=20	20	
	整个器官	三维适形放疗	症状性肺炎	平均剂量=24	30	
	整个器官	三维适形放疗	症状性肺炎	平均剂量=27	40	
食管	整个器官	三维适形放疗	等级≤3级急性食管炎	平均剂量<34	5~20	基于RTOG研究
	整个器官	三维适形放疗	等级≤2级急性食管炎	V35<50%	<30	包括各种不同的阈剂量,具有一定的剂量/体积响应
	整个器官	三维适形放疗	等级≤2级急性食管炎	V50<40%	<30	
	整个器官	三维适形放疗	等级≤2级急性食管炎2级	V70<20%	<30	
心	心包膜	三维适形放疗	心包炎	平均剂量<26	<15	基于单一研究
	心包膜	三维适形放疗	心包炎	V30<46%	<15	
	整个器官	三维适形放疗	心源性死亡	V25<10%	<1	基于模型预测法的过度安全风险评估
肝	整个肝-GTV	三维适形放疗或整个器官	RILD⑦	平均剂量<30~32	<5	不包括已患有肝疾病或肝细胞性肝癌的患者,因为这些患者的耐受剂量较低
	整个肝-GTV	三维适形放疗	RILD	平均剂量<42	<50	

续表

器官	分割体积	放射类型	终点	剂量(Gy)，或剂量/体积参数①	发生率(%)	剂量/体积参数说明
肝	整个肝-GTV	三维适形放疗或整个器官	RILD	平均剂量<28	<5	包括代偿期肝硬化患者，已患有肝疾病或肝细胞性肝癌的患者，不包括将乙型肝炎再激活作为终点的患者
	整个肝-GTV	三维适形放疗	RILD	平均剂量<36	<50	
	整个肝-GTV	立体定向放疗(低分割)	RILD	平均剂量<13	<5	3 次，针对原发性肝癌
				平均剂量<18	<5	6 次，针对原发性肝癌
	整个肝-GTV	立体定向放疗(低分割)	RILD	平均剂量<15	<5	3 次，针对肝转移
				平均剂量<20	<5	6 次，针对肝转移
	>700 ml 正常肝	立体定向放疗(低分割)	RILD	$D_{最大}$<15	<5	基于临界体积，分割 3~5 次
肾	双侧整个肾②	双侧整个器官或三维适形放疗	临床相关的肾功能障碍	平均剂量<15~18	<5	
	双侧整个肾②	双侧整个器官	临床相关的肾功能障碍	平均剂量<28	<50	
	双侧整个肾②	三维适形放疗	临床相关的肾功能障碍	V12<55% V20<32% V23<30% V28<20%	<5	针对联合肾
胃	整个器官	整个器官	溃疡形成	D100④<45	<7	
小肠	单个小肠肠管	三维适形放疗	等级≥3 级急性毒性反应③	V15<120 ml	<10	体积基于肠的单个肠管的分割，而不是整个腹膜空间
	腹腔内的全部潜在空间	三维适形放疗	等级≥3 级急性毒性反应③	V45<195 ml	<10	体积基于腹腔内的整个空间
直肠	整个器官	三维适形放疗	等级≥2 级晚期直肠毒性反应	V50<50%	<15	前列腺癌治疗
			等级≥3 级晚期直肠毒性反应		<10	
	整个器官	三维适形放疗	等级≥2 级晚期直肠毒性反应	V60<35%	<15	
			等级≥3 级晚期直肠毒性反应		<10	
	整个器官	三维适形放疗	等级≥2 级晚期直肠毒性反应	V65<25%	<15	
			等级≥3 级晚期直肠毒性反应		<10	
	整个器官	三维适形放疗	等级≥2 级晚期直肠毒性反应	V70<20%	<15	
			等级≥3 级晚期直肠毒性反应		<10	
	整个器官	三维适形放疗	等级≥2 级晚期直肠毒性反应	V75<15%	<15	
			等级≥3 级晚期直肠毒性反应		<10	

续表

器官	分割体积	放射类型	终点	剂量(Gy),或剂量/体积参数①	发生率(%)	剂量/体积参数说明
膀胱	整个器官	三维适形放疗	等级≥RTOG 3级晚期毒性反应	$D_{最大}$<65	<6	膀胱癌治疗。在放疗过程中,膀胱尺寸、形状、位置的不同可能会影响生成数据的准确性
	整个器官	三维适形放疗	等级≥RTOG 3级晚期毒性反应	V65≤50% V70≤35% V75≤25% V80≤15%		前列腺癌治疗。基于RTOG 0415建议
阴茎球	整个器官	三维适形放疗	重度勃起功能障碍	平均剂量为95%的腺体<50	<35	
	整个器官	三维适形放疗	重度勃起功能障碍	D90④<50	<35	
	整个器官	三维适形放疗	重度勃起功能障碍	D60~70<70	<55	

注:所有数据均从QUANTEC综述中总结得出,除非另有说明。临床上应当谨慎使用这些数据。强烈建议临床医生使用单独的QUANTEC文献来检查这些限值对目前临床表现的适用性,在很大程度上不能反映现代调强放疗情况。

① 全部为标准分次剂量(每天分次剂量为1.8~2.0Gy),除非另有说明。Vx为受到≥X(Gy)器官体积;$D_{最大}$为最大照射剂量。

② 非全身照射。

③ 联合化疗。

④ Dx=最活跃的(X%或Xml)器官所接受的最小照射剂量。

⑤ 严重口腔干燥症与补充因素有关,包括下颌下腺的照射剂量。

⑥ 由Eisbruch博士估计得出。

⑦ 典型辐射诱发的肝疾病(RILD)包括无黄疸肝肿大和腹腔积液,通常发生在治疗后的2周~3个月;RILD包括碱性磷酸酶升高(超过标准值或基准值上限的2倍)。

⑧ 对于视神经,照射剂量55~60Gy范围内神经病变案例所接受的照射剂量≈59Gy(详见视神经文献),不包括耐受性降低的垂体肿瘤患者。

[摘自:Marks LB, Yorke ED, Jackson A, et al. Use of normal tissue complication probability models in the clinic. Int J Radiat Oncol Biol Phys, 2010, 76 (3 Suppl): S10-19]

图书在版编目(CIP)数据

临床肿瘤放射治疗学/吴开良主编. —上海：复旦大学出版社,2017.12
ISBN 978-7-309-13289-2

Ⅰ. 临… Ⅱ. 吴… Ⅲ. 肿瘤-放射治疗学 Ⅳ. R730.55

中国版本图书馆 CIP 数据核字(2017)第 243595 号

临床肿瘤放射治疗学
吴开良 主编
责任编辑/宫建平

复旦大学出版社有限公司出版发行
上海市国权路 579 号 邮编：200433
网址：fupnet@fudanpress.com http://www.fudanpress.com
门市零售：86-21-65642857 团体订购：86-21-65118853
外埠邮购：86-21-65109143 出版部电话：86-21-65642845
上海丽佳制版印刷有限公司

开本 787×1092 1/16 印张 38.75 字数 1170 千
2017 年 12 月第 1 版第 1 次印刷

ISBN 978-7-309-13289-2/R·1643
定价：356.00 元